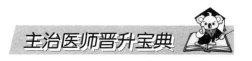

内科主治医师资格考试通关必做 7000 题

主编 申 娜 齐国海

中国医药科技出版社

内 容 提 要

本书为《主治医师晋升宝典》系列之一，是由有丰富教学和考前辅导经验的专家教授在深入分析了内科主治医师资格考试的考纲考点、细致研究了历年真题的命题规律基础上精心编写而成。书中根据大纲所要求的考点，精选试题7000余道，题量丰富，题型全面，题目仿真性强，并对难题和易错题做了详细解析，有助于考生快速掌握重要考点内容，在短期内高效复习、一举过关，是参加全国卫生专业技术资格考试内科中级考试读者的首选参考书。

图书在版编目（CIP）数据

内科主治医师资格考试通关必做 7000 题 / 申娜，齐国海主编 . —北京：中国医药科技出版社，2017. 12

（主治医师晋升宝典）

ISBN 978 – 7 – 5067 – 9396 – 4

Ⅰ. ①内…　Ⅱ. ①申…　②齐…　Ⅲ. ①内科学 – 资格考试 – 习题集　Ⅳ. ①R5 – 44

中国版本图书馆 CIP 数据核字（2017）第 149418 号

美术编辑　陈君杞

版式设计　郭小平

出版　中国医药科技出版社

地址　北京市海淀区文慧园北路甲 22 号

邮编　100082

电话　发行：010 – 62227427　邮购：010 – 62236938

网址　www. cmstp. com

规格　889×1194mm ¹⁄₁₆

印张　35

字数　1083 千字

版次　2017 年 12 月第 1 版

印次　2021 年 1 月第 4 次印刷

印刷　北京市密东印刷有限公司

经销　全国各地新华书店

书号　ISBN 978 – 7 – 5067 – 9396 – 4

定价　**75. 00 元**

版权所有　盗版必究

举报电话：010 – 62228771

本社图书如存在印装质量问题请与本社联系调换

编委会

主　编　申　娜　齐国海
副主编　尹彩霞　刘艳清　张晓慧
编　委　（以姓氏笔划为序）

马建国　王　莉　计　莉　尹彩霞
孔志坚　龙永强　申　娜　付　涛
吕晓红　任　蓉　刘作华　刘　凯
刘　波　刘艳清　刘　颖　刘德清
齐国海　李国静　张晓慧　张　敬
张静静　陈　俊　罗小娟　赵慧慧
侯　荣　聂　勇　黄　丽　梁　琼
彭景云　蒋太春　鲁　冰　廖发金

编 写 说 明

主治医师是临床医师的中级职称，是通过参加全国卫生专业技术资格（中级）考试才能取得的任职资格。该考试于每年 5 月下旬举行。其考试科目包括：基础知识、相关专业知识、专业知识和专业实践能力，共 4 个科目。各科目以 100 分为满分计算，每科目成绩达到 60 分为合格。考试成绩实行 2 年为周期的滚动管理，即所有 4 个科目在 2 年内全部合格者可申请该级别的专业技术资格，成为主治医师。

为了帮助忙碌的临床医生顺利通过卫生专业技术资格（中级）考试，我们组织了有丰富教学和考前辅导经验的专家，在深入分析各科主治医师资格考试的考纲考点、细致研究历年真题命题规律的基础上，编写了这套"主治医师晋升宝典"丛书。

本丛书包括"考点速记"和"通关必做"2 个系列，具体分册为：

1. 内科主治医师资格考试考点速记
2. 外科主治医师资格考试考点速记
3. 妇产科主治医师资格考试考点速记
4. 儿科主治医师资格考试考点速记
5. 全科主治医师资格考试考点速记
6. 内科主治医师资格考试通关必做 7000 题
7. 外科主治医师资格考试通关必做 5000 题
8. 妇产科主治医师资格考试通关必做 4000 题
9. 儿科主治医师资格考试通关必做 4000 题
10. 全科主治医师资格考试通关必做 5500 题

"考点速记"系列，每个分册的章节结构由两部分组成。

过关必读——核心考点纵览：按照章节，依据考纲要求，采用"图表为主，文字表述为辅"的形式，梳理归纳知识要点；其间穿插"要点提示"，直击考试重点、难点及易混淆知识点，帮助读者在短期内快速掌握中级职称考试的重要考点内容。

过关必记——高频考点速记：分析整理历年考题，把常考点进行了提炼、摘要，便于读者发现命题规律和记忆高频考点。

"通关必做"系列，每个分册根据大纲所要求的考点，按学科分章节编排题目，题量丰富，题型全面，题目仿真性强。真题做导航，把脉复习方向；题库为后盾，囊括全部考点；解析是精髓，引导答题技巧。有助于读者熟悉考试题型，提前感受考试的氛围，方便自测，提高解题和应试能力。

如将两系列图书配套使用，定会使您的复习备考取得事半功倍的效果，在短期内高效复习、一举过关。

为不断提高图书品质，更好地为大家服务，欢迎广大读者提出宝贵意见，我们将在今后的工作中不断修订完善。反馈信息请发送至邮箱：kszx405@163.com。

相信本丛书定会为您的职称考试提供强大助力，伴您职场一帆风顺！

编者
2017 年 11 月

目 录

第一章　基础内科学

【A1/A2 型题】

1. 语音震颤增强见于
   A. 阻塞性肺不张
   B. 胸膜肥厚粘连
   C. 胸腔积液
   D. 接近胸膜的肺内大空洞
   E. 以上都不是

2. 以肺组织含气量由多到少为序，叩诊音的排序是
   A. 鼓音 – 清音 – 过清音 – 浊音 – 实音
   B. 鼓音 – 过清音 – 清音 – 浊音 – 实音
   C. 过清音 – 鼓音 – 清音 – 浊音 – 实音
   D. 过清音 – 鼓音 – 清音 – 实音 – 浊音
   E. 鼓音 – 过清音 – 清音 – 实音 – 浊音

3. 痰鸣音属于
   A. 中湿啰音
   B. 非响亮性湿啰音
   C. 细湿啰音
   D. 响亮性湿啰音
   E. 粗湿啰音

4. 正常人肩胛间区第 3、4 胸椎水平可听及的呼吸音是
   A. 支气管呼吸音
   B. 支气管肺泡呼吸音
   C. 肺泡呼吸音
   D. 断续性呼吸音
   E. 粗糙性呼吸音

5. 正常人背部第 1、2 胸椎附近可听及的呼吸音是
   A. 粗糙性呼吸音
   B. 齿轮状呼吸音
   C. 肺泡呼吸音
   D. 支气管呼吸音
   E. 支气管肺泡呼吸音

6. 喘鸣音属于
   A. 胸语音
   B. 湿啰音
   C. 羊鸣音
   D. 干啰音
   E. 爆裂音

7. 最常能听到的胸膜摩擦音的部位是
   A. 前上侧胸壁
   B. 前下胸壁
   C. 前下侧胸壁
   D. 后下胸壁
   E. 肩胛间区

8. 心绞痛的牵涉痛表现为
   A. 剑突下痛
   B. 胸骨体中段痛
   C. 胸骨体上段之后痛
   D. 左前臂内侧痛
   E. 心前区痛

9. 胸骨后痛可见于
   A. 自发性气胸
   B. 心脏神经官能症
   C. 肺梗死
   D. 胸膜炎
   E. 反流性食管炎

10. 哪种物质直接作用于体温调节中枢引起发热
   A. 血液中白细胞产生的内源性致热原
   B. 病原体产生的内源性致热原
   C. 血液中白细胞产生的外源性致热原
   D. 病原体产生的外源性致热原
   E. 血液中白细胞及病原体的代谢产物

11. 下列哪种疾病不是朊毒体感染
   A. 克 – 雅病
   B. 库鲁病
   C. 莱姆病
   D. 裘 – 斯综合征
   E. 致命性家族失眠症

12. 中度发热的口腔温度是
   A. 37℃ ~ 37.2℃
   B. 37.3℃ ~ 37.9℃
   C. 39℃ ~ 40.9℃
   D. 38℃ ~ 38.9℃
   E. 41℃ 以上

13. 我国咯血的常见原因是
   A. 肺吸虫
   B. 肺结核
   C. 肺梗死
   D. 肺淤血
   E. 肺癌

14. 大量咯血指
   A. 一次咯血量 >200ml
   B. 日咯血量 >200ml
   C. 一次咯血量 >100ml
   D. 日咯血量 >100ml
   E. 一次咯血量 >300ml

15. 血中 Hb 含量低于多少时，即使重度缺氧，亦难发现发绀
   A. <50g/L
   B. <70g/L
   C. <60g/L
   D. <80g/L
   E. <90g/L

16. 血中还原红蛋白至少达多少时，皮肤黏膜可出现发绀
   A. >55g/L
   B. >65g/L
   C. >60g/L
   D. >70g/L
   E. >50g/L

17. 可出现牵涉痛的疾病是
   A. 心绞痛
   B. 肋软骨炎
   C. 肋间神经炎
   D. 带状疱疹
   E. 肺癌

18. 胸痛的性质可提示某种疾病，下列哪项正确

    A. 绞窄性痛 – 肺梗死

    B. 撕裂痛 – 带状疱疹

    C. 闷痛 – 肺癌

    D. 刀割样痛 – 干性胸膜炎

    E. 尖锐刺痛 – 心绞痛

19. 吸气性呼吸困难见于

    A. 脑外伤   B. 心肌病

    C. 甲状腺肿大   D. 大量胸腔积液

    E. 有机磷中毒

20. 呼气性呼吸困难见于

    A. 急性喉炎   B. 气管异物

    C. 老年性肺气肿   D. 阻塞性肺气肿

    E. 肺不张

21. 混合性呼吸困难见于

    A. 大量胸腔积液   B. 气管异物

    C. 支气管哮喘   D. 急性喉炎

    E. 颅脑外伤

22. Kussmaul 呼吸常见于

    A. 急性传染病   B. 巴比妥类药物中毒

    C. 脑出血   D. 尿毒症

    E. 重度贫血

23. Cheyne – Stokess 呼吸常见于

    A. 急性传染病   B. 尿毒症

    C. 巴比妥类药物中毒   D. 癔病

    E. 重度贫血

24. Biots 呼吸常见于

    A. 急性传染病   B. 尿毒症

    C. 巴比妥类药物中毒   D. 癔症

    E. 重度贫血

25. 按发生机制，呼吸遏制见于哪类呼吸困难

    A. 呼吸中枢性   B. 心源性

    C. 中毒性   D. 肺源性

    E. 精神性

26. 按发生机制，双吸气见于哪类呼吸困难

    A. 呼吸中枢性   B. 心源性

    C. 中毒性   D. 肺源性

    E. 精神性

27. 水肿这一术语不包括

    A. 胸腔积水   B. 腹腔积水

    C. 心包积水   D. 阴囊积水

    E. 脑水肿

28. 原发性醛固酮增多症时，产生水肿的主要始动因素是

    A. 毛细血管滤过压增高

    B. 毛细血管通透性增高

    C. 血浆胶体渗透压降低

    D. 水钠潴留

    E. 淋巴液回流受阻

29. 右心衰竭时，产生水肿的主要始动因素是

    A. 毛细血管通透性增高

    B. 毛细血管滤过压增高

    C. 水钠潴留

    D. 血浆胶体渗透压降低

    E. 淋巴液回流受阻

30. 急性肾炎时，产生水肿的主要始动因素是

    A. 毛细血管滤过压增高

    B. 钠与水的潴留

    C. 毛细血管通透性增高

    D. 血浆胶体渗透压降低

    E. 淋巴液回流受阻

31. 肾病综合征时，产生水肿的主要始动因素是

    A. 血浆胶体渗透压降低

    B. 毛细血管通透性增高

    C. 钠与水的潴留

    D. 毛细血管滤过压增高

    E. 淋巴液回流受阻

32. 丝虫病时，产生水肿的主要因素是

    A. 血浆胶体渗透压降低   B. 毛细血管通透性

    C. 钠与水的潴留   D. 毛细血管滤过压增高

    E. 淋巴液回流受阻

33. 正常人平卧时，颈外静脉在锁骨上缘至下颌角间的充盈水平在

    A. 不显露   B. 下 1/2 以内

    C. 下 2/3 以内   D. 下 1/3 以内

    E. 以上都不对

34. 正常人立位或坐位时，颈外静脉在锁骨上缘至下颌角间的充盈水平是

    A. 下 2/3 以内   B. 常不显露

    C. 下 1/2 以内   D. 下 1/3 以内

    E. 下 2/5 以内

35. 哪种体位时颈外静脉充盈度超过正常水平，称为颈静脉怒张

    A. 10°～25°的半卧位   B. 20°～25°的半卧位

    C. 40°～55°的半卧位   D. 30°～45°的半卧位

    E. 50°～65°的半卧位

36. 颈外静脉怒张伴收缩期搏动见于

    A. 三尖瓣狭窄   B. 三尖瓣关闭不全

    C. 二尖瓣狭窄   D. 二尖瓣关闭不全

E. 主动脉瓣关闭不全

37. 心脏触诊检查震颤，通用的正确手法是用

A. 全手掌
B. 手掌桡侧
C. 手掌尺侧
D. 2～4 指指腹
E. 拇指指腹

38. 下列哪种情况常有震颤

A. 主动脉瓣关闭不全
B. 肺动脉瓣关闭不全
C. 二尖瓣关闭不全
D. 动脉导管关闭
E. 三尖瓣关闭不全

39. 心脏触诊关于震颤的描述，哪项错误

A. 有震颤者一定能听到杂音
B. 器质性心脏病不一定有震颤
C. 震颤肯定有器质性心脏病
D. 震颤又称猫喘
E. 听到杂音一定能触到震颤

40. 心脏瓣膜 Erb 听诊区又称

A. 主动脉瓣第二听诊区
B. 肺动脉瓣听诊区
C. 主动脉瓣听诊区
D. 二尖瓣听诊区
E. 三尖瓣听诊区

41. 心尖区听诊最清晰的心音是

A. 第二心音
B. 第一心音
C. 第三心音
D. 第四心音
E. 第五心音

42. 心底部听诊最清晰的心音是

A. 第一心音
B. 第三心音
C. 第二心音
D. 第四心音
E. 第五心音

43. 仰卧位和左侧卧位听诊最清晰的心音是

A. 第一心音
B. 第二心音
C. 第四心音
D. 第三心音
E. 第五心音

44. 高抬下肢可增强、坐位或立位可减弱或消失的心音是

A. 第一心音
B. 第二心音
C. 第四心音
D. 第三心音
E. 第五心音

45. 通常只在儿童或青少年可听到的心音是

A. 第一心音
B. 第二心音
C. 第四心音
D. 第三心音
E. 第五心音额外心音

46. 额外心音大多出现在

A. S_2 之前、S_1 之后
B. S_1 之前、S_2 之后
C. S_3 之前、S_2 之后
D. S_4 之前、S_3 之后
E. S_1 之前、S_4 之后

47. 舒张早期奔马律的组成的是

A. S_3 与 S_1、S_2
B. S_4 与 S_1、S_2
C. 病理 S_3 与 S_1、S_2
D. 病理 S_4 与 S_1、S_3
E. S_4 与 S_2、S_3

48. 室性奔马律的组成是

A. S_3 与 S_1、S_2
B. S_4 与 S_1、S_2
C. 病理 S_3 与 S_1、S_2
D. 病理 S_4 与 S_1、S_3
E. S_4 与 S_2、S_3

49. 舒张晚期奔马律的组成是

A. S_3 与 S_1、S_2
B. 病理 S_3 与 S_1、S_2
C. 病理 S_4 与 S_1、S_3
D. S_4 与 S_1、S_2
E. S_4 与 S_2、S_3

50. 房性奔马律的组成是

A. S_3 与 S_1、S_2
B. 病理 S_3 与 S_1、S_2
C. 病理 S_4 与 S_1、S_3
D. S_4 与 S_1、S_2
E. S_4 与 S_2、S_3

51. 周围血管征不包括

A. 毛细血管搏动
B. 明显颈动脉搏动
C. 水冲脉
D. 奇脉
E. 点头运动

52. Corrigan 脉是指

A. 迟脉
B. 重搏脉
C. 水冲脉
D. 交替脉
E. 奇脉

53. Traube 征是指

A. 明显颈动脉搏动
B. 毛细血管搏动
C. 动脉双重杂音
D. 枪击音
E. 点头运动

54. Quincke 征是指

A. 明显颈动脉搏动
B. 枪击音
C. 毛细血管搏动
D. 动脉双重杂音
E. 点头运动

55. Duroziez 征是指

A. 动脉双重杂音
B. 毛细血管搏动
C. 枪击音
D. 明显颈动脉搏动
E. 点头运动

56. DeMusset 征是指

A. 动脉双重杂音
B. 毛细血管搏动
C. 枪击音
D. 明显颈动脉搏动
E. 点头运动

57. 周围血管征不见于

A. 动静脉瘘
B. 伤寒
C. 主动脉窦瘤破裂
D. 甲亢
E. 严重贫血

58. 关于血管检查所见的临床意义，哪项正确

A. 奇脉 – 休克　　　　　　B. 交替脉 – 高血压

C. 水冲脉 – 动脉导管未闭　D. 短绌脉 – 心包积液

E. 重搏脉 – 急性心肌梗死

59. 关于恶心伴随症状的临床意义，下列哪项正确

A. 腹泻 – 十二指肠淤滞

B. 呕吐物量大且有粪臭 – 幽门梗阻

C. 右上腹痛及发热 – 食物中毒

D. 眩晕 – 梅尼埃综合征

E. 头痛及喷射性呕吐 – 基底动脉供血不全

60. 膝胸或俯卧位可使呕吐减轻，常见于下列哪种情况

A. 幽门梗阻　　　　B. 消化性溃疡

C. 十二指肠淤滞　　D. 早孕

E. 胃肠神经症

61. 腹痛发生的三种基本机制是

A. 急性腹痛、慢性腹痛和牵涉痛

B. 腹腔内、腹腔外和全身性疾病

C. 内脏性腹痛、反射性腹痛和牵涉痛

D. 内脏性腹痛、躯体性腹痛和牵涉痛

E. 神经性腹痛、反射性腹痛和牵涉痛

62. 下列哪项不是内脏性腹痛的特点

A. 腹痛可因体位变化加重

B. 疼痛部位接近腹中线

C. 常伴自主神经兴奋症状

D. 疼痛部位含混

E. 疼痛感觉模糊

63. 下列哪项不是躯体性腹痛的特点

A. 咳嗽、体位变化可加重疼痛

B. 疼痛程度剧烈而持久

C. 可有局部腹肌强直

D. 疼痛定位准确

E. 常伴自主神经兴奋症状

64. 左侧卧位可使腹痛减轻，提示何种疾病

A. 胃黏膜脱垂　　　B. 胰体癌

C. 反流性食管炎　　D. 十二指肠淤滞症

E. 胃溃疡

65. 膝胸或俯卧位可使痛减轻，提示何种疾病

A. 胰体癌　　　　　B. 十二指肠淤滞症

C. 反流性食管炎　　D. 胃黏膜脱垂

E. 胃溃疡

66. 仰卧位时腹痛明显、前倾位或俯卧位时减轻，提示何种疾病

A. 十二指肠淤滞症　　B. 反流性食管炎

C. 胰体癌　　　　　　D. 胃黏膜脱垂

E. 胃溃疡

67. 上体前屈时腹痛明显、直立位时减轻，提示何种疾病

A. 十二指肠淤滞症　　B. 胰体癌

C. 胃黏膜脱垂　　　　D. 反流性食管炎

E. 胃溃疡

68. 可引起腹痛的全身性疾病不包括

A. 过敏性紫癜　　　B. Crohn 病

C. 风湿热　　　　　D. 铅中毒

E. 血卟啉病

69. 腹部反跳痛的发生机制是

A. 炎症波及腹膜壁层　　B. 内脏肿大、充血

C. 肿瘤淋巴结转移　　　D. 肠腔胀气

E. 胆管结石并梗阻

70. 腹泻至少超过多长时间称为慢性腹泻

A. 2 个月　　　　B. 4 个月

C. 3 个月　　　　D. 5 个月

E. 1 个月

71. 胃肠黏膜分泌过多液体引起的腹泻称为

A. 渗透性腹泻　　　B. 吸收不良性腹泻

C. 渗出性腹泻　　　D. 动力性腹泻

E. 分泌性腹泻

72. 胃肠黏膜因炎症等病变致血浆、黏液渗出所致的腹泻称为

A. 动力性腹泻　　　B. 吸收不良性腹泻

C. 渗透性腹泻　　　D. 渗出性腹泻

E. 分泌性腹泻

73. 呕血最常见的原因是

A. 胃底 – 食管静脉曲张破裂

B. 食管癌

C. 钩端螺旋体病

D. 消化性溃疡

E. 急性胃黏膜病变

74. 哪种药物试验治疗可用来鉴别肝外阻塞性黄疸与非梗阻性胆汁淤积性黄疸

A. 泼尼松　　　　B. 普萘洛尔

C. 酚妥拉明　　　D. 螺内酯

E. 多巴胺

75. Meigs 综合征是指

A. 黏液性水肿伴腹水　　B. 丝虫病伴腹水

C. 低蛋白血症伴腹水　　D. 卵巢纤维瘤伴腹水

E. 腹腔淋巴瘤伴腹水

76. 肝硬化性腹水约占腹水患者的

A. 70%　　　　B. 60%

C. 65%　　　　D. 55%

E. 75%

77. 重度肝大不见于

A. 肝癌

B. 血吸虫病

C. 早期肝硬化

D. 原发性胆汁性肝硬化

E. 多囊肝

78. 代谢异常原因性肝肿大，不包括

A. 血色病　　　　　　　　　B. 肝淀粉样变

C. 肝豆状核变性　　　　　　D. 结节病

E. 脂肪肝

79. Budd – Chiari 综合征时肝肿大是由于

A. 代谢异常　　　　　　　　B. 肝淤血

C. 肿瘤　　　　　　　　　　D. 血液病

E. 中毒

80. 哪种情况可引起全身淋巴结肿大

A. 链霉素过敏　　　　　　　B. 慢性鼻炎

C. 再生障碍性贫血　　　　　D. 急性咽炎

E. 足癣合并感染

81. 皮下出血面积的直径多大称为紫癜

A. ＜2mm　　　　　　　　　B. 2～3mm

C. ＞5mm　　　　　　　　　D. 3～5mm

E. 以上均可

82. 皮下出血面积的直径多大称为瘀斑

A. ＞5mm　　　　　　　　　B. 2～3mm

C. 3～5mm　　　　　　　　 D. ＜2mm

E. 以上均可

83. 皮下出血面积的直径多大称为瘀点

A. 2～3mm　　　　　　　　 B. ＜2mm

C. 3～5mm　　　　　　　　 D. ＞5mm

E. 以上均可

84. 引起出血性疾病较常见的因素是

A. 抗凝血物质活性增加

B. 凝血因子缺乏

C. 肝素或香豆类药物

D. 血管外因素

E. 血小板因素

85. 正常人脾浊音界在左腋中线的第几肋之间

A. 9～11 肋　　　　　　　　B. 8～10 肋

C. 8～11 肋　　　　　　　　D. 7～10 肋

E. 10～11 肋

86. 轻度肿大的脾脏在仰卧位时触不到，医生可用双手触诊，病人应取哪种体位

A. 右侧卧位，右下肢屈曲，左下肢伸直

B. 右侧卧位，右下肢伸直，左下肢屈曲

C. 右侧卧位，双下肢屈曲

D. 左侧卧位，双下肢屈曲

E. 左侧卧位，右下肢伸直，左下肢屈曲

87. 24 小时尿量超过多少为多尿

A. 2000ml　　　　　　　　B. 3000ml

C. 2500ml　　　　　　　　D. 3500ml

E. 4000ml

88. 24 小时尿量少于多少为少尿

A. 400ml　　　　　　　　 B. 200ml

C. 300ml　　　　　　　　 D. 100ml

E. 500ml

89. 24 小时尿量少于多少为无尿

A. 200ml　　　　　　　　 B. 100ml

C. 300ml　　　　　　　　 D. 400ml

E. 500ml

90. 血尿的正确概念是

A. 离心尿沉渣低倍镜下偶见个别红细胞

B. 离心尿沉渣每高倍镜视野 2 个以上红细胞

C. 尿呈洗肉水样

D. 显微镜下大量红细胞

E. 离心尿沉渣高倍镜下每视野 10 个以上红细胞

91. 女性，32 岁。高热伴尿路刺激症状，查体：双肾区叩击痛。经治疗后体温下降，其下降方式常为

A. 数小时内降至正常　　　　B. 数天内降至正常

C. 24 小时内降至正常　　　 D. 数周内降至正常

E. 1 小时内降至正常

92. 女性，55 岁。患 Graves 病 3 年。一周来心悸咳嗽，夜间重。查体：心房颤动，两肺底水泡音。下列哪种因素与其夜间咳嗽加重有关

A. 大脑皮层对延髓呼吸中枢抑制减弱

B. 交感神经兴奋性增高

C. 迷走神经兴奋性增高

D. 痰量增多

E. 以上均有关

93. 男性，42 岁。冬季咳嗽 4 年，诊断为慢性支气管炎。下列哪项最有意义

A. 咳嗽无咳痰　　　　　　　B. 咳嗽伴咯血

C. 咳嗽有痰液　　　　　　　D. 咳嗽伴发热

E. 吸烟史

94. 女性，24 岁。发热 10 天，右侧胸痛。胸部 X 线检查示右胸腔中等量积液。胸部叩诊时除积液区浊音外，还可叩得的伴随体征不包括哪项

A. Damoiseau 线　　　　　　B. Garland 三角区

C. Skoda 浊鼓音区　　　　　D. Traube 区

E. Grocco 三角区

95. 男性，19 岁。春季常突然发作呼吸困难，经咳嗽，咳出白色黏痰后气促减轻。查体时不用听诊器亦可听及的是

A. 喘鸣音　　　　　　　　　B. 羊鸣音

C. 哨笛音　　　　　　　　　D. 鼾音

E. 痰鸣音

96. 男性，38 岁。因突然发冷发热、咳嗽、咳铁锈色痰入院。现胸部 X 线检查显示肺内炎性浸润已基本消失。胸部检查可听及的体征是

A. 大水泡音　　　　　　　　B. 捻发音

C. 中水泡音　　　　　　　　D. 支气管呼吸音

E. 支气管肺泡呼吸音

97. 男性，73 岁。查体有桶状胸。为鉴别阻塞性肺气肿与老年性肺气肿，下列肺部听诊中哪项支持前者

A. 呼气延长　　　　　　　　B. 肺泡呼吸音减弱

C. 呼吸音粗糙　　　　　　　D. 肺底捻发音

E. 水泡音

98. 女性，32 岁。进餐时与人发生口角后，突觉呼吸困难。查体：呼吸浅表频数达 80 次/分，无呼吸音。该患者最可能的诊断是

A. 气胸　　　　　　　　　　B. 癔病

C. 心绞痛　　　　　　　　　D. 急性心肌梗死

E. 气管异物

99. 女性，30 岁。与人发生口角后突觉呼吸困难。查体：呼吸浅表、频数达 80 次/分，无呼吸音。该患者易发生哪种酸碱平衡失调

A. 呼吸性酸中毒

B. 呼吸性酸中毒合并代谢性酸中毒

C. 呼吸性碱中毒合并代谢性酸中毒

D. 呼吸性碱中毒

E. 呼吸性酸中毒合并代谢性碱中毒

100. 男性，38 岁。误服美西腈酯后，出现恶心、呕吐、流涎、咳嗽、呼吸困难。该患者咯痰性质应为

A. 大量脓痰　　　　　　　　B. 痰中带血丝

C. 黏液脓性痰　　　　　　　D. 水样痰

E. 大量泡沫样痰

101. 女性，45 岁。甲状腺^{131}I 放射治疗史。3 年来水肿、畏寒。实验室检查示：FT$_3$ 及 FT$_4$ 均降低。该患者水肿的特征表现是

A. 压陷性水肿　　　　　　　B. 身体下垂部位水肿

C. 全身性水肿　　　　　　　D. 非炎症性水肿

E. 非压陷性水肿

102. 女性，36 岁。患糖尿病 1 个月，胰岛素治疗过程中出现全身性轻至中度水肿。该患者发生水肿是由于

A. 水钠潴留　　　　　　　　B. 维生素 B$_1$ 缺乏

C. 蛋白质缺乏　　　　　　　D. 胰岛素过敏

E. 特发性水肿

103. 女性，25 岁。心悸，气促，下肢水肿 4 年。望诊：心脏负性心尖搏动。已排除粘连性心包炎。可发现下列何项体征

A. 叩诊：心脏呈靴型增大

B. 心音遥远

C. 心前区隆起

D. 胸骨左缘扪及收缩期震颤

E. 交替脉

104. 女性，40 岁。心脏听诊有心尖区舒张期限局性隆隆性杂音，肝大，下肢水肿。实验室检查：肝功正常，尿蛋白（＋），血清白蛋白 30g/L。该患者水肿属于

A. 肾源性水肿　　　　　　　B. 心源性水肿

C. 肝源性水肿　　　　　　　D. 营养不良性水肿

E. 下腔静脉阻塞

105. 男性，50 岁。咯痰带血。查体：颈部、上肢水肿，胸前部淤血及静脉曲张。该患者水肿的原因考虑为

A. 下腔静脉阻塞　　　　　　B. 胸导管阻塞

C. 上腔静脉阻塞　　　　　　D. 缩窄性心包炎

E. 丝虫病

106. 男性，40 岁。水肿、乏力、腹胀 2 个月。既往有乙肝病史。查体：全身水肿，壁静脉曲张，腹水征（＋）。下列哪项与该患者腹水形成无关

A. 钠与水的潴留

B. 血管滤过压增高

C. 血浆胶体渗透压降低

D. 血管通透性增加

E. 淋巴液生成过多

107. 男性，45 岁。腹胀 2 个月。查体：腹壁静脉曲张，腹水征（＋），脾大。该患者腹壁静脉血流方向为

A. 脐上上行，脐下下行

B. 脐上、脐下皆下行

C. 脐上下行，脐下上行

D. 脐上、脐下皆上行

E. 由脐部向四周放射状流行

108. 男性，38 岁。3 年前患结核性渗出性心包炎，近 1～2 个月来呼吸困难、腹胀、水肿。查体：颈静脉怒张。X 线检查示：左、右心缘变直及心包钙化。该患者颈静脉怒张是由于

A. 右房向右室回流受阻　　　B. 下腔静脉阻塞

C. 右心房压力增高　　　　D. 上腔静脉阻塞

E. 静脉向右房回流受阻

109. 一支气管肺癌病人，近来出现头面部、颈部和上肢水肿。查体可见颈静脉怒张，其发生是由于

A. 下腔静脉阻塞

B. 上腔静脉阻塞

C. 癌转移至心包积液

D. 癌转移至胸腔大量积液

E. 以上均有可能

110. 女性，35 岁。患风心病二尖瓣狭窄，一周前感冒后出现呼吸困难、咳嗽、水肿。查体可见颈静脉怒张，其发生机制是

A. 上腔静脉阻塞　　　　　B. 下腔静脉阻塞

C. 右房到右室回流受阻　　D. 右房压力增高

E. 静脉到右房回流受阻

111. 一心房颤动病人，突觉呼吸困难、咳嗽、胸痛。X 线检查：右肺下三角形浸润阴影。心脏听诊闻及三尖瓣区舒张期奔马律，其来源为

A. 右室奔马律　　　　　　B. 右房奔马律

C. 左室奔马律　　　　　　D. 左房奔马律

E. 左室、左房重叠奔马律

112. 男性，35 岁。3 个月前因起立时眩晕来诊，当时查体心脏轻度增大，可闻及第四心音。3 天前肺部感染后出现心悸气短。查体：心尖区闻及舒张期奔马律。关于该奔马律的描述，哪项不正确

A. 由病理 S_4 与 S_1、S_2 构成

B. 为房性奔马律

C. 为舒张早期奔马律

D. 由心室压力负荷过重所致

E. 呼气末最响

113. 一风心病二尖瓣病患者，因发热一周住院。查体：肺底水泡音，肝大伴压痛，下肢水肿。心电图示心率 130 次/分，P – R 间期 0.28s。心脏听诊可听到哪种奔马律

A. 左室奔马律　　　　　　B. 右室奔马律

C. 火车头奔马律　　　　　D. 重叠奔马律

E. 房性奔马律

114. 一风心病二尖瓣病患者，因全心衰竭住院。心电图示心率 140 次/分，P – R 间期 0.26s。诊断为风湿再发活动。2 天后，心衰好转，心率 108 次/分，此时可听到哪种奔马律

A. 火车头奔马律　　　　　B. 右室奔马律

C. 重叠奔马律　　　　　　D. 左室奔马律

E. 房性奔马律

115. 女性，25 岁。心悸、水肿 4 年。望诊：心尖搏动左移。触诊：触及心尖区舒张期猫喘。对该病人心脏听诊时，可听到的最重要的杂音或异常心音是

A. 心尖区第一心音亢进

B. 心尖区舒张期杂音

C. 肺动脉第二心音亢进

D. 肺动脉瓣区舒张期杂音

E. 主动脉瓣区舒张期杂音

116. 男性，32 岁。呼吸困难 4 ~ 5 年，渐重。一天前突然咯鲜血，量较大。查体：心尖区舒张期杂音及开瓣音。该患者心脏听诊不能听到的是

A. Austin Flint 杂音

B. 三尖瓣区全收缩期吹风性杂音

C. 肺动脉第二心音亢进

D. 心尖区第一心音亢进

E. Graham Steell 杂音

117. 一风心病二尖瓣狭窄病人，超声心动图示二尖瓣钙化、僵硬。对该病人心脏听诊时，哪项叙述不正确

A. 心尖区舒张期隆隆性杂音

B. 心尖区未闻及开瓣音

C. 心尖区第一心音亢进

D. 肺动脉第二心音亢进

E. Graham Steell 杂音

118. 男性，32 岁。呼吸困难 3 ~ 4 年。查体：负性心尖搏动，心尖区舒张期杂音及开瓣音。该患者负性心尖搏动说明

A. 右室明显增大　　　　　B. 左室明显增大

C. 右室轻度增大　　　　　D. 左室轻度增大

E. 左、右室皆增大

119. 女性，20 岁。心悸、气促、下肢水肿 4 年。查体：心音低弱。BP：12/9.3kPa（90/70mmHg）。X 线检查示心影大小正常，左、右心缘变直，心包钙化。心脏望诊可见到

A. Broadbent 征　　　　　B. Grey – Turner 征

C. Ewart 征　　　　　　　D. Murphy 征

E. Cullen 征

120. 男性，18 岁。四肢细长，高度近视。胸部 X 线检查示升主动脉呈梭形瘤样扩张。心脏听诊除可闻及主动脉第二听诊区的舒张期叹气性杂音外，还能听到的杂音是

A. Graham Steell 杂音

B. 二尖瓣区收缩期吹风性杂音

C. Austin Flint 杂音

D. 心底区舒张期隆隆性杂音

E. 以上均不正确

121. 50岁，男性，查体可见颈动脉搏动明显、水冲脉及毛细血管搏动。该病人可考虑的诊断是
A. 甲减
B. 甲亢
C. 主动脉窦瘤破裂
D. 严重贫血
E. 甲亢、主动脉瘤破裂

122. 糖尿病患者，感冒高热后出现恶心、呕吐。实验室检查：血酮体5.2mmol/L（54.17mg/dl），CO_2-CP 18mmol/L。该患者呕吐是由于
A. 代谢产物刺激延髓胃肠道化学感受器
B. 代谢产物刺激延髓化学感受器触发器
C. 代谢产物刺激延髓呕吐中枢
D. 高热刺激延髓化学感受器触发器
E. 高热刺激延髓呕吐中枢

123. 30岁男性，以急性阑尾炎住院。早期腹痛位于脐周，伴恶心、呕吐。其腹痛的发生机制是
A. 中枢性腹痛
B. 反射性腹痛
C. 躯体性腹痛
D. 牵涉痛
E. 内脏性腹痛

124. 急性阑尾炎病人，10小时前脐周痛，现腹痛加剧，转移至右下腹，病变尚未波及腹膜壁层。其腹痛的发生机制是
A. 反射性腹痛
B. 牵涉痛
C. 躯体性腹痛
D. 中枢性腹痛
E. 内脏性腹痛

125. 30岁男性，急性阑尾炎住院，现腹痛转至右下腹。查体：右下腹压痛，伴抬手痛及肌紧张。其腹痛的发生机制是
A. 牵涉痛
B. 反射性腹痛
C. 中枢性腹痛
D. 躯体性腹痛
E. 内脏性腹痛

126. 36岁男性，既往有溃疡病史。近2天来出现黑便，每天1~2次。估计其出血量大约为
A. 60~80ml
B. 50~70ml
C. 70~90ml
D. 80~100ml
E. 90~110ml

127. 一有溃疡病史的男性病人，因1小时前呕血住院。自觉出汗、心慌。查体：心率120次/分，四肢湿冷。根据上述临床表现估计出血量大约为
A. >350ml
B. >250ml
C. >300ml
D. >200ml
E. >400ml

128. 男性，42岁。因呕血急诊住院。查体：心率160次/分，呼吸急促。BP：8.0/4.0kPa（60/30mmHg）。估计其出血量大约是

A. 500~1500ml
B. 1000~2000ml
C. 2000~3000ml
D. 1500~2500ml
E. >3000ml

129. 一男性病人，因黄疸来诊。实验室检查结果符合阻塞性黄疸。查体：胆囊肿大。为鉴别壶腹区癌与胆囊底部结石，下列体征哪项支持后者
A. 胆囊坚硬而不规则
B. 皮肤呈金黄色
C. 皮肤呈柠檬色
D. 皮肤呈黄绿色
E. 胆囊光滑

130. 重度水肿患者。查体：全身高度水肿，呈凹陷性；腹平坦，移动性的浊音（+）。估计其腹水量大约是
A. 300~500ml
B. 500~1000ml
C. 1500~2000ml
D. 1000~1500ml
E. 2000~2500ml

131. 一肝硬化腹水病人，近日来低热，腹水进行性加重，疑发生自发性腹膜炎。为确定诊断，最具诊断价值的检查是
A. 腹水细胞数 $>500 \times 10^6/L$
B. 腹水外观不透明
C. 腹水培养有 G^- 杆菌生长
D. 腹水蛋白量 $>30g/L$
E. 腹水比重 >1.018

132. 男性，58岁。咳嗽4年。2个月来痰中带血，消瘦。胸部X线检查示左上肺密度较高圆形阴影。如果该病人淋巴结肿大，则哪组区域的浅表淋巴结最先肿大的可能性大
A. 右锁骨上窝淋巴结
B. 右颈深淋巴结上群
C. 左锁骨上窝淋巴结
D. 左颈深淋巴结上群
E. 左颈深淋巴结下群

133. 女性，40岁。慢性肾盂肾炎史8年。2年来乏力，24小时尿量为2100ml，夜间尿量800ml。该患者排尿异常的诊断符合下列哪项
A. 多尿
B. 多尿且夜尿增多
C. 夜尿增多
D. 少尿
E. 无排尿异常

134. 男性，15岁。糖尿病史1年。3天前感冒发热，食欲下降而停用胰岛素。一天来恶心呕吐。查体：睡眠状态，大声呼唤可醒，很快又入睡，醒时答话含糊。该患意识障碍属于
A. 嗜睡
B. 意识模糊
C. 浅昏迷
D. 昏睡
E. 无意识障碍

135. 一发热病人，近 5 天来体温维持在 39℃ ~ 41℃，24
小时内体温波动相差不超过 1℃。查体：腹部玫瑰
疹，肝脾肿大。该病人的热型是
   A. 稽留热　　　　　　　　B. 波状热
   C. 回归热　　　　　　　　D. 间歇热
   E. 弛张热

136. 男性，70 岁。冬季咳嗽 3 ~ 4 年。2 天前发热，咳
嗽、咳痰。查体可见肺气肿体征。为鉴别阻塞性肺
气肿与老年性肺气肿，下述支持前者的是
   A. 吸气延长　　　　　　　B. 呼气延长
   C. 中水泡音　　　　　　　D. 小水泡音
   E. 断续性呼吸音

137. 男性，32 岁。突然呼吸困难，右侧胸痛。查体：发
绀，大汗。既往有肺结核史。为鉴别气胸与支气管
哮喘，下列哪项检查有意义
   A. 胸部 X 线检查　　　　　B. 超声心动图
   C. 查找过敏原　　　　　　D. 心电图
   E. 血嗜酸粒细胞计数

138. 男性，45 岁。反复出现胸骨后烧灼样痛，多在餐后
出现。该患者最可能的诊断是
   A. 反流性食管炎　　　　　B. 陈旧性心肌梗死
   C. 食管癌　　　　　　　　D. 变异型心绞痛
   E. 纵隔肿瘤

139. 男性，35 岁。突发呼吸困难伴窒息感。查体：呼吸
30 次/分，呼气延长，双肺哮鸣音，无湿啰音。该
病例排除心源性哮喘的主要依据是
   A. 呼吸未达 40 次/分　　　B. 年龄
   C. 突然发病　　　　　　　D. 性别
   E. 肺内无湿啰音

140. 女性，40 岁。下肢水肿。查体：心尖区局限性舒张
期隆隆杂音，肺部听诊正常，肝大（－），腹水
（－），双下肢水肿（＋）及皮肤呈暗紫色，右侧重
于左侧。因月经期未检查尿。对上述病例，要排除
心源性水肿，哪项检查最有意义
   A. 血浆蛋白测定　　　　　B. 超声心动图检查
   C. 心脏 X 线检查　　　　　D. 心电图检查
   E. 静脉压测定

141. 男性，55 岁。既往有冠心病史。6 小时前突然出现呼
吸困难，咯粉红色泡沫状痰。查体：极度烦躁不安，
心尖区舒张期奔马律。该患者奔马律的发生机制是
   A. 左室舒张末期压力负荷过度
   B. 左室收缩期负荷过度
   C. 左室舒张早期容量负荷过度
   D. 左室舒张晚期容量负荷过度
   E. 左室舒张期容量及压力负荷过度

142. 男性，32 岁。胸骨左缘第 3 肋间有舒张早期递减型
吹风性杂音，考虑主动脉瓣关闭不全诊断。本杂音
应与哪种情况相鉴别
   A. 心室间隔缺损　　　　　B. 三尖瓣狭窄
   C. 心房间隔缺损　　　　　D. 动脉导管未闭
   E. 肺动脉瓣相对关闭不全

143. 男性，54 岁。心前区反复疼痛及气短 4 年。BP 20/
4 kPa（150/30mmHg），X 线检查示心脏呈靴型扩
大。以下哪项所见与本患者情况不符
   A. 心尖搏动向左、向下移位
   B. 心尖搏动呈抬举性感
   C. 心尖区舒张期杂音
   D. 心尖区开瓣音
   E. Doroziez 杂音

144. 男性，54 岁。心前区反复疼痛及气短 4 年。BP 20/
4 kPa（150/30mmHg），X 线检查示心脏呈靴型扩
大。以下哪项所见与本患者情况不符
   A. 主动脉瓣关闭不全　　　B. 肥厚型心肌病
   C. 室间隔缺损　　　　　　D. 扩张型心肌病
   E. 二尖瓣狭窄

145. 男性，62 岁。10 年前体检曾被告知患心脏病。近
1 ~ 2 年来心前区不适，心悸，逐渐加重。查体：BP
21.3/8 kPa（160/60mmHg），心浊音界增大呈靴
型。该患者心脏靴型增大说明
   A. 主动脉瓣关闭不全　　　B. 动脉导管未闭
   C. 主动脉瘤　　　　　　　D. 二尖瓣关闭不全
   E. 陈旧性心肌梗死

146. 男性，35 岁。腹痛一天，初位于脐周，后转移至右
下腹，现腹痛加剧，呈持续性。查体：右下腹压痛，
伴肌紧张及反跳痛。该患者腹痛的发生属于
   A. 牵涉痛　　　　　　　　B. 反射性腹痛
   C. 中枢性腹痛　　　　　　D. 躯体性腹痛
   E. 内脏性腹痛

147. 女性，40 岁。参加婚宴后右上腹痛，呈剧烈绞痛。
查体见表情痛苦，不安。对该患者在确诊前应禁忌
的处置是
   A. 抗生素消炎　　　　　　B. 镇痛药止痛
   C. 急查血常规　　　　　　D. 行 PTC 检查
   E. 紧急行腹部超声检查

148. 女性，45 岁。右上腹绞痛。查体：皮肤、巩膜未见
黄染。辅助检查：腹部超声示胆总管结石；血清总
胆红素 26μmol/L。该患者的尿胆红素代谢检查，可
出现哪种改变
   A. 尿胆原正常，胆红素阴性
   B. 尿胆原明显升高，胆红素阴性

C. 尿胆原中度升高，胆红素阳性

D. 尿胆原减少，胆红素强阳性

E. 尿胆原减少，胆红素阴性

149. 一腹水患者，腹水检查：外观微混，细胞数 $50 \times 10^6/L$，比重 1.010。该患者腹水蛋白质定量测定时，应选择

A. 腹水腺苷脱氨酶测定

B. 腹水三酰甘油测定

C. 腹水鲎试验

D. 腹水/血清乳酸脱氢酶比值测定

E. 腹水乙醚试验

150. 男性，49 岁。上腹部隐痛 10 年，吸烟史 20 年。半年来消瘦、黑便。查体：左锁骨上窝触及 2cm×3cm 淋巴结 2 枚。Virchow 淋巴结是哪种癌转移的标志

A. 甲状腺癌

B. 肺癌

C. 胃癌

D. 乳癌

E. 胸腺癌

151. 女性，18 岁。皮肤反复紫癜和瘀斑、月经量多 2 年。既往经常关节痛，并因此经常服用保泰松等药物。家中无类似疾患者。10 岁起经常刷牙出血。本患者的诊断，不应考虑哪种情况

A. 先天性血小板功能异常

B. 获得性血小板功能异常

C. 维生素 C 缺乏

D. 血友病

E. 过敏性紫癜

【A3/A4 型题】

(1~2 题共用题干)

某男，65 岁。3 年前曾患"急性前壁心肌梗死"，近 2 年出现活动后心悸、气短，不能平卧伴全身水肿 2 个月。查体：P 104 次/分，BP 110/66mmHg，颈静脉怒张，肝颈静脉回流征（＋），肝大，肋下 3cm，全身性水肿以双下肢为重。尿常规示少量蛋白尿。

1. 水肿病因是

A. 心源性水肿

B. 肝源性水肿

C. 肾源性水肿

D. 黏液性水肿

E. 营养不良性水肿

2. 引起水肿的主要机制是

A. 血清白蛋白减少

B. 毛细血管滤过压降低

C. 门静脉压力增高，静脉回流受阻

D. 肺动脉压力增高

E. 以上都不对

(3~4 题共用题干)

女性，20 岁。低热伴干咳、痰中带血 3 个月余。查体：左

上肺可闻及湿啰音。PPD（＋＋＋＋），WBC $5.3 \times 10^9/L$，N 45%，L 51%。

3. 该患者最可能的诊断是

A. 肺癌

B. 肺结核

C. 金黄色葡萄球菌肺炎

D. 支气管扩张

E. 支原体肺炎

4. 该患者如果出现浅表淋巴结肿大，最先肿大的组群是

A. 腋窝淋巴结

B. 颏下淋巴结

C. 颌下淋巴结

D. 颈深淋巴结

E. 锁骨上淋巴结

(5~6 题共用题干)

男性，36 岁。上腹胀痛、恶心、呕吐 1 周。呕吐物量大，为带酸臭味的隔日宿食，不含胆汁。呕吐后症状可暂缓解。既往间断上腹痛 6 年余，为空腹痛、夜间痛，秋季好发。查体：上腹部轻压痛，可见胃型、蠕动波，振水音阳性。

5. 首先考虑的诊断是

A. 功能性胃潴留

B. 幽门梗阻

C. 急性胃炎

D. 十二指肠壅滞症

E. 功能性消化不良

6. 为明确病因，检查首选

A. B 超检查

B. X 线或胃镜检查

C. 下消化道造影

D. 肝功能检查

E. 血尿淀粉酶测定

(7~8 题共用题干)

患儿男，5 岁。查体发现口唇发绀，心前区隆起，胸骨左缘第三肋间可触及收缩期震颤，有杵状指。

7. 引起发绀最主要的原因是

A. 肺淤血

B. 体循环淤血

C. 大量胸腔积液

D. 心脏内出现左向右分流

E. 心脏内出现右向左分流

8. 为明确诊断，首选的检查是

A. 心脏三位像

B. 心电图检查

C. 超声心动图检查

D. 心导管检查

E. 血气分析

(9~10 题共用题干)

患者，男，65 岁。大便变细 1 个月，近 2 天排便后有鲜血滴出。

9. 最可能的诊断是

A. 小肠肿瘤

B. 阿米巴痢疾

C. 肠结核

D. 直肠肿瘤

E. 胃肿瘤

10. 为明确诊断，首选的检查是

  A. 腹部 CT

  B. 腹平片

  C. 钡灌肠

  D. 纤维结肠镜

  E. 腹部 B 超

（11 ~ 12 题共用题干）

患者，女性，49 岁。食欲减退、乏力、皮肤瘙痒 3 个月。既往史：20 年来常有腰部酸痛，有时尿频，排尿不适。20 年前曾因寒战、高热、尿频、尿痛、尿急住院治疗。查体：BP 160/94mmHg，睑结膜苍白，皮肤苍白、干燥，双下肢轻度可凹性水肿。

11. 对诊断最有意义的实验室检查是

  A. ALT、AST

  B. TBIL、DBIL

  C. Scr、BUN

  D. 血常规

  E. 尿常规

12. 最可能的诊断是

  A. 肾结核

  B. 慢性肾炎

  C. 慢性肾衰竭

  D. 膀胱肿瘤

  E. 肾结石

（13 ~ 14 题共用题干）

患者，53 岁。男性，主因四肢力弱 3 天就诊，伴有饮水呛咳、吞咽费力，轻度胸憋、气短。经完善辅助检查，确诊为吉兰 – 巴雷综合征。

13. 本患者最主要的危险是

  A. 四肢瘫痪

  B. 并发肺部感染

  C. 并发心肌炎、心力衰竭

  D. 呼吸肌麻痹

  E. 应激性溃疡、消化道出血

14. 当该患者发生呼吸困难时，应立即采取的措施是

  A. 地塞米松或甲基强的松龙静点

  B. 丙种球蛋白静点或血浆置换

  C. 氯化钾 3g 溶于生理盐水 1000ml 内静点

  D. 新斯的明 1mg 肌内注射

  E. 气管切开，辅助呼吸

（15 ~ 17 题共用题干）

女性，咽痛 3 天后出现洗肉水样尿，伴乏力，无水肿。

15. 若患者作尿沉渣镜检，则尿中红细胞多少诊断为血尿

  A. <3 个

  B. >1 个

  C. ≥3 个

  D. ≥2 个

  E. 以上均不是

16. 如本例有血尿，首选下列哪项检查区分血尿来源

  A. 尿找抗酸杆菌

  B. 膀胱镜检查

  C. 尿红细胞位相

  D. 尿细菌培养

  E. 静脉肾盂造影

17. 如血尿为肾小球源性血尿，则

  A. 尿红细胞容积分布曲线为对称性曲线

  B. 新鲜尿沉渣相差显微镜检查为均一形态正常红细胞尿

  C. 新鲜尿沉渣相差显微镜检查为变形红细胞尿

  D. 尿红细胞容积峰值大于静脉红细胞分布曲线的红细胞容积峰值

  E. 以上都不是

（18 ~ 19 题共用题干）

患者，男性，54 岁。确诊为乙肝后肝硬化 6 年，腹胀伴双下肢浮肿 1 个月，加重伴无尿 2 天。查体：蛙状腹，液波震颤阳性，双下肢可凹性浮肿。实验室检查：血钠 122mmol/L，BUN 19mmol/L。

18. 目前最可能的诊断

  A. 急进性肾小球肾炎

  B. 肝性脑病

  C. 肝肾综合征

  D. 肝肺综合征

  E. 慢性肾衰竭

19. 与肝硬化腹水形成机制无关的是

  A. 门静脉压力增高

  B. 低白蛋白血症

  C. 继发醛固酮增多

  D. 有效循环量不足

  E. 毛细血管通透性增加

（20 ~ 21 题共用题干）

男性，32 岁。浮肿伴尿中泡沫增多 1 个月，尿量进行性减少至 300 ~ 400ml/日，伴头痛，乏力。尿蛋白（＋＋＋＋），红细胞管型（＋），尿比重 1.022，血清肌酐 600μmol/L。

20. 少尿最可能的病因是

  A. 肾前性少尿

  B. 肾小球疾病

  C. 肾小管 – 间质疾病

  D. 肾后性

  E. 下尿路梗阻

21. 最重要的检查是

  A. 肾脏 B 超

  B. 头颅 CT 平扫

  C. 尿红细胞位相

  D. 尿蛋白电泳

  E. 肾穿刺活检

（22 ~ 23 题共用题干）

某男，60 岁。发作性胸骨后闷痛 5 天，突发剧烈胸痛 2 小时，伴恐惧、濒死感，含服硝酸甘油不能缓解。既往有高血压病史 20 余年，吸烟史 30 年，20 支/日。查体：P 90 次/分，BP 140/80mmHg，急性病容伴大汗，面色苍白，双肺无干湿啰音，心音低钝，律整，未闻及杂音，腹无压痛。

22. 本次就诊最可能的诊断是

  A. 心绞痛

  B. 肺癌

  C. 肺梗死

  D. 心肌梗死

  E. 夹层动脉瘤

23. 本次就诊前 5 天胸痛的原因是

  A. 心绞痛

  B. 肺癌

C. 食管炎　　　　　　　　　D. 心肌梗死

E. 夹层动脉瘤

（24～25 题共用题干）

女性，48 岁。近 2 个月来感双肩发沉，举臂无力，走路耐力下降。实验室检查：血沉 47mm/第 1 小时末。

24. 鉴别多发性肌炎和风湿性多肌痛最有说服力的实验室检查是

A. 血沉　　　　　　　　　　B. 抗链球菌抗体

C. 抗中性粒细胞胞浆抗体　　D. 肌酶谱

E. 免疫球蛋白

25. 多发性肌炎的典型临床表现是

A. 四肢近端及远端肌肉进行性肌力下降

B. 四肢近端肌肉进行性肌力下降

C. 四肢远端肌肉进行性肌力下降

D. 四肢无力伴有视力障碍

E. 四肢无力伴有体重明显下降

（26～27 题共用题干）

女性，38 岁。腹胀、乏力伴双下肢浮肿 1 年。既往有"肝炎"史数年。查体：颈静脉无怒张，巩膜轻度黄染，心肺检查未见异常，腹膨隆，肝肋下 3cm，质硬，有结节，移动性浊音（+），双下肢指凹性水肿。钡餐透视提示食管 - 胃底静脉曲张。

26. 最可能的诊断

A. 肝脓肿　　　　　　　　　B. 肝炎

C. 多囊肝　　　　　　　　　D. 脂肪肝

E. 肝硬化

27. 为排除肝癌诊断，不必要的检查是

A. 测定甲胎蛋白含量　　　　B. 肝 CT 扫描

C. B 超检查　　　　　　　　D. 胃镜检查

E. 腹水检查

（28～29 题共用题干）

患者，女性，56 岁。农民。腹泻 2 个月余，为果酱样大便。查体：腹软，无包块，无压痛。

28. 最可能的诊断是

A. 溃疡性结肠炎　　　　　　B. 肠结核

C. 急性细菌性痢疾　　　　　D. 阿米巴痢疾

E. 直肠癌

29. 为明确诊断，应进行的最恰当检查为

A. 血常规　　　　　　　　　B. B 超检查

C. 血培养　　　　　　　　　D. 便培养

E. 纤维结肠镜

（30～31 题共用题干）

患者，女性，53 岁。饱食后出现中上腹钝痛 1 天，呈持续性，阵发性加剧，向腰背部放射，进食后加重。既往史：胆石症、高血压病多年。查体：上腹部轻压痛，无肌紧张及反跳痛。

30. 最可能的诊断是

A. 功能性消化不良　　　　　B. 急性胆囊炎

C. 急性胰腺炎　　　　　　　D. 消化性溃疡

E. 急性肝炎

31. 为明确诊断，化验首选

A. 血常规　　　　　　　　　B. 血糖测定

C. 肝功能　　　　　　　　　D. 血尿淀粉酶

E. 心肌酶谱

（32～33 题共用题干）

女性，40 岁。间断腹泻 5～6 年，多为糊状大便，偶成稀水便，常伴有腹痛。近 1 周再次腹泻、腹痛，为黏液血便。查体：体温 38℃，肛门处可见肛裂及肛门周围脓肿。

32. 对疾病诊断最有意义的检查是

A. 上消化道造影　　　　　　B. 结肠镜

C. 消化道 B 超　　　　　　　D. 腹部 X 光片

E. 血常规、血沉、血清白蛋白

33. 最可能的诊断是

A. 肠结核　　　　　　　　　B. 溃疡性结肠炎

C. 克罗恩病　　　　　　　　D. 直肠癌

E. 急性细菌性痢疾

（34～35 题共用题干）

女性，40 岁。夏季傍晚在田间小路上行走，突然足背被蛇咬伤，立即送当地诊所。

34. 为鉴别是毒蛇咬伤还是无毒蛇咬伤，不应采取

A. 观察牙痕形态

B. 观察有无局部症状

C. 一律按毒蛇咬伤处理

D. 用单价特异抗蛇毒素测定伤口渗液中有无特异蛇毒抗原

E. 观察 5～6 小时，看有无全身症状出现

35. 若为毒蛇咬伤，应先采取

A. 结扎伤口上方，切开伤口冲洗，并负压吸引伤口蛇毒

B. 给予肾上腺皮质激素

C. 给予呼吸兴奋剂

D. 应用抗生素防止伤口感染

E. 注射破伤风抗毒素

（36～37 题共用题干）

患者进餐时突发呼吸困难，吸气时胸骨上窝、锁骨上窝和肋间隙明显凹陷。

36. 最可能的临床诊断是

A. 急性左心功能不全　　　　B. 右心功能不全

C. 肺气肿　　　　　　　　D. 支气管异物

E. 肺梗死

37. 首选的检查是

A. 胸部 X 线检查　　　　　B. 胸部 CT 平扫

C. 血气分析　　　　　　　D. 心电图

E. 纤维支气管镜

（38～39 题共用题干）

男性，65 岁。突发昏迷入院。既往有糖尿病、高血压病史 20 年，冠心病史 5 年。查体：左侧 Babinski 征阳性。

38. 首先考虑的诊断是

A. 脑血管病　　　　　　　B. 急性心肌梗死

C. 高渗性昏迷　　　　　　D. 糖尿病酮症酸中毒

E. 尿毒症脑病

39. 最重要的辅助检查是

A. 心电图　　　　　　　　B. 头颅 CT 平扫

C. 血糖　　　　　　　　　D. 血、尿酮体

E. 肾功能

（40～41 题共用题干）

一成年脑外伤患者，汽车肇事前一切正常，病后 48 小时仍处于深度昏迷，瞳孔散大固定，无自主呼吸，靠升压药物和呼吸机维持，脑电图呈一条直线。

40. 该患者目前的状态属于

A. 植物状态　　　　　　　B. 去皮层强直

C. 去大脑强直　　　　　　D. 脑死亡

E. 闭锁综合征

41. 该患者的预后为

A. 长期植物状态

B. 经过积极抢救意识可能恢复

C. 很快将进入临床死亡

D. 立即手术治疗

E. 康复治疗

（42～43 题共用题干）

一发热病人，近 5 天来体温维持在 39℃～41℃，24 小时内体温波动相差不超过 1℃。查体：腹部玫瑰疹，肝脾肿大。

42. 该病人的热型是

A. 间歇热　　　　　　　　B. 波状热

C. 回归热　　　　　　　　D. 稽留热

E. 弛张热

43. 该病人最可能的诊断是

A. 败血症　　　　　　　　B. 肾综合征出血热

C. 伤寒　　　　　　　　　D. 疟疾

E. 风湿热

（44～45 题共用题干）

一老年患者，缓慢起病。行走时步伐细小，双足擦地而行，躯干强硬前倾，常见碎步前冲，双臂不摆动，起步及止步困难。

44. 这属于哪种步态

A. 慌张步态　　　　　　　B. 小脑性步态

C. 感觉性共济失调步态　　D. 跨阈步态

E. 肌病步态

45. 该步态常见于

A. 脑血管病后遗症　　　　B. 多发性硬化

C. 腓总神经麻痹　　　　　D. 肌营养不良

E. 帕金森病

【B 型题】

（1～5 题共用备选答案）

A. 无菌性坏死物质吸收

B. 抗原－抗体反应

C. 产热过多或散热障碍

D. 体温调节中枢功能失常

E. 自主神经功能紊乱

1. 恶性肿瘤的发热是由于

2. 风湿病的发热是由于

3. 甲状腺功能亢进症的发热是由于

4. 中暑的发热是由于

5. 感染后低热是由于

（6～10 题共用备选答案）

A. 稽留热　　　　　　　　B. 弛张热

C. 间歇热　　　　　　　　D. 波状热

E. 回归热

6. 伤寒的热型是

7. 败血症的热型是

8. 疟疾的热型是

9. 布氏杆菌病的热型是

10. 霍奇金病的热型是

（11～15 题共用备选答案）

A. 体温 24 小时内波动范围达 2℃以上

B. 体温：37.3℃～38℃

C. 体温：38.1℃～39℃

D. 体温：39.1℃～41℃

E. 体温：41℃以上

11. 弛张热为

12. 低热为

13. 中等热为

14. 高热为

15. 超高热为

（16～20 题共用备选答案）

A. 发热伴胸痛

B. 发热伴明显的肌肉痛

C. 发热伴黄疸

D. 发热伴淋巴结无痛性肿大

E. 发热伴 4 天后出皮疹

16. 肺炎球菌肺炎常为

17. 皮肌炎常为

18. 胆囊炎常为

19. 麻疹常为

20. 淋巴瘤常为

（21～25 题共用备选答案）

A. 吸气性呼吸困难

B. 呼气性呼吸困难

C. 混合性呼吸困难

D. 夜间阵发性呼吸困难

E. 伴体循环淤血的呼吸困难

21. 支气管哮喘多表现为

22. 喉头痉挛多表现为

23. 急性呼吸窘迫综合征多表现为

24. 左心功能不全多表现为

25. 右心功能不全多表现为

（26～30 题共用备选答案）

A. 血管壁功能异常

B. 血小板减少

C. 血小板减少伴凝血功能障碍

D. 血小板功能异常

E. 凝血功能障碍

26. 过敏性紫癜的出血是由于

27. 再生障碍性贫血的出血是由于

28. 弥散性血管内凝血的出血是由于

29. 血小板无力症的出血是由于

30. 血友病的出血是由于

（31～35 题共用备选答案）

A. 心源性水肿   B. 肾源性水肿

C. 肝源性水肿   D. 营养不良性水肿

E. 黏液性水肿

31. 缩窄性心包炎可引起

32. 大量蛋白尿可引起

33. 肝硬化可引起

34. 吸收不良综合征可引起

35. 甲状腺功能低下可引起

（36～40 题共用备选答案）

A. 咳嗽伴咯血   B. 咳嗽伴胸痛

C. 咳嗽伴大量脓痰   D. 咳嗽伴声音嘶哑

E. 咳粉红色泡沫样痰

36. 支气管扩张常为

37. 胸膜炎常为

38. 肺脓肿常为

39. 喉水肿常为

40. 肺水肿常为

（41～45 题共用备选答案）

A. 咯血伴胸痛

B. 咯血伴脓痰

C. 咯血伴呛咳

D. 咯血伴皮肤黏膜出血

E. 咳粉红色泡沫样血痰

41. 肺梗死可表现为

42. 肺脓肿可表现为

43. 支气管肺癌可表现为

44. 出血性疾病可表现为

45. 急性左心衰竭可表现为

（46～50 题共用备选答案）

A. 胸痛伴吞咽困难

B. 胸痛伴呼吸困难

C. 胸痛呈阵发性，伴重压窒息感

D. 胸痛于咳嗽时加剧

E. 胸痛呈持续性，伴重压窒息感和休克

46. 反流性食管炎可见

47. 自发性气胸可见

48. 心绞痛可见

49. 胸膜炎可见

50. 心肌梗死可见

（51～55 题共用备选答案）

A. 发作性呼吸困难伴哮鸣音

B. 呼吸困难伴一侧胸痛

C. 呼吸困难伴急性高热和咳铁锈色痰

D. 呼吸困难伴咳嗽、咳脓痰

E. 呼吸困难伴昏迷

51. 支气管哮喘可见

52. 自发性气胸可见

53. 肺炎球菌性肺炎可见

54. 支气管扩张并发感染可见

55. 脑出血可见

（56～60 题共用备选答案）

A. 心悸伴心前区痛   B. 心悸伴发热

C. 心悸伴贫血   D. 心悸伴呼吸困难

E. 心悸伴消瘦、出汗

56. 心绞痛可见

57. 心肌炎可见

58. 急性失血可见

59. 心力衰竭可见

60. 甲状腺功能亢进症可见

（61～65 题共用备选答案）

 A. 呕吐伴腹痛、腹泻

 B. 呕吐伴右上腹痛及发热和（或）黄疸

 C. 呕吐伴头痛及喷射性呕吐

 D. 呕吐伴眩晕、眼球震颤

 E. 呕吐隔夜食物

61. 急性胃肠炎可见

62. 急性胆囊炎可见

63. 颅内高压症可见

64. 前庭器官疾病可见

65. 溃疡病幽门梗阻可见

（66～70 题共用备选答案）

 A. 呕血伴节律性上腹痛

 B. 呕血伴脾肿大

 C. 呕血伴右上腹痛、黄疸、发热

 D. 呕血伴皮肤黏膜出血

 E. 剧烈呕吐后继而呕血

66. 消化性溃疡可见

67. 肝硬化门脉高压可见

68. 肝胆疾病可见

69. 全身出血性疾病可见

70. 食管贲门黏膜撕裂症（Mallory – Weiss 综合征）可见

（71～75 题共用备选答案）

 A. 腹痛伴休克、贫血

 B. 腹痛伴黄疸、发热、寒战

 C. 腹痛伴腹泻

 D. 腹痛伴反酸、烧心、嗳气

 E. 腹痛伴血尿

71. 异位妊娠破裂可见

72. 急性胆囊炎可见

73. 消化性溃疡可见

74. 急性肠炎可见

75. 尿路结石可见

（76～80 题共用备选答案）

 A. 分泌性腹泻 B. 渗透性腹泻

 C. 渗出性腹泻 D. 动力性腹泻

 E. 吸收不良性腹泻

76. 胃泌素瘤所致腹泻属于

77. 乳糖酶缺乏所致腹泻属于

78. 各种肠道炎症疾病所致腹泻属于

79. 甲状腺功能亢进症所致腹泻属于

80. 吸收不良综合征所致腹泻属于

（81～85 题共用备选答案）

 A. 溶血性黄疸

 B. 肝细胞性黄疸

 C. 胆汁淤积性黄疸

 D. 肝细胞摄取非结合胆红素功能障碍及微粒体内葡萄糖醛酸转移酶不足致黄疸

 E. 肝细胞对结合胆红素向毛细胆管排泄障碍致黄疸

81. 遗传性球形细胞增多症的黄疸是

82. 病毒性肝炎的黄疸是

83. 胆总管结石所致的黄疸是

84. Gilbert 综合征的黄疸是

85. Dubin – Johnson 综合征的黄疸是

（86～90 题共用备选答案）

 A. 腰背痛伴脊柱畸形

 B. 腰背痛伴活动受限

 C. 腰痛伴尿频、尿急

 D. 顽固性背痛，放射性神经痛

 E. 腰痛伴月经异常、痛经

86. 脊柱先天性畸形可见

87. 椎间盘脱出可见

88. 尿路感染可见

89. 脊椎肿瘤可见

90. 盆腔炎可见

（91～95 题共用备选答案）

 A. 化脓性关节炎

 B. 结核性关节炎

 C. 系统性红斑狼疮

 D. 类风湿性关节炎

 E. 风湿热

91. 关节痛伴发热，局部单关节红、肿、热痛可见于

92. 关节痛伴低热、盗汗、消瘦，有结核病史者可见于

93. 关节痛伴发热、皮疹、肌痛、肾损害可见于

94. 关节痛以腕掌指对称性表现为主或伴有关节畸形可见于

95. 关节痛发生于青少年，伴心脏炎、环形红斑、舞蹈病等可见于

（96～100 题共用备选答案）

 A. 血尿伴肾绞痛

 B. 血尿伴膀胱刺激症状

 C. 血尿伴水肿、高血压

 D. 血尿伴肾肿块

 E. 血尿伴皮肤黏膜出血

96. 输尿管结石可见

97. 尿道炎可见

98. 肾小球肾炎可见

99. 肾肿瘤可见

100. 全身出血性疾病可见

（101～105题共用备选答案）

 A. 急性膀胱炎   B. 急性前列腺炎

 C. 膀胱结核   D. 前列腺增生症

 E. 膀胱癌

101. 尿痛、尿频、尿急伴发热、脓尿可见于

102. 尿痛、尿频、尿急伴会阴部胀感、肛门下坠、耻骨上隐痛、腰背酸痛放射到腹股沟和睾丸及大腿部可见于

103. 尿痛、尿频、尿急伴血尿，体内有其他部位结核灶，可见于

104. 50岁以上男性尿频伴进行性排尿困难，可见于

105. 40岁以上患者无痛性血尿或尿频、尿痛，可见于

（106～110题共用备选答案）

 A. 头痛伴剧烈（或喷射性）呕吐

 B. 头痛伴眩晕

 C. 头痛伴视力障碍

 D. 头痛伴癫痫发作

 E. 头痛伴神经功能紊乱症状

106. 颅内压增高可见

107. 椎－基底动脉供血不足可见

108. 青光眼可见

109. 脑内寄生虫病可见

110. 神经功能性头痛可见

（111～115题共用备选答案）

 A. 单纯性晕厥   B. 排尿性晕厥

 C. 咳嗽性晕厥   D. 心源性晕厥

 E. 脑源性晕厥

111. 年青体弱女性，疼痛、情绪紧张、各种穿刺等可引起

112. 青年男性在排尿或排尿结束时可引起

113. 慢性肺部疾病者剧烈咳嗽后可引起

114. Adams－Stokes 综合征可引起

115. 高血压脑病可引起

（116～120题共用备选答案）

 A. 意识障碍伴发热

 B. 意识障碍伴瞳孔散大

 C. 意识障碍伴瞳孔缩小

 D. 意识障碍伴高血压

 E. 意识障碍伴低血压

116. 重症感染性疾病可见

117. 氰化物中毒可见

118. 有机磷杀虫药中毒可见

119. 高血压脑病可见

120. 各种原因的休克可见

（121～123题共用备选答案）

 A. 发绀   B. 色素脱失

 C. 风团样皮疹   D. 紫癜

 E. 蜘蛛痣

121. 肝硬化可见

122. 重症支气管哮喘

123. 白化病可见

（124～126题共用备选答案）

 A. 风湿结节

 B. Osler 小结

 C. 沿动脉排列及分布

 D. 生长迅速，局部炎症反应不明显

 E. 游走性皮下结节

124. 感染性心内膜炎可见

125. 肿瘤转移结节可见

126. 寄生虫病可见

（127～129题共用备选答案）

 A. 毛发过多   B. 斑秃

 C. 脱发   D. 白癜风

 E. 蝶形红斑

127. 皮质醇增多症可见

128. 神经营养障碍可见

129. 垂体前叶功能减退症可见

（130～132题共用备选答案）

 A. 耳后乳突淋巴结肿大

 B. 左锁骨上淋巴结肿大

 C. 胸锁乳突肌下部肿大

 D. 右锁骨上淋巴结肿大

 E. 颈深淋巴结下群肿大

130. 食管、胃病变可致

131. 头皮病变可致

132. 咽喉、气管、甲状腺病变可致

（133～135题共用备选答案）

 A. 气管、胸膜、肺

 B. 口底、颊黏膜、齿龈

 C. 颏下三角区组织、唇、舌

 D. 躯干上部、乳腺、胸壁

 E. 下肢、会阴

133. 腋窝淋巴结肿大多见于何处疾病

134. 腹股沟淋巴结肿大多见于何处疾病

135. 右锁骨上淋巴结肿大多见于何处疾病

（136～137题共用备选答案）

 A. 柔软，疼痛，无粘连

 B. 生长较快，质地硬，与周围组织粘连，活动度差

 C. 容易缩小，消失

 D. 质地较硬，易粘连，可出现波动感，破溃后形成

瘘管,最终遗留瘢痕

　　E. 柔软,可出现波动感,但很快自行消退

136. 结核性淋巴结肿大表现为

137. 肿瘤性淋巴结肿大表现为

(138～140 题共用备选答案)

　　A. 酮症酸中毒　　　　　B. 发热性疾病

　　C. 幽门梗阻　　　　　　D. 厌氧菌感染

　　E. 肠梗阻

138. 恶臭脓液可见于

139. 酸性汗味可见于

140. 烂苹果味可见于

(141～145 题共用备选答案)

　　A. 尖颅　　　　　　　　B. 方颅

　　C. 巨颅　　　　　　　　D. 长颅

　　E. 变形颅

141. Apert 综合征的头颅是

142. 小儿佝偻病的头颅是

143. 脑积水的头颅是

144. Marfan 综合征的头颅是

145. Paget 病的头颅是

(146～149 题共用备选答案)

　　A. 睑内翻　　　　　　　B. 睑外翻

　　C. 上睑下垂　　　　　　D. 眼睑闭合障碍

　　E. 眼睑水肿

146. 沙眼出现

147. 重症肌无力出现

148. 面神经麻痹出现

149. 肾炎出现

(150～152 题共用备选答案)

　　A. 瞳孔缩小　　　　　　B. 瞳孔扩大

　　C. 瞳孔大小不等　　　　D. 瞳孔对光反射消失

　　E. 瞳孔集合反射消失

150. 虹膜炎症时见

151. 失明病人见

152. 视神经萎缩见

(153～155 题共用备选答案)

　　A. 酒渣鼻　　　　　　　B. 系统性红斑狼疮

　　C. 肥大的鼻息肉　　　　D. 鼻骨骨折

　　E. 先天性梅毒

153. 鼻梁部皮肤出现红色斑块,病损处高出皮面并向两侧面颊部扩展,见于

154. 发红的皮肤损害主要在鼻尖和鼻翼,并有毛细血管扩张和组织肥厚,见于

155. 鼻腔完全堵塞、外鼻变形、鼻梁宽平如蛙状,见于

(156～159 题共用备选答案)

　　A. 地图舌　　　　　　　B. 裂纹舌

　　C. 牛肉舌　　　　　　　D. 草莓舌

　　E. 镜面舌

156. 猩红热病人的舌为

157. Down 综合征病人的舌为

158. 糙皮病(烟酸缺乏)病人的舌为

159. 恶性贫血病人的舌为

(160～164 题共用备选答案)

　　A. 颈动脉的明显搏动

　　B. 颈静脉搏动

　　C. 颈部大血管处听到血管性杂音

　　D. 右锁骨上窝听到连续性静脉"嗡鸣"

　　E. 与颈动脉搏动一致的点头运动

160. Musset 征是指

161. 颈动脉狭窄可出现

162. 主动脉瓣关闭不全可出现

163. 三尖瓣关闭不全时可出现

164. 椎动脉狭窄可出现

(165～169 题共用备选答案)

　　A. 心尖搏动向左移位

　　B. 心尖搏动向左下移位

　　C. 心尖搏动向健侧移位

　　D. 心尖搏动向患侧移位

　　E. 心尖搏动向上移位

165. 左心室增大可见

166. 右肺不张、粘连性胸膜炎可见

167. 右胸腔积液或积气可见

168. 大量腹水可见

169. 右心室增大可见

(170～174 题共用备选答案)

　　A. 心尖搏动增强

　　B. 心尖搏动增强且范围较大

　　C. 心尖搏动弱且范围小

　　D. 心尖搏动减弱或消失

　　E. 心前区弥散性搏动

170. 右心室肥大可见

171. 左心室肥大可见

172. 剧烈运动或精神紧张可见

173. 肺气肿或左侧胸腔积液可见

174. 心包积液可见

(175～179 题共用备选答案)

　　A. 心浊音界呈靴形

　　B. 心浊音界呈梨形

　　C. 心浊音界呈三角烧瓶形

　　D. 心底部浊音界扩大

E. 心浊音界变小或叩不出

175. 肺气肿可见

176. 主动脉瓣关闭不全可见

177. 二尖瓣狭窄可见

178. 心包积液可见

179. 胸主动脉瘤可见

（180～184 题共用备选答案）

 A. 第一心音增强

 B. 第一心音减弱

 C. 第一心音分裂

 D. 肺动脉瓣区第二心音增强伴分裂

 E. 主动脉瓣区第二心音增强

180. 右束支传导阻滞可见

181. 二尖瓣狭窄或房间隔缺损可见

182. 完全性房室传导阻滞可见

183. 甲状腺功能亢进可见

184. 二尖瓣关闭不全可见

（185～189 题共用备选答案）

 A. 舒张期奔马律 B. 收缩期前奔马律

 C. 二尖瓣开放拍击音 D. 心包叩击音

 E. 收缩中晚期喀喇音

185. 心肌梗死可见

186. 心功能不全可见

187. 缩窄性心包炎可见

188. 二尖瓣狭窄可见

189. 二尖瓣脱垂可见

（190～194 题共用备选答案）

 A. 隆隆样舒张期杂音 B. 机器声样杂音

 C. 乐音样杂音 D. 叹气样杂音

 E. 吹风样杂音

190. 感染性心内膜炎可见

191. 二尖瓣狭窄可见

192. 动脉导管未闭可见

193. 主动脉瓣关闭不全可见

194. 二尖瓣关闭不全可见

（195～199 题共用备选答案）

 A. 病理性第二心音分裂 B. 第三心音

 C. 主动脉瓣关闭不全 D. 二尖瓣狭窄

 E. 肺动脉瓣关闭不全

195. 仰卧位深吸气时杂音较清楚提示

196. 左侧卧位时舒张期杂音清楚提示

197. 左侧卧位时明显的是

198. 坐位上身稍前倾，深吸气末屏住呼吸时舒张期杂音清楚提示

199. 不论在卧位、坐位或站立位都可听到的是

（200～204 题共用备选答案）

 A. Graham Steell 杂音 B. 重搏脉

 C. Duroziez 双重杂音 D. Ewart 征

 E. 交替脉

200. 心包积液可见

201. 主动脉瓣关闭不全可见

202. 左心衰竭可见

203. 肺动脉扩张可见

204. 肥厚型心肌病可见

（205～209 题共用备选答案）

 A. 心尖区出现 4/6 级收缩期吹风样杂音震颤

 B. 发病 6 个月后心电图 ST 段持续抬高

 C. 胸骨左缘第四肋间响亮的收缩期吹风样杂音伴震颤

 D. 发病后 3 天出现心包摩擦音

 E. 交替脉

205. 室壁瘤可见

206. 室间隔穿孔可见

207. 左心衰竭可见

208. 急性心肌梗死可见

209. 心肌炎可见

（210～214 题共用备选答案）

 A. 奇脉   B. 交替脉

 C. 水冲脉   D. 短细脉

 E. 双峰脉

210. 提示左心衰竭的是

211. 提示脉压增大的是

212. 提示心包填塞的是

213. 提示房颤的是

214. 提示肥厚型梗阻性心肌病的是

（215～219 题共用备选答案）

 A. Austin Flint 杂音

 B. Graham Steell 杂音

 C. 胸骨左缘第二肋间连续性杂音

 D. 突然出现的胸骨左缘第四肋间的舒张期杂音

 E. 柔和的心尖收缩期吹风样杂音

215. 重度二尖瓣狭窄可见

216. 亚急性感染性心内膜炎可见

217. 主动脉瓣关闭不全可见

218. 贫血可见

219. 动脉导管未闭可见

（220～224 题共用备选答案）

 A. 杂音于左侧卧位听诊最清楚

 B. 杂音在吸气末时增强

 C. 杂音于前倾坐位听诊最清楚

 D. 杂音于活动后增强

E. 杂音于心力衰竭控制后减轻

220. 肺动脉瓣狭窄者

221. 二尖瓣狭窄者

222. 主动脉瓣关闭不全者

223. 扩张型心肌病者

224. 肥厚型梗阻性心肌病者

（225～229 题共用备选答案）

    A. 左心功能不全

    B. 大量心包积液

    C. 心房颤动

    D. 肥厚型梗阻性心肌病

    E. 主动脉瓣关闭不全

225. 奇脉可见于

226. 重搏脉可见于

227. 交替脉可见于

228. 水冲脉可见于

229. 短绌脉可见于

（230～234 题共用备选答案）

    A. 全腹膨隆   B. 局部膨隆

    C. 全腹凹陷   D. 局部凹陷

    E. 全腹平坦

230. 腹腔内有大量积液时表现为

231. 幽门梗阻胃扩张表现为

232. 肠梗阻或肠麻痹造成腹腔大量积气时表现为

233. 足月妊娠表现为

234. 慢性消耗性疾病晚期表现为

（235～239 题共用备选答案）

    A. 肾上腺皮质功能减退

    B. Cullen 征

    C. 多发性神经纤维瘤

    D. 血色病

    E. Grey－Turner 征

235. 皮肤皱褶处有褐色素沉着可见于

236. 左腰部皮肤呈蓝色可见于

237. 脐周围或下腹壁发蓝可见于

238. 腹部和腰部不规则的斑片状色素沉着可见于

239. 皮肤散在点状深褐色色素沉着可见于

（240～242 题共用备选答案）

    A. 阑尾手术   B. 脾切除术

    C. 胆囊手术   D. 结肠手术

    E. 胃手术

240. 左上腹弧形切口常见于

241. 右下腹 McBurney 切口瘢痕常见于

242. 右上腹直肌旁切口常见于

（243～245 题共用备选答案）

    A. 500ml   B. 3000～4000ml

    C. 1000ml   D. 120ml

    E. 300ml

243. 腹腔内游离腹水在多少以上能够出现移动性浊音

244. 腹腔内游离腹水在多少以上能够出现液波震颤

245. 用叩听法可以鉴定出至少多少毫升的游离腹水

（246～250 题共用备选答案）

    A. 腰部膨隆   B. 右下腹膨隆

    C. 上腹中部膨隆   D. 左下腹膨隆

    E. 脐部膨隆

246. 多囊肾可见

247. 肾盂大量积水可见

248. 胃扩张可见

249. 阑尾周围脓肿可见

250. 降结肠和乙状结肠肿瘤可见

（251～253 题共用备选答案）

    A. 肠系膜静脉阻塞

    B. 下肢静脉阻塞

    C. 门脉高压

    D. 上腔静脉阻塞

    E. 下腔静脉阻塞

251. 腹部曲张静脉血流方向是自下而上提示

252. 腹部曲张静脉血流方向是自上而下提示

253. 腹部曲张静脉血流方向是脐以上向上，脐以下向下提示

（254～259 题共用备选答案）

    A. 肝浊音界消失   B. 肝浊音界缩小

    C. 肝浊音界扩大   D. 肝浊音界下移

    E. 肝浊音界上移

254. 多囊肝可见

255. 急性肝坏死可见

256. 急性胃肠穿孔可见

257. 间位结肠可见

258. 右下肺不张可见

259. 右侧张力性气胸可见

（260～264 题共用备选答案）

    A. 紫纹   B. 斑片状色素沉着

    C. Cullen 征   D. 白色腹纹

    E. 瘢痕

260. 妊娠后期可见

261. Cushing 综合征可见

262. 长期服用糖皮质激素者可见

263. 肥胖者可见

264. Cushing 综合征可见

（265～266 题共用备选答案）

    A. 癌性   B. 脐尿管未闭

    C. 结核性炎症   D. 化脓性炎症

E. 大量腹水

265. 脐部溃疡呈坚硬固定而突出提示

266. 脐部分泌物呈水样，有尿臊味提示

（267～268 题共用备选答案）

    A. 腹壁揉面感

    B. 板状腹

    C. 腹壁局部紧张度减低

    D. 全腹紧张度减低

    E. 腹部饱满

267. 癌性腹膜炎可见

268. 急性弥漫性腹膜炎可见

（269～271 题共用备选答案）

    A. 肛裂　　　　　　　　　B. 直肠周围脓肿

    C. 直肠息肉　　　　　　　D. 直肠癌

    E. 直肠炎症

269. 直肠指诊有触痛伴波动感可见于

270. 直肠指诊触及坚硬的包块可见于

271. 直肠指诊触及柔软、光滑而有弹性的包块可见于

（272～274 题共用备选答案）

    A. 类风湿性关节炎　　　　B. 支气管肺癌

    C. 支原体肺炎　　　　　　D. 缺铁性贫血

    E. 腺垂体功能亢进

272. 杵状指见于

273. 反甲见于

274. 肢端肥大症见于

（275～277 题共用备选答案）

    A. 输精管结核　　　　　　B. 急性精索炎

    C. 精索静脉曲张　　　　　D. 阴囊湿疹

    E. 阴囊疝

275. 精索触诊呈串珠样可见于

276. 精索触痛，局部皮肤发红可见于

277. 精索有蚯蚓团样感可见于

（278～280 题共用备选答案）

    A. 鞘膜积液　　　　　　　B. 阴囊水肿

    C. 阴囊疝　　　　　　　　D. 阴囊象皮肿

    E. 阴囊湿疹

278. 肾病综合征可引起

279. 丝虫病可引起

280. 腹股沟斜疝可引起

（281～284 题共用备选答案）

    A. 肘膝位　　　　　　　　B. 截石位

    C. 左侧卧位　　　　　　　D. 立位

    E. 蹲位

281. 检查前列腺，适合的体位是

282. 老年体弱患者检查肛门与直肠，适合的体位是

283. 检查膀胱直肠窝，适合的体位是

284. 检查直肠脱出，适合的体位是

（285～287 题共用备选答案）

    A. 眼睑不能闭合

    B. 上睑下垂，眼球向上、向下、向内运动障碍

    C. 眼球向下、向外运动减弱

    D. 眼球向外转动障碍

    E. 视物模糊

285. 动眼神经损害可见

286. 滑车神经损害可见

287. 展神经损害可见

（288～290 题共用备选答案）

    A. 0 级肌力　　　　　　　B. 1 级肌力

    C. 2 级肌力　　　　　　　D. 3 级肌力

    E. 4 级肌力

288. 肌肉可收缩，但不能产生运动提示

289. 肢体可抬离床面，但不能抗阻力提示

290. 能做抗阻力动作，但较正常差提示

（291～293 题共用备选答案）

    A. 胸髓 7～12 节　　　　　B. 腰髓 1～2 节

    C. 腰髓 3～5 节　　　　　D. 骶髓 1～2 节

    E. 骶髓 4～5 节

291. 与腹壁反射有关的是

292. 与提睾反射有关的是

293. 与肛门反射有关的是

（294～295 题共用备选答案）

    A. 胸髓 7～12 节　　　　　B. 腰髓 1～2 节

    C. 腰髓 2～4 节　　　　　D. 骶髓 1～2 节

    E. 骶髓 3～5 节

294. 与膝反射有关的是

295. 与踝反射有关的是

（296～300 题共用备选答案）

    A. 心房除极过程

    B. 右心房开始除极至心室开始除极的时间

    C. 心室除极的全部过程

    D. 心室缓慢复极的过程

    E. 心室快速复极的过程

296. P 波代表

297. P－R 间期代表

298. QRS 波群代表

299. ST 段代表

300. T 波代表

（301～305 题共用备选答案）

    A. ＜0.04s　　　　　　　B. 0.06～0.10s

    C. ＜0.11s　　　　　　　D. 0.12～0.20s

E. 0.32～0.44s

301. 正常 P 波宽度是

302. 正常 P－R 间期是

303. 正常 QRS 波群时限是

304. 正常 Q－T 间期是

305. 正常 Q 波宽度是

（306～310 题共用备选答案）

A. 心房颤动

B. 心房扑动

C. 窦性心动过速

D. 阵发性房性心动过速

E. 阵发性室性心动过速

306. 可见 f 波提示

307. 可见 F 波提示

308. 心房率大于 350 次/分提示

309. 可见异位 P 波提示

310. 可见室性融合波提示

（311～315 题共用备选答案）

A. 左房肥大

B. 右房肥大

C. 左室肥大

D. 右室肥大

E. 房室交界性期前收缩

311. 可见逆行 P 波提示

312. P 波时间大于 0.11s 并伴切迹提示

313. P 波高耸，电压≥0.25mV 提示

314. 心电轴显著左偏提示

315. 可见不完全右束支传导阻滞提示

（316～320 题共用备选答案）

A. 房性期前收缩 　　B. 交界区期前收缩

C. 室性期前收缩 　　D. 心房颤动

E. 阵发性室性心动过速

316. 提前出现的异位 P 波提示

317. 提前出现的逆行 P 波提示

318. 提前出现的宽大畸形的 QRS 波提示

319. 出现室性融合波提示

320. 长短周期后出现差异性传导提示

（321～325 题共用备选答案）

A. 一度房室传导阻滞

B. 文氏型房室传导阻滞

C. 三度房室传导阻滞

D. 预激综合征

E. 莫氏型房室传导阻滞

321. P－R 间期固定性延长，无 QRS 波群脱落提示

322. P－R 间期固定性延长，有 QRS 波群脱落提示

323. P 与 QRS 波群无关提示

324. P－R 间期逐渐延长提示

325. P－R 间期缩短提示

（326～329 题共用备选答案）

A. 室性期前收缩 　　B. 室内传导阻滞

C. 预激综合征 　　　D. 右室肥大

E. 心肌梗死

326. QRS 波起始部宽钝见于

327. 病理性 Q 波见于

328. QRS 波宽大畸形见于

329. 不完全右束支传导阻滞见于

（330～333 题共用备选答案）

A. 交界区性期前收缩 　　B. 室性期前收缩

C. 右心室肥大 　　　　　D. 左心室肥厚

E. 完全性右束支传导阻滞

330. V_1 呈 rsR′型见于

331. V_1 导联 R/S≥1 见于

332. V_1 导联室壁激动时间≥0.03s 见于

333. V_5 导联室壁激动时间≥0.05s 见于

（334～339 题共用备选答案）

A. 心电轴左偏 　　　B. 心电轴右偏

C. 心电轴不偏 　　　D. 顺钟向转位

E. 逆钟向转位

334. Ⅰ和Ⅲ导联主波向上见于

335. Ⅰ导联主波向上，Ⅲ导联主波向下见于

336. Ⅰ导联主波向下，Ⅲ导联主波向上见于

337. Ⅰ导联和Ⅲ导联主波均向下见于

338. 胸前导联自 V_2 开始 R/S 大于 1 见于

339. 胸前导联至 V_4 仍 R/S 小于 1 见于

（340～341 题共用备选答案）

A. $RV_3 < 2.5mV$ 　　　　　B. $RV_5 + SV_1 > 4.0mV$

C. $RV_1 + SV_5 > 1.05mV$ 　D. $RV_1 + SV_5 > 4.0mV$

E. $RⅠ + SⅢ < 2.5mV$

340. 右室肥大表现为

341. 左室肥大表现为

（342～347 题共用备选答案）

A. P 波增宽，有切迹 　　B. P 波高耸

C. 可见逆行 P 波 　　　　D. 可见异位 P 波

E. P 与 QRS 无关

342. 左房肥大可见

343. 心房梗死可见

344. 右房肥大可见

345. 交界区早搏可见

346. 室性心动过速可见

347. 三度房室传导阻滞可见

（348～353题共用备选答案）

    A．P－R间期固定延长

    B．P－R间期逐渐延长

    C．P－R间期正常

    D．P－R间期缩短

    E．P波与QRS波群无关

348．三度房室传导阻滞可见

349．室性心动过速可见

350．窦性心动过速可见

351．预激综合征可见

352．一度房室传导阻滞可见

353．文氏型房室传导阻滞可见

（354～357题共用备选答案）

    A．窦性心动过速

    B．室上性心动过速

    C．交界区性心动过速

    D．室性心动过速

    E．快速房颤

354．心率160次/分，QRS波群正常、其后有P波，且P波在aVR导联直立，在Ⅱ、Ⅲ导联倒置。提示

355．心率140次/分，QRS波群正常、其前有窦性P波，P－R间期大于0.12秒，心律规则。提示

356．心率160次/分，QRS波群大于0.12秒，稍不规则，偶有心室夺获。提示

357．心率150次/分，QRS波群正常，未见P波，心律不规则。提示

（358～362题共用备选答案）

    A．房室内径可正常   B．左房可扩大

    C．左房左室扩大   D．左房右室扩大

    E．全心扩大

358．二尖瓣狭窄可见

359．左房黏液瘤可见

360．扩张型心肌病可见

361．肥厚型心肌病可见

362．动脉导管未闭可见

（363～366题共用备选答案）

    A．造血干细胞复制和分化异常

    B．DNA合成障碍

    C．血红蛋白合成障碍

    D．红细胞破坏过多

    E．血液丢失

363．再生障碍性贫血是由于

364．巨幼细胞性贫血是由于

365．遗传性球形细胞增多症的贫血是由于

366．月经过多引起的贫血是由于

（367～369题共用备选答案）

    A．球形细胞   B．靶形细胞

    C．泪滴形细胞   D．裂细胞

    E．红细胞缗钱状形成

367．海洋性贫血可见

368．骨髓纤维化可见

369．多发性骨髓瘤可见

（370～373题共用备选答案）

    A．红细胞渗透脆性试验

    B．酸溶血试验

    C．抗人球蛋白试验

    D．冷热溶血试验

    E．高铁血红蛋白还原试验

370．诊断PNH需做

371．诊断温抗体型自身免疫性溶血性贫血需做

372．诊断G－6－PD缺乏症需做

373．诊断遗传性球形细胞增多症需做

（374～377题共用备选答案）

    A．血浆6－酮－$PGF_1\alpha$ B．β选择素

    C．TAT   D．FPA

    E．D－二聚体

374．检测血管壁的试验是

375．检测血小板的试验是

376．检测凝血功能的试验是

377．检测纤溶活性的试验是

（378～379题共用备选答案）

    A．A1型   B．A2型

    C．B型   D．AB型

    E．O型

378．可能被认为是"万能输血者"的血型是

379．可能被认为是"万能受血者"的血型是

（380～382题共用备选答案）

    A．混浊尿，加酸后澄清，无气泡产生

    B．混浊尿，加酸后澄清，产生气泡

    C．混浊尿，加碱后澄清

    D．混浊尿，加酸后不澄清，产生气泡

    E．混浊尿，加酸后无变化

380．尿中大量磷酸盐表现为

381．尿中大量苯酚盐表现为

382．脓尿表现为

（383～385题共用备选答案）

    A．轻链尿

    B．大量白蛋白尿

    C．血红蛋白尿

    D．尿中大量β_2微球蛋白

E. 尿中大量 Tatom – Horsfall 蛋白

383. 溢出性蛋白尿可见

384. 肾病综合征可见

385. 肾小管性蛋白尿可见

（386～388 题共用备选答案）

A. 血痰　　　　　　　　B. 黑色痰

C. 粉红色泡沫痰　　　　D. 铁锈色痰

E. 黄绿色痰

386. 肺癌常见

387. 急性肺水肿可见

388. 大叶性肺炎可见

（389～392 题共用备选答案）

A. 便后滴血　　　　　　B. 柏油样便

C. 白陶土样便　　　　　D. 米泔水样便

E. 细条状便

389. 上消化道出血可见

390. 霍乱可见

391. 梗阻性黄疸可见

392. 直肠癌可见

（393～395 题共用备选答案）

A. 脑脊液中白细胞显著增多，中性粒细胞为主

B. 脑脊液中白细胞轻度增多，淋巴细胞为主

C. 脑脊液中白细胞增多，嗜酸性粒细胞为主

D. 脑脊液中白细胞增多，中性粒细胞、淋巴细胞、单核细胞及浆细胞共存

E. 脑脊液中白细胞增多，以浆细胞为主

393. 化脓性脑膜炎可见

394. 结核性脑膜炎可见

395. 脑寄生虫病可见

（396～398 题共用备选答案）

A. 脑脊液直接涂片，革兰染色

B. 脑脊液直接涂片，嗜银染色

C. 脑脊液直接涂片镜检

D. 脑脊液直接涂片，印度墨汁染色

E. 脑脊液静置 24 小时，取所形成的薄膜涂片，抗酸染色

396. 怀疑化脓性脑膜炎时应将

397. 怀疑结核性脑膜炎时应将

398. 怀疑隐球菌脑膜炎时应将

（399～400 题共用备选答案）

A. 肾小球功能

B. 近端肾小管功能

C. Henle 袢功能

D. 远端肾小管功能

E. 肾间质状态

399. 是否出现肾性糖尿主要取决于

400. 尿 pH 主要取决于

（401～403 题共用备选答案）

A. 代谢性酸中毒，阴离子间隙升高，血钾正常，尿 pH < 5.5

B. 代谢性酸中毒，阴离子间隙正常，血钾降低，尿 pH < 5.5，苯酚氢盐重吸收试验苯酚氢排泄分数 > 15%

C. 代谢性酸中毒，阴离子间隙正常，血钾降低，尿 pH > 6.0

D. 代谢性酸中毒，阴离子间隙正常，血钾升高，尿 pH < 5.5

E. 呼吸性酸中毒，阴离子间隙正常，血钾升高，尿 pH < 5.5

401. 肾小管酸中毒Ⅰ型表现为

402. 肾小管酸中毒Ⅱ型表现为

403. 肾小管酸中毒Ⅳ型表现为

（404～406 题共用备选答案）

A. 急性左心衰竭患者少尿，尿比重 1.025

B. 尿频、尿急

C. 突发无尿，双肾盂扩张

D. 少尿，尿比重 1.009

E. 夜尿多，双肾萎缩

404. 肾前性急性肾衰竭表现为

405. 肾性急性肾衰竭表现为

406. 肾后性急性肾衰竭表现为

（407～408 题共用备选答案）

A. 肝脏　　　　　　　　B. 心脏

C. 肺脏　　　　　　　　D. 骨骼肌

E. 肾脏

407. ALT 含量最多的器官是

408. AST 含量最多的器官是

（409～410 题共用备选答案）

A. ALP2　　　　　　　B. ALP3

C. ALP4　　　　　　　D. ALP5

E. ALP6

409. 肝型的 ALP 是

410. 骨型的 ALP 是

（411～413 题共用备选答案）

A. 2 型糖尿病　　　　　B. 皮质醇增多症

C. 脑卒中　　　　　　　D. 口服避孕药

E. 高糖饮食

411. 内分泌疾病引起的血糖增高见于

412. 应激性高血糖见于

413. 生理性血糖升高见于

（414～416 题共用备选答案）

　　A. 考虑糖尿病

　　B. 糖耐量减低

　　C. 葡萄糖耐量曲线低平

　　D. 低血糖现象

　　E. 正常

414. 口服葡萄糖耐量试验（OGTT）中 2 小时血浆葡萄糖 <7.8mmol/L（140mg/dl）为

415. OGTT 中 2 小时血浆葡萄糖 ≥7.8～<11.1 mmol/L（≥140mg/dl～<200mg/dl）为

416. GTT 中 2 小时血浆葡萄糖≥11.1mmol/L（200 mg/dl）为

（417～419 题共用备选答案）

　　A. 乳糜微粒　　　　　　B. 极低密度脂蛋白

　　C. 低密度脂蛋白　　　　D. 高密度脂蛋白

　　E. 脂蛋白（α）

417. 电泳分离的 CM 对应

418. 电泳分离的 β 脂蛋白对应

419. 电泳分离的 α 脂蛋白对应

（420～423 题共用备选答案）

　　A. 原发性高脂蛋白血症Ⅱa 型

　　B. 原发性高脂蛋白血症Ⅱb 型

　　C. 原发性高脂蛋白血症Ⅲ型

　　D. 原发性高脂蛋白血症Ⅳ型

　　E. 原发性高脂蛋白血症Ⅴ型

420. 乳糜微粒正常或减低见于

421. 低密度脂蛋白正常或减低见于

422. 极低密度脂蛋白正常或减低见于

423. 电泳有宽 β 带常见于

（424～426 题共用备选答案）

　　A. 缺铁性贫血

　　B. 铁粒幼细胞性贫血

　　C. 海洋性贫血

　　D. 慢性炎症性贫血

　　E. 血色病

424. 总铁结合力升高见于

425. 骨髓中环形铁粒幼细胞 >15% 见于

426. 转铁蛋白饱和度降低见于

（427～431 题共用备选答案）

　　A. 垂体性库欣病　　　　B. 肾上腺皮质腺瘤

　　C. 肾上腺皮质腺癌　　　D. 异位 ACTH 综合征

　　E. Addison 病

427. 尿 17－羟皮质类固醇降低见于

428. 尿 17－酮皮质类固醇降低见于

429. 血或尿游离皮质醇降低见于

430. ACTH 兴奋试验强反应见于

431. 血浆 ACTH 明显增高见于

（432～433 题共用备选答案）

　　A. IgA 增高　　　　　　B. IgD 增高

　　C. IgE 增高　　　　　　D. IgG 增高

　　E. IgM 增高

432. 原发性巨球蛋白血症可见

433. 最常见的多发性骨髓瘤可见

（434～436 题共用备选答案）

　　A. CD3＋细胞　　　　　B. CD4＋细胞

　　C. CD5＋细胞　　　　　D. CD7＋细胞

　　E. CD8＋细胞

434. 总 T 细胞属于

435. Ts 细胞属于

436. Th 细胞属于

（437～440 题共用备选答案）

　　A. HBsAg＋，HBeAg＋，HBcAb－，抗 HBe IgM－，HBeAb－，HBsAb－

　　B. HBsAg＋，HBeAg＋，HBcAb＋，抗 HB cIgM＋，HBeAb－，HBsAb－

　　C. HBsAg＋，HBeAg－，HBcAb＋，抗 HB cIgM－，HBeAb－，HBsAb－

　　D. HBsAg－，HBeAg－，HBcAb＋，抗 HB cIgM＋，HBeAb－，HBsAb－

　　E. HBsAg＋，HBeAg－，HBcAb＋，抗 HB cIgM＋，HBeAb＋，HBsAb－

437. 急性或慢性乙型肝炎，HBV 复制减弱表现为

438. 急性或慢性乙型肝炎，HBV 复制活跃表现为

439. 急性 HBV 感染早期，HBV 复制活跃表现为

440. 既往 HBV 感染，未产生 HBsAb 表现为

（441～442 题共用备选答案）

　　A. 敏感性≥50%，特异性 60% 以上

　　B. 敏感性≥60%，特异性≥65%

　　C. 敏感性≥70%。特异性 70% 以上

　　D. 敏感性≥80%，特异性 80% 以上

　　E. 敏感性≥90%，特异性≥85%

441. 结核分枝杆菌抗体测定

442. 幽门螺杆菌抗体测定

（443～444 题共用备选答案）

　　A. 感染后 1～2 日出现抗体，3～4 日达峰，阳性率可达 65%

　　B. 感染后 3 日出现抗体，5～6 日达峰，阳性率可达 75%

　　C. 感染后 4 日出现抗体，阳性率可达 70%～90%

　　D. 感染后 4～5 日出现抗体，7～10 日达高峰，阳性

率可达 95%

E. 感染后 7 日出现抗体，阳性率可达 60% ~80%

443. 汉坦病毒抗体 IgM 测定

444. 流行性乙型脑炎病毒抗体 IgM 测定

（445 ~447 题共用备选答案）

A. 嗜异性凝集试验（＋＋＋），肾组织吸附后（＋＋＋），细胞悬液吸附后（＋＋＋）

B. 嗜异性凝集试验（＋＋＋），肾组织吸附后（＋＋＋），细胞悬液吸附后

C. 嗜异性凝集试验（＋＋＋），肾组织吸附后（－），细胞悬液吸附后（－）

D. 嗜异性凝集试验（－），肾细胞吸附后（－），细胞悬液吸附后（＋＋＋）

E. 嗜异性凝集试验（－），肾组织吸附后（＋＋＋），细胞悬液吸附后（＋＋＋）

445. 传染性单核细胞增多症表现为

446. 霍奇金病表现为

447. 血清病表现为

（448 ~450 题共用备选答案）

A. OX19 ＋＋＋ OX2 ＋ OXK －

B. OX19 ＋＋＋ OX2 ＋ OXK －

C. OX19 ＋ ~ ＋＋ OX2 ＋ ~ ＋ ＋ OXK －

D. OX19 － OX2 － OXK ＋＋＋

E. OX19 － OX2 ＋ OXK －

448. Q 热表现为

449. 流行性斑疹伤寒表现为

450. 恙虫病表现为

（451 ~453 题共用备选答案）

A. CA153　　　　　　　　B. CA724

C. CA125　　　　　　　　D. CA242

E. CEA

451. 胰腺癌及结肠癌的标志物是

452. 胃肠道及卵巢肿瘤的标志物是

453. 妊娠时可升高的是

（454 ~456 题共用备选答案）

A. 抗 SS - A（Ro）抗体　　B. 抗 Sm 抗体

C. 抗 DNP 抗体　　　　　　D. 抗着丝点抗体

E. 抗 PM - 1 抗体

454. 对诊断 SJS 最有意义的是

455. 对诊断 PM 最有意义的是

456. 对诊断 PSS 最有意义的是

（457 ~459 题共用备选答案）

A. 尿道口取分泌物　　　　B. 直肠子宫陷凹穿刺

C. 前列腺液　　　　　　　D. 病灶穿刺

E. 尿液

457. 盆腔脓肿

458. 性传播疾病

459. 生殖道疱疹

（460 ~464 题共用备选答案）

A. 5 ~10ml　　　　　　　B. 50 ~100ml

C. 100 ~200ml　　　　　D. 600 ~800ml

E. 3000ml

460. 正常残余尿量为

461. 胸膜腔穿刺时，诊断性抽液量为

462. 胸膜腔穿刺首次放液量为

463. 肝硬化患者一次放腹水量不超过

464. 心包腔穿刺首次放液量不超过

（465 ~469 题共用备选答案）

A. 术前半小时给地西泮 10mg 或可待因 0.03g

B. 术前须排尿

C. 术前须进行心脏超声检查

D. 术前应做凝血功能检查

E. 术前晚餐后不再进饮食

465. 行胸膜腔穿刺术应

466. 行腹膜腔穿刺术应

467. 行心包腔穿刺术应

468. 行骨髓穿刺术应

469. 行胃液采集术应

（470 ~474 题共用备选答案）

A. 2 ~4 小时　　　　　　B. 4 ~6 小时

C. 8 ~12 小时　　　　　D. 24 小时

E. 24 小时以上

470. 恶性胸腔积液病人在胸腔内注入药物后，应卧床多长时间

471. 肝穿刺活体组织检查术后，应卧床多长时间

472. 肝穿刺抽脓术后，静卧严密观察多长时间

473. 腰椎穿刺术后，去枕平卧多长时间

474. 肾穿刺活体组织检查术后，卧床限制活动多长时间

（475 ~477 题共用备选答案）

A. 脑出血　　　　　　　　B. 偏头痛

C. 神经性厌食　　　　　　D. 脑膜炎

E. 梅尼埃综合征

475. 喷射性呕吐伴头痛、视乳头水肿常见于

476. 喷射性呕吐伴头痛、颈强直常见于

477. 喷射性呕吐伴眩晕、眼震常见于

（478 ~480 题共用备选答案）

A. 急性胆囊炎　　　　　　B. 急性病毒性肝炎

C. 急性胰腺炎　　　　　　D. 输尿管结石

E. 消化性溃疡

478. 右上腹痛向右肩胛区放射可见于

479. 上腹痛向后腰、左肩放射可见于

480. 侧腹部绞痛向会阴部放射可见于

（481～483题共用备选答案）

    A. 膀胱调节功能障碍   B. 膀胱肿瘤

    C. 尿路结石伴感染   D. 肾下垂

    E. 尿路梗阻

481. 尿意频繁至不能离开便器，尿量不多，无尿痛，见于

482. 女性，60岁。近年常有尿频、尿急无尿痛，尿常规检查正常，可能的诊断是

483. 发热，尿痛，血尿，伴腰部痛向会阴放射，见于

（484～486题共用备选答案）

    A. 血便、里急后重、肛门重坠感、便次频繁、便量少排便后未见轻松

    B. 上腹绞痛伴黄疸、血便

    C. 脓血便、里急后重、便后腹痛减轻

    D. 便血伴腹部肿块

    E. 便血伴高热2天

484. 溃疡性结肠炎的临床表现是

485. 肠结核的临床表现是

486. 直肠癌的临床表现是

（487～489题共用备选答案）

    A. 肝轻度肿大，表面光滑，边缘钝，质稍韧，有压痛

    B. 早期肝肿大，晚期缩小，质较硬，边缘锐利，表面可触到小结节，无压痛

    C. 肝明显肿大，表面光滑，边缘圆钝，质韧，有压痛，肝颈静脉回流征阳性

    D. 肝肿大，表面光滑，质软或稍韧，无压痛

    E. 肝逐渐增大，质地坚硬如石，表面凸凹不平，有大小不等结节，边缘不整

487. 肝硬化可见

488. 肝癌可见

489. 急性肝炎可见

（490～492题共用备选答案）

    A. 心源性水肿   B. 肝源性水肿

    C. 肾源性水肿   D. 黏液性水肿

    E. 特发性水肿

490. 水肿伴重度蛋白尿为

491. 水肿伴颈静脉怒张为

492. 水肿与月经周期有明显关系者为

（493～495题共用备选答案）

    A. 带状疱疹   B. 心肌梗死

    C. 夹层动脉瘤   D. 心绞痛

    E. 食管炎

493. 刀割样疼痛或灼痛见于

494. 胸骨后烧灼痛见于

495. 绞窄性疼痛并伴有重压窒息感见于

（496～498题共用备选答案）

    A. 慢性溶血性贫血   B. 脾囊肿

    C. 系统性红斑狼疮   D. 骨髓纤维化

    E. 急性肝炎

496. 脾高度肿大、质地坚硬、表面光滑、无触痛，常见于

497. 脾轻度肿大、质地柔软，伴皮肤黏膜黄染，肝脏肋下2cm，轻压痛，最可能是

498. 脾中度肿大、质地较硬，伴皮肤黏膜苍白、黄染，最可能是

（499～501题共用备选答案）

    A. 血管缺陷   B. 血小板减少

    C. 凝血异常   D. 纤溶异常

    E. 抗凝物质增多

499. 感染性紫癜的发病机制是

500. 双香豆素应用过量导致紫癜的机制是

501. 血管性血友病导致紫癜的机制是

（502～504题共用备选答案）

    A. 急性扁桃体炎   B. 淋病

    C. 胃癌   D. 梅毒

    E. 淋巴瘤

502. 颈部淋巴结肿大，质软，有压痛，表面光滑，无粘连多见于

503. 无痛性颈部淋巴结进行性肿大，橡皮样硬度，与周围无粘连见于

504. 无痛性单侧或双侧腹股沟淋巴结肿大见于

（505～507题共用备选答案）

    A. 结核性腹膜炎   B. 肾病综合征

    C. Budd – Chiari综合征   D. 卵巢癌

    E. 缩窄性心包炎

505. 腹水伴下肢水肿、大量泡沫尿见于

506. 腹水伴下肢水肿、颈静脉怒张见于

507. 腹水伴发热盗汗、腹痛、腹壁柔韧感见于

（508～511题共用备选答案）

    A. 分泌性腹泻   B. 渗透性腹泻

    C. 渗出性腹泻   D. 动力性腹泻

    E. 吸收不良性腹泻

508. 霍乱所致腹泻属

509. 甲状腺功能亢进引起腹泻多属

510. 溃疡性结肠炎引起腹泻多属

511. 假膜性肠炎引起腹泻多属

（512～515题共用备选答案）

    A. 臭血水样便   B. 蛋花汤样便

C. 米汤样便　　　　　　D. 果酱样便

E. 绿色水样便

512. 霍乱所致腹泻表现为

513. 急性出血坏死性肠炎所致腹泻表现为

514. 阿米巴痢疾所致腹泻表现为

515. 轮状病毒肠炎所致腹泻表现为

（516～518 题共用备选答案）

A. 胆道蛔虫症　　　　　B. 急性腹膜炎

C. 十二指肠壅滞症　　　D. 反流性食管炎

E. 胃黏膜脱垂

516. 突发剧烈腹痛，痛时体位固定，不敢活动，拒按，见于

517. 剑突下烧灼样腹痛，卧位时腹痛加重，直立位减轻，见于

518. 上腹部胀痛，膝胸或俯卧位疼痛可缓解，见于

（519～521 题共用备选答案）

A. 寒战、发热、呕血

B. 肝明显肿大、质硬伴结节、腹水、AFP 增高

C. 肝、脾大，腹水

D. 剧烈呕吐后呕血

E. 上腹痛、反酸、烧心

519. 胆道感染的临床表现是

520. 肝癌的临床表现是

521. 钩端螺旋体病的临床表现是

（522～526 题共用备选答案）

A. 低热、盗汗、咳血

B. 发热、咳嗽、咳脓臭痰

C. 胸痛、高热、咳铁锈痰

D. 一侧胸痛、干咳、发热

E. 刺激性咳嗽、咳血痰、时而发热

522. 肺脓肿的特点是

523. 肺结核的特点是

524. 支气管肺癌的特点是

525. 大叶肺炎的特点是

526. 胸膜炎的特点是

（527～531 题共用备选答案）

A. 发热伴肝、脾大

B. 发热伴结膜充血、皮肤黏膜出血

C. 先发热后昏迷

D. 发热伴寒战、右上腹部绞痛

E. 发热伴关节痛

527. 急性胆囊炎的临床表现是

528. 风湿热的临床表现是

529. 传染性单核细胞增多症的临床表现是

530. 流行性出血热的临床表现是

531. 流行性乙型脑炎的临床表现是

（532～536 题共用备选答案）

A. 咯血伴发热　　　　　B. 咯血伴胸痛

C. 咯血伴脓痰　　　　　D. 咯血伴皮肤黏膜出血

E. 咯血伴呛咳

532. 肺梗死的特点是

533. 肺脓肿的特点是

534. 流行性出血热的特点是

535. 肺癌的特点是

536. 肺炎的特点是

（537～539 题共用备选答案）

A. 肺性发绀　　　　　　B. 心性发绀

C. 肠源性发绀　　　　　D. 缺血性周围性发绀

E. 淤血性周围性发绀

537. Fallot 四联征出现的发绀属于

538. 缩窄性心包炎出现的发绀属于

539. 严重休克出现的发绀属于

（540～544 题共用备选答案）

A. 长期咳嗽，咳大量脓痰，反复出现大咯血

B. 45 岁以上伴大量长期吸烟史，持续痰中带血

C. 咳嗽剧烈时，痰中带血

D. 低热、盗汗、咳鲜血

E. 夜间阵发性呼吸困难伴咳粉红泡沫样痰

540. 肺结核的特点是

541. 肺癌的特点是

542. 支气管扩张的特点是

543. 急性左心衰的特点是

544. 支原体肺炎的特点是

（545～548 题共用备选答案）

A. Kussmaul 呼吸　　　B. Biots 呼吸

C. 端坐呼吸　　　　　　D. 呼气时间延长

E. 病理性呼吸音

545. 大量胸腔积液时可出现

546. 尿毒症时可出现

547. 左心功能不全时可出现

548. 呼吸中枢受抑制时可出现

（549～553 题共用备选答案）

A. 粉红色泡沫样痰　　　B. 绿色痰

C. 砖红色胶冻样痰　　　D. 铁锈痰

E. 脓臭痰

549. 支气管扩张可见

550. 大叶肺炎可见

551. 铜绿假单胞菌感染可见

552. 克雷伯杆菌感染可见

553. 肺淤血可见

(554～558 题共用备选答案)

　　A. 低热、盗汗、咯血痰

　　B. 发热、咳嗽、咳脓臭痰

　　C. 胸痛、高热、咯铁锈痰

　　D. 一侧胸痛、干咳、无痰、发热

　　E. 刺激性干咳、咯血痰，时而发热

554. 肺脓肿的临床表现是

555. 肺结核的临床表现是

555. 支气管肺癌的临床表现是

557. 大叶性肺炎的临床表现是

558. 胸膜炎的临床表现是

【案例题】

案例一

　　男性，30 岁。以"反复上腹隐痛 2 年，晕厥半小时"来院。现病史：患者 2 年前出现上腹部隐痛，伴饱胀感，反酸、烧心。半小时前突然自觉上腹部疼痛缓解，但出现头晕、乏力，有便意，排黄色软便起身时突然晕倒在地。并出现面色苍白、周身冷汗，无大小便失禁，神志很快转清。既往无类似情况发生。查体：HR 120 次/分，BP 80/55mmHg，神志清楚，贫血貌，结膜及甲床苍白，四肢湿冷，浅表淋巴结未触及肿大。双肺未闻及异常，心率快，未闻及病理性杂音，腹部平软，剑突下轻度压痛，无反跳痛及肌紧张，肝脾肋下未触及，移动性浊音阴性，肠鸣音 10 次/分，双巴宾斯基征阴性。

提问 1：根据病史及体格检查，考虑该患者处于休克状态。休克的病因不包括

　　A. 低血容量性　　　　　B. 低血糖性

　　C. 神经源性　　　　　　D. 过敏性

　　E. 疼痛性　　　　　　　F. 感染性

　　G. 心源性

提问 2：结合患者呕吐咖啡样胃内容物 1000ml，排柏油样便 500g，且可排除患者其他休克原因，考虑患者休克为失血性休克，并可确诊为上消化道大出血。引起上消化道出血的常见病因（前四位）为

　　A. 杜氏病

　　B. 急性糜烂性出血性胃炎

　　C. Mallory－Weiss 综合征

　　D. 胃癌

　　E. 胰腺出血

　　F. 消化性溃疡

　　G. 胆囊出血

　　H. 食管胃底静脉曲张破裂出血

提问 3：患者行急诊胃镜提示十二指肠球部溃疡，活动期。不支持该诊断的病史为

　　A. 病史长达 4 年

　　B. 腹痛为餐后疼痛

　　C. 腹痛为饥饿痛，偶有夜间痛

　　D. 有进餐－疼痛－缓解规律

　　E. 有疼痛－进餐－缓解规律

　　F. 有反酸、烧心、腹胀等伴随症状

　　G. 疼痛与体位有关

　　H. 平时应用抗酸药物疼痛缓解

　　I. 幽门螺杆菌抗体阳性

提问 4：上消化道大出血的治疗原则是

　　A. 原发病的治疗：抑酸、保护胃黏膜

　　B. 原发病的治疗：抑酸、保护胃黏膜及根除幽门螺杆菌治疗

　　C. 急诊手术

　　D. 根据化验血常规红细胞及血红蛋白数值决定输血量

　　E. 内镜治疗

　　F. 依靠药物升压

　　G. 可输注红细胞及血浆改善低血容量休克

　　H. 输血量多少应依据血压、脉搏等各项生命指征及血常规结果，以及呕血血便

案例二

　　王某，男，30 岁。职业是印刷工人。昨日突然出现急性皮炎，剥脱性皮炎，部分为多形红斑，伴有发热，肝损害，浅表淋巴结肿大。来医院就诊。

提问 1：首先考虑该患者皮肤损害属于

　　A. 药疹　　　　　　　　B. 食物过敏

　　C. 感染性疾病　　　　　D. 药疹样皮炎

　　E. 急性三氯乙烯中毒

提问 2：该病的潜伏期最长为

　　A. 5 天　　　　　　　　B. 25 天

　　C. 40 天　　　　　　　 D. 60 天

　　E. 80 天

提问 3：该皮炎属于

　　A. Ⅰ型变态反应　　　　B. Ⅱ型变态反应

　　C. Ⅲ型变态反应　　　　D. Ⅳ型变态反应

　　E. 超敏反应

提问 4：若考虑该患者为三氯乙烯中毒，下列治疗不必要的是

　　A. 应用肾上腺皮质激素治疗

　　B. 应用抗生素预防性治疗

　　C. 保肝

　　D. 严格的皮肤，黏膜处理

　　E. 加强营养支持及其他对症处理

　　F. 血液透析

　　G. 血液灌流

　　H. 应用特效解毒剂解毒

I. 血浆置换

案例三

患者男，76 岁。既往高血压 20 余年，糖尿病 8 年，近 1 年血压、血糖控制良好，无心绞痛发作。1 周前因胃癌行手术治疗，术后应用静脉营养补液，2 天前开始出现气短，夜内憋醒，今日输液中突然出现呼吸困难，端坐呼吸。查体：BP 180/110mmHg，HR 132 次/分。神志淡漠，口唇发绀，双肺广布干湿啰音，心音强弱不等，心律不规整。双下肢轻度水肿。查心电图为快速房颤，心肌缺血。血糖 7.2mmol/L，肌钙蛋白正常，D－二聚体正常。

提问 1：考虑该患者目前主要诊断为
A. 急性心肌梗死
B. 急性右心衰竭
C. 肺内感染
D. 急性左心衰竭
E. 糖尿病高渗昏迷
F. 高血压病 3 级，极高危组
G. 高血压病 3 级，高危组

提问 2：考虑呼吸困难原因为
A. 肺内感染所致气体交换障碍
B. 静脉输液过多过快所致急性左心衰竭
C. 冠心病加重
D. 术后长期卧床以致肺梗死
E. 糖尿病高渗昏迷影响中枢神经系统
F. 糖尿病神经损害

提问 3：适宜的治疗包括
A. 控制输液量及速度
B. 地尔硫卓静点降压
C. 更换高级抗生素
D. 利尿剂静脉应用
E. 口服氢氯噻嗪利尿
F. β 受体阻滞剂静脉注射控制心率
G. 硝普钠静滴
H. 毛花苷丙静脉注射

提问 4：该患者病情平稳后可用于控制房颤心室率的药物有
A. 二氢吡啶钙通道拮抗剂
B. 非二氢吡啶钙通道拮抗剂
C. β 受体阻滞剂
D. 洋地黄
E. 胺碘酮
F. 索他洛尔

提问 5：用于对房颤患者复律的药物包括
A. 氟卡尼
B. 地高辛
C. 普罗帕酮
D. 胺碘酮
E. 多非利特
F. 美托洛尔

G. ACEI 与 ARB
I. 钙离子拮抗剂

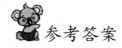

参考答案

【A1/A2 型题】

1. D　2. B　3. E　4. B　5. D　6. D　7. C　8. D　9. E
10. A　11. C　12. D　13. B　14. E　15. C　16. E　17. A
18. C　19. C　20. D　21. A　22. D　23. C　24. C　25. A
26. A　27. E　28. D　29. B　30. C　31. A　32. E　33. C
34. E　35. D　36. B　37. E　38. D　39. E　40. A　41. B
42. C　43. D　44. D　45. D　46. B　47. C　48. C　49. D
50. D　51. D　52. C　53. D　54. C　55. A　56. E　57. B
58. E　59. D　60. D　61. D　62. A　63. E　64. A　65. B
66. C　67. D　68. B　69. A　70. A　71. E　72. D　73. D
74. A　75. D　76. A　77. C　78. E　79. B　80. A　81. D
82. E　83. B　84. E　85. D　86. E　87. C　88. A　89. D
90. B　91. A　92. C　93. C　94. D　95. A　96. C　97. A
98. B　99. D　100. E　101. E　102. A　103. C　104. B
105. C　106. D　107. A　108. E　109. B　110. D　111. A
112. C　113. D　114. A　115. B　116. A　117. C　118. D
119. A　120. C　121. E　122. B　123. E　124. B　125. D
126. B　127. E　128. C　129. D　130. D　131. C　132. A
133. D　134. C　135. A　136. B　137. A　138. A　139. E
140. E　141. C　142. E　143. D　144. A　145. A　146. D
147. B　148. D　149. D　150. C　151. D

【A3/A4 型题】

1. A　2. D　3. B　4. E　5. B　6. B　7. E　8. C　9. D
10. D　11. C　12. C　13. D　14. E　G15. C　16. C　17. C
18. C　19. E　20. B　21. E　22. D　23. A　24. D　25. B
26. E　27. B　28. C　29. D　30. C　31. E　32. C　33. C
34. E　35. A　36. D　37. E　38. A　39. B　40. D　41. C
42. D　43. C　44. A　45. E

【B 型题】

1. A　2. B　3. C　4. D　5. E　6. A　7. B　8. C　9. D
10. E　11. A　12. B　13. C　14. D　15. A　16. A　17. B
18. C　19. B　20. D　21. B　22. A　23. C　24. D　25. E
26. A　27. B　28. C　29. D　30. E　31. A　32. B　33. C
34. D　35. E　36. A　37. B　38. C　39. D　40. E　41. A
42. B　43. C　44. D　45. E　46. A　47. B　48. C　49. D
50. E　51. A　52. B　53. C　54. D　55. E　56. A　57. B
58. E　59. C　60. E　61. A　62. B　63. C　64. D　65. E
66. A　67. B　68. C　69. D　70. E　71. A　72. B　73. D
74. C　75. E　76. A　77. B　78. C　79. D　80. E　81. A
82. B　83. C　84. D　85. E　86. A　87. B　88. C　89. D
90. E　91. A　92. B　93. C　94. D　95. E　96. A　97. B

98. C　99. D　100. E　101. A　102. B　103. C　104. D
105. E　106. A　107. B　108. C　109. D　110. E　111. A
112. B　113. C　114. D　115. E　116. A　117. B　118. C
119. D　120. E　121. E　122. A　123. B　124. B　125. D
126. E　127. A　128. B　129. C　130. B　131. A　132. E
133. D　134. E　135. A　136. D　137. E　138. E　139. B
140. A　141. A　142. B　143. C　144. D　145. E　146. A
147. C　148. D　149. E　150. A　151. E　152. B　153. B
154. A　155. C　156. D　157. B　158. C　159. E　160. E
161. C　162. A　163. B　164. C　165. E　166. D　167. C
168. E　169. A　170. E　171. B　172. E　173. E　174. D
175. E　176. A　177. E　178. A　179. E　180. E　181. D
182. A　183. A　184. B　185. B　186. E　187. D　188. C
189. E　190. C　191. A　192. E　193. E　194. C　195. E
196. D　197. B　198. C　199. A　200. D　201. C　202. E
203. A　204. B　205. B　206. C　207. E　208. D　209. E
210. B　211. C　212. E　213. D　214. E　215. C　216. D
217. A　218. E　219. C　220. B　221. E　222. C　223. E
224. D　225. B　226. D　227. A　228. E　229. C　230. A
231. B　232. A　233. C　234. E　235. A　236. E　237. D
238. C　239. D　240. B　241. A　242. C　243. C　244. B
245. D　246. A　247. A　248. C　249. E　250. D　251. E
252. D　253. C　254. C　255. E　256. A　257. E　258. E
259. D　260. D　261. A　262. A　263. D　264. A　265. A
266. B　267. C　268. E　269. C　270. E　271. D　272. E
273. D　274. E　275. A　276. E　277. E　278. D　279. D
280. C　281. A　282. C　283. E　284. E　285. B　286. C
287. D　288. B　289. D　290. E　291. A　292. C　293. E
294. C　295. D　296. E　297. C　298. D　299. C　300. E
301. C　302. D　303. B　304. E　305. A　306. A　307. B
308. A　309. D　310. E　311. E　312. A　313. B　314. C
315. D　316. A　317. E　318. A　319. E　320. D　321. A
322. E　323. C　324. B　325. D　326. C　327. E　328. A
329. D　330. E　331. C　332. C　333. D　334. E　335. A
336. B　337. B　338. E　339. D　340. C　341. E　342. A
343. A　344. B　345. C　346. E　347. C　348. E　349. E
350. C　351. D　352. B　353. E　354. C　355. A　356. D
357. E　358. D　359. A　360. E　361. B　362. C　363. A
364. B　365. D　366. E　367. C　368. C　369. E　370. B
371. C　372. E　373. A　374. A　375. E　376. D　377. E
378. E　379. D　380. E　381. D　382. E　383. A　384. B
385. D　386. A　387. C　388. D　389. E　390. C　391. C
392. C　393. A　394. C　395. C　396. A　397. E　398. D
399. B　400. D　401. C　402. B　403. B　404. A　405. D
406. C　407. A　408. E　409. A　410. B　411. B　412. C
413. E　414. E　415. B　416. A　417. C　418. C　419. D
420. D　421. A　422. D　423. C　424. A　425. D　426. A

427. E　428. E　429. E　430. A　431. D　432. E　433. D
434. A　435. E　436. B　437. E　438. B　439. A　440. C
441. E　442. E　443. D　444. C　445. E　446. C　447. C
448. E　449. A　450. D　451. D　452. B　453. E　454. A
455. E　456. D　457. E　458. C　459. D　460. E　461. B
462. E　463. D　464. C　465. D　466. C　467. E　468. D
469. D　470. A　471. E　472. C　473. B　474. D　475. A
476. D　477. E　478. A　479. E　480. D　481. B　482. A
483. E　484. D　485. E　486. A　487. B　488. E　489. A
490. E　491. C　492. E　493. A　494. E　495. D　496. D
497. E　498. C　499. D　500. E　501. C　502. A　503. E
504. E　505. B　506. C　507. E　508. A　509. D　510. C
511. C　512. C　513. A　514. D　515. B　516. B　517. D
518. E　519. D　520. B　521. D　522. E　523. C　524. A
525. D　526. E　527. E　528. C　529. A　530. B　531. C
532. C　533. D　534. E　535. C　536. C　537. B　538. E
539. E　540. C　541. E　542. E　543. C　544. C　545. E
546. A　547. E　548. C　549. E　550. D　551. B　552. C
553. A　554. B　555. A　556. C　557. C　558. D

【案例题】

案例一

提问 1：BE　　提问 2：BDFH　　提问 3：BDG

提问 4：BEGH

案例二

提问 1：D　　提问 2：E　　提问 3：D

提问 4：ACDE

案例三

提问 1：DF　　提问 2：B　　提问 3：ADGH

提问 4：BCD　　提问 5：ACDE

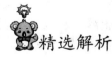

精选解析

【B 型题】

(481～483 题) 膀胱对各种刺激非常敏感，当该部位肿瘤持续存在时，泌尿系统症状会很明显。老年人盆底韧带松弛，膀胱调节功能下降。

(484～486 题) 只有脓血便、里急后重、尤其便后腹痛减轻最符合溃疡性结肠炎的临床表现。

(493～495 题) 典型心绞痛表现为压榨性疼痛。

(499～501 题) 血管性血友病为遗传性疾病，是因为 FⅧ：C 缺陷和血小板黏附功能缺陷导致原发性凝血障碍。

(502～504 题) 无痛性单侧或双侧腹股沟淋巴结肿大常见于梅毒。淋病引起的两侧腹股沟淋巴结肿大是压

痛性的。

（508～511 题）假膜性肠炎是一种消化道黏膜坏死性炎症，属于渗出性腹泻，粪便呈水样或米汤样，并含有假膜。

（516～518 题）反流性食管炎常表现为胸骨后或剑突下烧灼样疼痛，卧位、弯腰或腹压增高时反流会加重，疼痛亦加重，直立位可减轻。

（519～521 题）寒战、发热提示细菌所致的胆道感染。寒战、发热是病原微生物钩端螺旋体感染的临床特征之一。

（522～526 题）肺脓肿是由多种病因引起的肺组织化脓性感染。临床上表现为高热、咳嗽、咳大量脓臭痰。

肿瘤生长在较大气道时，表现为刺激性干咳；肿瘤侵犯血管导致痰中带血或间断性血痰以中央型肺癌多见；肿瘤压迫或阻塞支气管引起阻塞性肺炎或肺不张时，常伴有发热；肿瘤坏死引起的发热——肿瘤热抗生素治疗无效。

胸膜炎伴有胸腔少量渗出时胸膜表面粗糙，呼吸时脏层、壁层胸膜互相摩擦引起与呼吸运动密切相关的胸痛和咳嗽。结核性胸膜炎还常伴有低热、盗汗、乏力等结核中毒症状。

（527～531 题）发热伴肝脾肿大常见于传染性单核细胞增多症、病毒性肝炎、胆道感染等。先发热后昏迷者见于流行性乙型脑炎、流行性脑脊髓膜炎等；先昏迷后发热者见于脑出血、巴比妥中毒。

（532～536 题）肺梗死的临床表现为突发呼吸困难，剧烈胸痛，可伴咳嗽和咯血。

发热、咯血伴有皮肤黏膜出血、血尿见于流行性出血热。

支气管肿瘤生长在较大气道时，表现为阵发性刺激性呛咳；肿瘤生长过快，组织坏死、肿瘤组织侵犯血管可表现咯血。

（540～544 题）支气管扩张感染后管壁黏膜破坏，丧失清除分泌物的功能，引起分泌物的滞留，常咳嗽咳大量脓痰；咯血为支气管的表层的肉芽组织创面小血管或管壁扩张的小血管破裂出血所致。

咳嗽为本病突出的症状，常为刺激性呛咳，无痰或偶有少量黏液痰，可有痰中带血。

（545～548 题）大量胸腔积液可引起压迫性肺不张，积液上方可闻及减弱的支气管呼吸音。尿毒症酸中毒时，刺激呼吸中枢表现为深长规则大呼吸——Kussmaul 呼吸。

急性左心功能不全时，多在夜间熟睡中发生。这是因为睡眠时迷走神经兴奋性高，支气管痉挛，肺泡通气量减少；卧位时回心血量增多；夜间呼吸中枢敏感性降低；而惊醒后坐起呼吸深大——端坐呼吸，可缓解呼吸困难。

（549～553 题）支气管扩张常表现为咳大量脓痰，静置可分层。

砖红色胶冻样痰提示肺炎克雷伯杆菌感染。

（554～558 题）多数肺癌病人在就诊时已有症状。肿瘤生长在较大气道时，表现为刺激性干咳，中央型肺癌常有咯血，肿瘤引起阻塞性肺炎时，常伴有发热。结核性胸膜炎和肿瘤引起的胸膜炎常表现为胸痛、咳嗽和发热。

【案例题】
案例一

提问 1：休克常见病因有：低血容量性休克、心源性休克、感染性休克、过敏性休克、神经源性休克五种。低血糖可导致昏迷，但病初可无血压的改变。

提问 2：引起上消化道出血的前四位原因按顺序排列为：消化性溃疡、食管胃底静脉曲张破裂出血、急性糜烂性出血性胃炎、胃癌。

提问 3：十二指肠球部溃疡临床特点为：慢性病程，有季节性，可呈饥饿痛及夜间痛。有疼痛-进餐-疼痛缓解的规律性。应用抑酸药物或抗酸药疼痛可以缓解。疼痛与体位无关，如有消化道出血，出血后疼痛可缓解。很大一部分消化性溃疡为幽门螺杆菌阳性所致。

提问 4：原发病的治疗原则：抑酸、保护胃黏膜及根除幽门螺杆菌治疗。并发症的治疗原则是：①一般急救措施（卧床、禁食、保温、防止呕吐物吸入呼吸道、监测尿量及生命体征变化、观察呕血及便血的情况）。②积极补充血容量：应根据失血量，尿量，血压等情况决定输血速度及输血量，不应依靠药物升压，主要补充晶体、胶体，先晶体后胶体。③止血措施：可药物止血及内镜止血。如果内科保守治疗无效，可考虑手术。药物治疗主要包括 H_2 受体拮抗剂、质子泵抑制剂的应用，必要时可应用生长抑素。

第二章 心血管内科学

（标注有"＊"的是报考心血管内科学专业人员要求的试题，报考内科学专业的不须掌握）

【A1/A2 型题】

1. 亚急性感染性心内膜炎可有

    A. 血清 GOT 增高   B. 颜面蝶形红斑

    C. 脾肿大   D. 病理性 Q 波

    E. 抗"O"升高

2. 20 世纪 90 年代以来，我国心血管系统常见病中列首位的是

    A. 风心病   B. 高血压心脏病

    C. 慢性肺心病   D. 冠心病

    E. 心肌病

3. 下列哪一项不属于非侵入性检查

    A. 经食管导联心电图检查

    B. 心电图运动负荷试验

    C. 选择性冠状动脉造影

    D. 24h 动态血压监测

    E. 放射性核素心肌和血池显像

4. 入院后 5h 确诊右上肺动脉血栓栓塞，最佳的治疗措施是

    A. 肝素或华法林抗凝治疗

    B. 静脉溶栓治疗

    C. 阿司匹林抗血小板治疗

    D. 氯吡格雷抗血小板治疗

    E. 前列腺素 E 疏通微循环治疗

5. 某上级医生查房分析：35 岁女性，有明显交感神经亢奋的症状，多汗、手足发冷，手颤等症状；多梦，睡眠差，心率一直偏快，必须进一步做相关的排除诊断。先排除心脏 β 受体高敏症，应首选以下的哪一项检查

    A. 活动平板试验

    B. 普萘洛尔运动试验

    C. 核素心肌扫描

    D. 超声心动图

    E. 超声心动图多巴酚丁胺试验

6. 入院一周，经多方面检查均无特殊，考虑为"心血管神经症"。关于该病的临床表现，以下哪项不正确

    A. 一般不会与器质性心脏病同时存在

    B. 主诉多，症状多，体征少

    C. 呼吸困难症状导致呼吸浅而促，常可致呼吸性碱中毒

    D. 常有自主神经功能紊乱的表现

    E. 心绞痛常发生在休息状态下

7. 下列抗焦虑、抗抑郁药物中，哪一种可提高脑组织的 5－羟色胺浓度

    A. 百优解   B. 地西泮

    C. 咪达唑仑   D. 多塞平

    E. 阿普唑仑

8. 慢性充血性心力衰竭的诱发因素中，最为常见的是

    A. 感染

    B. 妊娠与分娩

    C. 过劳与情绪激动

    D. 环境、气候的急剧变化

    E. 输液过多、过快

9. 下列哪项可引起左室压力负荷过重

    A. 二尖瓣关闭不全   B. 高血压

    C. 主动脉瓣关闭不全   D. 甲状腺功能亢进

    E. 贫血

10. 下列哪项可引起右室压力负荷过重

    A. 肺动脉高压   B. 肺动脉瓣关闭不全

    C. 静脉回流量增高   D. 三尖瓣关闭不全

    E. 严重贫血

11. 贫血和甲亢对心脏产生的影响是

    A. 右室容量负荷加重

    B. 左室容量负荷加重

    C. 右室压力负荷加重

    D. 左室压力负荷加重

    E. 左、右室容量负荷加重

12. 判定心力衰竭代偿期的主要指标是

    A. 心排血量增加甚至接近正常

    B. 心肌肥厚

    C. 心率加快

    D. 心脏扩大

    E. 回心血量增加

13. 左心衰竭最早出现的症状是

    A. 心源性哮喘   B. 劳力性呼吸困难

    C. 端坐呼吸   D. 咯粉红色泡沫痰

    E. 夜间阵发性呼吸困难

14. 左心衰竭的临床表现主要是由于

A. 左心室扩大所致

B. 肺淤血、肺水肿所致

C. 体循环静脉压增高所致

D. 肺动脉压增高所致

E. 心室重构所致

15. 左心衰竭时肺部啰音的特点是

A. 湿啰音常见于两肺底，并随体位变化而改变

B. 两肺满布干、湿啰音

C. 固定性局限性肺部湿啰音

D. 两肺散在干、湿啰音

E. 以哮鸣音为主

16. 右心衰竭时较早出现的临床表现是

A. 上腹胀满

B. 肝大

C. 颈静脉充盈和怒张

D. 对称性下肢凹陷性水肿

E. 腹水

17. 下列哪种情况所致的急性左心衰竭禁用洋地黄类药物

A. 重度二尖瓣狭窄窦性心律

B. 急性心肌炎

C. 急进型高血压

D. 急性广泛心肌梗死48小时后

E. 重度二尖瓣狭窄伴快速心率的心房颤动

18. 血管扩张剂治疗心力衰竭的主要作用机制是

A. 增强心肌收缩力

B. 改善心肌供血

C. 降低心肌耗氧量

D. 降低心脏前、后负荷

E. 减慢心率

19. 长时间较大剂量静脉滴注硝普钠可产生的副作用主要是

A. 血压下降 B. 左室充盈压下降

C. 狼疮综合征 D. 氰化物中毒

E. 心动过速

20. 诊断急性肺水肿最具有特征意义的依据是

A. 两肺干湿性啰音

B. 心尖部舒张早期奔马律

C. 交替脉

D. 严重的呼吸困难，发绀

E. 严重呼吸困难伴咯粉红色泡沫样痰

21. 左心衰竭与支气管哮喘的主要鉴别点为

A. 坐起时能够缓解呼吸困难

B. 伴咳嗽

C. 咳白色泡沫样痰

D. 夜间呼吸困难

E. 肺部干、湿性啰音

22. 心力衰竭时下述减轻心脏负荷的治疗措施中，哪一项是不正确的

A. 根据病情适当安排生活、劳动和休息

B. 控制钠盐摄入

C. 凡是心力衰竭的病人均应卧床休息

D. 合理应用利尿剂

E. 合理应用血管扩张剂

23. 关于老年人伴有心力衰竭的治疗，叙述正确的是

A. 洋地黄类药物的剂量应减少

B. 洋地黄类药物无效

C. 需要用较大剂量洋地黄类药物

D. 不宜选用洋地黄类药物

E. 洋地黄类药物可使病情恶化

24. 急性左心衰竭，高度呼吸困难，烦躁不安时立即给予

A. 吸氧

B. 安定肌内注射

C. 氨茶碱静脉注射

D. 吗啡皮下注射

E. 坐位，两腿下垂以减少静脉回流

25. 治疗洋地黄中毒所致的室性心动过速，宜首选

A. 钾盐 B. 胺碘酮

C. 利多卡因 D. 普鲁卡因胺

E. 普罗帕酮

26. 治疗洋地黄中毒所致的阵发性室性心动过速，最有效的是

A. 维拉帕米和钾盐 B. 胺碘酮和钾盐

C. 美西律和钾盐 D. 苯妥英钠和钾盐

E. 奎尼丁和钾盐

27. 治疗洋地黄中毒，下列哪项叙述是错误的

A. 停用洋地黄制剂

B. 停用利尿剂

C. 利多卡因可用于室性心律失常的治疗

D. 凡是快速性心律失常均可给予苯妥英钠治疗

E. 阿托品可用于缓慢性心律失常的治疗

28. 心力衰竭并发心房扑动时首选

A. 快速洋地黄制剂 B. 普罗帕酮

C. 奎尼丁 D. 普萘洛尔

E. 胺碘酮

29. 诊断右心衰竭时，最可靠的体征是

A. 肝肿大

B. 肝颈静脉回流征阳性

C. 下肢水肿

D. 腹水

E. 胸水

30. 治疗洋地黄中毒伴缓慢性心律失常时宜选用
   A. 利多卡因   B. 苯妥英钠
   C. 阿托品   D. 普萘洛尔
   E. 呋塞米

31. 下列哪一项与洋地黄中毒无关
   A. 恶心、呕吐
   B. 频发室性期前收缩
   C. 右束支传导阻滞
   D. Ⅲ度房室传导阻滞
   E. 黄视、绿视

32. 60 岁男性冠心病患者，稍事活动后即可有心悸、气
   短，根据其临床表现可诊断为
   A. 心功能Ⅰ级   B. 心功能Ⅱ级
   C. 心功能Ⅳ级   D. 心功能Ⅲ级
   E. 心功能0级伴老年性肺气肿

33. 风湿性心脏瓣膜病伴心力衰竭病人，服用地高辛治疗
   一周，前 3 日每天服用 0.5mg，后 4 日每天服用
   0.25mg，现症状体征均明显改善，心率 80 次/分，心
   电图示 ST 段呈鱼钩样改变。目前正确的治疗措施
   就是
   A. 继续给予地高辛原剂量
   B. 减少地高辛用量
   C. 增加地高辛剂量
   D. 停用地高辛
   E. 改用每日静脉注射毛花苷丙 0.2mg

34. 女性，35 岁。患风湿性瓣膜病二尖瓣狭窄及关闭不
   全，因慢性心力衰竭，每日服用地高辛 0.125mg。10
   天前气促，水肿症状加重，心率 120 次/分，心律绝
   对不规则。首选的治疗是
   A. 静脉注射呋塞米
   B. 静脉注射毛花苷丙
   C. 直流电同步电复律
   D. 静脉滴注氨力农
   E. 静脉滴注硝普钠

35. 女性，25 岁。突然出现高度呼吸困难，发绀，咯粉
   红色泡沫样痰，血压 80/50mmHg，两肺散在干、湿
   啰音，心率 140 次/分，心律绝对不整，心尖部闻及
   隆隆样舒张中晚期杂音，心电图示心房颤动。抢救措
   施首选
   A. 皮下注射吗啡
   B. 静脉滴注硝普钠
   C. 静脉注射氨茶碱
   D. 静脉注射呋塞米
   E. 静脉注射毛花苷丙

36. 男性，56 岁。患高血压性心脏病 6 年，近一年来，每
   天从事原有日常活动时出现心悸，气短，休息后好
   转。判定为
   A. 心功能Ⅰ级   B. 心功能Ⅲ级
   C. 心功能Ⅱ级   D. 心功能Ⅳ级
   E. 以上都不是

37. 男性，28 岁。近 2 年时有夜间阵发性呼吸困难，入院
   前一天出现气促，咯粉红色泡沫痰。查体：心率 130
   次/分，心尖部可闻及舒张期隆隆样杂音。心电图示
   窦性心动过速。下列哪项治疗措施不宜使用
   A. 静脉注射硝酸甘油
   B. 皮下注射吗啡
   C. 静脉注射呋塞米
   D. 经乙醇湿化吸氧
   E. 静脉注射毛花苷丙

38. 患者，50 岁。既往史不详，突然发生呼吸困难，满
   肺哮鸣音，心率 120 次/分，心脏听诊听不清有无杂
   音。应首选何药
   A. 氨茶碱   B. 毛花苷丙
   C. 维拉帕米   D. 硝普钠
   E. 普萘洛尔

39. 女性，28 岁。劳累后心悸、气促伴反复咯血 4 年，
   近来加重，夜间不能平卧。查体：心率 110 次/分，
   心音强弱不等，节律不整，心尖部舒张期隆隆样杂
   音，肺底可听到细小水泡音。下列哪项治疗是错
   误的
   A. 静脉注射呋塞米
   B. 静脉滴注低分子右旋糖酐
   C. 吸氧
   D. 口服二硝酸异山梨醇酯
   E. 口服地高辛

40. 男性，68 岁。患急性广泛前壁心肌梗死，入院后常
   出现夜间阵发性呼吸困难，心率 120 次/分，心尖部
   闻及舒张早期奔马律，两肺底闻及湿啰音。正确的诊
   断是急性心肌梗死伴有
   A. 支气管哮喘发作   B. 右心衰竭
   C. 左心衰竭   D. 左、右心衰竭
   E. 急性心包填塞

41. 一扩张型心肌病，心力衰竭患者，一周前开始口服地
   高辛 0.25mg，每日 2 次，尿量增加，水肿减轻，心
   率仍维持在 102 次/分左右，测定血清中地高辛浓度
   为 1.5ng/ml，治疗应为
   A. 停用地高辛
   B. 改用地高辛维持量
   C. 继续使用原剂量地高辛

D. 停用地高辛,改用毛花苷丙

E. 加用普萘洛尔

42. 一风湿性二尖瓣狭窄患者,近一月呼吸困难不能平卧,间断自服氨茶碱,近日呼吸困难较前减轻,但自觉上腹部胀满,出现颈静脉怒张,肝脏肿大,下肢水肿,心率124次/分。该患者呼吸困难减轻的最主要原因是

A. 氨茶碱治疗有效

B. 二尖瓣狭窄的程度减轻

C. 合并了二尖瓣关闭不全

D. 在原有左心衰竭的基础上又发生了右心衰竭

E. 合并了主动脉瓣病变

43. 风湿性心脏瓣膜病伴心力衰竭患者,每日服用地高辛 0.25mg 持续一年,现心率 40 次/分,心律规整,心电图示完全性房室传导阻滞。不应选择的治疗是

A. 静脉注射地高辛抗体

B. 静脉滴注异丙肾上腺素

C. 静脉滴注阿托品

D. 肌内注射阿托品

E. 静脉注射呋塞米

44. 男性,17 岁。诊断为风湿性心肌炎,心功能 Ⅲ 级,心率110次/分,心电图示窦性心动过速,P – R 间期 0.28 秒。对其心力衰竭的治疗最正确的是

A. 应在密切观察下小心使用洋地黄

B. 可按常规剂量使用洋地黄

C. 可使用较大剂量洋地黄

D. 不宜用洋地黄

E. 可根据心率的快慢,调整洋地黄剂量

45. 女性,32 岁。患风湿性心脏病二尖瓣狭窄合并关闭不全多年,长期服用地高辛维持量 0.25mg/d,近日感冒后呼吸困难加重,改用地高辛 0.5mg/d,共 8 天,入院心电图出现房速伴 2∶1 房室传导阻滞,应采取的措施是

A. 停用地高辛,加用苯妥英钠口服

B. 地高辛改为 0.25mg,1 日 1 次

C. 维持地高辛用量,静脉滴注氯化钾

D. 增加地高辛剂量

E. 减少地高辛用量,0.125mg/d

46. 一风湿性心脏瓣膜病患者,心率 80 次/分,心律不规整,肝肿大肋下 3.0cm,下肢轻度水肿。优先选用哪一种药物治疗

A. 毛花苷丙 0.8mg,静脉注射

B. 高流量吸氧

C. 呋塞米 20mg,静脉注射

D. 硝普钠 25mg,静脉滴注

E. 地高辛 0.25mg,每日 1 次口服

47. 一风湿性心脏病二尖瓣狭窄伴快速房颤患者,服用地高辛 0.25mg/d,治疗一个月后出现哪种情况需立即停用洋地黄类药物

A. 心电示 ST 段呈鱼钩样斜形下移

B. 肺动脉瓣区舒张期吹风样杂音增强

C. 夜间尿量增多

D. 胸骨左缘 3 ~ 4 肋间出现舒张期隆隆样杂音

E. 心率 60 次/分,节律规整

48. 男性,32 岁。风心病心衰用洋地黄和利尿剂治疗,出现恶心、食欲不振,心电图为室性期前收缩二联律。下列哪一种情况最可能

A. 洋地黄中毒   B. 低钾

C. 风湿活跃   D. 心衰加重

E. 洋地黄剂量不足

49. 女性,35 岁。既往风湿性关节炎病史 10 年,劳累后心悸、气促 4 年,近来加重,夜间不能平卧。查体:心尖部舒张期隆隆样杂音,肺底可听到细小水泡音,腹胀,双下肢水肿。该患者的可能诊断为

A. 支气管哮喘

B. 肺部感染

C. 风湿性心脏病二尖瓣狭窄

D. 急性心包炎

E. 风湿性心脏病三尖瓣狭窄

50. 女性,31 岁。慢性心房颤动,病人应用洋地黄过程中,心室率突然转为绝对规则,每分钟 52 次。提示下列哪一种情况发生

A. 可能为洋地黄中毒

B. 已达洋地黄化

C. 为继续使用洋地黄的指征

D. 心房颤动已转变为窦性心律

E. 已转复为心房扑动伴 2∶1 传导

51. 女性,28 岁。患风湿性心脏病二尖瓣狭窄 6 年,日常活动即出现胸闷、气短。心脏彩超示重度二尖瓣狭窄。该患者劳累后气促主要是由于

A. 左心室扩大所致

B. 肺淤血、肺水肿所致

C. 体循环静脉压增高所致

D. 肺动脉压增高所致

E. 心室重构所致

52. 男性,17 岁。心肌炎全心衰竭患者,服用地高辛 0.25mg/d,一周后检查心电图出现洋地黄中毒。最适当的治疗是

A. 停地高辛,改用毛花苷丙静脉注射

B. 停地高辛,改用呋塞米静脉注射

C. 停地高辛，改用维拉帕米静脉注射

D. 停地高辛，改用苯妥英钠静脉注射

E. 停地高辛，改用电复律

53. 男性，19岁。自幼有心脏杂音。查体：肺动脉瓣区可扪及收缩期震颤，闻及收缩期吹风样杂音Ⅳ级，向左上胸部传导。P_2几乎消失。该病例发生心力衰竭时属于下述哪项机制

A. 右心室压力负荷过重

B. 心脏舒张受限

C. 左心室容量负荷过重

D. 右心室容量负荷过重

E. 机械性肺淤血状态

54. 女性，30岁。原有风心病重度二尖瓣狭窄，因与人争吵，突发气急、咳嗽、咯粉红色泡沫痰，大汗淋漓入院急诊。查体：心率120次/分，律齐。心尖部舒张期杂音。两肺满布哮鸣音及湿啰音。该病例发生心力衰竭时属于下述哪项机制

A. 右心室压力负荷过重

B. 心脏舒张受限

C. 左心室容量负荷过重

D. 右心室容量负荷过重

E. 机械性肺淤血状态

55. 男性，40岁。因胸闷、气急来诊。心脏超声检查示肥厚型心肌病，心室壁明显增厚，心室腔正常。此患者发生心力衰竭的机制为

A. 右心室容量负荷过重

B. 左心室容量负荷过重

C. 心脏舒张受限

D. 右心室压力负荷过重

E. 机械性肺淤血状态

56. 女性，12岁。自幼发现心脏杂音来诊。查体：胸骨左缘第二肋间收缩期杂音Ⅱ级，呈吹风样，P_2亢进伴分裂，并可闻及收缩期喷射音。心电图示右束支传导阻滞，此患者发生心力衰竭的机制为

A. 心脏舒张受限

B. 右心室容量负荷过重

C. 左心室容量负荷过重

D. 右心室压力负荷过重

E. 机械性肺淤血状态

57. 窦性心动过速的频率范围多为

A. 100～150次/分　　　　B. 120～160次/分

C. 130～170次/分　　　　D. 100～180次/分

E. 100～160次/分

58. 用于治疗窦性心动过缓的方法不包括

A. 氨茶碱　　　　　　　　B. 阿托品

C. 喘定　　　　　　　　　D. 异丙基肾上腺素

E. 人工心脏起搏器

59. 窦性心动过缓，心率不低于50次/分，常采用措施是

A. 口服麻黄素　　　　　　B. 不需治疗

C. 皮下注射阿托品　　　　D. 含服异丙肾上腺素

E. 静滴去甲肾上腺素

60. 下列关于正常窦性心律的描述，哪项是错误的

A. P-R间期0.12～0.20秒

B. 频率为60～100次/分

C. P波在Ⅰ、Ⅱ、aVF导联直立，aVR导联倒置

D. 冲动起源于窦房结

E. 心率绝对匀齐

61. 窦性心动过缓时出现早搏可用何药治疗

A. 阿托品　　　　　　　　B. 奎尼丁

C. 洋地黄　　　　　　　　D. 维拉帕米

E. 苯妥英钠

62. 使快速房颤的心室率减慢，应首选

A. 洋地黄　　　　　　　　B. 苯妥英钠

C. 普鲁卡因胺　　　　　　D. 利多卡因

E. 奎尼丁

63. 最易引起房颤的疾病是

A. 冠心病

B. 风湿性心脏病二尖瓣狭窄

C. 甲状腺功能亢进性心脏病

D. 高血压性心脏病

E. 缩窄性心包炎

64. 心房颤动时f波的频率为

A. 300～600次/分　　　　B. 250～350次/分

C. 100～160次/分　　　　D. 350～600次/分

E. 250～600次/分

65. 阵发性室上性心动过速发作时，用刺激迷走神经方法治疗，下列哪项叙述不正确

A. Valsalva动作　　　　　B. 双侧颈动脉窦按摩

C. 压迫眼球　　　　　　　D. 面部浸于冰水中

E. 刺激悬雍垂

66. 刺激迷走神经可以纠正下述哪种心律失常

A. 阵发性室性心动过速

B. 心房颤动

C. 窦性心律不齐

D. 心房扑动

E. 阵发性室上性心动过速

67. 诊断阵发性室上性心动过速最有意义的是

A. 心率>160次/分

B. 颈动脉窦按摩能增加房室传导阻滞

C. 颈动脉窦按摩时心率逐渐减慢，停止后心率复原

D. 颈动脉窦按摩时心率突然减慢

E. 心律绝对规则

68. 非阵发性交界区性心动过速最常见于下述哪一项情况

A. 下壁心肌梗死

B. 洋地黄中毒

C. 心肌炎

D. 内源性儿茶酚胺增加

E. 正常人

69. 下列哪项有利于室性心动过速与室上性心动过速的鉴别

A. 心脏增大

B. 心电图 QRS 波宽大畸形

C. 过去发现室性期前收缩

D. 心室率 160 次/分

E. 心电图有心室夺获及室性融合波

70. 急性心肌梗死出现室性期前收缩首选

A. 洋地黄　　　　　　B. 普萘洛尔

C. 奎尼丁　　　　　　D. 利多卡因

E. 普鲁卡因胺

71. 以下哪种情况不适合应用电击复律治疗

A. 洋地黄中毒出现室性心动过速

B. 急性心肌梗死，合并室性心动过速

C. 扩张型心肌病合并室性心动过速

D. 室性心动过速伴有严重血流动力学障碍

E. 心脏手术过程中出现室性心动过速

72. 治疗尖端扭转型室速时不宜选用下列哪种药物

A. 镁盐　　　　　　　B. 普萘洛尔

C. 异丙肾上腺素　　　D. 普罗帕酮

E. 利多卡因

73. 洋地黄中毒引起的下列心律失常中，哪项用钾盐治疗是错误的

A. 室上性阵发性心动过速

B. 多源性室性期前收缩

C. 非阵发性交界区心动过速

D. 室性心动过速

E. 房室传导阻滞

74. 听诊心率正常而不整齐，可除外

A. 心房颤动

B. 一度房室传导阻滞

C. 室性期前收缩

D. 二度 I 型房室传导阻滞

E. 伴有 4：1 和 3：1 房室传导比例的心房扑动

75. 二度 II 型及三度房室传导阻滞，阻滞部位在双束支，

心室率缓慢，曾有 Adams - Stokes 综合征发作，治疗首选

A. 乳酸钠　　　　　　B. 麻黄素

C. 异丙肾上腺素　　　D. 阿托品

E. 安置临时或永久性人工心脏起搏器

76. 最易发生房室传导阻滞的心肌梗死是

A. 下壁心肌梗死　　　B. 前间壁心肌梗死

C. 广泛前壁心肌梗死　D. 前壁心肌梗死

E. 高侧壁心肌梗死

77. 男性，54 岁。头晕黑矇 5 年，阵发性心悸 3 个月。查体：BP 130/90mmHg，双肺无啰音，心率 45 次/分，节律不齐。Holter 示：窦性心动过缓（38～60 次/分）窦性停搏、频发房性期前收缩、阵发房颤。最适宜的治疗措施为

A. 静点阿托品

B. 静推毛花苷丙

C. 静滴异丙基肾上腺素

D. 安置按需型人工心脏起搏器

E. 口服普罗帕酮

78. 女性，64 岁。近 2 年，偶有心悸感，无黑矇及晕厥发作，多次查心电图均为房颤，心率 65～89 次/分。关于心律失常需如何治疗

A. 安置人工心脏起搏器

B. 静脉滴注毛花苷丙

C. 应用胺碘酮复律

D. 口服地高辛

E. 以上都不是

79. 洋地黄治疗房颤，减慢心室率的最主要作用是

A. 降低窦房结自律性

B. 减慢心房的传导

C. 直接延长房室结的不应期

D. 兴奋迷走神经

E. 降低心房自律性

80. 女性，42 岁。诊断为风心病，二尖瓣狭窄快速房颤，应用地高辛 0.25mg/d，1 个月后，心室率突然转为规则，55 次/分，提示

A. 可能为洋地黄中毒

B. 已达到洋地黄化

C. 仍应用洋地黄，给予维持量

D. 已转为窦性心动过缓

E. 转为心房扑动伴有房室传导阻滞

81. 女性，35 岁。诊断为风心病，重度二尖瓣狭窄，突发心悸，呼吸困难，咳粉红色泡沫痰。查体：BP 90/70mmHg，端坐呼吸，双肺满布湿啰音，心率 155 次/分，第一心音强弱不等，节律不齐，给予毛花苷

丙 0.4mg 静脉滴注，其目的是

A. 降低心室自律性 　　 B. 增加心肌收缩力

C. 纠正房颤 　　 D. 减慢窦率

E. 减慢心室率

82. 男性，55 岁。诊断为冠心病。近 2 周治疗后心悸，脉律不齐。心电图示窦律 78 次/分，频发房性期前收缩，短阵房速。除下列哪一药物外，均适用于治疗此心律失常

A. 胺碘酮 　　 B. 普萘洛尔

C. 利多卡因 　　 D. 普罗帕酮

E. 维拉帕米

83. 男性，18 岁。既往健康，突发心悸 1 小时，心率 180 次/分，心律规整，无杂音，心界正常。首选措施是

A. 甲氧明静脉滴注 　　 B. 普萘洛尔静脉滴注

C. 维拉帕米静脉滴注 　　 D. 毛花苷丙静脉滴注

E. 刺激迷走神经方法

84. 女性，32 岁。风心病二尖瓣狭窄并关闭不全 8 年，近 2 周心悸，气急不能平卧，BP 95/70mmHg，心率 170 次/分，律齐，心尖部双期杂音，两肺底有湿啰音。ECG 示：阵发性室上性心动过速。治疗首选

A. 压眼球或颈动脉窦

B. 静脉滴注氯化钾

C. 同步电复律

D. 维拉帕米

E. 毛花苷丙

85. 男性，30 岁。阵发性心悸 2 年，每次突然发生，持续 30 分钟至 1 小时不等。查体：心率 200 次/分，律齐。ECG 示 QRS 波形正常，P 波不能明确查见。诊断为

A. 阵发性窦性心动过速

B. 窦性心动过速

C. 心房扑动

D. 心房颤动

E. 阵发性室上性心速

86. 男性，58 岁。突发心悸，晕厥。ECG 示：宽大畸形 QRS 波群心动过速，QRS 波振幅和波峰方向呈周期性改变，围绕等电位线扭转。诊断为

A. 尖端扭转型室性心动过速

B. 窦性心动过速

C. 阵发性室性心动过速

D. 室上性心动过速伴室内差异性传导

E. 加速性室性自主心律

87. 男性，49 岁。患急性前壁心肌梗死，溶栓后 1 小时突然心悸、晕厥伴抽搐。ECG 示：宽大畸形 QRS 波，频率 166 次/分，可见心室夺获。治疗首选

A. 利多卡因静脉滴注

B. 毛花苷丙静脉滴注

C. 体外同步直流电复律

D. 维拉帕米静脉滴注

E. 硝酸甘油静点

88. 男性，19 岁。腹泻 2 周后出现心悸。ECG 示：频发室性期前收缩。下述哪项不符合室早心电图改变

A. 提前出现宽大畸形的 QRS 波

B. T 波方向与 QRS 主波方向相反

C. 代偿间歇完全

D. QRS 波群前出现倒置 P 波

E. 室性融合波

89. 男性，78 岁。反复晕厥伴抽搐 2 天，既往无胸痛、发绀、浮肿及气短，血压 180/80mmHg，心率 45 次/分，律齐，心尖部第一心音强弱有变化，心底部有二级喷射性杂音。其反复晕厥伴抽搐的原因最可能的是

A. 高血压脑病

B. 窦性心动过缓伴室性期前收缩

C. 二度 I 型房室度传导阻滞

D. 完全性房室传导阻滞

E. 阵发性房颤伴部分房室传导阻滞

90. 女性，65 岁。患急性下壁、正后壁心肌梗死，当晚意识突然丧失，抽搐，心电图发现有窦性停搏和 III 度房室传导阻滞。此时应首先考虑哪项措施

A. 抗凝治疗 　　 B. 异丙基肾上腺素

C. 阿托品 　　 D. 扩血管药物

E. 安装临时起搏器

91. 男性，28 岁。患病毒性心肌炎，病史 1 个月。Holter 监测结果为：夜间出现间歇性二度 I 型房室传导阻滞，心率为 52 次/分。此时的处理是

A. 人工心脏起搏

B. 异丙基肾上腺素静脉点滴

C. 激素治疗

D. 继续观察

E. 干扰素治疗

92. 女性，41 岁。慢性胆囊炎病史 4 年。近 1 年自测脉率减慢伴不齐，无头晕、黑矇、晕厥乏力等。查体：心率 50 次/分，节律稍不齐，右上腹轻压痛。ECG 示：窦性心动过缓、窦性心律不齐、窦性停搏。为明确诊断需做哪项检查

A. 普萘洛尔试验 　　 B. 运动负荷试验

C. 阿托品试验 　　 D. 多巴酚丁胺试验

E. 倾斜试验

93. 男性，55 岁。黑矇 4 年，伴胸闷乏力，近 1 年加重。查体：心界不大，心率 45 次/分，节律不齐，双肺无啰音，下肢无浮肿。该患者最佳治疗方案是

A. 静点阿托品

B. 静点异丙基肾上腺素

C. 应用麻黄碱

D. 安置人工心脏起搏器

E. 应用氨茶碱

94. 女性，38 岁。诊断为风心病二尖瓣狭窄（中度），突发心悸 2 天，伴呼吸困难，不能平卧。查体：BP：95/75mmHg，口唇发绀，双肺较多湿啰音，心率 150 次/分，第一心音强弱不等，节律绝对不规则，心尖部舒张期隆隆样杂音，肝不大，下肢无水肿。触诊桡动脉搏动最可能有

A. 交替脉   B. 短绌脉

C. 水冲脉   D. 奇脉

E. 以上均不是

95. 女性，28 岁。阵发性心悸 3 年，每次突然发生，可自行终止，持续 10 分钟至 3 小时不等。查体：甲状腺不大，心界稍大，心率 180 次/分，律齐，杂音听不清。为明确诊断应立即做

A. 超声心动图检查   B. 心电图检查

C. 心向量图检查   D. 心脏 X 线检查

E. T_3、T_4、TSH 检查

96. 男性，55 岁。诊断为冠心病，急性心梗，突感头晕心悸胸闷，BP 90/60mmHg，心率 110 次/分，节律不是绝对匀齐，心尖部第一心音强弱不等。ECG 示：房率慢于室率，两者无固定关系，QRS 波增宽为 0.12 秒，可见室性融合波。本病诊断是

A. 室上性心动过速

B. 心房颤动

C. 心房扑动

D. 多发性室性期前收缩

E. 室性心动过速

97. 男性，60 岁。急性下壁、正后壁心肌梗死，突发意识丧失、抽搐，心率 40 次/分，心音强弱有变化，律规则，既往有糖尿病、高血压病史多年，BP 85/60mmHg。其晕厥最可能的原因为

A. 心源性休克   B. 窦性心动过缓

C. 三度房室传导阻滞   D. 糖尿病酮症

E. 肺梗死

98. 男性，60 岁。急性下壁、正后壁心肌梗死，突发意识丧失、抽搐，心率 40 次/分，心音强弱有变化，律规则，既往有糖尿病、高血压病史多年，BP 85/60mmHg。如心电图示三度房室传导阻滞，阵发性室性心动过速，首选下述哪项措施

A. 心室起搏   B. 阿托品

C. 电复律   D. 利多卡因

E. 心房起搏

99. 可诊断二度 I 型窦房传导阻滞的是

A. P－R 间期逐渐延长，直到 P 波受阻，QRS 波群脱落

B. P－P 间期逐渐缩短，直至出现长间歇，最长 P－P 间期小于最短 P－P 间期的两倍

C. P－P 间期显著延长，长间歇与正常 P－P 间期无倍数关系

D. P－P 间期显著延长，长间歇与正常 P－P 间期呈倍数关系

E. P－R 间期逐渐缩短，直到 P 波受阻

100. 可诊断二度 II 型窦房传导阻滞的是

A. P－P 间期显著延长，长间歇与正常 P－P 间期呈倍数关系

B. P－R 间期逐渐延长，直到 P 波受阻，QRS 波群脱落

C. P－P 间期显著延长，长间歇与正常 P－P 间期无倍数关系

D. P－P 间期逐渐缩短，直至出现长间歇，最长 P－P 间期小于最短 P－P 间期的两倍

E. P－R 间期逐渐缩短，直到 P 波受阻

101. 可诊断窦性停搏的是

A. P－P 间期逐渐缩短，直至出现长间歇，最长 P－P 间期小于最短 P－P 间期的两倍

B. P－R 间期逐渐延长，直到 P 波受阻，QRS 波群脱落

C. P－P 间期显著延长，长间歇与正常 P－P 间期呈倍数关系

D. P－P 间期显著延长，长间歇与正常 P－P 间期无倍数关系

E. P－R 间期逐渐缩短，直到 P 波受阻

102. 可诊断二度 I 型房室传导阻滞的是

A. P－P 间期逐渐缩短，直至出现长间歇，最长 P－P 间期小于最短 P－P 间期的两倍

B. P－P 间期显著延长，长间歇与正常 P－P 间期无倍数关系

C. P－R 间期逐渐延长，直到 P 波受阻，QRS 波群脱落

D. P－P 间期显著延长，长间歇与正常 P－P 间期呈倍数关系

E. P－R 间期逐渐缩短，直到 P 波受阻

103. 甲状腺功能亢进，快速房颤，首选

A. 普萘洛尔口服   B. 毛花苷丙静脉滴注

C. 普罗帕酮静脉滴注   D. 电复律

E. 奎尼丁口服

104. 风心病二尖瓣狭窄，快速房颤，首选
    A. 电复律
    B. 普罗帕酮静脉滴注
    C. 毛花苷丙静脉滴注
    D. 普萘洛尔口服
    E. 奎尼丁口服

105. 预激综合征合并房颤，首选
    A. 毛花苷丙静脉滴注
    B. 电复律
    C. 普罗帕酮静脉滴注
    D. 普萘洛尔口服
    E. 奎尼丁口服

106. 冠心病急性心梗，快速房颤，急性左心衰，心源性休克，首选
    A. 毛花苷丙静脉滴注
    B. 电复律
    C. 普罗帕酮静脉滴注
    D. 普萘洛尔口服
    E. 奎尼丁口服

107. 阵发性室上性心动过速，首选
    A. 利多卡因
    B. 体外同步直流电复律
    C. 毛花苷丙
    D. 维拉帕米
    E. 苯妥英钠

108. 洋地黄治疗中出现室性期前收缩二联律，首选
    A. 体外同步直流电复律
    B. 利多卡因
    C. 维拉帕米
    D. 毛花苷丙
    E. 苯妥英钠

109. 预激综合征合并房颤，首选
    A. 利多卡因
    B. 维拉帕米
    C. 体外同步直流电复律
    D. 毛花苷丙
    E. 苯妥英钠

110. 室性心动过速有严重血流动力学障碍，首选
    A. 利多卡因
    B. 维拉帕米
    C. 体外同步直流电复律
    D. 毛花苷丙
    E. 苯妥英钠

111. 尖端扭转型室速可选用
    A. 腺苷
    B. 异丙基肾上腺素
    C. 肾上腺素
    D. 硝苯地平
    E. 利多卡因

112. 阵发性室上性心动过速可选用
    A. 异丙基肾上腺素
    B. 肾上腺素
    C. 腺苷
    D. 硝苯地平
    E. 利多卡因

113. 阵发性室性心动过速，可选用
    A. 硝苯地平
    B. 腺苷
    C. 肾上腺素
    D. 异丙基肾上腺素
    E. 利多卡因

114. 频发室性期前收缩可选用

    A. 硝苯地平
    B. 腺苷
    C. 肾上腺素
    D. 异丙基肾上腺素
    E. 利多卡因

115. 急性心肌梗死时发生室颤应尽快用
    A. 同步直流电复律
    B. 体外反搏术
    C. 非同步直流电除颤
    D. 心室按需型起搏器
    E. 以上都不宜应用

116. 三度房室传导阻滞，治疗应选用
    A. 心室按需型起搏器
    B. 非同步直流电除颤
    C. 体外反搏术
    D. 同步直流电复律
    E. 以上都不宜应用

117. 室性心动过速药物疗效不满意应及早应用
    A. 非同步直流电除颤
    B. 同步直流电复律
    C. 体外反搏术
    D. 心室按需型起搏器
    E. 以上都不宜应用

118. 心室率不快的房颤（半年以上）
    A. 心室按需型起搏器
    B. 非同步直流电除颤
    C. 体外反搏术
    D. 同步直流电复律
    E. 以上都不宜应用

119. 心跳呼吸骤停紧急处理原则中，错误的是
    A. 迅速有效的人工呼吸
    B. 首先必须心电图确诊，然后处理
    C. 立即进行有效的胸外按压
    D. 立即建立静脉通道
    E. 根据情况选用合适药物，使心脏复苏

120. 电复律治疗时出现心室颤动，应
    A. 静脉注射利多卡因
    B. 心内注射利多卡因
    C. 人工心脏起搏
    D. 再次电复律
    E. 以上都不对

121. 高血压早期病理变化主要是
    A. 早期出现动脉内膜增生，管腔变窄
    B. 高血压出现即有各脏器缺血改变
    C. 动脉内膜钙化
    D. 周身细小动脉痉挛
    E. 小动脉内膜粥样硬化斑块的出现

122. 下列各种高血压中，哪种最适合 β 受体阻滞剂治疗
    A. 高血压伴心动过缓
    B. 高血压伴肾功能不全
    C. 高血压伴支气管哮喘
    D. 高血压伴心功能不全
    E. 高血压伴肥厚梗阻性心肌病

123. 原发性高血压的主要病理生理是
    A. 周围血管阻力增加
    B. 交感神经兴奋性增加

C. 肾素分泌过多

D. 心排出量升高

E. 血管内皮细胞过多分泌内皮素

124. 1999 年世界卫生组织和国际高血压学会（WHO – ISH）制定和修改的新的正常人血压标准为

A. BP < 120/80mmHg

B. BP < 139/89mmHg

C. BP < 130/85mmHg

D. BP < 140/90mmHg

E. BP < 160/100mmHg

125. 我国高血压病引起的死亡原因中最常见的是

A. 心力衰竭

B. 尿毒症

C. 脑血管意外

D. 高血压危象

E. 伴发冠心病

126. 高血压病人发生胰岛素抵抗时，以下何指标可判断胰岛素敏感性

A. 空腹血糖水平

B. 葡萄糖耐量试验

C. 空腹胰岛素水平

D. 餐后血糖水平

E. 外周血液的糖化血红蛋白

127. 除哪项外，以下均是血管紧张素 II 的功能

A. 直接使小动脉收缩

B. 使交感神经发放冲动增加

C. 也可使静脉收缩，回心血流量增多

D. 刺激肾上腺皮质网状带，使醛固酮分泌增多

E. 增加渴觉，导致饮水行为

128. 高血压合并胰岛素抵抗的病人不会发生何种改变

A. 血胆固醇升高

B. 高糖血症

C. 血清低密度脂蛋白与三酰甘油两者均增高

D. 对胰岛素刺激葡萄糖吸收抵抗

E. 高密度脂蛋白升高

129. 关于高血压的流行病学调查，以下哪项因素未确定与发病有关

A. 吸烟

B. 体重

C. 钠盐

D. 年龄

E. 饮酒

130. 高血压分期标准最主要的依据是

A. 器官损伤及功能代偿情况

B. 血压增高速度

C. 症状轻重

D. 病程长短

E. 以上都不是

131. 高血压 3 期的临床表现，不包括以下哪项

A. 血肌酐 106 ~ 177μmol/L

B. 脑卒中

C. 视网膜出血、渗出

D. 心绞痛

E. 主动脉夹层动脉瘤

132. 高血压危象的发生机制可能为

A. 机制尚不清楚

B. 过高血压突破脑血管的自身调节能力，脑灌注过多

C. 先天性血管畸形

D. 交感神经功能亢进和血循环中儿茶酚胺过多

E. 血管肾素活性明显增高

133. 老年人高血压的最主要特点是

A. 多属轻中型，恶性者罕见

B. 大部分系动脉粥样硬化导致动脉弹性减退

C. 以纯收缩压升高为多见

D. 周围血浆肾素活性降低

E. 血压波动明显

134. 高血压脑病时最常见的症状是

A. 偏瘫、失语

B. 意识丧失、抽搐

C. 脑出血

D. 一过性脑缺血

E. 头痛、头晕

135. 高血压伴有低钾首先应考虑

A. 皮质醇增多症

B. 嗜铬细胞瘤

C. 原发性醛固酮增多症

D. 继发于慢性肾炎的高血压

E. 肾动脉狭窄

136. 治疗嗜铬细胞瘤所致的血压升高，首选哪种降压药

A. 哌唑嗪

B. 硝苯地平

C. 酚妥拉明

D. β 受体阻滞剂

E. 氨苯蝶啶

137. 继发性高血压不见于下列哪种疾病

A. 肾上腺皮质功能减退

B. 慢性肾盂肾炎

C. 原发性醛固酮增多症

D. 先天性肾畸形

E. 嗜铬细胞瘤

138. 高血压病人，心脏 B 超示：室间隔与左室后壁之比达 1.4。选用下列何种药物最佳

A. 氢氯噻嗪

B. 氨酰心胺

C. 依那普利

D. 维拉帕米

E. 地尔硫草

139. 下列疾病中，哪种不伴有高血压

A. 急性肾炎

B. 主动脉缩窄

C. 急性肾盂肾炎

D. 嗜铬细胞瘤

E. 肾动脉狭窄

140. 对血压显著增高多年的病人，应用降压药使血压短时间内骤降至正常水平可以

A. 改善症状

B. 改善心脑肾血液供应

C. 诱发脑出血

D. 诱发肾功能不全

E. 须预防冠状动脉血栓形成

141. 男性，72 岁。血压 210/96mmHg，伴气促及下肢水肿，心率 110 次/分。最好选用下列何种降压药物

A. 美托洛尔　　　　B. 硝苯地平

C. 卡托普利　　　　D. 氢氯噻嗪

E. 哌唑嗪

142. 男性，65 岁。测血压经常为 180/120mmHg，同时发现血糖为 8.7mmol/L，血胆固醇 7.2mmol/L。以下何种药物不宜使用

A. 卡托普利　　　　B. 阿替洛尔

C. 哌唑嗪　　　　　D. 甲基多巴

E. 尼群地平

143. 女性，76 岁。因反复晕厥伴抽搐半天入院，既往有高血压病史 20 年。查体：血压 200/50mmHg，心率慢，律齐，心尖部第一心音强弱不等，心底部有 II 级喷射样收缩期杂音。此患者反复晕厥，抽搐的原因可能是

A. 完全性房室传导阻滞心室率过缓，致 – 阿斯发作

B. 高血压脑病

C. 主动脉瓣狭窄

D. 高血压危象

E. 肥厚梗阻性心肌病

144. 男性，68 岁。查体：心底部有舒张期哈气样杂音，以胸骨右缘第 2 肋间最响，第二心音亢进，血压 170/90mmHg。胸片提示主动脉增宽扭曲，心影靴形。最可能的诊断是

A. 风湿性主动脉瓣关闭不全

B. 先天性心脏病，二叶式主动脉瓣

C. 肺动脉高压，相对肺动脉瓣关闭不全

D. 主动脉粥样硬化，主动脉瓣关闭不全

E. 高血压性心脏病

145. 女性，45 岁。2 年来常突然头痛，头晕，出汗，呼吸困难，发作时血压 200/120mmHg，均于 2 小时后症状自行消失，血压恢复正常。最可能的诊断是

A. 高血压危象　　　　B. 肾动脉狭窄

C. 嗜铬细胞瘤　　　　D. 皮质醇增多症

E. 高血压病

146. 男性，48 岁。近 4 年诊断为临界性高血压。这类患者的主要临床表现为

A. 早期发生左心功能不全

B. 血压波动，有时血压正常

C. 易出现体位性低血压

D. 常合并冠心病及脑动脉硬化

E. 常呈一过性脑缺氧表现

147. 高血压病患者，生气后，血压升至 250/120mmHg，发生癫痫样抽搐，呕吐，意识模糊等中枢神经系统功能障碍的表现。脑 CT 未见异常。最可能的诊断是

A. 脑出血　　　　　B. 蛛网膜下隙出血

C. 高血压脑病　　　D. 脑梗死

E. 高血压危象

148. 男性，55 岁。有轻度高血压，伴有心动过速，轻度充血性心衰症状有气喘和痛风史。治疗药物首选为

A. α 受体阻滞剂

B. β 受体阻滞剂

C. 中枢抗交感神经药

D. 血管紧张素转换酶抑制剂

E. 血管收缩剂

149. 男性，30 岁。夜尿多，乏力。查体：血压 120/100mmHg，血钠 142mmol/L，血钾 2mmol/L，血 pH 7.5，尿钾 350mmol/24 小时。最可能的诊断是

A. 高血压病

B. 嗜铬细胞瘤

C. 皮质醇增多症

D. 原发性醛固酮增多症

E. 肾动脉狭窄

150. 高血压患者，突然胸闷，气短，咳嗽，不能平卧。查体：血压 180/100mmHg，心尖区舒张期奔马律，心率 120 次/分，两肺底湿性啰音。下列哪组药物治疗最为适宜

A. 地高辛，氢氯噻嗪，美托洛尔

B. 呋塞米，硝酸甘油

C. 甘露醇、降压灵、安定

D. 毛花苷丙，呋塞米，硝普钠

E. 酚妥拉明，氨茶碱

151. 某病人初测血压为 180/110mmHg，应建议在什么时间内随诊处理

A. 立即处理　　　　B. 1 个月

C. 半年内　　　　　D. 2 个月

E. 2 周内

152. 男性，60 岁。患高血压病多年，1 年来血压经常为 170～180/110～120mmHg。胸部 X 线检查示左室增大，肺淤血。眼底为高血压三级改变，尿常规正常。诊断为

A. 高血压病一期　　　　B. 高血压病二期

C. 急性高血压　　　　　D. 高血压病三期

E. 高血压危象

153. 男性，40 岁。近日出现明显头痛，烦躁，心悸多汗，呕吐，面色苍白，视力模糊，测血压 264/126mmHg。其诊断最可能是

A. 高血压脑病 　　　　 B. 恶性高血压

C. 高血压危象 　　　　 D. 高血压病二期

E. 高血压病三期

154. 男性，45 岁。发现高血压病 2 年，近日血压 170/110mmHg，心率 100 次/分，血浆肾素增高。首选哪种药物治疗

A. 氢氯噻嗪 　　　　 B. 硝苯地平

C. 硝酸甘油 　　　　 D. 美托洛尔

E. 安定

155. 某高血压患者，测其血压为 220/120mmHg，突发呼吸困难，不能平卧，双肺满布湿性啰音。宜选用哪种血管扩张剂治疗

A. 苄胺唑啉 　　　　 B. 卡托普利

C. 硝酸甘油 　　　　 D. 硝普钠

E. 硝苯地平

156. 男性，45 岁。经常头痛，头晕近 10 年，2 天来头痛加重，伴有恶心、呕吐送往急诊。查体：神志模糊，血压 230/120mmHg。尿蛋白（＋＋），尿糖（＋）。入院治疗，神志清，但血压仍为 202/120mmHg，且气急不能平卧。查体：心率 108 次/分，早搏 3 次/分，两肺底有湿啰音。此时正确治疗是

A. 毛花苷丙静脉注射

B. 利多卡因静脉滴注

C. 硝普钠静脉滴注

D. 普罗帕酮静脉注射

E. 快速利尿剂静脉注射

157. 男性，50 岁。有高血压病史 5 年，因近期未按时服药，近日出现明显头痛，烦躁，心悸多汗，面色苍白，视力模糊，测血压为 230/130mmHg 以上。临床表现产生的主要原因是

A. 脑血管自身调节障碍

B. 血循环中醛固醇增多

C. 交感神经兴奋及血中儿茶酚胺类物质增多

D. 血循环中皮质醇增多

E. 心房利钠因子减少

158. 男性，65 岁。高血压病史 10 余年，既往有气喘病史，昨日突然出现神志不清，左侧肢体瘫痪。测血压 200/120mmHg、血糖 11.2mmol/L、血胆固醇 7.8mmol/L。此时降压治疗应将血压降至下列哪种水平为宜

A. 180/105mmHg 　　　　 B. 150/100mmHg

C. 130/90mmHg 　　　　 D. 120/85mmHg

E. 170/105mmHg

159. 可引起心动过缓的降压药是

A. 氨苯蝶啶 　　　　 B. 硝苯地平

C. 氢氯噻嗪 　　　　 D. 卡托普利

E. 美托洛尔

160. 常致反射性心动过速的是

A. 卡托普利 　　　　 B. 氢氯噻嗪

C. 硝苯地平 　　　　 D. 氨苯蝶啶

E. 美托洛尔

161. 常见的副反应是干咳的药物是

A. 硝苯地平 　　　　 B. 卡托普利

C. 氢氯噻嗪 　　　　 D. 氨苯蝶啶

E. 美托洛尔

162. 可引起低血钾的是

A. 卡托普利 　　　　 B. 硝苯地平

C. 氨苯蝶啶 　　　　 D. 氢氯噻嗪

E. 美托洛尔

163. 女性，24 岁。多饮多尿，乏力，螺内酯试验阳性，检查可见

A. 尿 VMA 增高 　　　　 B. 血钾 2.8mmol/L

C. 血糖 8.6mmol/L 　　　　 D. 血浆肾素活性增加

E. 血红蛋白 5.6g/L

164. 男性，42 岁。反复浮肿，10 年，尿比重 1.010，血肌酐 485μmol/L，检查可见

A. 血浆肾素活性增加 　　　　 B. 尿 VMA 增高

C. 血糖 8.6mmol/L 　　　　 D. 血钾 2.8mmol/L

E. 血红蛋白 5.6g/L

165. 舒张期血压，持续在 90mmHg 以上，眼底二级，心电检查有左心室肥厚、心功能代偿。诊断为

A. 高血压病一期 　　　　 B. 高血压病三期

C. 高血压病二期 　　　　 D. 急进型高血压病

E. 高血压脑病

166. 血压持续升高，有脑血栓形成。诊断为

A. 高血压病一期 　　　　 B. 高血压病二期

C. 急进型高血压病 　　　　 D. 高血压病三期

E. 高血压脑病

167. 血压骤然升高，剧烈头痛，抽搐昏迷。诊断为

A. 急进型高血压病 　　　　 B. 高血压病二期

C. 高血压病三期 　　　　 D. 高血压病一期

E. 高血压脑病

168. 有助于原发性醛固酮增多症的诊断的是

A. 苄胺唑啉降压试验 　　　　 B. 地塞米松抑制试验

C. 螺内酯试验 　　　　 D. 肾动脉造影

E. 尿浓缩稀释试验

169. 有助于嗜铬细胞瘤的诊断的是
   A. 螺内酯试验　　　　　　B. 苄胺唑啉降压试验
   C. 地塞米松抑制试验　　　D. 肾动脉造影
   E. 尿浓缩稀释试验

170. 有助于皮质醇增多症的诊断的是
   A. 苄胺唑啉降压试验　　　B. 螺内酯试验
   C. 肾动脉造影　　　　　　D. 地塞米松抑制试验
   E. 尿浓缩稀释试验

171. 慢性肾炎高血压的临床表现是
   A. 上腹部可听到血管杂音
   B. 尿中白细胞、脓细胞较多，且有尿频尿急史
   C. 高血压发生于尿蛋白之后
   D. 满月脸，多毛
   E. 发作时血压骤升伴剧烈头痛，心悸，发作间期血压可正常

172. 肾动脉狭窄的临床表现是
   A. 高血压发生于尿蛋白之后
   B. 上腹部可听到血管杂音
   C. 尿中白细胞、脓细胞较多，且有尿频尿急史
   D. 满月脸，多毛
   E. 发作时血压骤升伴剧烈头痛，心悸，发作间期血压可正常

173. 嗜铬细胞瘤的临床表现是
   A. 满月脸，多毛
   B. 高血压发生于尿蛋白之后
   C. 尿中白细胞、脓细胞较多，且有尿频尿急史
   D. 上腹部可听到血管杂音
   E. 发作时血压骤升伴剧烈头痛，心悸，发作间期血压可正常

174. 糖尿病不宜选用
   A. 呋塞米　　　　　　　　B. 普萘洛尔
   C. 硝普钠　　　　　　　　D. 地尔硫䓬
   E. 利舍平

175. 活动性肝病不宜选用
   A. 地尔硫䓬　　　　　　　B. 呋塞米
   C. 硝普钠　　　　　　　　D. 普萘洛尔
   E. 利舍平

176. 溃疡不宜选用
   A. 地尔硫䓬　　　　　　　B. 呋塞米
   C. 硝普钠　　　　　　　　D. 普萘洛尔
   E. 利舍平

177. 继发性高血压最常见的原因是
   A. 嗜铬细胞瘤
   B. 肾性高血压

   C. 原发性醛固酮增多症
   D. 大动脉炎
   E. 皮质醇增多症

178. 低肾素型高血压最常见的原因是
   A. 肾性高血压
   B. 嗜铬细胞瘤
   C. 大动脉炎
   D. 原发性醛固酮增多症
   E. 皮质醇增多症

179. 左冠状动脉回旋支阻塞引起的心肌梗死是
   A. 前间壁　　　　　　　　B. 下侧壁
   C. 后间壁　　　　　　　　D. 高侧壁
   E. 前壁

180. 引起急性前间壁心肌梗死闭塞的冠状动脉分支是
   A. 右冠状动脉后降支　　　B. 左冠状动脉前降支
   C. 左冠状动脉主干　　　　D. 左冠状动脉回旋支
   E. 右冠状动脉右室前支

181. 急性心肌梗死早期（24小时内）死亡主要因为
   A. 心力衰竭　　　　　　　B. 心源性休克
   C. 心脏破裂　　　　　　　D. 心律失常
   E. 脑栓塞

182. 缺血性心脏病最常见的病因是
   A. 冠状动脉粥样硬化　　　B. 心肌肥厚
   C. 严重贫血　　　　　　　D. 主动脉瓣狭窄
   E. 主动脉瓣关闭不全

183. 急性心肌梗死合并急性病态窦房结综合征常见原因是
   A. 左冠状动脉主干病变　　B. 右冠状动脉病变
   C. 左冠状动脉前壁支　　　D. 左冠状动脉回旋支
   E. 以上都不是

184. 引起心肌病变的各种病因中，目前国内外最常见的是
   A. 原发性心肌病
   B. 病毒性心肌炎
   C. 冠状动脉粥样硬化性心脏病
   D. 风湿性心肌炎
   E. 中毒性心肌炎

185. 动脉粥样硬化导致器官病变最常见的是哪一类
   A. 肾动脉　　　　　　　　B. 肠系膜动脉
   C. 脑动脉　　　　　　　　D. 冠状动脉
   E. 下肢动脉

186. 急性心肌梗死后心肌坏死组织逐渐纤维化形成瘢痕需要
   A. 2~3周　　　　　　　　B. 4~5周

C. 9~10周   D. 6~8周

E. 11~12周

187. 冠心病患者出现心前区收缩期喀喇音及收缩晚期吹风样杂音，是由于

A. 心力衰竭

B. 二尖瓣相对性关闭不全

C. 室间隔穿孔

D. 二尖瓣脱垂

E. 心肌硬化

188. 心绞痛发作的典型部位是

A. 胸骨上、中段后

B. 心前区向左上臂放射

C. 胸骨下段后

D. 心尖区

E. 剑突下

189. 心绞痛发作时可出现

A. 房性或室性过早搏动   B. 血沉增快

C. 血清酶增高   D. 体温升高

E. 乳头肌断裂

190. 中间综合征不同于急性心肌梗死的最主要特点是

A. 不出现异常 Q 波   B. 持续时间长

C. ST 段下降   D. 疼痛剧烈

E. T 波倒置

191. 诊断典型心绞痛，下列哪项最有特征

A. 疼痛时心电图示 ST 段抬高

B. 胸痛发作多在 15 分钟以上

C. 持续左前胸憋闷感

D. 胸痛多在夜间发作

E. 含硝酸甘油 5 分钟内疼痛消失

192. 梗死前心绞痛的哪一点与急性心肌梗死不同

A. 心电图未见病理性 Q 波

B. 胸痛不能以硝酸甘油缓解

C. 剧烈胸痛伴恶心、呕吐和大汗

D. 心电图 ST 段抬高

E. 血压波动

193. 目前发现心肌缺血及诊断心绞痛最常用的无创性检查方法是

A. 放射性核素   B. 心电图

C. 二维超声心动图   D. 冠状动脉造影

E. 胸片

194. 心肌梗死症状中最先出现下列哪一项

A. 发热   B. 恶心呕吐

C. 疼痛   D. 呼吸困难

E. 昏厥

195. 急性心肌梗死时血清酶中最早升高的是

A. 谷草转氨酶（GOT）

B. 乳酸脱氢酶（LDH）

C. 肌酸磷酸激酶（CPK）

D. 肌酸磷酸激酶同工酶（CPK－NB）

E. 乳酸脱氢酶同工酶（LDH1）

196. 急性下壁心肌梗死最易合并

A. 室性期前收缩   B. 心房颤动

C. 房室传导阻滞   D. 房性心动过速

E. 右束支传导阻滞

197. 哪一项不是心肌梗死的并发症

A. 室壁瘤   B. 梗死后综合征

C. 二尖瓣脱垂   D. 心脏破裂

E. 主动脉窦瘤破裂

198. 急性前壁心肌梗死最常见的心律失常是

A. 室性期前收缩及室性心动过速

B. 预激综合征

C. 房室传导阻滞

D. 心房颤动

E. 非阵发性交界部心动过速

199. 治疗自发性心绞痛禁用

A. 硝酸甘油   B. 硝苯地平

C. 双嘧达莫   D. 异山梨酯

E. 普萘洛尔

200. 下列哪种情况合并心绞痛时不宜应用硝酸甘油

A. 严重贫血   B. 主动脉瓣关闭不全

C. 心梗后心绞痛   D. 冠心病

E. 肥厚型梗阻性心肌病

201. 缓解急性心肌梗死剧烈疼痛效果最好的是

A. 吗啡   B. 二硝酸异山梨醇

C. 罂粟碱   D. 硝酸甘油

E. 可待因

202. 心肌梗死后 24 小时内避免使用

A. 罂粟碱   B. 洋地黄

C. 呋塞米   D. 吗啡

E. 哌替啶

203. 急性心肌梗死合并休克时禁用

A. 异丙基肾上腺素   B. 多巴胺

C. 去甲肾上腺素   D. 间羟胺

E. 硝普钠、多巴胺

204. 判断急性心肌梗死面积最有价值的是

A. 血沉增快的程度   B. 白细胞增加的程度

C. 疼痛和持续时间   D. Q 波的宽度，深度

E. 血清 CPK 增高的程度

205. 急性心肌梗死与心绞痛的主要鉴别点是
　　A. 是否伴有 ST 段抬高
　　B. 疼痛的性质
　　C. 是否伴有多源性期前收缩
　　D. 疼痛的部位
　　E. 肌酸磷酸激酶同工酶升高

206. 急性心肌梗死的超急期心电图改变是
　　A. ST 段明显抬高　　　　B. 异常宽深的 Q 波
　　C. T 波倒置　　　　　　D. T 波高耸
　　E. R 波降低

207. 男性, 65 岁。诊断为急性心梗入院。住院第 3 天患者突然呼吸困难, 青紫, 神志不清, 四肢抽搐, 听诊心音消失, 颈动脉搏动消失。此时首选
　　A. 胸外心脏按压及人工呼吸
　　B. 安置心脏起搏器
　　C. 心内注射肾上腺素
　　D. 立即做心电图, 了解是否停搏或室颤
　　E. 静脉滴注利多卡因

208. 男性, 56 岁。原有冠心病劳力型心绞痛史, 心电图 $V_{4\sim6}$ T 波倒置。3 天来每天清晨 5 时出现剧烈胸痛发作, 持续时间较往常心绞痛时间长, 心电图示 $V_{4\sim6}$ T 波由倒立变直立, 诊断为
　　A. 恶化型劳力性心绞痛　　B. 变异型心绞痛
　　C. 卧位型心绞痛　　　　　D. 心内膜下心梗
　　E. 心包炎

209. 男性, 59 岁。诊断为急性前壁心梗, 经治疗病情稳定, 1 个月后又出现心绞痛。这类病人易发生
　　A. 再梗死　　　　　　B. 心律失常
　　C. 室壁瘤　　　　　　D. 心力衰竭
　　E. 栓塞

210. 男性, 45 岁。因心前区剧痛 2 小时来急诊, 心电图检查结论为后壁心肌梗死。梗死图型应出现在下列哪些导联
　　A. $V_4\sim V_6$ 及 I, aVL　　B. $V_4\sim V_6$
　　C. I, aVL　　　　　　　　D. $V_1\sim V_3$
　　E. $V_7\sim V_8$

211. 男性, 49 岁。劳累后发作胸痛, 疑为心绞痛。其心电图依据是
　　A. 窦性心动过速
　　B. ST 段呈短暂的抬高形成单向曲线
　　C. ST 段下移, T 波低平, 双向, 倒置
　　D. T 波高大
　　E. 左室肥厚劳损

212. 男性, 57 岁。胸痛, 恶心, 呕吐, 血压 80/60mmHg, 心电图示急性心肌梗死, 发病已 8 天。以下哪种酶值还升高
　　A. CPK　　　　　　　　B. GPT
　　C. LDH　　　　　　　　D. GOT
　　E. γ-GT

213. 男性, 68 岁。查体: 心底部有舒张期吹气样杂音, 以胸骨右缘第二肋间最响, 血压 170/90mmHg。胸片示主动脉增宽、扭曲, 心影靴形。最可能的诊断是
　　A. 风湿性主动脉瓣关闭不全
　　B. 先心病, 二叶式主动脉瓣
　　C. 肺动脉高压, 主动脉瓣关闭不全
　　D. 主动脉粥样硬化, 主动脉瓣关闭不全
　　E. 高血压性心脏病

214. 女性, 50 岁。患心绞痛 2 年余, 因情绪激动突然发作比以前严重的胸痛, 疑为急性心肌梗死。以下哪项最有诊断价值
　　A. 血中肌红蛋白增高　　B. T 波明显倒置
　　C. Q 波大于同导联 R 波 1/5　D. ST 段明显下移
　　E. GPT 升高

215. 男性, 65 岁。高血压病史 10 年, 近半年经常半夜胸闷、胸痛。心电图: $V_1\sim V_3$ 导联 ST 段下移。诊断为
　　A. 早期左心衰　　　　　B. 变异型心绞痛
　　C. 食管裂孔疝　　　　　D. 卧位型心绞痛
　　E. 混合型心绞痛

216. 男性, 52 岁。原有劳累型心绞痛, 近 2 周来每于清晨 5 时发作, 疼痛持续时间较长入院。住院期间发作时心率 50 次/分, 早搏 4~5 次/分, 血压 95/60mmHg, 心电图 II、III、aVF 导联 ST 段抬高, 加用硝苯地平后未再发作。应用硝苯地平的机制是
　　A. 减慢心率, 降低心肌耗氧
　　B. 增快心率, 增加心排血量, 改善心肌供血
　　C. 提高血压, 改善心肌灌注
　　D. 缓解冠脉痉挛
　　E. 增快心率, 消除早搏

217. 男性, 70 岁。糖尿病 10 年, 以往无心悸, 胸痛史, 今日早餐后 1 小时, 突然胸闷明显, 面色苍白, 烦躁, 出汗恐惧感, 2 小时未缓解。查体: 心率 100 次/分, 血压 86/70mmHg。最可能诊断为
　　A. 变异型心绞痛　　　　B. 不典型心绞痛
　　C. 低血糖　　　　　　　D. 糖尿病酸中毒
　　E. 急性心肌梗死

218. 男性, 65 岁。因胸痛 10 小时来院急诊。心电图证实

为急性前壁心梗。下列哪项检查特异性最高

A. SGOT 增高

B. 血清 CPK – MB 增高

C. 血沉加快

D. 血清 CPK 增高

E. 血清 LDH 增高

219. 女性，62 岁。既往有高血压病史。突然呼吸困难，查心电图 V_1、V_2 呈 R > S，V_7、V_8 有 Q 波达 0.04 秒，CPK 200U。最可能诊断为

A. 高侧壁心肌梗死　　　B. 前壁心肌梗死

C. 肺梗死　　　D. 下壁心肌梗死

E. 正后壁心肌梗死

220. 女性，48 岁。胸痛部位在乳头外，为刺痛，发作数秒钟，含硝酸甘油 1 ~ 2 秒疼痛即消失。最可能诊断为

A. 心绞痛（不典型）　　　B. 变异型心绞痛

C. 心脏神经官能症　　　D. 稳定型心绞痛

E. 自发型心绞痛

221. 女性，50 岁。急性心肌梗死病人，病后 4 周，左肩强直，疼痛，活动受限。最可能的情况是

A. 乳头肌功能不全或断裂

B. 心脏破裂

C. 心室膨胀瘤

D. 肩手综合征

E. 梗死后综合征

222. 男性，64 岁。因急剧胸痛 8 小时入院，含服硝酸甘油效果不佳，血压 168/95mmHg，心率 110 次/分，伴偶发性室性期前收缩。心电图示胸导 T 波高尖。哪种治疗效佳

A. 口服美西律　　　B. 口服地尔硫䓬

C. 静脉滴注利多卡因　　　D. 口服卡托普利

E. 静脉滴注美托洛尔继以口服

223. 男性，50 岁。无明显劳累诱因突然胸痛，持续时间较久，拟诊变异型心绞痛。以下心电图哪项支持诊断

A. ST 段压低　　　B. T 波低平

C. 病理性 Q 波　　　D. T 波高耸

E. ST 段抬高

224. 男性，51 岁。急性前壁心肌梗死，起病第 2 天发生心房颤动。心室率 184 次/分，血压 84/60mmHg，气急发绀。宜首选哪项治疗措施

A. 静脉注射毛花苷丙

B. 静脉注射美托洛尔

C. 同步电击除颤

D. 静脉注射多巴酚丁胺

E. 静脉滴注胺碘酮

225. 男性，57 岁。血压 180/105mmHg，胸骨后反复疼痛 3 周，心率 128 次/分，伴房性早搏 8 次/分及短暂心房颤动。下述哪项治疗效果最佳

A. 口服尼群地平　　　B. 含服硝苯地平

C. 口服美托洛尔　　　D. 口服卡托普利

E. 口服硝酸甘油

226. 男性，55 岁。既往有冠心病病史，发生急性剧烈胸骨后疼痛，血 CPK 明显升高，颈静脉充盈，肝大，血压下降至 80/40mmHg。应诊断为

A. 冠心病心力衰竭型

B. 冠心病合并急性心包填塞

C. 急性右心梗死

D. 急性前壁心肌梗死伴泵衰竭

E. 急性心肌梗死并室间隔破裂

227. 女性，48 岁。间发心前区闷痛 1 个月，常夜间发作。发作时心电图 II、III、aVF 导联 ST 段上抬，考虑为冠心病心绞痛。缓解期治疗最好选用哪种药物

A. 异山梨酯　　　B. 普萘洛尔

C. 双嘧达莫　　　D. 戊四硝酯

E. 地尔硫

228. 男性，58 岁。3 小时前急起剧烈胸痛，大汗，尿量减少，脉细弱。PCWP 与左室舒张末期压力均明显升高。为早期进行冠脉再灌注，宜首选哪种方法

A. 链激酶溶栓治疗

B. 急诊冠脉旁路移植术

C. 大量输液补充血容量

D. 经皮腔内冠状动脉成形术

E. 主动脉内气囊反搏

229. 男性，44 岁。因胸骨后剧痛 5 小时来我院急诊，诊断为超急性心肌梗死入院。即作冠状动脉造影，显示左冠状动脉前降支中段阻塞。入院 10 小时突然死亡。本例超急期心梗心电图表现应为

A. T 波高耸　　　B. ST 段弓背样抬高

C. ST 段水平样压低　　　D. 病理性 Q 波

E. 多源性室速

230. 男性，65 岁。以往有劳力型心绞痛，长期服用硝酸甘油，病情尚稳定，近 1 月来胸痛又发作，部位于胸骨下段，且多发生在午睡时或晚间入睡后，服硝酸甘油无效，起床站立后可缓解。以往有胆结石史但从无发作。近 1 月胸痛发作原因应除外下列哪种可能性

A. 胆心综合征

B. 恶化型劳累性心绞痛

C. 自发性心绞痛

D. 不稳定型心绞痛

E. 食管裂孔疝

231. 男性，45岁。1年来反复发作胸骨后疼痛，发作和劳累关系不大，常在面迎冷风疾行时或凌晨5时发作。发作时含硝酸甘油可缓解。平时心电图示Ⅱ、Ⅲ、aVF导联ST段水平压低0.75mm。发作时心电图正常。最可能的诊断是

A. 劳力型心绞痛

B. 急性心肌梗死极早期

C. 变异型心绞痛

D. 心绞痛合并心包炎

E. 卧位型心绞痛

232. 男性，75岁。心绞痛发作持续4小时，含硝酸甘油无效。心电图示Ⅱ、Ⅲ、aVF导联呈弓背样抬高6mm，$V_{1~3}$导联ST段水平样压低4mm，偶发室性期前收缩1次，诊断为急性心肌梗死。最合适的处理是

A. 心电监护   B. 溶栓治疗

C. 静脉滴注吗啡   D. 静滴利多卡因

E. 静滴极化液

233. AMI时发生心室颤动，尽快采用

A. 同步直流电复律

B. 非同步直流电除颤

C. 心室抑制型按需起搏器临时起搏

D. 体外反搏术

E. 以上都不宜用

234. 房室传导阻滞发展到二度或三度时宜用

A. 非同步直流电除颤

B. 同步直流电复律

C. 体外反搏术

D. 心室抑制型按需起搏器临时起搏

E. 以上都不宜用

235. 室性心动过速药物疗效不满意时也应及早用

A. 非同步直流电除颤

B. 心室抑制型按需起搏器临时起搏

C. 同步直流电复律

D. 体外反搏术

E. 以上都不宜用

236. 心室率慢的心房颤动（半年以上）者宜用

A. 体外反搏术

B. 同步直流电复律

C. 心室抑制型按需起搏器临时起搏

D. 非同步直流电除颤

E. 以上都不宜用

237. 增高可持续1~3周的心肌梗死的实验室检查是

A. GPT   B. CPK

C. 白细胞计数   D. GOT

E. LDH

238. 增高后1~2周恢复正常的心肌梗死的实验室检查是

A. GOT   B. 白细胞计数

C. CPK   D. GPT

E. LDH

239. 增高3~6日降至正常的心肌梗死的实验室检查是

A. GOT   B. 白细胞计数

C. CPK   D. GPT

E. LDH

240. 心肌梗死起病6小时内增高的实验室检查是

A. GPT   B. 白细胞计数

C. GOT   D. CPK

E. LDH

241. 关于二尖瓣狭窄的病理、生理，叙述正确的是

A. 由于肺动脉压升高，从而使左房压升高

B. 右心衰竭使肺毛细血管淤血加重

C. 由于左房平均压升高，从而使肺静脉压及肺毛细血管压力升高

D. 肺小动脉收缩产生的肺动脉高压，吸氧后可升高

E. 右心受累与左房压无关

242. 二尖瓣狭窄最常见的早期症状是

A. 咯血   B. 头昏

C. 水肿   D. 呼吸困难

E. 体循环淤血

243. 发生急性肺水肿时，肺毛细血管压力多在

A. 30mmHg以上   B. 18~25mmHg

C. 25~30mmHg   D. 15~20mmHg

E. <15mmHg

244. 二尖瓣狭窄右室负荷加大时心电图可见

A. P波增宽>0.11s

B. PV_1双相波

C. 右束支传导阻滞或右室肥大

D. RV_5>2.5mV

E. 左束支传导阻滞

245. 正常二尖瓣口面积是

A. 2.0~4.0cm²   B. 1.0~1.5cm²

C. 1.5~2.0cm²   D. <1.0cm²

E. 4.0~6.0cm²

246. 二尖瓣关闭不全与二尖瓣脱垂的主要鉴别点是

A. 后者少见

B. 前者第一心音减弱

C. 前者第一心音增强

D. 前者心尖部有全收缩期杂音

E. 后者除收缩期杂音外，心尖区常有收缩中期喀喇音

247. 关于二尖瓣关闭不全的病理、生理，叙述正确的是

A. 由于二尖瓣反流使左房压迅速升高

B. 肺淤血及肺动脉高压发生较早

C. 病变主要影响左室，故左房无扩张

D. 左室衰竭发生较晚，发生后则进展迅速

E. 由于收缩期室壁张力较二尖瓣狭窄时大，故耗能也较多

248. 二尖瓣关闭不全时可有

A. 心尖区全收缩期杂音，并在吸气时明显增强

B. 心尖内侧的收缩期杂音，向主动脉瓣区传导

C. 心尖区第一心音亢进

D. 心尖区全收缩期杂音，并在呼气时增强

E. 常伴有肺动脉瓣相对关闭不全的杂音

249. 二尖瓣关闭不全 X 线检查的特征是

A. 左房扩大

B. 肺动脉段突出

C. 肺纹理增多

D. 左室收缩时左房反向膨出

E. 出现 Kerley 线

250. 二尖瓣关闭不全时后叶损害杂音的特点是

A. 音调高或粗糙　　　　B. 在呼气时增强

C. 传至胸骨左缘和心底部　D. 伴第一心音减弱

E. 伴第三心音

251. 以下哪项不是二尖瓣球囊成形术的适应证

A. 合并左房内血栓

B. 瓣叶轻度钙化

C. 外科分离术后再狭窄

D. 重度二尖瓣狭窄，心功能三级

E. 合并轻度二尖瓣关闭不全，超声左室 50mm

252. 风湿性心脏病中最易发生猝死的是

A. 二尖瓣狭窄　　　　　B. 二尖瓣关闭不全

C. 主动脉瓣关闭不全　　D. 主动脉瓣狭窄

E. 二尖瓣狭窄兼主动脉瓣关闭不全

253. 风湿性心脏病主动脉瓣狭窄时，以下哪项不正确

A. 左心室明显扩张

B. 主动脉瓣区第二心音减弱

C. 脉压小，脉搏细弱

D. 主动脉瓣区喷射性收缩期杂音

E. 可出现第四心音

254. 主动脉瓣狭窄引起心功能代偿反应最主要的是

A. 心率加快　　　　　　B. 回心血量增加

C. 左心室肥厚　　　　　D. 左室腔扩大

E. 肾滤过功能减低

255. 风心病联合瓣膜病最常侵犯的瓣膜是

A. 二尖瓣及主动脉瓣　　B. 三尖瓣及肺动脉瓣

C. 主动脉瓣及肺动脉瓣　D. 二尖瓣及三尖瓣

E. 二尖瓣及肺动脉瓣

256. 风湿性心瓣膜病中，最易导致心绞痛的类型是

A. 主动脉瓣狭窄　　　　B. 二尖瓣关闭不全

C. 三尖瓣狭窄　　　　　D. 二尖瓣狭窄

E. 主动脉瓣关闭不全

257. 主动脉瓣关闭不全引起的周围血管征是由于

A. 主动脉瓣反流　　　　B. 脉压增大

C. 左室增大　　　　　　D. 血压增高

E. 毛细血管扩张

258. Austin Flint 杂音的发生与以下哪项有关

A. 主动脉瓣狭窄　　　　B. 肺动脉高压

C. 左房巨大血栓形成　　D. 血流加速

E. 主动脉瓣关闭不全

259. 下列哪项可作为确诊主动脉瓣关闭不全的依据

A. 周围血管征

B. 心尖向左下移位呈抬举样搏动

C. 心尖区低调舒张期杂音

D. 苍白面容

E. 彩色多普勒主动脉瓣心室侧探及舒张期射流

260. 主动脉瓣关闭不全 X 线检查的特征是

A. 右室增大　　　　　　B. 心腰凸出

C. 肺门舞蹈　　　　　　D. "摇椅式"搏动

E. 上腔静脉增宽

261. 女性，23 岁。风心病、二尖瓣狭窄病史 5 年。本次因气急、咳嗽，咯粉红色泡沫痰 2 小时，拟诊急性肺水肿入院。根据上述表现，估测其肺血管病变程度及右心功能状况属于

A. 肺血管病变在晚期，右心功能代偿

B. 肺血管病变在早期，右心功能尚佳

C. 肺血管病变在早期，右心功能差

D. 肺血管病变在晚期，右心功能差

E. 肺血管无病变，右心功能差

262. 女性，25 岁。心悸气短 5 年，近 2 年加重。查体：心尖区听到舒张期隆隆样杂音，心律不齐。M 型超声心动图示：二尖瓣前叶曲线 EF 斜率降低，A 峰消失，后叶前向运动瓣叶增厚。其诊断为

A. 左房黏液瘤

B. 风心病、二尖瓣狭窄

C. 肥厚型梗阻性心肌病

D. 主动脉瓣关闭不全

E. 室间隔缺损

263. 男性，25 岁。心悸气短 6 年，近 2 周症状加重，伴下肢浮肿。查体：心界向两侧扩大，心尖部有隆隆样舒张中晚期杂音及收缩期 3/6 级吹风样杂音，胸骨左缘第 3 肋间有哈气样舒张期杂音，血压 145/50mmHg。最可能的诊断是

A. 二尖瓣关闭不全合并主动脉瓣关闭不全

B. 二尖瓣狭窄合并肺动脉瓣关闭不全

C. 二尖瓣狭窄合并二尖瓣关闭不全

D. 二尖瓣狭窄合并主动脉瓣关闭不全

E. 二尖瓣窄漏合并主动脉瓣关闭不全

264. 女性，45 岁。气短 8 年。查体：心率 108 次/分，节律不整，心脏杂音听不清。超声示：二尖瓣前叶曲线 EF 斜率降低，A 峰消失呈城垛样，后叶前向运动，心电图 f 波。诊断是

A. 二尖瓣狭窄合并心房颤动

B. 心肌病合并室性心动过速

C. 原因不明的心房颤动

D. 冠心病合并多源性室性期前收缩

E. 左房黏液瘤合并心房扑动

265. 风心病患者因心衰而使用地高辛 0.25mg，每日 2 次，共 10 天，同时并用氢氯噻嗪，出现心动过速，频发室性期前收缩，血钾 3.1mmol/L，正确处理是

A. 停用地高辛，点钾盐，静脉滴注苯妥英钠

B. 停用地高辛，加用毛花苷丙

C. 停用地高辛，加用利多卡因

D. 继续服用地高辛

E. 停用地高辛，静点钾盐

266. 女性，23 岁。心尖区可闻及收缩中晚期吹风样杂音及喀喇音。超声心动图可见：二尖瓣前叶 CD 段呈吊床样波形。最可能的诊断是

A. 主动脉瓣关闭不全　　B. 二尖瓣关闭不全

C. 主动脉瓣狭窄　　　　D. 二尖瓣狭窄

E. 二尖瓣脱垂

267. 风心病联合瓣膜病伴快速型心房颤动 3 年，地高辛治疗一个月后出现以下哪种情况，需立即停用洋地黄类药物

A. 心电图 ST 段呈斜形下移

B. 肺动脉瓣区舒张期吹风样杂音增强

C. 夜间尿量增多

D. 胸骨左缘 3～4 肋间出现收缩期吹风样杂音

E. 心率 56 次/分，节律规整

268. 风湿性心脏病二尖瓣狭窄与关闭不全病人，用地高辛治疗心力衰竭后基本得到控制。但发生室上性心

动过速伴室性期前收缩，心率 155 次/分，应及时

A. 停地高辛，改用毒毛花苷 K

B. 停地高辛，注射呋塞米

C. 电复律

D. 停地高辛，应用苯妥英钠

E. 减少地高辛用量，加用阿托品

269. 男性，36 岁。曾诊断为二尖瓣狭窄，但不能除外关闭不全。两者最主要的鉴别是：前者无下列哪项表现

A. 肺淤血　　　　　　B. 左房扩大

C. 心房颤动　　　　　D. 左室扩大

E. 肺动脉高压

270. 男性，32 岁。诊断为风心病二尖瓣关闭不全 5 年。心脏听诊不可能出现下列哪项体征

A. 心尖部第三心音

B. 心尖部第一心音亢进

C. 心尖部短促的舒张中期杂音

D. 心尖部收缩期杂音向胸骨左缘及心底部传导

E. 心尖部收缩期杂音向左腋下传导

271. 女性，25 岁。原有风湿性心瓣膜病主动脉瓣狭窄，近 2 周乏力不适，不发热。查体：皮肤有少数瘀点，主动脉瓣区有收缩期与舒张期杂音，脾可触及肿大。血红蛋白 80g/L。体征最符合下列哪项疾病

A. 先天性心脏病主动脉瓣病变

B. 贫血性心脏病

C. 风湿性心肌炎

D. 风湿性心脏病心力衰竭

E. 风湿性心脏病并发感染性心内膜炎

272. 男性，45 岁。气短 20 年，两年来常有胸骨后疼痛，胸骨右缘第二肋间可闻及 3 级收缩期喷射性杂音，该处可以触到收缩期震颤，胸骨左缘第 3 肋间有舒张期哈气样杂音。诊断是

A. 梅毒性心脏病　　　　B. 肺动脉瓣关闭不全

C. 肥厚型梗阻性心肌病　D. 冠心病合并心绞痛

E. 风湿性主动脉瓣狭窄合并关闭不全

273. 女性，20 岁。劳累后心悸，气短 5 年。查体：心尖部有抬举感，BP 120/50mmHg，肱动脉可及枪击音，股动脉处可闻及 Duroziez 杂音，X 线检查示左房、左室大。最可能的诊断是

A. 风心病，主动脉瓣关闭不全

B. 风心病，二尖瓣狭窄兼关闭不全

C. 风心病，二尖瓣狭窄合并主动脉瓣关闭不全

D. 风心病，二尖瓣狭窄

E. 扩张型心肌病

274. 女性，28 岁。既往有关节痛史，劳累后心悸，气短

3 年，下肢水肿 3 个月。X 线检查示左右心室扩大，左房增大，食管局限压迹，血压 130/50mmHg，有枪击音。最可能的诊断是

A. 风心病二尖瓣狭窄

B. 风心病二尖瓣狭窄兼关闭不全

C. 风心病主动脉瓣关闭不全

D. 风心病二尖瓣狭窄，主动脉瓣关闭不全

E. 心肌病

275. 男性，32 岁。心悸气短 12 年。查体：心尖部双期杂音，主动脉瓣区双期杂音，有水冲脉，枪击音。超声：二尖瓣前后叶增厚，主动脉瓣右、左冠瓣增厚，治疗最佳方案

A. 瓣膜扩张术   B. 闭式分离术

C. 瓣膜置换术   D. 瓣膜修补术

E. 心脏移植术

276. 女性，28 岁。风心病病史 10 年，心房颤动史 3 年，长期服用地高辛治疗。现停经 3 个月，诊为早孕。1 周来恶心，呕吐，纳差就诊。查体：心脏增大，心率 70 次/分，律不齐，心尖部第一心音减弱，可闻及 3/6 级收缩期杂音，向左腋下传导并可及舒张期杂音。胸骨左缘 2~4 肋间 2/6 级收缩期杂音，P_2 亢进。心电图示心房颤动（Af）、室性期前收缩（VPB）。本病例恶心、呕吐应考虑是哪种原因

A. 妊娠反应   B. 右心功能不全

C. 洋地黄中毒   D. 洋地黄不足

E. 低血钾

277. 男性，46 岁。风心病联合瓣膜病病史 10 年，近 5 年来经常因心衰住院治疗。查体：半卧位，颈静脉怒张，心界扩大，心率 140 次/分，心尖部奔马律，二尖瓣主动脉瓣双期杂音，左肺底湿啰音，右肺叩诊浊音，呼吸音消失，肝大，下肢水肿。X 线检查：右侧胸腔积液。本例肝肿大和肝病的肝肿大，最主要的鉴别点是

A. 两对半阴性   B. 转氨酶正常

C. 无黄疸   D. 血浆白蛋白正常

E. 静脉压增高

278. 女性，25 岁。风心病主动脉瓣狭窄，近 3 周来乏力不适就诊。查体：皮肤有少量瘀点，主动脉瓣区有收缩期和舒张期杂音，脾可触及。血红蛋白 80g/L。下列哪项实验室检查最有助于明确诊断

A. 血沉   B. 血细胞分类

C. C – 反应蛋白   D. 血培养

E. 抗 "O"

279. 男性，34 岁。原有风湿性心脏病病史 10 年，反复心衰，平时服用地高辛半片 Bid 及利尿剂，近日低热，纳差，周身酸痛伴气急入院。查体：半卧位，颈静脉充盈，心界扩大，心率 120 次/分，心尖部双期杂音，两肺底少量细湿啰音，肝大肋下两指。X 线检查示右侧少量胸水。本例考虑有心力衰竭加重，其诱因首先考虑

A. 呼吸道感染   B. 感染性心内膜炎

C. 洋地黄量不足   D. 风湿活动

E. 本身病变恶化

280. 男性，45 岁。风心病二尖瓣病病史 5 年。房颤半年，为纠正房颤来院。若左房内有异常回声，下列哪项正确

A. 复律前应用华法林治疗 2 周

B. 复律前、后应用华法林治疗各 2 周

C. 复律后应用华法林治疗 2 周

D. 复律前、后用阿司匹林和双嘧达莫 2 周

E. 不需治疗

281. 女性，32 岁。反复发热，体温在 37.5℃ ~ 38℃左右 1 个月，伴关节肌肉酸痛。查体：轻度贫血，心界不大，心率 90 次/分，心尖有收缩期吹风样杂音三级，诊断为风心病，二尖瓣关闭不全，发热待查。本例抗生素治疗后体温下降，症状改善。此时抗生素应用疗程是

A. 4 ~ 8 周

B. 2 周

C. 5 个月

D. 体温正常后 3 日可停用抗生素

E. 10 个月

282. 男性，28 岁。心悸气短 10 年，胸闷胸痛，活动中晕厥发作，下肢浮肿。查体：心脏大，心尖部舒张期杂音，胸骨左缘 3 肋间 3/6 收缩期杂音，肝大，下肢水肿。心电图示：Af。超声示：二尖瓣、主动脉瓣增厚，开放受限。若考虑外科治疗，以下哪项是最佳选择

A. 二尖瓣闭式分离，主动脉瓣置换

B. 二尖瓣置换，主动脉瓣扩张

C. 二尖瓣，主动脉瓣双瓣置换

D. 二尖瓣扩张，主动脉瓣置换

E. 单纯二尖瓣置换

283. 女性，40 岁。心悸气短 8 年，心前区疼痛，晕厥发作 1 年。查体：心尖部可及开瓣音及舒张期隆隆样杂音，胸骨左缘 3 肋间 3/6 收缩期杂音。X 线检查：左 2 弓突出，右侧双弧影。心电图示：$PtfV_1$ 异常，双峰 P，右室肥大。若考虑行球囊扩张术，下列哪项方案是正确的

A. 先扩二尖瓣，再扩主动脉瓣

B. 先扩主动脉瓣，其次扩二尖瓣

C. 先扩二尖瓣，择期扩主动脉瓣

D. 先扩主动脉瓣，择期扩二尖瓣

E. 主动脉瓣、二尖瓣同时扩

284. 女性，21 岁。排球运动员。近半年体力下降，活动后心悸气短，心前区不适。查体：身体细高，四肢细长，心脏较大，主动脉瓣区舒张期叹息样杂音，点头征（＋），周围血管征（＋），BP 110/40mmHg。超声：主动脉扩张。最可能的诊断是

A. 马方综合征

B. 感染性心膜炎

C. 先心病

D. 风心病，主动脉瓣关闭不全

E. 特发性升主动脉扩张

285. 男性，23 岁。心悸、气短 4 年，水肿 2 周。查体：BP 110/30mmHg，面色苍白，颈静脉怒张，心界大，心尖部双期杂音，肺动脉瓣区第 2 心音亢进，主动脉瓣区舒张期叹息样杂音，有水冲脉、枪击音。超声示：二尖瓣增厚，主动脉瓣关闭欠佳有反流。以下哪项措施不需要

A. ACEI 和 β 受体阻滞剂

B. 积极控制感染

C. 长期服用硝苯地平扩张动脉可使右室容量及重量减少

D. 预防风湿活动

E. 异丙基肾上腺素

286. 肺水肿可见

A. 肺毛细血管楔压 ＞30mmHg

B. 二尖瓣口面积 ≥2cm²

C. 二尖瓣口面积 ≤1.0cm²

D. 二尖瓣口面积（4~6）cm²

E. 肺毛细血管楔压 ＞20mmHg

287. 肺静脉压增高可见

A. 肺毛细血管楔压 ＞30mmHg

B. 二尖瓣口面积 ≥2cm²

C. 二尖瓣口面积 ≤1.0cm²

D. 二尖瓣口面积（4~6）cm²

E. 肺毛细血管楔压 ＞20mmHg

288. 二尖瓣重度狭窄可见

A. 二尖瓣口面积（4~6）cm²

B. 二尖瓣口面积 ≥2cm²

C. 肺毛细血管楔压 ＞30mmHg

D. 二尖瓣口面积 ≤1.0cm²

E. 肺毛细血管楔压 ＞20mmHg

289. 主动脉瓣关闭不全可见

A. 梨形心

B. 普大型心

C. 心室收缩时心房反向膨出

D. 左室增大，主动脉明显扩张

E. 心影正常或左室，左房轻度增大

290. 二尖瓣狭窄可见

A. 普大型心

B. 梨形心

C. 左室增大，主动脉明显扩张

D. 心室收缩时心房反向膨出

E. 心影正常或左室，左房轻度增大

291. 二尖瓣关闭不全可见

A. 心室收缩时心房反向膨出

B. 普大型心

C. 左室增大，主动脉明显扩张

D. 梨形心

E. 心影正常或左室、左房轻度增大

292. 主动脉瓣狭窄可见

A. 心室收缩时心房反向膨出

B. 普大型心

C. 左室增大，主动脉明显扩张

D. 梨形心

E. 心影正常或左室，左房轻度增大

293. 主动脉瓣狭窄可见

A. 胸骨右缘 2 肋间 3 级以上喷射性收缩期杂音

B. 心尖区全收缩期吹风样杂音

C. 胸骨左缘 3 肋间舒张早期哈气样杂音

D. 心尖区舒张中晚期隆隆样杂音

E. 胸骨左缘功能性收缩期杂音

294. 二尖瓣狭窄可见

A. 心尖区全收缩期吹风样杂音

B. 心尖区舒张中晚期隆隆样杂音

C. 胸骨左缘 3 肋间舒张早期哈气样杂音

D. 胸骨右缘 2 肋间 3 级以上喷射性收缩期杂音

E. 胸骨左缘功能性收缩期杂音

295. 肥厚型梗阻性心肌病可见

A. 胸骨右缘 2 肋间 3 级以上喷射性收缩期杂音

B. 心尖区全收缩期吹风样杂音

C. 胸骨左缘 3 肋间舒张早期哈气样杂音

D. 心尖区舒张中晚期隆隆样杂音

E. 胸骨左缘功能性收缩期杂音

296. 二尖瓣关闭不全可见

A. 心尖区舒张中晚期隆隆样杂音

B. 胸骨左缘 3 肋间舒张早期哈气样杂音

C. 心尖区全收缩期吹风样杂音

D. 胸骨右缘 2 肋间 3 级以上喷射性收缩期杂音

E. 胸骨左缘功能性收缩期杂音

297. 主动脉瓣关闭不全可见

A. 心尖区舒张中晚期隆隆样杂音

B. 心尖区全收缩期吹风样杂音

C. 胸骨右缘 2 肋间 3 级以上喷射性收缩期杂音

D. 胸骨左缘 3 肋间舒张早期哈气样杂音

E. 胸骨左缘功能性收缩期杂音

298. 动脉导管未闭可见

A. 收缩中、晚期喀喇音　　　B. Graham Steell 杂音

C. Austin Flint 杂音　　　D. 肝脏收缩期搏动

E. 胸骨左缘 2 肋间连续性机器样杂音

299. 梅毒性心脏病可见

A. 肝脏收缩期搏动

B. Graham Steell 杂音

C. 收缩中、晚期喀喇音

D. Austin Flint 杂音

E. 胸骨左缘 2 肋间连续性机器样杂音

300. 二尖瓣狭窄可见

A. 肝脏收缩期搏动

B. Austin Flint 杂音

C. Graham Steell 杂音

D. 收缩中、晚期喀喇音

E. 胸骨左缘 2 肋间连续性机器样杂音

301. 二尖瓣脱垂可见

A. 收缩中、晚期喀喇音　　　B. Graham Steell 杂音

C. Austin Flint 杂音　　　D. 肝脏收缩期搏动

E. 胸骨左缘 2 肋间连续性机器样杂音

302. 脉压增大时可出现

A. 水冲脉　　　　　　　　B. 奇脉

C. 交替脉　　　　　　　　D. 重搏脉

E. 短绌脉

303. 左室功能不全可出现

A. 重搏脉　　　　　　　　B. 奇脉

C. 水冲脉　　　　　　　　D. 交替脉

E. 短绌脉

304. 心包填塞可出现

A. 重搏脉　　　　　　　　B. 交替脉

C. 奇脉　　　　　　　　　D. 水冲脉

E. 短绌脉

305. 风湿热可以有

A. 病理性 Q 波　　　　　　B. 脾肿大

C. 颜面蝶形红斑　　　　　D. 血清 GOT 增高

E. 抗 "O" 升高

306. 肥厚型梗阻性心肌病左室流出道狭窄的主要病理基础是

A. 心室内有附壁血栓

B. 室壁心肌普遍增生肥厚

C. 二尖瓣收缩期前向运动

D. 心肌弥漫性结缔组织增生

E. 非对称性室间隔肥厚

307. 关于肥厚型梗阻性心肌病胸骨左缘的收缩期杂音变化，下列哪项是正确的

A. 左室流出道狭窄加重时减轻

B. 屏气时减轻

C. 增加心肌收缩力时减轻

D. 左室容积减少时增强

E. 下蹲时增强

308. 肥厚型梗阻性心肌病人导管检查，具有诊断意义的是

A. Janeways 现象阳性　　　B. Roth 试验阳性

C. Brockenbrough 现象阳性　　D. Raynaud 现象阳性

E. Buerger 现象阳性

309. 下列哪项药物可使肥厚型梗阻性心肌病杂音减弱

A. 亚硝酸异戊酯　　　　　B. 地高辛

C. 异丙肾上腺素　　　　　D. 硝酸甘油

E. 普萘洛尔

310. 关于肥厚型心肌病的超声所见，哪项是错误的

A. 室间隔非对称性肥厚

B. 舒张期室间隔厚度与左室后壁之比大于或等于 1.3：1

C. 二尖瓣前叶收缩期向前方运动

D. 梗阻性可见室间隔流出道向右室突出

E. 收缩期主动脉瓣呈半闭锁状态

311. 扩张型心肌病的最主要特征是

A. 心肌舒张期泵功能衰竭

B. 心肌收缩期泵功能衰竭

C. 呼吸困难

D. 附壁血栓

E. 心房纤颤

312. 关于扩张型心肌病的病因，最主要的是

A. 细菌感染　　　　　　　B. 代谢异常

C. 中毒　　　　　　　　　D. 遗传因素

E. 病毒感染

313. 扩张型心肌病的病理改变是

A. 心肌细胞肥大，排列紊乱

B. 心肌细胞溶解，间质水肿，单核细胞浸润

C. 心肌细胞坏死，呈灶状分布

D. 心肌细胞肥大，变性纤维化

E. 心肌细胞变性，心内膜纤维性增厚

314. 扩张型心肌病的主要体征是
   A. 呼吸困难　　　　　　　　B. 心房纤颤
   C. 第三心音奔马律　　　　　D. 第三心音
   E. 心脏扩大

315. 扩张型心肌病的彻底治疗方法是
   A. 药物治疗及休息，低盐饮食
   B. 休息及使用血管扩张剂
   C. 强心剂
   D. 安装 DDD 型起搏器
   E. 心脏移植术

316. 下列哪项疾病属于特异性心肌病
   A. 甲亢性心肌病　　　　　　B. 肥厚型心肌病
   C. 限制型心肌病　　　　　　D. 扩张型心肌病
   E. 肥厚型梗阻性心肌病

317. 心肌炎急性期能确诊的检查是
   A. 血清检查　　　　　　　　B. 心肌活检
   C. 心电图检查　　　　　　　D. 超声心动图检查
   E. 心肌放射性核素显像法

318. 心肌疾病病毒感染的阳性指标是
   A. 发病后 4 周两次血清的抗体滴度有 4 倍增高
   B. 发病后 3 周间两次血清的抗体滴定度有 4 倍增高
   C. 发病后 2 周间两次血清的抗体滴定度有 4 倍增高
   D. 发病后 3 周两次血清的抗体滴定度有 2 倍增高
   E. 发病后 4 周间两次血清的抗体滴定度有 2 倍增高

319. 心肌炎在下列哪种情况下可试用糖皮质激素
   A. 房室传导阻滞　　　　　　B. 病理性 Q 波
   C. 血沉加快　　　　　　　　D. ST – T 段改变
   E. 发热

320. 心肌炎在下列哪种情况下不主张试用糖皮质固醇类药物
   A. 难治性心力衰竭　　　　　B. 房室传导阻滞
   C. 室性期前收缩　　　　　　D. 重症病人
   E. 有自体免疫因子

321. 关于心肌炎的预后，错误的是
   A. 多数可以治愈
   B. 急性心肌炎的预后差
   C. 可在短时间内急剧恶化或死亡
   D. 可能转为心肌病
   E. 可出现心功能失代偿

322. 每日饮纯乙醇量超过多少持续 10 年以上应考虑诊断乙醇性心肌病
   A. 115ml　　　　　　　　　B. 100ml
   C. 110ml　　　　　　　　　D. 90ml

E. 125ml

323. 体循环或肺循环出现栓塞频率较高的是
   A. 围生期心肌病　　　　　　B. 肥厚型心肌病
   C. 扩张型心肌病　　　　　　D. 乙醇性心肌病
   E. 病毒性心肌炎

324. 女性产后多长时间出现心肌病改变称为围生期心肌病
   A. 2 ~ 20 周　　　　　　　　B. 2 ~ 10 周
   C. 4 ~ 8 周　　　　　　　　D. 1 ~ 10 周
   E. 4 ~ 20 周

325. Fiedler 心肌炎的病因是
   A. CoxsackieB 病毒感染　　　B. 真菌感染
   C. 原虫感染　　　　　　　　D. 细菌感染
   E. 立克次体感染

326. 男性，35 岁。心悸气短 1 年，下肢浮肿 3 月。查体：BP 90/60mmHg，颈静脉怒张，心界向两侧扩大。第一心音减弱，心尖部闻及 2 级收缩期吹风样杂音。移动性浊音阳性，肝大。心电图示左束支传导阻滞。最可能的诊断是
   A. 扩张型心肌病　　　　　　B. 心肌炎
   C. 风心病二尖瓣关闭不全　　D. 冠心病
   E. 心包积液

327. 男性，30 岁。活动后心悸气短 3 年，腹胀，浮肿 1 月。查体：心界扩大，心尖部舒张期奔马律，心音低钝。心电图：低电压，多发多源室性期前收缩。超声：左室内径 64mm，呈大心腔小瓣口征，室壁运动减弱。诊断是
   A. 风心病联合瓣膜病
   B. 冠心病心律失常心衰
   C. 心包积液
   D. 扩张型心肌病
   E. 先心病房间隔缺损

328. 女性，36 岁。心悸气短 2 年，夜间喘憋半年，下肢水肿 3 个月。查体：心脏大，心音低钝，肝大，下肢水肿。X 线检查：心影明显增大，心胸比率 > 60%，肺淤血。心电图示 V_1、V_2、V_3 病理性 Q 波，低电压，ST – T 段改变。以下检查最有意义的是
   A. 超声心动图　　　　　　　B. 脑 CT
   C. 心脏 ECT　　　　　　　　D. 脑电图
   E. 食管钡透

329. 女性，34 岁。2 年前诊为扩张型心肌病，一直口服药物治疗，症状改善不明显。以下哪种方法可以优先考虑
   A. 搭桥术或穿孔，灌注术

B. 主动脉内球囊反搏

C. 心脏移植

D. 外科手术修补

E. 双腔起搏器

330. 男性，30 岁。诊断为慢性克山病。频繁室速、室颤发作，电复律多次，活动能力丧失。预期存活时间半年至 1 年，应考虑哪项治疗措施

A. 单腔 VVI 起搏器 　　　 B. 双腔 DDD 起搏器

C. 单腔 AAI 起搏器 　　　 D. 安置除颤式起搏器

E. 心脏移植

331. 男性，28 岁。活动后心悸气短，胸闷乏力 3 年，1 年前于活动中晕厥，以后发作 3 次，查体：胸骨左缘 3 肋间 3/6 收缩期杂音。X 线检查示心影轻度增大。心电图示 Ⅱ、Ⅲ、aVF 有 Q 波。超声：室间隔 18mm。诊断是

A. 肥厚型梗阻性心肌病 　 B. 心包炎

C. 心肌梗死 　　　　　　 D. 心肌炎

E. 先心病，室缺

332. 男性，26 岁。心悸气短，胸闷晕厥。查体：胸左缘 3 肋间 3/6 收缩期杂音。超声：室间隔左室流出道处肥厚。该杂音在应用以下哪种药物时会增强

A. 普萘洛尔 　　　　　　 B. 卡托普利

C. 硝酸甘油 　　　　　　 D. 呋塞米

E. 硝苯地平

333. 男性，42 岁。心悸气短，有时心前区疼痛。查体：胸骨左缘 3 肋间粗糙喷射样收缩期杂音。心电图：V$_{1 \sim 3}$ 导联 T 波倒置。超声：室间隔肥厚。该患者易发生

A. 猝死 　　　　　　　　 B. 心包缩窄

C. 感染性心内膜炎 　　　 D. 心脏破裂

E. 脑栓塞

334. 男性，42 岁。心悸、气短、胸闷、胸痛不适 5 年，心前区收缩期杂音。超声：室间隔肥厚。心电图见异常 Q 波。以下超声所见中正确的是

A. SAM 征 　　　　　　　 B. 城垛征

C. 蛙泳征 　　　　　　　 D. 鼓帆征

E. 钻石征

335. 男性，32 岁。诊断为肥厚型心肌病。以下哪项药物是正确选择

A. 地高辛 　　　　　　　 B. 硝酸甘油

C. 普萘洛尔 　　　　　　 D. 阿托品

E. 异丙肾上腺素

336. 男性，16 岁。着凉感冒后心悸气短，乏力，食欲不振。查体：心率快，心律不齐，心音低钝，肝大。

心电图：ST 段抬高。X 线检查：心影轻大。经治疗无好转，出现阿－斯发作电复律转复，可能的诊断是

A. 急性心梗

B. 重症心肌炎

C. 急性心包炎

D. 急性感染性心内膜炎

E. 急性克山病

337. 男性，18 岁。3 周前感冒后出现心悸、气短、胸闷、纳减。查体：心音低钝心律不齐。心电图：频发房室性期前收缩。血清病毒中和抗体阳性。以下哪项正确

A. 3 周间两次血清滴定度 4 倍增高

B. 2 周间两次血清滴定度 2 倍增高

C. 3 周间两次血清滴定度 3 倍增高

D. 1 周间两次血清滴定度 1 倍增高

E. 4 周间两次血清滴定度 4 倍增高

338. 女性，22 岁。3 周前感冒发烧后心悸、胸闷不适，近日出现呼吸困难，水肿。查体：心律不齐。心电图示：频发室性期前收缩。为进一步明确诊断，下列哪项检查应积极考虑

A. 冠脉造影 　　　　　　 B. 心肌断层显像

C. 心脏电生理检查 　　　 D. 心肌活检

E. 24 小时 Holter

339. 女性，30 岁。诊断为急性心肌炎。下列治疗中哪项不需要

A. 安静卧床补充营养

B. 纠正心律失常，稳定心功能

C. 改善心肌代谢

D. 大剂量抗排斥反应药物

E. 利尿剂、扩血管剂

340. 女性，32 岁。急性心肌炎后 1 月，本人及家属询问该病的预后。正确的回答是

A. 大部分预后良好 　　　 B. 大多数需心脏移植

C. 少部分预后良好 　　　 D. 大多数预后不良

E. 需紧急安置起搏器

341. 男性，34 岁。气短、少尿 1 周。查体：半坐位，全心扩大，心率 134 次/分，心音低钝，心尖部 2/6 收缩期吹风样杂音，两肺湿啰音，肝大，腹水征（＋）。全心扩大，室壁运动明显减弱。右心衰竭和心包积液最可靠的鉴别点是

A. 奇脉 　　　　　　　　 B. 肝颈回流征阳性

C. 大量腹水 　　　　　　 D. 静脉压增高

E. 全心扩大

342. 男性，48 岁。劳力后心悸气短 12 年，反复下肢水肿

半年，饮酒史 20 年 300ml/d 以上。查体：颈静脉怒张，心界向两侧扩大，心率快，心音低钝，心尖部 2/6 SM，三尖瓣区 2/6 SM，两肺细小水泡音。心电图：左束支完全性传导阻滞，低电压，ST-T 段改变。最可能的诊断是

A. 缺血性心脏病　　　　B. 慢性心肌炎

C. 扩张型心肌病　　　　D. 乙醇性心肌病

E. 风湿性心脏病

343. 男性，43 岁。活动后胸痛 3 年，曾诊为肥厚型心肌病，要求明确诊断。下列哪项不可能是肥厚型梗阻性心肌病的表现

A. 心尖部可闻及收缩期杂音

B. 病理性 Q 波

C. 晕厥

D. 心绞痛

E. 含服硝酸甘油后胸骨左下缘收缩期杂音减轻

344. 男性，68 岁。心悸气短，腹痛下肢浮肿 2 周入院，诊断为扩张型心肌病，心功不全。此时应首先采取哪项措施

A. 电复律　　　　　　　B. 维拉帕米静脉注射

C. 食管调搏　　　　　　D. 利多卡因静滴

E. 静滴氯化钾

345. 男性，54 岁。胸闷，劳累后胸痛 4 年，疑诊肥厚型心肌病来诊。下列哪项有助于区别肥厚型梗阻性心肌病和陈旧性心肌梗死

A. 心前区杂音可受药物和动作影响

B. 心电图有病理性 Q 波

C. 左室肥厚

D. 劳力后心绞痛

E. 晚电位检查阳性

346. 女性，30 岁。活动后心悸气短 2 年，夜间阵发性呼吸困难，乏力。查体：心界轻大，心尖部奔马律，2/6 SM，肝大，双下肢浮肿。超声：可见大心腔小瓣口征，心电图 ST-T 段改变。该患者应考虑下列哪项措施

A. 冠脉支架术

B. DDD 起搏器

C. 射频消融术

D. 主动脉内气囊反搏术

E. 心脏移植术

347. 男性，17 岁。着凉感冒后胸闷气短，恶心呕吐，心悸，乏力，低热。查体：T 38.1℃，心率快，BP 80/60mmHg，心音低钝。心肌酶升高。心电图：ST 段抬高，低电压。该患者可能的诊断是

A. 急性风湿性心肌炎　　B. 败血症

C. 急性重症心肌炎　　　　D. 急性心包炎

E. 急性克山病

348. 女性，23 岁。1 个月前感冒后心悸胸闷，乏力纳减，低热盗汗。查体：心界不大，心音低，心率快，心律不齐。心电图示：室早，短阵室速。该患者可能的诊断是

A. 感染性心内膜炎　　　　B. 急性心包炎

C. 急性心肌梗死　　　　　D. 急性风湿性心脏病

E. 急性病毒性心肌炎

349. 女性，23 岁。诊断急性病毒性心肌炎，心律失常，Ⅲ度 AVB。对于Ⅲ度 AVB 的解释是

A. 有可能恢复　　　　　B. 能够恢复

C. 有可能不恢复　　　　D. 不能恢复

E. 需要治疗观察

350. 高血压性心脏病可见

A. 奇脉

B. 心功能不全控制后，心脏杂音增强

C. 使用硝酸甘油后，心脏杂音增强

D. 心功能不全控制后，心脏杂音减弱

E. 交替脉

351. 扩张型心肌病可见

A. 心功能不全控制后，心脏杂音减弱

B. 使用硝酸甘油后，心脏杂音增强

C. 心功能不全控制后，心脏杂音增强

D. 奇脉

E. 交替脉

352. 限制型心肌病可见

A. 奇脉

B. 心功能不全控制后，心脏杂音增强

C. 使用硝酸甘油后，心脏杂音增强

D. 心功能不全控制后，心脏杂音减弱

E. 交替脉

353. 风湿性心脏病可见

A. 心功能不全控制后，心脏杂音增强

B. 心功能不全控制后，心脏杂音减弱

C. 使用硝酸甘油后，心脏杂音增强

D. 奇脉

E. 交替脉

354. 肥厚型梗阻性心肌病可见

A. 心功能不全控制后，心脏杂音减弱

B. 心功能不全控制后，心脏杂音增强

C. 奇脉

D. 使用硝酸甘油后，心脏杂音增强

E. 交替脉

355. 肥厚型心肌病可见
   A. 心肌细胞肥大，变性纤维化
   B. 心肌细胞溶解，间质水肿，单核细胞浸润
   C. 心肌细胞肥大，形态特异，排列紊乱
   D. 心肌细胞及间质水肿，纤维化，线粒体变性
   E. 心肌变性呈弥漫性，坏死呈灶状分布

356. 扩张型心肌病可见
   A. 心肌细胞肥大，形态特异，排列紊乱
   B. 心肌细胞肥大，变性纤维化
   C. 心肌细胞溶解，间质水肿，单核细胞浸润
   D. 心肌细胞及间质水肿，纤维化，线粒体变性
   E. 心肌变性呈弥漫性，坏死呈灶状分布

357. 乙醇性心肌病可见
   A. 心肌细胞及间质水肿，纤维化，线粒体变性
   B. 心肌细胞肥大，形态特异，排列紊乱
   C. 心肌细胞溶解，间质水肿，单核细胞浸润
   D. 心肌细胞肥大，变性纤维化
   E. 心肌变性呈弥漫性，坏死呈灶状分布

358. 感染性心肌炎可见
   A. 心肌细胞肥大，变性纤维化
   B. 心肌细胞肥大，形态特异，排列紊乱
   C. 心肌细胞及间质水肿，纤维化，线粒体变性
   D. 心肌细胞溶解，间质水肿，单核细胞浸润
   E. 心肌变性呈弥漫性，坏死呈灶状分布

359. 克山病可见
   A. 心肌细胞及间质水肿，纤维化，线粒体变性
   B. 心肌细胞肥大，形态特异，排列紊乱
   C. 心肌细胞溶解，间质水肿，单核细胞浸润
   D. 心肌细胞肥大，变性纤维化
   E. 心肌变性呈弥漫性，坏死呈灶状分布

360. 蛙泳征见于
   A. 二尖瓣脱垂
   B. 二尖瓣狭窄
   C. 肥厚型心肌病
   D. 大量心包积液
   E. 扩张型心肌病

361. 鼓帆征见于
   A. 二尖瓣脱垂
   B. 大量心包积液
   C. 二尖瓣狭窄
   D. 肥厚型心肌病
   E. 扩张型心肌病

362. 钻石征见于
   A. 肥厚型心肌病
   B. 二尖瓣狭窄
   C. 大量心包积液
   D. 二尖瓣脱垂
   E. 扩张型心肌病

363. SAM征见于
   A. 肥厚型心肌病
   B. 二尖瓣狭窄

   C. 大量心包积液
   D. 二尖瓣脱垂
   E. 扩张型心肌病

364. 吊床征见于
   A. 二尖瓣狭窄
   B. 二尖瓣脱垂
   C. 大量心包积液
   D. 肥厚型心肌病
   E. 扩张型心肌病

365. 抗"O" >800U，见于
   A. 感染性心内膜炎
   B. 急性病毒性心肌炎
   C. 红斑狼疮
   D. 急性风湿热
   E. 肥厚型心肌病

366. 血清病毒中和抗体 >4倍，见于
   A. 感染性心内膜炎
   B. 急性风湿热
   C. 急性病毒性心肌炎
   D. 红斑狼疮
   E. 肥厚型心肌病

367. 遗传因素起主要作用的是
   A. 红斑狼疮
   B. 急性病毒性心肌炎
   C. 急性风湿热
   D. 感染性心内膜炎
   E. 肥厚型心肌病

368. 免疫指标阳性的是
   A. 红斑狼疮
   B. 急性病毒性心肌炎
   C. 急性风湿热
   D. 感染性心内膜炎
   E. 肥厚型心肌病

369. 血培养细菌阳性的是
   A. 急性病毒性心肌炎
   B. 感染性心内膜炎
   C. 急性风湿热
   D. 红斑狼疮
   E. 肥厚型心肌病

370. 室缺可见
   A. 超声心动二尖瓣EF斜率下降
   B. 超声心动 IVS：LVPW = 1.5：1
   C. 超声心动出现右室前壁以及房室沟处无反射区
   D. 超声心动左室径65mm
   E. 超声心动室间隔连续中断

371. 扩张型心肌病可见
   A. 超声心动 IVS：LVPW = 1.5：1
   B. 超声心动左室径65mm
   C. 超声心动出现右室前壁以及房室沟处无反射区
   D. 超声心动二尖瓣EF斜率下降
   E. 超声心动室间隔连续中断

372. 心包积液可见
   A. 超声心动左室径65mm
   B. 超声心动 IVS：LVPW = 1.5：1
   C. 超声心动二尖瓣EF斜率下降
   D. 超声心动出现右室前壁以及房室沟处无反射区
   E. 超声心动室间隔连续中断

373. 二尖瓣狭窄可见
 A. 超声心动二尖瓣 EF 斜率下降
 B. 超声心动 IVS：LVPW = 1.5：1
 C. 超声心动出现右室前壁以及房室沟处无反射区
 D. 超声心动左室径 65mm
 E. 超声心动室间隔连续中断

374. 肥厚型心肌病可见
 A. 超声心动左室径 65mm
 B. 超声心动出现右室前壁以及房室沟处无反射区
 C. 超声心动 IVS：LVPW = 1.5：1
 D. 超声心动二尖瓣 EF 斜率下降
 E. 超声心动室间隔连续中断

375. 我国目前最常见的急性心包炎的病因是
 A. 化脓性   B. 真菌性
 C. 结核性   D. 放射性
 E. 风湿性

376. 缩窄性心包炎最常见的临床表现是
 A. 胸前区疼痛，干咳
 B. 微热，盗汗
 C. 呼吸困难，心浊音界扩大
 D. 颈静脉怒张，肝大，腹水
 E. 血沉增快

377. 急性心脏压塞的主要特征
 A. 颈静脉怒张   B. 听诊心音减弱
 C. Beck 三联征   D. 触诊脉搏减弱
 E. 收缩期血压下降，舒张压不变

378. 诊断急性心包炎最具特征的体征是
 A. 心界随体位改变 B. 心音减弱
 C. 奇脉   D. 心包摩擦音
 E. 体循环淤血征

379. 急性心包炎心电图变化，ST 段抬高最多见的是
 A. 急性非特异性心包炎 B. 结核性
 C. 真菌性   D. 化脓性
 E. 肿瘤性

380. 缩窄性心包炎时，下述错误的是
 A. 收缩压较低   B. 静脉压升高
 C. 心排血量减少   D. 颈静脉怒张
 E. 脉压增大

381. 下列哪一项是纤维蛋白性心包炎的典型体征
 A. 心包摩擦音   B. 奇脉
 C. 心界扩大   D. Ewart 征
 E. Kussmaul 征

382. 不符合急性心包炎的心电图变化是
 A. 电交替

 B. T 波平坦或倒置
 C. QRS 波呈低电压
 D. 弓背向下型 ST 段抬高
 E. 弓背向上型 ST 段抬高

383. 男性，79 岁。原有慢性支气管炎，肺气肿及慢性肝病史。本次因气急，腹胀，下肢水肿入院检查，疑有心包疾患，查体发现有腹水。下列结果哪项最支持心包疾病引起的腹水
 A. 颈静脉怒张   B. 下肢水肿
 C. 心界叩诊不扩大 D. 肝颈回流征（＋）
 E. 肝肿大

384. 男性，44 岁。因气急伴腹胀半年，近一周症状加重入院。查体：气急，半卧位，颈静脉怒张，心界不大，心尖搏动不明显。心率 100 次/分，律齐。心音低钝，各瓣膜区无杂音。两肺底有少量啰音。腹膨隆，肝肋下 4 指，有压痛，肝颈回流征阳性。腹水征（＋），下肢不肿，血压 95/80mmHg。心电图示低电压胸导 T 波低平。最可能的诊断是
 A. 缩窄性心包炎 B. 扩张型心肌病
 C. 限制型心肌病 D. 肝硬化腹水
 E. 慢性心包炎

385. 男性，46 岁。因心脏进行性扩大 6 年，曾住院诊断为扩张型心肌病，本次因气急加重，水肿明显 1 周来诊，门诊检查后疑有大量心包积液。下列哪项最支持此诊断
 A. 心电图示肢导联低电压
 B. 吸气时收缩压较呼气时降低 20mmHg
 C. 心音弱
 D. 心界向两侧扩大
 E. 颈静脉怒张

386. 男性，18 岁。不慎被车床击伤左胸部来急诊。检查时高度怀疑有心包积血。此时可能出现下列哪种脉搏
 A. 短绌脉   B. 交替脉
 C. 水冲脉   D. 奇脉
 E. 细脉

387. 男性，22 岁。胸痛，同时伴发热，气急，心界明显扩大，心尖搏动位于心浊音界左缘内侧约 2cm，肝肋下 5cm，心电图示窦性心动过速，低电压。最可能的诊断是
 A. 急性心肌梗死 B. 感染性心内膜炎
 C. 急性心包炎   D. 扩张型心肌病
 E. 病毒性心肌炎

388. 男性，38 岁。半月来发热，乏力就诊。无胸痛与关节痛。查体：颈静脉充盈，心界向两侧扩大，心音

遥远，心率 103 次/分，肝大。实验室检查：白细胞计数 $10 \times 10^9/L$，血沉 25mm/h。B 超检查为心包积液。心包穿刺抽出 800ml 浅草黄色液体。光镜检查：白细胞 $0.4 \times 10^9/L$（$400/mm^3$），中性 40%，淋巴 60%，涂片未见结核杆菌或其他细菌。本例心包炎的病因以哪项可能性最大

A. 结核性
B. 风湿性
C. 化脓性
D. 急性非特异性
E. 阿米巴性

389. 女性，23 岁。诉发热伴心前区隐痛数日，吸气时疼痛。查体：体温 39.2℃，血压 107/78mmHg。心率 110 次/分。心电图示：ST 段抬高。入院后第 3 天测静脉压 $28cmH_2O$。最可能的诊断是

A. 急性心包炎
B. 急性心肌梗死
C. 肺梗死
D. 肺炎
E. 急性胸膜炎

390. 女性，23 岁。胸部隐痛 5 日，伴低热，气促。查体：心界明显扩大，心尖搏动位于心浊音界内 2cm，肝于肋下 5cm。心电图示窦性心动过速，低电压，广泛性 T 波低平。本例最可能的诊断为

A. 病毒性心肌炎
B. 感染性心内膜炎
C. 扩张型心肌病
D. 急性心包炎
E. 风湿性心肌炎

391. 男性，16 岁。在体检时发现高血压来门诊检查，拟诊为主动脉缩窄。下列哪项结果支持此诊断

A. 上肢血压 180/100mmHg，下肢血压 195/105mmHg
B. 上肢血压 105/83mmHg，下肢血压 150/90mmHg
C. 上肢血压 105/83mmHg，下肢血压 142/90mmHg
D. 左、右上肢血压相同为 110/75mmHg
E. 上肢血压 160/100mmHg，下肢血压 130/82mmHg

392. 男性，45 岁。心前区持续性疼痛 1 周。查体：重病容，体温 38.8℃，血压 100/70mmHg，颈静脉怒张，心界向两侧扩大，心率 120 次/分，心音弱，心律整，无杂音。心电图 Ⅰ、Ⅱ、Ⅲ、avF、avR、V_1 至 V_5 导联，ST 段弓背向下抬高，T 波倒置。最可能的诊断是

A. 急性肺动脉栓塞
B. 急性下壁兼广泛前壁心肌梗死
C. 中间综合征
D. 变异型心绞痛
E. 急性心包炎

393. 女性，36 岁。低热伴胸闷、气急 3 周入院，经检查拟诊心包积液。下列哪一项体征与心包积液不符

A. 心音遥远
B. 心脏向左、右扩大
C. 肝肿大有压痛
D. 奇脉

E. 心尖搏动弥散

394. 男性，30 岁。1 月来发热伴心悸、气急来诊。超声心动图示左室后壁和右心室前壁有 2.5cm～3cm 液性暗区。此时查体，下列哪项体征是不会存在的

A. 心绝对浊音界向两侧增大
B. 背部左肩胛下角呈浊音，语颤增强
C. 吸气时脉搏增强
D. 胸骨右缘第 3～6 肋间叩诊呈实音
E. 腹部移动性浊音阳性

395. 男性，34 岁。劳累后气急 1 年，近 2 月来乏力、纳差伴腹胀就诊。查体：颈静脉充盈显著，心界轻度增大，心率 100 次/分，律齐，可闻及舒张早期额外心音。两肺呼吸音清，肝因大量腹水未能扪清，下肢水肿。X 线检查示右侧胸腔轻至中度积液，心影呈三角形，搏动减弱，左、右心缘平直，未见心包钙化影。本例测量血压时，发现吸气时血压下降 30mmHg。此现象可见于下列疾患，除了

A. 严重肺气肿
B. 大量胸腔积液
C. 支气管哮喘
D. 心包缩窄
E. 右心衰竭

396. 男性，25 岁。主诉心前区疼痛 2 小时，向左肩放射，吸气时疼痛加重，坐位时减轻，伴有畏寒，发热就诊。查体：血压 105/75mmHg，体温 38℃，心率 110 次/分，规则，心脏无杂音，两肺未见异常，有血吸虫病史。心电图示除 avR 与 V_1 外各导联 ST 段抬高。最可能的诊断是

A. 肺梗死
B. 心肌梗死
C. 心肌梗死伴继发性心包炎
D. 心包炎
E. 心肌炎

397. 皮肤有环形红斑，抗"O" 800 单位以上，诊断为

A. 结核性心包炎
B. 风湿性心包炎
C. 化脓性心包炎
D. 急性非特异性心包炎
E. 尿毒症性心包炎

398. 有上呼吸道感染史，胸痛，呼吸时加重，心电图 ST 段弓背向下型抬高，诊断为

A. 急性非特异性心包炎
B. 结核性心包炎
C. 化脓性心包炎
D. 风湿性心包炎
E. 尿毒症性心包炎

399. 心包腔内大量血性积液，OT 试验阳性，诊断为

A. 风湿性心包炎
B. 化脓性心包炎

C. 结核性心包炎

D. 急性非特异性心包炎

E. 尿毒症性心包炎

*400. 男性，32岁。活动后心悸、气促3年。查体：心率90次/分，律齐，肺动脉瓣第一心音亢进并固定分裂，胸骨左缘第2～3肋间可闻及2/6级收缩期喷射样杂音。X线检查显示肺血流增多，肺动脉段增宽，肺门舞蹈，心前间隙变窄。心电图示不完全右束支传导阻滞，右心室肥大。超声心动图示右心房、右心室增大。该病的诊断是

A. 肺动脉瓣狭窄　　B. 直背综合征

C. 室间隔缺损　　　D. 房间隔缺损

E. 主动脉瓣狭窄

*401. 埃勃斯坦畸形是指

A. 先天性二叶主动脉瓣

B. 先天性三尖瓣下移畸形

C. 主动脉窦动脉瘤

D. 先天性主动脉缩窄

E. 法洛五联症

*402. 女性，16岁。身高150cm，体重40kg，身材瘦小，从小走路有蹲踞现象。血压95/65mmHg，口唇发绀，杵状指（趾），剑突下抬举样搏动。心率90次/分律齐，第一心音正常，第二心音增强、单一，胸骨左缘第3～4肋间可闻及3/6级收缩期喷射样杂音。双肺呼吸音清，无明显湿性啰音。心电图见电轴右偏+60°，右心房、右心室肥大，QRS顺钟转位。X线检查显示肺动脉凹陷，肺血流少，心前间隙消失。诊断为法洛四联症。该患者超声心动图可能显示

A. 肺动脉狭窄，主动脉骑跨，室间隔缺损，右心室肥厚

B. 肺动脉狭窄，右心室肥厚，卵圆孔开放

C. 室间隔缺损，左、右心室肥大，肺高压

D. 肺动脉狭窄并关闭不全，右心房肥厚

E. 房间隔缺损，右心室肥厚，右心房扩大，肺动脉高压

*403. 女性，18岁。查体发现心脏杂音，无症状，诊断为室间隔缺损。下列哪一项不正确

A. 小型室间隔缺损通常无明显症状

B. 小型室间隔缺损的心脏杂音往往不明显

C. 小型室间隔缺损的胸部X线检查可以正常

D. 小型室间隔缺损的心电图检查可以正常

E. 心脏超声可以确诊小型室间隔缺损

*404. 男性，25岁。查体发现心脏杂音，无症状，诊断为房间隔缺损，下列哪一项不正确

A. 心电图显示不完全右束支阻滞

B. X线显示肺门舞蹈

C. 肺动脉瓣第二心音增强

D. 超声心动图显示左心房、右心房增大

E. 右心导管检查显示右房、右室血氧饱和度升高

*405. 男性，24岁。从小体力比同龄人低，易感冒。近3年活动后气促，尤以上三楼时明显，诊断为继发孔型房间隔缺损。该患者心脏检查的特征性改变是

A. 第一心音正常，第二心音增强、单一，胸骨左缘第2～3肋间闻及4/6级收缩期喷射性杂音，向颈部传导

B. 第一心音正常，第二心音增强、宽分裂，胸骨左缘第2～3肋间闻及3/6级收缩期杂音和舒张期杂音

C. 第一心音正常，第二心音增强、分裂，胸骨左缘第3～4肋间闻及4/6级全收缩期杂音

D. 第一心音减弱，第二心音增强、分裂，心尖区闻及3/6级收缩期杂音，向左腋下传导

E. 第一心音正常，第二心音增强、固定分裂，胸骨左缘第2～3肋间闻及3/6级收缩期喷射性杂音

*406. 女性，28岁。平时易感冒，活动后心悸、气促，诊断为室间隔缺损。该患者心脏检查的特征为

A. 第一心音正常，第二心音增强、固定分裂，胸骨左缘第2～3肋间闻及3/6级收缩期喷射性杂音

B. 第一心音正常，第二心音增强、分裂，胸骨左缘第3～4肋间闻及4/6级全收缩期杂音

C. 第一心音正常，第二心音增强、单一，胸骨左缘第2～3肋间闻及4/6级收缩期喷射性杂音，向颈部传导

D. 第一心音减弱，第二心音增强、分裂，心尖区闻及3/6级收缩期杂音，向左腋下传导

E. 第一心音正常，第二心音增强、宽分裂，胸骨左缘第2～3肋间闻及3/6级收缩期杂音和舒张期杂音

*407. 女性，32岁。因胸闷、气促、乏力、心悸等症状来诊，经检查诊断为先天性心脏病，肺动脉瓣狭窄。下列哪项不符合肺动脉瓣狭窄

A. 第一心音正常，第二心音减弱，胸骨左缘第2、3肋间闻及3/6级喷射样收缩期，传导广泛

B. 心电图电轴右偏、右心室肥厚

C. 胸部X线检查见肺动脉段突出，心影心尖左移上翘，肺血流减少

D. 第二心音固定分裂，主动脉瓣及肺动脉瓣第二

心音成分均增强

E. 右心室压力越高表明肺动脉瓣狭窄越重

*408. 患者胸骨左缘第 2～3 肋间闻及 3/6 级喷射样收缩期杂音，需与多种疾病的杂音相鉴别，下列哪种除外

A. 主动脉瓣狭窄

B. 房间隔缺损

C. 直背综合征

D. 肥厚梗阻型主动脉瓣下狭窄

E. 二尖瓣关闭不全

*409. 心电图见电轴右偏、右心室肥厚，心电图需与多种疾病的心电图表现鉴别，除外以下哪种

A. 房间隔缺损　　　　　B. 原发性肺动脉高压

C. 肺源性心脏病　　　　D. 动脉导管未闭

E. 法洛四联症

*410. 男性，50 岁。活动后心悸、气促入院。入院经超声心动图检查示：LA 45mm，LV 60mm，重度主动脉瓣关闭不全。有冶游史。经梅毒快速血浆反应素环状卡片试验等检验，确诊为梅毒性主动脉瓣病变。其主要病原体是

A. 螺旋体　　　　　　　B. 衣原体

C. 支原体　　　　　　　D. 立克次体

E. 病毒

*411. 男性，50 岁。首次确诊为梅毒性主动脉瓣病变。应首选以下哪一种抗生素治疗 3 周

A. 第二代头孢　　　　　B. 普鲁卡因青霉素

C. 第三代头孢　　　　　D. 万古霉素

E. 胺卡青霉素

*412. 男性，50 岁。首次确诊为梅毒性主动脉瓣关闭不全。经用青霉素 3 周后，复查超声心动图示：LA 50mm，LV 65mm，EF 30%。查体：血压 100/40mmHg，心率 110 次/分，双肺散在湿性啰音，端坐呼吸，颈静脉充盈，肝肋下 2cm，肝颈静脉回流征阳性，双下肢浮肿（＋）。目前最佳的治疗方案是

A. 重新一个疗程的抗梅毒治疗

B. 积极抗心衰治疗

C. 抗梅毒治疗＋抗心衰治疗

D. 抗心衰治疗，争取时机作主动脉瓣人工瓣膜置换术

E. 外科主动脉瓣修补成形术

*413. 关于梅毒性心血管病的病理改变，下列的哪一项说法正确

A. 梅毒螺旋体直接损伤主动脉内膜，首先内皮损伤

B. 梅毒性主动脉瘤是由于局部溃烂、破坏所致

C. 一般不累及冠状血管

D. 主要损伤主动脉瓣叶

E. 极少侵入心肌或心内膜，也不直接侵犯瓣叶

*414. 关于梅毒性主动脉瓣关闭不全，下列哪项正确

A. 见于 20%～30% 的梅毒感染患者

B. 早期即出现明显的临床症状

C. 一般不会出现心绞痛

D. 冠状动脉口极少受累

E. 一般在感染梅毒的 3 个月内即可出现心衰症状

*415. 关于梅毒性冠状动脉口狭窄，下列哪种说法是对的

A. 病变弥漫性侵犯冠状动脉

B. 一般不与主动脉瓣病变共存

C. 主要临床表现为心绞痛

D. 常常发生心肌梗死

E. 含服硝酸甘油效果好

*416. 患者 20 年前有冶游史，入院高度怀疑梅毒性主动脉瓣关闭不全。关于梅毒血清学检查，下列哪项不对

A. 梅毒血清学检查，包括非特异性与特异性两大方面

B. 非特异性包括 VDRL（性病研究实验室试验）；RPR（快速血浆反应素环状卡片试验）；USR（不加热血清反应素试验）

C. 非特异检查手段假阳性率高

D. 过去的康华试验目前仍常规应用

E. 特异性检查手段包括 PTA－ABS test（黄光梅毒螺旋体抗体吸收试验）及 TPHA（梅毒螺旋体血凝试验）

*417. 关于梅毒性主动脉瘤，下列哪项是错误的

A. 胸痛可由主动脉瘤局部压迫或侵蚀邻近结构引起

B. 病变在升主动脉时可在心前区触及搏动性肿块

C. 压迫上腔静脉时，可致上腔静脉综合征

D. 压迫支气管时可致肺不张

E. 一般不压迫支气管叉处导致声音嘶哑等迷走神经的损伤

*418. 男性，63 岁。吸烟病史多年，近两周来出现走路后左腿腓肠肌麻木，紧束疼痛感，休息片刻后缓解，继续走路后又出现上述症状。查体：血压 150/80mmHg，心率 80 次/分，律齐。双肺无特殊。平卧位双下肢抬高 60°，约 30s 后出现左下肢苍白，左足背动脉搏动消失。入院拟诊闭塞性周围动脉粥样硬化症。该病的发病机制及好发部位，

下列哪项正确

   A. 多发生于双上肢动脉

   B. 多在60岁以后发病，女性多于男性

   C. 病变侵犯主髂动脉者占50%

   D. 病变侵犯腘动脉以下的占比例最高

   E. 病变侵犯股腘动脉者占80%～90%

*419. 闭塞性周围动脉粥样硬化症的最典型临床症状是

   A. 静息痛   B. 夜间痛

   C. 丧失行走能力   D. 间歇性跛行

   E. 缺血性溃疡

*420. 闭塞性周围动脉粥样硬化症常见的主要体征是

   A. 患肢常红、肿、热、痛

   B. 沿血管走向可有压痛

   C. 狭窄远端动脉搏动减弱或消失

   D. 雷诺现象

   E. 患肢麻木感

*421. 男性，65岁。诊断为闭塞性右腘动脉粥样硬化症。有关该病的预后，下列哪一种说法是对的

   A. 该病预后好，10年生存率>70%

   B. 该病是独立于心脑血管病而存在的外周动脉病

   C. 与糖尿病、吸烟关系不大

   D. 直接死于周围血管闭塞的比例甚小

   E. 多数患者经截肢手术后预后良好

*422. 女性，50岁。诊断为血栓性静脉炎。关于该病的病因及发病机制，下列哪项是正确的

   A. 静脉血流淤滞、血管损伤及高凝状态是促发血栓形成的主要因素

   B. 其发病与抽烟直接相关

   C. 与高血压动脉硬化直接相关

   D. 与雌激素水平无关

   E. 与长期卧床无关

*423. 治疗深静脉血栓形成的主要目的是

   A. 减少患肢的疼痛

   B. 防止患肢坏死

   C. 预防肺栓塞的发生

   D. 减少患肢的红、肿、热

   E. 减少截肢率

*424. 闭塞性周围动脉粥样硬化症的临床症状不包括

   A. 间歇性跛行   B. 雷诺现象

   C. 静息、睡眠疼痛   D. 丧失行走能力

   E. 缺血性溃疡

*425. 内科保守治疗闭塞性动脉粥样硬化症的原则不包括

   A. 抗凝治疗   B. 禁烟、限酒

   C. 调脂、降糖   D. 控制体重

   E. 治疗高血压

*426. 治疗慢性闭塞性肢体动脉硬化症的常用药物不包括

   A. Aspirin   B. 华法林

   C. 噻氯匹定   D. 氯吡格雷

   E. 己酮可可碱

*427. 男性，60岁。诊断为闭塞性右下肢动脉硬化症。近期夜间疼痛严重，丧失行走能力。其治疗手段不包括以下哪项

   A. 经皮血管腔内成形术（PTA）

   B. 激光血管成形术

   C. 截肢术

   D. 支架植入术

   E. 血管旁路搭桥术

*428. 髂股深静脉血栓形成的临床症状，不包括以下哪项

   A. 患肢肿胀发热，沿静脉走向压痛

   B. 可触及索状改变

   C. 蓝色炎性疼痛症

   D. 白色炎性疼痛症

   E. 夜间疼痛症

*429. 防治深静脉血栓形成常用的方法不包括

   A. 卧床，抬高患肢增加回流，减少水肿与疼痛

   B. 使用抗凝剂（肝素，华法林）使INR 2.0～3.0之间

   C. 下腔静脉内置入滤网，以防肺栓塞的发生

   D. 更年期后女性雌激素替代疗法

   E. 溶栓治疗

*430. 女性，50岁。突发性胸痛，咯血痰，胸痛6h入院。查体：半卧位，体型肥胖，重病容，呼吸急促，神清，合作，体温38.5℃，脉搏100次/分，呼吸35次/分，血压110/85mmHg，心率100次/分，律齐。心尖部可闻SM2/6收缩期反流样杂音，抬高双下肢或深吸气杂音增强，颈静脉怒张，肝颈静脉回流征阳性，肝肋下2cm。X线见右中下肺密度高，提示肺部感染与肺血管栓塞鉴别。ECG见心电轴轻度右偏，I导联见S波较深，III导联可见病理性Q波，T波深倒。入院初步诊断为肺动脉栓塞。关于肺动脉栓塞，血栓栓子主要来源于下列哪一项的可能性最大

   A. 右心房   B. 左心房

   C. 门静脉系统   D. 肺静脉系统

   E. 髂股以下的深静脉系统

*431. 确诊为左腿股腘静脉系统血栓形成，为预防再次

肺动脉栓塞的形成，采用华法林长期口服抗凝治疗。控制最佳的国际标准化值是

A. INR 1. 5 ~ 1. 8　　　　B. INR 1. 8 ~ 2. 0

C. INR 2. 0 ~ 3. 0　　　　D. INR 3. 0 ~ 3. 5

E. INR 3. 5 以上

*432. 女性，35 岁。反复心慌、心悸，心前区闷痛 3 月入院。查体：血压 110/80mmHg，心率 80 次/分，室性早搏 1 ~ 2 次/分，无病理性杂音，双肺呼吸音清，未闻干湿性啰音。X 线检查：心肺未发现异常。心电图见 II、III 及 aVF 导联 ST 段水平降低 0.05mV。入院后做 24h 动态心电图，发现 24h 内室性早搏总数 800 个单发、单源，未见明显动态 ST 的改变。追问病史，患者否认近 1 ~ 2 周内有病毒感染史。为进一步排除病毒性心肌炎的可能，以下哪项检查意义较大

A. 活动平板试验

B. 普萘洛尔运动试验

C. 血沉、抗"O"、C - 反应蛋白、类风湿因子

D. 超声心动图 + 心功能测定

E. 血清病毒中和抗体动态测定 + 核素心肌扫描

*433. 为排除二尖瓣脱垂综合征，以下哪项检查最具特征性

A. 活动平板试验　　　B. 普萘洛尔运动试验

C. 核素心肌扫描　　　D. 超声心动图

E. 超声心动图多巴酚丁胺试验

*434. 心脏性猝死是指

A. 溺水的死亡　　　B. 在受外伤后的死亡

C. 中毒后的死亡　　　D. 疾病晚期自然死亡

E. 因心脏原因意外地突然死亡

*435. 猝死最常发生于

A. 主动脉瓣狭窄　　　B. 冠心病

C. 二尖瓣脱垂　　　D. 肥厚型心肌病

E. 心内膜炎

*436. 心脏骤停复苏后最易出现的是

A. 脑损伤　　　B. 肺水肿

C. 肾小管坏死　　　D. 心肌损伤

E. 肝小叶中心坏死

*437. 心肺复苏时常用首选药物是

A. 异丙肾上腺素　　　B. 利多卡因

C. 肾上腺素　　　D. 去甲肾上腺素

E. 阿托品

*438. 心脏骤停早期诊断的最佳指标是

A. 瞳孔突然明显散大

B. 测不到血压

C. 呼吸停止

D. 颈动脉和股动脉搏动消失

E. 面色苍白和口唇发绀

*439. 胸外心脏按压时，手掌的正确位置是

A. 左锁中线第四肋间

B. 剑突与胸骨交界处

C. 胸骨左缘第四肋间

D. 胸骨中下 1/3 交界处

E. 心脏前方的胸壁

*440. 女性，48 岁。突然胸闷痛，心悸。心电图示 $V_{1 \sim 3}$ 有深而宽的 Q 波，ST 段抬高，伴有室性期前收缩，二联律形成。抢救中突然抽搐，最可能的原因是

A. 三度房室传导阻滞　　　B. 心脏停搏

C. 心室颤动　　　D. 心房颤动

E. 室性心动过速

*441. 男性，48 岁。胸痛，气促。心电图示 AMI（广泛前壁）伴房室传导阻滞。血压 50/40mmHg，临床诊断为心源性休克。最好的治疗方法是

A. 去甲肾上腺素　　　B. 主动脉内气囊反搏

C. 异丙基肾上腺素　　　D. 苄胺唑啉

E. 多巴胺

*442. 男性，52 岁。阵发性心悸半年，时有胸闷，爬二楼自觉气急 3 个月，下肢水肿 3 天来门诊。心电图示窦性心律，心率 64 次/分，P – R 间期 0.24s，伴完全性右束支传导阻滞，诊断为扩张型心肌病，心功能不全。入院后予以洋地黄、利尿剂和扩血管药物治疗。第 4 天突然神志不清，抽搐，听诊心音消失，血压为 0mmHg，经救治后神志清醒，心跳恢复，心率 45 次/分，并有频发室性期前收缩。此时处理应

A. 静脉滴注普罗帕酮（心律平）

B. 临时心脏起搏下静滴利多卡因

C. 静滴利多卡因

D. 多巴酚丁胺静脉滴注

E. 停用所有药物观察

*443. 在心肺复苏期间，对于难治性室速和室颤，建议应用

A. 肾上腺素（0.5 ~ 1.0mg）

B. 阿托品（0.6 ~ 2.0mg）

C. 10% 葡萄糖酸钙 5 ~ 10ml 静脉滴注

D. 胺碘酮［150 ~ 500mg 静脉滴注，10mg/（kg·d）静脉滴注］

E. 异丙基肾上腺素（15 ~ 20μg/min）

*444. 急性高钾血症引起的顽固性心室颤动，低血钙或应用钙拮抗剂中毒者，可给予
　　A. 10% 葡萄糖酸钙 5～10ml 静脉滴注
　　B. 阿托品（0.6～2.0mg）
　　C. 胺碘酮［150～500mg 静脉滴注，10mg／（kg·d）静脉滴注］
　　D. 肾上腺素（0.5～1.0mg）
　　E. 异丙基肾上腺素（15～20μg／min）

*445. 在未建立静脉通道时，若出现缓慢性心律失常，应心内注射
　　A. 阿托品（0.6～2.0mg）
　　B. 肾上腺素（0.5～1.0mg）
　　C. 胺碘酮［150～500mg 静脉滴注，10mg／（kg·d）静脉滴注］
　　D. 10% 葡萄糖酸钙 5～10ml 静脉滴注
　　E. 异丙基肾上腺素（15～20μg／min）

*446. 亚急性感染性心内膜炎最常见的致病菌是
　　A. 白色念珠菌　　　　B. 白色葡萄球菌
　　C. 甲族乙型溶血性链球菌　D. 草绿色链球菌
　　E. 革兰阴性杆菌

*447. 亚急性感染性心内膜炎，最常发生于
　　A. 先天性心血管病　　B. 心脏手术后
　　C. 风湿性心瓣膜病　　D. 梅毒性心脏病
　　E. 正常心脏

*448. 下列哪项不是亚急性感染性心内膜炎的临床表现
　　A. 蝶形红斑　　　　　B. Janeways 结
　　C. Osler 结　　　　　D. Roth 点
　　E. 指甲下出血

*449. 最易发生亚急性感染性心内膜炎的风湿性心瓣膜病类型是
　　A. 显著二尖瓣狭窄
　　B. 二尖瓣轻至中度关闭不全
　　C. 肺动脉瓣狭窄
　　D. 肺动脉瓣关闭不全
　　E. 动脉导管未闭

*450. 对亚急性感染性心内膜炎具有决定诊断意义的依据是
　　A. 血沉　　　　　　　B. 血培养
　　C. 血象　　　　　　　D. 尿常规
　　E. 血清免疫学检查

*451. 治疗亚急性感染性心内膜炎，首选的抗生素是
　　A. 庆大霉素　　　　　B. 红霉素
　　C. 青霉素　　　　　　D. 链霉素
　　E. 阿米卡星

*452. 亚急性感染性心内膜炎最常见的死亡原因是
　　A. 脑栓塞　　　　　　B. 细菌性动脉瘤破裂
　　C. 肾功能不全　　　　D. 心力衰竭
　　E. 脾破裂

*453. 亚急性感染心内膜炎的赘生物最常见的附着部位是
　　A. 三尖瓣边缘　　　　B. 肺动脉瓣边缘
　　C. 二尖瓣和主动脉瓣　D. 三尖瓣基底部
　　E. 以上都不是

*454. 下列哪项不是亚急性细菌性心内膜炎的心脏并发症
　　A. 心脏破裂　　　　　B. 冠心病
　　C. 缩窄性心包炎　　　D. 房室传导阻滞
　　E. 心肌炎

*455. 关于亚急性细菌性心内膜炎的抗生素治疗，错误的是
　　A. 早期应用
　　B. 加用小剂量氨基糖苷类抗生素，以发挥协同杀菌作用
　　C. 小剂量，长程治疗
　　D. 急性者应用针对金葡菌，链球菌和革兰阴性杆菌的广谱抗菌药物治疗
　　E. 亚急性者采用针对包括肠球菌在内的链球菌的抗生素

*456. Osler 结见于
　　A. 亚急性细菌性心内膜炎
　　B. 系统性红斑狼疮
　　C. 急性病毒性心肌炎
　　D. 急性风湿热
　　E. 结核性胸膜炎

*457. 下列哪项支持亚急性细菌性心内膜炎的诊断
　　A. 心脏有杂音，血培养（＋）
　　B. 面部蝶形红斑，发热，糖皮质激素可缓解
　　C. 游走性关节痛，皮肤环形红斑
　　D. P－R 间期延长，抗"O"滴度增高
　　E. 以上均不对

*458. 男性，30 岁。因高热一周入院，既往体健，1 年来有注射毒品史。查体：眼结膜有瘀点，心界不大，心率 110 次／分，律齐，各瓣膜区未闻及杂音，两肺听诊阳性，足底可见紫红色结节，有压痛。实验室检查：白细胞计数 12×10⁹／L，血红蛋白 80g／L。尿常规蛋白（＋），红细胞 8～10 个／HP。最可能的诊断是
　　A. 风湿热
　　B. 斑疹伤寒

C. 急性肾小球炎

D. 获得性免疫缺陷综合征（AIDS）

E. 感染性心内膜炎

*459. 女性，24 岁。患风心病 6 年，因不明原因发热 2 周，拟诊合并感染性心内膜炎。关于感染性心内膜炎，下述错误的是

A. 可发生于二尖瓣脱垂者

B. 可发生于先天性动脉导管未闭者

C. 也可发生于原无器质性心脏病者

D. 多见于瓣膜关闭不全者

E. 多见于瓣膜狭窄者

*460. 在诊断感染性心内膜炎时，下述错误的是

A. 可以有不发热的病例

B. 可发生于先天性主动脉瓣二叶式畸形

C. 脑栓塞罕见

D. 高度二尖瓣狭窄很少发生本病

E. 可以出现房室传导阻滞的表现

*461. 男性，30 岁。原有风心病史，因持续性发热，乏力，纳差来诊。经检查拟诊为亚急性感染性心内膜炎。体格检查时下列哪个体征不可能出现

A. 瘀点

B. 环形红斑

C. 心脏杂音无变化

D. 心率 40 次/分，心电图示三度房室传导阻滞

E. 脾肿大伴脾区摩擦音

*462. 女性，33 岁。因风心病合并感染性心内膜炎收入院，下列哪项处理是错误的

A. 疗程至少 4 ~6 周

B. 选用杀菌剂

C. 血培养及药物敏感试验结果检出后调整抗生素种类

D. 抽取血培养后开始使用抗生素

E. 感染未控制时，绝对禁忌手术

*463. 感染性心内膜炎的赘生物，下述错误的是

A. 可引起栓塞

B. 以发生在二尖瓣和主动脉瓣上最为常见

C. 易发生在二尖瓣关闭不全瓣膜的心房面

D. 易发生于室缺的左心室心内膜上

E. 赘生物直径在 3mm 以下常不能被超声心动图检出

*464. 女性，14 岁。感冒后出现心慌气急，拟诊病毒性心肌炎而测定血清病毒中和抗体。下列哪项结果无助于该诊断

A. 首次血清效价 1：320

B. 首次血清效价 1：240

C. 首次血清效价 1：640

D. 第二次血清效价比第一次高 4 倍

E. 第二次血清效价比第一次高 6 倍

*465. 女性，32 岁。因不明原因发热 2 周来院门诊。查体：心脏有杂音。拟诊感染性心内膜炎入院。感染性心内膜炎，最常发生于下列哪种情况

A. 肺源性心脏病　　　B. 先心病室间隔缺损

C. 先心病房间隔缺损　　D. 心脏正常的吸毒者

E. 风湿性瓣膜病

*466. 女性，32 岁。反复发热，体温在 37.5℃ ~38℃ 左右 1 个月，伴关节肌肉酸痛就诊。查体：轻度贫血，心界不大，心率 90 次/分，心尖有收缩期吹风样杂音Ⅲ级，并有收缩中期喀喇音。诊断为风湿性心脏病，二尖瓣关闭不全，发热待查。入院后应首先处理的是

A. 尿常规检查有无镜下血尿

B. 1 ~2d 内抽取血培养 3 ~4 次

C. 抗生素静脉点滴

D. 检查血沉、抗 "O"，除外风湿活动

E. B 超检查有否脾肿大

【A3/A4 型题】

（1 ~2 题共用题干）

男性，44 岁。因发热、胸痛伴心包摩擦音，曾用非激素类抗炎药。2 周后，呼吸困难加重，心率 110 次/分，律齐，心音遥远，血压 90/70mmHg，肝脏肿大，下肢浮肿。

1. 患者近 2 周出现的病情变化，提示

A. 肾功能不全　　　　B. 心脏压塞

C. 右心功能不全　　　D. 肝硬化

E. 黏液性水肿

2. 首选的治疗措施是

A. 毛花苷丙　　　　　B. 呋塞米

C. 抗生素　　　　　　D. 心包穿刺

E. 体外反搏

（3 ~4 题共用题干）

男性，40 岁。因呼吸困难和水肿入院。查体发现颈静脉怒张，肝在右肋缘下 4cm，表面光滑，轻度压痛，双下肢压陷性水肿。

3. 检查心脏时可能发现

A. 心尖搏动向左下移位

B. 心脏形态呈靴形

C. 心尖部可听到舒张期杂音

D. 主动脉瓣区可听到粗糙的收缩期杂音

E. 主动脉瓣第二听诊区可听到叹气样舒张期杂音

4. 该患者心音可有以下变化，除了

A. 心尖部第二心音增强

B. 心尖部第一心音增强

C. 肺动脉瓣区第二心音增强

D. 肺动脉瓣区第二心音分裂

E. 心尖部第一心音可呈拍击性

（5～7 题共用题干）

女性，35 岁。发作性头痛，心慌、心悸、面色苍白、出汗，伴血压升高病史 1 年半，每次发作持续时间 1～2h 后缓解。今晨又类似发作入院。检查：BP 180/120mmHg，心率 128 次/分，血钾 4.0mmol/L，血糖 8.0mmol/L，尿糖阳性，血 Cr 80μmol/L。

5. 最可能的诊断是：

　　A. 高血压病 3 级极高危组

　　B. 皮质醇增多症

　　C. 嗜铬细胞瘤

　　D. 原发性醛固酮增多症

　　E. β 受体亢奋症

6. 最有价值的辅助检查是

　　A. 双侧肾静脉取血，肾素测定

　　B. 肾动脉造影

　　C. ACTH 兴奋试验

　　D. 双肾上腺 CT + 血尿生化

　　E. 双肾血管超声多普勒

7. 在症状发作期间，最有意义的实验室检查是

　　A. 尿儿茶酚胺代谢产物 VMA 的测定

　　B. 血醛固酮测定

　　C. 高血压三项测定

　　D. 血糖持续监测

　　E. 尿儿茶酚胺代谢产物 VMA 的测定

（8～9 题共用题干）

某青年学生健康体检时，做心电图示心室率 65bpm，P - R 间期为 0.26s，QRS - T 波群未见异常。

8. 心电图的诊断为

　　A. 一度房室阻滞　　　　　B. 窦性心动过缓

　　C. 二度Ⅰ型窦房阻滞　　　D. 三度房室阻滞

　　E. 二度Ⅰ型房室阻滞

9. 正确的处理为

　　A. 阿托品

　　B. 植入临时心室起搏器

　　C. 经食管心房起搏

　　D. 不需要治疗

　　E. 持续静脉滴注异丙肾上腺素

（10～11 题共用题干）

女性，35 岁。既往风湿性关节炎病史 10 年，劳累后心悸、气促 4 年，近来加重，夜间不能平卧。查体：心尖部舒张期隆隆样杂音，两肺底可听到细小水泡音，腹胀，双下肢浮肿。

10. 该患者的可能诊断为

　　A. 支气管哮喘

　　B. 风湿性心脏病二尖瓣狭窄

　　C. 肺部感染

　　D. 急性心包炎

　　E. 风湿性心脏病三尖瓣狭窄

11. 该患者心功能不全的类型为

　　A. 左心衰竭　　　　　　　B. 右心衰竭

　　C. 全心衰竭　　　　　　　D. 右心衰竭伴肺感染

　　E. 左心衰竭伴肾功能不全

（12～13 题共用题干）

女性，35 岁。颈前区肿块 10 年，近年来易出汗、心悸，渐感呼吸困难。查体：晨起心率 104 次/分，BP 120/60mmHg；无突眼，甲状腺Ⅲ度肿大，结节状。心电图示窦性心律不齐。

12. 初步诊断最可能是

　　A. 原发性甲亢　　　　　　B. 单纯性甲状腺肿

　　C. 继发性甲亢　　　　　　D. 桥本甲状腺炎

　　E. 亚急性甲状腺炎

13. 最佳的治疗方法是

　　A. 内科药物治疗　　　　　B. 甲状腺大部切除术

　　C. 甲状腺全切术　　　　　D. 同位素治疗

　　E. 外放射治疗

（14～16 题共用题干）

男性，64 岁。突发气喘、心慌 2h，高血压病史 9 年。查体：半卧位，BP 200/120mmHg，心率 126 次/分，律不齐，双肺湿啰音。实验室检查：尿素氮 2412mmol/L，肌酐 433μmol/L，血钾 5.8mmol/L。诊断：高血压 3 级（极高危组），急性左心力衰竭，肾功能不全。

14. 控制此患者的心力衰竭，最好选择下列哪种药物

　　A. 呋塞米　　　　　　　　B. 依那普利

　　C. β 受体阻断药　　　　　D. 硝普钠

　　E. 硝苯地平

15. 高血压继发肾功能不全与肾实质病变引起高血压的鉴别在于前者

　　A. 血浆肾素活性和血管紧张素Ⅱ浓度较高

　　B. 血压升高更明显

　　C. 先出现高血压，再继发性肾功能不全

　　D. 对药物降压反应较好

　　E. 上腹部较少闻及血管杂音

16. 此时如果应用降血压药物，不宜选用的是

　　A. 哌唑嗪　　　　　　　　B. 依那普利

　　C. 硝普钠　　　　　　　　D. 硝酸甘油

　　E. 肼屈嗪

(17～18题共用题干)

老年男性,诊断为冠心病5年,咳嗽1周,诉上腹痛、呕吐2h,伴气短,难以平卧。查体:血压100/70mmHg,患者出冷汗。

17. 最不应该遗漏的诊治措施是
    A. 胸部 X 线   B. 心电图
    C. 肌钙蛋白   D. 适当补液
    E. 电解质检查

18. 对该患者的诊断不应忽视哪种疾病的可能性
    A. 糖尿病酮症酸中毒   B. 急性胃炎
    C. 食物中毒   D. 急性心肌梗死
    E. 急性肺炎

(19～20题共用题干)

急性心肌梗死患者,住院第三天突然大汗、胸闷及血压下降。心电图示窦性心动过速。

19. 对患者目前的诊断,不考虑
    A. 心脏游离壁破裂   B. 室间隔穿孔
    C. 再梗死或梗死延展   D. Dressler 综合征
    E. 乳头肌断裂

20. 紧急处置中,不应包括
    A. 应该迅速建立静脉通路
    B. 立即进行冠状动脉造影
    C. 升压药维持血压
    D. 床旁超声检查明确诊断
    E. 备好除颤器

(21～22题共用题干)

急性下壁心肌梗死患者住院5d突然出现呼吸困难,出冷汗,不能平卧。查体:心底部可闻及3/6级收缩期杂音。

21. 最可能的原因是
    A. 感染性心内膜炎   B. 急性主动脉夹层
    C. 室间隔破裂   D. 后内侧乳头肌断裂
    E. 可能不是杂音,而是心包摩擦音

22. 最有效的治疗应该是
    A. 洋地黄类药物
    B. ACEI
    C. 利尿剂
    D. 主动脉内气囊反搏术
    E. 循环支持下外科手术

(23～25题共用题干)

男性,32岁。发作性心悸3年。每次均有突然发作,突然终止的现象。1h前又突发心悸。心电图示心率160次/分,QRS波群规则、形态正常,QRS波群后可见P'波,P－R间期约80ms。按压颈动脉窦可使心率减慢至150次/分。

23. 该例心电图初步诊断是
    A. 阵发性室上性心动过速

    B. 窦性心动过速
    C. 室性心动过速
    D. 房性心动过速
    E. 心房扑动

24. 为明确诊断,应选择的进一步检查手段是
    A. 食管心房调搏或心内电生理检查
    B. 心律变异性分析
    C. 超声心动图
    D. 心室晚电位
    E. 食管心房调搏或心内电生理检查

25. 经食管心房调搏,发现该患者存在房室结双径路,心动过速发作时第一个P'－R明显延长,电刺激可诱发与终止该心动过速,食管导联P'波清楚,R－P间期80ms,诊断房室结内折返性心动过速。如再次发作,终止发作的首选方法为
    A. 立即同步直流电复律
    B. 可选用腺苷或维拉帕米静脉注射
    C. 选用胺碘酮静脉注射
    D. 选用利多卡因静脉注射
    E. 选用毛花苷丙静脉注射终止发作

(26～27题共用题干)

患者以活动后胸痛、呼吸困难为主要表现。查体:胸骨左缘下段粗糙喷射样收缩期杂音。心电图无明显ST－T波改变。超声心动图示:室间隔与左室后壁之比为1.3∶1以上。

26. 初步诊断为
    A. 心绞痛型冠心病   B. 心梗
    C. 扩张型心肌病   D. 肥厚型心肌病
    E. 限制型心肌病

27. 治疗应选用
    A. 硝酸甘油
    B. 地高辛
    C. 普萘洛尔
    D. 联合 β 阻滞剂与钙拮抗剂
    E. 联合地高辛与钙拮抗剂

(28～29题共用题干)

男性,60岁。突然感到心前区闷痛,伴心悸3小时。自服硝酸甘油1片,疼痛未能缓解。做心电图检查,显示ST段抬高。

28. 该患者的诊断是
    A. 心绞痛   B. 急性心包炎
    C. 急性心肌梗死   D. 心肌病
    E. 心肌炎

29. 根据心电图显示,心脏病变部位是
    A. 前壁   B. 下壁

C. 正后壁   D. 前间壁

E. 后壁

(30~31题共用题干)

患者，女性，76岁。因急性前壁心肌梗死入院，2h后出现间歇性三度房室传导阻滞，心室率最慢为32次/分。

30. 最合理的处置应该是

    A. 即刻行PTCA治疗   B. 静脉使用阿托品

    C. 临时起搏治疗   D. 永久起搏治疗

    E. 异丙基肾上腺素静滴

31. 关于可能的发生机制和转归，叙述正确的是

    A. 冠状动脉开通后，三度房室传导阻滞多可逆转

    B. 需要安装永久起搏器

    C. 一般阻滞部位在房室交界区，多可以恢复传导

    D. 可能是再灌注损伤的结果

    E. 侵犯血管为右冠状动脉

(32~34题共用题干)

患者，女性，6岁。发现胸骨左缘第3、4肋间粗糙全收缩期杂音伴震颤，第二心音亢进分裂。

32. 超声心动图最可能的发现

    A. 右室、右房肥大   B. 左、右心室肥大

    C. 左室、左房扩大   D. 室间隔肥厚

    E. 心腔无变化

33. 最可能的诊断是

    A. 房间隔缺损   B. 室间隔缺损

    C. 动脉导管未闭   D. 肺动脉狭窄

    E. 肥厚型心肌病

34. 最佳手术时机是

    A. 3岁前   B. 学龄前

    C. 12岁前   D. 出现右向左分流时

    E. 任何年龄段

(35~36题共用题干)

女性，40岁。5年来反复出现视力减退和肢体运动功能障碍，逐渐加重。查体有小脑性共济失调、脊髓受累体征，左侧视神经乳头呈苍白色。脑脊液寡克隆IgG带阳性。MRI示侧脑室体旁数个类圆形斑块状病灶，呈长T_1长T_2信号

35. 本例最可能的诊断是

    A. 急性播散性脑脊髓炎   B. Davic病

    C. 脑血管病   D. 视乳头水肿

    E. 缓解-复发型多发性硬化

36. 目前对本病公认的有效治疗是

    A. 小剂量甲泼尼松龙   B. β干扰素疗法

    C. 血浆置换疗法   D. 对症治疗

    E. 环胞霉素A

(37~39题共用题干)

女性，27岁。劳累后心悸、气短5年，近一周间断咯血，无发热。查体：双颊紫红，口唇轻度发绀，颈静脉无怒张。两肺未闻干、湿啰音。心浊音界在胸骨左缘第三肋间向左扩大，心尖部局限性舒张期隆隆样杂音，第一心音亢进。肝脏不肿大，下肢无水肿。

37. 本病诊断应首先考虑

    A. 肺结核   B. 风心病二尖瓣狭窄

    C. 室间隔缺损   D. 扩张型心肌病

    E. 风心病二尖瓣关闭不全

38. 本病最易发生的心律失常是

    A. 一度房室传导阻滞   B. 心房颤动

    C. 心室颤动   D. 室性期前收缩

    E. 窦性心动过缓

39. 本病致死的主要原因是

    A. 心功能不全

    B. 心律失常

    C. 肺栓塞

    D. 亚急性感染性心内膜炎

    E. 呼吸道感染

(40~42题共用题干)

男性，68岁。患慢性支气管炎，肺气肿30余年，肺心病10年，长期口服氨茶碱。一周前因感冒出现咳嗽、咳痰、气促，无发热，自服氨茶碱和抗生素，症状无缓解，又加用另一种茶碱类平喘药，症状仍然不缓解。查体：心率98次/分，心律不齐，双肺细小湿啰音及哮鸣音，下肢浮肿。心电图示P波形态不一，平均频率128次/分，心室率96次/分，P-R间期不一，QRS波不增宽。

40. 此病人的心电图诊断是

    A. 紊乱性房性心动过速   B. 心房颤动

    C. 自律性房性心动过速   D. 二度房室传导阻滞

    E. 以上都不是

41. 根据病史，出现该心律失常最可能的原因是

    A. 病态窦房结综合征   B. 慢性右心功能不全

    C. 氨茶碱   D. 低钾血症

    E. 低镁血症

42. 第二天患者出现明显腹胀，尿少，水肿加重。心室率120次/分。哪项治疗最不合适

    A. β受体阻断药   B. 高流量吸氧

    C. 毛花苷丙   D. 利尿剂

    E. 血管扩张剂

(43~44题共用题干)

患者，女性，47岁。发作胸痛2个月，持续闷痛，有时左乳刺痛，上楼或者劳累后加重。心电图有ST段改变，

睡眠差，胃区不适。

43. 患者最可能的诊断是

    A. 稳定型心绞痛   B. 不稳定型心绞痛

    C. 心脏神经症   D. 胃炎

    E. 心肌炎

44. 应如何诊断和治疗

    A. 入院进一步诊断和治疗

    B. 首先行冠状动脉造影检查

    C. 有 ST 段改变，应按照冠心病处理

    D. 静脉注射硝酸甘油治疗

    E. 行运动平板检查，如阴性则给予精神安慰和安定类药物

(45 ~ 47 题共用题干)

男性，70 岁。高血压病史 6 年。今晨起床后突然头痛、烦躁、多汗、面色苍白，血压 250/125mmHg，心率 125 次/分，律齐，双肺布满中、小水泡音和少量哮鸣音，肝脾未及，双下肢无浮肿。

45. 此患者目前的合适诊断是

    A. 高血压 3 级，并肺部感染

    B. 高血压 3 级，极高危组

    C. 支气管哮喘急性发作

    D. 高血压 3 级并急性左心衰

    E. 扩张型心肌病

46. 诊断急性左心衰，最有临床诊断意义的是

    A. 气促，咳嗽，粉红色泡沫痰

    B. 大汗，心率加快，胸闷明显

    C. 肺毛细血管楔压≥25mmHg

    D. 呼吸加速，呼吸 35 次/分

    E. 气促，咳嗽，粉红色泡沫痰

47. 支气管哮喘和心源性哮喘的鉴别诊断，错误的是

    A. 吗啡是有效的诊断性治疗药物

    B. 是否反复发作史

    C. 两肺以干啰音为主音，调高、呼气加重

    D. 两肺中、小水泡音较少

    E. 粉红色泡沫痰和心尖区舒张期奔马律少见

(48 ~ 49 题共用题干)

患者，女性，41 岁。心悸、气短，伴双下肢水肿 4 个月。体格检查发现心界向两侧扩大，心尖区可闻及 3/6 级粗糙的全收缩期吹风样杂音。超声心动图检查发现全心普大，以左房和左室扩张为主，左室壁变薄，室壁运动弥漫性减弱。

48. 最可能的诊断是

    A. 缺血性心肌病   B. 扩张型心肌病

    C. 病毒性心肌炎   D. 风湿性心脏瓣膜病

    E. 克山病

49. 下列哪项不符合该病的临床表现

    A. 心律失常   B. 栓塞

    C. 猝死   D. 心功能不全

    E. 晕厥

(50 ~ 51 题共用题干)

患者，女性，38 岁。间断性胸痛、心悸，伴头晕 18 个月。体格检查：血压为 100/60mmHg，心界不大，胸骨左缘第 3、4 肋间可闻及粗糙的 4/6 级收缩期杂音。心电图：$V_1 \sim V_4$ 导联有病理性 Q 波。

50. 最可能的诊断是

    A. 冠状动脉粥样硬化性心脏病、陈旧性前间壁心肌梗死

    B. 风湿性主动脉瓣狭窄

    C. 肥厚型梗阻性心肌病

    D. 先天性心脏病室间隔缺损

    E. 先天性心脏病房间隔缺损

51. 下列哪项不是该病的治疗目标

    A. 弛缓肥厚的心肌   B. 减轻流出道梗阻

    C. 控制严重的心律失常   D. 一般治疗

    E. 完全治愈

(52 ~ 53 题共用题干)

男性，70 岁。高血压性心脏病史 10 年。1 月来出现夜间阵发性呼吸困难，1 天来气喘、不能平卧、出汗、呼吸困难。查体：双肺布满干湿啰音。

52. 最可能的诊断是

    A. 支气管哮喘   B. 心源性哮喘

    C. 右心衰竭   D. 高血压危象

    E. 肺炎

53. 以下治疗措施中，哪项不正确

    A. 呋塞米 20mg，iv

    B. 毛花苷丙 0.2mg，iv

    C. 肾上腺素 0.3mg，皮下注射

    D. 吸氧

    E. 氨茶碱 0.125mg，iv

(54 ~ 55 题共用题干)

患者，女性，38 岁。风心病 5 年。超声心动图检查示二尖瓣中度狭窄。2 个月前曾患感冒，当时发热 1 周。近 1 个月工作较劳累，经常出现夜间阵发性呼吸困难。目前体温正常，血、尿常规正常。

54. 此患者首先应考虑的诊断是

    A. 亚急性细菌性心内膜炎

    B. 急性细菌性心内膜炎

    C. 风心病合并左心衰

    D. 风心病合并右心衰

    E. 风心病合并肺部感染

55. 应首选用下列哪种药物治疗

    A. 洋地黄类药物   B. 抗生素

    C. 利尿剂   D. 钙拮抗剂

    E. β受体阻滞剂

（56～57题共用题干）

急性前壁心肌梗死患者，溶栓治疗未开通，患者烦躁、冷汗、尿少，血压90/70mmHg。

56. 患者血压降低的原因最可能是

    A. 心脏破裂   B. 心源性休克

    C. 心力衰竭   D. 血容量不足

    E. 低血压状态

57. 以下处置中不得当或者有风险的是

    A. 多巴胺维持血压

    B. 主动脉内气囊反搏术

    C. 静脉注射吗啡5mg镇痛

    D. 适当补充血容量

    E. 改善心脏功能

（58～59题共用题干）

男性，60岁。1年来在生气或劳累时发生左胸前区闷痛，伴左后背部酸痛，有时在休息时也有发生。心电图未见异常。

58. 采集病史时应特别注意询问

    A. 胸痛部位、性质、放射部位、诱因及缓解方式

    B. 吸烟、饮酒史

    C. 冠心病家族史

    D. 近期心电图检查情况

    E. 超声心动图检查情况

59. 最有价值的无创检查方法是

    A. Holter（动态心电图）检查

    B. 心脏X线检查

    C. 超声心动图

    D. 运动放射性核素心肌灌注显像

    E. 心脏晚电位检查

（60～62题共用题干）

男性，56岁。发现高血压10年，1周来工作繁忙；出现头晕、头胀、胸闷，昨晚气促、心慌。以前无心力衰竭史。血压186/112mmHg，心率118次/分，律齐，双肺呼吸音粗，下肢无浮肿。

60. 该例患者心功能进入失代偿期的最主要的原因是

    A. 血压过高   B. 心率增快

    C. 劳累   D. 血容量过多

    E. 心肌肥厚

61. 心功能进入失代偿期时，下列哪项临床表现最早出现

    A. 心音减弱

    B. 劳力性气促

    C. 端坐呼吸

    D. 夜间阵发性呼吸困难

    E. 咳嗽、咯血

62. 对该患者的治疗，最重要的是哪一方面

    A. 动脉扩张剂降低外周阻力

    B. 控制钠盐摄入

    C. 利尿剂减轻前负荷

    D. 洋地黄增强心肌收缩力

    E. 动脉扩张剂降低外周阻力

（63～65题共用题干）

女性，18岁。体检发现心脏杂音来诊。平时不能耐受较大的体力活动，无双下肢浮肿及夜间呼吸困难史，易感冒。查体：血压130/80mmHg，心率90次/分。S_1、S_2稍增强。A：SM3/6反流样向左腋下传导，心尖部可闻收缩期Click音，下蹲位站立后Click音明显，双肺无干、湿性啰音，肝脾未及，双下肢无浮肿。

63. 该例首先考虑为

    A. 室间隔缺损   B. 三尖瓣关闭不全

    C. 二尖瓣关闭不全   D. 主动脉狭窄

    E. 肺动脉狭窄

64. 在我国，该例最常见的病因是

    A. 腱索断裂   B. 二尖瓣脱垂

    C. 结缔组织病   D. 风湿性炎症

    E. 心内膜炎

65. 该患者就诊后，做超声心动图，提示为中度二尖瓣关闭不全伴有瓣膜脱垂。下列哪一项检查不考虑

    A. 左心室造影   B. 心电图

    C. 风湿三项、ESR等   D. 抗DNA酶

    E. 左心室造影

（66～68题共用题干）

男性，53岁。长期从事办公室工作，较少参加体育活动。身高170cm，体重80kg，吸烟30年，每日1包。发现高血压3年，血压最高180/96mmHg。血胆固醇6.8mmol/L，低密度脂蛋白4.16mmol/L，TG 2.0mmol/L，空腹血糖6.2mmol/L，餐后2h血糖11.1mmol/L。该患者到专家门诊咨询其超重问题。经计算，其标准体重170kg－105kg＝65kg，超重15kg，约20%；其体重指数为80kg/（1.72m）²＝27.04，结果医生告诉他属肥胖症。

66. 下列哪项正确

    A. 国人：实际体重＞20%；标准体重BMI＞24者为肥胖症

    B. 国人：实际体重＞20%标准体重；BMI＞27者为肥胖症

    C. 国人：体重超过标准体重10%者可认为是肥胖症

    D. 国人：实际体重＞10%～20%标准体重；BMI＞24

者为肥胖症

E. 以上都不是

67. 医生告诉患者注意以下几个问题，其中哪项效率最高

A. 低钠、高钾饮食

B. 适当活动

C. 减少热量摄入，预防糖尿病的发生

D. 戒烟

E. 多吃鱼类，少吃肉类，增加植物类固醇摄入

68. 目前认为控制血脂的标准最好是

A. Chol＜3.0mmol/L 　B. Chol＜2.60mmol/L

C. Chol＜3.5mmol/L 　D. Chol＜3.12mmol/L

E. Chol＜4.0mmol/L

（69～71题共用题干）

男性，58岁。持续性胸痛45min，伴心悸，胸闷，恶心呕吐，濒死感来诊。过去有高血压病、糖尿病病史。查体：血压：160/90mmHg，心率96次/分，心电图见 $V_1 \sim V_4$ 导联T波高耸，未见病理性Q波。

69. 针对该例，目前首先考虑为

A. 高血钾并胸膜炎 　B. 超急性期心肌梗死

C. 高血钾并肋间神经痛 　D. 急性心包炎

E. 不稳定型心绞痛并高血钾

70. 入院12h后复查心电图见 V_{1-3} 导联ST段弓背向上抬高，T波双向可见病理性Q波，CK－MB、肌钙蛋白均呈有意义升高，诊断为

A. 急性广泛前壁心肌梗死 　B. 急性前壁心肌梗死

C. 急性前间壁心肌梗死 　D. 急性侧壁心肌梗死

E. 急性正后壁心肌梗死

71. 入院后给予静脉溶栓治疗。治疗过程中出现频发室性早搏。首选治疗方法为

A. Lidocarine 100、NS 20ml，iv，慢，可重复1～2次，再以1～2mg/min维持

B. 普罗帕酮70、S20 ml，iv，必要时可重复

C. Betaloc 25mg，bid

D. 口服 Mexilatine 150mg，po，tid

E. Lidocarine 100、NS 20ml，iv，慢，可重复1～2次，再以1～2mg/min维持

（72～74题共用题干）

男性，53岁。3年前开始有心慌，心悸，气促，近日症状加重伴乏力，双下肢水肿。查体：血压110/80mmHg，心界向左下扩大，心率115次/分，心房颤动，A2：SM 2/6反流样杂音，双肺呼吸音稍粗，无明显干湿性啰音，颈静脉怒张，肝肋下2cm，双下肢浮肿（＋）。过去无高血压病史，血糖、血脂正常。考虑为扩张型心肌病。

72. 以下哪一项检查对该病例的诊断意义最大

A. 超声心动图 　B. 心电图

C. 胸部CT 　D. 胸部X线检查

E. 漂浮导管的测定

73. 入院后心电图示左室高电压，频发室性早搏。胸部X线检查见普大心。超声心动图示：**LA 40mm，LV 58mm**，室壁运动普遍减弱。确诊为扩张型心肌病。其临床特征不包括以下的哪一项

A. 晕厥

B. 心律失常

C. 栓塞与猝死的发生率高

D. 充血性心衰

E. 晕厥

74. 对该例发生频发性室性早搏的处理，首选

A. 普罗帕酮 　B. 美西律

C. 维拉帕米 　D. 胺碘酮

E. 氟卡因

（75～77题共用题干）

男性，52岁。近2年来发作晕厥3次，发作时伴有心慌、心跳加快，随后短暂意识丧失而晕倒，持续时间约1min左右。今早上班过程中又出现心慌、心悸伴黑矇，即来急诊。心电图发现持续性室性心动过速。

75. 关于室性心动过速的心电图诊断，不包括以下哪一项

A. 心室率范围通常在100～220次/分

B. 发作时间超过30s称持续性室性心动过速

C. 发作时多数呈右束支阻滞图形

D. QRS波群宽大、畸形，ST－T段与主波方向相反

E. 颈静脉间歇出现α波是房室分离所致

76. 以下哪一项对于诊断室性心动过速最具特征性

A. QRS波群时限＞0.20s，R－R间期不规则，频率＞200次/分

B. QRS波群时限＞0.14s

C. 刺激迷走神经不能终止心动过速

D. 心室夺获，室性融合波，房室分离

E. 发作时有明显血流动力学障碍

77. 室性心动过速的治疗原则不包括以下哪项

A. 室性心动过速频率低于160次/分，不需治疗

B. 无器质性心脏病的非持续性室性心动过速，无症状者不需治疗

C. 有器质性心脏病的非持续性室性心动过速，应给予治疗

D. 无器质性心脏病的非持续性室性心动过速，有症状者给予适当处理

E. 持续性室性心动过速不管有无器质性心脏病均应治疗

（78～80题共用题干）

男性，52岁。2年前急性广泛前壁心肌梗死，出院时窦

性心律，BP 120/80mmHg，频发室性早搏，ECG 及 UCG 均提示室壁瘤形成，EF 4.5%。出院后常规冠心病 Ⅱ 级预防治疗，定期门诊取药。今晨 6：30 起床后自觉心前区压榨性闷痛，含服硝酸甘油后稍缓解。早上 8 点进早餐时突然意识丧失眼球上翻、抽搐、继而呼吸停止，急呼救护车，30min 后医生到场，检查：心跳、呼吸已停止，双瞳孔散大。当场抢救半小时无效，宣告临床死亡。

78. 对该例下列哪项诊断最合理
  A. 心源性猝死　　　　　　B. 癫痫发作，脑死亡
  C. 急性心衰　　　　　　　D. 呼吸衰竭
  E. 急性肺栓塞

79. 世界卫生组织对猝死的规定时间为
  A. 2h　　　　　　　　　　B. 1h
  C. 4h　　　　　　　　　　D. 6h
  E. 24h

80. 猝死型冠心病又称原发性心脏骤停性冠心病，其病理基础是
  A. 基础冠心病，心衰诱发心律失常
  B. 基础冠心病，冠脉栓塞或突然痉挛或微循环栓塞致心肌缺血，诱发心律失常
  C. 心肌细胞钙超载，诱发心律失常
  D. 心肌细胞内缺 K^+，诱发心律失常
  E. 局部氧自由基浓度增加，诱发心律失常

(81~82 题共用题干)
女性，19 岁。近两周来发热 38℃ 左右，伴恶心、呕吐、腹泻。遂出现心悸、胸痛、呼吸困难，晕厥发作。查体：面色苍白，精神萎靡。心率 40 次/分，律齐，心尖部第一心音低钝，且可闻及大炮音。临床诊断病毒性心肌炎。

81. 心电图表现最可能是
  A. 窦性心动过缓　　　　　B. 一度房室传导阻滞
  C. 二度房室传导阻滞　　　D. 三度房室传导阻滞
  E. 室内传导阻滞

82. 最适宜的治疗措施为
  A. 静脉注射阿托品
  B. 静脉滴注硝酸甘油
  C. 皮下注射肾上腺素
  D. 临时植入心脏起搏器
  E. 心脏复律

(83~85 题共用题干)
男性，50 岁。急性心肌梗死入院。入院 12h 后查体：血压 130/80mmHg，心率 100 次/分，律齐，S_1 正常、S_2 稍增高，双肺底散在湿啰音，但少于双侧肺野的 50%，心电图 $V_{1~4}$ 导联 ST 抬高，V_1、V_2 呈 QS 型，V_3、V_4 呈 qR 型。CK－MB 80U/ml，肌钙蛋白 T 2.2mg/L。

83. 该病诊断应为
  A. 急性前间壁心肌梗死
  B. 急性前壁心肌梗死
  C. 急性前侧壁心计梗死
  D. 急性广泛前壁心肌梗死
  E. 急性正后壁心肌梗死

84. 根据 Killip 心泵功能分级，该例应为
  A. Ⅳ 级　　　　　　　　　B. Ⅴ 级
  C. Ⅲ 级　　　　　　　　　D. Ⅱ 级
  E. Ⅰ 级

85. 住院 40h 后，患者再度出现心前区剧烈疼痛。血压 160/80mmHg，心率 110 次/分，可闻及第三心音，双肺散在湿性啰音超过双肺野 50%。心电图除原来 $V_{1~4}$ 外，V_5、V_6、Ⅰ及 aVL 导联 ST 段弓背抬高，超过 0.2mV，心肌酶再度升高，形成第二高峰。目前该例应为
  A. 合并急性心包炎　　　　B. 急性肺动脉栓塞
  C. 心肌梗死范围扩大　　　D. 梗死后心绞痛
  E. 符合心肌梗死的正常演变

(86~88 题共用题干)
男性，59 岁。入院诊断为冠心病缺血性心肌病型，心功能Ⅲ级。心电图示房颤心律，心率 100 次/分，频发室性早搏，血钾 4.5mmol/L，Q－Tc 间期 400ms。

86. 针对该例，抗心律失常治疗首先选用以下哪一种药物
  A. β 受体阻断剂　　　　　B. 胺碘酮
  C. 美西律　　　　　　　　D. 利多卡因
  E. 普罗帕酮

87. 针对该例最不该选用的药物是
  A. 普罗帕酮　　　　　　　B. 胺碘酮
  C. 美西律　　　　　　　　D. 利多卡因
  E. 以上都不是

88. 出院后出现频发室性早搏，晕厥，再次入院。心内电生理能诱发出短阵非持续性室性心动过速，最佳处理方案为
  A. 射频消融消除折返环路
  B. 加大胺碘酮用量
  C. 安装双室起搏，改善心功能
  D. 安装 ICD（自动复律除颤器）
  E. 安装 DDD 起搏器

(89~90 题共用题干)
女性，20 岁。发热伴心前区疼痛 5 天，吸气时疼痛明显，伴乏力、盗汗。既往体健。查体：T 38.7℃，BP 105/75mmHg，心率 112 次/分，律齐，心音低钝。心电图示窦性心律，ST 段抬高。

89. 最有可能的诊断是
  A. 肺炎　　　　　　　　　B. 急性心包炎

C. 肺栓塞   D. 急性栓塞

E. 结核性胸膜炎

90. 该患者入院后哪项检查暂不需要做

A. 血沉

B. PPD 皮试

C. B 超检查明确心包积液量，决定是否行心包穿刺

D. 胸片

E. 心包活检

（91～93 题共用题干）

男性，45 岁。因晕厥被送急诊。查体：血压 120/80mmHg，平卧位，心率 86 次/分，$S_1N、S_2$ 稍强，L3、4 SM 4/6 级收缩期喷射性杂音，双肺呼吸音清，无干湿性啰音。初步诊断为肥厚梗阻型心肌病。

91. 该病的收缩期杂音的鉴别诊断不包括以下的哪一种

A. 主动脉狭窄   B. 冠状窦瘤破裂

C. 直背综合征   D. 肺动脉狭窄

E. 室间隔缺损

92. 入院后第三天，患者病情好转后外出走动时出现心前区疼痛，其鉴别诊断不包括以下的哪一项

A. 急性胃炎

B. 不稳定型心绞痛

C. 主动脉狭窄所致的心绞痛

D. 心肌梗死

E. 主动脉关闭不全所致的心绞痛

93. 心电图检查可出现以下的哪一项特征性改变

A. 病理性中隔 Q 波（Ⅱ、Ⅲ、aVF 或 $V_4～V_6$）

B. 左房扩大

C. T 波低平与倒置

D. ST 段缺血性改变

E. 以上均不正确

（94～96 题共用题干）

男，48 岁。一年来每于剧烈活动时或饱餐后发作剑突下疼痛，向咽部放射，持续数分钟可自行缓解。2 周来发作频繁且有夜间睡眠中发作。2 小时来疼痛剧烈，不能缓解，向胸部及后背部放射。伴憋闷，大汗。

94. 该病人首先考虑的诊断是

A. 主动脉夹层分离   B. 自发性气胸

C. 急性胰腺炎   D. 急性肺动脉栓塞

E. 急性心肌梗死

95. 此时最有助诊断的辅助检查是

A. 超声心动图   B. 胸部 X 线

C. 心电图   D. 心肌酶谱

E. CT

96. 首选的治疗方法是

A. 硝酸甘油静脉点滴   B. 溶栓治疗

C. 吗啡皮下注射   D. 肝素静脉点滴

E. 卡托普利口服

（97～99 题共用题干）

男性，43 岁。风湿性心脏病史多年。近一周活动后出现心慌、心悸，胸闷明显，伴气促。查体：血压 140/50mmHg，心率 100 次/分，$S_1N、S_2$ 稍增，单一 L2、3 EMD 3/6 哈气样。X 线见心影扩大，以左室大为主，双肺淤血征。超声心动图提示风湿性主动脉瓣关闭不全（重度）。

97. 关于主动脉瓣关闭不全的病因，下列哪项最常见

A. 风湿性心脏病   B. 瓣膜脱垂综合征

C. 马方综合征   D. 强直性脊柱炎

E. 以上都不是

98. 判断该患者是否有心衰，最可靠的临床表现是

A. 心电图示左心室容量负荷增加

B. 查体示心界扩大，有震颤

C. X 线示左室增大

D. 阵发性夜间呼吸困难

E. 第三心音

99. 主动脉瓣关闭不全的周围血管征不包括

A. 奇脉

B. De Mussef 征（心脏搏动点头征）

C. Duroziez 征（股动脉双期杂音）

D. Traube 征（股动脉枪击音）

E. 奇脉

（100～101 题共用题干）

女性，32 岁。有心脏病病史 4 年，最近感到心悸。听诊发现心率 100 次/分，律不齐，第一心音强弱不等，心尖部有舒张期隆隆样杂音。

100. 听诊的发现最可能是

A. 房性早搏   B. 室性早搏

C. 窦性心律不齐   D. 心房颤动

E. 窦性心动过速

101. 为进一步检查心律失常性质，应首选

A. 心电图检查

B. 超声心动图

C. 胸部 X 线检查

D. 嘱病人左侧卧位听诊

E. 嘱病人屏气后听诊

（102～103 题共用题干）

男性，60 岁。因 3 年来渐进性加重的活动后心悸、气短，无心前区疼痛，半年来不能平卧，伴下肢浮肿、腹胀、尿少来诊。30 年前曾有血压高，未治疗。无关节痛史，吸烟史 40 年。查体：血压 148/90mmHg，半卧位，颈静

脉明显充盈，双肺底均可闻水泡音，心界明显向左扩大，心尖部可闻及 3/6 级收缩期吹风样杂音，心律整，心率 103 次/分，S_1 减弱，肝肋下 2.0cm，肝颈反流征（＋），双下肢水肿（＋）。

102. 根据上述临床资料分析，可基本排除的诊断是

    A. 风湿性心脏瓣膜病   B. 冠心病

    C. 高血压病   D. 扩张型心肌病

    E. 以上都不正确

103. 为鉴别其他三种疾病，结合患者病情，下列哪项无创性检查意义最大

    A. 胸部 X 线平片

    B. 超声心动图

    C. 动态心电图

    D. 核素动静态心肌显像

    E. 以上都不对

（104～106 题共用题干）

男性，61 岁。心绞痛病史 3 年，近日发作较频繁，药物治疗未能缓解，心肌酶不高。临床诊断为不稳定型心绞痛，急做冠状动脉造影，发现左冠状动脉主干及其分叉处阻塞 >90%。

104. 关于该例的预后，下列哪项正确

    A. 预后仅次于 3 支病变

    B. 预后仅次于 2 支病变

    C. 预后比 3 支病变差，一年死亡率 >30%

    D. 其预后应结合左室射血分数才能决定

    E. 其预后视心电稳定性而定

105. 该例一旦出现心肌梗死，最严重的并发症是

    A. 急性左心衰   B. 室性早搏

    C. 原发性室颤   D. 心源性休克

    E. 室壁瘤的形成

106. 针对该例，应选择以下最佳的治疗方案

    A. 手术冠脉搭桥

    B. 内科治疗＋体外反搏治疗

    C. PTCA 放置支架

    D. 心肌激光打孔建立侧支循环

    E. 手术冠脉搭桥

（107～108 题共用题干）

男性，35 岁。近 3 个月来活动后心悸、气短，不能胜任体力劳动，且有少尿、下肢浮肿。查体：心脏扩大，心尖部 2/6 级收缩期杂音。心电图示：$V_{3\sim5}$ T 导联波倒置。胸部 X 线检查示心影增大，心胸比 >60%。

107. 以下辅助检查中对诊断最有帮助的是

    A. 超声心动图   B. 动态心电图

    C. 同位素、心肌灌注显像   D. 血沉

    E. 心肌酶

108. 最可能的诊断是

    A. 风湿性心脏病，二尖瓣狭窄合并关闭不全

    B. 结核性心包炎

    C. 陈旧性心肌梗死

    D. 扩张型心肌病

    E. 肥厚型心肌病

（109～111 题共用题干）

女性，38 岁。活动后心悸，气促，呼吸困难，乏力 3 个月入院。查体：血压 100/85mmHg，半坐卧位，心界不大，心尖搏动不明显，心率 110 次/分，可闻及心包叩击音，双肺呼吸音粗，无干湿性啰音，颈静脉怒张，肝肋下 3cm，肝颈静脉回流征阳性，腹水征（＋＋＋），双下肢浮肿（＋），拟诊缩窄性心包炎。

109. 该例有意义的心电图表现是

    A. QRS 低电压，T 波低平或倒置

    B. 除 aVR 以外，其他导联 ST 段抬高，弓背向下

    C. 心动过速

    D. QRS 电交替

    E. P－R 段压低

110. 有特征性的 X 线表现是

    A. 上腔静脉增宽   B. 发现心包钙化

    C. 心影呈烧瓶状   D. 心影缩小

    E. 心脏搏动减弱

111. 诊断缩窄性心包炎，最有意义的检查项目是

    A. X 线   B. 心电图

    C. MRI   D. 超声心动图

    E. CT

（112～114 题共用题干）

男性，62 岁。发现高血压 12 年，近 4 年出现胸骨后疼痛，诊断为原发性高血压、冠心病（心绞痛型），给予硝苯地平和 β 受体阻断药口服。1 天前突然出现气急、咳嗽，咳泡沫样痰。查体：端坐呼吸，BP 150/90mmHg，心率 130 次/分，房颤心律，双肺底湿性啰音，下肢无水肿。

112. 该患者目前的诊断应是

    A. 支气管哮喘   B. 全心心力衰竭

    C. 急性左心力衰竭   D. 急性前壁心肌梗死

    E. 冠心病心绞痛发作

113. 此病人出现病情加重，最可能的诱因是

    A. 精神紧张   B. 呼吸道感染

    C. 钠摄入过量   D. 药物负性肌力作用

    E. 肾功能不全

114. 下列哪种药物不能增加心排出量

    A. 多巴胺   B. 多巴胺丁胺

    C. 呋塞米   D. 洋地黄

E. 硝普钠

(115～116题共用题干)

患者，女性，35岁。间断胸闷不适2年，时有黑矇现象，近一周黑矇发作频繁，伴晕厥一次来诊。

115. 休息时心电图正常，为进一步明确晕厥原因，首选下列哪项检查

    A. 心脏电生理检查   B. 脑电图

    C. 超声心动图   D. Holter

    E. 脑CT

116. 如果心电图示 Q－T 间期 0.86s，T 波宽大，U 波明显，诊断为长 Q－T 间期综合征。推测其晕厥原因为

    A. 非阵发性室性心动过速

    B. 窦性静止

    C. 三度房室阻滞

    D. 房室折返性心动过速

    E. 尖端扭转性心动过速

(117～118题共用题干)

男性，21岁。近半年来反复心悸、胸痛、劳力性呼吸困难。时有头晕或短暂神志丧失。查体发现：心脏轻度增大，心尖部有2级收缩期杂音和第四心音，胸骨左缘第3～4肋间可闻及较粗糙的喷射性收缩期杂音。

117. 最可能的诊断是

    A. 冠心病心绞痛

    B. 二尖瓣关闭不全

    C. 主动脉瓣狭窄

    D. 肥厚型梗阻性心肌病

    E. 病毒性心肌炎

118. 应选用的药物是

    A. 地高辛   B. 硝酸甘油

    C. 心得安（普萘洛尔）   D. 卡托普利

    E. 氢克噻嗪

(119～121题共用题干)

男性，63岁。高血压病病史3年，活动平板阳性，Holter提示多次发作性心肌缺血，冠脉造影见左冠脉前降支中段70%。近日出现心绞痛，入院一周来积极抗凝、抗血小板、扩冠、抗心绞痛等治疗，症状未见明显改善，昨晚睡眠过程疼痛而醒，ECG 见 $V_{5～6}$ 导联 ST 段抬高，给予相应处理后症状缓解，ST 段恢复正常，12h 抽血心肌酶值不高。

119. 目前该例的心绞痛为不稳定型心绞痛合并有

    A. 冠状动脉痉挛   B. 相关血管完全堵塞

    C. 合并心功能不全   D. 无 Q 性心肌梗死

    E. 硝酸酯类耐药

120. 目前内科治疗过程建议加用药物为

    A. β受体阻断剂   B. Ca^{2+} 通道阻断剂

    C. 镇痛剂   D. α受体阻断剂

    E. 强心剂

121. 以上内科治疗后，病情仍有反复，考虑给予

    A. 急性溶栓治疗

    B. 加用体外反搏治疗

    C. 有急诊 PTCA 加放支架指征

    D. 加用高压氧疗法

    E. 心肌激光打孔，建立侧支循环

(122～124题共用题干)

男性，63岁。糖尿病史5年，体形稍肥胖，3天前体检时 BP 155/85mmHg，来诊。查体：BP 162/80mmHg，心率80次/分，心电图正常范围，Cr 100μmol/L。

122. 患者目前的诊断是

    A. 临界高血压

    B. 高血压病 2 级

    C. 单纯收缩期性高血压

    D. 继发性高血压可能性大，需进一步做相关检查

    E. 肾性高血压

123. 高血压小动脉病变，从病理角度考虑哪项是对的

    A. 空泡样变   B. 淀粉样变

    C. 脂肪变性   D. 玻璃样变

    E. 纤维样变

124. 有关高血压小动脉病变的进行性发展，下列哪项是错的

    A. 小动脉弹性增加，管腔扩大

    B. 小动脉管壁的硬度增加

    C. 脑小动脉容易产生微动脉瘤

    D. 小动脉管腔进行性狭窄

    E. 视网膜小动脉硬化引起视网膜出血和渗出

(125～127题共用题干)

女性，26岁。3年前因劳动后心慌、心悸、气促，诊断为风湿性二尖瓣狭窄。近3天咳嗽，咯血丝痰，夜间咳嗽加重，平卧位气促，被迫坐起后症状稍缓解。查体：血压120/80mmHg，心率90次/分整。S_1 增强、S_2 增强，A：MDM3/6 隆隆样，收缩期前增强。超声心动图：LA 40、LV 45，二尖瓣口 1.3cm^2。

125. 该患者听诊除了以上杂音外，心尖区、剑突位置可闻及 SM 2/6 柔和吹风样杂音，考虑为相对三尖瓣关闭不全。最简单有效的鉴定方法是

    A. 深呼吸杂音增强

    B. 平卧位抬高双下肢时杂音增强

    C. 坐位时杂音增强

    D. 右侧卧位时杂音增强

    E. 左侧卧位时杂音增强

126. 该例胸部 X 线检查见左心缘呈四弓位，其解剖构成是

    A. 主动脉、肺动脉、右心室、左心室

    B. 主动脉、右心房、右心室、左心室

    C. 主动脉结、左心房、肺动脉干、左心室

    D. 主动脉、肺动脉干、右心房、右心室

    E. 主动脉、肺动脉、右心房、左心室

127. 随着病情的发展，可能会发生各种心律失常。该例病最常见的心律失常是

    A. 房性心动过速   B. 室性早搏

    C. 室性心动过速   D. 心房颤动

    E. 房室传导阻滞

（128～129 题共用题干）

男性，23 岁。日间参加长跑比赛，晚上会餐后入睡，次日晨起四肢无力，行走困难，呈进行性加重，下午则四肢完全不能动。既往有类似发作。检查：四肢肌力 0 级，腱反射消失，感觉无异常。

128. 该患者应首先采取的措施是

    A. 颅脑 CT 检查   B. 腰椎穿刺检查

    C. 脑电图检查   D. 血电解质检查

    E. 拍颈椎 X 线片

129. 该病治疗过程中，不宜使用

    A. 大量输入葡萄糖

    B. 生理盐水

    C. 林格液

    D. 氯化钾

    E. 乙酰唑胺（醋氮酰胺）

（130～132 题共用题干）

女性，26 岁。诊断为风湿性心脏病二尖瓣关闭不全 2 年，出现乏力，盗汗，低热 3 个月，当地按感冒处理，服用多种抗生素，服抗生素时可暂时退热，2～3 天后又再发热。查体：贫血貌，杵状指，T 38℃，血压 110/70mmHg，心率 96 次/分，S_1 降低，S_2N，A：SM3/6 级反流样杂音。超声心动图见 5mm×5mm 的赘生物。诊断为亚急性细菌性心内膜炎。

130. 该例赘生物最可能附着的部位是

    A. 二尖瓣心房面   B. 二尖瓣尖处

    C. 二尖瓣心室面   D. 二尖瓣乳头肌

    E. 二尖瓣心房面

131. 根据经验推测，该例所感染的病原菌最可能是

    A. 草绿色链球菌   B. A 族链球菌

    C. 革兰阴性杆菌   D. 粪球菌

    E. 葡萄球菌

132. 从病理的角度分析，该赘生物的构成从心内膜炎面开始，由内及外分别是

    A. 红色血栓、细菌层、白色血栓

    B. 白色血栓、细菌层、红色血栓

    C. 细菌层、红色血栓、白色血栓

    D. 细菌层、白色血栓、红色血栓

    E. 无菌性赘生物 + 细菌层

（133～135 题共用题干）

男性，56 岁。急性广泛前壁心肌梗死入院24h，神志淡漠，四肢冷，冒汗，血压 85/60mmHg，心率 120 次/分，第三心音奔马律，双肺散在湿性啰音，呼吸音粗，呼吸气促 30 次/分，心肌梗死标记物明显升高。立即给放置右心漂浮导管，测得 CI 2.2L/（min·m²）、PCWP 32mmHg，外周阻力 2000dyn·s·cm^{-5}/m²。正常 <1000dyn·s·cm^{-5}/m²

133. 目前该例的诊断为

    A. 心源性休克   B. 急性左心衰

    C. 严重血容量不足   D. 合并右心梗死

    E. 痛性休克

134. 其心泵功能分级应为

    A. Ⅴ级   B. Ⅳ级

    C. Ⅱ级   D. Ⅲ级

    E. Ⅰ级

135. 这时的治疗措施不包括以下哪项

    A. itropresside，12.5～50μg/min，静脉滴注

    B. Dobutamine，100～500mg/min，静脉滴注

    C. 低分子右旋糖酐，500～1000ml，iv drip

    D. 如血压回升，尿量少，给予 Lasix 20～40μg，iv

    E. 考虑给主动脉内气囊反搏治疗

（136～137 题共用题干）

男性，45 岁。近 2 个月来感胸闷、憋气、乏力，渐出现少尿、下肢浮肿。查体：颈静脉充盈，BP 90/60mmHg，心浊音界向两侧扩大，心音低钝，肝大，肝颈静脉回流征（＋）。心电图：肢体导联低电压，Ⅱ、Ⅲ、aVF 导联 ST 段弓背向下抬高 0.1～0.2mV。X 线检查示心脏阴影普遍性向两侧扩大，心脏搏动减弱。

136. 其最可能的诊断是

    A. 扩张型心肌病   B. 缺血性心肌病

    C. 心包积液   D. 心肌梗死

    E. 克山病

137. 有助于确定上述诊断的最简单、易行、可靠的方法是

    A. 心电图检查   B. 胸部 X 线检查

    C. 超声心动图   D. 心包活检

    E. 心血管造影

（138～139 题共用题干）

男性，68 岁。2 周来反复胸痛，发作与劳累及情绪有关，休息可以缓解。3 小时前出现持续性疼痛，进行性加剧，

并气促，不能平卧，血压 110/70mmHg，心率 120 次/分，律齐，心尖部可闻及 3/6 级收缩期杂音，双肺散在哮鸣音及湿性啰音。

138. 根据上述临床表现，该患者的诊断最可能是

　　A. 风心病二尖瓣关闭不全

　　B. 扩张型心肌病

　　C. 支气管哮喘

　　D. 支气管肺炎

　　E. 急性心肌梗死并发左心衰竭

139. 首选治疗方案应为

　　A. β-受体阻滞剂预防室性心律失常

　　B. 抗生素控制感染

　　C. 洋地黄类药物

　　D. 肾上腺皮质激素减轻支气管痉挛

　　E. 吗啡和利尿剂

(140～141 题共用题干)

患者，男性，45 岁。头晕 6 个月，既往有高血压病史。门诊化验血胆固醇、三酰甘油高于正常。

140. 哪项生活方式不妥

　　A. 控制体重　　　　B. 高脂饮食

　　C. 平衡膳食　　　　D. 有氧运动

　　E. 定期体检

141. 如果体检，下述哪个项目没有必要

　　A. 量血压，包括下肢血压

　　B. 心脏听诊

　　C. 心脏核素检查

　　D. 必要时行颈动脉超声检查

　　E. 生化检查，包括血脂、血糖等

(142～144 题共用题干)

女性，56 岁。高血压、糖尿病史 3 年，突发胸前区疼痛 3h 入院。心电图标准 12 导联是 Ⅱ、Ⅲ 及 aVF，ST 段抬高，病理性 Q 波，血压 85/60mmHg，心率 110 次/分，心脏三尖瓣区可闻及 SM 2～3/6 反流样杂音，双肺呼吸音清，劲 V 怒张，肝肋下 1cm。

142. 该例目前的诊断应考虑为

　　A. 急性下壁心梗合并低血压状态

　　B. 急性下壁心梗合并心源性休克

　　C. 急性下壁，正后壁心梗

　　D. 急性下壁，右室心梗

　　E. 急性肺栓塞

143. 除进一步抽血查心肌坏死标记物外，ECG 需加做哪些导联

　　A. $V_3R～V_5R$ 及 $V_{7～9}$

　　B. V_3R、V_4R

　　C. 深呼气做 Ⅱ、Ⅲ 及 aVF

　　D. 胸前导联高一肋间或低一肋间

　　E. $V_3R～V_5R$ 及 $V_{7～9}$

144. 心肌标记物升高，$V_{3～5}$ ST 段水平升高 1mm，以下处理哪项是不对的

　　A. 常规选用硝酸酯类静脉滴注

　　B. 加快补液，纠正低循环状态

　　C. 补液过程密切注意双肺啰音，如啰音增加应减慢补液速度

　　D. 24h 补液量可达 4～6L

　　E. 有条件者放置漂浮导管，测右房压及肺毛压以明确诊断，指导治疗。

(145～146 题共用题干)

患者，男性，45 岁。健康体检时发现心率 44bpm，律齐。

145. 为了初步判断属于生理性还是病理性，应在患者进行下列哪项动作后再测心率

　　A. 休息 30min

　　B. 短时间做快速蹲立动作

　　C. 深吸气

　　D. 深呼气

　　E. Valsalva 动作

146. 体表心电图示心动过缓，下一步该做哪项检查

　　A. 直立倾斜试验

　　B. 阿托品试验

　　C. 普萘洛尔（心得安）试验

　　D. 运动平板试验

　　E. 双嘧达莫（潘生丁）试验

(147～148 题共用题干)

女性，56 岁。诊断为扩张型心肌病，心功能Ⅲ级。超声心动图提示左心室舒张末期内径 65mm，左心房内径 50mm，右心房、右心室均扩大。心电图 P－R 间期 0.26s，QRS 波群时限 ≥ 0.12s，V_1、V_2 呈 rS，V_5 呈 R 型，R 支粗钝。

147. 该例的心电图诊断为

　　A. 完全性左束支传导阻滞

　　B. 室内双分支传导阻滞

　　C. 左后分支阻滞

　　D. 左前分支阻滞

　　E. 一度房室传导阻滞

148. 该患者有心绞痛发作，近 2 年发作晕厥 5 次，平常心悸、气促明显，心率 50 次/分。针对该例的心律失常，最佳的治疗方案是

　　A. 安置植入性心脏起搏器

　　B. 口服麻黄碱

　　C. 安置临时性心脏起搏器，继续观察

　　D. 口服阿托品

E. 安置植入性心脏起搏器

(149~150题共用题干)

患者,男性,38岁。心悸、气短,伴双下肢水肿6个月。查体:双肺底可闻及细小湿啰音,心脏向左下扩大,心音低钝,心尖区可闻及3/6级收缩期吹风样杂音,肝大。否认发热和游走性关节肿痛史。

149. 首先应考虑的诊断是

 A. 风湿性心脏病   B. 先天性心脏病

 C. 扩张型心肌病   D. 急性病毒性心肌炎

 E. 冠状动脉粥样硬化性心脏病

150. 为明确诊断,首选下列哪项辅助检查

 A. 心肌酶学检查

 B. 超声心动图

 C. 心导管检查和心血管造影

 D. 胸部X线检查

 E. 心电图

(151~152题共用题干)

女性,70岁。患"风湿性心脏病二尖瓣狭窄伴关闭不全"10年,长期口服地高辛。近日出现尿少、周身浮肿、恶心呕吐、频发多源室早、嗜睡、黄视等改变。

151. 最可能的诊断是

 A. 心衰加重   B. 感染性心内膜炎

 C. 肾衰   D. 消化道溃疡

 E. 洋地黄中毒

152. 最佳的治疗方案为

 A. 抗炎治疗

 B. 加大洋地黄用量

 C. 纠正肾功能异常

 D. 停洋地黄,用苯妥英钠

 E. 加用利尿剂

(153~154题共用题干)

患者,男性,50岁。有高血压病史5年。因近期未按时服药,2h前出现明显头痛、烦躁、心悸多汗,面色苍白,视力模糊,测血压230/130mmHg。

153. 可能诊断为

 A. 嗜铬细胞瘤   B. 高血压心衰

 C. 高血压危象   D. 高血压脑病

 E. 高血压肾脏改变

154. 以上临床表现产生的主要原因是

 A. 脑血管自身调节障碍

 B. 交感神经兴奋及儿茶酚胺类物质分泌增多

 C. 血循环中醛固酮增多

 D. 血循环中皮质醇增高

 E. 心房利钠因子减少

(155~156题共用题干)

患者,男性,51岁。运动后出现眩晕、胸痛1年,否认高血压、糖尿病病史,胸骨左缘第3~4肋间可闻及3/6级粗糙的喷射性收缩期杂音,心界不大。

155. 最可能的诊断应是

 A. 室间隔缺损

 B. 冠状动脉粥样硬化性心脏病

 C. 风湿性心脏病

 D. 肥厚型梗阻性心肌病

 E. 病毒性心肌炎

156. 为明确诊断,应首选下列哪项检查

 A. 超声心动图   B. 心电图

 C. 心内膜心肌活检   D. 心导管检查

 E. 胸部X线检查

(157~158题共用题干)

青年男患者,午睡后口角向右偏斜,来院就诊查左额纹浅,闭目无力,左鼻唇沟浅,伸舌居中,余未见异常,诊断为特发性面神经麻痹。

157. 下列治疗较为合理的是

 A. 激素治疗   B. 血栓通静点

 C. 氨苄西林静滴   D. 针灸

 E. 静滴甘露醇

158. 该患者不大可能出现的临床症状是

 A. 口角流涎   B. 鼓腮漏气

 C. 咀嚼时有存食现象   D. 视物成双

 E. 言语不清

(159~160题共用题干)

患者,男性,14岁。心悸、气短10天。患者在3周前有发热、咽痛病史。查体:心界向左下扩大,心音低钝。心电图示窦性心动过速、频发室性早搏。

159. 首先应考虑的诊断是

 A. 扩张型心肌病   B. 风湿性心肌炎

 C. 病毒性心肌炎   D. 感染性心内膜炎

 E. 心包积液

160. 应首选下列哪项检查

 A. 心肌标记物   B. 心肌活检

 C. 血清病毒中和抗体   D. X线检查

 E. 血沉

(161~162题共用题干)

患者,男性,31岁。主诉心前区刀割样疼痛、咳嗽,呼吸时加重。查体:体温39.7℃、可闻及心包摩擦音。血WBC 18×10^9/L。心电图示多数导联ST段弓背向下型抬高,追问病史,2周前有上呼吸道感染史。

161. 此时考虑最有可能的诊断为

 A. 结核性心包炎

B. 急性非特异性心包炎

C. 风湿性心包炎

D. 急性化脓性心包炎

E. 急性心肌梗死

162. 该患者心包积液的性质或特点应为

  A. 量较少　　　　　B. 积液为脓性

  C. 不能找到化脓性细菌　　D. 淋巴细胞为主

  E. 以上都不对

（163～164 题共用题干）

患者，男性，52 岁。近 4 个月出现心悸、胸痛，间断出现黑矇。查体：心界不大，在胸骨左缘第 3、4 肋间可闻及收缩期喷射性杂音。冠状动脉造影检查未见异常。

163. 首先应考虑的诊断是

  A. 先天性心脏病

  B. 风湿性心脏瓣膜病

  C. 冠状动脉粥样硬化性心脏病

  D. 扩张型心肌病

  E. 肥厚性梗阻型心肌病

164. 为了鉴别诊断，除下列哪项外均可能使该杂音增强

  A. 静滴异丙肾上腺素　B. 吸入硝酸甘油

  C. 下蹲位　　　　　D. 站立时

  E. 体力活动

（165～167 题共用题干）

女性，58 岁。均匀性肥胖，高血压病史 6 年，平时治疗情况不详。近 1 个月常出现头胀，头痛，心悸，1 周前出现心前区闷痛，体力活动不受影响。

165. 在询问病史时，下列哪一项相对不重要

  A. 糖尿病史　　　　B. 家庭遗传史

  C. 反复咳嗽史　　　D. 吸烟史

  E. 嗜咸食史

166. 查体：血压 170/110mmHg，心界向左下扩大，心率 50 次/分，心底部 S₂ 亢进。哪一项检查暂时不宜进行

  A. 血糖　　　　　　B. 活动平板心电图

  C. 超声心动图　　　D. 胸片

  E. 肾功能

167. 心电图检查胸导联 ST 下移 0.2mV，T 波倒置，最需要与哪种疾病鉴别

  A. 急性心包炎

  B. 肥厚性梗阻型心肌病

  C. 风心病二尖瓣关闭不全

  D. 冠心病

  E. 肺心病

（168～169 题共用题干）

患者，女性，65 岁。因阵发性胸闷 8 年，持续胸痛 8 小时收入院。入院时血压为 130/90mmHg，诊断为急性前壁心肌梗死。

168. 支持诊断的心电图改变为

  A. Ⅱ、Ⅲ、aVF 出现异常 Q 波，伴 ST 段弓背向上抬高

  B. V₁～V₄ 出现异常 Q 波，伴 ST 段弓背向上抬高

  C. Ⅰ、aVL，出现肺性 P 波

  D. 频发室性早搏

  E. 三度房室传导阻滞

169. 上述患者出现频发室性早搏，伴短阵室性心动过速，此时最恰当的处理应是

  A. 静推毛花苷丙　　B. 口服美西律

  C. 静脉注射利多卡因　D. 口服普鲁卡因胺

  E. 口服妥卡尼

（170～172 题共用题干）

女性，65 岁。1 年来发作晕厥 6 次，每次发作均有短暂意识丧失。1 周前再次发作晕厥，当时意识丧失、眼球轻度上翻，倒在地上，约 30s 后恢复意识。急诊心电图提示窦性心动过缓，心室率 48 次/分，可见房室交界区性逸搏与房性早搏。

170. 该患者最可能的诊断是

  A. 病态窦房结综合征　B. 癫痫发作

  C. 室性心动过速　　　D. 心室颤动

  E. 预激综合征

171. 对该患者有意义的检查手段不包括

  A. 固有心率测定　　B. 多巴酚丁胺试验

  C. Holter 记录　　　D. 阿托品试验

  E. 食管心房调搏术

172. 诊断确立后，最佳的治疗手段是

  A. 长期口服麻黄碱

  B. 口服或静脉滴注阿托品

  C. 异丙肾上腺素静脉滴注

  D. 安置人工心脏起搏器

  E. 经皮冠状动脉介入治疗，改善冠状动脉供血

（173～174 题共用题干）

患者，女性，35 岁。风心病二尖瓣狭窄 2 年。近 2 周工作劳累，2 天来活动时胸闷憋气较前加重，夜间阵发性呼吸困难，遂住院治疗。2min 前突然咯大量鲜血。

173. 咯血的原因是

  A. 肺小动脉扩张后出血　B. 肺毛细血管出血

  C. 肺梗死　　　　　　D. 肺栓塞

  E. 支气管静脉破裂

174. 下列处理哪项不正确

  A. 平卧位，抬高双下肢，以保证患者的回心血量

B. 给予镇静剂

C. 给予利尿剂

D. 给予镇静剂及利尿剂

E. 给予硝酸酯类药物

（175～176 题共用题干）

急性广泛前壁心肌梗死患者，间歇房颤病史 8 年，出院前超声心动检查发现左室附壁血栓，血栓附着部位向外扩张，呈矛盾运动。

175. 最可能的原因是

  A. 房颤   B. 室壁瘤形成

  C. 心衰   D. 卧床有关

  E. 抗凝治疗不足

176. 患者的治疗不包括

  A. 华法林抗凝治疗

  B. 低分子肝素与华法林同时应用

  C. 溶栓治疗

  D. 改善心脏功能

  E. 心功能难以控制可以考虑手术治疗

（177～179 题共用题干）

女性，65 岁。冠心病心绞痛史 8 年，无高血压史。夜间突发心前区疼痛 8 小时入院。入院时血压为 20/12kPa（150/90mmHg），经心电图检查，诊断为急性前壁心肌梗死。

177. 最可能的心电图表现为

  A. Ⅱ、Ⅲ、aVF 出现异常 Q 波伴 ST 段弓背向上抬高

  B. V_1～V_4 出现异常 Q 波伴 ST 段弓背向上抬高

  C. V_1～V_4 出现冠状 T 波

  D. 频发室性早搏

  E. 三度房室传导阻滞

178. 上述患者出现频发室性早搏，有时呈短阵室速，最恰当的处理是

  A. 静滴维拉帕米   B. 口服美西律

  C. 静脉使用利多卡因   D. 口服普鲁卡因胺

  E. 静点硝酸酯类药物

179. 第 2 日患者出现胸闷、大汗、面色苍白。查体：心率 126 次/分，律齐，血压 80/50mmHg，双肺满布中小水泡音。此时患者的心功能分级为

  A. Killlip 分级Ⅳ级

  B. Killip 分级Ⅲ级

  C. 纽约心脏病协会（NYHA）分级Ⅳ级

  D. 纽约心脏病协会（NYHA）分级Ⅲ级

  E. 全心衰竭

（180～181 题共用题干）

男性，78 岁。两天前出现眩晕呕吐，饮水呛咳，左眼裂缩小，左侧面部及右侧上下肢、躯干痛觉减退，走路不稳，症状持续无缓解，发病后无意识障碍，无视物成双。

180. 下列哪项治疗措施不适合该患者

  A. 抗血小板制剂   B. 降纤维蛋白原制剂

  C. 钙离子拮抗剂   D. 动脉溶栓治疗

  E. 保持呼吸道通畅

181. 该病人的诊断首先应考虑

  A. 脑梗死   B. TIA

  C. 脑出血   D. 基底动脉尖综合征

  E. 蛛网膜下隙出血

（182～183 题共用题干）

79 岁男性，退休教师，家人发现其精神差、说话少半天。查体：计算力差，写自己名字困难，读报纸困难，不辨左右，不辨手指。CT 示左额叶及左顶、枕、颞交界区低密度灶。抗血小板、神经营养药治疗 1 周后明显好转。

182. 该病人诊断首先考虑

  A. RIND   B. 脑出血

  C. 分水岭梗死   D. 脑栓塞

  E. TGA

183. 该病人的临床表现符合

  A. Weber 综合征

  B. Millard – Gubler 综合征

  C. Foville 综合征

  D. Wallerberg 综合征

  E. Gerstmann 综合征

（184～185 题共用题干）

女性，68 岁。一天内反复出现 4 次右侧肢体无力，每次约 10 分钟。发作时意识清楚，发作间期正常。CT 脑扫描正常。

184. 治疗应首选

  A. 止血

  B. 溶栓

  C. 抗血小板制剂

  D. 进入卒中单元（stroke unit）治疗

  E. 康复治疗

185. 预防该病复发的主要预防性用药包括

  A. 低分子右旋糖酐   B. 尿激酶

  C. 阿司匹林   D. 华法林

  E. 曲克芦丁（维脑路通）

（186～187 题共用题干）

男，52 岁。因呼吸困难和水肿入院。查体发现颈静脉怒张，肝在右肋缘下 4cm，表面光滑，轻度压痛，双下肢压陷性水肿。

186. 检查心脏时可能发现

  A. 心尖搏动向左下移位

B. 心脏形态呈靴形

C. 心尖部可听到舒张期杂音

D. 主动脉瓣区可听到粗糙的收缩期杂音

E. 主动脉瓣第二听诊区可听到叹气样舒张期杂音

187. 该患者心音可有以下变化，除了

A. 心尖部第二心音增强

B. 心尖部第一心音增强

C. 肺动脉瓣区第二心音增强

D. 肺动脉瓣区第二心音分裂

E. 心尖部第一心音可呈拍击性

（188～189 题共用题干）

女性，28 岁。患风湿性心脏病二尖瓣狭窄 6 年，日常活动即出现胸闷、气短，但休息时无症状。心脏彩超示重度二尖瓣狭窄。

188. 根据其临床表现，心功能为

A. Ⅰ级　　　　　　　　B. Ⅱ级

C. Ⅲ级　　　　　　　　D. Ⅳ级

E. 心功能代偿期

189. 该患者劳累后气促主要是由于

A. 肺淤血、肺水肿所致　　B. 左心室扩大所致

C. 体循环静脉压增高所致　D. 肺动脉压增高所致

E. 心室重构所致

（190～192 题共用题干）

女性，29 岁。心前区疼痛，低热，活动后气促 3 天入院。查体：体温 38℃，血压 100/75mmHg，心率 100 次/分，律齐。心音稍低钝，心尖区可闻双期心包摩擦音。X 线见心影呈烧瓶状，心缘搏动减弱。ECG 见除 aVR 外，广泛 ST 段抬高，弓背向下。血常规白细胞正常，血红蛋白、白色素均正常。两周前曾有上呼吸道感染史，入院初步诊断为急性非特异性心包炎。

190. 入院第二天，心包摩擦音消失，超声心动图见中等量积液，左室外侧收缩期最大液性暗区 2.5cm，准备给予心包穿刺抽液。关于抽取心包液，下列的哪一项说法不正确

A. 抽取心包液做病毒培养阳性率较高

B. 抽液可进一步证实心包液的存在与否

C. 可做常规生化，细菌学及细胞学方面的检查

D. 抽取液体观察颜色、外观等物理特性

E. 抽取心包液可减少心包的压塞

191. 对于该例，抽取心包液的最佳体位与位置是

A. 平卧位、心尖区第 5 肋相对浊音界内 2cm

B. 半坐卧位，背靠床板，心尖区第 5 肋相对浊音界内 2cm 处

C. 平卧位，从剑突与肋弓所形成的角内，穿刺针与胸壁成 30°向上，稍向左进入心包的下部与后部

D. 半坐卧位，L3、4 肋间胸骨旁垂直进针

E. 前俯位，心尖区第 5 肋相对浊音界内 2cm 处

192. 该例抽液过程顺利，第一次抽出淡黄色液体约 600ml，拔出穿刺针。常规消毒，盖消毒纱布。术后约 3min，患者出现冒汗，气促，双肺布满湿性啰音，频繁咳嗽，咳出粉红色泡沫痰。这时，应考虑为

A. 抽液过多引起纵隔摆动

B. 痛性休克

C. 抽液过多、过快，诱发左心衰

D. 损伤血管，引起心包压塞

E. 胸膜反应

（193～194 题共用题干）

患者，男性，52 岁。1 年前因心绞痛行冠状动脉造影及支架置入术，此后未再发作胸痛。20 多天前快速行走时发作胸痛，1 周来饭后和大便后也发作。血压 90/60mmHg。

193. 该患者的心绞痛是哪种类型

A. 初发劳力型心绞痛　　　B. 梗死后心绞痛

C. 变异型心绞痛　　　　　D. 卧位心绞痛

E. 稳定劳力型心绞痛

194. 患者用药不合适的是

A. 阿司匹林 200mg，qd　　B. 氯吡格雷 75mg，qd

C. 低分子肝素　　　　　　D. 异山梨酯 20mg，tid

E. 硝本地平控释片 30mg，qd

（195～196 题共用题干）

患者，男性，68 岁。既往体格健康，近 1 周出现双下肢水肿。

195. 双肺底可闻及湿性啰音，最需要检查的项目为

A. 心电图　　　　　　　　B. 超声心动图

C. 胸部 X 线　　　　　　　D. 胸部 CT

E. 肾脏 B 超

196. 心电图显示 $V_1 \sim V_3$ 导联 QS 波，ST 段抬高。超声心动图最可能出现的是

A. 心室壁肥厚

B. 室间隔运动减弱

C. 左房扩大

D. 弥漫性室壁运动减弱

E. 二尖瓣反流

（197～198 题共用题干）

患者，女性，34 岁。间断低热 2 个月，风心病病史 5 年。胸骨左缘第 4 肋间闻及乐音样杂音，心尖部闻及 4/6 级收缩期杂音，向左腋下传导。

197. 应考虑下列哪一诊断

A. 二尖瓣关闭不全合并二尖瓣脱垂

B. 二尖瓣狭窄合并腱索断裂

C. 二尖瓣关闭不全合并主动脉瓣关闭不全

D. 二尖瓣狭窄合并感染性心内膜炎

E. 二尖瓣关闭不全合并感染性心内膜炎

198. 下列哪项检查对明确诊断最重要

  A. 血常规　　　　　　　B. 血气分析

  C. 血培养　　　　　　　D. 心电图

  E. 胸片

（199～200 题共用题干）

患者，女性，33 岁。患风心病二尖瓣狭窄 8 年。2 天前"感冒"后发热、咽痛伴少许黄痰，遂去单位医务室静点抗生素治疗，输液 1h 后突然出现呼吸困难，咯粉红色泡沫痰。

199. 诊断考虑

  A. 风心病合并肺部感染

  B. 风心病合并感染性心内膜炎

  C. 风心病合并上呼吸道感染

  D. 风心病合并上呼吸道感染、急性肺水肿

  E. 风心病合并上呼吸道感染、输液反应

200. 病情突然加重的诱因是

  A. 输液过快　　　　　　B. 抗生素过敏

  C. 风湿活动　　　　　　D. 上呼吸道感染

  E. 细菌性心内膜炎

（201～203 题共用题干）

患者，女性，2 岁。发现胸骨左缘第二肋间连续性机器样杂音伴震颤。

201. 应首选的检查是

  A. 胸部 CT　　　　　　B. 肝、肾 B 超

  C. 超声心动图　　　　　D. 动态血压

  E. 心脏核素检查

202. 应如何治疗

  A. 药物保守治疗　　　　B. 抗生素

  C. 尽早外科手术　　　　D. 5 岁后外科手术

  E. 不处理

203. 最可能的诊断是

  A. 房间隔缺损　　　　　B. 室间隔缺损

  C. 动脉导管未闭　　　　D. 肥厚性心肌病

  E. 扩张性心肌病

（204～205 题共用题干）

患者，女性，29 岁。风湿热反复发作病史 5 年，劳累、精神紧张时易出现呼吸困难半年，偶有夜间呼吸困难。多次做心电图均为窦性心律。未出现过下肢水肿。

204. 对于明确心脏瓣膜有无病变，下列哪项检查最有临床价值

  A. 心导管检查　　　　　B. 超声心动图检查

  C. 心脏核磁检查　　　　D. 心脏活检

  E. 心脏核素检查

205. 经检查患者存在轻度二尖瓣狭窄，支持诊断的依据应是

  A. 第一心音亢进、闻及开瓣音

  B. 第一心音亢进、闻及喀喇音

  C. 第一心音减弱，心尖部闻及收缩期杂音

  D. 第一心音减弱，闻及第四心音

  E. 以上都不对

（206～207 题共用题干）

患者，女性，28 岁。风湿性心脏病二尖瓣狭窄患者。体格检查可见二尖瓣面容，心脏听诊有心尖区舒张期隆隆样杂音，心率 125 次/分，第一心音强弱不等，心律绝对不整齐，脉搏 108 次/分。

206. 此时患者如做心电图，可诊断为

  A. 窦性心律不齐

  B. 心房颤动

  C. 心房扑动呈 2：1 下传

  D. 窦性心动过速并窦性心律不齐

  E. 窦房结内游走性心律

207. 如心电图上出现连发的形态异常的 QRS 波群，最可能的诊断是

  A. 室内差异性传导

  B. 室性心动过速

  C. 室性融合波

  D. 阵发性室上性心动过速

  E. 以上都不对

（208～209 题共用题干）

患者，女性，22 岁。低热 1 个月，伴心悸、气促、下肢浮肿 1 周。查体：血压 90/70mmHg，颈静脉怒张，心界向两侧扩大，心音弱，肝大，肋下 2cm，双下肢浮肿。超声心动图心包腔内液性暗区 1.0cm，X 线心影向两侧扩大。

208. 最可能的诊断是

  A. 充血性心力衰竭　　　B. 肝硬化

  C. 扩张性心肌病　　　　D. 心包积液

  E. 病毒性心肌炎

209. 为确诊应做何种检查

  A. 超声心动图　　　　　B. 心电图

  C. 血培养　　　　　　　D. 心包穿刺抽液检查

  E. 血生化检查

（210～211 题共用题干）

患者，男性，6 岁。胸骨左缘第三、四肋间闻及粗糙全收缩期杂音，伴有震颤，肺动脉瓣区第二心音亢进、分裂。

210. 最不可能的疾病为

A. 室间隔缺损　　　　　　B. 房间隔缺损

C. 二尖瓣狭窄　　　　　　D. 动脉导管未闭

E. 肥厚型心肌病

211. 行有创操作之前，为预防并发症最有效的药物为

A. 血管紧张素转换酶抑制剂

B. β受体阻滞剂

C. 钙拮抗剂

D. 利尿剂

E. 抗生素

(212～213题共用题干)

患者，男性，67岁。近1个月出现活动后心悸、气短，双肺底可闻及湿性啰音。腹部检查：肝脾肋下未触及，双下肢明显可凹性水肿。胸部X线检查：显示心胸比0.66。超声心动图：左室舒张末期内径61mm，左室射血分数39%。

212. 该病人双肺湿性啰音产生的原因是

A. 水钠潴留　　　　　　　B. 心脏前负荷过大

C. 心脏后负荷过大　　　　D. 心脏收缩功能障碍

E. 心脏舒张功能障碍

213. 该患者处于

A. 急性心力衰竭代偿阶段

B. 急性心力衰竭失代偿阶段

C. 慢性心力衰竭代偿阶段

D. 慢性心力衰竭失代偿阶段

E. 无心力衰竭

(214～215题共用题干)

患者，男性，67岁。8年前患急性前间壁心肌梗死，近2个月快速行走时发生胸痛，休息片刻即可减轻，近2日休息时也有胸痛发作，有时持续20min才能缓解，未发作时心电图正常。

214. 不正确的处置是

A. 立即收入院治疗

B. 测定血肌钙蛋白

C. 运动平板检查

D. 积极抗缺血和抗血栓治疗

E. 准备行冠状动脉造影

215. 治疗不包括

A. 阿司匹林　　　　　　　B. 低分子肝素

C. 尿激酶　　　　　　　　D. 硝酸甘油静点

E. 静脉应用β受体阻滞剂

(216～217题共用题干)

患者，男性，56岁。头晕、心悸1周，偶有晕厥。既往有高血压、冠心病病史，血压105/60mmHg，心率34bpm，律不齐。心电图示P－R间期为0.22s，部分P波后有QRS波群脱落。

216. 其心电图诊断为

A. 一度房室阻滞　　　　　B. 二度Ⅱ型房室阻滞

C. 二度Ⅰ型窦房阻滞　　　D. 三度房室阻滞

E. 二度Ⅰ型房室阻滞

217. 最有效的治疗是

A. 阿托品

B. 安装临时或永久起搏器

C. 经食管心房起搏

D. 不需要治疗

E. 持续静脉滴注异丙肾上腺素

(218～219题共用题干)

患者，男性，57岁。发现高血压5年，近1个月出现喘憋，夜间憋醒，下肢水肿，双肺满布湿啰音。心电图提示陈旧性前壁心肌梗死，胸片示心影增大。

218. 最可能的诊断是

A. 高血压收缩性心力衰竭

B. 高血压舒张性心力衰竭

C. 冠心病左心衰

D. 冠心病右心衰

E. 冠心病全心衰

219. 对此患者预后最有价值的化验

A. 血清心肌酶　　　　　　B. 肾功能

C. 肝功能　　　　　　　　D. 脑钠素

E. 血电解质

(220～221题共用题干)

患者，男性，57岁。胸闷伴下肢水肿2个月，心电图$V_1 \sim V_4$导联QS波。

220. 最有价值的器械检查是

A. 胸部CT　　　　　　　　B. 肝、肾B超

C. 超声心动图　　　　　　D. 动态血压监测

E. 心脏核素检查

221. 缓解症状最迅速的药物是

A. 血管紧张素转换酶抑制剂

B. β受体阻滞剂

C. 钙拮抗剂

D. 利尿剂

E. 阿司匹林

(222～223题共用题干)

患者，男性，30岁。发作性血压增高，最高达200/120mmHg，伴头痛，面色苍白，出汗，心动过速，持续半个小时。平时血压正常。

222. 初步诊断为

A. 嗜铬细胞瘤

B. 恶性高血压

C. 高血压脑病

D. 原发性醛固酮增多症

E. 肾动脉狭窄

223. 常用实验室检查是

A. PRA 测定

B. 血儿茶酚胺及尿 VMA 测定

C. 尿 17 - 羟皮质类固醇检测

D. 肾动脉血管造影

E. 尿、血醛固酮测定

（224～225 题共用题干）

女性，52 岁。消瘦、吞咽困难 2 月余，伴心悸气短、双下肢浮肿。查体：口唇发绀，心尖部舒张期隆隆样杂音，第一心音增强，二尖瓣开放拍击音明显，肺动脉瓣第二心音亢进分裂。

224. 其心脏体征支持

A. 心力衰竭　　　　　　B. 心律失常

C. 二尖瓣狭窄　　　　　D. 三尖瓣狭窄

E. 二尖瓣关闭不全

225. 可初步诊断为

A. 胃癌　　　　　　　　B. 重症营养不良

C. 先心病　　　　　　　D. 风心病

E. 冠心病

＊（226～227 题共用题干）

患者，男性，75 岁。突发意识丧失。

226. 证实心脏骤停可根据

A. 大动脉搏动消失　　　B. 呼吸停止

C. 血压下降　　　　　　D. 瞳孔散大

E. 发绀

227. 捶击复律可用于下列哪种情况

A. 室速　　　　　　　　B. 心动过速

C. 心动过缓　　　　　　D. 室颤

E. 意识未消失者

＊（228～230 题共用题干）

男性，50 岁。高血压病患者，出现胸骨后及胸背部撕裂样疼痛，检查：右上肢血压 170/100mmHg，左上肢血压 100/70mmHg，心率 110 次/分，主动脉瓣区可闻舒张期哈气样杂音 3/6 级。

228. 该例目前最可能的诊断是

A. 高血压诱发心绞痛　　B. 老年瓣膜退行性变

C. 主动脉夹层分离　　　D. 大动脉炎

E. 食管裂孔症

229. 如要确立诊断，最有意义的检查是

A. 超声心电图　　　　　B. 心电图

C. X 线胸片　　　　　　D. 核磁共振

E. 核素心脏造影

230. 目前内科处理的首要措施是

A. 静脉用药控制血压，β 受体阻断剂控制心室率

B. 使用强有效的镇痛剂

C. 联合口服降压药

D. 强力利尿剂降低血容量

E. 静脉用药控制血压，β 受体阻断剂控制心室率

＊（231～232 题共用题干）

患者，女性，30 岁。上肢血压 165/105mmHg，下肢血压 130/85mmHg，搏动减弱，下肢出现乏力、麻木等症状，上腹部可闻及血管杂音。

231. 初步诊断为

A. 高血压危象

B. 原发性高血压

C. 多发性大动脉炎

D. 原发性醛固酮增多症

E. 皮质醇增多症

232. 为明确诊断，宜选下列哪项检查

A. 腹主动脉造影

B. 静脉肾盂造影

C. 双肾 CT 检查

D. 尿 17 - 羟皮质类固醇检测

E. 尿 VMA 检测

＊（233～234 题共用题干）

患者，男性，32 岁。风心病史 5 年，4 周前"感冒"后一直低热、咽痛，1 周来心悸、胸闷较前加重，乏力、多汗。查体：面色苍白，心尖部闻及乐音样收缩期杂音。

233. 此病人低热原因最可能为

A. 金黄色葡萄球菌感染　　B. 真菌感染

C. 立克次体感染　　　　　D. 草绿色链球菌感染

E. 衣原体感染

234. 首先应考虑下列哪一诊断

A. 风心病合并甲亢

B. 风心病合并贫血

C. 风心病合并急性感染性心内膜炎

D. 风心病合并亚急性感染性心内膜炎

E. 风心病合并二尖瓣脱垂

＊（235～237 题共用题干）

女性，23 岁。二尖瓣脱垂伴关闭不全病史 3 年，一个月前因感冒后出现低热 37.5℃～38℃，尤以下午为甚，无明显寒战，伴多汗，胃纳差，发热持续至今未退，来诊入院。查体：血压 120/80mmHg，心率 100 次/分，S_1 降低、S_2N，A：SM3/6 反流样，肝肋下 2cm。血常规 WBC 10×10^9/L，中性粒细胞 8×10^9/L，RB C3.01×10^{12}/L，Hb 95g/L，尿常规示 RBC （+），尿蛋白 （+），WBC

（＋）。超声心动图二尖瓣未见赘生物。

235. 该例目前首先考虑是

    A. 二尖瓣脱垂合并肺部感染

    B. 二尖瓣脱垂合并风湿活动

    C. 亚急性感染性心内膜炎

    D. 二尖瓣脱垂合并泌尿道感染

    E. 急性感染性心内膜炎

236. 该例入院后较有意义的检查项目是

    A. 查风湿三项、抗 DNA 酶、血沉

    B. 复查经胸超声心动图加胸部 X 线检查

    C. 复查超声心动图＋中段尿培养

    D. 常规抽血培养病原菌＋食管超声心动图

    E. 胸部 X 线检查＋食管超声心动图

237. 该例入院后常规抽血 10～20ml，每隔 1h 抽 1 次，连抽 3 次；第 2 天，重复抽血 3 次，再给抗生素治疗。根据经验，选用以下的哪组抗生素治疗

    A. 青霉素 1800 万 U/d＋阿米卡星 0.4/d 静脉用药

    B. 氨卡氰霉素 12g/d＋庆大霉素 160mg/d 静脉用药

    C. 哌拉西林 12g/d＋阿米卡星 0.4g/d 静脉用药

    D. 万古霉素 30mg/（kg·d）＋阿米卡星 0.4g/d 静脉用药

    E. 青霉素 1800 万 U/d＋阿米卡星 0.4g/d 静脉用药

＊（238～240 题共用题干）

男性，65 岁。老年瓣膜退行性变并主动脉中度关闭不全病史 3 年。5 天前始无明确诱因出现寒战高热，烦躁，发热呈弛张热型，最高 39.5℃，WBC 及中性粒细胞明显升高，伴胸闷气急。胸部 X 线检查见轻度肺瘀血征。超声心动图见中到重度主动脉关闭不全，主动脉无冠瓣上可见 5mm×6mm 赘生物。入院查体：血压 130/50mmHg，心率 105 次/分，S_1 N，S_2 降低，L2、3EDM3/6 级哈气样，双肺呼吸音稍粗，肝脾未及，双下肢无浮肿。

238. 该例的诊断首先考虑为

    A. 亚急性细菌性心内膜炎

    B. 急性细菌性心内膜炎

    C. 老年瓣膜退行性变并肺部感染

    D. 真菌性心内膜炎

    E. 主动脉瓣关闭不全心衰合并肺部感染

239. 首先考虑的致病菌为

    A. 肠球菌　　　　　　　B. 链球菌

    C. 葡萄球菌　　　　　　D. 革兰阴性杆菌

    E. 真菌

240. 入院后经验性选用万古霉素 1.5g/d，分 2 次静脉滴注；阿米卡星 0.4g/d 分 2 次静脉滴注，利福平 0.45g 口服，治疗三天后，血培养为表皮葡萄球菌感染，继续原药物治疗至第 10 天，患者出现咳嗽加

重，咳粉红色泡沫痰，端坐呼吸，再度体温升高。目前考虑的处理方案是

    A. 原方案治疗并积极抗心衰治疗

    B. 改用其他方案抗生素治疗

    C. 可能合并真菌感染，利福平改为氟康唑静脉给药

    D. 积极抗心衰治疗，同时准备手术治疗

    E. 应在心功能改善为Ⅱ～Ⅲ级后才能进行手术治疗

＊（241～242 题共用题干）

患者，女性，56 岁。发现高血压 6 年，无明显诱因突感胸部刀割样剧烈疼痛 1h，并向胸背部放射，伴有大汗、焦虑、面色苍白。

241. 最可能的诊断是

    A. 肺栓塞　　　　　　　B. 急性冠脉综合征

    C. 主动脉夹层　　　　　D. 气胸

    E. 主动脉窦瘤破裂

242. 有诊断意义的辅助检查是

    A. 心电图　　　　　　　B. 超声心动图

    C. 胸部 X 线平片　　　　D. 核磁共振显像

    E. 心肌核素显像

＊（243～244 题共用题干）

患者，男性，60 岁。既往高血压病史 10 年，血压控制良好。晨起突然出现剧烈撕裂样胸痛，一侧上肢脉搏消失。心率 110 次/分，律齐，主动脉瓣区舒张期杂音。

243. 初步诊断为

    A. 主动脉夹层破裂　　　B. 急性心肌梗死

    C. 脑出血　　　　　　　D. 主动脉瓣关闭不全

    E. 肺栓塞

244. 下列哪项不是本病的易患因素

    A. 左房黏液瘤　　　　　B. 高血压

    C. 马方综合征　　　　　D. 妊娠

    E. 主动脉缩窄

【B 型题】

（1～3 题共用备选答案）

    A. 口服地高辛 0.25mg，每日 1 次

    B. 毛花苷丙 0.2mg 静脉注射，必要时重复

    C. 先以毛花苷丙 0.4mg 静脉注射，必要时重复，以后改为口服地高辛

    D. 不予应用

    E. 口服地高辛 0.25mg，每日 2 次

1. 男性，74 岁。原发性高血压（3 级），1h 前血压 220/120mmHg，心悸，气喘，咳嗽，心率 120 次/分，双肺闻及湿性啰音。治疗应

2. 男性，69 岁。急性广泛前壁心肌梗死 2h，左心心力衰竭。治疗应

3. 女性，89 岁。有肾功能不全史，心率 110 次/分，双肺

呼吸音粗。治疗应

(4～6题共用备选答案)

    A. 直接扩张血管平滑肌，以静脉为主

    B. cAMP 依赖性正性肌力药

    C. 使 β 受体密度上调，减慢心率，改善心肌顺应性

    D. 抑制心肌细胞钠－钾－ATP 酶

    E. 抑制钠、水重吸收，减轻前负荷

4. β 受体阻断药的作用机制是

5. 多巴酚丁胺的作用机制是

6. 硝酸甘油的作用机制是

(7～9题共用备选答案)

    A. 24h 动态血压

    B. 24h 动态心电图

    C. 心室晚电位

    D. 食管心房调搏或心内电生理检查

    E. 多导联心电图同步记录

7. 男性，67 岁。陈旧性前间壁心肌梗死 3 年，近日心慌、心悸，多次心电图均提示频发多源室性期间收缩，其中有一次记录到由 4 个宽大畸形 QRS 波群组成的一组短阵室性心动过速。为估计其预后首选的检查项目是

8. 男性，26 岁。反复发作心慌、心悸，气促 3 年，每次均于工作紧张时发作，有突然发作突然终止现象。曾经有一次心悸发作时的心电图记录，心率 180 次/分，节律规则，刚开始时呈右束支阻滞图形，持续数秒后 QRS 波形恢复正常，P 波无法辨认。为明确诊断。该例首选检查项目是

9. 女性，58 岁。发作性心悸、胸闷 3 年，有高脂血症史，无高血压史。近 3 个月出现头晕，曾晕倒 1 次。超声心动图示主动脉稍增宽。心电图示 ST 段 $V_{1～5}$ 水平下降 0.05mV，T 波低平，偶发室性早搏。首选检查项目是

(10～12 题共用备选答案)

    A. 窦性心律不齐

    B. 三度房室传导阻滞

    C. 二度窦房传导阻滞

    D. 二度Ⅰ型房室传导阻滞

    E. 二度Ⅱ型房室传导阻滞

10. 男性，26 岁。急性心肌炎病史半年。心电图见 P－R 间期逐渐延长，R－R 间期逐渐缩短，直至 1 个 QRS 波脱落；包括脱落 QRS 波群在内的长 R－R 间期小于 2 倍最短 R－R 间期，如此反复出现，周而复始。其心电图诊断应为

11. 女性，64 岁。有完全性右束支阻滞并左前半分支阻滞史 1 年。近 3 个月来反复发作晕厥，每次发作时间从 30s 至 2～3min 不等，伴意识丧失、眼球上翻、轻度抽搐。心电图发现除原来存在的室内双分支阻滞

外，还可见 QRS 波群有规律性脱落，包括脱落 QRS 波群在内的长 R－R 是短 R－R 的 2 倍，P－R 间期固定为 0.18s。该例心电图的诊断为

12. 男性，64 岁。有心动过缓史 6 年，间有心慌、乏力，活动后心率一般不超过 80 次/分。入院后多次心电图均提示窦性心动过缓，阿托品试验阳性，诊断为病态窦房结综合征。24h 动态心电图发现多个长 P－P 间期均在 2s 左右，P－P 间期无逐渐缩短现象，长 P－P 间期约是短 P－P 间期的 2 倍，P－R 间期恒定。其诊断应该为

(13～15 题共用备选答案)

    A. 心内注射肾上腺素

    B. 高流量面罩吸氧

    C. 电除颤

    D. 气管内插管人工呼吸与输氧

    E. 口对口人工呼吸

13. 男性，50 岁。诊断三度房室传导阻滞，室性逸搏心律，在安置心脏起搏器过程中突发心脏骤停，除了人工胸外按压、依据心电情况作紧急相应处理以外，需要立即采取的紧急措施是

14. 女性，67 岁。1h 前发生心前区疼痛。心电图提示急性前壁心肌梗死，在刚进入病房时发生心脏骤停，最重要的紧急处理措施是

15. 男性，60 岁。20min 前突发意识丧失，来诊时颈、股动脉搏动消失，呼吸停止，心音消失，面色青紫，应立即采取的紧急措施是

(16～18 题共用备选答案)

    A. 呋塞米   B. 氢氯噻嗪

    C. 哌唑嗪   D. β 受体阻断剂

    E. 硝普钠

16. 可导致低 K^+，低 Na^+，低 Mg^{2+} 的是

17. 使哮喘加重的是

18. 可导致氰化物中毒的是

(19～21 题共用备选答案)

    A. 心电图   B. 超声心电图

    C. 胸部 X 线检查   D. 中心静脉压

    E. CT

19. 缩窄型心包炎，应选检查项目是

20. 心界向左扩大，心尖 3/6 收缩期杂音，应选检查项目是

21. 突然心跳加快，脉搏 150 次/分，应选检查项目是

(22～24 题共用备选答案)

    A. ACEI＋长效钙通道阻断剂

    B. β 受体阻断剂＋利尿剂

    C. 钙通道阻断剂＋利尿剂

D. β受体阻断剂 + 钙通道阻断剂

E. 硝普钠静脉滴注

22. 男性，55 岁。高血压病史 3 年，检查：血压 160/80mmHg，心率 80 次/分，超声心动图左室舒张末期直径 55mm，EF 50%，血 Cr 200μmol/L。应选用

23. 男性，48 岁。工作压力大，近期头痛，心跳加快。检查：血压 160/100mmHg，心率 96 次/分，过去无高血压史，其他检查无明显异常。应选用

24. 女性，60 岁。高血压病史 10 年，今晨突发头痛、呕吐、出汗、气促。检查：血压 180/110mmHg，心率 90 次/分，双肺底散在少量湿啰音，无病理特征。应选用

(25 ~ 28 题共用备选答案)

    A. 慢性心功能不全   B. 急性左心衰竭

    C. 低血压状态   D. 原发性室颤

    E. 心源性休克

25. 男性，58 岁。急性广泛前壁心肌梗死 20h 后，血压 82/50mmHg，心率 125 次/分，双肺散在湿啰音，超过双肺野 50%，漂浮导管测得 PCWP 28mmHg，CI 2.0L/(min·m²) 四肢冷，冒汗，尿少。该例的诊断为

26. 男性，55 岁。急性心肌梗死 24h，突发气促，不能平卧，频繁咳嗽，咳粉红色泡沫痰。查体：血压 140/90mmHg，心率 118 次/分，双肺湿啰音超过双肺野 50%，呼吸 32 次/分，气促。该例诊断应为

27. 女性，60 岁。急性下壁右室心肌梗死。查体：血压 88/60mmHg，四肢尚暖，心率 100 次/分，双肺呼吸音清，无干湿性啰音，颈静脉怒张，肝颈征阳性。应诊断为

28. 男性，55 岁。急性心肌梗死入院 18h，血压 120/80mmHg，心率 90 次/分，心泵功能 I ~ II 级之间，ECG 示前间壁心肌梗死，血 K⁺ 4.5mmol/L，今晨八点突发抽搐，眼球上翻，意识丧失。心电图示心室颤动。给予非同步 250J 电除颤 1 次，恢复窦性心律 95 次/分。该例诊断为

(29 ~ 31 题共用备选答案)

    A. 血压升高

    B. 肺毛细血管楔嵌升高

    C. 右房压 > 肺毛压

    D. 左、右心室压力均升高

    E. 肺静脉压升高

29. 男性，55 岁。急性广泛前壁心肌梗死，入院 24h，出现血压下降、尿少、冒冷汗、双肺湿性啰音增多。这时漂浮导管测得结果应为

30. 男性，56 岁。急性胸前区疼痛 16h 入院。心电图见 II、III、aVF、导联 ST 弓背向上抬高 0.2mV，I、

II、aVF 出现 Q 波；V₃₋₅ST 段水平抬高 0.1mV。肝肋下 2cm，颈静脉怒张，肝颈征阳性，血压 90/50mmHg。这时漂浮导管测得的结果应为

31. 男性，28 岁。半年前诊断为结核性心包炎。近来出现腹胀及双下肢浮肿，气促明显来诊，血压 110/90mmHg，心率 120 次/分，双肺呼吸音稍粗，无干湿性啰音，颈静脉怒张，肝颈征阳性，肝肋下 3cm，质中。X 线检查示心影正常偏小，搏动减弱。MRI 提示心包增厚 0.8 ~ 1.0cm。其检查结果应为

(32 ~ 34 题共用备选答案)

    A. 主动脉瓣关闭不全   B. 主动脉狭窄

    C. 二尖瓣关闭不全   D. 继发性肺动脉高压

    E. 右心衰竭

32. 男性，38 岁。有风湿性心脏病史多年，血压 120/90mmHg，心率 100 次/分，S₁ N，S₂ 单一，L2、3 收缩期喷射样杂音，近日出现呼吸困难，劳力性胸痛，晕厥。应诊断为

33. 女性，30 岁。有风湿性心脏病史多年，3 年前活动后气促，咯血丝痰，近半年来无血丝痰。查体：BP 110/80mmHg，心率 110 次/分，心房颤动，A：MDM 2 ~ 3/6，隆隆样，心前区近剑突下可闻 SM 2/6 反流样杂音，深吸气忍住后增强，肝肋下 2cm。应诊断为

34. 女性，32 岁。风湿性二尖瓣狭窄病史多年，近三个月来活动后气促明显，L2、3 可闻 EDM 2 ~ 3/6 哈气样，向左外侧传导，超声多普勒未见主动脉反流。应诊断为

(35 ~ 37 题共用备选答案)

    A. Austin Flint 杂音   B. Graham Steell 杂音

    C. 二尖瓣开瓣音   D. Kerley B 线

    E. X 线左前斜见左支气管上抬

35. 男性，29 岁。风心病重度二尖瓣狭窄病史。查体：血压 120/80mmHg，心率 110 次/分，心房颤动，超声心动图见 LA 58mm，LV 44mm。该患者的临床表现还可见

36. 女性，27 岁。体检发现心脏杂音来诊，无明显自觉症状。查体：BP 110/80mmHg，心率 80 次/分，律齐。心电图：二尖瓣 P 波。超声心动图：LA 38mm，LV 43mm，二尖瓣口面积 1.5cm²。该患者的临床表现还可见

37. 女性，40 岁。风湿性心脏病史多年，诊断为二尖瓣狭窄（中），二尖瓣关闭不全（中）。近三天出现活动后气促，夜间端坐性呼吸困难，咳嗽，咳痰，胃纳差，双下肢轻度浮肿。该患者的临床表现还可见

(38 ~ 40 题共用备选答案)

    A. 右心衰竭   B. 左心衰竭

C. 肺动脉栓塞   D. 脑动脉栓塞

E. 弥漫性肾小球肾炎

38. 男性，28岁。吸毒史3年，突发寒战高热5天。查体：体温39.5℃，血压120/80mmHg，心率90次/分，L3、4 SM 2/6反流样吸气或抬高下肢杂音增强，肝肋下3cm，颈静脉怒张，肝颈征阳性，双下肢浮肿（++），超声见三尖瓣赘生物。最可能的诊断为

39. 女性，22岁。低热，消瘦，贫血，乏力5个月，诊断为亚急性感染性心内膜炎，超声心动图见二尖瓣叶10mm×8mm赘生物。昨天突发右侧肢体偏瘫，说话不清，右侧肢体肌力下降，肌张力升高，病理征阳性。最可能的诊断是

40. 某感染性心内膜炎患者，超声心动图见主动脉瓣重度关闭不全。今早起床小便时出现心慌，心跳，气促，不能平卧，喘息样呼吸，咳出粉红色泡沫痰。体格检查：血压146/60mmHg，心率120次/分，L2、3 EDM 3/6级哈气样，双肺布满干湿性啰音。最可能的诊断是

（41～43题共用备选答案）

 A. 室间隔不对称肥厚 IVS/LVPW≥1.4

 B. 以心衰为主要死亡原因

 C. 舒张期心室压力曲线呈早期下陷，晚期高原波型

 D. 右心室菲薄，羊皮纸样改变

 E. 心包或心肌组织检测到病毒基因片段

41. 男性，55岁。活动后心悸气促3年，加重伴双下肢浮肿两个月入院。查体：血压100/85mmHg，心界左下扩大，心率108次/分，心房颤动，A：SM 2/6反流样杂音，双肺少量湿啰音，颈静脉怒张，肝颈静脉回流征阳性，肝肋下2cm。X线见全心扩大。超声心动图、核素心肌扫描符合扩张型心肌病。该患者临床表现还可见

42. 男性，28岁。其父于30岁时猝死，原因未明。患者因晕厥两次入院。查体：血压120/80mmHg，心界不大，心率90次/分，L3、4 SM 4/6喷射样，双肺无干湿性啰音。X线检查正常。ECG V₄～V₆病理性Q波。该患者临床表现还可见

43. 女性，55岁。晕厥三次入院。患者于两年来反复晕厥3次，Holter提示全程心房颤动，频发室性早搏，部分二联律，24h短阵室速7次，分别由3～8个QRS波群组成。入院检查：血压110/70mmHg，心率110次/分，心房颤动，无明显杂音。初步考虑为心律失常型右室性心肌病。该患者临床表现还可见

（44～46题共用备选答案）

 A. 交替脉   B. 奇脉

 C. 心包叩击音   D. 心包压塞

 E. 水冲脉

44. 男性，30岁。活动后心悸、气促，呼吸困难，乏力3个月为主诉入院。查体：血压100/80mmHg，半坐位，心界不大，心尖搏动不明显，心率100次/分，双肺呼吸音粗，无干湿性啰音，颈静脉怒张，肝肋下3cm，肝颈静脉回流征阳性，腹水征（+++），双下肢浮肿（+）。诊断为缩窄性心包炎。临床表现还可见

45. 女性，33岁。近两个月自觉容易疲乏，偶有夜间盗汗来诊收入院。查体：血压100/85mmHg，心率100次/分，律齐。心音低钝无杂音，无心包摩擦音，肝肋下2cm，肝颈静脉回流征阳性，颈静脉怒张，Kussmaul's征阳性。超声心动图发现大量心包积液。心电图见各导联QRS低电压伴电交替。其周围体征是

46. 男性，75岁。咳嗽，血丝痰，乏力，低热两个月入院。两个月来体重下降约10kg，血压130/90mmHg，心率110次/分，心音遥远。经超声心动图、MRI等检查，诊断为肿瘤性心包积液（肺癌转移），多次抽出血性心包积液，细胞学检查可找到腺癌细胞。昨天心包穿刺抽液后约3h，患者出现端坐呼吸，发绀。血压90/60mmHg，心率130次/分，律齐。颈静脉明显怒张，肝颈征阳性，奇脉。其临床表现与哪项有关

（47～48题共用备选答案）

 A. 超声心动图检查

 B. X线心脏三位片检查

 C. 冠状动脉及心室造影检查

 D. 漂浮导管检查

 E. 心电图运动负荷试验检查

47. 对诊断冠心病最有价值的是

48. 对左心功能判断最有价值的是

（49～50题共用备选答案）

 A. DDD 型   B. VVI 型

 C. AAI 型   D. VOO 型

 E. ICD 型

49. 反复发作性室性心动过速伴短阵意识丧失者，应首选的起搏器型号是

50. 慢性心房颤动伴二度房室传导阻滞者，应首选的起搏器型号是

（51～52题共用备选答案）

 A. 利多卡因   B. 苯妥英钠

 C. 维拉帕米   D. 胺碘酮

 E. 溴苄胺

51. 洋地黄中毒所致室性心动过速首选

52. 预激综合征伴快速心房颤动首选

（53～54题共用备选答案）

 A. 普罗帕酮   B. 奎尼丁

C. 丙比胺 D. 利多卡因

E. 胺碘酮

53. 轻度减慢 *V*max，稍减慢传导，缩短动作电位时间。应选用

54. 明显减慢 *V*max，显著减慢传导，轻微延长动作电位时间。应选用

（55~56 题共用备选答案）

A. 由致病力强的化脓菌引起

B. 由致病力弱的草绿色链球菌引起

C. 与 A 组溶血性链球菌感染有关

D. 与系统性红斑狼疮有关

E. 与慢性消耗性疾病有关

55. 风湿性心内膜炎的发生

56. 亚急性细菌性心内膜炎的发生

（57~58 题共用备选答案）

A. 心尖部抬举性搏动

B. 心前区收缩期搏动

C. 心底部抬举性搏动

D. 胸骨上窝抬举性搏动

E. 右颈部异常搏动

57. 风湿性心脏病主动脉瓣狭窄可见

58. 先天性心脏病室间隔缺损可见

（59~60 题共用备选答案）

A. 二尖瓣狭窄伴有肺动脉高压

B. 二尖瓣关闭不全

C. 主动脉瓣狭窄

D. 主动脉瓣关闭不全

E. 三尖瓣关闭不全

59. 左心室后负荷增加可见

60. 右心室前负荷增加可见

（61~62 题共用备选答案）

A. 硝酸酯类

B. 钙通道拮抗剂

C. 血管紧张素转换酶抑制剂

D. β 受体阻滞剂

E. 抗血小板制剂

61. 对提高急性心肌梗死生存率无影响的是

62. 对提高慢性心力衰竭生存率无明显作用的是

（63~64 题共用备选答案）

A. 起搏器植入 B. 异丙基肾上腺素

C. 直流电转复心律 D. 药物控制心室率

E. 临床观察心律变化

63. 风心病 20 年，心房颤动 5 年，心率 152 次/分，首选

64. 急性下壁心肌梗死，二度 I 型房室传导阻滞，心率 56 次/分，血压 13/8kPa（98/60mmHg），首选

（65~66 题共用备选答案）

A. 心电图运动试验 B. 核素心肌灌注显像

C. 动态心电图监测 D. 血培养

E. 心肌酶谱

65. 患者发作性心悸伴头晕，为明确诊断，应选用的检查措施是

66. 心肌梗死后，为明确存活心肌状况，应选用的检查措施是

（67~68 题共用备选答案）

A. 脑血管意外 B. 心肌梗死

C. 心力衰竭 D. 尿毒症

E. 休克

67. 急进型高血压病的死因多为

68. 我国高血压病的死因多为

（69~70 题共用备选答案）

A. 主要降低血三酰甘油，也降低血胆固醇的药物

B. 主要降低血胆固醇，也降低血三酰甘油的药物

C. 主要降低 LDH 的药物

D. 仅降低血三酰甘油的药物

E. 仅降低血总胆固醇的药物

69. 辛伐他汀是

70. 吉非贝齐是

（71~72 题共用备选答案）

A. 扩张型心肌病并发心力衰竭

B. 风湿性心脏病二尖瓣并发心力衰竭

C. 急性病毒性心肌炎并发心力衰竭

D. 肺源性心脏病并发心力衰竭

E. 冠心病心房颤动并发心力衰竭

71. β 受体阻滞剂应首选用于

72. 洋地黄制剂应首选用于

（73~74 题共用备选答案）

A. Osler 结 B. Ewart 征

C. 肝脏扩张性搏动 D. Durozier 血管杂音

E. Oliver 征

73. 渗出性心包炎可见

74. 亚急性感染性心内膜炎可见

（75~76 题共用备选答案）

A. <50% B. ≥50%

C. ≥40% D. <40%

E. <30%

75. 左室正常射血分数（LVEF）是

76. 右室正常射血分数（RVEF）是

（77~78 题共用备选答案）

A. 心界扩大 B. 室性奔马律

C. 浮肿 D. 劳力性呼吸困难

E. 心率增快

77. 左心功能不全的体征是

78. 左心功能不全的早期症状是

* （79～80题共用备选答案）

A. 心脏性猝死前驱期

B. 心脏性猝死终末事件开始

C. 心脏性猝死心脏骤停期

D. 心脏性猝死生物学死亡期

E. 非心脏性猝死

79. 患者，女性，29岁。曾晕厥3次。此次突发心悸、呼吸困难20min。心电图示室性心动过速，心室率190bpm，血压60/20mmHg。该患者处于

80. 患者，男性，56岁。既往患心力衰竭。突发呼吸困难、意识丧失、颈动脉搏动消失、心音消失。该患者处于

（81～83题共用备选答案）

A. 一度房室传导阻滞

B. 二度Ⅰ型房室传导阻滞

C. 二度Ⅱ型房室传导阻滞

D. 三度房室传导阻滞

E. 室内传导阻滞

81. P波与QRS群完全无关，P波频率＞QRS频率见于

82. P－R间期固定，P波后均有QRS波，P－R间期＞0.20秒见于

83. P－R间期固定，但部分P波后无QRS波群见于

（84～85题共用备选答案）

A. 心尖部抬举性搏动

B. 心前区收缩期搏动

C. 心底部抬举性搏动

D. 胸骨上窝抬举性搏动

E. 右颈部异常搏动

84. 风湿性心脏病主动脉瓣狭窄可见

85. 先天性心脏病室间隔缺损可见

（86～87题共用备选答案）

A. 肺炎球菌   B. 草绿色链球菌

C. 衣原体   D. 金黄色葡萄球菌

E. 肠球菌

86. 亚急性感染性心内膜炎最常见的致病菌是

87. 急性感染性心内膜炎最常见的致病菌是

（88～89题共用备选答案）

A. 眼底正常

B. 视网膜动脉变细

C. 眼底出血渗出

D. 视网膜动脉变窄，动静脉交叉压迫

E. 眼底出血伴视乳头水肿

88. 高血压病Ⅱ级眼底表现是

89. 高血压病Ⅲ级眼底表现是

（90～91题共用备选答案）

A. 血压＜130/85mmHg

B. 血压＜140/90mmHg

C. 血压＜160/80mmHg

D. 血压＜110/70mmHg

E. 血压＜120/80mmHg

90. 降压治疗的目标是使血压降至

91. 中青年患者或合并有糖尿病、肾病变患者，血压应控制在

（92～93题共用备选答案）

A. β受体阻滞剂   B. 利尿剂

C. ACEI   D. 钙拮抗剂

E. α受体阻滞剂

92. 高血压病合并糖尿病者首选

93. 高血压病合并痛风者不宜选用

（94～95题共用备选答案）

A. 地尔硫䓬（硫氮草酮）

B. 洋地黄

C. 阿托品

D. 利多卡因

E. 胺碘酮

下列疾病时宜选择的治疗药物为

94. 急性前壁心肌梗死并发加速性室性自主律

95. 前壁心肌梗死并发短阵室速

（96～97题共用备选答案）

A. 冠心病

B. 原发性梗阻性肥厚型心肌病

C. 扩张型心肌病

D. 风湿性心脏瓣膜病

E. 高血压心脏病

96. 收缩性心力衰竭常见于

97. 严重舒张性心力衰竭常见于

（98～100题共用备选答案）

A. 患者血压明显升高。查体：血压200/130mmHg，眼底出血渗出、视乳头水肿。实验室报告：肾功能不全

B. 患者血压明显升高，伴有剧烈头痛、呕吐、抽搐

C. 患者平日有心悸、胸痛、劳力时气促、起立或运动时眩晕。查体：胸骨左缘第3～4肋间可闻较粗糙的喷射性收缩期杂音，屏气时杂音增强

D. 患者一周前出现发热、全身无力，现自觉心悸、

胸闷。查体：心率 120 次/分，偶闻室性早搏，实验室回报 CPK、GOT、LDH 增高

　　E. 患者气急，端坐呼吸。查体：心脏扩大，听诊可闻及第四心音奔马律，双下肢浮肿。超声心动图报告：左心室腔明显扩大

98. 可诊断为扩张型心肌病的是

99. 可诊断为有左室流出道梗阻的肥厚型心肌病的是

100. 可诊断为病毒性心肌炎的是

（101～102 题共用备选答案）

　　A. 心尖部可触及舒张期震颤

　　B. 心尖搏动减弱或消失

　　C. 心尖搏动向左下移位呈抬举性

　　D. 胸骨右缘第二肋间收缩期震颤

　　E. 胸骨左缘第二肋间收缩期震颤

下列疾病最有诊断意义的体征是

101. 心包积液

102. 主动脉瓣关闭不全

（103～105 题共用备选答案）

　　A. 急性肾炎　　　　　B. 慢性肾炎

　　C. 急进性肾炎　　　　D. 隐匿性肾小球疾病

　　E. 肾病综合征

103. 男性，29 岁。间断面部及双下肢浮肿 3 年。查体：BP 140/92mmHg，Hb 98g/L，尿蛋白（++++）、沉渣 RBC 3～5/HP，颗粒管型 0～2/HP，BUN 10mmol/L，Scr 198μmol/L。临床诊断为

104. 女性，14 岁。1 个月前皮肤感染，10 天后面部及下肢肿，尿少。尿蛋白（+++），沉渣 RBC 40～50/HP，BUN 12mmol/L，Scr 320μmmol/L，血 C3 0.6g/L，抗链"O"400IU/ml。临床诊断为

105. "男性，26 岁。4 周前着凉发热 39℃，其后 1 周颜面肿，尿量少于 100ml。查体：血压 180/120mmHg，Hb 100g/L，尿蛋白（+++）、沉渣 RBC 40～80/HP。BUN 20mmol/L，Scr 702μmol/L。临床诊断为

（106～107 题共用备选答案）

　　A. 120/70mmHg 以下　　B. 125/75mmHg 以下

　　C. 130/80mmHg 以下　　D. 140/90mmHg 以下

　　E. 140/85mmHg 以下

106. 慢性肾小球肾炎患者，尿蛋白≥1g/d，血压应控制在

107. 慢性肾小球肾炎患者，尿蛋白＜1g/d，血压应控制在

（108～110 题共用备选答案）

　　A. 脑保护剂　　　　　B. 抗凝治疗

　　C. 溶栓治疗　　　　　D. 血液稀释疗法

　　E. 脑代谢活化剂

108. 低分子右旋糖酐可用于

109. 肝素、双香豆素可用于

110. 尿激酶、链激酶可用于

（111～112 题共用备选答案）

　　A. 第一心音增强

　　B. 心率小于脉率

　　C. 心室率绝对不规则

　　D. 心尖部 3/6 级收缩期杂音

　　E. 开瓣音

111. 心房颤动可见

112. 二尖瓣关闭不全可见

（113～114 题共用备选答案）

　　A. 近 3 个月内劳累诱发的心绞痛的频率和程度加重，对硝酸甘油的需求增加

　　B. 心绞痛发作与体力活动无关，可出现短暂 ST 段抬高

　　C. 心绞痛的发作与劳累有关，其性质在 1～3 个月内无改变

　　D. 既往无心绞痛或心肌梗死病史，近 1～2 个月内劳累时出现心绞痛

　　E. 劳累和休息时均可出现心绞痛

113. 稳定型心绞痛的临床表现是

114. 恶化型劳力性心绞痛的临床表现是

（115～116 题共用备选答案）

　　A. 肺泡毛细血管急性损伤

　　B. 支气管肺感染和阻塞

　　C. 肺弥散功能障碍

　　D. 肺动脉高压

　　E. 肺性脑病

115. 肺心病发病的主要机制是

116. 肺心病出现精神障碍主要见于

（117～118 题共用备选答案）

　　A. PaO_2 为 50mmHg，$PaCO_2$ 为 40mmHg

　　B. PaO_2 为 55mmHg，$PaCO_2$ 为 50mmHg

　　C. PaO_2 为 65mmHg，$PaCO_2$ 为 40mmHg

　　D. PaO_2 为 70mmHg，$PaCO_2$ 为 40mmHg

　　E. PaO_2 为 70mmHg，$PaCO_2$ 为 45mmHg

117. 符合 I 型呼吸衰竭的动脉血气标准是

118. 符合 II 型呼吸衰竭的动脉血气标准是

（119～122 题共用备选答案）

　　A. 患者血压明显升高。查体：血压 26.6/16.9kPa（200/130mmHg），眼底出血渗出、视乳头水肿，实验室报告：肾功能不全

　　B. 患者血压明显升高，伴有剧烈头痛、呕吐、抽搐

C. 患者平日有心悸、胸痛、劳力时气促、起立或运动时眩晕。查体：胸骨左缘第 3～4 肋间可闻较粗糙的喷射性收缩期杂音，屏气时杂音增强

D. 患者 1 周前出现发热，全身无力，现自觉心悸、胸闷。查体：心率 120 次/分，偶闻室性早搏。实验室回报 CPK、GOT（AST）、LDH 增高

E. 患者气急，端坐呼吸。查体：心脏扩大，听诊可闻及第四心音奔马律，双下肢浮肿。超声心动图报告：左心室腔明显扩大

119. 可诊断为扩张型心肌病的是

120. 可诊断为有左室流出道梗阻的肥厚型心肌病的是

121. 可诊断为病毒性心肌炎的是

122. 可诊断为恶性高血压的是

（123～124 题共用备选答案）

　　A. 立克次体　　　　　　B. 金黄色葡萄球菌

　　C. 肺炎球菌　　　　　　D. 淋球菌

　　E. 草绿色链球菌

123. 急性感染性心内膜炎的病原菌为

124. 亚急性感染性心内膜炎的病原菌为

（125～128 题共用备选答案）

　　A. 临时心脏起搏器植入　　B. 肾上腺素

　　C. 直流电复律　　　　　　D. 毛花苷丙

　　E. 阿托品

125. 男性，45 岁。风湿性心脏瓣膜病史 20 年，心房颤动 5 年。就诊时，心率 160 次/分，心房颤动，血压 100/70mmHg。应

126. 男性，65 岁。急性下壁心肌梗死第 2 天。心电图示二度 I 型房室传导阻滞，心室率 50 次/分，血压 110/70mmHg。应

127. 男性，50 岁。不明原因晕厥。心电图示宽 QRS 波型心动过速，心室率 150 次/分，血压 60/45mmHg。应

128. 女性，30 岁。发热 3 天，晕厥 1 次。心电图显示三度房室传导阻滞，心室率 40 次/分。应

（129～130 题共用备选答案）

　　A. 改善血流动力学　　　　B. 逆转左室重塑

　　C. 抗心律失常　　　　　　D. 增加冠状动脉灌注

　　E. 抗平滑肌增生

129. 治疗慢性心衰时，β 受体阻滞剂的最重要作用是

130. 治疗慢性心衰时，利尿剂的主要作用是

（131～132 题共用备选答案）

　　A. 阿司匹林　　　　　　B. 华法林

　　C. 双嘧达莫　　　　　　D. 普通肝素

　　E. 复方丹参滴丸

131. 为防止孤立性房颤病人发生栓塞并发症，首选的药

132. 急性心肌梗死一经确诊，应立即使用的药物是

（133～134 题共用备选答案）

　　A. 利多卡因　　　　　　B. 胺碘酮

　　C. 普罗帕酮　　　　　　D. 维拉帕米

　　E. 奎尼丁

133. 心力衰竭患者出现严重室性心律失常时首选的药物是

134. 急性心肌梗死出现频发室性早搏时首选的药物是

（135～136 题共用备选答案）

　　A. 硝普钠　　　　　　　B. 低分子肝素

　　C. 硝酸甘油　　　　　　D. 尼卡地平

　　E. 链激酶

135. 高血压急症时常首选

136. 不稳定型心绞痛时尽早使用

（137～138 题共用备选答案）

　　A. 超声心动图　　　　　　B. 胸部 X 线检查

　　C. 冠状动脉造影　　　　　D. 肺动脉造影检查

　　E. 心电图检查

137. 患者，男性，42 岁。右下肢血栓性静脉炎 3 个月，早晨锻炼时突然发生右胸部剧烈疼痛，伴气短、咯血，心电图检查呈 S I Q Ⅱ T Ⅲ。最具有诊断意义的检查是

138. 患者，男性，62 岁。发现血压高 40 年，平素不规律服用降压药，因搬运家具时引起胸部撕裂样剧烈疼痛，向腹部放射，测血压为 190/120mmHg。为明确诊断应首选哪项检查

（139～140 题共用备选答案）

　　A. 肥厚型心肌病

　　B. 退行性主动脉瓣狭窄

　　C. 先天性二尖瓣畸形

　　D. 风湿性心脏病主动脉瓣狭窄

　　E. 室间隔缺损

139. 患者，男性，70 岁。轻度头晕 2 年。查体：血压 165/75mmHg，主动脉瓣听诊区第二心音稍亢进，主动脉瓣第一听诊区可闻及 2/6 级收缩期杂音，向颈部传导。应诊断为

140. 患者，男性，65 岁。因头晕、活动时心前区疼痛、夜间阵发性呼吸困难就诊。血压 130/70mmHg，主动脉瓣区第二心音减弱，胸骨左缘第 3 肋间、胸骨右缘第 2 肋间可闻及 3～4/6 级收缩期杂音，向颈部传导。应诊断为

（141～143 题共用备选答案）

　　A. 尽早手术　　　　　　B. 学龄前手术

　　C. 6～12 岁手术　　　　D. 成人期手术

E. 药物治疗

141. 患者，女性，2 岁。无症状，查体发现胸骨左缘第二肋间有连续性机器样杂音。治疗方法是

142. 患者，男性，3 岁。胸骨左缘第三、四肋间收缩期杂音，伴震颤。治疗方法是

143. 患者，男性，4 岁。胸骨左缘第二肋间收缩期杂音，超声心动图心房间隔回声失落。治疗方法是

（144～145 题共用备选答案）

A. 恶性高血压
B. 急进型高血压
C. 急性脑血管意外
D. 高血压脑病
E. 老年收缩期高血压

144. 患者，男性，58 岁。突发血压增高，达 200/130mmHg，伴头痛、烦躁、心悸、恶心、呕吐、视力模糊。眼底检查眼底出血、渗出物，无视乳头水肿。应诊断为

145. 患者，男性，77 岁。血压增高 7 年，最高达 200/85mmHg，伴头痛、头晕，无恶心、呕吐。应诊断为

（146～147 题共用备选答案）

A. 急性胰腺炎
B. 消化性溃疡穿孔
C. 主动脉窦瘤破裂
D. 感染性心内膜炎
E. 主动脉夹层

146. 患者，男性，38 岁。胸闷、气短 2 周，无发热。体格检查发现主动脉瓣听诊区可闻及舒张期叹气样杂音，测血压为 170/60mmHg，有水冲脉、枪击音。首先应考虑的诊断是

147. 患者，女性，68 岁。患有糖尿病、高血压史 15 年，无明显诱因剧烈腹痛，向双下肢放射。查体：在脐左侧闻及血管杂音，右上肢血压为 160/105mmHg，右下肢血压为 80/55mmHg，左下肢血压为 140/90mmHg。考虑诊断为

（148～151 题共用备选答案）

A. β 受体阻滞剂
B. 钙拮抗剂
C. 硝酸酯类
D. 多巴胺
E. ACEI

148. 急性心肌梗死发生室速时使用

149. 急性心肌梗死时预防猝死时使用

150. 变异型心绞痛时使用

151. 所有冠心病患者降低心肌梗死发生和减少死亡时使用

（152～155 题共用备选答案）

A. 心室颤动
B. 心室扑动
C. 心房扑动
D. 心房颤动
E. 尖端扭转型室速

152. QRS－T 波群消失，代之形态不同、大小各异、极不整齐的波形。提示

153. P 波消失，代之以大小不等的小"f"波。提示

154. QRS－T 波群消失，代之以匀齐的连续的正弦波。提示

155. 以等电位线为轴，QRS－T 波群的主峰方向连续自上而下，又自下而上的扭转。提示

（156～159 题共用备选答案）

A. 肌钙蛋白
B. CK－MB
C. 心电图
D. 超声心动图
E. 心脏 PET、检查

156. 诊断心肌梗死最敏感和特异的检查是

157. 急性心肌梗死溶栓前必须行哪项检查

158. 急性心肌梗死机械并发症的最佳诊断方法是

159. 判断心肌存活的最佳方法是

（160～161 题共用备选答案）

A. 肥厚型心肌病
B. 高血压性心肌损害（高血压性心脏病）
C. 先天性二叶式主动脉瓣
D. 风湿性心脏瓣膜病
E. 心脏肿瘤

160. 患者，男性，57 岁。心悸、黑矇 6 个月。体格检查：血压 160/100mmHg，心界不大，胸骨左缘第 3、4 肋间可闻及收缩期杂音。超声心动图检查显示左室壁增厚，室间隔厚度为 18mm，游离壁为 16mm。应考虑的诊断是

161. 患者，男性，27 岁。心悸、胸闷 5 个月。体格检查：血压为 130/90mmHg，心界不大，心脏听诊未闻及杂音。超声心动图检查显示左室壁心尖部厚度。应考虑的诊断是

（162～163 题共用备选答案）

A. 冠状动脉粥样硬化性心脏病
B. 扩张型心肌病
C. 特异性心肌病
D. 高血压性心脏病
E. 肥厚型心肌病

162. 患者，男性，76 岁。间断性心悸、气短、乏力 2 年。否认心前区疼痛和高血压病史。体格检查可见心界向左下扩大。超声心动图检查显示左房、左室扩大，左室前壁运动减弱，余室壁运动未见异常。应考虑的诊断是

163. 患者，女性，58 岁。发现血压高 12 年。血压最高 200/100mmHg，间断服用降压药物。体格检查心界不大。超声心动图检查显示左室壁厚度为 13mm。应考虑的诊断是

（164～165题共用备选答案）

    A. 肥厚型心肌病

    B. 围生期心肌病

    C. 致心律失常型右室心肌病

    D. 特异性心肌病

    E. 不定型的心肌病

164. 患者，女性，25岁。产后3个月出现呼吸困难、心悸、双下肢浮肿。体格检查发现心界向两侧扩大，心尖部可闻及粗糙的喷射性收缩期杂音，肝大。应考虑的诊断是

165. 患者，男性，28岁。反复发作晕厥10个月。动态心电图检查记录到阵发性室性心动过速。超声心动图检查显示右室扩大。应考虑的诊断是

（166～169题共用备选答案）

    A. 二尖瓣脱垂   B. 二尖瓣狭窄

    C. 主动脉瓣狭窄   D. 感染性心内膜炎

    E. 主动脉瓣关闭不全

166. 患者，女性，20岁。胸骨左缘第4肋间可闻及喀喇音，心尖部可闻及收缩中晚期杂音。应考虑的诊断是

167. 患者，女性，45岁。胸骨左缘第3肋间闻及舒张期叹气样杂音，心尖部闻及舒张中晚期隆隆样杂音。应考虑的诊断是

168. 患者，女性，49岁。心脏杂音病史25年，经常出现头晕、劳力时胸痛、呼吸困难。应考虑的诊断是

169. 患者，女性，38岁。心尖部第一音亢进，胸骨左缘第四肋间闻及开瓣音。应考虑的诊断是

（170～171题共用备选答案）

    A. 酚妥拉明试验

    B. 螺内酯（安体舒通）试验

    C. 地塞米松抑制试验

    D. 肾动脉造影

    E. OGTT试验

170. 患者，女性，46岁。高血压13年，尿量增多2年，最高达200/120mmHg，伴头痛、头晕。化验血钾2.4mmol/L，GLU 7.9mmol/L。有助于诊断的试验是

171. 患者，男性，30岁。发作性血压增高，发作时血压达200/120mmHg，伴头痛，面色苍白，出汗，心动过速，持续半个小时，平时血压正常。有助于诊断的试验是

（172～174题共用备选答案）

    A. 房间隔缺损   B. 室间隔缺损

    C. 动脉导管未闭   D. 肥厚型心肌病

    E. 扩张型心肌病

172. 患者，男性，5岁。胸骨左缘第二肋间收缩期杂音，X线检查右室右房扩大，最可能的诊断是

173. 患者，男性，5岁。胸骨左缘第二肋间可闻及明显杂音，超声心动图示左室左房扩大，最可能的诊断是

174. 患者，女性，5岁。胸骨左缘可闻及粗糙收缩期杂音，X线检查左右心室肥厚，最可能的诊断是

（175～177题共用备选答案）

    A. 肩胛间区、胸骨旁、上腹部可闻及血管杂音

    B. 大量蛋白尿

    C. 尿中白细胞、脓细胞较多，且有尿频、尿急史

    D. 满月脸，多毛

    E. 发作时血压骤升伴剧烈头痛，心悸，不发作时血压可正常

175. 患者，男性，35岁。肾病综合征10年，血压升高2年，临床特点是

176. 患者，女性，30岁。血压持续增高3年，测血压130/80mmHg（右上肢），80/45mmHg（左上肢），临床体征是

177. 患者，男性，30岁。发作性血压增高，发作时血压达200/120mmHg，伴面色苍白，出汗。临床特点是

（178～179题共用备选答案）

    A. 白大衣高血压   B. 继发性高血压

    C. 单纯收缩期高血压   D. 正常血压

    E. 以上都不是

178. 患者，男性，36岁。多次诊所测血压为150/90mmHg，24h动态血压<125/80mmHg，应诊断为

179. 患者，女性，65岁。多次测量血压为150～170/80～85mmHg，未服用降压药物，应诊断为

（180～181题共用备选答案）

    A. ACEI   B. 螺内酯

    C. β受体阻滞剂   D. 利尿剂

    E. 洋地黄

180. 患者，男性，46岁。3年前诊断为扩张型心肌病，长期服药治疗。近1周新增加小剂量β受体阻滞剂后出现头晕，查体：血压70/50mmHg，心率92bpm，双下肢轻度水肿。应当调整的药物为

181. 患者，男性，67岁。2年前诊断为扩张型心肌病，长期服用地高辛治疗。近1周喘憋加重，不能平卧，双下肢水肿，最需要增加的药物是

（182～184题共用备选答案）

    A. 房间隔缺损   B. 室间隔缺损

    C. 动脉导管未闭   D. 肺动脉狭窄

    E. 肥厚型心肌病

182. 患者，女性，2岁。发现胸骨左缘第二肋间左锁骨下方连续性机器样杂音伴震颤。最可能的诊断是

183. 患者，男性，4岁。发现胸骨左缘第二肋间收缩期

吹风样杂音，第二心音亢进分裂。最可能的诊断是

184. 患者，男性，6 岁。活动后出现心悸、胸闷，胸部 X 线片肺血增多，肺门血管影搏动明显，肺动脉段凸起，左室增大。最可能的诊断是

（185 ~ 187 题共用备选答案）

    A. 血管紧张素转换酶抑制剂

    B. β 受体阻滞剂

    C. 利尿剂

    D. 洋地黄

    E. 血管紧张素 Ⅱ 受体拮抗剂

185. 患者，女性，57 岁。3 年前发生急性心肌梗死，近 1 周喘憋，双下肢水肿，治疗时改善症状最快的药物是

186. 患者，女性，59 岁。慢性心力衰竭 5 年，不规律药物治疗，近 4 天无明显诱因出现恶心、厌食、呕吐。可能与服用哪种药物有关

187. 患者，女性，72 岁。慢性心力衰竭 3 年，不规律药物治疗，自行停药 2 周后再次开始服药治疗，3 天后出现喘憋、水肿加重，可能与之有关的药物是

（188 ~ 191 题共用备选答案）

    A. R 型   B. rSR′型

    C. rS 型   D. QS 型

    E. qR 型

188. 左后分支阻滞 Ⅱ、Ⅲ、aVF 导联 QRS 波型为

189. 完全性左束支传导阻滞时 V_5、V_6 导联 QRS 波型为

190. 左前分支传导阻滞 Ⅱ、Ⅲ、aVF 导联 QRS 波型为

191. 完全性右束支传导阻滞时 V_1 导联 QRS 波型为

（192 ~ 196 题共用备选答案）

    A. 提前出现的 QRS 波群，宽大畸形

    B. P 波与 QRS 波群无关

    C. P－R 间期逐渐延长，继之 QRS 波群脱落，呈周期性

    D. P－R 间期固定，有时 QRS 波群脱落

    E. P－R 间期延长

192. 室性期前收缩可见

193. 三度房室阻滞可见

194. 一度房室阻滞可见

195. 二度 Ⅰ 型房室阻滞可见

196. 二度 Ⅱ 型房室阻滞可见

（197 ~ 201 题共用备选答案）

    A. QRS 波群增宽

    B. P 波与 QRS 波群无关

    C. P－R 间期逐渐延长，继之 QRS 波群脱落，呈周期性

    D. P－R 间期固定，有时 QRS 波群脱落

    E. P－R 间期延长

197. 完全性左束支阻滞可见

198. 二度 Ⅰ 型房室阻滞可见

199. 三度房室阻滞可见

200. 二度 Ⅱ 型房室阻滞可见

201. 一度房室阻滞可见

（202 ~ 204 题共用备选答案）

    A. 抑制血小板聚集

    B. 抑制凝血酶的产生和活性

    C. 纤溶激活剂

    D. 使血小板解聚

    E. 单纯灭活凝血酶

202. t－PA 能够

203. 水蛭素能够

204. 阿司匹林能够

（205 ~ 208 题共用备选答案）

    A. 心脏神经症   B. 心绞痛

    C. 心肌梗死   D. 肺梗死

    E. 气胸

205. 心尖部刺痛可见于

206. 活动后胸痛，休息缓解可见于

207. 胸痛与呼吸相关可见于

208. 活动后突然胸痛、呼吸困难可见于

（209 ~ 212 题共用备选答案）

    A. 主要扩张冠状动脉，增加氧供

    B. 以降低氧耗量为主

    C. 增加心肌收缩力

    D. 降低外周阻力

    E. 降低前负荷

209. 硝酸酯类的作用是

210. β 受体阻滞剂的作用是

211. 利尿剂的作用是

212. 硝普钠的作用是

（213 ~ 216 题共用备选答案）

    A. 胸骨左缘 3 ~ 4 肋间可闻及收缩期杂音

    B. 心前区收缩期杂音和收缩期喀喇音

    C. 腹部血管杂音

    D. 主动脉瓣区舒张期杂音

    E. 心包摩擦音

213. 急性心肌梗死患者发生室间隔穿孔可见

214. 急性心肌梗死患者出现心衰和乳头肌断裂可见

215. 梅毒性主动脉炎可见

216. 急性主动脉夹层可见

（217 ~ 220 题共用备选答案）

    A. 全心衰竭   B. 左心衰竭

C. 左房衰竭   D. 右房衰竭

E. 右心衰竭

217. 患者，男性，60岁。主动脉瓣狭窄合并关闭不全病史30余年，出现夜间阵发性呼吸困难，应诊断为

218. 患者，男性，40岁。二尖瓣狭窄病史10年，出现夜间阵发性呼吸困难，应诊断为

219. 患者，女性，55岁。二尖瓣狭窄并关闭不全病史35年，出现夜间阵发性呼吸困难及双下肢水肿，应诊断为

220. 患者，女性，60岁。二尖瓣关闭不全病史40年，出现双下肢水肿、劳力性呼吸困难，应诊断为

（221～223题共用备选答案）

A. Ewart 征   B. 心包摩擦音

C. 心音低钝   D. 奇脉

E. 心包叩击音

221. 患者，男性，33岁。因低热半年入院，诊为慢性缩窄性心包炎，查体最有意义的体征是

222. 患者，女性，35岁。心悸、胸闷、憋气，诊为急性纤维蛋白性心包炎，该患者最特异的体征是

223. 患者，男性，35岁。因低热、乏力和呼吸极度困难来门诊。医生怀疑心包填塞，协助诊断最有意义的体征是

（224～225题共用备选答案）

A. 利尿剂   B. ACEI

C. 钙通道阻滞剂   D. β受体阻滞剂

E. ARB

224. 患者，男性，65岁。吸烟30年，有痛风病史17年，高血脂、冠心病4年，血压升高3年，最高达160/90mmHg。选择降压药物时慎用

225. 患者，女性，65岁。无糖尿病，有支气管哮喘病史1年余，血压升高1年，最高达160/80mmHg。选择降压药物时禁用

（226～227题共用备选答案）

A. 血压病眼底Ⅰ级改变

B. 血压病眼底Ⅱ级改变

C. 高血压病眼底Ⅲ级改变

D. 高血压病眼底Ⅳ级改变

E. 正常眼底

226. 患者，男性，65岁。吸烟30年，有高血脂、冠心病，血压升高6年，最高达160/90mmHg。眼底检查为眼底出血、棉絮状渗出，符合

227. 患者，女性，60岁。血压升高17年，最高达200/120mmHg。眼底检查为出血、渗出物伴视乳头水肿，符合

（228～230题共用备选答案）

A. 肥厚型心肌病

B. 慢性大量心包积液

C. 急性纤维蛋白性心包炎

D. 急性心包填塞

E. 以上均不是

228. 患者，男性，38岁。胸痛2周，咳嗽时加重。查体：胸骨左缘3、4肋间可闻及搔刮样粗糙音，6天后消失。最可能的诊断为

229. 患者，女性，58岁。突发胸闷、憋气。查体：血压50/30mmHg，心率150bpm，吸气时动脉收缩压下降。最可能的诊断为

230. 患者，男性，62岁。既往有肺结核病史，未正规治疗。以胸闷、憋气半年就诊。查体：颈静脉怒张，叩诊心浊音界向两侧扩大。最可能为

（231～232题共用备选答案）

A. 缺血性心肌病   B. 心包积液

C. 扩张型心肌病   D. 肥厚型心肌病

E. 风湿性心瓣膜病

231. 患者，女性，49岁。近3个月出现心悸、气短，伴双下肢水肿，不能平卧。体格检查：心浊音界向两侧扩大，可随体位改变而变化，心尖搏动不清楚，听诊心脏无杂音，心音遥远。首先考虑的诊断是

232. 患者，男性，35岁。近6个月出现心悸、气短，伴双下肢水肿，进行性加重不能平卧。体格检查：心浊音界向两侧扩大，心尖搏动减弱，但不能随体位改变而变化，听诊二尖瓣区有3/6级收缩期吹风样杂音。应考虑的诊断为

（233～236题共用备选答案）

A. 电复律   B. 静脉滴注毛花苷丙

C. 手术换瓣   D. 硝酸酯类制剂

E. 静脉滴注呋塞米

233. 患者，女性，30岁。风心病二尖瓣狭窄病史3年，突然出现大咯血。治疗应

234. 患者，男性，50岁。主动脉瓣狭窄并关闭不全病史20余年，突然出现快速房颤伴血压下降。治疗应

235. 患者，女性，34岁。风心病二尖瓣狭窄病史6年，心悸1h，心电图示快速房颤。治疗应

236. 患者，男性，40岁。风心病二尖瓣关闭不全病史10年，发热1个月，夜间阵发呼吸困难2周，超声心动图示二尖瓣赘生物伴瓣腱索断裂。治疗应

（237～238题共用备选答案）

A. 主动脉夹层   B. 急性心肌梗死

C. 肺动脉栓塞   D. 输尿管结石

E. 肠系膜动脉栓塞

237. 患者，男性，72岁。患者有高血压病病史20余年。晚餐后突发胸骨后压榨样疼痛2h，向左肩背部放

射，伴大汗淋漓，面色苍白。应诊断为

238. 患者，女性，43 岁。患风湿性心脏病二尖瓣狭窄 15 年，伴心房颤动 1 年余。患者在做家务时突然发生下腹部剧烈绞痛。应诊断为

（239 ～ 241 题共用备选答案）

 A. 金黄色葡萄球菌　　　　　　B. 草绿色链球菌

 C. 肠球菌　　　　　　　　　　D. 真菌

 E. 衣原体

239. 患者，女性，40 岁。风心病二尖瓣狭窄并关闭不全，发热 5 周，间断口服抗生素治疗，镜下血尿 1 周，结膜下可见数个出血点，疑诊亚急性细菌性心内膜炎，最可能的致病菌是

240. 患者，男性，38 岁。风心病二尖瓣置换术后 2 周，发热 10 天，疑诊人工瓣膜心内膜炎，最可能的致病菌是

241. 患者，男性，28 岁。为静脉药瘾者，发热 3 周，超声心动图示二尖瓣、三尖瓣赘生物，诊断感染性心内膜炎，最可能的致病菌是

（242 ～ 243 题共用备选答案）

 A. 感染性心内膜炎　　　　　　B. 房颤

 C. 血栓栓塞　　　　　　　　　D. 右心衰竭

 E. 急性肺水肿

242. 患者，男性，31 岁。患重度二尖瓣狭窄，此患者有可能出现的最严重并发症是

243. 患者，女性，50 岁。风心病史 30 余年，房颤 6 年，目前口服华法林治疗，是为了预防

（244 ～ 247 题共用备选答案）

 A. 基底节

 B. 大脑皮层

 C. 脑桥

 D. 大脑半球两侧中线附近

 E. 小脑中线附近

下列脑部疾病最好发的部位是

244. 上矢状窦血栓形成

245. 高血压脑动脉硬化性脑出血

246. 类淀粉样血管病

247. 髓母细胞瘤

（248 ～ 249 题共用备选答案）（心电图检查）

 A. 肺性 P 波　　　　　　　　　B. 肢导低电压

 C. 右束支传导阻滞　　　　　　D. V_1、V_2 导联 R/S > 1

 E. V_1、V_2 导联 ST 段改变

248. 右心室肥大的心电图表现是

249. 右心房扩大的心电图表现是

（250 ～ 251 题共用备选答案）

 A. 急性心肌梗死　　　　　　　B. 肺动脉栓塞

 C. 肺炎球菌肺炎　　　　　　　D. 结核性胸膜炎

 E. 自发性气胸

250. 男性，20 岁。突发左胸痛伴呼吸困难。左肺叩诊鼓音，呼吸音消失。应诊断为

251. 男性，60 岁。劳累后感胸骨后持续疼痛，向左肩、臂放射，ECG 示 V_1 ～ V_5 导联 ST 段弓背向上抬高。应诊断为

（252 ～ 255 题共用备选答案）

 A. 血管扩张剂

 B. 血管紧张素转换酶抑制剂

 C. β 受体激动剂

 D. 醛固酮拮抗剂

 E. β 受体阻滞剂

以下药物属于哪一类制剂

252. 依那普利

253. 螺内酯

254. 阿替洛尔

255. 多巴酚丁胺

（256 ～ 258 题共用备选答案）

 A. 美托洛尔　　　　　　　　　B. 氨氯地平

 C. 卡托普利　　　　　　　　　D. 特拉唑嗪

 E. 螺内酯

256. 高血压伴前列腺肥大首选

257. 原发性醛固酮增多症首选

258. 高血压病合并心绞痛首选

（259 ～ 260 题共用备选答案）

 A. 心房纤颤　　　　　　　　　B. 室性心律失常

 C. 肺水肿　　　　　　　　　　D. 栓塞

 E. 心力衰竭

259. 风湿性心脏病二尖瓣狭窄，最严重的并发症是

260. 主动脉瓣关闭不全晚期最主要的并发症是

（261 ～ 262 题共用备选答案）

 A. 氢氯噻嗪　　　　　　　　　B. 美托洛尔

 C. 氨氯地平　　　　　　　　　D. 卡托普利

 E. 哌唑嗪

261. 高血压病伴低血钾应慎用

262. 高血压病并双侧肾动脉狭窄应慎用

（263 ～ 264 题共用备选答案）

 A. 心包叩击音　　　　　　　　B. 二尖瓣开瓣音

 C. Austin Flint 杂音　　　　　D. 喀喇音

 E. Graham Steell 杂音

263. 二尖瓣脱垂者可听到

264. 严重主动脉瓣关闭不全者可听到

（265 ～ 266 题共用备选答案）

 A. 扩张冠状动脉，增加冠脉血流

B. 减慢心率，降低血压，减少心肌氧耗量

C. 扩张冠脉，解除冠脉痉挛

D. 抗血小板聚积，防止血栓形成

E. 扩张动静脉，降低心脏前、后负荷

265. 阿替洛尔能够

266. 硝苯地平能够

（267～269 题共用备选答案）

    A. $1.0～1.5cm^2$ B. $<2.0cm^2$

    C. $<3.0cm^2$ D. $<4.0cm^2$

    E. $≥4.0cm^2$

267. 正常二尖瓣口的面积是

268. 当二尖瓣口面积多少以下时有血液动力障碍

269. 中度二尖瓣狭窄指瓣口面积

（270～271 题共用备选答案）

    A. 毛花苷丙   B. 维拉帕米

    C. 利多卡因   D. 苯妥英钠

    E. 同步直流电复律

270. 洋地黄中毒所致室上性心动过速首选

271. 慢性充血性心力衰竭伴快速性心房颤动首选

（272～274 题共用备选答案）

    A. $<30ml$ B. 50ml

    C. 150ml   D. 250ml

    E. 500ml

272. 超声心动图能测出心包积液，估计其液体量至少已达

273. 胸部 X 线检查可见心影向两侧扩大，随体位变化而变化，估计心包腔内液体已超过

274. 当发现有心包积液体征时，如奇脉、肝大、颈静脉怒张，估计其液体量已超过

（275～277 题共用备选答案）

    A. 冠状动脉痉挛

    B. 冠状动脉内完全闭塞性血栓形成

    C. 冠状动脉斑块破裂不完全血栓形成

    D. 冠状动脉粥样硬化狭窄$≥75\%$

    E. 冠状动脉粥样硬化狭窄$<30\%$

275. 变异性心绞痛可见

276. 自发性心绞痛可见

277. 急性心肌梗死可见

* （278～279 题共用备选答案）

    A. 瓣膜穿孔

    B. 瓣膜增厚、粘连、卷曲

    C. 室间隔缺损

    D. 瓣膜闭锁缘粟粒状赘生物

    E. 在已有病变的心瓣膜上形成菜花状、易脱落的赘生物

278. 亚急性细菌性心内膜炎的病变特点是

279. 急性风湿性心内膜炎可的病变特点是

* （280～282 题共用备选答案）

    A. 舒张期雷鸣样杂音   B. 收缩期吹风样杂音

    C. 舒张期叹气样杂音   D. 收缩期喷射性杂音

    E. 收缩期与舒张期拉锯样杂音

280. 先天性心脏病，动脉导管未闭，在左锁骨下方可听到

281. 风湿性心脏病的诊断依据是在心尖部听到

282. 主动脉瓣关闭不全在主动脉瓣听诊区可听到

【案例题】

案例一

    女性患者，65 岁。反复出现头痛伴间断性有头晕一年，加重一月。两年前发现情绪紧张时血压升高至 150～160/100～110mmHg，未进行降压治疗。有支气管哮喘史及高血压家族史，无糖尿病、冠心病史。近一月症状加重，一天前突然出现鼻出血。查体：BP 180/120mmHg，神清、检查合作，自动体位。巩膜无黄染，鼻腔出血。颈静脉无怒张，气管居中，甲状腺不大。双肺叩诊清音，双肺未闻及干湿啰音。心界无明显增大，心率80 次/分，律齐，各瓣膜区未闻及杂音。腹软，肝脾未扪及，移动浊音（－），肠鸣音正常。双下肢未见凹陷性水肿。实验室检查肝肾正常，尿蛋白（＋），心脏彩超室间隔轻度增厚。

提问1：本病例的诊断是

    A. 高血压脑病

    B. 肾性高血压

    C. 高血压病Ⅲ期极高危

    D. 高血压病Ⅱ期极高危

    E. 急进性高血压

提问2：高血压分期标准最主要的依据是

    A. 症状的轻重

    B. 病程的长短

    C. 器官损害及功能代偿程度

    D. 血压增高的速度

    E. 以上都不是

提问3：本病例的诊断依据是

    A. 收缩压$≥180mmHg$，舒张压$≥110mmHg$

    B. 尿蛋白（＋）

    C. 心脏彩超室间隔轻度增厚

    D. 年龄65 岁

    E. 以上都是

提问4：关于本病例的治疗原则，哪一项是错误的

    A. 立即给予药物治疗

    B. 小剂量联合治疗，规律服药，定期随访

C. 调整生活方式，适当运动，控制其他危险因素及相关疾病

D. 治疗目标为血压 < 140/90mmHg

E. 先单纯饮食控制和改善生活方式 3 个月，如血压仍然升高再开始药物治疗

提问 5：下列哪种药物是本病例治疗的禁忌证

A. 硝苯地平控释片　　　　B. 依那普利

C. ARB　　　　　　　　　D. 美托洛尔

E. 利尿剂

案例二

男性，患者，48 岁。教授。因反复心前区疼痛 1 年，加重伴呼吸困难 2 小时入院。入院前 1 年常感心前区压迫性疼痛，多于劳累、饭后发作，每次持续 3 ~ 5 分钟，休息后减轻。入院前半月，疼痛渐频繁，休息时也发作。入院前 2 小时突感心前区压榨样疼痛，并向左肩部、臂部放射，伴大汗淋漓、呼吸困难，咳出少量粉红色泡沫状痰液，急诊入院。查体：体温 37℃，心率 90 次/分，血压 80/40mmHg，呼吸急促，皮肤湿冷，颈静脉稍充盈，双肺底部可闻有湿啰音，心界向左扩大，心音弱。心电图示：Ⅱ、Ⅲ、aVF 导联 ST 段弓背样抬高，Ⅱ、Ⅲ、aVF 导联呈 QS 型，T 波倒置。

提问 1：本病例的诊断是

A.（1）冠状动脉粥样硬化性心脏病（2）急性下壁心肌梗死合并急性支气管哮喘发作

B.（1）冠状动脉粥样硬化性心脏病（2）急性下壁心肌梗死并发急性左心功能不全

C. 急性肺梗死

D. 主动脉夹层

E. 急性心包炎

提问 2：本病例哪项诊断依据是错误的

A. 中年男性患者，有心绞痛病史：入院前 1 年常感心前区压迫性疼痛，多于劳累、饭后发作，每次持续 3 ~ 5 分钟，休息后减轻

B. 典型心肌梗死的症状：入院前 2 小时心前区压榨样疼痛并向左肩部、臂部放射，且伴大汗淋漓

C. 伴有呼吸困难，咳粉红色泡沫状痰，血压下降

D. 心电图显示：心电图 ST 段 Ⅱ、Ⅲ、aVF 导联弓背样抬高，Ⅱ、Ⅲ、aVF 导联 QRS 波群呈 Qs 型，T 波倒置

E. 典型的支气管哮喘症状：伴呼吸困难 2 小时，咳粉红色泡沫痰，双肺底部可闻及湿啰音

提问 3：本病例的治疗原则是

A. 监护和一般治疗：包括吸氧、半坐卧位、持续心电监护

B. 控制休克，解除疼痛，治疗急性左心衰：包括补充

血容量、应用升压药、应用血管扩张剂，吗啡、利尿、静滴硝酸甘油等

C. 发病 6 小时以内无凝血障碍和溶栓禁忌证可进行溶栓治疗

D. 有条件进行介入治疗

E. 以上都是

提问 4：导致急性血栓事件的关键环节是

A. 动脉硬化斑块破裂，血小板凝集

B. 劳累、情绪激动

C. 吸烟

D. 血压没得到有效控制

E. 高脂血症

提问 5：下壁心梗的心电图定位诊断是

A. V_1 ~ V_3 导联表现为异常 Q 波或 Qs 波

B. Ⅱ、Ⅲ、aVF 导联异常 Q 波

C. Ⅰ、aVL、V_5、V_6 导联异常 Q 波

D. V_4 ~ V_6 导联异常 Q 波

E. V_1 ~ V_5 导联异常 Q 波

案例三

男性，患者，58 岁。电脑工程师。发现血压升高 6 年，血脂增高 1 个月。患者 6 年前在例行体检时发现血压升高，最高达 100/100mmHg，无头晕、头痛、胸闷、心悸等，不规则服药，血压控制不理想。1 个月前查血清 TC 7.25mmol/L，TG 3.1mmol/L，LDLC 4.7mmol/L，HDLC 1.10mmol/L，否认有糖尿病、冠心病病史。平时缺乏运动。查体：BP 150/96mmHg，心肺未发现异常，心电图正常。

提问 1：本病例的诊断考虑是

A.（1）高血压病 Ⅱ 期极高危（2）高胆固醇血症

B.（1）高血压病 Ⅰ 期高危（2）混合型高脂血症

C.（1）高血压病 Ⅱ 期极高危（2）混合型高脂血症

D.（1）高血压病 Ⅱ 期高危（2）混合型高脂血症

E.（1）高血压病 Ⅱ 期高危（2）高三酰甘油血症

提问 2：下列哪一项不是本病例的诊断依据

A. 高血压史 6 年，查体 BP 150/96mmHg

B. 男性患者，年龄（大于）55 岁，缺乏运动

C. 不规律服药

D. 胆固醇及三酰甘油升高，低密度胆固醇偏高，高密度胆固醇偏低

E. 无糖尿病史及靶器官损害

提问 3：本病例应该首选哪种降脂药物治疗

A. 他汀类药物

B. 贝特类药物 + 他汀类药物

C. 烟酸 + 贝特类

D. 中药治疗

E. 贝特类药物

提问4：服药他汀类药物要注意监测哪些项目变化

A. 肝功能   B. 肾功能

C. 肌酸激酶   D. 监测血脂变化

E. 以上都是

提问5：高血压患者出现下列哪些症状时要立即复诊

A. 头晕、头痛、恶心、呕吐

B. 心悸、胸闷、心前区疼痛

C. 视物模糊、眼痛

D. 四肢发麻、水肿、间歇性跛行

E. 以上都是

案例四

女性，患者，23岁。大学生。反复发作性心悸3年，再发1小时。患者三年前出现阵发性心悸，突然发作，突然停止，每次发作几分钟到数小时不等。无晕厥和黑矇等现象出现，诊断为"阵发性室上性心动过速"，服用胺碘酮治疗。查体：T 36℃，P 180次/分，BP 120/76mmHg。唇无发绀，颈静脉无怒张，心率180次/分，心音低钝，各瓣膜区未闻杂音。双肺呼吸音清，未闻及干、湿啰音。双下肢无水肿。心电图为阵发性室上性心动过速，P-R间期缩短至0.10秒，QRS时限延0.12秒，QRS波群起始部粗钝，与其余部分形成顿挫的预激波，预激波和QRS波群在V_1导联均向上。

提问1：本病例的诊断为

A. （1）心律失常（室上性心动过速）（2）A型预激综合征

B. （1）心律失常（室上性心动过速）（2）心脏神经官能症

C. （1）心律失常（室上性心动过速）（2）B型预激综合征

D. （1）心律失常（室上性心动过速）（2）右束支传导阻滞

E. （1）心律失常（室上性心动过速）（2）甲状腺功能亢进性心脏病

提问2：预激综合征的常见病因是

A. 大多数继发于器质性病变

B. 由于正常房室传导系统以外的先天性房室附加通道（简称旁路）存在

C. 心肌本身病变引起

D. 在成年人中患预激综合征的患者60%~70%心脏是不正常的

E. 心脏电传导过程的正常

提问3：预激综合征主要的检查手段是

A. 心脏彩超   B. 心电图

C. 普萘洛尔试验   D. 胸片

E. 运动平板

提问4：预激综合征的治疗原则

A. 预激本身不需特殊治疗，并发室上性心动过速时，治疗同一般室上性心动过速

B. 伴发频繁的快速性心律失常应给予药物治疗：胺碘酮、普罗帕酮、异搏定、升压药、毛花苷丙等

C. 预激综合征并发房扑、房颤或室上速时，如出现心绞痛、心功能不全、晕厥或休克等严重症状时，应立即施行同步直流电复律

D. 射频消融术是目前根治预激综合征的最佳治疗方法

E. 以上都是

提问5：典型预激综合征的心电图特点是

A. P-R间期缩短至0.10~0.12s以内

B. QRS起始部粗钝，挫折有δ波

C. QRS波群延长至0.11秒以上

D. P-J时间正常小于0.27秒，可伴有继发性ST-T改变

E. 以上都是

案例五

患者，男性，64岁。15年来反复出现咳嗽、咳白色泡沫痰，当受凉或劳累后症状加重，咯黄痰，每年发作3~4次，多发生在冬春季。近4年来心悸气短，活动后加剧。1月来出现咳嗽，呼吸困难，夜间不能平卧，尿少及下肢水肿，有腹水。既往有冠心病史。查体：T 36.9℃，R 32次/分，心率120次/分，律齐。神清，发绀，颈静脉怒张，桶状胸，肋间隙增宽。两侧呼吸运动对称，语颤减弱，叩诊过清音，两肺呼吸音减弱，双肺可闻及少量干湿性啰音。肺动脉瓣区第二心音亢进，三尖瓣区可闻及Ⅲ/Ⅵ期收缩期杂音。肝右肋下2cm可触及，并有压痛，腹水征（＋），双下肢水肿（＋＋）。实验室辅助检查：白细胞9.0×10^9/L，中性81.7%，淋巴18.3%。肝肾功能正常，电解质正常。血气分析：pH 7.3，PaO_2 73.5mmHg，$PaCO_2$ 56.20mmHg。心电图：电轴右偏，≥120度重度顺钟向转位，$RV_1 + SV_5 \geq 1.05$mV，有肺型P波和右束支传导阻滞。胸部X线：胸片示两肺透亮度增加，肺纹理紊乱、增多。右肺下动脉干横径18mm，右心室增大。超声心动图示右心室和右心房增大。

提问1：本病例诊断为

A. （1）慢性阻塞性肺疾病（2）慢性肺源性心脏病（失代偿期）

B. 冠心病合并心功能不全

C. 风湿性心瓣膜病

D. 扩张性心肌病

E. 先天性心脏病

提问 2：本病例的诊断依据是

A. 老年男性，反复咳嗽、咳痰 15 年，每年发作 3～4 次。活动后心悸、气促 4 年，尿少、症状加重、下肢水肿一月

B. 查体有心动过速和呼吸急促，颈静脉怒张，肺气肿体征，双肺下野可闻及干湿啰音。心脏听诊肺动脉瓣区第二心音亢进，三尖瓣区可闻及 3/6 级收缩期杂音。肝肿大、肝颈静脉回流征和双下肢水肿。血气分析：pH 7.3，PaO_2 73.5mmHg，$PaCO_2$ 56.20mmHg

C. 心电图表现为肺型 P 波、右心室肥大和右束支传导阻滞及肢导联低电压。超声心动图示右心室和右心房增大

D. 胸部 X 线表现为慢性支气管炎、肺气肿和右心室增大

E. 以上都是

提问 3：关于本病例的治疗原则，哪项是错误的

A. 积极控制感染

B. 保持呼吸道通畅

C. 持续高浓度吸氧

D. 改善呼吸功能，控制心力衰竭

E. 治疗原发病

提问 4：慢性肺源性心脏病是指

A. 由肺、胸廓或肺血管的慢性病变引起的肺血管阻力增高，导致肺动脉高压和右心室肥大，伴或不伴有右心衰竭的一类心脏病

B. 是由于肺动脉栓塞引起

C. 先天性肺部疾病

D. 左心病变引起

E. 心肌病变所致

提问 5：慢性肺源性心脏病常见的并发症是

A. 肺性脑病

B. 酸碱失衡及电解质紊乱

C. 上消化道出血和休克

D. 心律失常

E. 以上都是

案例六

男性，患者，19 岁。大学生。近月来常出现胸闷、心悸、气短，尤以运动后明显，伴发热、出汗、心跳加快、疲乏无力，常出现头痛。发病前 3 周有鼻塞、流涕等感冒症状。无其他疾病史。查体：T 37.3℃，P 102 次/分，R 21 次/分，BP 120/84mmHg。神清，心率 102 次/分，第一心音减弱，律不整，可闻早搏 32 次/分，各瓣膜区未闻杂音，双肺检查未发现异常。肝脾肋下未触及。心电图：①窦性心动过速、频发室早，二联律；②各导联 ST 段水平下移 0.1～0.15mV，V_1～V_6 导联 T 波倒置。心肌酶：AST 56U/L、LDH 364U/L、CK 1070IJ/L、CK –

MB 90U/L。胸部 X 线：心肺未发现异常。心脏 B 超：室壁运动减弱，符合心肌炎改变。

提问 1：本病例的诊断是

A. 风湿性心肌炎

B. 甲状腺功能亢进性心脏病

C. 急性病毒性心肌炎

D. 二尖瓣脱垂

E. 扩张性心肌病

提问 2：急性病毒性心肌炎的诊断依据是

A. 明确的病毒感染流行病学史：发病前三周有鼻塞、流涕等感冒症状

B. 感冒后出现不能用一般原因解释的疲乏无力和胸闷、心悸、气短

C. 确切的心脏损害依据：心电图：窦性心动过速、频发室早二联律、广泛 ST 段水平下移、T 波倒置。心肌酶显著增高：LDH 364U/L、CK 1070U/L、CK – MB 90U/L

D. 为青壮年，既往体健，无风湿性心肌炎、中毒性心肌炎、β 受体功能亢进、二尖瓣脱垂等病史

E. 以上都是

提问 3：本病例的治疗原则应除外

A. 卧床休息，高热量、高维生素饮食

B. 频发室早二联律采用抗心律失常的药物

C. 对症、支持治疗

D. 早期大量激素治疗

E. 抗病毒药物的应用

提问 4：急性重症病毒性心肌炎的救治，除外以下哪一项

A. 早期诊断和及时救治是提高重症急性病毒性心肌炎抢救成功的关键

B. 对急性重症病毒性心肌炎，卧床休息是唯一的治疗手段

C. 均应卧床休息和心电监护

D. Ⅲ度 AVB 或高度 AVB 给予安装临时起搏器以度过急性期

E. 早期伴有心源性休克，死亡率高，应及早采用综合措施及时救治

提问 5：急性病毒性心肌炎的预后是

A. 大多数经过适当的治疗能痊愈

B. 大多数预后不良

C. 大多数形成心肌病

D. 少数预后良好

E. 大多数留有心律失常

案例七

男性，患者，23 岁。大学生。反复胸闷气短半年伴晕厥 4 天。患者半年前常出现胸闷、气短，活动后加重，

4 天前上体育课时晕厥一次。当地医院心脏 B 超检查：重度主动脉瓣狭窄，瓣膜口 0.5cm²，经治疗好转。查体：T 36.2℃，P 86 次/min，R 21 次/分，BP 120/70mmHg。神清，自动体位。双肺呼吸音清，未闻干湿啰音。心界不大，心率 86 次/分，律整，心音低钝，主动脉瓣区闻 4/6 级收缩期杂音。肝脾未触及，双下肢无水肿。

提问 1：本病例的诊断是

A. 重度主动脉狭窄

B. 肥厚梗阻性心肌病

C. 先天性主动脉上狭窄

D. 轻度主动脉狭窄

E. 先天性主动脉下狭窄

提问 2：哪项不是本病例的主要诊断依据

A. 呼吸困难、心绞痛：患者反复胸闷气短半年，活动后加重

B. 伴晕厥 4 天

C. 自动体位，双肺呼吸音清，未闻干湿啰音

D. 主动脉瓣区闻及 4/6 收缩期杂音

E. 心脏 B 超检查：重度主动脉瓣狭窄，瓣膜口 0.5cm²

提问 3：本病例的并发症是

A. 心律失常

B. 心脏性猝死

C. 体循环栓塞

D. 心力衰竭

E. 以上都是

提问 4：以下哪项是错误的

A. 主动脉狭窄患者要预防感染性心内膜炎

B. 无症状的轻度主动脉狭窄患者每 2 年复查 1 次，包括超声心动图定量测定

C. 主动脉狭窄患者要加强锻炼和增加运动量

D. 有频发房早的主动脉狭窄患者应给予抗心律失常药物治疗，预防心房颤动

E. 发生心绞痛的主动脉狭窄患者可使用硝酸酯类药物

提问 5：主动脉狭窄患者行人工瓣膜置换术最主要的手术指征是

A. 重度主动脉狭窄伴有心绞痛、晕厥或心力衰竭患者

B. 无症状的轻、中度狭窄患者

C. 严重左心功能不全

D. 高龄患者

E. 合并主动脉关闭不全或冠心病者

案例八

女性患者，23 岁。间歇性心悸，气促 3 年，劳累时加重。1 周前受凉后出现发热、咽痛、咳嗽，4 天前出现心悸和气促加剧，双下肢水肿。查体：T 37℃，R 34 次/分，P 108 次/分，律不整，BP 80/50mmHg。半坐位，四肢指（趾）端及唇轻度发绀，扁桃体 Ⅱ 肿大，无脓性分泌物，颈静脉轻度怒张，双肺底部闻及湿啰音。心尖搏动稍弥散，伴震颤，心率 136 次/分，律不整，心音强弱不等，心尖区闻及 Ⅲ 级舒张期隆隆样杂音以及 Ⅱ 级收缩

期杂音，肺动脉瓣区第二心音亢进。肝右肋下 2.5cm，质中等硬，肝颈静脉回流征阳性。双下肢凹陷性水肿。超声心动图示左房、右室、左室内径增大，二尖瓣回声增强增亮、活动受限，前叶根部探及强回声光团，左房内见附壁血栓回声。

提问 1：本病例诊断是

A. 先天性心脏病，心房纤颤，心脏功能 Ⅳ 级

B. 风湿性心脏病，二尖瓣狭窄，心房纤颤，心脏功能 Ⅳ 级

C. 扩张型心肌病，心房纤颤，心脏功能 Ⅳ 级

D. 风湿性心脏病，二尖瓣狭窄伴闭锁不全，心房纤颤，心脏功能 Ⅳ 级

E. 肥厚型心肌病，心房纤颤，心脏功能 Ⅳ 级

提问 2：本病例的诊断依据

A. 心悸，气促 3 年，劳累时加重。1 周前受凉后出现发热、咽痛、咳嗽，4 天前出现心悸和气促加剧，双下肢水肿

B. 半坐位，四肢指（趾）端及唇轻度发绀。颈静脉轻度怒张，双肺底部闻及湿啰音，肝于肋下 2.5cm，质中等硬，肝颈静脉回流征阳性。双下肢凹陷性水肿

C. 心尖区闻及 Ⅲ 级舒张期隆隆样杂音以及 Ⅱ 级收缩期杂音

D. 心律不齐，心音强弱不等，脉搏短细

E. 以上都是

提问 3：心尖区隆隆样杂音要与哪些疾病鉴别

A. 室间隔缺损

B. 动脉导管未闭

C. 甲状腺功能亢进

D. 严重主动脉关闭不全

E. 以上都是

提问 4：超声心动图左房内见附壁血栓回声是哪一项的危险信号

A. 感染性心内膜炎

B. 血栓栓塞

C. 急性肺水肿

D. 肺部感染

E. 心房颤动

提问 5：风湿性心脏病是

A. 风湿性心脏病是由于心瓣膜黏液样变性所致

B. 风湿性心脏病是由于心瓣膜退行性改变所致

C. 风湿性炎症过程所致的瓣膜损害，主要累及 40 岁以下人群

D. 风湿性心脏病是心脏瓣膜的先天畸形疾病

E. 风湿性心脏病是由于心脏缺血坏死所引起

案例九

患者，男性，58 岁。患者半年前登山时出现心前区

疼痛，为压迫样，持续 1~2 分钟并向左肩、左背放射，停止活动自行缓解。以后每当劳累和工作紧张均可诱发，含硝酸甘油可缓解。一月前心前区疼痛发作频繁并加重，发作时间较前延长，轻微活动就可诱发，含硝酸甘油效果欠佳。发现高血压史五年，服药治疗效果不理想，无糖尿病史。查体：BP 200/120mmHg。心电图 ST 段下移 0.1mV。父母有高血压病史。

提问 1：本病例的诊断为

A. （1）冠心病不稳定型心绞痛（2）高血压病 III 期极高危

B. （1）冠心病定型心绞痛（2）高血压病 III 期极高危

C. （1）冠心病不稳定型心绞痛（2）高血压病 II 期高危

D. （1）高血压病 III 期极高危（2）高血压性心脏病

E. （1）肥厚型心肌病（2）高血压病 III 期极高危

提问 2：不稳定型心绞痛与稳定型心绞痛的差别主要在于

A. 产生痛觉的直接因素

B. 冠脉内不稳定的粥样硬化斑块继发病理改变，使局部心肌血流量明显下降

C. 冠脉狭窄程度

D. 心肌耗氧增加

E. 血管痉挛

提问 3：哪项不是不稳定型心绞痛的临床特点

A. 原为稳定型心绞痛，在一个月内疼痛发作的频率增加，程度加重，时限变长，诱发因素变化，硝酸酯类药物缓解作用减弱

B. 1 个月内新发生的心绞痛，并因较轻的负荷所诱发

C. 休息状态发作或较轻活动即可诱发，包括变异性心绞痛

D. 贫血、感染、甲亢、心律失常等原因诱发的心绞痛为继发性不稳定性心绞痛

E. 发作前有血压高、心率快的特点

提问 4：本病例的诊断依据是

A. 有心绞痛发作病史半年，劳累和工作紧张均可诱发，停止活动或含硝酸甘油能缓解

B. 一月前心前区疼痛发作频繁并加重，发作时间较前延长，轻微活动就可诱发，含硝酸甘油效果欠佳

C. 心电图 ST 段下移 0.1mV

D. 有高血压史病五年，BP 200/120mmHg

E. 以上都是

提问 5：本病例的处理原则，哪项是错误的

A. 住院卧床休息，心电监护，尽快控制症状和防止发生心肌梗死

B. 胸痛发作时可先含硝酸甘油，严重而频繁或难以控制时，可静脉内滴注硝酸甘油

C. 本病无心力衰竭可加用 β 受体阻滞剂和（或）钙通道阻滞剂

D. 使用抗栓（凝）剂

E. 发作期间可不处理高血压

案例十

男性，患者，45 岁。工人。一年前逐渐出现心前区疼痛、无力、气短症状，有时出现心前区疼痛并放射到左上肢和左后背。三月来有过两次晕厥。BP 130/70mmHg，P 90 次/分，双肺未闻及干湿啰音，HR 110 次/分，律不齐，强弱不一，胸骨左缘 3、4 间可闻及粗糙 SM。心电图示房颤，心肌劳损，$V_4~V_5$ 导联 Q 波深窄。二维超声心动图示室间隔厚度 25mm，左室后壁 13mm，左室流出道狭窄，二尖瓣前叶于收缩期前向运动，诊为肥厚型梗阻性心肌病。母及一兄确诊为肥厚型心肌病，均有晕厥发作史。无其他疾病史。

提问 1：本病例的诊断是

A. 冠心病

B. 主动脉狭窄

C. 高血压心脏病

D. 肥厚型梗阻性心肌病

E. 先天性心血管疾病

提问 2：肥厚型梗阻性心肌病是

A. 以左心室（或）右心室肥厚为特征，常为心肌非对称性肥厚并累及室间隔，左心室充盈受阻，舒张期顺应性下降为基本病变的心肌病

B. 单侧或双侧心室充盈受限和舒张容量下降为特征的心肌病

C. 一种右室心肌被纤维脂肪进行性替代的肌病

D. 指伴有特异性心脏病或特异性系统性疾病的心肌疾病

E. 以冠状动脉粥样硬化性狭窄、闭塞、痉挛病变所引起的收缩或舒张功能受损，表现类似扩张型心肌病的心肌病

提问 3：本病例的主要诊断依据

A. 患者相对年轻，38 岁，有家族史。出现心绞痛的症状：一年前有心前区疼痛、无力、气短

B. 有晕厥史两次

C. HR 110 次/分，律不齐，强弱不一，胸骨左缘第 3、4 肋间可闻及粗糙 SM

D. 心电图示：房颤，心肌劳损 $V_4~V_5$ 导联 Q 波深窄。二维超声心动图示室间隔厚度 25mm，左室后壁 13mm，左室流出道狭窄，二尖瓣前叶于收缩期前向运动

E. 以上都是

提问 4：下列哪一项不是治疗肥厚型梗阻性心肌病的手段

A. 生活指导：避免持重、屏气等

B. 使用增强心肌收缩力的药物

C. 维持正常窦律和防止心动过速，减轻左室流出道狭窄，抗室性心律失常

D. 弛缓肥厚心肌，尽可能逆转心肌肥厚，改善左室舒张功能，预防猝死，提高患者的长期生存率

E. 目前主张使用β受体阻滞剂和非二氢吡啶类钙离子拮抗剂治疗

提问5：肥厚型梗阻性心肌病的杂音特点是

A. 含服硝酸甘油片或做 Valsalva 动作，使左心容量减少或增加心肌收缩力，均可使杂音降低

B. 含服硝酸甘油片或做 Valsalva 动作，使左心容量增加或增加心肌收缩力，均可使杂音增加

C. 使用β受体阻滞剂使心肌收缩力使心肌收缩力减少，可使杂音增加

D. 下蹲、举腿，使左心容量增加，可使杂音增加

E. 凡影响心肌收缩力、改变左室容量及射血速度均可使杂音强度发生变化。使用β受体阻滞剂、取下蹲、举腿等使心肌收缩力下降或左心容量增加的动作均可使杂音降低。含服硝酸甘油片或做 Valsalva 动作，使左心容量减少或增加心肌收缩力，均可使杂音增加

案例十一

男性患者，67岁。渐进性劳累后呼吸困难5年，加重伴双下肢水肿半月入院。患者五年前开始出现胸闷、气短，尤以上楼和活动时为甚。常常夜间憋醒，不能平卧，咳少量白黏痰。无胸痛等不适。近半月来出现颜面和双下肢水肿，尿少、腹胀。既往有高血压病史十年，血压在170~200mmHg/100~120mmHg，未进行治疗。无肝肾疾病史，无肺结核史，无嗜酒史，有吸烟史。无糖尿病史。查体：T 36.7℃、R 20次/分、P 101次/分、BP 180mmHg/100mmHg。神清、检查合作，半坐卧位，嘴唇轻度发绀。巩膜无黄染，颈静脉怒张，气管居中，甲状腺不大。双肺叩诊清音，双肺未闻干湿啰音。心界向两侧扩大，心率101次/分，心律快慢不一，脉搏短绌。心前区可闻Ⅲ级收缩期杂音。腹软，肝于肋下3cm，轻触痛，肝颈静脉征阳性，脾未扪及，移动浊音（－），肠鸣音正常。双下肢明显凹陷性水肿。实验室检查肝肾正常，血尿常规正常。

提问1：本病的诊断是

A.（1）高血压心脏病，心脏扩大，心功能不全，心功能Ⅳ级，心房颤动（2）高血压病Ⅲ期极高危

B.（1）冠心病心功能不全（2）高血压病Ⅲ期极高危

C.（1）扩张型心肌病心肌（2）高血压病Ⅲ期极高危

D.（1）风湿性心脏病，二尖瓣关闭不全（2）高血

Ⅱ期高危

E.（1）肺源性心脏病，心功能不全，心功能Ⅳ级，心律失常（2）高血压病

提问2：本病的治疗，哪项是错误的

A. 低盐饮食、维持水电解质平衡

B. 降低血压、维持血压正常水平，控制心律失常

C. 吸氧、利尿、扩血管、适当使用强心药物

D. 立即大剂量使用负性肌力药物

E. 抗凝治疗

提问3：病人的预防措施和健康指导为

A. 控制发生心衰的危险因素

B. 合理选用降压药，稳定血压在正常范围

C. 调整生活方式，适当运动，戒烟

D. 长期治疗，规律服药，定期随访

E. 以上都是

提问4：对轻、中、重度心力衰竭均有效，可作为治疗慢性心力衰竭第一线药物的血管扩张剂是

A. 硝普钠　　　　　　　　B. 转换酶抑制剂

C. 钙拮抗剂　　　　　　　D. 硝酸甘油

E. 多巴胺

提问5：老年性高血压的诊断标准是

A. 60岁以上老年人血压≥140/90mmHg

B. 60岁以上的老年人收缩压≥150mmHg，舒张压<90mmHg

C. 血压≥140/mmHg

D. 60岁以上老年人，年龄每增加10岁，收缩压增加10mmHg

E. 血压高于120/80mmHg

案例十二

男性患者，67岁。半月来在爬楼梯时常感心前区疼痛，为压迫样痛，并向左肩、左上肢放射，持续1~2分钟，休息后能缓解。近5天来在工作时上述症状常出现，尤其工作较为紧张时发作多，含服硝酸甘油疼痛能迅速缓解。有高血压病病史三年，无冠心病史及药物过敏史。嗜烟，无嗜酒。父母有高血压病史。查体：T 36℃、R 20次/分、P 78次/分、BP 180mmHg/100mmHg，一般情况尚可。心界不大，心率78次/分，律齐，未闻病理性杂音。双肺叩诊清音，未闻及干、湿啰音。腹软，肝脾未扪及。双下肢无水肿。

提问1：本病的诊断是

A.（1）冠心病不稳定型心绞痛（2）高血压病Ⅲ期极高危

B.（1）冠心病稳定型心绞痛（2）高血压病Ⅲ期极高危

C.（1）夹层动脉瘤（2）高血压病Ⅲ期极高危

D.（1）急性肺栓塞（2）高血压病Ⅲ期极高危

E.（1）冠心病稳定型心绞痛（2）高血压病Ⅱ期高危

提问2：本病需要与下面哪些疾病鉴别

A. 急性心肌梗死

B. 肋间神经痛

C. 其他疾病引起的心绞痛、主动脉狭窄或关闭不全、肥厚性心肌病等

D. 其他不典型疼痛：反流性食管炎、消化道溃疡等

E. 以上都是

提问3：本病的治疗，哪项错误

A. 安静休息、心电监护

B. 药物使用：硝酸酯类药物、β受体阻滞剂、钙离子拮抗剂、抗血小板制剂以及降脂药物的应用

C. 控制各种危险因素：降低血压，维持血压平稳等

D. 大剂量连续含服硝酸甘油

E. 必要时采取 PTCA 治疗

提问4：病人转诊指征是

A. 接诊时持续胸痛（大于）20min，含服硝酸甘油不缓解

B. 突然出现阿－斯综合征，经心肺复苏后呼吸、心率、血压能够维持

C. 需要采取 PTCA 治疗时

D. 需要进一步检查以明确诊断

E. 以上都是

提问5：心绞痛发生的典型部位是

A. 胸骨体下部的胸骨后

B. 胸骨体上中段及心前区

C. 心尖区

D. 心前区外侧

E. 以上都不是

案例十三

女性患者，48岁。一年前开始出现活动后气促、呼吸困难，近1月出现心前区闷痛，伴有头晕，一天前突然站立时出现晕厥。查体：发现心尖搏动向左下移位，胸骨右缘第2肋间可触及收缩期震颤，心界向左下扩大，心率62次/分，主动脉瓣听诊区可闻及收缩期杂音3/6级，响亮且粗糙，并向颈部传导。腹软，肝脾未扪及。双下肢无水肿。

提问1：最可能的病因是

A. 二尖瓣关闭不全

B. 二尖瓣狭窄

C. 主动脉瓣关闭不全

D. 主动脉瓣狭窄

E. 肺动脉瓣狭窄

提问2：首先选择的检查是

A. 心电图　　　　　　　　B. 胸片

C. 心脏超声心动图　　　　D. 动态心电图

E. 心导管检查

提问3：哪项治疗是错误的

A. 避免体力活动及剧烈活动

B. 胸痛患者需做冠状动脉造影术

C. 瓣膜置换术

D. 经皮穿刺导管球囊扩张形成术

E. 大剂量使用利尿剂

案例十四

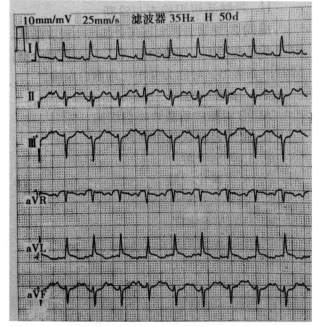

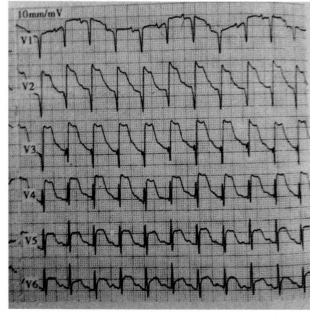

男性，52岁。高血压5年。4小时前突然出现持续胸痛来诊。心电图如上图，查体：心音低钝，血压150/70mmHg。

提问1：首先考虑的诊断是

A. 急性心包炎   B. 急性心肌梗死

C. 急性心力衰竭   D. 急性肺栓塞

E. 急性呼吸衰竭   F. 急性心肌炎

提问2：哪些检查对患者的诊断帮助较大

A. 尿常规   B. 血常规

C. 心肌酶谱   D. 心电图动态观察

E. 血沉   F. 心电向量图

G. 肾功能

提问3：下列采取的措施不合适的有

A. 吸氧

B. 心电监测

C. 急诊冠脉介入治疗

D. 利多卡因静滴预防心律失常发生

E. 阿司匹林口服

F. 氯吡格雷口服

G. CCB降压

H. 他汀口服

提问4：该患者不易出现下列哪些并发症

A. 急性感染性心内膜炎

B. 心脏破裂

C. 栓塞

D. 乳头肌功能失调

E. 心力衰竭

F. 休克

G. 室性心律失常

H. 下消化道出血

提问5：若患者出现频发性期前收缩，哪些措施的应用适当且有效

A. 尽快改善心肌缺血   B. 美托洛尔

C. 补充血容量   D. 阿托品

E. 胺碘酮   F. 纠正低钾状态

G. 提高心室率   H. 静脉应用利尿剂

I. 电复律

提问6：下列哪些药物对患者的预后改善有益

A. 胺碘酮   B. 美托洛尔

C. 阿司匹林   D. 雷米普利

E. 辛伐他汀   F. 氨茶碱

G. 地高辛   H. 呋塞米

I. 地尔硫䓬

*案例十五

男性，48岁。4年前开始心悸，每年发作4~5次，发作时感心悸胸闷，持续约30分钟可自然终止，有时可持续3~6小时不等，现因胸闷心慌来诊。查体：血压95/60mmHg，第一心音强弱不等，心律不齐，心率116次/分，脉搏不齐，102次/分。肝脏增大，双下肢凹陷性水肿。

提问1：根据上述提供信息，考虑其心律失常的诊断为

A. 心绞痛   B. 心室性期外收缩

C. 三度房室传导阻滞   D. 室上性心动过速

E. 阵发性心房颤动   F. 频发房早

提问2：心脏彩超检查结果：舒张期左房内径：46mm，舒张期左室内径：65mm，舒张期右房内径：39mm，舒张期右室内径：23mm，并提示：各室壁运动普遍减弱，二尖瓣有轻度反流，EF 0.34。其病因诊断考虑为

A. 冠心病   B. 风湿性心脏病

C. 扩张型心肌病   D. 肥厚型心肌病

E. 心包积液   F. 瓣膜病

提问3：关于心律失常的治疗，不恰当的观点为

A. 缓解和消除心律失常的症状

B. 纠正心律失常引起的血流动力学障碍

C. 终止致命性心律失常

D. 预防并发症的出现

E. 防止心律失常复发

F. 所有心律失常都可能导致威胁生命的情况发生，必须治疗

提问4：对患者应用的必要的治疗措施包括

A. 洋地黄类药物

B. 维拉帕米静脉滴注

C. 氨茶碱静脉滴注

D. 呋塞米静推

E. 普罗帕酮静推

F. β受体阻滞剂

G. ACEI

H. 抗凝治疗

I. 改善心肌代谢类药物

J. 置入抗心律失常起搏器

K. 多巴胺注射

*案例十六

男性，54岁。胸闷，劳累后胸痛4年，疑诊肥厚型梗阻性心肌病来诊。

提问1：下列项目有助于区别陈旧性心肌梗死和肥厚型梗阻性心肌病的是

A. 劳力后心绞痛

B. 心前区杂音可受药物和动作影响

C. 左室肥厚

D. 心电图有病理性 Q 波

E. 晚电位检查阳性

F. 心脏超声检查心室肌节段性变薄、运动减弱

提问 2：下列关于肥厚型梗阻性心肌病心电图表现的叙述，正确的包括

A. Ⅱ、Ⅲ、aVF 及 $V_{4\sim6}$ 导联上出现深而宽的 Q 波

B. 常伴随上述导联 T 波直立

C. 常伴随上述导联 T 波倒置

D. Sv1 + Rv5 呈有意义的增大，提示左室前壁肥厚

E. Sv1 + Rv5 呈有意义的增大，提示右室肥厚

F. Sv1 + Rv5 值逐年减少与心肌退行性变化有关

G. Sv1 + Rv5 值逐年减少，提示疾病好转

H. 极少见合并室性心律失常

提问 3：影响肥厚型梗阻性心肌病流出道狭窄的因素中，不正确的是

A. 周围循环阻力下降时梗阻减低

B. 心肌收缩力加强时梗阻加重

C. 左室腔与左室流出道间压差加大时梗阻加重

D. 二尖瓣前叶前移明显时梗阻加重

E. 收缩期容量减少时梗阻加重

F. 屏气使梗阻减轻

提问 4：关于肥厚型心肌病的治疗，不正确的是

A. 增强心肌收缩力

B. 弛缓心肌为主

C. 维持窦性心律

D. 减轻心脏前负荷

E. 重症梗阻性患者可做介入治疗

F. 应避免剧烈运动

G. β 受体阻滞剂可预防猝死的发生

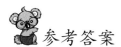
参考答案

【A1/A2 型题】

1. C　2. D　3. C　4. B　5. B　6. A　7. A　8. A　9. B

10. A　11. E　12. A　13. B　14. B　15. A　16. C　17. A

18. D　19. D　20. E　21. A　22. C　23. A　24. D　25. C

26. D　27. D　28. A　29. B　30. C　31. C　32. D　33. A

34. B　35. E　36. C　37. E　38. A　39. B　40. C　41. B

42. D　43. E　44. A　45. A　46. C　47. E　48. A　49. C

50. A　51. B　52. E　53. A　54. C　55. B　56. B　57. D

58. C　59. B　60. E　61. A　62. A　63. B　64. D　65. B

66. E　67. D　68. B　69. E　70. D　71. A　72. B　73. E

74. B　75. E　76. A　77. D　78. E　79. B　80. A　81. E

82. C　83. E　84. E　85. E　86. A　87. D　88. D　89. D

90. E　91. D　92. C　93. D　94. E　95. B　96. E　97. C

98. A　99. B　100. A　101. D　102. C　103. A　104. C

105. B　106. B　107. D　108. B　109. C　110. C　111. B

112. C　113. E　114. E　115. C　116. A　117. C　118. E

119. B　120. D　121. D　122. E　123. A　124. C　125. C

126. C　127. D　128. E　129. A　130. A　131. A　132. D

133. C　134. E　135. C　136. C　137. A　138. C　139. C

140. D　141. C　142. B　143. A　144. D　145. C　146. B

147. C　148. D　149. D　150. E　151. A　152. D　153. B

154. D　155. E　156. C　157. C　158. B　159. E　160. C

161. B　162. D　163. B　164. E　165. C　166. D　167. C

168. C　169. B　170. D　171. C　172. B　173. C　174. B

175. A　176. E　177. D　178. D　179. D　180. B　181. B

182. A　183. B　184. C　185. D　186. C　187. D　188. A

189. A　190. A　191. E　192. C　193. B　194. C　195. C

196. C　197. E　198. A　199. E　200. E　201. A　202. C

203. A　204. E　205. E　206. D　207. D　208. C　209. A

210. E　211. C　212. C　213. D　214. A　215. E　216. D

217. C　218. D　219. E　220. C　221. D　222. E　223. C

224. C　225. C　226. C　227. E　228. D　229. A　230. E

231. C　232. B　233. B　234. D　235. C　236. C　237. D

238. E　239. A　240. D　241. C　242. D　243. A　244. C

245. E　246. E　247. D　248. D　249. D　250. C　251. A

252. D　253. A　254. C　255. E　256. C　257. B　258. E

259. E　260. D　261. B　262. B　263. E　264. A　265. A

266. E　267. E　268. D　269. D　270. B　271. B　272. E

273. A　274. D　275. C　276. C　277. D　278. A　279. D

280. E　281. A　282. C　283. B　284. A　285. E　286. A

287. E　288. D　289. D　290. B　291. C　292. E　293. C

294. B　295. E　296. C　297. D　298. D　299. D　300. C

301. A　302. A　303. D　304. C　305. E　306. E　307. D

308. C　309. E　310. D　311. B　312. E　313. D　314. A

315. E　316. A　317. B　318. C　319. D　320. C　321. C

322. E　323. A　324. A　325. A　326. C　327. D　328. A

329. E　330. E　331. A　332. C　333. A　334. C　335. A

336. C　337. D　338. D　339. C　340. C　341. C　342. A

343. E　344. D　345. A　346. B　347. E　348. E　349. E

350. E　351. C　352. A　353. B　354. D　355. C　356. B

357. A　358. D　359. C　360. C　361. C　362. E　363. A

364. B　365. D　366. C　367. E　368. A　369. B　370. B

371. B　372. D　373. C　374. C　375. C　376. D　377. C

378. D　379. C　380. C　381. A　382. C　383. C　384. A

385. D　386. D　387. C　388. C　389. C　390. D　391. E

392. E　393. E　394. C　395. E　396. D　397. B　398. A

399. C　400. D　401. B　402. A　403. B　404. D　405. E

406. C　407. D　408. E　409. D　410. A　411. B　412. D

413. E　414. A　415. C　416. D　417. E　418. C　419. C

420. C　421. D　422. A　423. C　424. B　425. A　426. B

427. C　428. E　429. D　430. B　431. C　432. E　433. D

434. E　435. B　436. A　437. C　438. D　439. D　440. C
441. B　442. B　443. D　444. A　445. B　446. D　447. C
448. A　449. B　450. B　451. C　452. D　453. C　454. B
455. C　456. A　457. A　458. E　459. E　460. C　461. B
462. E　463. D　464. B　465. E　466. B

【A3/A4 型题】

1. B　2. C　3. C　4. A　5. C　6. D　7. A　8. A　9. D
10. B　11. C　12. A　13. B　14. D　15. C　16. B　17. B
18. D　19. D　20. B　21. D　22. E　23. A　24. A　25. B
26. D　27. C　28. C　29. B　30. C　31. B　32. B　33. B
34. B　35. E　36. B　37. B　38. B　39. A　40. A　41. C
42. A　43. C　44. E　45. D　46. A　47. A　48. B　49. E
50. C　51. E　52. B　53. C　54. C　55. C　56. B　57. B
58. A　59. D　60. A　61. B　62. A　63. C　64. D　65. A
66. A　67. D　68. B　69. B　70. C　71. A　72. A　73. A
74. D　75. C　76. D　77. A　78. A　79. D　80. B　81. D
82. D　83. B　84. D　85. C　86. B　87. C　88. D　89. B
90. E　91. B　92. A　93. A　94. E　95. D　96. B　97. A
98. D　99. A　100. D　101. A　102. A　103. B　104. C
105. D　106. A　107. A　108. D　109. A　110. B　111. C
112. C　113. D　114. C　115. D　116. E　117. D　118. C
119. A　120. B　121. C　122. C　123. D　124. A　125. B
126. C　127. D　128. D　129. A　130. A　131. A　132. B
133. A　134. B　135. C　136. C　137. C　138. E　139. B
140. B　141. C　142. D　143. A　144. A　145. B　146. B
147. B　148. A　149. C　150. B　151. E　152. C　153. C
154. B　155. D　156. A　157. A　158. D　159. C　160. A
161. D　162. B　163. E　164. C　165. C　166. B　167. D
168. B　169. D　170. A　171. B　172. B　173. I　174. A
175. B　176. C　177. B　178. D　179. C　180. D　181. A
182. C　183. E　184. C　185. C　186. C　187. A　188. B
189. A　190. A　191. B　192. C　193. A　194. E　195. B
196. B　197. E　198. C　199. D　200. A　201. C　202. C
203. C　204. B　205. A　206. B　207. B　208. D　209. D
210. C　211. E　212. D　213. D　214. C　215. C　216. B
217. B　218. E　219. D　220. C　221. D　222. A　223. B
224. C　225. D　226. A　227. D　228. C　229. D　230. A
231. C　232. A　233. D　234. D　235. C　236. D　237. A
238. B　239. C　240. D　241. C　242. D　243. A　244. A

【B 型题】

1. C　2. D　3. B　4. C　5. B　6. A　7. C　8. D　9. B
10. D　11. E　12. C　13. E　14. C　15. A　16. A　17. D
18. E　19. E　20. B　21. A　22. A　23. B　24. E　25. E
26. B　27. C　28. D　29. B　30. C　31. D　32. B　33. E
34. D　35. E　36. C　37. D　38. A　39. D　40. B　41. B
42. A　43. D　44. C　45. B　46. D　47. D　48. D　49. E
50. B　51. B　52. D　53. D　54. A　55. C　56. B　57. A

58. B　59. C　60. E　61. A　62. B　63. D　64. E　65. C
66. B　67. D　68. A　69. B　70. A　71. A　72. E　73. B
74. A　75. B　76. C　77. B　78. D　79. E　80. C　81. B
82. A　83. C　84. A　85. B　86. B　87. D　88. D　89. C
90. B　91. A　92. C　93. B　94. C　95. D　96. C　97. B
98. E　99. C　100. D　101. B　102. C　103. B　104. A
105. C　106. B　107. C　108. D　109. B　110. C　111. E
112. D　113. C　114. A　115. D　116. E　117. A　118. B
119. E　120. C　121. D　122. A　123. B　124. E　125. D
126. E　127. C　128. A　129. B　130. A　131. B　132. A
133. A　134. A　135. B　136. C　137. D　138. A　139. B
140. D　141. A　142. B　143. B　144. B　145. E　146. E
147. E　148. A　149. A　150. B　151. A　152. A　153. D
154. B　155. E　156. A　157. C　158. D　159. D　160. A
161. A　162. A　163. D　164. B　165. C　166. A　167. E
168. C　169. B　170. B　171. A　172. A　173. C　174. B
175. B　176. A　177. E　178. A　179. C　180. A　181. C
182. C　183. A　184. C　185. C　186. D　187. B　188. E
189. A　190. C　191. B　192. A　193. B　194. E　195. C
196. D　197. A　198. C　199. B　200. D　201. E　202. A
203. E　204. A　205. A　206. B　207. D　208. E　209. A
210. B　211. E　212. D　213. A　214. B　215. D　216. A
217. B　218. C　219. C　220. A　221. E　222. B　223. D
224. A　225. D　226. C　227. D　228. C　229. D　230. B
231. B　232. C　233. E　234. A　235. B　236. C　237. B
238. E　239. B　240. A　241. A　242. E　243. C　244. D
245. A　246. B　247. E　248. D　249. A　250. E　251. A
252. B　253. D　254. E　255. C　256. D　257. E　258. A
259. E　260. C　261. C　262. D　263. A　264. C　265. B
266. C　267. E　268. B　269. A　270. D　271. A　272. B
273. D　274. E　275. A　276. A　277. B　278. E　279. D
280. E　281. A　282. C

【案例题】

案例一

提问1：C　　提问2：C　　提问3：E
提问4：E　　提问5：D

案例二

提问1：B　　提问2：E　　提问3：E
提问4：A　　提问5：B

案例三

提问1：D　　提问2：C　　提问3：A
提问4：E　　提问5：E

案例四

提问1：A　　提问2：B　　提问3：B
提问4：E　　提问5：E

案例五

提问1：A　　提问2：E　　提问3：C

提问4：A　　提问5：E

案例六

提问1：C　　提问2：E　　提问3：D

提问4：B　　提问5：A

案例七

提问1：A　　提问2：C　　提问3：E

提问4：C　　提问5：A

案例八

提问1：D　　提问2：E　　提问3：E

提问4：B　　提问5：C

案例九

提问1：A　　提问2：B　　提问3：E

提问4：E　　提问5：E

案例十

提问1：D　　提问2：A　　提问3：E

提问4：B　　提问5：E

案例十一

提问1：A　　提问2：D　　提问3：E

提问4：B　　提问5：A

案例十二

提问1：B　　提问2：E　　提问3：D

提问4：E　　提问5：B

案例十三

提问1：D　　提问2：C　　提问3：E

案例十四

提问1：B　　提问2：CDF　　提问3：DG

提问4：AH　　提问5：ABEF　　提问6：BCDE

＊案例十五

提问1：E　　提问2：C　　提问3：F

提问4：ADFGH

＊案例十六

提问1：BF　　提问2：ACDF　　提问3：AF

提问4：AD

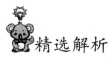

精选解析

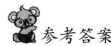

参考答案

【A1/A2 型题】

2. 随年代变化，冠心病的患病率与发病率超过了风

心病。

3. 选择性冠状动脉造影属于侵入性检查。

4. 肺动脉血栓栓塞发生的12h内，宜静脉溶栓治疗。

5. 普萘洛尔运动试验阳性可诊断心脏β受体高敏症。

402. 法洛四联症包括肺动脉狭窄、主动脉骑跨、室间隔缺损、右心室肥厚。

403. 小型室间隔缺损心脏杂音明显，通常无明显症状，胸部X线检查、心电图检查可以正常，心脏超声可以确诊。

404. 房间隔缺损心电图显示不完全右束支阻滞，X线显示肺门舞蹈，肺动脉瓣第二心音增强，超声心动图显示右心房、右心室增大。右心导管检查显示右房、右室血氧饱和度升高。

405. 继发孔型房间隔缺损的听诊特点是：第一心音正常，第二心音增强、固定分裂，胸骨左缘第2~3肋间闻及3/6级收缩期喷射性杂音。

406. 室间隔缺损患者心脏检查的特征为第一心音正常，第二心音增强、分裂，胸骨左缘第3~4肋间闻及4/6级全收缩期杂音。

408. 二尖瓣关闭不全的收缩期杂音主要在心尖部明显。

411. 驱梅治疗可使梅毒性炎症病变不再进展，但对已经产生的组织损害难以阻止其进一步的加重。治疗主要用青霉素，其他抗生素疗效较差。水剂普鲁卡因青霉素60万~80万U，每日肌注一次，共20天。或用苄星青霉素240万U，肌注，每周一次共3周。青霉素过敏者可用头孢菌素类，连续30天。

412. 左房左室大，心衰症状明显，应积极抗心衰治疗，争取时机做主动脉瓣人工瓣膜置换术。

413. 梅毒螺旋体主要引起主动脉中层肌肉和弹力组织广泛片状坏死、纤维瘢痕形成，呈现"树皮"样外观并可发生钙化。①主动脉中层的病变使主动脉变薄、膨出，形成主动脉瘤。②主动脉窦近端的梅毒病变可累及冠状动脉口，可使冠状动脉口发生狭窄。③梅毒感染也可使主动脉瓣环损害并扩大，造成主动脉瓣反流。④梅毒螺旋体侵犯主动脉中层，极少侵入心肌或心内膜，也不直接侵犯瓣叶。

415. 梅毒性冠状动脉口狭窄：病变局限在冠状动脉口，常与主动脉瓣关闭不全同时存在，主要临床表现为心绞痛；由于狭窄过程缓慢发生，侧支循环建立，故很少发生心肌梗死。心绞痛常于静息或夜间发生，硝酸甘油缓解作用相对较差。

417. 梅毒性主动脉瘤压迫支气管叉处可导致声音嘶

哑等迷走神经的损伤表现。

418. 闭塞性周围动脉粥样硬化症多在 60 岁以后发病，男性明显多于女性。下肢动脉粥样硬化的发病率远远超过上肢。病变分布的节段，狭窄病变位于主－髂动脉者占 30%；病变侵犯股－腘动脉者为 80%～90%；更远端的胫、腓动脉受侵犯者为 40%～50%。

419. 闭塞性周围动脉粥样硬化症最典型的症状为间歇性跛行。这是因肢体运动而诱发的肢体局部疼痛、紧束、麻木或肌肉无力感，肢体停止运动后，症状即可缓解，重复相同负荷的运动则症状可重复出现，休息后又可缓解。如疼痛出现于臀部、股部提示狭窄病变在主－髂动脉。临床上最多见的是股－腘动脉狭窄所致的腓肠肌性间歇性跛行。病情进一步发展，可有静息痛，多见于夜间肢体处于平放状态时，可能与丧失了重力性血液灌注作用有关，若将肢体下垂可使症状减轻。更严重时肢体下垂也不能缓解症状，患者丧失行走能力，并可出现缺血性溃疡。

420. 闭塞性周围动脉粥样硬化症常见的主要体征是：狭窄远端动脉搏动减弱或消失。

421. 关于闭塞性周围动脉粥样硬化症的预后：与同时并存的冠心病、脑血管疾病密切有关。经血管造影证实约 50% 有肢体缺血症状的患者同时有冠心病。寿命表分析表明，间歇性跛行患者 5 年生存率为 70%，10 年生存率为 50%。死亡者大多死于心肌梗死或猝死，直接死于周围血管闭塞的比例甚小。伴有糖尿病及吸烟患者预后更差。约 5% 患者需行截肢术。

422. 促发静脉血栓形成的因素包括：①静脉血流淤滞；②血管损伤；③高凝状态。临床上很多情况涉及以上三方面的因素均可导致静脉血栓形成。

423. 治疗深静脉血栓形成的主要目的是预防肺栓塞，特别是病程早期，血栓松软与血管壁粘连不紧，极易脱落，应采取积极的治疗措施。

425. 抗凝治疗主要用于血栓性静脉炎，而闭塞性动脉粥样硬化症的治疗是针对动脉粥样硬化的易患因素，同时抗血小板为主。

426. 华法林主要用于静脉系统血栓形成。

427. 严重肢体缺血性溃疡并丧失行走能力时才考虑截肢术。

428. 夜间疼痛症是慢性闭塞性肢体动脉硬化症的症状。

429. 女性雌激素代替疗法能够增加深静脉血栓形成的发生率。

430. 肺动脉栓塞，血栓栓子主要来源于髂股以下的深静脉系统。

431. 国人口服华法林一般认为控制最佳的国际标准化值（INR）在 1.8～2.5，西方国家认为控制在 INR 2.0～3.0。

432. 血清病毒中和抗体动态测定和核素心肌扫描，对诊断病毒性心肌炎有一定意义。

433. 排除二尖瓣脱垂综合征，进一步做超声心动图意义较大。

【B 型题】

（47～48 题）对冠心病诊断最有价值的检查为冠状动脉造影，它可以直接了解到冠状动脉的解剖结构，病变位置及程度，并直接提供治疗依据。超声心动图检查、胸部 X 线、心脏三位片及漂浮导管检查虽然也可协助对冠心病的诊断，但临床上常用的心电图运动负荷试验是诊断冠心病的重要方法，但其价值不如冠状动脉造影。漂浮导管检查可测定肺毛细血管楔压，直接反映出左心室舒张末压，是了解左心功能的最直接、最正确的方法。超声心动图检查是目前临床上最常用的无创测定心功能的方法，其结果与漂浮导管所测的结果有很好的相关性，值得在临床上推广使用。胸部 X 线心脏三位片、冠状动脉造影及心电图运动负荷试验对心功能的评定只能起到参考辅助作用。冠状动脉造影可清晰地显示左、右冠状动脉及其主要分支的影像。可发现各支动脉狭窄病变的部位并估计其程度。管腔直径减少 50% 即可诊断冠心病，减少 70%～75% 及以上会严重影响供血，故是诊断冠心病最直接、最准确的检查手段。床旁漂浮导管经静脉插管直至肺动脉，测定心脏各部位的压力，计算心脏指数（CI）及肺动脉楔嵌压（PCWP），直接反映左心功能。当临床表现难以鉴别是左心衰竭还是肺部感染所致呼吸困难，用此检查方法可测得 PCWP 高于正常值（<12mmHg），尤其达 18mmHg 以上可确诊为左心衰竭，而肺部感染 PCWP 正常。

（49～50 题）反复发作室性心动过速伴有意识丧失者，随时有可能出现猝死，因此必须要选择能自动识别及排除这种严重危及生命心律失常的起搏器，应首选 ICD 型（自动心脏去颤型）。对于慢性心房颤动的患者，心房收缩功能已经失去，因此任何心房起搏功能都是无用的，故在选择起搏器时只要考虑具有正常心室起搏功能类型，应首选 VVI 型。DDD 型及 AAI 型均具有心房起搏功能，但不适于题目所给条件。VOO 型为固定频率心室型起搏器，现已基本不用。

（51～52 题）洋地黄中毒引起的室性心动过速选用的药物有苯妥英钠、利多卡因，但因苯妥英钠对抑制心肌的快钠通道及减少 0 相最大速率的影响比利多卡因小，

所以作为首选药物。预激综合征伴心房颤动的治疗是要抑制旁道传导，所以胺碘酮为首选药物；溴苄胺不是常用药物；利多卡因、苯妥英钠对旁道作用差，还有可能增加病人的心室率；静脉滴注维拉帕米有可能导致心室颤动的发生。

（53～54题）轻度减慢 V_{max}，稍减慢传导，缩短动作电位时间为 Ib 类抗心律失常药物，利多卡因属于此类。明显减慢 V_{max}，显著减慢传导，轻微延长动作电位时间为 IC 类抗心律失常药物，普罗帕酮属于此类。四大类，其中 I 类再分为三个亚类。

（1） I 类药阻断快速钠通道。① I A 类药物减慢动作电位 0 相上升速度（V_{max}），延长动作电位时程，奎尼丁、普鲁卡因胺、丙吡胺等均属此类。② I B 类药物不减慢 V_{max}，缩短动作电位时程。美西律、苯妥英钠与利多卡因属此类。③ I C 类药减慢 V_{max}，减慢传导与轻微延长动作电位时程，氟卡尼、恩卡尼、普罗帕酮及莫雷西嗪均属此类。

（2） Ⅱ 类药阻断β肾上腺素能受体，美托洛尔、阿替洛尔、比索洛尔等均属此类。

（3） Ⅲ 类药阻断钾通道与延长复极，包括胺碘酮和索他洛尔。

（4） Ⅳ 类药阻断慢钙通道，维拉帕米、地尔硫草等属此类。

（55～56题）风湿性心内膜炎的发生与A组溶血性链球菌感染密切相关，亚急性细菌性心内膜炎的发生由致病力弱的草绿色链球菌引起，急性细菌性心内膜炎由致病力强的化脓菌引起，而无菌性血栓性心内膜炎与慢性消耗性疾病有关，Libman－Sacks 心内膜炎与系统性红斑狼疮有关。

（57～58题）心尖搏动呈抬举性是左心室肥大的可靠体征之一，主动脉瓣狭窄可导致左心室肥厚。室间隔缺损患者，因心内存在自左向右的分流，导致右心室长期负荷过重，右心室肥大、扩张，并常伴有心脏顺钟向转位，可使心前区饱满，有明显的收缩期搏动。

（59～60题）左心室的后负荷指左心室所需克服的排血阻抗，所以主动脉瓣狭窄可大大增加左心室收缩期射血的阻力，从而增加后负荷。右心室的前负荷指右心室所承受的容量负荷，当三尖瓣关闭不全时，右心室舒张期充盈时的容量负荷明显增加，从而加重了前负荷。

（61～62题）抗血小板药物的应用对急性心肌梗死防止梗死面积扩大、预防再梗的作用已被公认。近年来，大量临床多中心研究表明钙通道拮抗剂、血管紧张素转换酶抑制剂、β受体阻滞剂在急性心肌梗死起病早期应用，可防止梗死面积扩大，有助于改善恢复期心肌重构，降低心力衰竭的发生率，改善急、慢性期的预后，降低

死亡率。硝酸酯类药物虽在急性期治疗中对缓解心绞痛、改善心功能有一定的作用，但临床多中心研究表明，它对心肌梗死后生存率无明显影响。对慢性心力衰竭的治疗，大量多中心临床研究证明：适当应用硝酸酯类药物、坚持使用血管紧张素转换酶抑制剂、合理使用β受体阻滞剂对提高慢性心力衰竭生存率有明显益处。尤其是血管紧张素转换酶抑制剂通过扩张血管、抑制醛固酮、改善心室重构等；β受体阻滞剂通过上调或增敏β受体、抑制儿茶酚胺释放、改善心肌顺应性、降低心室率及心肌耗氧、抑制 RAAS 系统等作用，大大提高了对心力衰竭的远期治疗效果。抗血小板药物虽然不直接作用于心肌，改善心肌功能，但对防止慢性心力衰竭的并发症，特别是血栓栓塞性并发症有重要作用，从另一侧面提高了生存率。同时，也有大量临床多中心研究发现，使用钙通道拮抗剂未发现对慢性心力衰竭患者的生存率有影响。

（63～64题）风心病患者、心房颤动时间已达五年之久，所以临床上无转复心律的适应证，目前心率 152 次/分应首选药物控制心室率以防止发生心功能不全。急性下壁心肌梗死常伴有心动过缓、房室传导阻滞，但绝大多数一度或二度 I 型房室传导阻滞在发病后 72 小时内可自行恢复。所以当发生此类房室传导阻滞时，只要患者血压平稳、心室率不很慢、无明显脑缺血表现，临床就心律失常本身不作特殊处理，仅采用观察心律变化为妥。

（65～66题）病人出现发作性心悸伴头晕，而未提及心前区疼痛、呼吸困难等。最常见的心血管疾病中可以导致上述表现的是心律失常。应选择的最简便有效的方法是动态心电图。而心电图运动试验、核素心肌灌注显像等主要是检查心脏缺血性病变。血培养及心肌酶谱检查与本患者关系不大。心肌梗死后为明确存活心肌状况，目前的检查较为敏感及正确的方法是同位素心肌灌注显像，特别是双核素心肌代谢显像技术。其他还有药物负荷超声心动图、正电子发射断层显像（PET）等。

（67～68题）急进型高血压病的主要病理改变为细动脉纤维样坏死或增殖性硬化，以肾脏的改变为最突出。如不进行及时合理的治疗，很快导致肾功能不全而死亡。据有关部门统计，我国高血压病的发病率还在不断上升，而导致高血压病患者死亡的主要原因是并发脑血管意外。

（69～70题）三羟三甲戊二酰辅酶A（HMG－CoA）还原酶抑制剂的作用主要是降低血胆固醇，也降低血三酰甘油，常见制剂有辛伐他汀、洛伐他汀、普伐他汀等。氯贝丁酯类制剂的主要作用是降低血三酰甘油，也降低血胆固醇，常见制剂有吉非贝齐、非诺贝特、苯扎贝

特等。

（71～72题）β受体阻滞剂可减轻儿茶酚胺对心肌的毒性作用，使β受体上调，增加心肌收缩反应性，改善舒张功能；减少心肌细胞的耗氧量，降低心率，防止、减缓或逆转心肌重塑，因此，近年来已广泛应用于治疗慢性心力衰竭。有临床多中心研究显示，β受体阻滞剂在扩张型心肌病并发慢性心力衰竭使用后能显著降低患者的总死亡率、猝死率及心血管事件死亡率。急性病毒性心肌炎、肺源性心脏病及风湿性心脏病二尖瓣狭窄并发的心力衰竭显然不是β受体阻滞剂应用的最佳适应证。而冠心病并发心房颤动的患者伴有心力衰竭应首选洋地黄类制剂。

（73～74题）Osler结是在指尖、足趾、大小鱼际肌腱部位存在粉红色有压痛的小结节，临床见于感染性心内膜炎；Ewart征是指在大量心包积液，左肺受压时，在左肩胛下区语颤增强、叩诊浊音、可闻及支气管肺泡呼吸音，临床见于渗出性心包炎；肝脏扩张性搏动是由于右心室的收缩搏动通过右心房、下腔静脉传导至肝脏，使其出现扩张性搏动，临床常见于三尖瓣关闭不全；Durozier血管杂音是以听诊器胸件稍加压力于股动脉时闻及的收缩期和舒张期双重吹风样杂音，临床上主要见于主动脉瓣关闭不全；Oliver征是在主动脉弓动脉瘤时，由于心脏收缩时瘤体膨大将气管压向后下，所以每随心脏搏动可以触到气管的向下拉动。

（75～76题）正常左室射血分数（LVEF）应≥50%；右心室射血分数（RVEF）应≥40%。若小于此值即为心功能不全。

（77～78题）室性奔马律是舒张期的一种额外心音，它的产生机制一般认为是在心肌收缩力减退、心室壁顺应性减退情况下，在舒张早期心房血液快速注入左心室时引起已过度充盈的心室壁产生振动所致，从血流动力学角度看，它反映左室充盈压、左房压、肺毛细血管楔嵌压明显升高，即是反映左心功能不全的一个体征。左心功能不全最早出现的临床症状是劳力性呼吸困难，因进行体力活动时，回心血量增加，左心房压上升，肺淤血加重，所以出现呼吸困难。随着心功能不全的加重，患者可出现夜间阵发性呼吸困难、端坐呼吸以及心源性哮喘。

（81～83题）P波与QRS波群完全无关，P波频率>QRS频率，说明全部心房冲动均不能传导至心室，见于三度房室传导阻滞；P-R间期固定，P波后均有QRS波，P-R间期>0.20秒，说明每个心房冲动都能传导至心室，但P-R间期均延长，见于一度房室传导阻滞；P-R间期固定，但部分P波后无QRS波群，说明部分心房冲动不能传导至心室，但P-R间期恒定不变，所以见

于二度Ⅱ型房室传导阻滞。

（84～85题）心尖搏动呈抬举性是左心室肥大的可靠体征之一，主动脉瓣狭窄可导致左心室肥厚。室间隔缺损患者，因心内存在自左向右的分流，导致右心室长期负荷过重，右心室肥大、扩张，并常伴有心脏顺钟向转位，可使心前区饱满，并可见明显的收缩期搏动。

（86～87题）草绿色链球菌是引起亚急性感染性心内膜炎最常见的致病菌；金黄色葡萄球菌是引起急性感染性心内膜炎最常见的致病菌。

（88～89题）高血压病Ⅱ级的眼底表现是视网膜动脉变窄，动静脉交叉压迫；高血压病Ⅲ级眼底表现是眼底出血渗出；高血压脑病的眼底表现是眼底出血伴视乳头水肿。

（90～91题）根据国际对高血压的诊断治疗统一标准，降压治疗的达标血压为<140/90mmHg，对合并有糖尿病或肾病患者、中青年患者则要求达标血压为<130/85mmHg。

（92～93题）ACEI用于高血压治疗，不仅降低血压，而且可以逆转高血压引起的左室肥厚，可增加胰岛素敏感性，改善代谢异常，对早期糖尿病肾病可减少蛋白尿，具有肾保护作用。虽然α受体阻滞剂亦可增加胰岛素敏感性，钙拮抗剂、β受体阻滞剂亦可逆转左室肥厚，但综合起来应首选ACEI。利尿剂的副作用是引起高尿酸血症，故不宜用于痛风患者。

（94～95题）急性前壁心肌梗死并发加速性室性自主心律即缓慢型室速，宜选择阿托品；前壁心肌梗死并发短阵室速，宜用利多卡因静脉滴注；预激综合征合并快速心房颤动，治疗药物宜选择延长房室旁路不应期的药物如胺碘酮；肥厚型梗阻性心肌病宜选用地尔硫草（硫氮草酮）治疗。

（96～97题）扩张型心肌病主要特征是心室扩大、心肌收缩力降低，致使心脏在收缩期泵血功能障碍，产生充血性心力衰竭和心律失常。肥厚型心肌病主要特征是心肌非对称性肥厚、心室腔变小、舒张期顺应性降低、左室充盈受阻为基本特点的一种心肌病，而心肌收缩功能正常。

（98～100题）心脏扩大，以左室显著，听诊可闻及第四心音奔马律，为扩张型心肌病特点。起立、运动时眩晕、胸骨左缘第3～4肋间可闻及粗糙喷射性收缩期杂音，屏气时增强，为肥厚型心肌病特点。有发热病史、心率快、有早搏、心肌酶升高为病毒性心肌炎的表现。舒张压≥130mmHg，有眼底出血及肾功能不全，为恶性高血压的特点。

（101～102题）心脏触诊的内容包括心尖搏动的位

置和强弱、震颤、心包摩擦感。心包积液时心尖搏动减弱或消失，是由于心脏与前胸壁的距离增加，也可见于左侧气胸、胸腔积液或肺气肿；主动脉瓣关闭不全时，由于左心室增大呈靴形，所以心尖搏动向左下移位呈抬举性；右心室增大时，左心室被推向左后，心尖搏动向左移位；先天性右位心时，心尖搏动位于胸部右侧相应部位；心脏的各种震颤与杂音的临床意义相同，心尖部触及的舒张期震颤见于二尖瓣狭窄，胸骨右缘第2肋间的收缩期震颤见于主动脉瓣狭窄，胸骨左缘第2肋间的收缩期震颤见于肺动脉瓣狭窄。

（103～105题）（1）本例病人有面部及双下肢浮肿，伴高血压、蛋白尿、少许红细胞和管型。可以诊为肾炎。但因病程长，且有贫血和BUN及Scr的升高，所以不考虑急性肾炎，应诊为慢性肾炎；（2）本病人为青少年、女性，起病前病人有皮肤感染史，且抗链"O"明显升高，病人浮肿、少尿。尿检大量蛋白和红细胞，低补体及肾功能的损害，为典型的急性肾炎，此病人与急进性肾小球肾炎鉴别有一定困难，但因肾功能恶化程度不高，故首先考虑急性肾炎，又因此病人非隐匿发病所以不考虑隐匿性肾小球疾病，因不伴低蛋白血症和高血脂等，故可除外肾病综合征；（3）此病人为年轻男性，具有急性肾炎综合征征象，早期即出现少尿或无尿，肾功能急剧恶化，具有明显的急进性肾小球肾炎的特征。

（106～107题）高血压是加速肾小球硬化、促进肾功能恶化的重要因素，积极控制高血压是慢性肾小球肾炎治疗的重要环节。要力争把血压控制在理想水平，尿蛋白≥1g/d，血压应控制在125/75mmHg以下；尿蛋白<1g/d，血压控制在130/80mmHg以下。

（108～110题）脑血栓形成的患者有血液黏度过高、血容量不足时，可选用血液稀释疗法，适量选用低分子右旋糖酐；为了防止血栓扩展和新血栓的形成，可选用肝素、双香豆素抗凝治疗；在血栓形成的6小时内可采用溶栓治疗，临床常用的溶栓药物是尿激酶或链激酶等。

（111～112题）（1）心房颤动的心电图表现：①P波消失，代之以小而不规则的基线波动，形态与振幅均变化不定，称为f波；频率为350～600次/分；②心室律极不规则，房颤未接受药物治疗、房室传导正常者，心室率通常在100～160次/分；③QRS波群形态正常，当心室率过快，发生室内差异性传导，QRS波群增宽变形。

（2）风湿性心脏病重度关闭不全的第一心音常减弱，第二心音明显分裂（通常分裂），严重返流时心尖部可闻及第三心音。二尖瓣脱垂者有收缩中期喀喇音。

（113～114题）稳定型（劳力性）心绞痛是在冠状动脉狭窄的基础上，心脏负荷增加而引起心肌急剧、暂时的缺血、缺氧的综合征。劳力性心绞痛以外的缺血性胸痛统称为不稳定型心绞痛。

（115～116题）①慢性肺源性心脏病的发病机制主要包括肺动脉高压的形成、心脏病变和心力衰竭及其他重要器官的损害。

②慢性肺源性心脏病的并发症主要包括肺性脑病、酸碱失衡和电解质紊乱、心律失常、上消化道出血及休克。其中肺性脑病是呼吸功能衰竭所致缺氧、二氧化碳潴留而引起精神障碍，神经系统症状的综合征，但应注意与脑血管意外、感染中毒性脑病、代谢性碱中毒、电解质紊乱等所致的神经精神症状相鉴别。

（117～118题）①在海平面大气压下，于静息呼吸室内空气条件下，若动脉血氧分压（PaO_2）低于8kPa（60mmHg），或伴有二氧化碳分压（$PaCO_2$）高于6.7kPa（50mmHg），并排除心内解剖分流和原发于心排血量降低等因素，即为呼吸衰竭（简称呼衰）。Ⅰ型呼吸衰竭时缺氧不伴二氧化碳潴留，甚至可因低氧血症所致代偿性通气增加，二氧化碳排出过多而导致$PaCO_2$降低。

②Ⅱ型呼吸衰竭时缺氧伴二氧化碳潴留，系肺泡通气不足所致。单纯通气不足时，缺氧和二氧化碳潴留的程度是平行的；若伴换气功能障碍，则缺氧更为严重。

（119～122题）（1）扩张型心肌病临床表现起病缓慢，常见症状有极度疲劳、气促和呼吸困难、端坐呼吸、浮肿和肝大等充血性心力衰竭症状和体征。部分患者发生栓塞或猝死。主要体征为：心脏扩大，奔马律，常合并各种类型心律失常。心肌炎可以演化为心肌病。胸部X线检示心脏阴影明显增大，心胸比例在50%以上。常有肺淤血。超声心动图显示早期心腔轻度扩大。后期各腔室均增大，以左心房和左室心扩大明显，室壁运动弥漫性减弱，左室射血分数明显减低。二、三尖瓣本身并无病变，但显示关闭不全，彩色多普勒显示二、三尖瓣反流。

（2）肥厚型心肌病多数患者有心悸、胸痛、劳力性呼吸困难等。伴有流出道梗阻的患者也可有起立时或运动时的眩晕，甚至昏厥等表现。查体可发现心脏轻度增大，可闻及第四心音，心尖部常有收缩期杂音；流出道有梗阻的患者可在胸骨左缘第3～4肋间听到较粗糙的喷射性收缩期杂音。该杂音受心肌收缩力、左心室容量及射血速度的影响而有明显变化。常因左室容积减少而增强。

（3）病毒性心肌炎病变程度轻微者无症状，个别也可表现为猝死。一般常先有发热，全身倦怠感即所谓"感冒"样症状或恶心、呕吐等消化道症状，然后出现心悸、胸痛、呼吸困难、浮肿甚至Adams－Stokes综合征。体格检查发现与发热程度不平行的心动过速，各种心律失常，可听到第三心音或杂音。或有颈静脉怒张、肺部啰音、肝肿大等心力衰竭体征。重症可出现心源性休克。

胸部 X 线见心影扩大或正常。心电图 ST – T 改变及各种心律失常，有 Q 波者须要与心肌梗死鉴别。超声心动图节段性或弥漫性心室壁运动障碍。血清心肌肌钙蛋白 T 或 I、血清肌酸磷酸激酶同工酶（CK—MB）检测增高，血沉增快，C – 反应蛋白增加。血清柯萨奇病毒 IgM 抗体，用于早期诊断；血清病毒中和抗体于发病后 3 周间两次血清的抗体滴定度有 4 倍增高为病毒感染的阳性指标，但不是肯定的病因诊断指标。反复心内膜心肌活检有助于本病的诊断和预后判断。

（4）恶性高血压属于原发性高血压的一种临床类型。病理表现为肾小动脉纤维素样坏死。临床特点：发病急骤，多见于中、青年人；血压明显升高，舒张压持续≥130mmHg；头痛，视力模糊，眼底出血、渗出和乳头水肿；肾脏损害，可有蛋白尿，血尿和管型尿，伴肾功能不全；如不给予治疗，预后不佳，可死于肾功能衰竭、脑卒中或心力衰竭。

（123～124 题）（1）急性感染性心内膜炎的病原菌主要为金黄色葡萄球菌，少数由肺炎球菌、淋球菌、A 族链球菌和流感嗜血杆菌等引起。

（2）亚急性感染性心内膜炎患者以草绿色链球菌最常见，其次为 D 族链球菌（牛链球菌、肠球菌），表皮葡萄球菌和其他细菌较少见。

（125～128 题）对伴有心功能不全的患者，毛花苷丙静脉注射可作首选。

阿托品治疗迷走神经过度兴奋所致的窦房阻滞、房室传导阻滞；也可用于治疗由窦房结功能低下所致的室性异位节律。

发生心室颤动时，立即采用非同步直流电除颤；室性心动过速药物疗效不满意时也应及早应用同步直流电复律。

对于症状明显，心室率明显缓慢者，应及早安置人工心脏起搏器。

（129～130 题）利尿剂是心力衰竭治疗中最常用的药物，通过排钠、排水减轻心脏的容量负荷，对缓解淤血症状，减轻水肿有十分显著的效果。对慢性心衰患者原则上利尿剂应长期维持，水肿消失后，应以最小剂量无限期使用。但是不能将利尿剂作单一治疗。慢性心力衰竭时，神经内分泌激活导致心肌重塑，而心肌重塑是慢性心力衰竭发生发展的基础。应用神经内分泌拮抗剂阻断其与心肌重塑之间的恶性循环是治疗的关键。ACEI 应用于所有左室收缩功能不全的患者，应注意剂量、禁忌证和不良反应。慢性心力衰竭在 ACEI 和利尿剂或洋地黄治疗的基础上待病情稳定后应加用 β 受体阻滞剂，应注意用法、剂量（从小剂量开始，逐渐递增达目标剂量或最大耐受剂量）、禁忌证和不良反应。

（131～132 题）一旦病人诊断为急性心肌梗死，应尽快给予阿司匹林 160～325mg 嚼碎后服用。采用链激酶溶栓无论加用皮下还是静脉用普通肝素都不能增加溶栓的效果和减少溶栓后的缺血事件，故可以不用任何肝素。阿司匹林预防栓塞的效果不如华法林。

（133～134 题）一旦发现室性期前收缩或室性心动过速，立即用利多卡因。过去认为，急性心肌梗死发生室性期前收缩是出现致命性室性心律失常的先兆，特别是在出现以下情况时：频发性室性期前收缩（每分钟超过 5 次）；多源（形）性室性期前收缩；成对或连续出现的室性期前收缩；室性期前收缩落在前一个心搏的 T 波上（R－On－T）。因而提出，所有患者均应预防性应用抗心律失常药物，首选药物为静脉滴注利多卡因。目前不主张预防性应用抗心律失常药物。

（135～136 题）高血压急症处理对降压药的选择，要求起效迅速，短时间内达到最大作用；作用持续时间短，停药后作用消失较快；不良反应较小。

另外，最好在降压过程中不明显影响心率、心排出量和脑血流量。

硝普钠、硝酸甘油、尼卡地平和地尔硫草相对比较理想。在大多数情况下，硝普钠往往是首选的药物。阿司匹林及肝素是 UA 中的重要治疗措施，其目的在于防止血栓形成。

（137～138 题）患者有右下肢血栓性静脉炎史 3 个月，易形成静脉血栓，临床上表现有右胸部剧烈疼痛，伴气短、咯血，心电图检查呈 SⅠQⅢTⅢ，首先应考虑肺动脉栓塞，所以应做肺动脉造影检查以明确诊断。

（139～140 题）二尖瓣关闭不全代偿期长，出现症状晚。肥厚梗阻性心肌病易引起脑缺血。

（144～145 题）高血压急症如呈Ⅲ级眼底改变，无视乳头水肿，则称为急进型高血压。

（148～151 题）缺血性室速首选 β 受体阻滞剂。

（164～165 题）女性在产后 12 周出现呼吸困难、心悸、双下肢浮肿，心界向两侧扩大，心尖部可听到粗糙的喷射性收缩期杂音，肝大等全心功能不全的表现，符合产后 2～20 周出现的围生期心肌病的诊断。

致心律失常型右室心肌病的病理特征是右室被纤维脂肪组织代替，室壁变薄，心腔扩张，以及阵发性室性心动过速引起的反复晕厥发作。

（180～181 题）血管紧张素转换酶抑制剂对血压影响最大。失代偿期需要先利尿和强心治疗。

（188～191 题）左后分支阻滞特点：Ⅰ、aVL 呈 rS 型，Ⅱ、Ⅲ、aVF 呈 qR 型，QⅡ、Ⅲ、aVF 不超过 0.02s。

完全性左束支传导阻滞特点：V_1、V_2 导联呈宽大而深的 QS 或 rS 波（其 r 波极为低小，V_5、V_6 导联呈宽大 R 波，R 波粗钝切迹，无小 q 波及 S 波。

左前分支传导阻滞特点：Ⅰ、aVL 导联呈 qR 型，Ⅱ、Ⅲ、aVF 呈 rS 型。

完全性右束支传导阻滞特点：V_1 呈 rSR′或 M 型，或呈 R 波增宽、切迹，aVR 及Ⅲ呈 qR 波。

（205～208 题）肺梗死是肺组织坏死，累及胸膜。

（221～223 题）急性心包填塞时可出现 Beck 三联征：颈静脉怒张、血压下降、奇脉。

（224～225 题）痛风患者选择降压药物时慎用利尿剂，以免抑制尿酸排泄。

（237～238 题）患者老年男性，有高血压病病史，胸骨后压榨样疼痛 2h，向左肩背部放射，伴大汗淋漓，面色苍白，其胸痛超过 30min，首先应考虑急性心肌梗死的诊断。

对于风湿性心脏病二尖瓣狭窄的患者，伴有心房颤动时易在左房形成附壁血栓，当患者在做家务时突然栓子脱落栓塞在肠系膜动脉内，引起下腹部剧烈绞痛，所以首先应考虑肠系膜动脉栓塞的诊断。

（244～247 题）上矢状窦血栓形成好发于大脑半球两侧中线附近。高血压脑动脉硬化性脑出血好发于基底节。类淀粉样血管病好发于大脑皮层，致脑叶出血。髓母细胞瘤好发于小脑蚓部。

（248～249 题）右心室肥大的心电图表现包括电轴右偏，电轴 ≥ +90 度，重度顺钟向转位，$RV_1 + SV_5 \geq 1.05mV$，右心房扩大的心电图表现为肺性 P 波。

（250～251 题）突发胸痛伴有呼吸困难，查体患者为叩诊鼓音、呼吸音消失，为自发性气胸的临床特点。急性心肌梗死多见于老年患者，表现为胸骨后持续性疼痛，常放射至左肩、左臂内侧。

（252～255 题）依那普利属血管紧张素转换酶抑制剂。螺内酯为醛固酮拮抗剂。阿替洛尔属 β 受体阻滞剂。多巴酚丁胺属 β 受体激动剂。

（256～258 题）特拉唑嗪属 α 受体阻滞剂，可使血管扩张，血压下降。同时可缓解前列腺肥大患者的排尿困难症状。因此，在高血压伴前列腺肥大的患者可选用。螺内酯为醛固酮拮抗剂，为原发性醛固酮增多症的首选药物。β 受体阻滞剂可明显降低心肌耗氧量、减慢心室率。

（259～260 题）风湿性心脏病二尖瓣狭窄的并发症可有：心律失常（以心房颤动为最常见）、栓塞、心力衰竭、肺部感染等。其中最为严重的是出现急性肺水肿（临床表现为急性左心衰竭）。主动脉瓣关闭不全晚期，由于左心室高度扩张，导致左心功能衰竭。慢性充血性心力衰竭是主要的并发症。

（261～262 题）高血压伴低血钾时应选用排钾利尿剂，氢氯噻嗪为排钾利尿剂，应慎用。高血压病伴双侧肾动脉狭窄时应慎用 ACEI 类药物。因为 ACEI 降低血压，可能使肾小球滤过率进一步降低，特别在存有肾动脉狭窄的患者，能使肾功能恶化。卡托普利属 ACEI 类，应慎用。同时，ACEI 药物具有保钾作用。

（263～264 题）二尖瓣脱垂者可在心尖部内侧听到收缩早、中期附加音，称喀喇音（Click sound），在严重主动脉瓣关闭不全的患者，可在心尖部听到舒张早中期递减型杂音，称为 Austin Flint 杂音。

（265～266 题）阿替洛尔属 β 受体阻滞剂，其作用机理为减低心肌耗氧量、减慢心率、降低血压。心痛定（硝苯地平）属钙离子拮抗剂，其作用主要为解除冠状动脉痉挛、扩张冠状动脉、减少心肌耗氧量、降低外周动脉压。

（270～271 题）苯妥英钠是治疗洋地黄中毒所致快速心律失常的首选药物。洋地黄通过抑制心肌细胞膜上的 $Na^+ - K^+ - ATP$ 酶，使细胞内钙离子浓度升高，从而使心肌收缩力增强。洋地黄还可以抑制房室交界区的传导，降低快速房颤的心室。因此适用于心衰伴有快速房颤的病人。

（275～277 题）充分的资料证明，变异性心绞痛是由于冠状动脉发生痉挛，引起心肌缺血所致，一般不引起心肌缺血，诊断为冠状动脉粥样硬化。冠状动脉内完全闭塞性血栓形成，可导致持续性心肌缺血。

（278～279 题）风湿性心内膜炎病变初期，受累瓣膜肿胀，瓣膜内出现黏液变性和纤维素样坏死，浆液渗出和炎细胞浸润，病变瓣膜表面，尤以瓣膜闭锁缘上形成单行排列、直径为 1～2mm 的疣状赘生物，灰白色半透明状，附着牢固，不易脱落。赘生物多时，可呈片状累及腱索及邻近内膜。亚急性细菌性心内膜炎的病变特点是赘生物呈息肉状或菜花状，质松脆，易破碎、脱落。受累瓣膜易变形，发生溃疡和穿孔。光镜下疣状赘生物由血小板、纤维素、细菌菌落、坏死组织、少量中性粒细胞组成，溃疡底部可见肉芽组织增生、淋巴细胞和单核细胞浸润。

（280～282 题）动脉导管未闭的杂音特点为连续性机器样或拉锯样。在心尖部听到典型的舒张期雷鸣样杂音是诊断风湿性心脏病二尖瓣狭窄的重要依据。

【案例题】
案例十四

提问 1：急性心肌梗死的诊断：确诊的心电图或症状典型或不典型或描述不确切，但伴有可能的心电图改变

和血清心肌标志物的不正常（正常上限2倍以上的增高），或症状典型和心肌坏死的血清心肌标志物浓度不正常伴随缺血性心电图。急性心肌梗死的特征性的心电图改变：（1）ST段抬高性心肌梗死：在面向透壁心肌坏死区的导联上出现以下特征性的改变：①宽而深的病理性Q波（少部分患者可没有出现）；②ST段抬高呈弓背向上型；③T波倒置，宽而深，两支对称。（2）非ST段抬高性心肌梗死：①持续发生ST段压低≥0.1mV，但aVR导联ST段抬高；②或有对称性T波倒置。该例心电图呈典型广泛前壁急性心肌梗死表现，$V_1 \sim V_6$导联ST抬高与T波融合，$V_{1\sim3}$病理性Q波。心电图和血清心肌标志物的动态变化对急性心肌梗死的诊断意义更大。

提问3：急性心肌梗死患者出现心律失常及时再灌注改善心肌缺血是治疗的根本，CAST试验观察英卡因、氟卡因对2000多例梗死后患者≥6个/小时的室性期前收缩，≤15个/小时无症状的室速，左室EF≤40%，观察16个月后被迫停止，因为用药后患者心律失常致死或心源性停搏的病死率较安慰剂组高出3倍。对急性心肌梗死没有合并易发生恶性室性心律失常的患者，不主张预防性应用Ⅰ类抗心律失常药物。

提问5：急性心肌缺血时出现频发室早>5次/分、多源室早、成对室早、连续室早（短阵室速）、RonT室早可能出现致命性心律失常，改善心肌缺血是治疗的根本，抗心律失常药物首选可降低病死率的β受体阻滞剂，如果效果不理想可选择胺碘酮，同时纠正其他可导致心律失常的情况如低血钾等。

提问6：2007年中国慢性稳定性心绞痛诊治指南提出可以改善冠心病预后的药物：（1）阿司匹林：通过抑制环氧化酶和血栓烷（TXA_2）的合成达到抗血小板聚集的作用，所有患者只要没有用药禁忌证都应该服用。不能耐受阿司匹林的患者，可改用氯吡格雷作为替代治疗。（2）氯吡格雷：通过选择性的不可逆的抑制血小板ADP受体而阻断ADP依赖激活的GPⅡb/Ⅲa复合物，有效地减少ADP介导的血小板激活和聚集。（3）β受体阻滞剂：最近公布的多种β受体阻滞剂对死亡率影响的荟萃分析显示，心肌梗死后患者长期接受β受体阻滞剂二级预防治疗，可降低相对死亡率24%。推荐使用无内在拟交感活性的β受体阻滞剂。β受体阻滞剂的使用剂量应个体化，从较小剂量开始，逐级增加剂量，以能缓解症状，心率不低于50次/分为宜。（4）调脂治疗：多个随机双盲的一级或二级预防临床试验表明，他汀类药物能有效降低TC和LDLC，并因此降低心血管事件。他汀类药物治疗还有延缓斑块进展，使斑块稳定和抗炎等有益作用。

案例十五

提问2：扩张型心肌病超声特点：各心腔扩大，以左心系统为著，室壁运动普遍减弱。

案例十六

提问1：凡能影响心肌收缩力，改变左心室容量及射血速度的因素均可使肥厚型心肌病患者心脏杂音的响度有明显变化。如使用β受体阻滞剂、取下蹲位，使心肌收缩力下降或使左心室容量增加，均可使杂音减轻。

提问2：肥厚心肌病的常见心电图表现为：左心室肥大，ST-T段改变，胸前导联出现巨大倒置T波。Ⅰ、aVL或Ⅱ、Ⅲ、aVF、V_5、V_6上常出现深而不宽的Q波。

提问4：对肥厚型梗阻性心肌病患者应避免激烈运动、持重或屏气，减少猝死的发生。避免应用增强心肌收缩力和减少心脏容量负荷的药物，如洋地黄、硝酸酯制剂，而应以弛缓心肌为主，防止心动过速及维持正常窦性心律。目前主张应用β受体阻滞剂及钙通道阻滞剂治疗。

第三章　呼吸内科学

（标注有"＊"的是报考呼吸内科学专业人员要求的试题，报考内科学专业的不须掌握）

【A1/A2 型题】

1. 下列有关肺心病和心力衰竭的说法哪项是错误的

　　A. 以右心衰为主

　　B. 国内研究表明，肺心病者肺动脉楔压均超过正常范围

　　C. 少数患者也可见左心衰

　　D. 反复肺部感染，细菌毒素对心肌的毒性作用可导致心衰

　　E. 心肌缺氧，乳酸堆积，高能磷酸键合成降低，使心肌功能受损

2. 慢性肺心病急性呼吸道感染导致心力衰竭的主要因素

　　A. 继发性红细胞增多加重了心脏负担

　　B. 心率加快加重了心脏负荷

　　C. 细菌毒素对心肌的毒性作用

　　D. 感染高热加重了心脏的负荷

　　E. 缺 O_2 和 CO_2 潴留引起了肺小动脉痉挛

3. 慢性肺心病肺心功能代偿期不具有的体征是

　　A. 剑突下心脏收缩期搏动

　　B. 肺动脉瓣区第二心音亢进

　　C. 颈静脉充盈

　　D. 肺气肿征

　　E. 右心室奔马律

4. 慢性肺心病肺心功能代偿期的表现中，下述哪项是错误的

　　A. 剑突下出现收缩期搏动提示左心肥厚

　　B. 干、湿啰音提示支气管内有感染

　　C. 三尖瓣区听到收缩期杂音提示右心肥厚

　　D. 肺动脉第二音亢进提示肺动脉高压

　　E. 颈静脉充盈提示胸腔内压升高，并非都有心衰

5. 慢性肺心病 X 线所见以下哪项是错误的

　　A. 肺气肿征象

　　B. 肺动脉段高度≥3mm

　　C. 右下肺动脉横径 <15mm

　　D. 肺动脉圆锥显著凸出

　　E. 右心室增大征

6. 女性，30 岁。2 周前曾出现咽干、打喷嚏、流清水样鼻涕，2 天来感心悸。查体：心率 110 次/分，可闻及早搏。最可能的诊断

　　A. 病毒性心肌炎　　　　　B. 肺炎

　　C. 心绞痛　　　　　　　　D. 胸膜炎

　　E. 支气管炎

7. 女性，25 岁。1 月前曾咽痛、畏寒、发热，2 天来出现双膝关节肿痛，可能的诊断

　　A. 类风湿关节炎　　　　　B. 强直性脊柱炎

　　C. 骨关节炎　　　　　　　D. 风湿性关节炎

　　E. 化脓性关节炎

8. 男性，20 岁。1 周前咽部不适，打喷嚏，流清水样鼻涕，2 天来流大量脓鼻涕，可能的诊断

　　A. 中耳炎　　　　　　　　B. 鼻窦炎

　　C. 气管 – 支气管炎　　　　D. 肺炎

　　E. 肺脓肿

9. 女性，31 岁。常于晨起时出现鼻腔发痒，频繁喷嚏，冬季明显。查体：鼻腔黏膜苍白、水肿，可能的诊断

　　A. 普通感冒　　　　　　　B. 流感

　　C. 过敏性鼻炎　　　　　　D. 支气管炎

　　E. 肺炎

10. 男性，40 岁。2 天来出现咳嗽、咯痰，开始以少量白色黏痰为主，1 天来转为黏液脓性痰，咳嗽剧烈时，伴胸骨后发紧感。查体：双肺散在干啰音，胸片示肺纹理粗乱，最可能的诊断

　　A. 急性支气管炎　　　　　B. 普通感冒

　　C. 流感　　　　　　　　　D. 急性咽喉炎

　　E. 咽结膜炎

11. 女性，26 岁。1 周前出现鼻塞、流鼻涕、咽痛，经休息，多饮水等处理已明显好转，最可能的病原体是

　　A. 细菌　　　　　　　　　B. 病毒

　　C. 支原体　　　　　　　　D. 衣原体

　　E. 真菌

12. 男性，31 岁。1 周前咽痛，发热，未引起重视，1 天来感右耳疼痛，耳鸣。最可能的诊断

　　A. 急性咽炎并发中耳炎　　B. 流感并发中耳炎

　　C. 支气管炎并中耳炎　　　D. 普通感冒

　　E. 鼻窦炎

13. 男性，15 岁。1 天来高热，乏力，肌肉酸痛，伴鼻

塞，同班同学中数人有同样症状，最可能诊断

A. 流行性感冒 B. 普通感冒

C. 急性咽炎 D. 支气管炎

E. 肺炎

14. 女性，14岁。咽痛，发热3天．诊断为疱疹性咽峡炎。该病常见的病原体是

A. 腺病毒 B. 流感病毒

C. 肠病毒 D. 鼻病毒

E. 柯萨奇病毒

15. 男性，20岁。1月前曾发热，咽痛，咳嗽。1天来出现颜面浮肿。最可能的诊断

A. 结膜炎 B. 心功能衰竭

C. 低白蛋白血症 D. 肾小球肾炎

E. 肝硬化

16. 关于急性上呼吸道感染，以下哪项不正确

A. 是鼻腔、咽或喉部急性炎症的概称

B. 常见病原体为病毒

C. 一般病情较轻，病程较短

D. 发病率低

E. 具有一定传染性

17. 女性，50岁。2天来鼻塞、咽痛，其丈夫、儿子均在1周前出现类似症状，诊断急性上呼吸道感染。关于该病的流行病学特点，不正确的是

A. 全年皆可发病，冬春季节多发

B. 通过含有病毒的飞沫传播

C. 通过被污染的手或用具传播

D. 多为散发

E. 感染后有交叉免疫

18. 男性，40岁。1周来咽痛、发热，诊断急性上呼吸道感染。该病主要病原体为病毒，如合并细菌感染，以下哪种不常见

A. 溶血性链球菌 B. 流感嗜血杆菌

C. 肺炎链球菌 D. 葡萄球菌

E. 铜绿假单胞菌

19. 男性，30岁。2天来咽干，伴喷嚏、鼻塞、流清水样鼻涕，诊断为普通感冒。以下不是普通感冒主要特点的是

A. 常见病原体为鼻病毒、冠状病毒

B. 起病较急，病程短

C. 可出现流泪，呼吸不畅，声嘶

D. 常有高热，全身症状明显

E. 血白细胞正常或偏低

20. 急性上呼吸道感染主要的病原体为病毒，少数为细菌。区别病毒和细菌感染，目前常采用各种方法，以

下哪种效果不满意

A. 病毒分离鉴定

B. 免疫荧光法

C. 酶联免疫吸附检测法

D. 血清学诊断

E. 胸部CT

21. 女性，25岁。1周前因咽痛、发热，诊断为急性上呼吸道感染。现来咨询，急性上呼吸道感染会并发或继发什么疾病，以下不正确的是

A. 急性鼻窦炎 B. 中耳炎

C. 气管－支气管炎 D. 心肌炎

E. 肺结核

22. 男性，30岁。有过敏性鼻炎病史10年，以下哪项不是过敏性鼻炎的主要特点

A. 起病急骤 B. 鼻腔发痒

C. 频繁喷嚏 D. 有时异味可诱发

E. 每次持续数天

23. 女性，23岁。因咽干、鼻塞、打喷嚏1天，诊断普通感冒。患者咨询普通感冒与流感是否一样。以下哪项不是流感的特点

A. 常为明显的流行性发病

B. 起病急

C. 全身症状较重

D. 一般不发热

E. 鼻咽部症状较轻

24. 男性，32岁。诊断上呼吸道感染，患者咨询医生，在发病期间，应注意什么。以下哪项是不正确的

A. 休息 B. 戒烟

C. 多饮水 D. 保持室内空气流通

E. 多运动提高免疫力

25. 男性，50岁。诉同事中有数位出现上呼吸道感染，现咨询医生如何预防，以下哪项不正确

A. 劳逸结合 B. 生活规律

C. 饮食合理 D. 空气流通

E. 预防性服药

26. 女性，25岁。1周前高热，肌肉酸痛，乏力，少许咽痛，咳嗽，诊断流行性感冒。以下关于流感病毒的描述，哪项不正确

A. 属正粘科病毒，为RNA病毒

B. 按抗原性分为甲、乙、丙、丁4型

C. 甲型常引起大流行，病情较重

D. 乙型和丙型引起流行和散发，病情相对较轻

E. 人类无法获得持久的免疫力

27. 女性，45岁。3天前劳累后出现咽干，鼻塞，继而咽

痛，咳黄脓痰。查体：鼻腔、咽黏膜充血，扁桃体Ⅱ度肿大。该患者最初受感染的病原体，最大可能是

A. 病毒　　　　　　　B. 溶血性链球菌

C. 流感嗜血杆菌　　　D. 肺炎链球菌

E. 葡萄球菌

28. 女性，17 岁。咽痛，高热，肌肉酸痛，乏力 1 天，诊断为流行性感冒。以下有关流感的发病机制，哪项不正确

A. 病毒表面有一层脂质包膜，膜上有糖蛋白突起，由血凝素和神经氨酸酶构成

B. 流感病毒被吸入呼吸道后，病毒的神经氨酸酶破坏神经氨酸，使黏蛋白水解

C. 糖蛋白受体暴露，血凝素与受体结合，吸附于纤毛上皮细胞上，继而穿入细胞内

D. 病毒核蛋白与上皮细胞核蛋白结合，在核内组成 DNA

E. 复制的子代病毒通过神经氨酸酶的作用以出芽形式排出上皮细胞，由此扩散感染，使纤毛上皮细胞变性、坏死和脱落

29. 以下实验室检查中，哪项不支持流感的诊断

A. 血白细胞正常或减低，淋巴细胞相对增加

B. 白细胞升高，中性粒细胞增加

C. 鼻咽分泌物分离出流感病毒

D. 口腔含漱液分离出病毒

E. 恢复期血清中抗流感病毒抗体滴度比急性期有 4 倍或以上升高有助于回顾性诊断

30. 女性，30 岁。咳嗽，咳黄脓痰 3 天。查体：双肺呼吸音粗，胸片示双肺纹理粗乱，诊断急性气管 - 支气管炎。已予痰培养 + 药敏检查，在结果报告之前，不常选用以下哪种抗生素

A. 红霉素　　　　　　B. 青霉素

C. 妥布霉素　　　　　D. 头孢克洛

E. 左氧氟沙星

31. 男性，25 岁。咳嗽，咳黄脓痰伴胸闷 3 天。查体：双肺散在干啰音。为明确病因，应详细询问病史，以下哪项不是主要的

A. 此前有无鼻塞、打喷嚏、咽痛等症状

B. 有无吸入刺激性气体或烟雾

C. 有无接触某些花草，吸入花粉

D. 有无受凉

E. 胃纳情况

32. 肺癌转移到淋巴结的常见部位是

A. 腋窝淋巴结　　　　B. 锁骨下淋巴结

C. 锁骨上淋巴结　　　D. 下颌下淋巴结

E. 颏下淋巴结

33. 男性，70 岁。咳嗽 2 周，咯血丝痰 1 周，胸部 X 线检查示右肺门阴影，为明确诊断，应首选下列哪项检查

A. 胸部 CT

B. 经胸壁细针穿刺活检

C. 纤维支气管镜检查

D. 开胸肺活检

E. 胸部磁共振显像

34. 男性，60 岁。咳嗽 1 月、咯血丝痰 2 周，伴消瘦，无发热、胸闷、气促，吸烟 50 年，20 支/日。该例应首选下列哪项检查

A. 胸部 X 线检查　　　B. 肺功能检查

C. 纤维支气管镜检查　D. 肿瘤标记物检查

E. 痰涂片找抗酸杆菌

35. 女性，68 岁。左胸钝痛、胸闷、气促 2 周，无发热，查体：气管右移，左侧胸廓饱满，肋间隙增宽，左肺叩诊实音，左侧呼吸音消失。胸部 X 线检查示左侧大量胸腔积液，胸穿抽液检查提示血性胸液。血 WBC 8×10^9/L，中性粒细胞比例为 60%，最可能的诊断为

A. 结核性胸膜炎

B. 类肺炎性胸腔积液

C. 癌性胸腔积液

D. 充血性心力衰竭合并胸腔积液

E. 脓胸

36. 男性，65 岁。咳嗽、咯血丝痰、气促 2 周，吸烟 40 年，30 支/日，胸部 X 线检查示右肺门阴影合并右肺上叶不张，为与肺炎鉴别，应选择下列哪项检查

A. 胸部 CT　　　　　　B. 纤维支气管镜检查

C. 痰细菌培养　　　　　D. 血 CEA 检查

E. 经胸壁细针穿刺活检

37. 男性，55 岁。刺激性咳嗽 3 周，呈高调金属音，抗生素治疗后无好转，并出现右腋下疼痛，呈烧灼样，向右上肢内侧放射，在夜间尤甚，吸烟 30 年，20 支/日。应考虑下列哪种情况

A. 肺癌转移到肋骨　　　B. 肺癌压迫肋间神经

C. Pancoast 癌　　　　　D. 类癌综合征

E. 肺癌引起的神经肌肉综合征

38. 男性，45 岁。咳嗽、咳大量黏液痰 3 个月，发热、咳脓痰 3 天，伴进行性呼吸困难，胸部 X 线检查示双肺大小不等的结节状播散病灶和网状阴影。诊断应考虑

A. 急性粟粒型肺结核　　B. 特发性肺纤维化

C. 血源性肺脓肿　　　　D. 支气管扩张

E. 细支气管 - 肺泡细胞癌

39. 关于肺癌的放射治疗，哪种病理类型的放射剂量最大
A. 腺癌   B. 鳞状细胞癌
C. 小细胞癌   D. 大细胞癌
E. 类癌

40. 哪一种病理类型的肺癌预后最差
A. 鳞状上皮细胞癌   B. 腺癌
C. 大细胞癌   D. 燕麦细胞癌
E. 腺鳞癌

41. 关于评估肺癌病人能否耐受手术治疗，肺功能的条件为
A. 用力肺活量超过 1.5L，且第一秒用力呼气容积占用力肺活量的 40% 以上
B. 用力肺活量超过 1.5L，且第一秒用力呼气容积占用力肺活量的 50% 以上
C. 用力肺活量超过 1.5L，且第一秒用力呼气容积占用力肺活量的 60% 以上
D. 用力肺活量超过 2L，且第一秒用力呼气容积占用力肺活量的 50% 以上
E. 用力肺活量超过 2L，且第一秒用力呼气容积占用力肺活量的 60% 以上

42. 男性患者，65 岁。有吸烟史，刺激性咳嗽、咯少量白色黏液痰 3 周，咳嗽加重呈高调金属音、伴咯脓痰、发热 2 日。查体：右上肺可闻及局限性哮鸣音，杵状指（＋）。血 WBC 15×10^9/L，中性粒细胞比例 85%。胸部 X 线检查示右上肺密度均匀阴影，边缘模糊。给予抗生素治疗 2 周后，胸片示阴影无明显吸收。最可能的诊断为
A. 肺脓肿   B. 肺结核
C. 肺炎   D. 肺癌并阻塞性肺炎
E. 支气管扩张

43. 男性患者，50 岁。有吸烟史，咳嗽、痰中带血半月，胸部 CT 示右肺上叶阻塞并阻塞性肺炎，未发现淋巴结肿大。纤维支气管镜活检示高分化鳞状细胞癌。主要的治疗措施为
A. 经纤支镜电刀切割瘤   B. 镇咳、止血治疗
C. 手术治疗   D. 放疗
E. 化疗

44. 女性，55 岁。无吸烟史，刺激性咳嗽伴右眼睑下垂、额部汗少 1 个月，发热、咯黏液脓痰 1 周，胸部 X 线检查示右上肺阴影，抗生素治疗无效。最可能的诊断为
A. 肺结核   B. 肺脓肿
C. 肺部真菌感染   D. 支气管扩张
E. Pancoast 癌

45. 男性，60 岁。有慢性支气管炎史 4 年，有吸烟史。咳嗽加重 2 个月，已确诊为左肺上叶中分化鳞状细胞

癌，伴左侧纵隔淋巴结肿大。主要的治疗措施为
A. 手术治疗
B. 放疗 + 化疗
C. 中医中药治疗
D. 以化疗为主，辅以手术和（或）放疗
E. 辅助化疗 + 手术治疗 + 放疗

46. 男性，45 岁。既往体健，有吸烟史，刺激性咳嗽、间断性痰中带血、喘鸣、乏力 3 周，查体：血压 170/100mmHg，右上肺可闻及局限性哮鸣音，颜面、双下肢轻度浮肿。随机血糖 18mmol/L，血钾 2.8mmol/L。最可能的原因是
A. 二尖瓣狭窄   B. 支气管哮喘
C. 类癌综合征   D. Cushing 综合征
E. 上腔静脉阻塞综合征

47. 放射性肺炎的治疗主要为
A. 中医药治疗   B. 细胞毒药物
C. 糖皮质激素   D. 抗生素
E. 支气管扩张剂

48. 男性，68 岁。有吸烟史，声音嘶哑、咳嗽、咯白色黏液痰 2 个月，纤维喉镜检查示左侧声带活动欠佳，未见新生物，胸部 X 线检查示左肺上叶中、内带片状阴影，边缘模糊。最可能的诊断为
A. 肺炎   B. 声带息肉
C. 声带癌伴肺转移   D. 肺癌伴声带转移
E. 肺癌伴喉返神经受压迫

49. 男性，60 岁。有咳嗽、咯血丝痰 1 个月史，伴消瘦、乏力、全身骨痛，胸部 X 线检查示右上肺阴影，核素骨扫描示全身骨骼多发性核素浓聚病灶，主要的治疗措施为
A. 手术   B. 手术 + 放疗
C. 姑息治疗   D. 根治性放疗
E. 手术 + 化疗

50. 男性，70 岁。有吸烟史，5 年前发现右上肺结核，予规范化、足疗程的抗结核治疗后复查胸部 X 线检查示右上肺纤维增殖灶。2 周前始出现咳嗽、咯血丝痰，伴右胸部钝痛，无发热，胸部 X 线检查示右上肺阴影，呈分叶状，有切迹和毛刺。最可能的诊断为
A. 肺结核   B. 支气管扩张
C. 肺癌   D. 细菌性肺炎
E. 肺脓肿

51. 男性，55 岁。进行性对称性四肢近端肌无力伴咳嗽、气促，血清肌酶增高，肌电图示肌源性损害，胸部 X 线检查示右肺门阴影伴右上肺不张，伴厚壁空洞，内壁凹凸不平。最可能的诊断是
A. 间质性肺炎   B. 肺癌

C. 肺脓肿   D. 狼疮肺炎

E. 结节病

52. 关于肺癌的病理和分类,下列哪种说法不正确

  A. 发生在段支气管至主支气管的癌肿称为中央型肺癌

  B. 发生在段支气管以下的癌肿称为周围型肺癌

  C. 中央型肺癌以鳞状细胞癌和大细胞癌多见

  D. 周围型肺癌以腺癌较为多见

  E. 燕麦细胞癌可能起源于 Kulehitsky 细胞

53. 关于肺癌的病因和发病机制,下列哪种说法不正确

  A. 结核是肺癌的发病因素之一

  B. 被动吸烟易引起肺癌

  C. 石棉有致癌作用

  D. 吸纸烟者比吸雪茄、烟斗者肺癌患病率低

  E. 小细胞肺癌中常见 ras 族基因的过度表达

54. 下列哪项表现不是肺癌的伴癌综合征

  A. 重症肌无力   B. 肥大性骨关节病

  C. 小脑皮质变性   D. 高钙血症

  E. 高钠血症

55. 关于肺癌的临床表现,哪一项不正确

  A. 肺癌转移至淋巴结的典型部位为前斜角肌区

  B. 转移淋巴结的大小反映了病程的早晚

  C. 咯血以中央型肺癌多见

  D. 发热的原因多为肿瘤继发感染

  E. 气促可由心包积液引起

56. 关于肺癌的治疗原则,下列哪项说法不正确

  A. 早期病人以手术治疗为主

  B. 鳞癌与小细胞癌的治疗原则不同

  C. 小细胞肺癌以放疗为主,辅以手术和(或)化疗

  D. Ⅲa 期病人可采取辅助化疗 + 手术治疗和(或)放疗

  E. 远处转移病人以姑息治疗为主

57. 女性,60 岁。咳嗽、气促两周,无发热,胸部 X 线检查示左侧大量胸腔积液,下列哪项检查暂不考虑

  A. 胸水 CEA   B. 胸膜活检

  C. 胸液细胞学检查   D. 胸腔镜检查

  E. 胸水结核杆菌培养

58. 哪一项不是可疑肺癌的表现

  A. 反复发作的同一部位的肺炎

  B. 原因不明的肺脓肿

  C. 原因不明的四肢关节疼痛及杵状指

  D. 慢性咳嗽性质改变

  E. 反复发作呼气性呼吸困难

59. 关于肺癌引起的呼吸困难,哪种说法不正确

  A. 肺癌转移到肺门淋巴结而引起隆突受压

  B. 肺癌转移到胸膜而发生大量胸腔积液

  C. 肺癌坏死组织引起气道高反应性

  D. 膈麻痹

  E. 上腔静脉阻塞综合征

60. 确诊肺癌的检查不包括以下哪一项

  A. 痰脱落细胞检查   B. 纤维支气管镜检查

  C. 胸腔镜检查   D. 开胸肺活检

  E. 胸部 CT

61. 男性,60 岁。咳嗽、咯血丝痰 3 周,发热、咯脓痰 2 天,血 WBC $14 \times 10^9/L$,中性粒细胞比例 80%,胸部 X 线检查示右肺门阴影伴偏心空洞,下列哪项检查暂不考虑

  A. 纤维支气管镜检查   B. 痰脱落细胞检查

  C. 胸部 CT   D. 痰细菌培养

  E. 胸部 B 超

62. 男性,50 岁。咳嗽、咯血丝痰 3 周,水样腹泻、喘鸣、皮肤潮红、阵发性心悸 1 周,有吸烟史。下列哪项检查对诊断意义最大

  A. 痰涂片找抗酸杆菌   B. 胸部 X 线检查

  C. 大便细菌培养   D. 支气管激发试验

  E. 24h 动态心电图

63. 女性,65 岁。咳嗽、咯血丝痰 1 个月,左胸钝痛、气促、纳差、恶心、呕吐、乏力、嗜睡一周,无发热,无吸烟史,胸部 X 线检查示左上肺野外带阴影并左侧中量胸腔积液,血 CEA 35μg/L。为明确诊断,还应做哪项检查

  A. 胸水细胞学和胸膜活检

  B. 胸水 CEA

  C. 胸部 CT

  D. 正电子发射计算机体层显影(PET)

  E. 胸水 ADA

64. 男性,50 岁。刺激性咳嗽、咯血丝痰 2 周,伴双肘关节、膝关节疼痛,吸烟 30 年,20 支/日,查体双肘关节、膝关节肿胀、压痛,无畸形或活动障碍。最可能的原因为

  A. 肺癌骨转移   B. 类风湿性关节炎

  C. 肥大性骨关节病   D. 骨肿瘤

  E. 多发性骨髓瘤

65. 男性,50 岁。咳嗽、咯血丝痰、气促、颜面及双上肢浮肿 1 个月,有吸烟史,查体胸前部淤血、静脉曲张,双上肢浮肿,双下肢无浮肿。应首选下列哪项检查

  A. 胸部 X 线检查   B. 肺功能

  C. 超声心动图   D. 肾功能

E. 肝功能

66. 男性，65岁。既往体健，有吸烟史，刺激性咳嗽、胸部钝痛2周，胸部CT示右下肺外带类圆形阴影，呈分叶状，有毛刺，伴偏心厚壁空洞，未发现淋巴结肿大。血WBC $9 \times 10^9/L$，中性粒细胞比例60%。肺功能提示用力肺活量2.5L，第一秒用力呼气容积占用力肺活量的60%。为明确诊断，首选下列哪项检查
    A. 肿瘤标记物
    B. 经胸壁细针穿刺活检
    C. 纤维支气管镜检查
    D. 纵隔镜
    E. PET

67. 男性，70岁。有吸烟史，咳嗽、咯痰1个月，发热1周。查体：杵状指（+），胸部X线检查示右肺门阴影，抗生素治疗无好转。如本例与肺结核鉴别，需做哪项检查
    A. 结核菌素试验   B. 痰涂片找抗酸杆菌
    C. 胸部CT   D. 痰结核杆菌培养
    E. 纤支镜检查

68. 如痰涂片结果提示中分化鳞状细胞癌，为确定TMN分期，下一步还需做哪项检查
    A. 支气管肺泡灌洗检查   B. 纤维支气管镜检查
    C. 胸腔镜   D. 胸部CT
    E. 胸部B超

69. 男性，60岁。有慢性咳嗽、咯痰史5年，活动后气促1年，加重伴咯血丝痰1个月，1周前开始出现右腋下火灼样疼痛，向右上肢内侧放射，夜间尤甚。若胸部CTF见右肺尖阴影，约4cm×4cm，伴右肺门、纵隔和隆突下淋巴结肿大，则进一步考虑的检查为
    A. 胸腔镜   B. 肿瘤标志物
    C. 胸部MRI   D. 纤维支气管镜
    E. 肌电图

70. 若患者病理结果为鳞癌，肺功能提示用力肺活量2.0L，且第一秒用力呼气容积占用力肺活量的45%，应考虑的治疗为
    A. 手术治疗   B. 手术+化疗+放疗
    C. 化疗+放疗   D. 中医药治疗
    E. 放疗

71. 若患者在接受放疗1个月后出现刺激性干咳，气促，查体示右上胸部皮肤萎缩变硬，胸片提示右上肺大片致密模糊阴影，放疗范围呈毛玻璃样改变，其间隐约可见网状阴影。下列哪种可能最大
    A. 细菌性肺炎   B. 肿瘤复发
    C. 放射性肺炎   D. 肺脓肿

E. 肿瘤播散

72. 男性，51岁。逐渐加重的呼吸困难8个月，双肺中下肺野可闻及响亮中小水泡音，胸片示双肺中下肺野弥漫性小结节病灶，肺功能为限制性通气障碍，最可能的诊断是
    A. 特发性肺纤维化   B. 肺结节病
    C. 肺泡细胞癌   D. 肺泡蛋白质沉积症
    E. 细叶性肺炎

73. 女性，32岁。近1年来活动后气急，两肺中下部听到响亮的小泡音，胸部CT示双肺中下肺网状阴影，双侧少量积液。PaO_2 64mmHg，$PaCO_2$ 35mmHg，此病人最适当的治疗为
    A. 抗生素   B. 支气管扩张剂
    C. 糖皮质激素   D. 持续高流量吸氧
    E. 肺泡灌洗

74. 男性，45岁。近半年来活动后气急，咳嗽无痰，有时发热，用抗菌药、祛痰止咳药无效，查体：双肺下部可闻均匀一致细湿音，胸片示两肺中下肺野弥散网状结节状阴影，右胸腔少量积液。血乳酸脱氢酶增高。该患者可能出现哪一类型肺功能改变
    A. 阻塞性通气功能障碍
    B. 通气/血流比例失调
    C. 肺总量增加
    D. 限制性通气功能障碍和弥散量减少
    E. 最大通气量降低

75. 感染性胸膜炎最常见的病原菌是
    A. 结核杆菌   B. 溶血性链球菌
    C. 金黄色葡萄球菌   D. 肺炎链球菌
    E. 铜绿假单胞菌

76. 诊断渗出性胸膜炎，下列哪项检查最有价值
    A. 胸部CT   B. 胸部X线检查
    C. 超声波检查   D. 临床症状和体征
    E. 胸腔穿刺液检查

77. 关于胸液渗出液的叙述，下列哪项不正确
    A. 细胞数 $>500 \times 10^6/L$
    B. 胸液李凡他试验（−）
    C. 蛋白含量≥30g/L，胸液/血清比值>0.5
    D. 胸液LDH>200U/L，胸液LDH/血液LDH>0.6
    E. 胸液中葡萄糖含量降低

78. 结核性胸膜炎最常发生于下列哪种情况
    A. 青少年原发性肺结核
    B. 粟粒性肺结核
    C. 慢性纤维空洞型肺结核
    D. 老年人稳定期肺结核病灶复发

E. 浸润型肺结核

79. 结核性渗出性胸膜炎与癌性胸膜炎最主要的鉴别点是

    A. 胸部 CT 检查　　　　　　　　B. 草黄色渗出液

    C. 血性胸水　　　　　　　　　　D. 年龄和临床表现

    E. 胸水细胞学和细菌学检查

80. 鉴别胸水的性质，下列哪项最重要

    A. 胸水的蛋白定性检测　　　　　B. 胸水的 pH 测定

    C. 胸水中胆固醇结晶　　　　　　D. 胸水常规检查

    E. 胸水中红细胞数

81. 对 40 岁以下血性胸腔积液疑诊癌性胸膜炎的病人，下列哪项检查最有意义

    A. 胸水脱落细胞检查　　　　　　B. 痰脱落细胞检查

    C. 胸水癌胚抗原测定　　　　　　D. 胸部 CT 检查

    E. 胸水中 LDH 测定

82. 大量胸腔积液所致呼吸困难，最有效的治疗措施是

    A. 立即胸腔穿刺排液　　　　　　B. 使用强效利尿剂

    C. 静脉滴注糖皮质激素　　　　　D. 持续吸氧

    E. 静脉滴注氨茶碱

83. 结核性渗出性胸膜炎，胸腔穿刺排液时，下列哪项是错误的

    A. 穿刺发生"胸膜反应"不影响继续抽液

    B. 抽液不宜过快、过多

    C. 穿刺位置应在肋骨上缘

    D. 严格无菌操作

    E. 抽液后胸腔内可以不用药

84. 对胸腔积液的患者，若作胸腔穿刺发现脓液并有臭味，应对脓液首先作下列哪项检查以确定病因

    A. 厌氧菌培养　　　　　　　　　B. 结核菌培养

    C. 化脓菌培养　　　　　　　　　D. 涂片找癌细胞

    E. 真菌涂片及培养

85. 对结核性渗出性胸膜炎的治疗，下列哪项是最重要的

    A. 胸腔内注入抗结核药物

    B. 胸腔内注入氢化可的松

    C. 胸腔闭式引流

    D. 反复穿刺抽胸水

    E. 全身使用 2 种以上抗结核药物

86. 胸腔积液患者，胸水检查，比重 1.018，蛋白 27g/L，李凡他试验阳性，RBC 2×10^9/L，WBC 610×10^6/L，细菌阴性，积液的性质应首先考虑为

    A. 漏出性胸腔积液　　　　　　　B. 血性胸腔积液

    C. 乳糜性胸腔积液　　　　　　　D. 渗出性胸腔积液

    E. 化脓性胸腔积液

87. 男性，20 岁。3 天前患感冒后发热 38℃ 未退，左侧胸部刺痛，查体：左腋下、下胸部可听到胸膜摩擦音，

最合适的诊断是

    A. 干性胸膜炎　　　　　　　　　B. 葡萄球菌肺炎

    C. 癌性胸膜炎　　　　　　　　　D. 肺炎球菌肺炎

    E. 渗出性胸膜炎

88. 胸腔积液患者胸水比重 1.017，蛋白定量 25g/L，李凡他试验阴性，LDH 200IU/L，细胞数 100×10^6/L，细菌（-），首先考虑是哪一种积液

    A. 渗出液　　　　　　　　　　　B. 漏出液

    C. 癌性积液　　　　　　　　　　D. 乳糜性积液

    E. 血性积液

89. 女性，24 岁。10 天前受凉后发热 39℃，右胸痛，查体右胸第三肋间以下叩诊浊音，胸水比重 1.020，蛋白 31g/L，李凡他试验（+），RBC 6×10^9/L，WBC 530×10^6/L，最可能的诊断是

    A. 肺炎球菌肺炎　　　　　　　　B. 葡萄球菌肺炎

    C. 脓胸　　　　　　　　　　　　D. 结核性胸膜炎

    E. 胸膜肿瘤

90. 女性，39 岁。发热干咳、胸痛 20 天，近 1 周气促，查体右侧第二前肋以下叩诊浊音，呼吸音消失，气管左移，胸水：黏蛋白试验（+），蛋白 29g/L，细胞总数 700×10^6/L，RBC 4×10^9/L，LDH 400U/L，下列哪项是最重要的治疗措施

    A. 立即穿刺抽液

    B. 使用大量青霉素

    C. 使用地塞米松

    D. 使用异烟肼、利福平加吡嗪酰胺

    E. 使用阿霉素或顺铂胸腔内注入

91. 男性，32 岁。既往有风湿性关节炎史，因发热，胸痛，气急逐渐加重半个月入院，胸水为草黄色，李凡他试验（+），比重 1.024，白细胞 300×10^6/L，淋巴细胞 60%，胸部 X 线检查右胸腔中等量积液，右肺门淋巴结肿大，最可能的诊断是

    A. 化脓性胸膜炎　　　　　　　　B. 风湿性胸膜炎

    C. 漏出性胸腔积液　　　　　　　D. 癌性胸腔积液

    E. 结核性渗出性胸膜炎

92. 男性，59 岁。咳嗽，左胸痛，气短逐渐加重，低热，无咯血，胸透左胸腔中等量积液，胸水为血性，为渗出液，为进一步确诊首先做下列哪项检查

    A. 胸水癌胚抗原测定　　　　　　B. 纤维支气管镜检查

    C. 诊断性人工气胸　　　　　　　D. 胸部 CT 检查

    E. 胸水查癌细胞

93. 男性，50 岁。左胸闷气短 2 个月，胸痛 20 多天，夜间重，查体：颜面及颈部、胸壁略肿胀，胸壁静脉曲张，腋下有一拇指大小的淋巴结，无压痛，活动尚好，心率 108 次/分，律齐，左肺呼吸音消失。采取

哪项措施缓解病人的呼吸困难
A. 胸穿减压
B. 缓慢静脉注射毛花苷丙
C. 静脉注射激素类药物
D. 静脉注射快速利尿剂
E. 合理吸氧

94. 女性，30岁。发热乏力一周，呼吸困难2天。查体：T 38.4℃，右肺叩诊实音，呼吸音消失。拍胸片证实为右胸腔积液。胸穿抽液中该患突然心悸出汗，脉细，颜面苍白。应立即给予
A. 肾上腺素0.5mg，皮下注射
B. 地塞米松20mg加20ml葡萄糖，静脉注射
C. 阿托品1mg，肌内注射
D. 50%葡萄糖，静脉注射
E. 毛花苷丙0.2mg加20ml葡萄糖，静脉注射

95. 正常人每天通过胸膜腔的液体量应为
A. 0.5～1.0L   B. 0.3～0.5L
C. 0.5L以上   D. 0.3L以下
E. 1.0L以上

96. 胸腔抽液每次不宜超过
A. 0.5～1.0L   B. 0.3～0.5L
C. 0.5L以上   D. 0.3L以下
E. 1.0L以上

97. X线透视下见到肋膈角变钝的液体量是
A. 0.3L以下   B. 0.5L以上
C. 0.3～0.5L   D. 0.5～1.0L
E. 1.0L以上

98. 胸腔积液症状明显时的液体量为
A. 0.3L以下   B. 0.3～0.5L
C. 0.5～1.0L   D. 0.5L以上
E. 1.0L以上

99. 感染是慢性支气管炎发生发展的什么因素
A. 首发因素   B. 唯一因素
C. 重要因素   D. 次要因素
E. 无关因素

100. 与慢性支气管炎发病有关的最常见的细菌为
A. 流感嗜血杆菌、肺炎球菌、甲型链球菌、葡萄球菌
B. 肺炎链球菌、奈瑟球菌、流感嗜血杆菌、β溶血性链球菌
C. 甲型链球菌、肺炎链球菌、流感嗜血杆菌、奈瑟球菌
D. 肺炎链球菌、甲型链球菌、流感嗜血杆菌、大肠埃希菌
E. 金黄色葡萄球菌、铜绿假单胞菌、大肠埃希菌、

厌氧菌

101. 慢性支气管炎病人的自主神经功能失调是
A. 副交感神经功能亢进   B. β受体功能亢进
C. α受体功能亢进   D. 交感神经功能低下
E. M受体功能亢进

102. 慢性支气管炎最主要的病因是
A. 长期吸烟   B. 环境污染
C. 气候因素   D. 过敏因素
E. 真菌感染

103. 小气道的概念是
A. 内径<2mm   B. 内径<1mm
C. 外径<2mm   D. 内径<2μm
E. 外径<2μm

104. 慢性支气管炎急性发作期最常见的表现为
A. 中性粒细胞增多
B. 嗜酸粒细胞增多
C. 高热不退
D. 咳黏脓痰，咳嗽和痰量增多
E. 大咯血

105. 慢性支气管炎的临床分型是
A. 单纯型和喘息型及反复感染型
B. 单纯型、喘息型和混合型
C. 单纯型和喘息型
D. 单纯型、喘息型和黏液脓痰型
E. 单纯型、阻塞型和过敏型

106. 慢性支气管炎伴小气道阻塞时最早出现的肺功改变是
A. MVV↓（<预计值80%）
B. FEV₁/FVC%<70%
C. 流速-容量曲线降低MEFV↓
D. RV/TLC明显↑
E. PEF明显↓

107. 慢性支气管炎早期最可能发生的肺功能改变是
A. 小气道功能异常   B. MVV↓
C. MMFR↓   D. FEV₁↓
E. RV↑

108. 慢性支气管炎的临床分期是
A. 急性发作期、慢性迁延期、稳定期
B. 急性发作期、临床缓解期、活动期
C. 活动期、稳定期、迁延期
D. 急性发作期、慢性迁延期、临床缓解期
E. 代偿期、失代偿期、间歇期

109. 慢性支气管炎早期肺部X线表现是
A. 两肺纹理粗、紊乱   B. 肺透过度增加

C. 无特殊征象   D. 膈肌下降

E. 胸廓扩张、肋间增宽

110. 下列哪项不符合慢性支气管炎咳痰特点

A. 夜间痰量较多   B. 可为浆液泡沫痰

C. 偶有痰中带血   D. 多为白色黏痰

E. 急性发作期常为黏液脓痰

111. 诊断慢性支气管炎的主要依据是

A. 阳性体征   B. 病史和症状

C. 胸部 X 线检查   D. 心电图改变

E. 肺功能检查

112. 慢性支气管炎的诊断标准是

A. 咳嗽、咳痰或伴喘息反复发作 2 年以上

B. 咳嗽、咳痰伴喘息 3 个月以上

C. 咳嗽、咳痰或伴喘息反复发作，每年至少 3 个月，并持续 2 年或以上者

D. 长期有咳嗽，咳痰伴喘息经一般内科治疗不愈者

E. 以上都不是

113. 慢性支气管炎与支气管扩张的主要鉴别点是

A. 支气管造影术   B. 杵状指

C. 脓性痰   D. 咯血

E. 胸部 X 线片

114. 慢性支气管炎急性发作期的治疗，最主要的措施是

A. 止咳祛痰   B. 解痉平喘

C. 控制感染   D. 菌苗注射

E. 吸氧补液

115. 慢性支气管炎急性发作期及慢性迁延期的治疗不恰当的为

A. 急性感染控制后，及时停药

B. 应长期连续应用抗生素，以求彻底治愈

C. 长期用药易致二重感染和细菌耐药

D. 迁延期患者应坚持用止咳、祛痰药，以求彻底控制

E. 抗生素可用做气雾疗法，加强局部消炎作用

116. 慢性喘息型支气管炎，急性发作期的主要治疗措施是

A. 控制感染   B. 祛痰止咳

C. 持续低流量吸氧   D. 解痉平喘

E. 针灸治疗

117. 慢性支气管炎最常见的并发症是

A. 慢性肺心病   B. 自发性气胸

C. 支气管扩张症   D. 阻塞性肺气肿

E. 肺功能衰竭

118. 阻塞性肺气肿最常见的病因是

A. 支气管哮喘   B. 支气管扩张

C. 重症肺结核   D. 慢性支气管炎

E. 尘肺

119. 阻塞性肺气肿的病理分型是

A. 小叶中央型、全小叶型、混合型

B. 弥漫型、局限型、混合型

C. 间质型、代偿型、局灶型

D. 小叶中央型、全小叶型、周围型

E. 小叶中央型、全小叶型、旁间隔型

120. 慢性支气管炎肺气肿的酶系统改变，下面哪一项是正确的

A. 腺苷酸环化酶增多   B. α_1 抗胰蛋白酶减少

C. 真性胆碱酯酶活性正常   D. 磷酸二酯酶减少

E. 蛋白分解酶减少

121. 小叶中央型肺气肿的病理改变的特点是

A. 终末细支气管以下结构全部扩张

B. 呼吸性细支气管扩张，外周正常

C. 肺泡管、肺泡囊、肺泡扩张

D. 肺小叶和肺泡囊扩张

E. 呼吸性细支气管破坏，肺泡破裂

122. 全小叶型阻塞性肺气肿的病理特点是

A. 扩张部位在 1、2、3 级呼吸细支气管

B. 扩张的部位在所有呼吸性细支气管及其远端气腔

C. 扩张部位在肺泡囊及肺泡

D. 扩张部位在肺泡管、肺泡囊、肺泡

E. 扩张部位仅限于肺泡

123. 在慢性气道阻塞的患者中最常见的肺气肿病理类型为

A. 全小叶型   B. 混合型

C. 小叶中央型   D. 旁间隔型

E. 间质型

124. 在慢性支气管炎导致肺气肿过程中最早出现的是

A. 肺泡残气量增多

B. 细支气管腔不全阻塞

C. 肺泡壁弹性减弱或破坏

D. 二氧化碳分压增高

E. 血液 pH 相应性改变

125. 慢性阻塞性肺气肿，发生缺氧的主要机制是

A. 膈肌运动幅度降低

B. 胸部扩张，活动减弱

C. 肺活量减少

D. V/Q 比例失调

E. 肺总量减少

126. 慢性阻塞性肺气肿首先发生的病理生理改变是

A. CO_2 潴留

B. 缺氧

C. 同时出现缺氧和 CO_2 潴留

D. 呼吸性酸中毒

E. 呼吸性酸中毒 + 代谢性酸中毒

127. 慢性支气管炎并发肺气肿的主要症状为

    A. 突然出现呼吸困难　　　B. 喘息

    C. 逐渐加重的呼吸困难　　D. 发绀

    E. 心悸

128. 慢性阻塞性肺气肿其临床分型为

    A. 红喘型、紫肿型、混合型

    B. 肺气肿型、红喘型、混合型

    C. 支气管炎型、紫肿型、混合型

    D. 肺气肿型、支气管炎型、旁间隔型

    E. 红喘型、紫肿型、代偿型

129. 红喘型的阻塞性肺气肿的特点是

    A. 咳嗽轻　　　　　　　　B. 多肥胖

    C. 痰量多　　　　　　　　D. 年龄较轻

    E. 静态肺顺应性接近正常

130. 紫肿型阻塞性肺气肿的特点是

    A. 动态肺顺应性正常　　　B. 湿啰音稀少

    C. 心影狭长　　　　　　　D. 桶状胸明显

    E. 多发生肺心病伴心衰

131. 阻塞性肺气肿最早出现的变化是

    A. 动脉血 CO_2 分压升高

    B. 心电图显示电轴右偏

    C. 心界缩小

    D. 胸部 X 线显示肺动脉段略突出

    E. 最大通气量降低

132. 下列各项肺功检查结果，哪项与阻塞性肺气肿不符合

    A. 肺泡氮浓度 $>2.5\%$

    B. $RV/TLC >40\%$

    C. $FEV_1/FVC <60\%$

    D. MVV 低于预计值的 80%

    E. 流速 - 容量曲线大致正常

133. 下列哪项不是慢支并发肺气肿的 X 线表现

    A. 早期可无异常　　　　　B. 两肺纹理增粗紊乱

    C. 两肺透亮度增加　　　　D. 两肺多发性空洞

    E. 横膈低平

134. 以下哪一项肺功能测定对阻塞性肺气肿的诊断有决定性意义

    A. $RV/TLC >40\%$，$MVV <$ 预计值 80%，$FEV_1 >$ 正常 60%

    B. $RV/TLC >40\%$，$MVV >$ 预计值 80%，$FEV_1 <$ 正常 60%

    C. $RV/TLC <40\%$，$MVV <$ 预计值 80%，$FEV_1 >$ 正常 60%

    D. $RV/TLC >40\%$，$MVV <$ 预计值 80%，$FEV_1 <$ 正常 60%

    E. $RV/TLC <40\%$，$MVV <$ 预计值 80%，$FEV_1 <$ 正常 60%

135. 阻塞性肺气肿的治疗目的是

    A. 控制感染　　　　　　　B. 止咳平喘

    C. 改善呼吸功能　　　　　D. 使桶状胸消失

    E. 防止发生肺心病

136. 慢性阻塞性肺病（COPD）包括

    A. 慢支、肺气肿、囊性肺纤维化

    B. 具有气流阻塞特征的所有慢性肺疾病

    C. 已知病因并有气流阻塞的一些疾病，如闭塞性细支气管炎

    D. 具有气流阻塞特征的慢支和（或）肺气肿

    E. 所有慢支，哮喘和肺气肿

137. 女性，63 岁。经常在冬季和季节转变时，咳嗽，咳痰史 8 年，近 3 年来活动时气急，近二天因受凉咳嗽，气急加重，咳黄痰，双肺散在干、湿性啰音，心率 100 次/分，下列哪项治疗措施是最重要的

    A. 超声雾化吸入

    B. 使用氨茶碱等平喘药

    C. 选用氨溴索等祛痰药

    D. 持续低流量吸氧

    E. 选用有效抗菌药

138. 男性，60 岁。慢性咳嗽 11 年，近 5 年出现活动后气促，双肺可闻广泛哮鸣音，双肺下野可闻湿性啰音，胸片示肺纹理增强，最可能的诊断是

    A. 阻塞性肺气肿合并感染　　B. 支气管肺癌

    C. 支气管扩张　　　　　　　D. 支气管哮喘

    E. 慢性喘息型支气管炎

139. 男性，56 岁。咳嗽 20 余年，冬春加重，剧咳时气喘不能平卧，反复发热，查体：明显肺气肿，两肺底湿性啰音和哮鸣音，吸入特布他林气雾剂喘息未能减轻，最可能的诊断是

    A. 慢性支气管炎喘息型　　　B. 支气管肺炎

    C. 心源性哮喘　　　　　　　D. 支气管哮喘

    E. 支气管扩张

140. 男性，62 岁。咳嗽、咳痰 6 年余，近一年来出现喘息，时轻时重。双肺散在干、湿啰音及哮鸣音，痰涂片见大量中性粒细胞，其诊断下列哪项可能性最大

A. 慢性支气管炎，单纯型

B. 支气管哮喘

C. 支气管扩张症

D. 慢性支气管炎，喘息型

E. 支气管肺癌

141. 男性，58 岁。慢性咳嗽，咳痰 10 年余，测 VC 为预计值的 85%，FEV_1/FVC 为 52%，此肺功改变可能是

A. 正常

B. 限制性通气功能障碍

C. 混合性通气功能障碍

D. 阻塞性通气功能障碍

E. V/Q 比例失调

142. 男性，53 岁。咳嗽，咳痰 8 年，肺功能测定为阻塞性通气功能障碍。下列哪项是错误的

A. 残气容积占肺总量的百分比降低

B. 残气量增加

C. 第 1 秒用力呼气量减低

D. 肺活量减低

E. 最大呼气中期流速减低

143. 男性，61 岁。慢性咳嗽，咳痰史 5 年，近 1 周发生反复咯血，每天 100ml 以上，该病人可能合并了

A. 严重肺部疾病如肿瘤　　　B. 肺气肿

C. 肺心病　　　　　　　　　D. 肺间质纤维化

E. 气胸

144. 胸部 X 线检查透亮度增加，肺纹理增粗，膈肌降低，肋骨走行平举，肋间隙扩大，时间肺活量降低，残气量增加，肺部有散在湿啰音，诊断可能为

A. 肺气肿合并感染　　　　　B. 双侧自发性气胸

C. 支气管哮喘　　　　　　　D. 双侧肺大疱

E. 肺囊肿

145. 男性，50 岁。肺气肿病史 6 年，1 小时前突然呼吸困难加重，右侧胸痛，大汗，发绀，诊断首先考虑

A. 干性胸膜炎　　　　　　　B. 急性心肌梗死

C. 细菌性肺炎　　　　　　　D. 自发性气胸

E. 急性肺栓塞

146. 慢支患者，今晨突然感到左上胸短暂刺痛，逐渐感气短，胸闷，不能平卧，大汗，心率 140 次/分，左侧呼吸音明显减弱，该患者应首先考虑下列哪个诊断

A. 自发性气胸　　　　　　　B. 肺不张

C. 胸膜炎　　　　　　　　　D. 心绞痛

E. 急性肺栓塞

147. 男性，59 岁。有咳嗽史 7 年，肺功能测定，肺活量

占预计值百分比为 84%，FEV_1/FVC 为 54%。最可能的诊断是

A. 弥散功能障碍

B. 限制性通气功能障碍

C. 混合性通气功能障碍

D. 阻塞性通气功能障碍

E. 正常

148. 男性，38 岁。慢性咳嗽 12 年，活动后气急 3 年，下列哪项对诊断阻塞性肺气肿最有价值

A. RV/TLC > 40%　　　　　B. FEV_1/FVC < 80%

C. MVV < 预计值 80%　　　D. PaO_2 降低

E. V – Vcurve 降低

149. 男性，50 岁。慢性咳嗽咳痰 6 年，肺功能测定为阻塞性通气功能障碍。下列哪项是错误的

A. 肺活量减低

B. 残气量增加

C. 第一秒用力呼气量减低

D. 残气容积占肺总量的百分比降低

E. 最大呼气中期流速减低

150. 男性，54 岁。慢性咳嗽、咳痰 10 年，气急 3 年，逐渐加重。胸部 X 线检查示肋间隙增宽，两肺透亮度增加，右上圆形透亮区，两下肺纹理增粗紊乱，诊断应先考虑

A. 慢支、肺气肿　　　　　　B. 自发性气胸

C. 支气管扩张　　　　　　　D. 支气管哮喘

E. 慢性支气管炎

151. 男性，60 岁。咳嗽 5 年，呼吸困难加重 7 天，桶状胸，X 线检示：肺透过度增强，肋间隙增宽，横膈下降。RV/TLC% = 40%，MVV 占预计值 50%，FEV_1/FVC% 为 55%，该患者最恰当的诊断为

A. 代偿性肺气肿　　　　　　B. 老年性肺气肿

C. 间质性肺气肿　　　　　　D. 阻塞性肺气肿

E. 旁间隔性肺气肿

152. 男性，32 岁。3 年来咳嗽，咳痰，冬重夏轻，3 天来咳嗽加重，咳黄痰。查体：双肺干、湿性啰音，心脏正常。WBC $11 × 10^9$/L，胸部 X 线片正常。此病人早期最可能发生下列哪项肺功能改变

A. 慢性肺心病　　　　　　　B. 呼吸功能衰竭

C. 阻塞性肺气肿　　　　　　D. 肺纤维化

E. 支气管扩张

153. 男性，67 岁。慢性咳嗽，咳痰 20 多年，活动后气急 4 年，查体：双肺散在干湿啰音，心脏正常。血 WBC $11 × 10^9$/L，胸片双肺中下肺野纹理增强。此患者最可能的诊断是

A. 疗效的客观指标　　　　　B. 了解病情变化

C. 帮助判定预后　　　　D. 确定诊断

E. 鉴别诊断和确定有无并发症

154. 男性，44 岁。有咳嗽、咳痰史 5 年，伴喘息。前 3 天因受寒，咳嗽、喘息加重，咳黄痰入院。查体：桶状胸，叩诊过清音，肺肝界于右锁骨中线第七肋间，双肺可闻及干、湿啰音及散在哮鸣音。肺功能：FEV$_1$/FVC 为 56%，MVV 60%，VC 降低，RV/TLC 为 43%。住院第 2 天，下床时用力过度出现胸痛，呼吸困难，查体：右胸叩诊鼓音，呼吸音消失，发绀。此患者入院时最可能的诊断为

A. 支气管哮喘，肺气肿

B. 支气管扩张症，肺气肿

C. 支气管肺炎并肺气肿

D. 慢性气管炎喘息型，阻塞性肺气肿

E. 支气管肺癌并肺气肿

155. 男性，44 岁。有咳嗽、咳痰史 5 年，伴喘息。前 3 天因受寒，咳嗽、喘息加重，咳黄痰入院，查体：桶状胸，叩诊过清音，肺肝界于右锁骨中线第七肋间，双肺可闻及干、湿啰音及散在哮鸣音。肺功能：FEV$_1$/FVC 为 56%，MVV 60%，VC 降低，RV/TLC 为 43%。住院第 2 天，下床时用力过度出现胸痛呼吸困难。查体：右胸叩诊鼓音，呼吸音消失，发绀。此患者诊断阻塞性肺气肿最重要的指标是

A. RV/TLC >40%　　　　B. MVV ↓

C. RV ↑　　　　　　　　D. FEV$_1$/FVC% ↓

E. VC ↓

156. 男性，50 岁。咳嗽，咳痰史 10 多年，每年持续 3 月以上，活动后气急 2 年，病情加重 3 天，呼吸困难。查体：双肺叩诊过清音，听诊双肺干湿啰音。该患者主要的治疗是

A. 祛痰止咳剂　　　　B. 抗生素

C. 吸氧　　　　　　　D. 雾化吸入

E. β$_2$ 受体激动剂

157. 男性，48 岁。慢性咳嗽史 10 年，咳少量黏痰，活动后气急 4 年。体检：唇无发绀，桶状胸，两肺呼吸音弱，无干湿性啰音。胸片示：肺透亮度增加，肺纹理稀少，心影狭长。临床诊断为肺气肿。询问家族史，其父亲、兄弟均有肺气肿，该患者最可能与哪种因素有关

A. 自主神经功能紊乱　　B. 大气污染

C. 粉尘吸入　　　　　　D. 吸烟

E. α$_1$-抗胰蛋白酶缺乏

158. 两肺散在湿啰音、伴哮鸣音及呼气延长，见于

A. 支气管哮喘

B. 支气管扩张

C. 支气管肺癌

D. 喘息型慢性支气管炎

E. 浸润型肺结核

159. 固定性湿啰音多见于

A. 支气管哮喘

B. 喘息型慢性支气管炎

C. 支气管扩张

D. 支气管肺癌

E. 浸润型肺结核

160. 普遍性哮鸣音，呼气延长多见

A. 支气管扩张　　　　　B. 支气管哮喘

C. 喘息型慢性支气管炎　D. 支气管肺癌

E. 浸润型肺结核

161. 局限性吸气性哮鸣音多见

A. 支气管肺癌　　　　　B. 支气管扩张

C. 喘息型慢性支气管炎　D. 支气管哮喘

E. 浸润型肺结核

162. 慢性肺心病急性加重期的最常见诱因是

A. 呼吸道感染　　　　　B. 大量利尿

C. 使用镇静剂　　　　　D. 过劳

E. 使用支气管扩张剂

163. 慢性肺心病常见的原因为

A. 支气管扩张症　　　　B. IV型肺结核

C. 脊柱严重畸形　　　　D. 肺脓肿

E. 慢性支气管炎

164. 导致阻塞性肺气肿和慢性肺心病占第一位的原因是

A. 弥漫性支气管扩张　　B. 尘肺

C. 支气管哮喘　　　　　D. IV型肺结核

E. 以上都不是

165. 慢性肺心病形成肺动脉高压的主要因素是

A. 支气管感染

B. 毛细血管床减少

C. 肺静脉压增高

D. 缺 O$_2$，肺小动脉收缩痉挛

E. 肺小血管炎

166. 在肺心病肺动脉高压的原因中最重要的因素是

A. 解剖因素　　　　　　B. 血容量增多

C. 功能因素　　　　　　D. 血黏度增加

E. 以上都不是

167. 慢性肺心病的发病原因中哪一项与形成肺动脉高压无直接关系

A. 痰栓使细小支气管阻塞

B. CO$_2$ 潴留使 pH 下降

C. 继发性红细胞增多，使血液黏稠度增加

D. 缺 O$_2$ 使平滑肌细胞膜对 Ca^{2+} 通透性增加

E. 肺间质性炎症引起肺小动脉炎

168. 显性肺动脉高压的诊断标准是

A. 静息时肺动脉平均压≥1.96kPa（20cmH$_2$O）

B. 运动后肺动脉平均压≥1.96kPa（20cmH$_2$O）

C. 运动后肺动脉平均压≥4.0kPa（30mmHg）

D. 静息时肺动脉平均压≥2.7kPa（20mmHg）

E. 运动后肺动脉平均压≥2.7kPa（20mmHg）

169. 肺心病时最常见的心脏改变是

A. 右心房肥大　　　B. 左心房肥大

C. 左心室肥大　　　D. 右心室肥大

E. 左心房＋左心室肥大

170. 男性，20 岁。3 天前淋雨后出现咽干、咽痒，继而打喷嚏，鼻塞，流清水样鼻涕。查体：鼻腔黏膜充血、水肿，咽部轻度充血，最可能的诊断是

A. 肺炎　　　　　　B. 支气管炎

C. 普通感冒　　　　D. 肺癌

E. 肺结核

171. 女性，30 岁。2 天前感咽部发痒，1 天来声嘶，咳嗽。查体：可见喉部水肿，充血，可闻及喘鸣音，最可能的诊断是

A. 支气管炎　　　　B. 病毒性咽喉炎

C. 肺炎　　　　　　D. 流感

E. 肺结核

172. 男性，13 岁。2 天来出现咽痛、发热。查体：咽充血，软腭、腭垂、咽及扁桃体表面有灰白色疱疹及浅表溃疡，周围有红晕，最可能的诊断是

A. 疱疹性咽峡炎　　B. 支气管炎

C. 流行性感冒　　　D. 肺结核

E. 肺炎

173. 女性，14 岁。3 天前游泳，当晚出现发热，伴咽痛，畏光，流泪。查体：咽及结膜明显充血，最可能的诊断是

A. 咽结膜热　　　　B. 普通感冒

C. 肺炎　　　　　　D. 肺结核

E. 支气管炎

174. 男性，40 岁。3 天前受凉后即咽痛，畏寒，发热，体温达 40.0℃。查体：咽部充血明显，扁桃体Ⅱ度肿大，充血，表面有黄色点状渗出物，颌下淋巴结肿大、压痛，胸透心肺未见异常。最可能的诊断

A. 细菌性咽－扁桃体炎　　B. 疱疹性咽峡炎

C. 肺炎　　　　　　D. 支气管炎

E. 肺脓肿

175. 早期慢性肺心病的诊断依据是

A. 肺动脉高压及右心室增大征象

B. 发绀

C. 双肺干、湿啰音

D. 长期肺、支气管疾病病史

E. 高苯酚血症

176. 判断慢性肺心病心力衰竭，下列各项中最有意义的是

A. 颈静脉充盈与右肋下肝肿大

B. 缺氧与高苯酚血症

C. 剑突下心脏搏动与三尖瓣区收缩期杂音

D. 尿少、水肿

E. 静脉压明显升高

177. 下列哪项超声心动图检查结果不支持肺心病的诊断

A. 左、右心室内径的比值＞2

B. 右室前壁增厚

C. 右心内径≥20mm

D. 右室流出道内径≥30mm

E. 右肺动脉内径及右房增大

178. 下列哪项不能作为肺心病的诊断依据

A. 肺动脉瓣第二心音亢进

B. 剑突下心脏收缩期搏动

C. 肝颈回流征阳性

D. 肝肋下 3cm

E. 下肢水肿

179. 下列哪项是降低肺心病肺动脉高压的首选治疗

A. 支气管扩张剂　　B. 氧疗

C. 利尿剂　　　　　D. 呼吸兴奋剂

E. 强心剂

180. 慢性肺心病呼吸性酸中毒最有效的治疗措施

A. 输苯酚氢钠　　　B. 用抗生素

C. 用强心剂　　　　D. 改善呼吸功能

E. 用利尿剂

181. 慢性肺心病急性加重期关键性的治疗是正确应用

A. 呼吸中枢兴奋剂　B. 利尿剂

C. 祛痰剂　　　　　D. 平喘药物

E. 抗生素

182. 肺心功能不全的慢性肺心病患者，下列治疗措施哪项是错误的

A. 持续低流量吸氧

B. 积极控制呼吸道感染

C. 合理选用呼吸兴奋剂

D. 常规应用强心剂

E. 保持呼吸道通畅

183. 最容易发生洋地黄中毒的心脏病是

A. 风心病　　　　　B. 先心病

C. 肺心病　　　　　　　　D. 冠心病

E. 高心病

184. 慢性肺心病急性加重期患者应慎重使用的药物是

    A. 呼吸兴奋剂　　　　　　B. 祛痰药

    C. 解痉平喘药　　　　　　D. 抗生素

    E. 镇静剂

185. 目前认为，肺心病的首要死亡原因是

    A. 酸碱失衡及电解质紊乱

    B. 休克

    C. 肺性脑病

    D. DIC

    E. 心律失常

186. 肺心病急性加重期控制感染时选择抗生素的原则，下列哪项不恰当

    A. 院内感染多选用抗革兰阴性菌的药物

    B. 在无培养结果前，根据感染环境及痰涂片革兰染色选用抗生素

    C. 院外感染多选用抗革兰阳性菌的药物

    D. 参考痰细菌培养及药敏试验

    E. 原则上选用广谱抗生素，尽快控制感染

187. 肺心病应用血管扩张剂的指征是

    A. 顽固性心力衰竭者　　　B. 并发肺性脑病者

    C. 肺功能有严重衰竭者　　D. 心率 >120 次/分

    E. 吸氧后水肿不消除者

188. 肺性脑病不能用高浓度吸氧的主要原因是

    A. 缺氧不是主要的因素

    B. 可引起氧中毒

    C. 促使二氧化碳排出过快

    D. 解除了颈动脉窦的兴奋性

    E. 诱发代谢性碱中毒

189. 苯巴比妥用于下列哪种疾病是危险的

    A. 心源性休克

    B. 肺心病合并肺性脑病

    C. 肺脓肿

    D. 肺癌

    E. 干性胸膜炎

190. 慢性肺心病人痰液黏稠，首选的治疗措施是

    A. 雾化吸入　　　　　　　B. 气管切开

    C. 肌注 α - 糜蛋白酶　　　D. 气管插管

    E. 肾上腺皮质激素吸入

191. 关于慢性肺心病心力衰竭的病人使用利尿剂，下列哪项是正确的

    A. 出现浮水即可使用

    B. 水肿严重者应迅速利尿

C. 为避免出现代谢性碱中毒，常用乙酰唑胺

D. 血钾不高，利尿同时，只要患者有正常排尿即应常规补钾

E. 足量，持续使用效果较好

192. 慢性肺心病并发心律失常最多表现为

    A. 室性期前收缩　　　　　B. 心房扑动

    C. 房性期前收缩　　　　　D. 心房颤动

    E. 心室颤动

193. 肺心病并发心律失常最具特征性的类型为

    A. 心室颤动

    B. 房性期前收缩

    C. 紊乱性室性心动过速

    D. 紊乱性房性心动过速

    E. 阵发性室上性心动过速

194. 慢性肺心病最常见的酸碱失衡类型是

    A. 呼吸性碱中毒　　　　　B. 代谢性酸中毒

    C. 呼吸性酸中毒　　　　　D. 代谢性碱中毒

    E. 高 AG 代谢性酸中毒

195. 慢性肺心病最常见的并发症是

    A. 休克　　　　　　　　　B. 肺性脑病

    C. 上消化道出血　　　　　D. DIC

    E. 心律失常

196. 男性，56 岁。肺心病病史 10 年，因有谵语、抽搐，值班医师欲使用镇静剂，应选下列哪种药物

    A. 水合氯醛　　　　　　　B. 氯丙嗪

    C. 异丙嗪　　　　　　　　D. 苯巴比妥

    E. 哌替啶

197. 男性，48 岁。肺心病合并呼吸衰竭，心率 120 次/分，偶发房性期前收缩，血气分析：PaO_2 50mmHg，$PaCO_2$ 75mmHg，pH 7.20，下列哪项处理重要

    A. 毒毛 K　　　　　　　　B. 维拉帕米

    C. 奎尼丁　　　　　　　　D. 普萘洛尔

    E. 以上都不是

198. 慢性肺心病患者人工通气过程中测血气分析：pH 7.5，$PaCO_2$ 24mmHg，BE - 8mmol/L，对此患者正确的治疗是

    A. 补充酸性药物　　　　　B. 加大吸气压力

    C. 补充碱性药物　　　　　D. 不需处理

    E. 减少潮气量

199. 女性，58 岁。肺心病病史 5 年，急性加重 2 天来院，既往无高血压病史。头痛，恶心，烦躁。BP 160/92mmHg，心率 100 次/分，对此患者主要的治疗应是

A. 降压药口服　　　　　　B. 安定静脉滴注

C. 呼吸兴奋剂的使用　　　D. 改善通气、氧疗

E. 甘露醇静脉滴入

200. 某肺心病患者，经综合治疗一般状况好转，已可在床上活动，今晨出现兴奋躁动，$PaCO_2$ 60mmHg，PaO_2 50mmHg，pH 7.5，BE + 20mmol/L，血 K^+ 4mmol/L，血 Cl^- 64mmol/L，此患者治疗应采取

A. 给予氯丙嗪　　　　　　B. 停止吸氧

C. 加大利尿药物剂量　　　D. 补碱性药物

E. 补氯化钾和盐酸精氨酸

201. 女性，52 岁。因肺心病急性加重住院。查体：双瞳孔不等大，对光反射迟钝，病人呈昏迷状态。对此患者除综合治疗外，目前应使用的主要药物是

A. 乙酰唑胺　　　　　　　B. 螺内酯

C. 氨苯蝶啶　　　　　　　D. 氢氯噻嗪

E. 甘露醇

202. 某肺心病人急性加重 2 天入院，神志清楚，PaO_2 30mmHg，$PaCO_2$ 72mmHg，吸入 40% 浓度氧后，测 PaO_2 80mmHg，$PaCO_2$ 98mmHg，深度昏迷，发生上述情况的原因是

A. 基础代谢率增加　　　　B. 感染中毒性脑病

C. 心排血量降低　　　　　D. 气道阻力增加

E. 通气受到抑制

203. 男性，67 岁。原有肺心病，受凉后加重，咳脓性痰，伴发热，烦躁，呼吸困难，入院前 4 小时神志模糊，嗜睡。查体：明显发绀，昏迷，BP 100/60mmHg，无病理反射，可能的并发症是

A. 休克　　　　　　　　　B. 弥散性血管内凝血

C. 肺性脑病　　　　　　　D. 脑血管意外

E. 消化道出血

204. 男性，65 岁。慢性咳嗽已 20 多年，有肺气肿征，1 周来咳嗽加重，黄痰不易咯出，气促加重，血气分析：pH 7.31，PaO_2 50mmHg，$PaCO_2$ 60mmHg，如何改善缺氧

A. 开始低浓度给氧逐渐增加浓度

B. 间歇吸入纯氧

C. 呼气末正压呼吸

D. 立即吸入高浓度氧

E. 立即用双氧水，静脉内给氧

205. 慢性肺心病右心衰竭，为降低肺动脉压，减轻右心负荷，下列治疗中应选用

A. 地高辛　　　　　　　　B. 呋塞米

C. 异丙肾上腺素吸入　　　D. 改善通气，吸氧

E. 尼可刹米静滴

206. 男性，50 岁。患肺心病 4 年，住院后 10 天感染已控制，虽持续使用利尿药，右心衰竭症状无改善，应选择的治疗是

A. 使用毛地黄叶常规负荷量的 4/5

B. 使用毛地黄叶常规量

C. 使用毛花苷丙常规量

D. 不用强心剂

E. 使用毛花苷丙常规负荷量的 1/2

207. 男性，60 岁。咳嗽 20 年，心悸，气短 3 年，发热 5 天，发绀（＋），颈脉怒张，桶状胸，两肺干、湿啰音（＋），心率 100 次/分，规律 $P_2 > A_2$，肝右肋下 3cm，下肢轻度浮肿，应用哪种药物治疗合适

A. 青霉素，阿米卡星及氨茶碱

B. 呋塞米静脉滴注

C. 吗啡肌注

D. 毒毛旋花素 K 0.25mg 静脉滴注

E. 泼尼松口服

208. 男性，59 岁。咳嗽，咳痰 6 年，心悸气短 2 年，口唇发绀，颈静脉充盈，桶状胸，双下肢轻肿，肝颈回流征阴性，三尖瓣区收缩期杂音。腹水征阴性。血气分析：$PaCO_2$ 56mmHg，PaO_2 49mmHg，pH 7.56，该患者应诊断为

A. 慢性支气管炎

B. 慢性支气管炎、肺气肿

C. 慢性支气管炎、肺气肿、肺心病、心功能失代偿期

D. 慢性支气管炎、肺气肿、肺心病、呼吸衰竭

E. 慢性支气管炎、肺气肿、肺心病、心肺功能代偿期

209. 有慢性咳嗽史，查体有肺气肿体征的病人，出现下列哪项改变提示合并早期肺心病

A. 发绀、头痛、嗜睡、神志恍惚

B. 肺部干、湿性啰音

C. 血气分析 $PaO_2\downarrow$，$PaCO_2\uparrow$

D. 剑突下心脏收缩期搏动、心音增强

E. 心电图示低电压和有右束支传导阻滞

210. 男性，48 岁。长期咳嗽，咳痰 10 余年，气急 5 年。查体：口唇发绀，颈静脉充盈，双肺干湿音，肝肿大肋下 0.5cm，下肢轻度水肿。判定病人有无右心衰竭的主要依据是

A. 肝脏有无触痛　　　　　B. 下肢水肿

C. 双肺干、湿啰音　　　　D. 颈静脉充盈

E. 肝颈静脉回流征阳性

211. 男性，56 岁。咳嗽，咳痰 10 年，查体：桶状胸，双肺湿啰音，剑突下收缩期搏动，三尖瓣区收缩期杂

音，肝、脾不大，下肢无浮肿，应诊断为

A. 慢性支气管炎

B. 慢性支气管炎＋肺气肿

C. 慢性支气管炎＋肺心病伴右心衰竭

D. 慢性支气管炎＋肺气肿＋肺心病（代偿期）

E. 以上都不是

212. 有长期咳嗽史病人，其心电图 QRS 额面平均电轴≥90°，重度顺钟向转位，$RV_1 + SV_5 ≥ 1.05mV$，$P II > 0.25mV$，最可能的诊断是

A. 阻塞性肺气肿　　　　B. 支气管哮喘

C. 风心病二尖瓣狭窄　　D. 慢性肺心病

E. 房间隔缺损

213. 男性，64 岁。有肺心病史 5 年，经常头痛头晕，1 周来咳嗽加重，咳黄痰，呼吸困难，头痛加重，昨日起嗜睡、谵语。查体：神志不清，颜面浮肿，球结膜水肿，口唇发绀，颈静脉充盈，双肺广泛干湿啰音，肝肋下 4cm，腹水征（＋），下肢水肿，膝反射减弱，巴宾斯基征（＋）。pH 7.20，$PaCO_2$ 100mmHg，PaO_2 40mmHg，HCO_3^- 21mmol/L，患者发生了哪一类型的酸碱平衡失调

A. 失代偿性呼吸性酸中毒

B. 代偿性呼吸性酸中毒

C. 代谢性酸中毒

D. 呼吸性酸中毒合并代谢性酸中毒

E. 呼吸性酸中毒合并代谢性碱中毒

214. 女性，56 岁。诊断肺心病 3 年，2 天前受凉后发热，咳嗽，咳痰加重，咯黄痰，呼吸困难不能平卧。查体：明显发绀，颈静脉怒张，双肺广泛散在干湿性啰音，心率 110 次/分，三尖瓣区收缩期杂音，肝肋下 3cm，下肢水肿。该患者病情加重的主要原因是应用

A. 有效抗生素　　　　B. 强心剂

C. 呼吸兴奋剂　　　　D. 利尿剂

E. 血管扩张剂

215. 女性，46 岁。有慢性咳嗽，咳痰史 10 余年，6 年来活动后气短，2 周来上述症状加重，并出现全身水肿，卫生院医生给了大量利尿剂，呋塞米 40mg，每日 1 次静脉滴注，全身水肿迅速消退，在治疗第 4 天出现烦躁，抽搐。查体：神志不清，桶状胸，双肺散在干湿啰音，剑突下触及心脏收缩期搏动，肝触及，下肢无水肿。心电图示右心室肥厚。该患者可能发生的酸碱失衡是

A. 呼吸性酸中毒合并代谢性碱中毒

B. 呼吸性酸中毒合并代谢性酸中毒

C. 呼吸性碱中毒

D. 呼吸性酸中毒

E. 以上都不是

216. 女性，46 岁。有慢性咳嗽，咳痰史 10 余年，6 年来活动后气短，2 周来上述症状加重，并出现全身水肿，卫生院医生给了大量利尿剂，呋塞米 40mg，每日 1 次静脉滴注，全身水肿迅速消退，在治疗第 4 天出现烦躁，抽搐。查体：神志不清，桶状胸，双肺散在干湿啰音，剑突下触及心脏收缩期搏动，肝触及，下肢无水肿，心电右心室肥厚。该患者应立即给的药物是

A. 补充氯化钾　　　　B. 呼吸兴奋剂

C. 继续用利尿剂　　　D. 大量抗生素

E. 使用镇静剂

217. 男性，58 岁。患肺心病。入院咳嗽，呼吸困难，昏迷，气管切开后，症状好转，4 天后咳黄痰增加。$WBC 11 × 10^9/L$。该患者入院时可能的并发症是

A. 脑血管意外　　　　B. 肺性脑病

C. 中毒性脑病　　　　D. 休克

E. 以上都不是

218. 男性，58 岁。患肺心病。入院咳嗽，呼吸困难，昏迷，气管切开后，症状好转，4 天后咳黄痰增加。$WBC 11 × 10^9/L$。患者在气管切开后，可能出现的酸碱失衡是

A. 呼吸性酸中毒

B. 呼吸性酸中毒合并代谢性酸中毒

C. 呼吸性碱中毒

D. 呼吸性酸中毒合并代谢性碱中毒

E. 代谢性碱中毒

219. 呼吸性碱中毒表现为

A. pH 7.48，$PaCO_2$ 30mmHg，BE －8mmol/L

B. pH 7.20，$PaCO_2$ 70mmHg，EE －5mmol/L

C. pH 7.45，$PaCO_2$ 60mmHg，BE ＋15mmol/L

D. pH 7.30，$PaCO_2$ 64mmHg，BE ＋2mmol/L

E. pH 7.38，$PaCO_2$ 54mmHg，BE －4mmol/L

220. 代偿性呼吸性酸中毒表现为

A. pH 7.48，$PaCO_2$ 30mmHg，BE －8mmol/L

B. pH 7.20，$PaCO_2$ 70mmHg，EE －5mmol/L

C. pH 7.45，$PaCO_2$ 60mmHg，BE ＋15mmol/L

D. pH 7.30，$PaCO_2$ 64mmHg，BE ＋2mmol/L

E. pH 7.38，$PaCO_2$ 54mmHg，BE －4mmol/L

221. 呼吸性酸中毒合并代谢性酸中毒表现为

A. pH 7.30，$PaCO_2$ 64mmHg，BE ＋2mmol/L

B. pH 7.45，$PaCO_2$ 60mmHg，BE ＋15mmol/L

C. pH 7.20，$PaCO_2$ 70mmHg，EE －5mmol/L

D. pH 7.48，$PaCO_2$ 30mmHg，BE －8mmol/L

E. pH 7.38，$PaCO_2$ 54mmHg，BE −4mmol/L

222. 失代偿性呼吸性酸中毒表现为

A. pH 7.20，$PaCO_2$ 70mmHg，EE −5mmol/L

B. pH 7.30，$PaCO_2$ 64mmHg，BE +2mmol/L

C. pH 7.45，$PaCO_2$ 60mmHg，BE +15mmol/L

D. pH 7.48，$PaCO_2$ 30mmHg，BE −8mmol/L

E. pH 7.38，$PaCO_2$ 54mmHg，BE −4mmol/L

223. 呼吸性酸中毒合并代谢性碱中毒表现为

A. pH 7.30，$PaCO_2$ 64mmHg，BE +2mmol/L

B. pH 7.20，$PaCO_2$ 70mmHg，EE −5mmol/L

C. pH 7.48，$PaCO_2$ 30mmHg，BE −8mmol/L

D. pH 7.45，$PaCO_2$ 60mmHg，BE +15mmol/L

E. pH 7.38，$PaCO_2$ 54mmHg，BE −4mmol/L

224. 容易出现代谢性碱中毒的是

A. 应用过量安眠镇静剂后

B. 呼吸衰竭经大量利尿治疗后

C. CO_2 严重潴留气管切开术后

D. 静脉注射氨茶碱后

E. 并发中毒性休克后

225. 容易出现代谢性酸中毒的是

A. 静脉注射氨茶碱后

B. 应用过量安眠镇静剂后

C. CO_2 严重潴留气管切开术后

D. 呼吸衰竭经大量利尿治疗后

E. 并发中毒性休克后

226. 容易出现呼吸性碱中毒的是

A. 呼吸衰竭经大量利尿治疗后

B. 应用过量安眠镇静剂后

C. 静脉注射氨茶碱后

D. CO_2 严重潴留气管切开术后

E. 并发中毒性休克后

227. 容易出现呼吸性酸中毒的是

A. 呼吸衰竭经大量利尿治疗后

B. CO_2 严重潴留气管切开术后

C. 应用过量安眠镇静剂后

D. 静脉注射氨茶碱后

E. 并发中毒性休克后

228. 支气管哮喘发病的主要因素为

A. 过敏因素 + 大脑皮质功能紊乱

B. 过敏因素 + 精神因素

C. 感染 + 迷走神经兴奋性增高

D. 过敏因素 + 呼吸道感染

E. 以上都不是

229. 引起支气管哮喘发作，释放生物活性物质的细胞是

A. 浆细胞

B. 柱状上皮细胞

C. 肥大细胞

D. 肺泡 I 型细胞

E. 肺泡 II 型细胞

230. 关于外源性支气管哮喘，下述哪项不正确

A. 多在少年，儿童时发病

B. 季节性明显

C. 缓解期肺哮鸣音消失

D. 常有家族及个人过敏史

E. 发作期间血清 IgE 水平降低

231. 关于内源性支气管哮喘，下述哪项不正确

A. 痰常为脓性

B. 常终年发作

C. 发作缓解后肺部听诊亦常有音

D. 少有家族过敏史

E. 发作期间血清 IgE 水平常增高

232. 外源性支气管哮喘多属于

A. 第 II 型或细胞毒型反应

B. 第 I 型或速发型变态反应

C. 第 III 型或免疫复合物反应

D. 第 IV 型或迟发型变态反应

E. 以上都不是

233. 内源性哮喘是

A. 感染性哮喘

B. 哮喘持续状态

C. 哮喘合并急性肺炎

D. 支气管哮喘与心源性哮喘同时并存

E. 同时对两种外源性过敏原产生反应

234. 支气管哮喘分型正确的是

A. 外源性、内源性、感染性

B. 外源性、内源性

C. 外源性、内源性、哮喘持续状态

D. 外源性、内源性、混合型

E. 外源性、内源性、混合型、哮喘持续状态

235. 支气管哮喘的临床特征主要是

A. 吸气性呼吸困难

B. 反复发作，混合性呼吸困难

C. 反复发作，阵发性、呼气性呼吸困难

D. 夜间阵发性呼吸困难

E. 肺部有较多的哮鸣音伴肺底湿啰音

236. 典型支气管哮喘发作时最主要的临床表现为

A. 吸气性呼吸困难，双肺哮鸣音

B. 端坐呼吸，两肺密布中小水泡音

C. 呼气性呼吸困难，双肺哮鸣音

D. 呼气性呼吸困难，两肺散在干湿性啰音

E. 进行性呼吸困难，肺部局限性哮鸣音

237. 支气管哮喘发作时肺部典型体征是

A. 两肺密布湿性啰音

B. 干、湿啰音同时存在

C. 两肺密布哮鸣音

D. 两肺可听到支气管呼吸音

E. 两肺语颤增强

238. 诊断支气管哮喘的依据是

A. 反复发作性呼气性呼吸困难伴哮鸣音

B. 有阻塞性通气功能障碍

C. 血清 IgE 升高

D. 血中嗜酸粒细胞增多

E. 气道激发试验阳性

239. 下列诊断支气管哮喘的依据中，哪一项是错误的

A. 支气管扩张药治疗有效

B. 发作时有呼气性呼吸困难

C. 肺部满布哮鸣音

D. 有反复发作的支气管哮喘史

E. 发作性吸气性呼吸困难

240. 支气管哮喘与过敏性肺炎的不同点主要为

A. 致敏原

B. 血中嗜酸粒细胞增高

C. 喘息

D. 有过敏源接触史

E. 胸部 X 线表现

241. 支气管哮喘与喘息型慢性支气管炎的鉴别最有价值的是

A. 长期咳嗽、咳痰、喘息病史

B. 两肺普遍哮鸣音

C. 对支气管解痉剂的反应

D. 肺气肿体征

E. 呼气期带喘鸣的呼吸困难

242. 下列何种疾病应用特布他林气雾剂吸入，可使呼吸困难很快改善

A. 心源性哮喘

B. 喘息型慢性支气管炎

C. 急性肺水肿

D. 支气管哮喘

E. 支气管肺癌

243. 在鉴别支气管哮喘与心源性哮喘时，下列哪项支持后者

A. 两肺满布哮鸣音

B. 病史

C. 发热

D. 两肺底湿啰音

E. 胸部 X 线检查：肺纹理增强

244. 支气管哮喘发作禁用

A. 麻黄素

B. 肾上腺素

C. 氨茶碱

D. 吗啡

E. 沙丁胺醇

245. 用糖皮质激素治疗重症哮喘的机制，下列哪项不正确

A. 抑制炎症反应

B. 抑制 M – 胆碱能受体

C. 减少组胺形成

D. 促进 β 受体数量

E. 降低气道反应性

246. 中、重度支气管哮喘发作首选治疗药物是

A. 茶碱类

B. β 受体激动剂

C. 糖皮质激素

D. 抗胆碱能类

E. 抗过敏类

247. 抗原脱敏治疗支气管哮喘的机制是

A. 抑制呼吸中枢

B. 抑制胆碱能神经

C. 抑制细胞释放生物活性物质

D. 扩张支气管

E. 产生 IgG 阻止 IgE 与抗原结合

248. 某患者因哮喘发作来诊，在诊断尚未明确时，为缓解症状应选用

A. 氨茶碱

B. 肾上腺素

C. 异丙肾上腺素

D. 强心苷

E. 哌替啶

249. 治疗支气管哮喘重度发作使用 5% 苯酚氢钠能

A. 直接解除支气管平滑肌痉挛

B. 增强呼吸中枢对 CO_2 的敏感性

C. 增强支气管扩张剂的疗效

D. 增加血环磷酸腺苷的浓度

E. 抑制磷酸二酯酶

250. 色甘酸钠主要用于

A. 哮喘重症发作

B. 改善通气功能

C. 预防哮喘发作

D. 抗感染

E. 镇咳祛痰

251. 氨茶碱属于

A. 前列腺素活性抑制剂

B. 胆碱能 M 受体阻滞剂

C. 肾上腺素能 α 受体阻滞剂

D. 肾上腺素能 β 受体兴奋剂

E. 以上都不是

252. 氨茶碱的适宜浓度为

A. 25mg/L

B. 10~20mg/L

C. 25～30mg/L
D. 20～25mg/L

E. 5～10mg/L

253. 支气管哮喘发作时，下列哪种因素能降低支气管扩张剂的疗效

A. 缺氧未纠正
B. 酸中毒

C. 感染未控制
D. 未并用糖皮质激素

E. 未充分补液

254. 重症支气管哮喘发作伴酸中毒时，疗效最易被减低的药物是

A. 激素
B. 青霉素

C. 红霉素
D. 四环素

E. 支气管扩张剂

255. 重症支气管哮喘发作时，除吸氧外，应首先采取下列哪项措施

A. 改善通气，支气管解痉，控制感染，纠正水电解质及酸碱平衡失调，应用糖皮质激素

B. 采用拟交感神经药，抗生素和促肾上腺皮质激素

C. 积极应用免疫抑制剂、色甘酸钠，必要时用菌苗疗法

D. 尽可能找出过敏源，除去诱因或进行抗原脱敏疗法

E. 大剂量广谱抗生素及抗原脱敏治疗

256. 主要作用于 β_2 肾上腺素能受体的支气管解痉药是

A. 麻黄素
B. 异丙基肾上腺素

C. 氨茶碱
D. 肾上腺素

E. 沙丁胺醇

257. 对严重的支气管哮喘发作病人，重要的祛痰方法是

A. 气雾吸入
B. 补液

C. 口服溴己新
D. 体位引流

E. 吸痰

258. 哮喘严重发作时，下列哪项是通气不足的可靠指标

A. $PaO_2 < 60mmHg$
B. 明显发绀

C. 呼气性呼吸困难
D. 弥漫性哮鸣音

E. $PaCO_2 > 50mmHg$

259. 支气管哮喘病人急性发作时，$PaCO_2$ 正常或增高表示

A. 没有临床意义
B. 病情好转

C. 发作早期
D. 病情严重

E. 有心血管并发症

260. 某男，32 岁。咳喘气急 8 年。查体：两肺呼气性哮鸣音为主，伴两肺少量湿啰音。胸部 X 线检查及喉镜检查未见异常。其最可能的诊断是

A. 喘息型慢性支气管炎
B. 支气管哮喘

C. 心源性哮喘
D. 气管内肿物

E. 慢性喉炎

261. 男性，60 岁。2 年来劳累后心慌，气短，并常出现夜间阵发性呼吸困难，不能平卧，吐泡沫样痰。查体：心律整，120 次/分，双肺哮鸣音及肺底湿性啰音，诊断应首先考虑为

A. 过敏性哮喘
B. 感染性哮喘

C. 慢性喘息型支气管炎
D. 心源性哮喘

E. 自发性气胸

262. 在支气管哮喘的治疗中，哪种药物既能抑制炎症反应，又能增加 β 受体数量，抑制组胺酸脱羧酶

A. 大量静点糖皮质激素

B. 吸入色甘酸钠

C. 静脉缓注氨茶碱

D. 吸入异丙基肾上腺素

E. 口服麻黄碱

263. 应用氨茶碱治疗支气管哮喘，既能使其发挥最好疗效，又不致产生毒性反应的最有效的方法是

A. 与异丙托溴铵合用
B. 缓慢静脉滴注

C. 与沙丁胺醇合用
D. 缓慢静脉注射

E. 血液药物浓度监测

264. 男性，19 岁。气喘半日，每年春、秋季有类似发作，体温 36.5℃，端坐呼吸，两肺广泛哮鸣音，白细胞 $7.6 \times 10^9/L$，中性粒细胞 0.76，最可能的诊断是

A. 喘息型慢性支气管炎
B. 过敏性肺炎

C. 支气管哮喘
D. 急性支气管炎

E. 急性左心衰竭

265. 男性，18 岁。反复喘息发作 2 年，常在春季发病，为突然发作呼吸困难，每次发作 1～2 小时，咳嗽出白色黏痰后症状缓解。血象检查：嗜酸粒细胞增多，IgE 增高。应诊断为

A. 感染型支气管哮喘
B. 心源性哮喘

C. 混合型支气管哮喘
D. 过敏性哮喘

E. 喘息型慢性支气管炎

266. 男性，65 岁。突然呼吸困难，喘息，咳嗽，肺有哮鸣音及湿啰音，心电图示左心室肥厚劳损，应首先考虑下列哪一诊断

A. 心源性哮喘
B. 过敏性肺炎

C. 喘息型慢性支气管炎
D. 支气管哮喘

E. 支气管肺癌合并感染

267. 男性，44 岁。工人，自诉 20 年前，不慎感冒而咳嗽，咳痰，一周后发生气短，喘息，以后每逢气候改变或精神激动时，即发生气喘及咳嗽，闻油烟也有阵发，20 年来经抗生素治疗无效。查体：桶状

胸，两肺散在高调干啰音，心脏无显著改变。原发病考虑

A. 支气管哮喘　　　　B. 慢性支气管炎

C. 过敏性肺炎　　　　D. 急性支气管炎

E. 喘息型支气管炎

268. 男性，20岁。因反复喘息而求医，常在春季发病，为突然发作呼吸困难，咳嗽，咳出白色黏痰后气促减轻，喘息停止。血象检查有嗜酸粒细胞增多，IgE增高。应首先考虑诊断为

A. 内源性哮喘　　　　B. 喘息性支气管炎

C. 混合性哮喘　　　　D. 外源性哮喘

E. 心源性哮喘

269. 哮喘重症发作，PaO_2 60mmHg，$PaCO_2$ 60mmHg，pH 7.34。病情严重的主要根据是

A. 低氧血症　　　　B. 端坐呼吸

C. 发绀　　　　　　D. 双肺哮鸣音

E. 二氧化碳潴留

270. 男性，58岁。平素健康，近半月夜间阵发性哮喘发作，被迫坐位，气急，10分钟后自行缓解。查体：肥胖，BP 170/110mmHg，R 25次/分，P 110次/分，两肺底部湿啰音，无哮鸣音。初步诊断为

A. 支气管哮喘　　　　B. 喘息性支气管炎

C. 心源性哮喘　　　　D. 运动性哮喘

E. 以上都不是

271. 男性，20岁。近一周咳嗽，咳痰，2天来呼吸困难带哮鸣，大汗，面色苍白，肢凉，脉搏120次/分，血压90/60mmHg，双肺哮鸣音，心脏无杂音，口唇发绀。最可能的诊断是

A. 支气管哮喘重症发作

B. 喘息型慢性支气管炎

C. 肺炎球菌肺炎

D. 急性左心衰竭

E. 过敏性肺炎

272. 男性，28岁。12岁起每年春秋季反复出现喘息发作、咳嗽，用抗生素，异丙肾上腺素吸入有效，五天前闻油烟后又发生喘息。查体：大汗淋漓，发绀，脉搏细速，心率120次/分，BP 160/100mmHg，T 37.6℃，双肺闻及散在哮鸣音。血气分析：$PaCO_2$ 50mmHg，PaO_2 50mmHg，WBC $10.1 \times 10^9/L$。此病人最可能的诊断是

A. 慢性支气管炎喘息型　　B. 心源性哮喘

C. 支气管哮喘发作期　　　D. 过敏性肺炎

E. 支气管肺癌

273. 女性，38岁。每年春季喘息发作，3天前又喘息发作，大汗，咳嗽，用氨茶碱不能缓解，双肺广泛哮

鸣音，明显发绀，心音正常。血 WBC $12 \times 10^9/L$，血嗜酸粒细胞8%，IgE升高。为正确的指导用药，应立即做哪项检查

A. 肺功能测定　　　　B. 血钾，钠，氯测定

C. 血 $CO_2 - CP$ 测定　D. 血气分析

E. 血常规检查

274. 女性，21岁。二年来反复喘息发作，近一年来发作频繁，夜间重，双肺散在呼气性哮鸣音，心音正常。心率110次/分，呼吸频率32次/分，胸片双肺纹理增强，WBC $11 \times 10^9/L$，嗜酸粒细胞7%。该患诊断支气管哮喘的主要根据是

A. 口服茶碱类药物

B. 长期应用 β_2 受体激动剂气雾吸入

C. 长期使用抗胆碱能药物

D. 长期口服 β_2 受体激动剂

E. 激素气雾剂长期吸入

275. 男性，31岁。咳嗽，呈刺激性，干咳，偶有咳少量黏稠痰，受寒冷刺激加重，伴气促，每天晚间，清晨均有剧咳而影响睡眠，用过青霉素，氨苄西林，头孢菌素和多种祛痰止咳剂症状未能缓解。查体：双肺散在干性啰音，心脏正常。胸片：心肺无异常，WBC $11 \times 10^9/L$。此病人最可能的诊断是

A. 支气管哮喘　　　　B. 急性支气管炎

C. 支气管内膜结核　　D. 急性上呼吸道感染

E. 喘息性支气管炎

276. Ⅲ型变态反应不见于

A. 外源性哮喘

B. 迟发性哮喘

C. 肺出血肾炎综合征

D. 结核菌素试验（+）

E. 免疫性溶血性贫血

277. Ⅰ型变态反应见于

A. 迟发性哮喘　　　　B. 外源性哮喘

C. 结核菌素试验（+）　D. 肺出血肾炎综合征

E. 免疫性溶血性贫血

278. 异丙托溴铵

A. 减少 cGMP 浓度

B. 钙拮抗剂

C. 抑制肥大细胞和嗜碱粒细胞释放生物介质

D. 能拮抗腺苷引起的支气管痉挛

E. 激素合成剂

279. 酮替芬用于

A. 迟发性哮喘　　　　B. 外源性哮喘

C. 结核菌素试验（+）　D. 肺出血肾炎综合征

E. 免疫性溶血性贫血

280. 二丙酸倍氯米松用于
 A. 肺出血肾炎综合征 B. 迟发性哮喘
 C. 结核菌素试验（＋） D. 外源性哮喘
 E. 免疫性溶血性贫血

281. 支气管肺癌用于
 A. 发热，咳嗽，夜间阵发性气急，肺无异常体征
 B. 端坐呼吸，双肺底水泡音
 C. 呼气性呼吸困难，两肺散在干、湿啰音
 D. 呼气性呼吸困难，双肺普遍哮喘音
 E. 进行性呼吸困难，咳嗽，痰中带血

282. 支气管哮喘可见
 A. 端坐呼吸，双肺底水泡音
 B. 呼气性呼吸困难，双肺普遍哮喘音
 C. 呼气性呼吸困难，两肺散在干、湿啰音
 D. 发热，咳嗽，夜间阵发性气急，肺无异常体征
 E. 进行性呼吸困难，咳嗽，痰中带血

283. 急性肺水肿可见
 A. 呼气性呼吸困难，双肺普遍哮喘音
 B. 呼气性呼吸困难，两肺散在干、湿啰音
 C. 端坐呼吸，双肺底水泡音
 D. 发热，咳嗽，夜间阵发性气急，肺无异常体征
 E. 进行性呼吸困难，咳嗽，痰中带血

284. 过敏性肺炎可见
 A. 发热，咳嗽，夜间阵发性气急，肺无异常体征
 B. 端坐呼吸，双肺底水泡音
 C. 呼气性呼吸困难，两肺散在干、湿啰音
 D. 呼气性呼吸困难，双肺普遍哮喘音
 E. 进行性呼吸困难，咳嗽，痰中带血

285. 喘息型慢性支气管炎可见
 A. 呼气性呼吸困难，双肺普遍哮喘音
 B. 端坐呼吸，双肺底水泡音
 C. 发热，咳嗽，夜间阵发性气急，肺无异常体征
 D. 呼气性呼吸困难，两肺散在干、湿啰音
 E. 进行性呼吸困难，咳嗽，痰中带血

286. 哪项属于支气管扩张剂
 A. 氨茶碱 B. 异丙托溴铵
 C. 异丙基肾上腺素 D. 肾上腺皮质激素
 E. 沙丁胺醇

287. 能预防和抑制炎症反应的是
 A. 异丙托溴铵 B. 肾上腺皮质激素
 C. 异丙基肾上腺素 D. 氨茶碱
 E. 沙丁胺醇

288. 哪项为选择性 β_2 受体激动剂
 A. 氨茶碱 B. 异丙托溴铵

 C. 异丙基肾上腺素 D. 肾上腺皮质激素
 E. 沙丁胺醇

289. 哪项为茶碱类
 A. 氨茶碱 B. 异丙托溴铵
 C. 异丙基肾上腺素 D. 肾上腺皮质激素
 E. 沙丁胺醇

290. 哪项为抗胆碱能类
 A. 肾上腺皮质激素 B. 异丙基肾上腺素
 C. 异丙托溴铵 D. 氨茶碱
 E. 沙丁胺醇

291. 肺囊性纤维化
 A. 常伴鼻窦炎及内脏转位
 B. 好发部位位于上叶尖后段或下叶背段
 C. 可见段支气管近端的扩张
 D. 多发生于左下叶支气管
 E. 血清内可含有抑制支气管柱状上皮细胞纤毛活动的物质

292. 呼吸衰竭的动脉血气诊断指标是
 A. $PaO_2 < 6.65kPa$，$PaCO_2 > 8.0kPa$
 B. $PaO_2 < 7.32kPa$，$PaCO_2 > 7.32kPa$
 C. $PaO_2 < 9.3kPa$，$PaCO_2 > 5.32kPa$
 D. $PaO_2 < 8.0kPa$，$PaCO_2 > 6.65kPa$
 E. $PaO_2 < 6.32kPa$，$PaCO_2 > 9.3kPa$

293. Ⅱ型呼吸衰竭最主要的发生机制是
 A. 肺动－静脉样的分流 B. 通气/血流 < 0.8
 C. 弥散功能障碍 D. 通气/血流 > 0.8
 E. 肺泡通气不足

294. 慢性呼吸衰竭最常见的病因是
 A. 重症肺结核 B. 胸廓病变
 C. 肺间质纤维化 D. 阻塞性肺疾病
 E. 尘肺

295. 慢性肺心病呼吸衰竭产生二氧化碳潴留的最主要的机制是
 A. 通气/血流比例失调 B. 通气不足
 C. 肺动－静脉样分流 D. 弥散障碍
 E. 氧耗量增加

296. 对呼吸性酸碱失衡的判断，最有价值的指标是
 A. pH B. BE
 C. $PaCO_2$ D. AB
 E. SB

297. 对代谢性酸碱失衡的判断，最有价值的指标是
 A. SB B. BB
 C. AB D. $PaCO_2$
 E. BE

298. 下列哪项与呼吸性酸中毒并发代谢性碱中毒无关

    A. 频繁呕吐   B. 通气功能改善过快

    C. 用碱性药物过量   D. 使用排钾利尿剂

    E. 高浓度吸氧

299. 肺性脑病与高血压脑病鉴别的主要依据是

    A. 气短   B. 头痛

    C. 高血压   D. 发绀

    E. 昏迷

300. 慢性呼吸衰竭用呼吸兴奋剂时的给氧方法是

    A. 间断给氧

    B. 给高浓度氧（50%以上）

    C. 给低浓度氧（25%~30%）

    D. 不必给氧

    E. 给氧浓度可稍高（40%）

301. 肺性脑病狂躁不安的处理是

    A. 可用大量的奋乃静肌注

    B. 可给大量安定

    C. 不宜用水合氯醛保留灌肠

    D. 必要时可用吗啡，哌替啶

    E. 重点改善通气功能

302. 呼吸中枢兴奋剂应用于下述哪种疾病

    A. 急性多发性神经根炎引起的呼吸衰竭

    B. 胸外伤引起的肺通气量减少

    C. 严重脊柱畸形引起的呼吸衰竭

    D. 呼吸性碱中毒

    E. 慢性肺心病引起的呼吸衰竭

303. 呼衰可作鼻或口鼻面罩机械通气的患者是

    A. 病情严重，神志清，不合作的患者

    B. 轻中度神志尚清，能配合的患者

    C. 昏迷的患者

    D. 呼吸道有大量分泌物的患者

    E. 需长期机械通气支持的患者

304. 失代偿性呼吸性酸中毒时，血气分析及血清电解质的改变是

    A. $PaCO_2$ 升高、pH 升高、血钾升高

    B. $PaCO_2$ 升高、pH 降低、血氯升高

    C. $PaCO_2$ 升高、pH 降低、血钾升高

    D. $PaCO_2$ 升高、pH 升高、血氯降低

    E. $PaCO_2$ 升高、pH 升高、血氯血钾正常

305. 慢性呼吸衰竭时，下列哪项不利于呼吸道通畅

    A. 应用快速利尿剂   B. 雾化吸入祛痰剂

    C. 大量补液   D. 应用糖皮质激素

    E. 帮助患者翻身、拍背

306. ARDS 的肺水肿属于以下哪种类型

    A. 复张性肺水肿   B. 神经性肺水肿

    C. 中毒性肺水肿   D. 心源性肺水肿

    E. 渗透性肺水肿

307. 某慢性肺心病病人，因轻度上感有咳嗽、咳痰，入院时神志清楚，自动体位，发绀轻度。入院时检查血气为 pH 7.19，$PaCO_2$ 59mmHg，HCO_3^- 41mmol/L。按此血气应诊断

    A. 失代偿性代谢性酸中毒

    B. 呼吸性酸中毒 + 代谢性酸中毒

    C. 慢性呼吸性酸中毒（代偿期）

    D. 慢性失代偿性呼吸性酸中毒

    E. 此血气可能有错误，应复查

308. 男性，50 岁。慢性咳嗽 20 余年，现有呼吸困难、发绀。发热、血气分析 PaO_2 35mmHg，$PaCO_2 >$ 70mmHg，有神经精神症状。最合适的诊断是

    A. 肺性脑病   B. DIC

    C. 代谢性酸中毒   D. 呼吸衰竭

    E. 心力衰竭

309. 某患慢性咳嗽 8 年，有肺气肿征，一周来黄痰不易咯出，气促加重，发绀。血气分析 pH 7.31，$PaCO_2$ 66mmHg，PaO_2 52mmHg。如何改善该患的缺氧

    A. 低浓度持续给氧

    B. 间歇吸入纯氧

    C. 立即呼气末正压人工呼吸

    D. 立即吸入高浓度的氧

    E. 用双氧水静脉内给氧

310. 女性，59 岁。肺心病，呼吸衰竭，心率 154 次/分，有多发房性早搏。血气分析，PaO_2 55mmHg，$PaCO_2$ 75mmHg，pH 7.2。最重要的纠正心律失常的措施是

    A. 毛花苷丙   B. 维拉帕米

    C. 胺碘酮   D. 普萘洛尔

    E. 5% 苯酚氢钠

311. 某慢性肺心病患者入院后经抗感染、扩张支气管、静滴呼吸兴奋剂后查血气：pH 7.48，$PaCO_2$ 51mmHg、HCO_3^- 44mmol/L、BE +9mmol/L，此患者应诊断为

    A. 代偿性呼吸性酸中毒

    B. 呼吸性酸中毒 + 代谢性酸中毒

    C. 呼吸性酸中毒 + 代谢性碱中毒

    D. 失代偿性呼吸性酸中毒

    E. 此血气可能有错误

312. 某慢性呼吸衰竭病人 pH 7.3，$PaCO_2$ 60mmHg，PaO_2 50mmHg，除改善通气功能外还应选择下列哪种治疗

    A. 不给碱性药

B. 静脉滴注乳酸钠

C. 静脉滴注三羟甲基氨基甲烷

D. 静脉滴注 5% 苯酚氢钠

E. 静脉滴注乳酸钠

313. 肺心病人，加重 4 天入院，神志清楚，PaO_2 32mmHg，$PaCO_2$ 70mmHg，吸入 41% 浓度氧 3 小时后，测 PaO_2 80mmHg，$PaCO_2$ 108mmHg，病人昏迷，其原因是

　　A. 低离子综合征　　　B. 感染中毒性脑病

　　C. 高血压脑病　　　　D. 气道阻力增加

　　E. 通气抑制，肺性脑病

314. 某慢性肺心病患者意识障碍 2 日入院，查 pH 7.30，PaO_2 40mmHg，BE + 6mmol/L，$PaCO_2$ 110mmHg，血尿素氮 6mmol/L，血钠 138mmol/L，血钾 3.8mmol/L，血浆渗透压 280mmol/L。此意识障碍原因为

　　A. 低血钾症　　　　　B. 低血钠症

　　C. 低渗血症　　　　　D. 肾功能衰竭

　　E. 肺性脑病

315. 某慢性肺心病患者，受凉后咳喘加重，咳脓痰，伴发热烦躁，发绀加重，次日神志模糊，嗜睡，血压 110/60mmHg，无病理反射。最可能的诊断是

　　A. 肺心病并感染性休克

　　B. 肺心病并急性脑血管病

　　C. 肺心病并肺性脑病

　　D. 肺心病并 DIC

　　E. 肺心病并消化道出血

316. 男性，20 岁。3 天前受凉后突然寒战，高热，咳嗽，气促。胸片示右上大片实变影。血气分析：pH 7.46，$PaCO_2$ 31mmHg，BE 0.4mmol/L，SB 22mmol/L，PaO_2 66mmHg。此结果应该诊断

　　A. 呼吸性碱中毒　　　B. 呼吸性酸中毒

　　C. 代谢性碱中毒　　　D. 正常

　　E. 呼吸性碱中毒 + 代谢性酸中毒

317. 男性，65 岁。慢支 30 年，近 3 年来下肢浮肿，平时活动气短，3 天前受凉后加重，神志恍惚，嗜睡。血气分析：pH 7.15，$PaCO_2$ 80mmHg，PaO_2 45mmHg，BE - 10mmol/L，HCO_3^- 20mmol/L。此结果符合

　　A. 代谢性碱中毒 + 代谢性酸中毒

　　B. 呼吸性酸中毒代偿期

　　C. 呼吸性酸中毒 + 代谢性碱中毒

　　D. 呼吸性酸中毒失代偿期

　　E. 呼吸性酸中毒 + 代谢性酸中毒

318. 慢性肺心病患者，血气分析结果是：pH 7.43，$PaCO_2$

73mmHg，BE 21mmol/L，HCO_3^- 46mmol/L，此血气结果应诊断为

　　A. 呼吸性碱中毒 + 代谢性碱中毒

　　B. 呼吸性酸中毒 + 代谢性碱中毒

　　C. 呼吸性酸中毒 + 代谢性酸中毒

　　D. 呼吸性碱中毒 + 代谢性酸中毒

　　E. 失代偿性代谢性碱中毒

319. 某患者，呼吸机给 O_2 过程中动脉血气分析示 pH 7.48，$PaCO_2$ 25mmHg，PaO_2 76mmHg，BE - 6mmol/L，HCO_3^- 18.5mmol/L，考虑为

　　A. 呼吸性酸中毒　　　　B. 呼吸性碱中毒

　　C. 代谢性酸中毒　　　　D. 代谢性碱中毒

　　E. 呼吸性酸中毒 + 代谢性碱中毒

320. 男性，50 岁。慢性咳嗽 5 年，糖尿病史 2 年。咳喘加重一月，发热一周来诊。检查结果：血 pH 7.25，PaO_2 40mmHg，$PaCO_2$ 85mmHg，BE - 10mmol/L。考虑的诊断是

　　A. 失代偿性呼吸性酸中毒

　　B. 失代偿性呼吸性酸中毒合并代谢性碱中毒

　　C. 失代偿性呼吸性酸中毒合并代谢性酸中毒

　　D. 失代偿性代谢性酸中毒

　　E. 三重酸碱失衡

321. 男性，60 岁。慢支、肺气肿 20 年，冠心病史 5 年，呼吸困难加重 2 天，意识障碍 1 小时来诊。查体：浅昏迷，呼吸困难，口唇发绀，球结膜轻度水肿，BP 170/110mmHg，双肺散在干啰音，中下部湿啰音，HR 128 次/分，节律不整，肝大，下肢水肿（±）。该患者抢救中需特别注意的是

　　A. 大量快速利尿剂

　　B. 通畅呼吸道

　　C. 迅速纠正心律失常

　　D. 强心利尿扩血管综合措施

　　E. 足量的止血药物及脑保护措施

322. 男性，60 岁。慢支、肺气肿 20 年，冠心病 5 年，呼吸困难加重 2 天，意识障碍 1 小时来诊。查体：浅昏迷，呼吸困难，口唇发绀，球结膜轻度水肿，BP 170/110mmHg，双肺散在干啰音，中下部湿啰音，HR 128 次/分，节律不整，肝略大，下肢水肿（±）。该患者经抢救治疗后意识一度清醒，随即又出现谵语，躁动。可能是以下什么原因

　　A. 颅内出现新的出血灶

　　B. 呼吸性酸中毒合并代谢性碱中毒

　　C. 心衰加重

　　D. 肺部炎症

E. 血压波动

323. 可引起呼吸衰竭加重的是
    A. 慢阻肺合并呼吸道感染
    B. 慢性呼吸衰竭合并休克
    C. 大量利尿剂
    D. 机械通气过度
    E. 应用强心剂

324. 可引起呼吸性碱中毒的是
    A. 慢性呼吸衰竭合并休克
    B. 机械通气过度
    C. 大量利尿剂
    D. 慢阻肺合并呼吸道感染
    E. 应用强心剂

325. 可引起代谢性碱中毒的是
    A. 机械通气过度
    B. 慢性呼吸衰竭合并休克
    C. 慢阻肺合并呼吸道感染
    D. 大量利尿剂
    E. 应用强心剂

326. 可引起呼吸性酸中毒合并代谢性酸中毒的是
    A. 机械通气过度
    B. 大量利尿剂
    C. 慢性呼吸衰竭合并休克
    D. 慢阻肺合并呼吸道感染
    E. 应用强心剂

327. 引起肺炎的病原体主要是
    A. 病毒   B. 细菌
    C. 支原体   D. 真菌
    E. 立克次体

328. 院内感染所致肺炎中，主要病原体是
    A. 需氧革兰阴性杆菌   B. 病毒
    C. 耐药金葡菌   D. 真菌
    E. 肺炎球菌

329. 院外感染所致肺炎中，主要病原体是
    A. 肺炎球菌   B. 流感嗜血杆菌
    C. 金黄色葡萄球菌   D. 肺炎克雷伯杆菌
    E. 支原体

330. 下列哪种肺炎可呈爆发性流行
    A. 军团菌肺炎   B. 肺炎支原体肺炎
    C. 肺炎克雷伯杆菌肺炎 D. 肺炎球菌肺炎
    E. 金葡菌肺炎

331. 肺炎球菌肺炎的抗生素治疗停药指标是
    A. 热退停药   B. 热退5~7天
    C. 热退3天   D. 症状、体征消失

E. 胸片病变消散

332. 肺炎球菌的主要致病作用在于
    A. 产生组织坏死物质   B. 产生溶血素
    C. 产生杀白细胞素   D. 产生毒素
    E. 荚膜对组织的侵袭力

333. 肺炎球菌肺炎痊愈后，一般肺部常遗留什么样的病变
    A. 小囊肿   B. 局限性肺气肿
    C. 局部机化性肺炎   D. 轻微肺纤维化
    E. 完全吸收不留痕迹

334. 下列哪项不是促进院内感染性肺炎发病增多的因素
    A. 营养不良
    B. 辅助呼吸
    C. 大量肾上腺皮质激素的应用
    D. 抗肿瘤化疗
    E. 三代头孢菌素的大量应用

335. 下列哪项对肺炎球菌肺炎的诊断最有价值
    A. 肺部湿啰音
    B. 白细胞升高，核左移，胞浆有中毒颗粒
    C. 胸片大片均匀致密影，呈肺叶或肺段分布
    D. 高热、咳铁锈色痰
    E. 痰培养肺炎球菌阳性

336. 哪种肺炎容易并发脓气胸
    A. 克雷伯杆菌肺炎   B. 支原体肺炎
    C. 病毒性肺炎   D. 肺炎球菌肺炎
    E. 葡萄球菌肺炎

337. 肺炎支原体肺炎的突出症状是
    A. 发热   B. 气短
    C. 咳嗽   D. 恶心
    E. 休克

338. 关于葡萄球菌肺炎，以下哪项不正确
    A. 大剂量青霉素静点后，原发病灶一般不需处理
    B. 血浆凝固酶阳性的细菌致病力强
    C. 可并发心、脑、肾脓肿
    D. 重患早期可发生休克
    E. 病情较重，病死率较高

339. 不能引起肺部化脓性病变的病原体是
    A. 金黄色葡萄球菌   B. 肺炎杆菌
    C. 嗜肺性军团杆菌   D. 肺炎球菌
    E. 厌氧菌

340. 关于葡萄球菌肺炎，下列哪项是错误的
    A. 不易出现周围循环衰竭
    B. 病原菌经呼吸道或由皮肤感染灶经血行到达肺脏
    C. 可引起全身多发性化脓性病变

D. 是急性肺部化脓性感染

E. 确诊有赖于痰培养

341. 肺炎球菌肺炎出现呼吸困难的主要原因是

A. 高热　　　　　　　B. $PaCO_2$ 升高

C. 限制性通气障碍　　D. 气道阻塞

E. V/Q 比例失调

342. 引起肺炎球菌肺炎低氧血症的原因是

A. V/Q < 0.8　　　　B. 支气管痉挛

C. 高热　　　　　　　D. 痰液阻塞气道

E. V/Q > 0.8

343. 肺炎合并感染性休克，抗生素治疗哪项不正确

A. 静脉点滴给药

B. 早期大剂量、联合用药：青霉素 + 妥布霉素

C. 疗程要略长

D. 可用头孢曲松、头孢拉定

E. 确定病原菌后应调整用药

344. 肺炎球菌肺炎应用足量青霉素治疗效果不满意应想到

A. 诊断是否正确

B. 用药方法不当，立即将肌注改为静点

C. 没有联合用药

D. 选药不当

E. 是否出现并发症

345. 肺炎球菌肺炎出现机化性肺炎是由于

A. 肺泡内纤维蛋白没有完全吸收

B. 合并肺外感染

C. 没有应用抗生素雾化吸入

D. 合并混合感染

E. 细菌毒力大

346. 下列哪项是肺炎球菌肺炎有特殊意义的症状

A. 咳铁锈色痰　　　　B. 咳嗽、胸痛

C. 气急、发绀　　　　D. 突然寒战、稽留热

E. 恶心、呕吐、腹胀

347. 治疗肺炎球菌肺炎最常用的抗生素是

A. 红霉素　　　　　　B. 头孢唑啉

C. 克林霉素　　　　　D. 青霉素

E. 磺胺类药物

348. 关于支原体肺炎，以下哪项是错误的

A. 秋季发病多

B. 儿童青少年多

C. 有咽炎、支气管炎的表现

D. 可引起肺炎性浸润和空洞形成

E. 半数病例无症状

349. 肺炎合并感染性休克最常见的致病微生物是

A. 病毒　　　　　　　B. 克雷伯杆菌

C. 支原体　　　　　　D. 肺炎球菌

E. 革兰阴性杆菌

350. 关于肺炎克雷伯杆菌肺炎，下列哪项是错误的

A. 治疗首选头孢类药

B. 病变以上叶较多见

C. 病死率高

D. 该细菌常存在于人体上呼吸道和肠道

E. 慢性病例有时需做肺叶切除

351. 女性，30 岁。5 天前淋雨后发冷、胸痛，咳嗽，气短，既往有结核病史。查体：左肺下部叩诊浊音，可闻水泡音，痰结核菌集菌阴性。白细胞 32×10^9/L，胸片左肺下叶大片状致密阴影。考虑诊断为

A. 肺炎球菌肺炎　　　B. 阻塞性肺炎

C. 肺脓肿　　　　　　D. 浸润型肺结核

E. 病毒性肺炎

352. 女性病人，既往有肾炎病史，此次于 2 天前患肺炎球菌肺炎。WBC 22×10^9/L，中性粒细胞增多，核左移。尿常规：WBC 1 ~ 3 个/HP，RBC 4 ~ 8 个/HP，蛋白（++），细颗粒管型 0 ~ 1 个/HP。以下哪项治疗为宜

A. 青霉素 + 链霉素

B. 先锋霉素 V 号

C. 青霉素 + 庆大霉素

D. 红霉素 + SMZ – TMP

E. 青霉素

353. 女性，32 岁。一周前足部有过疖肿，前天开始发热，头痛伴有高热，寒战，咳脓痰，痰中带血丝，胸痛。听诊两肺呼吸音增强，偶有少量湿啰音，WBC 21×10^9/L，中性 90%。胸片两肺散在密度较淡的圆形病变，其中部分病灶有空洞伴液平。应考虑为

A. 金黄色葡萄球菌肺炎

B. 多发性肺囊肿伴感染

C. 肺炎球菌性肺炎

D. 支气管扩张继发感染

E. 肺转移瘤

354. 女性，55 岁。既往体健。3 周前急性起病，发冷发热，较多量脓血痰，呼吸困难，发绀。体征：右肺叩呈浊音，听诊有水泡音，白细胞 25×10^9/L，中性 92%，胸片右下肺大片阴影，边不清楚，其中有数个空洞和液平面，伴有局限性液气胸。诊断最可能是

A. 肺结核继发感染　　　B. 过敏性肺炎

C. 病毒性肺炎　　　　　D. 支原体肺炎

E. 金黄色葡萄球菌肺炎

355. 男性，20 岁。突然寒战，高热咳嗽，咳少量黏液痰，时有铁锈色痰。下列哪种疾病可能性大
    A. 肺炎球菌肺炎
    B. 病毒性肺炎
    C. 支原体肺炎
    D. 支气管炎，继发感染
    E. 肺炎杆菌肺炎

356. 一肺炎合并休克患者，治疗后血压 96/66mmHg，脉搏 96 次/分，中心静脉压 14cmH$_2$O，尿比重 1.014，尿量 15ml/小时，尿钠 40mmol/L，肺毛细血管楔压 12mmHg，可能为
    A. 急性肾功衰竭　　　　B. 心衰
    C. 血容量不足　　　　　D. 电解质紊乱
    E. 休克基本纠正，无并发症

357. 男性，65 岁。诊断肺炎球菌肺炎，出现呼吸困难，发绀、心悸、心率 150 次/分，第一心音低钝，肝右肋下 3cm 软，压痛（+）。可能为
    A. 心衰　　　　　　　　B. 呼吸衰竭
    C. 肺不张　　　　　　　D. 自发性气胸
    E. 休克

358. 男性，50 岁。突然发冷发热，咳嗽，咳脓性痰，黏稠，血白细胞 18×10^9/L。胸片：右上肺大叶实变影，叶间隙下坠。诊断可能为
    A. 肺炎球菌肺炎
    B. 葡萄球菌肺炎
    C. 克雷伯杆菌肺炎
    D. 肺结核，干酪性肺炎
    E. 渗出性胸膜炎

359. 某肺炎球菌肺炎患者，胸片示右上肺大片实变阴影，pH 7.49，PaCO$_2$ 30mmHg，PaO$_2$ 66mmHg，BE −3.8mmol/L，提示
    A. 代谢性碱中毒
    B. 代谢性酸中毒
    C. 呼吸性酸中毒 + 代谢性碱中毒
    D. 呼吸性碱中毒
    E. 呼吸性碱中毒 + 代谢酸中毒

360. 肺炎合并感染性休克患者，血气测定结果为 pH 7.31，PaO$_2$ 50mmHg，PaCO$_2$ 32mmHg，BE −10mmol/L，可能为
    A. 呼吸性酸中毒 + 代谢性碱中毒
    B. 呼吸性碱中毒
    C. 呼吸性酸中毒 + 代谢性酸中毒
    D. 呼吸性酸中毒
    E. 呼吸性碱中毒 + 代谢性酸中毒

361. 男性，40 岁。糖尿病患者，手外伤后一周，局部肿胀，跳痛，高热，咳脓性痰伴有右胸痛。查体：手外伤局部脓肿形成。胸片示右肺多个液气囊腔，治疗上下列哪项是错误的
    A. 青霉素 1000 万单位，每日 2 次静点
    B. 应用胰岛素
    C. 万古霉素 1g 静点，每日三次
    D. 手部换药每日 1 次
    E. 营养支持，对症治疗

362. 男性，20 岁。高热 4 天，咳铁锈色痰。查体：左肺上部叩诊实音，呼吸音弱。其胸片表现最大可能是
    A. 左上肺大片状均匀致密影
    B. 双肺散在片絮状影
    C. 左上肺淡片状模糊影
    D. 左上肺纹理增粗
    E. 左上肺浓淡不均影，可见少许透亮区

363. 女性，17 岁。高热，咳铁锈色痰，右下肺部呼吸音弱，以下哪项不正确
    A. 用药后复查胸片，阴影消散后停抗生素
    B. 首选青霉素
    C. 青霉素过敏的选用红霉素
    D. 卧床休息，支持治疗
    E. 抗生素疗程 5～7 天

364. 女性，18 岁。肺炎球菌肺炎患者，意识模糊，血气 PaO$_2$ 38mmHg，PaCO$_2$ 30mmHg，氧疗时应采用
    A. 内给氧　　　　　　　B. 持续低流量给氧
    C. 高浓度给氧　　　　　D. 鼻导低浓度给氧
    E. 鼻塞低浓度间歇给氧

365. 女性，20 岁。劳累后畏寒高热，右胸痛，查体：急性病容，口周疱疹，右肺中下部闻及管性呼吸音，临床诊断右肺炎，最可能的病原体是
    A. 肺炎支原体　　　　　B. 肺炎克雷伯杆菌
    C. 肺炎衣原体　　　　　D. 肺炎链球菌
    E. 金黄色葡萄球菌

366. 男性，16 岁。半年前发热，咳嗽胸片右上肺片状影，抗炎治愈。一月前又类似发病一次。2 天前再次发热咳嗽。胸片又见上述影像，血 WBC 1.5×10^9/L。诊断可能是
    A. 阻塞性肺炎　　　　　B. 病毒性肺炎
    C. 干酪性肺炎　　　　　D. 肺炎支原体肺炎
    E. 克雷伯杆菌肺炎

367. 男性，51 岁。食管癌术后留置胃管，术后 4 天，发热咳嗽，气急，痰略呈黄色，右下肺湿啰音。胸片右肺下野大片状炎性病变。其最可能的病原体是
    A. 军团菌　　　　　　　B. 铜绿假单胞菌
    C. 流感嗜血杆菌　　　　D. 金黄色葡萄球菌

E. 肠道革兰阴性杆菌

368. 男性，15 岁。嗓子痛，咳嗽乏力 2 周，食欲下降，胸片左下肺多形态性浸润影，呈节段性分布，选择用药是
A. 青霉素
B. 诺氟沙星
C. 红霉素
D. 庆大霉素
E. 头孢菌素

369. 男性，55 岁。因高热一天来诊。查体：精神萎靡，四肢末梢凉，T 36.9℃，BP 80/50mmHg，右肺下背部呼吸音弱，可闻及啰音，右上腹触痛（±），考虑诊断可能是
A. 急性胆道感染合并感染性休克
B. 肝脓肿合并感染性休克
C. 肺炎合并感染性休克
D. 右气胸合并休克
E. 休克原因待查

370. 40 岁农民，诊断为左肺炎球菌肺炎，治疗上该患者应用青霉素800 万单位，每日 2 次静点，三天后体温未明显下降，左胸痛加重。你考虑可能为哪种情况
A. 肺炎的诊断有误
B. 肺炎合并冠心病
C. 用药不当
D. 出现肺外感染
E. 药品质量差

371. 男性，16 岁。低热、咳嗽、咽部不适 2 周，胸部 X 线检查示两肺下部网状及按小叶分布的斑片状浸润阴影，血 WBC 10×10^9/L，患者最可能的诊断是
A. 病毒性肺炎
B. 支原体肺炎
C. 军团菌肺炎
D. 肺炎球菌肺炎
E. 浸润型肺结核

372. 男性，60 岁。肺气肿病史，发热咳嗽一周，痰量多而黏稠。胸片示右上肺大片状阴影内有多个空腔，水平裂呈向下弧形。进一步诊断应当首先
A. 血培养
B. 胸 CT
C. 痰抗酸杆菌检查
D. 痰细菌培养
E. 纤维支气管镜检查

373. 治疗肺炎球菌肺炎，选用
A. 红霉素
B. 青霉素
C. 阿米卡星
D. 磺胺类药物
E. 二性霉素

374. 治疗肺炎支原体肺炎，选用
A. 青霉素
B. 阿米卡星
C. 红霉素
D. 磺胺类药物
E. 二性霉素

375. 治疗克雷伯杆菌肺炎，选用
A. 青霉素
B. 红霉素
C. 磺胺类药物
D. 阿米卡星
E. 二性霉素

376. 治疗军团菌肺炎，选用
A. 青霉素
B. 阿米卡星
C. 红霉素
D. 磺胺类药物
E. 二性霉素

377. 最易引起脓气胸的肺炎是
A. 肺炎球菌肺炎
B. 金葡菌肺炎
C. 克雷伯杆菌肺炎
D. 病毒性肺炎
E. 肺炎支原体肺炎

378. X 线阴影具有易变性，易形成单个或多发的液气囊腔的是
A. 肺炎球菌肺炎
B. 金葡菌肺炎
C. 克雷伯杆菌肺炎
D. 病毒性肺炎
E. 肺炎支原体肺炎

379. 常并发败血症的肺炎是
A. 肺炎球菌肺炎
B. 金葡菌肺炎
C. 克雷伯杆菌肺炎
D. 病毒性肺炎
E. 肺炎支原体肺炎

380. 肺炎链球菌肺炎的 X 线表现是
A. 大片状阴影内有空洞，液平
B. 大片致密影呈肺叶或肺段分布
C. 有空洞形成，壁较厚，内壁凹凸不平
D. 两肺纹理增强呈卷发样阴影
E. 有空洞形成，同侧或对侧有小片状条索状阴影

381. 肺脓肿的 X 线表现是
A. 大片致密影呈肺叶或肺段分布
B. 有空洞形成，壁较厚，内壁凹凸不平
C. 大片状阴影内有空洞，液平
D. 两肺纹理增强呈卷发样阴影
E. 有空洞形成，同侧或对侧有小片状条索状阴影

382. 肺结核的 X 线表现是
A. 两肺纹理增强呈卷发样阴影
B. 胸片大片状阴影内有空洞，液平
C. 胸片有空洞形成，壁较厚，内壁凹凸不平
D. 胸片大片致密影呈肺叶或肺段分布
E. 有空洞形成，同侧或对侧有小片状条索状阴影

383. 肺癌的 X 线表现是
A. 大片致密影呈肺叶或肺段分布
B. 大片状阴影内有空洞，液平
C. 两肺纹理增强呈卷发样阴影
D. 有空洞形成，壁较厚，内壁凹凸不平

E. 有空洞形成，同侧或对侧有小片状条索状阴影

384. 支气管扩张的 X 线表现是

A. 两肺纹理增强呈卷发样阴影

B. 大片状阴影内有空洞，液平

C. 有空洞形成，壁较厚，内壁凹凸不平

D. 大片致密影呈肺叶或肺段分布

E. 有空洞形成，同侧或对侧有小片状条索状阴影

*385. 肺血栓栓塞症最常见的临床症状为

A. 呼吸困难及气促，活动后尤其明显

B. 胸痛

C. 晕厥

D. 烦躁不安、惊恐甚至濒死感

E. 咯血

*386. 关于肺血栓栓塞，下述哪一项是正确的

A. 肺血栓栓塞是临床综合征的总称

B. 肺梗死是支气管动脉发生栓塞引起组织缺血所致

C. 肺血栓栓塞症的主要症状是胸痛、呼吸困难和咯血

D. 肺血栓栓塞发病率低，但死亡率高

E. 由于肺血栓栓塞的临床表现大多很典型，其漏诊率和误诊率较低

*387. 肺血栓栓塞症最常见的体征为

A. 血压下降   B. 心动过速

C. 发热   D. 胸腔积液

E. 呼吸急促

*388. 男性，58 岁。突然出现呼吸困难、胸痛及咯血，怀疑患肺血栓栓塞症，应特别注意是否存在

A. 大叶性肺炎   B. 血小板减少性紫癜

C. 冠状动脉硬化性心脏病   D. 肺结核病史

E. 下肢深静脉血栓形成

*389. 关于静脉血栓栓塞症的继发性危险因素有

A. 口服避孕药   B. 骨折

C. 恶性肿瘤   D. 手术

E. 以上都是

*390. 某疑似肺血栓栓塞症的病人，应进行哪一项检查以明确诊断

A. 心电图

B. 胸部 X 线平片

C. 超声心动图

D. 核素肺通气/灌注扫描

E. 动脉血气分析

*391. 某疑似肺血栓栓塞症的病人，右下肢疼痛或压痛、浅静脉扩张、皮肤色素沉着、行走后患肢易疲劳

或肿胀加重。下肢周径的测量点为

A. 髌骨上缘 15cm，髌骨下缘 10cm

B. 髌骨上缘 10cm，髌骨下缘 15cm

C. 髌骨上缘 15cm，髌骨下缘 15cm

D. 髌骨上缘 10cm，髌骨下缘 10cm

E. 髌骨上缘 5cm，髌骨下缘 15cm

*392. 以下哪项是诊断大面积肺血栓栓塞症的必备依据

A. 体循环动脉收缩压小于 12kPa（90mmHg），或较基础值下降幅度大于或等于 5.3kPa（40mmHg），持续 15min 以上

B. 体温上升超 38℃

C. 血浆 D - 二聚体（D - dimer）升高

D. 肺动脉高压

E. 胸膜炎样胸痛

*393. 男性，50 岁。患肺血栓栓塞症 2 日，NN，BP 14.7/11.5kPa（110/86mmHg），应该用何种药物治疗

A. 尿激酶溶栓   B. 阿司匹林

C. 低分子肝素   D. 多巴酚丁胺

E. 6 - 氨基己酸

*394. 以下哪项指标是肺血栓栓塞症病人的溶栓适应证

A. 肺血栓栓塞症病人，动脉血压低于正常

B. 肺血栓栓塞症疑似病例

C. 肺血栓栓塞症病人，血压正常

D. 肺血栓栓塞症病人，右心室运动功能正常

E. 肺血栓栓塞症病人，8h 前有胃出血

*395. 某病人，5 月前曾进行链激酶治疗心肌梗死，现出现大面积肺血栓栓塞症，应该如何治疗

A. 继续使用链激酶溶栓

B. 用尿激酶溶栓

C. 严禁用任何的溶栓药

D. 严禁用任何的升压药

E. 立刻使用负荷量的华法林

*396. 诊断深静脉血栓形成的敏感性和特异性最高的辅助检查是

A. 下肢静脉超声

B. 磁共振显像（MRI）

C. 肢体阻抗容积图（IPG）

D. 放射性核素静脉造影

E. 静脉造影

*397. 以下哪种治疗肺血栓栓塞症的药物最容易出现过敏反应

A. 链激酶

B. 尿激酶

C. 重组组织型纤溶酶激活物（rt‐PA）

D. 肝素

E. 华法林

*398. 用溶栓药治疗肺血栓栓塞症后，规范性肝素治疗应开始于凝血酶原时间恢复到正常值的

　　A. 0.5 倍　　　　　　　B. 1 倍

　　C. 1.5 倍　　　　　　　D. 2 倍

　　E. 2.5 倍

*399. 以下哪项检查可以帮助明确肺血栓栓塞症的栓子来源

　　A. MRI 肺动脉造影（MRPA）

　　B. 超声心动图

　　C. 胸部 X 线平片

　　D. 静脉超声

　　E. 血浆 D‐二聚体含量

*400. 以下哪项检查结果可排除肺血栓栓塞

　　A. 动脉血气分析结果正常

　　B. 心电图正常

　　C. 胸部 X 线平片无肺不张表现

　　D. 超声心动图未发现右心室和右心房扩大

　　E. 血浆 D‐二聚体含量低于 $500\mu g/L$

*401. 以下哪种病人不宜采用溶栓治疗

　　A. 动脉血压低于正常

　　B. 1 个月前有缺血性脑卒中

　　C. 发病时间已有 1 周

　　D. 有高血压病史，但能被抗高血压药控制

　　E. 从未接受过溶栓治疗

*402. 以下哪项指标不是肺血栓栓塞症病人的溶栓禁忌证

　　A. 血小板计数小于 $100 \times 10^9/L$

　　B. 2 个月前有缺血性脑卒中

　　C. 难以用抗高血压药控制的高血压

　　D. 严重肝衰竭病人

　　E. 动脉血压低于正常病人

*403. 以下哪项不是治疗肺血栓栓塞症小分子肝素使用的禁忌证

　　A. 疑似病例，并未确诊　　B. 活动性胃出血

　　C. 严重高血压　　　　　　D. 凝血酶原时间延长

　　E. 血小板减少

*404. 某女性病人，妊娠 2 个月，患肺血栓栓塞症，应禁用哪种药物

　　A. 华法林　　　　　　　　B. 肝素

　　C. 低分子肝素　　　　　　D. 多巴酚丁胺

　　E. 维生素 K

*405. 女性，50 岁。因肺炎入院，使用抗生素 3 日，体温仍未退，呼吸困难，咯痰带鲜血，伴胸痛，右下肢肿胀。最可能的疾病是

　　A. 肺血栓栓塞症

　　B. 冠状动脉硬化性心脏病

　　C. 原发性肺动脉高压

　　D. 肺炎

　　E. 肺结核

*406. 男性，34 岁。突然寒战高热，咳嗽，两周后咳大量脓臭痰。查体：右肺背侧肩胛下部可闻及湿性啰音。WBC $21 \times 10^9/L$，中性粒细胞 0.88。此病人胸部 X 线检查可能出现的变化是

　　A. 右肺下叶背段均匀一致的片状阴影

　　B. 片状阴影内有厚壁空洞，内壁凹凸不平

　　C. 右肺下叶背段大片状阴影内可见有液平面空洞

　　D. 空洞形成，同侧或对侧有小片状条索状阴影

　　E. 两肺纹理增强呈卷发状阴影

*407. 为明确诊断肺血栓栓塞症应首选哪项检查

　　A. 动脉血气分析　　　　　B. 血浆 D‐二聚体

　　C. 心电图　　　　　　　　D. 超声心动图

　　E. 螺旋 CT

*408. 男性病人，有 20 年重度吸烟史，近年出现进行性的呼吸困难，双下肢水肿，反复晕厥，胸痛和发绀，低氧血症。右心导管检查发现静息肺动脉平均压 3.6kPa（27mmHg），活动后肺动脉平均压 5.0kPa（38mmHg），右下肢有深静脉血栓形成存在。最可能的疾病是

　　A. 慢性阻塞性肺疾病

　　B. 慢性血栓性肺动脉高压

　　C. 左心功能不全

　　D. 间质性肺病

　　E. 原发性肺动脉高压

*409. 女性，65 岁。1 月前因股骨颈骨折行皮肤牵引，6h 前突发气促、持续右胸痛。胸部 X 线检查示：右肺纹理变细，肺野透亮度增加，肺动脉段膨隆，少量右胸积液。多次心电图未见 ST 段抬高。该患者最可能的诊断是

　　A. 心肌梗死　　　　　　　B. 肺炎

　　C. 哮喘　　　　　　　　　D. 肺血栓栓塞症

　　E. 肺气肿

*410. 如患者已明确为肺血栓栓塞症，出现血压持续 < 90mmHg，宜尽早给予什么治疗

　　A. 抗生素　　　　　　　　B. 溶栓

　　C. 大量补液　　　　　　　D. 硝酸甘油

　　E. 洋地黄

411. 关于睡眠呼吸暂停综合征的分类，以下说法哪种正确
   A. 睡眠呼吸暂停综合征分为中枢型、阻塞型和混合型
   B. 睡眠呼吸暂停综合征分为中枢型、外周型和混合型
   C. 睡眠呼吸暂停综合征分为中枢型和阻塞型
   D. 睡眠呼吸暂停综合征分为中枢型和外周型
   E. 睡眠呼吸暂停综合征分为中枢型、外周型和阻塞型

412. 符合中枢型睡眠呼吸暂停综合征临床表现特点的是
   A. 多数肥胖
   B. 睡眠时经常醒觉
   C. 智力损害、晨起头痛、夜间遗尿
   D. 困倦，白天嗜睡
   E. 鼾声很大

413. 呼吸暂停是指睡眠过程中口鼻呼吸气流完全停止几秒以上
   A. 5s
   B. 10s
   C. 15s
   D. 20s
   E. 30s

414. 轻度睡眠呼吸暂停综合征，其呼吸暂停指数范围是
   A. 5~10次/小时
   B. 5~15次/小时
   C. 5~20次/小时
   D. 10~20次/小时
   E. 10~30次/小时

415. 睡眠呼吸暂停时，鼻和口腔气流及胸腹式呼吸同时停止，属哪一型
   A. 阻塞型
   B. 中枢型
   C. 混合型
   D. 单纯型
   E. 都不是

416. 男性，72岁。肥胖体型，同睡者发现其打鼾，一个晚上常有30多次的呼吸暂停，每次常停止呼吸10s，这种情况已有数年。此情况属
   A. 生理现象
   B. 肥胖人常有的正常现象
   C. 可诊断为睡眠呼吸暂停综合征
   D. 原发性鼾症
   E. 不能诊断为疾病

417. 睡眠呼吸暂停综合征与原发性鼾症、发作性睡病、上气道阻力综合征相鉴别时，最重要的是
   A. 鼾声是否明显
   B. 夜间醒觉是否>10次/小时
   C. 有无发作性猝倒
   D. 有无气道阻力增加

   E. 有无呼吸暂停、低通气、低氧血症

418. 腭垂软腭咽成形术治疗阻塞型睡眠呼吸暂停低通气综合术后的复发率为
   A. 70%~90%
   B. 50%~70%
   C. 30%~50%
   D. 10%~30%
   E. <10%

419. 下列说法中哪项错误
   A. OSAHS占SAS的大多数
   B. 肢端肥大症常合并OSAHS
   C. 部分充血性心力衰竭也可出现中枢性呼吸暂停
   D. 甲状腺功能减退症常合并CSAS
   E. 单纯CSAS较少见，可与阻塞型睡眠呼吸暂停综合征同时存在

420. 下列哪项不是睡眠呼吸暂停综合征白天的临床表现
   A. 嗜睡
   B. 头晕乏力
   C. 精神行为异常
   D. 多动不安
   E. 晨起头痛

421. 下列哪项不是睡眠呼吸暂停综合征夜间常见的临床表现
   A. 打鼾
   B. 呼吸暂停
   C. 遗尿
   D. 多汗
   E. 头晕乏力

422. 以下哪项不是中枢性睡眠呼吸暂停综合征的发病机制
   A. 呼吸中枢受抑制
   B. 中枢神经系统对低氧血症和其他病理状态下引起的呼吸反馈控制不稳定
   C. 呼气与吸气转换机制异常
   D. 睡眠状态下上气道软组织、肌肉的可塌陷性增加
   E. 神经系统病变或肌肉疾患

423. 下面哪项不是睡眠呼吸暂停综合征（SAS）患者发生心血管系统损害的特点
   A. 高血压发生率高，约为45%
   B. 可并发冠心病，表现为各种类型的心律失常、夜间心绞痛和心肌梗死
   C. SAS患者常以心血管系统异常表现作为首发症状和体征
   D. SAS可以是高血压、冠心病的独立危险因素
   E. SAS并发高血压患者降压药物的治疗效果良好

424. 多导睡眠图监测项目内容一般不包括以下哪项
   A. 记录脑电图
   B. 记录眼动图、肌电图
   C. 鼻热敏电阻测定鼻腔气流

D. 记录胸腹呼吸活动及血氧饱和度

E. 血压

*425. 以下哪项不是经鼻持续气道正压治疗阻塞型睡眠呼吸暂停低通气综合征的禁忌证

A. AHI < 20 次/小时的患者

B. 有肺大疱、气胸患者

C. 咯血患者

D. 昏迷

E. 血压不稳定

*426. 男性，60 岁。正常体型，因充血性心力衰竭住院。住院期间发现患者白天自主呼吸正常，但一到晚上入睡后，自主呼吸频率则逐渐减慢、甚至呼吸停顿。患者经常憋醒，或突然坐起，感觉心慌、胸闷或心前区不适。为明确诊断，该患者应首选下列哪项检查

A. 血气分析　　　　B. 肺功能检查

C. 多导睡眠图　　　D. 头颅 CT

E. 心电图

*427. 男性，50 岁。体型肥胖。白天嗜睡、夜间打鼾 2 年，原来为会计，自觉最近记忆力、注意力下降，工作经常出错。本例如做多导睡眠图，则以下哪项达到睡眠呼吸暂停综合征的诊断标准

A. 睡眠过程中血氧饱和度较基础水平下降≥4%

B. 睡眠过程中口鼻呼吸气流完全停止 10s 以上

C. 睡眠过程中呼吸气流强度（幅度）较基础水平降低 50% 以上

D. 每晚 7 小时睡眠中，呼吸暂停反复发作≥5 次/小时以上

E. 每晚 7 小时睡眠中，呼吸暂停低通气指数≥5 次/小时以上

*428. 确诊为阻塞性睡眠呼吸暂停低通气综合征，以下哪项检查意义对明确病因帮助不大

A. 耳鼻喉及口腔检查

B. 头颅 X 线照片

C. CT 和 MRI 测定口咽横断面积

D. 颈部 X 线照片

E. 肺功能检查

*429. 弥漫性肺间质疾病是指

A. 终末细支气管的非特异性炎症

B. 发生于肺泡壁及肺泡周围组织的疾病

C. 发生于肺泡 I 型细胞的疾病

D. 发生于肺泡 II 型细胞的疾病

E. 发生于毛细血管内皮细胞的疾病

*430. 弥漫性肺间质疾病的病理特点是

A. 巨噬细胞的浸润

B. 肺组织的充血水肿和中性粒细胞浸润

C. 嗜酸粒细胞浸润性肉芽肿

D. 肺间质纤维化

E. 单核细胞浸润

*431. 特发性肺纤维化最主要的临床表现是

A. 长期低热

B. 难以缓解的咳嗽

C. 隐袭性进行性呼吸困难

D. 持续性胸痛

E. 间歇性咯血

*432. 特发性肺纤维化肺部听诊的特点是

A. 低调干性啰音

B. 弥漫性哮鸣音

C. 大中水泡音

D. Velcro 尼龙带拉开音

E. 混合性呼吸音

*433. 特发性肺纤维化肺功能的特点是

A. 闭合气量减少

B. 阻塞性通气功能障碍

C. 混合性通气功能障碍

D. 限制性通气功能障碍

E. 以上都不是

*434. 特发性肺纤维化动脉血气分析的主要改变是

A. pH 降低　　　　　B. $PaCO_2$ 升高

C. PaO_2 降低　　　　D. BE 正值增高

E. HCO_3^- 降低

*435. 对特发性肺纤维化的诊断，最有价值的检查是

A. 经纤维支气管镜肺活检

B. 肺功能测定

C. 胸部 CT 检查

D. 动脉血气分析

E. 放射核素肺扫描

*436. 治疗特发性肺纤维化首选药物是

A. 环磷酰胺　　　　B. 复方丹参

C. 抗生素　　　　　D. 糖皮质激素

E. β_2 受体激动剂

*437. 支气管扩张的主要发病因素是

A. 支气管肺组织的感染和支气管阻塞

B. 有害气体的吸入（大气污染）

C. 长期大量的吸烟

D. 先天性发育缺陷

E. 遗传因素

*438. 支气管肺组织的感染和阻塞所致的支气管扩张症的最常见原因是

A. 肺结核

B. 支气管曲菌感染

C. 肿瘤，异物吸入引起的支气管阻塞

D. 婴幼儿麻疹，百日咳，支气管肺炎等感染

E. 有害气体的吸入损害气道

*439. 继发于支气管肺组织炎性病变的支气管扩张多见于

    A. 右肺下叶   B. 右肺中叶

    C. 左肺下叶   D. 左肺上叶

    E. 右肺上叶

*440. 下列哪项不是"干性支气管扩张"的特点

    A. 多位于引流不畅的部位

    B. 平时无咳嗽

    C. 一般无脓性痰

    D. 反复咯血

    E. 不易感染

*441. 结核引起的支气管扩张啰音多见于

    A. 左肺下部   B. 右肺下部

    C. 右肺中叶区   D. 肩胛间区

    E. 舌叶区

*442. 对支气管扩张最有确诊价值的检查是

    A. 支气管造影术   B. 胸正、侧位片

    C. 肺动脉造影术   D. 胸透

    E. 肺CT检查

*443. 支气管扩张症的治疗主要是

    A. 手术治疗

    B. 气功锻炼

    C. 治疗鼻窦炎和上呼吸道感染

    D. 保持呼吸道通畅和控制感染

    E. 预防应用气管炎菌苗

*444. 支气管扩张症的治疗，下列哪项是错误的

    A. 大咯血者，病变超过二叶肺，经药物治疗不易控制，可手术治疗

    B. 有时可考虑环甲膜穿刺，注入抗生素及湿化液

    C. 经纤支镜局部灌洗后，注入抗生素也有显著疗效

    D. 体位引流的作用有时较抗生素治疗尤为重要

    E. 在引流痰量较多时，应注意将痰液逐渐咳出，以防发生窒息

*445. 女性，40岁。10多年来经常咳嗽，有时咳黄痰，3天前突然咯血约150ml。查体：心肺无明显阳性体征。胸片：双肺下野纹理略增强。考虑诊断可能是

    A. 慢性支气管炎   B. 支气管内膜结核

    C. 支气管扩张症   D. 支气管肺癌

E. 支气管囊肿继发感染

*446. 女性，20岁自幼咳嗽，经常于感冒后加重，咳大量脓痰，无咯血。考虑诊断为

    A. 慢性支气管炎   B. 慢性肺脓肿

    C. 先天性支气管囊肿 D. 支气管扩张症

    E. 肺气肿继发感染

*447. 年轻男患者，既往健康，突然咯血400~500ml，查体及胸部X线检查无明显异常，你认为该患者最可能的诊断是

    A. 支气管内膜结核   B. 支气管肺癌

    C. 急性支气管炎   D. 支气管扩张症

    E. 肺梗死

*448. 男性，60岁。支扩病史20年，突然咯血2天，总量1000ml左右，胸部CT示右肺中下叶呈多发性串囊样改变，你认为下列哪种处置不可取

    A. 纤维支气管镜直视下止血

    B. 应用高效广谱抗生素

    C. 患侧卧位

    D. 应用垂体后叶素

    E. 考虑手术治疗

*449. 支扩患者清晨突然咯血200ml，中午T 37.4℃，左胸闷，最可能的是

    A. 血块阻塞气道   B. 肺内继发感染

    C. 潜在结核病变播散 D. 神经过度紧张

    E. 心脏方面可能有问题

*450. 男性，42岁。长期咳嗽，经常咳脓痰15年，发热、咳脓臭痰一周来诊。查体：左肺下背部呼吸音弱，可闻及湿啰音。考虑诊断可能是

    A. 急性肺脓肿

    B. 慢性支气管炎，继发感染

    C. 支气管扩张症，继发感染

    D. 支气管囊肿，继发感染

    E. 左下肺炎

*451. 女性，25岁。既往健康，突然咯血约500ml。查体：心肺未见异常。胸部X线检查示双肺下野纹理增粗。目前治疗的关键是

    A. 应用垂体后叶素

    B. 保持呼吸道通畅

    C. 高效广谱抗生素

    D. 尽快做胸部CT明确出血部位

    E. 纤维支气管镜直视下止血

*452. 婴幼儿支气管肺炎所致的支气管扩张

    A. 好发部位位于上叶尖后段或下叶背段

    B. 多发生于左下叶支气管

C. 可见段支气管近端的扩张

D. 常伴鼻窦炎及内脏转位

E. 血清内可含有抑制支气管柱状上皮细胞纤毛活动的物质

＊453. 结核性支气管扩张症

A. 多发生于左下叶支气管

B. 可见段支气管近端的扩张

C. 好发部位位于上叶尖后段或下叶背段

D. 常伴鼻窦炎及内脏转位

E. 血清内可含有抑制支气管柱状上皮细胞纤毛活动的物质

＊454. 原发性肺脓肿多发生于右肺的最主要原因是

A. 右支气管较粗

B. 右支气管较短

C. 右主支气管周围淋巴结多

D. 右主支气管与气管夹角较大

E. 右主支气管较长

＊455. 血源性肺脓肿好发部位最多见于

A. 下叶基底段　　　　B. 左下叶背段

C. 右下叶背段　　　　D. 右上叶后段

E. 两肺外周部

＊456. 急性肺脓肿的致病细菌多属

A. 金黄色葡萄球菌为主　　B. 支原体为主

C. 肺炎球菌为主　　　　D. 厌氧菌为主

E. 真菌为主

＊457. 关于吸入性肺脓肿，下列哪一项是不正确的

A. 多属厌氧菌为主的混合感染

B. 好发于右上叶后段和右或左下叶背段

C. 病后 10 天咳大量脓痰，且常有恶臭味

D. 空洞内壁凹凸不平，为偏中心的空洞

E. 有效抗生素治疗，不应少于 8 周

＊458. 有关原发性肺脓肿，下列哪项是不正确的

A. 急性病例常有杵状指或肥大性肺性骨关节病

B. 为多种化脓性细菌的混合感染

C. 多数为厌氧菌感染

D. 常系吸入口咽分泌物随带的细菌感染所致

E. 慢性肺脓肿易出现大咯血

＊459. 血源性肺脓肿最常见的病原菌是

A. 金黄色葡萄球菌　　B. 产气杆菌

C. 肺炎杆菌　　　　D. 大肠埃希菌

E. 化脓性链球菌

＊460. 肺脓肿早期最易与下列哪种疾病混淆

A. 支气管扩张　　　　B. 细菌性肺炎

C. 空洞型肺结核　　　　D. 肺囊肿并感染

E. 肺梗死

＊461. 急性肺脓肿最主要的临床表现是

A. 湿啰音及支气管呼吸音

B. 起病急，畏寒发热

C. 剧烈胸痛

D. 咳嗽、咯血

E. 以上都不是

＊462. 诊断急性肺脓肿最有价值的是

A. 畏寒发热

B. 白细胞总数及中性粒细胞增高

C. 咳大量脓臭痰

D. 痰普通细菌培养阳性

E. 大咯血

＊463. 急性肺脓肿的治疗原则是

A. 积极抗感染，辅以体位引流

B. 改善通气，纠酸，抗感染

C. 支持疗法，祛痰，抗感染

D. 止咳，祛痰，抗感染

E. 中西医结合，全身用药及局部用药相结合

＊464. 原发性肺脓肿的抗生素治疗，应首选

A. 链霉素　　　　　　B. 青霉素

C. 甲硝唑　　　　　　D. 克林霉素

E. 卡那霉素

＊465. 治疗急性肺脓肿停用抗生素的指征是

A. 胸片示脓肿液平消失　　B. 临床症状消失

C. 体征恢复正常　　　　D. 已用抗生素 8 周

E. X 线检查示空洞和炎症消失

＊466. 在有效抗生素治疗下，影响肺脓肿疗效的主要原因是

A. 脓肿的部位

B. 细菌的种类

C. 脓液引流不畅，痰液不易排出

D. 没有输血

E. 没有长期卧床休息

＊467. 慢性肺脓肿最常见的并发症是

A. 支气管扩张　　　　B. 心包炎

C. 脑脓肿　　　　　　D. 脓胸

E. 大咯血

＊468. 下列肺脓肿的描述，哪一项属于慢性期表现

A. 右肺大片致密影，多个空洞并有液平面

B. 右肺大片致密影，中心空洞及液平面，外周广泛炎性浸润

C. 右肺大片致密影，多个空洞并有液平面

D. 右肺大片致密影，密度均匀边缘模糊

E. 右肺内见有蜂窝状，伴大量纤维化影

*469. 肺脓肿患者住院治疗3个月，经静点足量抗生素后，仍咳痰，咯血，下一步治疗应首先考虑

A. 加大抗生素剂量

B. 加强体位引流

C. 手术治疗

D. 加用支气管内滴注抗生素

E. 人工气腹

*470. 某患者3周前突然发热，T 39℃，按肺炎治疗未愈，一周前开始咳大量脓臭痰，痰培养为脆弱类杆菌，胸片示右上肺大片致密影及大空洞，不可选用的抗生素是

A. 甲硝唑　　　　　　B. 克林霉素

C. 林可霉素　　　　　D. 青霉素

E. 替硝唑

*471. 某患者诊断急性原发性肺脓肿，根据痰细菌学检查结果，给予足量青霉素、链霉素，积极支持疗法治疗两周，痰量减少，但高热不退，白细胞持续增高。此时治疗应采取

A. 气管内滴注抗生素

B. 体位引流排痰

C. 更换抗生素

D. 纤维支气管镜吸引并滴注抗菌药

E. 雾化吸入抗生素

*472. 某患者慢性咳嗽，咳脓痰，反复咯血10多年，胸透多次无异常。近两周来高热，脓痰量增多，味臭。胸片示右下肺大片致密阴影，中有空洞及液平。白细胞 $18 \times 10^9/L$。诊断是

A. 右下肺炎球菌肺炎

B. 金黄色葡萄球菌肺炎

C. 阿米巴肺脓肿

D. 支气管扩张，继发肺脓肿

E. 肺结核，继发肺脓肿

*473. 男性，50岁。畏寒，高热10天，咳多量痰，为脓性，T 39.5℃，WBC $154 \times 10^9/L$。右肺上部、中部叩诊浊音，可闻湿性啰音。曾有结核接触史。胸部 X 线检查示右上中肺野大片致密阴影，中有透亮区及液平面。诊断首先考虑为

A. 肺炎　　　　　　　B. 肺癌伴感染

C. 肺脓肿　　　　　　D. 肺结核空洞形成

E. 肺大疱合并感染

*474. 女性，49岁。平素健康，突然发热，咳嗽，用青霉素热不退，10天后，咳大量脓臭痰，诊断可能为

A. 急性肺脓肿　　　　B. 支气管扩张症

C. 肺炎球菌肺炎　　　D. 肺结核

E. 支气管胸膜瘘

*475. 男性，38岁。半月前拔牙，次晨畏寒发热，咳嗽，痰量逐渐增多，呈脓性有臭味。胸片示左下大片阴影，有空洞。最可能的诊断是

A. 左下肺炎　　　　　B. 左下肺结核

C. 左下肺脓肿　　　　D. 肺癌

E. 左下肺支气管扩张症

*476. 某病人诊断为吸入性肺脓肿，经足量多种抗生素治疗4个月，仍有发热，咳脓痰。胸片示空洞壁增厚，周围有明显纤维条索影。进一步治疗应选择

A. 更换广谱抗生素 + 甲硝唑

B. 体位引流 + 气管内滴入抗生素

C. 纤支镜吸脓引流及局部注药

D. 手术切除

E. 局部穿刺，脓肿腔内注药

*477. 女性，21岁。患红皮病，皮肤瘙痒，近一周来寒战，高热，咳嗽，咯血痰，呼吸急促。查体：两肺散在湿性啰音，左下皮肤有破口结痂。胸片示双肺外侧散在小片状阴影，WBC $32 \times 10^9/L$，中性粒细胞0.90。最可能的诊断是

A. 血行播散性肺结核　B. 血源性肺脓肿

C. 细叶性肺炎　　　　D. 肺转移癌

E. 肺结节病

*478. 男性，33岁。颜面部疖肿2周，近三天高热，咳嗽，咳血痰、脓性痰少量。查体：双肺散在干、湿啰音。WBC $27 \times 10^9/L$，中性粒细胞0.92。该病人为确定肺部的病变最重要的检查是

A. 肝功能检查　　　　B. 胸部 X 线摄片

C. 肾功能检查　　　　D. 放射性核素肺扫描

E. 纤维支气管镜检查

【A3/A4 型题】

(1~2题共用题干)

男孩，5岁。发热38.5℃～39℃，持续2周，伴有头痛、呕吐，为喷射状，经抗炎治疗两周后无好转。胸片呈双肺毛玻璃样改变。其父患肺结核1年。

1. 该患者最可能的诊断

A. 原发性肺结核

B. 急性血行播散性结核病

C. 亚急性血行播散性肺结核

D. 继发性肺结核

E. 耐药结核病

2. 为进一步明确诊断，需进一步做的检查是

A. 血常规　　　　　　B. 肝肾功能

C. PP
D. PPD、胸部 CT

E. 腰椎穿刺

（3~4 题共用题干）

男性，63 岁。咳嗽、咳痰 30 年，活动后气短 6 年，加重 1 周来诊。查体：桶状胸，双肺哮鸣音，双肺底湿性啰音。

3. 最可能的诊断是

A. 肺间质纤维化

B. 慢性支气管炎，阻塞性肺气肿

C. 肺结核

D. 支气管肺癌

E. 支气管哮喘

4. 下述病史中对诊断意义较大的是

A. 40 年前曾患气胸

B. 5 年前患结核性胸膜炎，正规抗结核治疗 1 年，已愈

C. 吸烟 40 年，20 支/日

D. 其父死于肺癌

E. 2 年前曾患肺炎

（5~6 题共用题干）

患者，男性，48 岁。反复咳嗽、咳黄痰 30 余年，间断咯血 4 次。此次因咳嗽加重，发热入院。

5. 关于支气管扩张的临床表现，不正确的是

A. 大量脓痰

B. 反复咯血

C. 慢性病例可有杵状指（趾）

D. 刺激性干咳

E. 病情严重者，病变部位可有固定持久的湿性啰音

6. 关于支气管扩张患者咯血，下列描述不正确的是

A. 每日咯血量在 100ml 以内为小量咯血

B. 每日咯血量在 100~500ml 之间为中量咯血

C. 每日咯血量在 500ml 以上为大量咯血

D. 一次咯血量大于 100ml 为大量咯血

E. 以上都不对

（7~9 题共用题干）

男性，68 岁。确诊慢性阻塞性肺病近 10 年，因呼吸困难一直需要家人护理和照顾起居。晨起大便时突然气急显著加重，伴胸痛，送来急诊。

7. 采集病史时应特别注意询问

A. 胸痛部位、性质和伴随症状

B. 冠心病、心绞痛病史

C. 近期胸部 X 线检查情况

D. 吸烟史

E. 近期服药史如支气管舒张剂、抗生素

8. 体检重点应是

A. 肺部啰音

B. 肺下界位置及移动度

C. 病理性支气管呼吸音

D. 胸部叩诊音及呼吸音的双侧比较

E. 颈静脉充盈

9. 确诊最有价值的辅助检查是

A. 心电图
B. B 型超声显像

C. X 线透视或摄片
D. MRI

E. 核素肺扫描

（10~11 题共用题干）

患者，男性，25 岁。在京务工，主因"发热、咳嗽、咳痰 4 天"到门诊诊疗，在家未用任何药物。查体：右下肺实变体征。胸部 X 线检查示右肺大片浸润影。血气分析 pH 7.36，PaO_2 63mmHg，$PaCO_2$ 32mmHg。

10. 为取得致病菌，下列哪项正确

A. 清晨用清水漱口

B. 留取第二口痰

C. 痰液在 1 小时内送检

D. 黏稠的痰液可用溶解剂溶解，再接种

E. 以上全是

11. 该患者入院后应首选哪种抗生素治疗

A. 青霉素

B. 氨苄西林

C. 头孢曲松

D. 碳青霉烯

E. 以上都不对

（12~14 题共用题干）

男性，50 岁。近 2 个月来低热、咳嗽、咯痰、消瘦，X 线检查示上肺有炎症浸润及空洞性病变。

12. 最可能的诊断是

A. 肺脓肿
B. 肺结核

C. 肺囊肿合并感染
D. 肺癌

E. 肺大疱合并感染

13. 最能明确诊断的检查是

A. 血常规
B. 痰菌检查

C. 结核菌素试验
D. 血沉降率

E. 胸部 CT

14. 诊断明确后最合适的治疗是

A. 抗感染
B. 联合化疗

C. 放疗
D. 手术治疗

E. 手术 + 放疗

（15~16 题共用题干）

男性，60 岁。吸烟史 30 岁。咳嗽、咳痰 20 年，活动后气急 5 年，偶有下肢浮肿。查体：桶状胸，两肺呼吸音低，少量湿啰音，肺动脉瓣区第二心音亢进。

15. 最可能的完整诊断是
　　A. 慢支、肺气肿
　　B. 喘息性慢性支气管炎
　　C. 慢支、冠心病
　　D. 慢支、肺气肿、肺心病
　　E. 肺心病急性加重期

16. 该病人 X 线表现一般不出现
　　A. 心影明显增大　　　　　B. 肺动脉段突出
　　C. 两下肺纹理紊乱　　　　D. 横膈低平
　　E. 右心室增大征

（17～18 题共用题干）

女性，45 岁。近 3 个月来出现咳嗽，咳大量白色泡沫样痰，并逐渐出现胸闷，气短，无发热。胸片可见散在结节状密度增高影，以中下为主。PPD 皮试（＋＋）阳性。患者纺织厂当车工，既往体健。

17. 该患者最可能的诊断是
　　A. 血型播散性肺结核　　　B. 肺泡细胞癌
　　C. 卡氏肺囊虫病　　　　　D. 尘肺
　　E. 含铁血黄素沉着症

18. 除了下列哪项检查外，对诊断均有帮助
　　A. 胸部 CT　　　　　　　B. 血 ADA 抗结核抗体
　　C. 血 CEA 肿瘤标记物　　D. 痰中找癌细胞
　　E. 血沉

（19～20 题共用题干）

10 岁女孩，间断发热，咳嗽半年余，经抗感染治疗无明显好转，拍胸片后诊断为原发性肺结核，痰菌阴性。其父患肺结核 5 年，对 HE 耐药。

19. 该患儿抗结核治疗的方案制定的主要依据是
　　A. 父亲的药敏结果
　　B. 患儿痰的药敏结果
　　C. 遵循儿童用药原则
　　D. 初治方案 2HRSE/4HR
　　E. 父亲的药敏结果及儿童用药原则

20. 该患儿的治疗方案中不应该包括下列哪种药物
　　A. 喹诺酮类　　　　　　　B. INH
　　C. RFP　　　　　　　　　D. PZA
　　E. SM

（21～23 题共用题干）

男性，60 岁。2 年前曾因脑梗死住院治疗，此后常进食呛咳，1 周前出现咳嗽、咯痰。查体：双下肺可闻及湿啰音。胸片示双下肺炎。

21. 该患者诊断为吸入性肺炎，其好发部位是
　　A. 右上肺　　　　　　　　B. 右下肺
　　C. 左下肺　　　　　　　　D. 右中肺
　　E. 左上肺

22. 该患者主要是哪项呼吸防御功能受损
　　A. 物理防御
　　B. 化学防御
　　C. IgA 分泌受损
　　D. 细胞吞噬
　　E. 杀死微生物及细胞毒作用减弱

23. 治疗上除抗感染等处理外，应
　　A. 留置胃管，鼻饲　　　　B. 利尿
　　C. 降压　　　　　　　　　D. 强心
　　E. 补液

（24～25 题共用题干）

男，72 岁。哮喘史 40 年，近 5 年来发生双下肢水肿，1 周来哮喘加重，咳黄痰，1 天中白天嗜睡，夜间失眠。

24. 下列哪一项在支气管哮喘的诊断中最有意义
　　A. 血气分析
　　B. 血常规检查
　　C. 临床症状和体征
　　D. 支气管激发试验或扩张试验
　　E. 胸部 X 线检查

25. 下列哪项检查对明确诊断有意义
　　A. 心电图　　　　　　　　B. 血气分析
　　C. 脑电图　　　　　　　　D. 脑血流图
　　E. 超声心动图

（26～28 题共用题干）

男性，71 岁。患慢性支气管炎和阻塞性肺气肿近 10 年，曾因呼吸衰竭抢救 2 次。目前动则气急，不吸氧时动脉血气分析 PaO₂ 6.7kPa（50mmHg），PaCO₂ 6.7kPa（50mmHg）。正在医生指导下接受呼吸康复治疗。

26. 为减轻肺动脉高压、改善生命质量，首选下列哪项治疗
　　A. 长期家庭氧疗
　　B. 应用阿米脱林，提高 PaO₂
　　C. 应用间歇正压通气
　　D. 应用降肺动脉压药物
　　E. 应用膈肌起搏器

27. 为改善气急，需要训练和改变呼吸方式，应选择
　　A. 腹式呼吸
　　B. 深而慢呼吸
　　C. 不用胸部辅助呼吸肌参与呼吸
　　D. 缩唇呼气
　　E. 以上综合运用

28. 为锻炼呼吸肌力和耐力，此例患者可以选择
　　A. 吸气阻力锻炼
　　B. 双水平气道正压呼吸支持
　　C. 呼气末正压呼吸支持

D. 间歇正压呼吸支持

E. 体外负压呼吸支持

（29~30题共用题干）

男性，60岁。慢性咳嗽、咳痰20年，受凉后症状加重伴明显气短1周入院。血气分析示：pH 7.30，$PaCO_2$ 70mmHg，PaO_2 46mmHg，立即给予持续低流量吸氧。

29. 对本例患者强调低流量吸氧是为了避免

　　A. 肺损伤　　　　　　　B. 氧中毒

　　C. 肺不张　　　　　　　D. 二氧化碳潴留加重

　　E. 以上都不是

30. 持续低流量氧疗的机制为

　　A. 缺氧时组织摄氧量增加

　　B. 缺氧时血红蛋白代偿性增加

　　C. 缺氧时，心率加快增加氧的运输

　　D. 维持低氧对颈动脉窦、主动脉体的刺激作用

　　E. 利用氧解离

（31~32题共用题干）

男性，60岁。半年来干咳无痰，呼吸困难，进行性加重，乏力，消瘦，双肺Velcro啰音，杵状指。

31. 最可能的诊断为

　　A. COPD　　　　　　　B. IPF

　　C. 支气管扩张　　　　　D. 肺结核

　　E. 肺癌

32. 为进一步明确诊断，应首选以下哪项检查

　　A. 经纤维支气管镜肺活检，BALF

　　B. HRCT

　　C. 肺功能检查

　　D. 胸部X线片

　　E. 痰培养检查

（33~35题共用题干）

男性，40岁。因气喘、呼吸困难半年，加重1月入院。1月前在外院诊断为哮喘，经抗炎、解痉、平喘治疗，效果不明显。查体：双肺可闻及吸气相喘鸣音。

33. 根据病史、体征，应警惕以下哪种疾病

　　A. 大气道阻塞性疾病　　B. 肺结核

　　C. 支气管哮喘　　　　　D. 心源性哮喘

　　E. 小气道阻塞性疾病

34. 为明确诊断，首选以下哪项检查

　　A. 胸片　　　　　　　　B. 血常规

　　C. 纤维支气管镜检查　　D. 肺功能

　　E. 痰培养+药敏

35. 为进一步明确诊断，首选以下哪项检查

　　A. 胸部CT　　　　　　　B. 纤维支气管镜检查

　　C. 肝功能　　　　　　　D. 血常规

E. 经皮肺穿刺活检

（36~38题共用题干）

男性，70岁。健康体检 FEV_1/FVC 65%，FEV2 68% 正常预计值。患者有吸烟史45年。患者无慢性咳嗽、咯痰症状。

36. 关于慢性阻塞性肺疾病诊断有下列不同意见，哪一项是正确的

　　A. 除外其他疾病，可诊断为慢性阻塞性肺疾病

　　B. 由于无症状，不能诊断为慢性阻塞性肺疾病

　　C. 动脉血气分析，出现低氧血症时可诊断

　　D. 支气管激发试验检查，排除支气管哮喘

　　E. 胸部X线检查确定

37. 胸部X线检查显示肺纹理增粗无肺气肿表现，根据胸片结果，下列哪项是正确的

　　A. 不能诊断慢性阻塞性肺疾病

　　B. 可诊断慢性支气管炎，因有气流受限，可诊断慢性阻塞性肺疾病

　　C. 应该进一步行支气管镜检查，了解气道内是否有慢性炎症

　　D. 应该进一步行磁共振显像才能确诊

　　E. 核素通气/灌流检查，协助诊断

38. 根据患者肺功能结果，此患者严重程度分级为

　　A. 0级：高危

　　B. Ⅰ级：轻度

　　C. Ⅲ级：重度

　　D. Ⅱ级：中度

　　E. Ⅳ级：极重度

（39~40题共用题干）

患者，男性，24岁。高热、流涕、咳嗽4天，于2001年4月7日入院。入院1天后出现呼吸困难，胸部X线检查示双肺透亮度降低，经抗感染治疗患者症状不见缓解，呼吸困难进一步加重。胸部X线检查示双肺呈白肺，R 35次/分，血气分析（FiO_2 29%）示 pH 7.35，PaO_2 56mmHg，$PaCO_2$ 36mmHg。

39. 该患者可能的病原为

　　A. 支原体　　　　　　　B. 军团菌

　　C. 病毒　　　　　　　　D. 葡萄球菌

　　E. 厌氧菌

40. 病原治疗主要选用

　　A. 红霉素　　　　　　　B. 碳青霉烯类

　　C. 更昔洛韦　　　　　　D. 克林霉素

　　E. 以上都不对

（41~43题共用题干）

男性，65岁。慢性阻塞性肺疾病病史7年。10天前受凉后发热，咳嗽加重，痰黏难咳，2天来神志欠清，发绀、

躁动。入院查体示双肺呼吸音低，有干、湿性啰音。白细胞计数及分类增高。

41. 为提供有效治疗，首要检查手段是下列哪项

A. 胸部 X 线检查

B. 痰培养 + 药物敏感试验

C. 血气分析

D. 电解质测定

E. 二氧化碳结合力测定

42. 血气分析检查结果为：pH 7.56，PaO_2 55mmHg，$PaCO_2$ 70mmHg，HCO_3^- 48mmol/L。BE + 23mmol/L。应考虑为

A. 呼吸性酸中毒 + 代谢性酸中毒

B. 呼吸性酸中毒

C. 呼吸性酸中毒 + 代谢性碱中毒

D. 代谢性碱中毒

E. 呼吸性碱中毒 + 代谢性酸中毒

43. 根据上述血气分析结果，治疗应首选

A. 综合治疗 + 加强镇咳祛痰

B. 综合治疗 + 精氨酸静脉滴注

C. 加用地西泮镇静

D. 提高吸氧浓度

E. 地塞米松静脉滴注

(44 ~ 46 题共用题干)

男性，70 岁。有慢支、阻塞性肺气肿病史。咳嗽、脓痰伴气促加重 1 周。今晨起神志恍惚。查体：嗜睡、口唇青紫，两肺可闻及湿性啰音。心率（HR）116 次/分，律齐。血压 180/105mmHg。神经系统检查未发现异常。

44. 最可能的诊断是

A. 脑血管意外   B. 呼吸衰竭

C. 右心衰竭   D. 急性左心衰竭

E. 高血压危象

45. 为明确诊断还需作哪项辅助检查

A. 心电图   B. 脑 CT

C. 动脉血气分析   D. 脑电图

E. 肾动脉造影

46. 此时最主要的处理为

A. 氧疗 + 呼吸兴奋剂   B. 用镇静剂

C. 吸入倍氯米松   D. 用利尿剂

E. 抗感染源

(47 ~ 48 题共用题干)

男性，56 岁。反复发作性咳嗽、咳痰 20 余年，近 3 年来进行性气急加重，时有尿少、下肢水肿。1 周前因感冒症状加剧而入院。查体：神志清楚，气急，发绀明显，球结膜轻度充血水肿。颈静脉充盈。两肺呼吸音低，肺底可闻及细湿啰音。心界不大，心率：106 次/分，律齐，P_2 亢

进，各瓣膜区未闻及杂音。肝脏肋下 2.5cm，质软，压痛，肝颈静脉回流征阳性，下肢水肿（++）。痰涂片见多形性细小革兰阴性杆菌。动脉血气分析（不吸氧）示 pH 7.30，$PaCO_2$ 6.7kPa（50mmHg），PaO_2 6.0kPa（45mmHg）。

47. 本病例右心衰竭的治疗首选

A. 氧疗和适度利尿

B. 静脉注射毛花苷丙或毒毛花苷 K

C. 静脉滴注 1.6 – 二磷酸果糖

D. 静脉滴注多巴酚丁胺

E. 静脉滴注酚妥拉明（苄胺唑啉）

48. 关于高苯酚血症的处理，本例首先选择

A. 补充碱性药物

B. 治疗基础疾病，改善通气

C. 应用苯酚酐酶抑制剂

D. 机械通气治疗

E. 静脉滴注尼可刹米

(49 ~ 50 题共用题干)

患者男性，48 岁。反复发作性喘憋 8 年，加重 1 周，夜间不能平卧。入院后查体：双肺散在哮鸣音，呼吸 30 次/分。既往有甲亢病史。入院后给予氨茶碱和沙丁胺醇（舒喘灵）等治疗。

49. 下列哪项药物应及时停用

A. 普萘洛尔（心得安）   B. 氨茶碱

C. 抗胆碱能受体阻断剂   D. 糖皮质激素

E. β_2 肾上腺素受体激动剂

50. 关于沙丁胺醇（舒喘灵）的平喘作用原理，下列哪项是错误的

A. 主要刺激 β_2 – 肾上腺素能受体

B. 激活腺苷环化酶

C. 阻止 cAMP 衍变成 5 – AMP

D. 与氨茶碱合用有协同作用

E. 以上都不对

(51 ~ 52 题共用题干)

患者，女，68 岁。主因"反复咳嗽、咳痰 30 年，加重伴双下肢水肿 1 周"入院。查体：口唇和甲床发绀，颈静脉充盈，双下肺可闻及细湿啰音，肝右肋下 3 指，双下肢浮肿。

51. 该患者可能的诊断为

A. 慢性支气管炎

B. 慢性阻塞性肺病

C. 慢性肺源性心脏病

D. 慢性肺源性心脏病，右心功能失代偿

E. 呼吸衰竭

52. 若需要利尿治疗，下列哪项不合适

A. 氢氯噻嗪

B. 氢氯噻嗪和氨苯喋啶口服

C. 小剂量呋塞米口服或静脉滴注

D. 螺内酯

E. 大剂量呋塞米长期静脉滴注

(53～54题共用题干)

某男性，67岁。患阻塞性肺气肿12年余，近日着凉后，咳嗽、咳黄痰、气喘加剧，伴发热，上腹胀痛，纳差，肝大伴压痛，下肢轻度水肿。心电图偶见房性过早搏动。

53. 下列各项治疗中最重要的是

    A. 抗心律失常   B. 强心剂

    C. 保肝治疗   D. 抗生素治疗

    E. 平喘、镇咳、祛痰

54. 治疗稳定期 COPD 的首选吸入药物为

    A. 沙丁胺醇   B. 特布他林

    C. 异丙托溴铵   D. 布地奈德

    E. 二丙酸倍氯米松

(55～56题共用题干)

男性，20岁。近5年反复咳嗽、咳脓痰，加重伴发热2天，入院抗感染治疗后病情可暂时缓解。

55. 询问病史需特别注意

    A. 过敏性鼻炎   B. 麻疹、百日咳病史

    C. 心肌炎史   D. 风湿热史

    E. 食物过敏史

56. 入院时立即需要做的检查是

    A. 胸部 X 线检查   B. 纤维支气管镜

    C. 肺功能检查   D. 支气管碘油造影

    E. 心电图检查

(57～58题共用题干)

男性，20岁。接触油漆后发生喘息1天，伴轻咳少量白痰，有过敏性鼻炎病史3年。

57. 最可能出现的体征是

    A. 两肺部底小水泡音   B. 两肺广泛哮鸣音

    C. 左肺散在水泡音   D. 双下肺叩浊音

    E. 双肺呼吸音增强

58. 最可能的诊断是

    A. 急性支气管炎   B. 急性肺水肿

    C. 支气管哮喘急性发作 D. 肺栓塞

    E. 细菌性肺炎

(59～60题共用题干)

男性，20岁。奔跑后出现呼吸困难，喘憋伴哮鸣音。查体：双肺满布哮鸣音。

59. 诊断考虑为

    A. 急性支气管炎   B. 上呼吸道感染

C. 运动性哮喘   D. 心源性哮喘

    E. 变态反应性肺浸润

60. 为明确诊断应做何种检查

    A. 心电图

    B. 运动激发试验或舒张试验

    C. 皮肤过敏源试验

    D. B 超

    E. 胸部 X 片

(61～63题共用题干)

男性，18岁。反复发作阵发性干咳2年，寒冷天气发作更频。今天发作时频频干咳，呼气时可闻及干啰音，肺功能 $FEV_1/FVC\%$ 为预计值的 60%，IgE 水平正常。

61. 最可能的诊断是

    A. 支气管扩张   B. 肺结核

    C. 慢性支气管炎   D. 支气管哮喘

    E. 支气管内膜结核

62. 为明确诊断可采用何项检查措施

    A. 肺功能弥散试验   B. 胸部 X 线照片

    C. 血气分析   D. 支气管舒张试验

    E. 纤维支气管镜检查

63. 下列哪项治疗较为合适

    A. 氨茶碱＋糖皮质激素

    B. 沙丁胺醇、倍氯米松气雾吸入

    C. 抗生素＋色甘酸钠

    D. 色甘酸钠＋倍氯米松气管吸入

    E. 氧疗＋氨茶碱

(64～65题共用题干)

男性，18岁。健康体检时发现右上肺空洞形成，周围可见散在斑片影。

64. 该患者可能的诊断为

    A. 肺脓肿   B. 肺癌

    C. 肺结核空洞形成   D. 葡萄球菌肺炎

    E. 支气管扩张

65. 为进一步明确诊断，该患应首先做的检查是

    A. 痰结核菌集菌及培养 B. PPD 皮试

    C. 血清抗结核抗体   D. 胸部 CT

    E. 普通菌培养

(66～67题共用题干)

男性，30岁。平素健康，3天前受凉后突发寒战、高热、咳嗽、咳少量黄痰，今天病情加重，出现气促、烦躁、四肢湿冷、唇指发绀。查体：右肺呼吸音减弱，心率120次/分，血压80/60mmHg。

66. 最可能的诊断是

    A. 重症肺炎   B. 肺梗死

C. 急性呼吸窘迫综合征　　　D. 真菌性肺炎

E. 重症肺炎

67. 治疗应先立刻选用

A. 低分子右旋糖酐静脉滴注

B. 糖皮质激素

C. 积极溶栓治疗

D. 使用抗真菌药物

E. 胸腔闭式引流

（68～69 题共用题干）

男性，38 岁。因寒战、高热、继而出现右侧胸痛 2 天就诊，伴轻咳，无咯血，无咳脓痰现象。

68. 应考虑的诊断是

A. 右侧肺癌　　　　　　　　B. 右肺结核

C. 右侧包裹性胸腔积液　　　D. 右侧大叶性肺炎

E. 右侧胸膜炎

69. 体格检查时，该患者右肺不会出现的体征是

A. 触觉语颤增强　　　　　　B. 叩诊有浊音区

C. 呼吸音消失　　　　　　　D. 支气管呼吸音

E. 可听到湿啰音

（70～71 题共用题干）

男性，35 岁。体格检查发现右上肺球形阴影，边缘光滑，内有钙化灶，病灶周边可见小斑片影。

70. 最可能的诊断是

A. 球形肺炎　　　　　　　　B. 结核球

C. 肺癌　　　　　　　　　　D. 肺脓肿

E. 畸胎瘤

71. 首先应做的检查是

A. PPD 皮试　　　　　　　　B. 胸部 CT 平扫

C. 纤维支气管镜　　　　　　D. 经皮肺活检

E. 胸部核磁共振

（72～73 题共用题干）

男性，55 岁。间断咳嗽、咳痰 10 年，胸闷、活动后气短 6 年。

72. 最可能的诊断是

A. 支气管哮喘　　　　　　　B. 自发性气胸

C. 肺部感染　　　　　　　　D. 肺心病

E. 慢性阻塞性肺气肿

73. 为进一步明确诊断，首选以下哪项检查

A. 纤维支气管镜活检，BALF

B. HRCT

C. 肺功能

D. 胸部 X 线检查

E. 痰检

（74～76 题共用题干）

男性，20 岁。午后低热、盗汗 1 月，小量咯血 12 小时。查体：肩胛间区可闻及少许湿啰音。血常规示白细胞 8.0 × 10^9/L，胸片示左上肺斑点片状、条索状阴影。

74. 为明确诊断，首选以下哪项检查

A. 血气分析　　　　　　　　B. 血常规

C. 胸片　　　　　　　　　　D. 痰培养 + 药敏

E. 肝肾功能

75. 最可能的诊断是

A. 肺结核　　　　　　　　　B. 肺炎

C. 支气管扩张　　　　　　　D. 肺癌

E. 支气管炎

76. 患者经治疗未好转，出现中等量咯血，此时最恰当的体位是

A. 坐位　　　　　　　　　　B. 俯卧位

C. 立位　　　　　　　　　　D. 患侧卧位

E. 健侧卧位

（77～78 题共用题干）

男性，59 岁。吸烟 30 年，每日 20 支，每遇秋冬咳嗽 15 年，到呼吸科门诊咨询是否有慢性阻塞性肺病。

77. 早期慢性支管炎肺部 X 线表现是

A. 两肺纹理增粗、紊乱

B. 肺透亮度增加

C. 膈肌下降

D. 胸廓扩张、肋间隙增宽

E. 无特殊征象

78. 慢性阻塞性肺病进展中最先异常的实验室检查为

A. 肺泡 - 动脉氧压差

B. 胸部 X 线片

C. 最大呼气流速（FEFR）

D. 一秒钟用力呼气容量

E. 用力肺活量时的最大呼气中期流量（FEF25%～75%）

（79～80 题共用题干）

男性，60 岁。右下肢浮肿 4 年，1 天前出现呼吸困难，并进行性加重，血气分析示（未吸氧）pH 7.46，PaO_2 56mmHg，$PaCO_2$ 28mmHg。

79. 肺栓塞可有哪些化验异常

A. CPK ↑　　　　　　　　　B. LDH ↑

C. PaO_2↓，$PaCO_2$↓　　　D. D - 二聚体↑

E. 以上均可出现

80. 诊断肺栓塞的金标准为

A. 通气 - 灌注扫描

B. 肺 CT 扫描

C. 下肢血管多普勒超声检查

D. 肺动脉造影

E. D - 二聚体升高

(81～82 题共用题干)

男性，16 岁。反复发作性阵发性干咳 2 年，遇到刺激性气味发作更频，今日发作时肺功能 FEV_1/FVC 为 60%，IgE 水平正常，缓解期肺部无体征，肺功能正常。

81. 最可能的诊断是

A. 肺结核　　　　　　　　B. 支气管扩张

C. 慢性支气管炎　　　　　D. 支气管淋巴结核

E. 支气管哮喘

82. 需明确诊断，应采用何项检查措施

A. 弥散功能测定　　　　　B. 血气分析

C. 支气管舒张试验　　　　D. 纤维支气管镜

E. 支气管激发试验

(83～84 题共用题干)

男性，35 岁。突发呼吸困难伴窒息感。查体：呼吸 30 次/分，呼气延长，双肺哮鸣音，无湿啰音。

83. 该患者的呼吸困难属于

A. 吸气性呼吸困难　　　　B. 呼气性呼吸困难

C. 混合性呼吸困难　　　　D. 阵发性呼吸困难

E. 心源性哮喘

84. 该患者可能的诊断是

A. 自发性气胸　　　　　　B. 支气管哮喘

C. 急性左心衰竭　　　　　D. 气管异物

E. 肺气肿

(85～86 题共用题干)

男性，70 岁。既往咳嗽、咳痰 30 年，活动后气短 10 年，最近 1 年出现双下肢浮肿。肺功能显示阻塞性通气障碍，$FEV_1\%＜50\%$。

85. 慢性支气管炎所致阻塞性肺气肿多为

A. 小叶中心型　　　　　　B. 全小叶型

C. 混合型　　　　　　　　D. 旁间隔型

E. 以上均不是

86. 慢性阻塞性肺病形成肺动脉高压的最主要因素为

A. 肺部毛细血管床减少

B. 血液黏稠度增加

C. 血容量增多

D. 肺部毛细血管微栓子形成

E. 缺氧及二氧化碳潴留引起的肺小动脉痉挛

(87～88 题共用题干)

男性，72 岁。吸烟 40 余年，反复咳嗽、咳痰 30 年，活动后气短 13 年，出现双下肢浮肿 5 年。超声心动图显示右心室肥厚、右室流出道增宽。

87. 慢性肺源性心脏病最常见的病因是

A. 重症肺结核　　　　　　B. 支气管扩张

C. 原发性肺动脉高压症　　D. 支气管哮喘

E. 慢性支气管炎

88. 引起慢性肺心病急性加重最常见的诱因是

A. 急性呼吸道感染　　　　B. 过度劳累

C. 营养不良　　　　　　　D. 空气污染

E. 哮喘发作

(89～90 题共用题干)

女性，42 岁。主因"活动后气短半年，加重 1 个月"入院。查体：双肺部可闻及细小湿性啰音。胸部 X 线检查可见肺内多发浸润影，胸膜下小叶间隔增厚。

89. 该患者若进行肺功能检查，可能的结果为

A. 限制性通气障碍　　　　B. 阻塞性通气障碍

C. 残/总比增加　　　　　　D. 肺总量增加

E. 弥散功能无变化

90. 为明确诊断，需做的最佳检查为

A. 支气管肺泡灌洗

B. 经支气管肺活检

C. 开胸肺活检

D. 检验血中免疫指标有无异常

E. 薄层 CT 检查

(91～92 题共用题干)

男性，20 岁。受凉后咳嗽，咳少量黏液脓痰，伴发热，右侧胸痛并右肩及右上腹痛。查体：体温 39.1℃，脉搏 96 次/分，呼吸 24 次/分。右侧胸廓呼吸运动减弱，语颤增强，右肺下叩诊浊音，可听到支气管呼吸音并响亮的中等湿啰音。血常规化验：白细胞 $15\times10^9/L$，中性 0.90。

91. 对该患者诊断最有意义的检查是

A. 痰培养加药敏试验　　　B. 心电图检查

C. 腹部超声波检查　　　　D. 血沉、肝功能检查

E. 胸部 X 线正侧位摄片

92. 该患者的中等湿啰音产生的原理是

A. 气体通过气管、支气管内的液体，形成水泡随即破裂而产生的声音

B. 气体通过狭窄的气管、支气管腔产生震动引起的声音

C. 炎症侵入胸膜，引起脏、壁层胸膜粗糙、摩擦而产生的声音

D. 是肺部炎症时，实变部分传音良好，支气管呼吸音经肺实变部分传到胸壁的声音

E. 是患者无力排痰，气体通过分泌物积聚的大气道所产生的声音

(93～94 题共用题干)

男性，32 岁。反复发热，咳嗽、咯痰、咯血 8 年，近两年呼吸困难进行性加重。胸片右上肺有片状及条索状阴影，其中并有透光区，胸廓下陷，气管右移。

93. 最有可能的诊断是

A. 肺脓肿　　　　　　　　B. 肺癌

C. 慢性阻塞性肺病　　　　D. 肺结核

E. 支气管扩张

94. 5 小时前突然咳嗽、胸痛、气促、烦躁不安，不能平卧。最大可能是

A. 左心衰竭　　　　　　　B. 精神紧张

C. 气胸　　　　　　　　　D. 胸腔积液

E. 严重感染

（95 ~ 97 题共用题干）

男性，45 岁。既往有支气管哮喘反复发作史和肺结核病史。半小时前上楼时，突发呼吸困难及右侧胸痛。查体：明显呼吸困难，发绀、端坐呼吸、大汗、烦躁、颈静脉充盈，气管轻度左偏。桶状胸，左肺叩诊过清音，右胸鼓音，右肺呼吸音低，左肺可闻及哮鸣音。

95. 最可能的诊断是

A. 肺结核 + 支气管哮喘

B. 支气管哮喘发作

C. 支气管哮喘并右侧自发性气胸

D. 支气管哮喘并右侧胸腔积液

E. 支气管哮喘持续状态

96. 应进行何种检查才能确诊

A. 胸部 X 线照片　　　　　B. 血气分析

C. 心电图　　　　　　　　D. 肺功能

E. 胸部 B 超

97. 下列治疗措施中，哪项为首选治疗

A. 静脉滴注地塞米松

B. 沙丁胺醇雾化吸入

C. 胸腔穿刺抽气或肋间插管引流

D. 静脉滴注抗生素

E. 静脉滴注氨茶碱

（98 ~ 99 题共用题干）

女性，21 岁。两年来反复喘息发作，近一年来发作频繁，夜间重，双肺散在呼气性哮鸣音，心音正常。心率 110 次/分，呼吸频率 32 次/分。胸片示双肺纹理增强。WBC $11 \times 10^9/L$，嗜酸粒细胞 7%。

98. 该病人诊断支气管哮喘的主要根据是

A. 反复发作的喘息史

B. 喘息发作以夜间为主

C. 胸片肺纹理增强

D. 喘息发作时双肺呼气性哮鸣音

E. 白细胞增加，嗜酸粒细胞增加

99. 该病人血气分析最可能出现下列哪项变化

A. 呼吸性酸中毒　　　　　B. 呼吸性碱中毒

C. 代谢性酸中毒　　　　　D. 代谢性碱中毒

E. 以上都不对

（100 ~ 101 题共用题干）

肺功能示：1 秒钟用力呼气容积占用力肺活量比值 40%

100. 临床上以哪种表现最可能

A. 咳嗽，咳痰，时有气喘

B. 心悸，胸闷

C. 咳嗽，咳泡沫血痰

D. 逐渐加重的呼吸困难

E. 呼吸困难伴腹胀

101. 最可能的诊断是

A. 慢性阻塞性肺气肿　　　B. 支气管哮喘

C. 肺间质纤维化　　　　　D. 大叶性肺炎

E. 急性支气管炎

（102 ~ 104 题共用题干）

男性，43 岁。反复咳嗽、咳大量脓痰 20 余年，间有咯血，痰量常为 150 ~ 200ml/d。1 周来高热，脓痰，胸片检查示双下肺纹理增粗，紊乱，呈卷发样改变，余肺野清晰，疑是支气管扩张住院。

102. 下列措施哪项是急需的

A. 立即作体位引流痰液

B. 立即作支气管碘油造影

C. 纤维支气管镜检查

D. 使用抗生素积极控制感染

E. 请外科会诊手术治疗

103. 指导病人进行体位引流时，错误的措施是

A. 体位引流应在餐后进行

B. 置病变部位于高位

C. 每次引流 15 ~ 30min

D. 鼓励病人深呼吸

E. 病人出现不适时应暂时终止

104. 临床缓解期治疗主要在于

A. 长期抗生素治疗

B. 经常服祛痰药

C. 加强呼吸道痰液引流，增强体质，防止感染

D. 手术切除

E. 注射肺炎疫苗、流感疫苗

（105 ~ 106 题共用题干）

男性，42 岁。自幼起咳嗽、咳痰、喘息，多为受凉后发作，静滴"青霉素"可缓解，10 ~ 20 岁无发作，20 岁后又有 1 次大发作，发作时大汗淋漓、全身发紫、端坐不能平卧，肺部可闻及哮鸣音，静脉推注"氨茶碱、地塞米松"可完全缓解。自此后反复出现夜间轻微喘息，每周发作 3 次以上，不能入睡。PEF 变异率为 35%。查体：双肺听诊未闻及干、湿啰音，心率 89 次/分。

105. 最可能的诊断是

A. 支气管哮喘急性发作期

B. 支气管哮喘非急性发作期

C. 先天性心脏病急性左心衰竭

D. 肺源性心脏病心功能不全

E. 喘息型慢性支气管炎急性发作

106. 为了提高疗效，减少复发。教育患者需掌握

A. 正确使用气雾剂的方法

B. 哮喘患者不发作可不用药

C. 抗感染药治疗可根治哮喘

D. 哮喘患者不发作不能使用激素

E. 哮喘者需长期使用 β₁ 受体激动剂

（107 ~ 109 题共用题干）

男性，38 岁。反复咳嗽、咳黄脓痰，间有小口咯血 8 年，痰量多，常大约 100ml/d，伴有鼻塞、黄涕、头晕。近 3 天咳嗽，咯黄脓痰和血痰，痰量大增，伴发热，体温 39.5℃，气促明显。

107. 1 小时前突然大咯血，鲜血从口鼻涌出。因害怕出血，患者极力屏气，压制咯血，随即出现烦躁不安，挣扎坐起，极度呼吸困难，颜面青紫，表情恐怖，大汗淋漓，双眼球上翻。该患者最可能发生了何种并发症

A. 肺不张   B. 休克

C. 气胸   D. 窒息

E. 肺栓塞

108. 目前最关键的措施是

A. 立即采取体位引流，气管抽吸或气管插管

B. 立即鼻导管给氧，注射呼吸兴奋剂及溶栓治疗

C. 立即进行人工呼吸

D. 立即注射止血剂，输血、补液，补充血容量

E. 立即采取体位引流，气管抽吸或气管插管

109. 该患者引起大咯血的原因最可能为

A. 支气管黏膜深层溃疡

B. 并发慢性支气管炎，并急性加重

C. 支气管动脉与肺动脉终末支气管扩张，血管瘤破裂

D. 支气管发生囊性扩张

E. 支气管动脉先天性解剖畸形

（110 ~ 112 题共用题干）

男性，37 岁。1 周前受凉后出现高热、寒战、咳嗽、咯黄色脓痰，近 2 日觉右胸胀痛、气促、乏力。血象：WBC 19×10^9/L，N 89%，HBG 108g/L。胸片示右下肺野均匀致密阴影，上缘呈弧形，外高内低。

110. 最可能的诊断是

A. 自发性气胸   B. 肺脓肿

C. 结核性胸膜炎   D. 肺炎并发脓胸

E. 结核性胸膜炎

111. 为明确诊断，下列何种检查最有价值

A. 胸部 CT 检查

B. 痰及胸液细菌学检查

C. 胸膜活检

D. 纤维支气管镜检查

E. PPD 皮试

112. 该患者最合适的处理是

A. 抗结核治疗

B. 胸腔引流及注入胸膜粘连剂

C. 胸腔引流及有效抗菌治疗

D. 全身及胸腔内应用抗肿瘤药物

E. 胸腔抽气治疗

（113 ~ 114 题共用题干）

男性，20 岁。浙江人，5 年来反复咳嗽、咯血，有时血痰黏稠，呈果酱样。胸片示：双下肺斑片影，其间有多发透光区，PPD 皮试（＋），痰结核菌检查多次阴性。在诊断过程中

113. 问既往史应注意追问

A. 结核病接触史   B. 吸烟史

C. 生食石蟹史   D. 粉尘接触史

E. 异物吸入史

114. 应进一步检查

A. 侧位胸片   B. 痰结核菌培养

C. 痰虫卵检查   D. 痰癌细胞检查

E. 纤维支气管镜检查

（115 ~ 116 题共用题干）

男性，35 岁。突发呼吸困难伴窒息感。查体：呼吸 30 次/分，呼气延长，双肺哮鸣音，无湿啰音。

115. 该患者的呼吸困难属于

A. 吸气性呼吸困难   B. 呼气性呼吸困难

C. 混合性呼吸困难   D. 阵发性呼吸困难

E. 心源性哮喘

116. 该患者可能的诊断是

A. 自发性气胸   B. 支气管哮喘

C. 急性左心衰竭   D. 气管异物

E. 肺气肿

（117 ~ 118 题共用题干）

男性，30 岁。呼吸困难 2 天就诊，发病前有鼻痒、喷嚏。既往有类似病史。查体：呼吸 20 次/分，双肺闻及呼气末哮鸣音，心率 96 次/分，律齐。

117. 最可能的诊断是

A. 心源性哮喘   B. 上呼吸道感染

C. 大叶性肺炎   D. 支气管哮喘

E. 喘息型支气管炎

118. 动脉血气分析：PaCO$_2$ 38mmHg，PaO$_2$ 96mmHg，pH 7.39。根据临床表现和血气分析结果，其病情程度分级为

    A. 轻度   B. 中度

    C. 危重度   D. 重度

    E. 不能确定为哪一级

（119～120 题共用题干）

男性，30 岁。2 个月来感右胸背部烧灼样疼痛，右下肢无力，左下半身麻木。查体：左乳头水平以下痛觉、温度觉减退，右下肢肌腱反射亢进，右侧可引出 Babinski 征，右侧髂前上棘以下音叉震动觉减退，右侧足趾位置觉减退。

119. 病变的定位应考虑

    A. T$_2$ 横贯水平   B. 右侧 T$_2$ 水平后索

    C. 左侧 T$_4$ 水平半侧   D. 右侧 T$_2$ 水平半侧

    E. 右侧 T$_4$ 水平侧索

120. 病变的横向定位最可能是

    A. 脊髓后角   B. 脊髓前角

    C. 脊髓硬膜外   D. 脊髓髓外硬膜下

    E. 脊髓髓内

（121～123 题共用题干）

男性，29 岁。咳大量脓痰并反复咯血 10 年，多次住院治疗。查体：左下肺湿啰音，心率 86 次/分，律齐。

121. 如胸部 X 线检查检查见左下肺不规则透亮阴影，下列哪项可进一步确诊

    A. 肺功能检查   B. 体层摄片

    C. 支气管造影   D. 纤维支气管镜检查

    E. 痰细菌学检查

122. 婚后 4 年不育，妻子健康，夫妻关系和睦。为排除 Kartagener 综合征，下列哪项最有意义

    A. 呼吸困难   B. 肺部啰音

    C. 杵状指   D. 心尖搏动位置

    E. 发绀

123. 患者 3 周前痰量增多，体温 38℃，经治疗好转，体温正常已 2 周，痰易咳，但 3 次痰培养均为铜绿假单胞菌。下一步应首选

    A. 停药、临床观察，加强体位引流

    B. 改用更有效药物，或增加其他具有抗铜绿假单胞菌活性的抗生素，多药联合抗菌

    C. 胸部 CT

    D. 支气管镜检查、肺泡灌洗，并支气管内局部给药

    E. 肺功能检查

（124～126 题共用题干）

男性，28 岁。既往体健。半小时前看足球赛大喊时突然出现左胸尖锐刀割样疼痛，伴进行性气促、呼吸困难、大汗淋漓，朋友把患者急送至急诊。查体：患者发绀、呼吸急促，左胸廓饱满，左肺叩诊鼓音，呼吸音消失，HR 120 次/分，律齐。

124. 为明确诊断首先考虑的检查是

    A. 心肌酶学检查   B. 床边 ECG 检查

    C. 床边 X 线检查   D. 血、尿淀粉酶检查

    E. 血气分析

125. 该患者最可能的诊断是

    A. 急性呼吸窘迫综合征   B. 急性心肌梗死

    C. 大量胸腔积液   D. 张力性气胸

    E. 支气管哮喘持续状态

126. 下列处理中不恰当的是

    A. 镇痛、镇静

    B. 吸氧

    C. 胸腔穿刺抽气 + 闭式引流

    D. 静脉缓慢推注氨茶碱、毛花苷丙和呋塞米

    E. 卧床，不宜搬动

（127～128 题共用题干）

男性，25 岁。抽胸液过程中出现头晕、心悸、胸闷、出冷汗、面色苍白。

127. 患者出现此种情况首先考虑

    A. 低血糖反应   B. 复张后肺水肿

    C. 胸膜反应   D. 低血容量性休克

    E. 并发气胸

128. 下列处理中恰当的是

    A. 静脉注射呋塞米、毛花苷丙

    B. 静脉推注葡萄糖

    C. 快速补液和吸氧

    D. 停止抽液，平卧观察

    E. 床边胸部 X 线检查

（129～130 题共用题干）

男性，25 岁。由交通闭塞的山区至都市打工半年，近 1 个月出现咳嗽、无痰，近 1 周体温 38℃左右，口服抗炎药物效果不佳，胸片见右肺门团块状密度增高影。

129. 该患者可能的诊断是

    A. 肺门淋巴结结核   B. 肺癌

    C. 淋巴瘤   D. 淋巴结炎

    E. 结节病

130. 为进一步明确诊断，首选做哪项检查

    A. PPD 皮试   B. 胸部 CT 平扫

    C. 纤支镜   D. 经皮肺活检

    E. 痰病理学检查

（131～132 题共用题干）

男性，24 岁。反复发作性咳嗽、喘息 10 年余，再发加重

3 小时。查体见意识模糊，口唇发绀，双肺呼吸音明显减低，未闻及干湿啰音，心率 128 次/分，可触及奇脉。

131. 最可能的诊断是
A. 支原体肺炎
B. 支气管哮喘
C. 支气管内膜结核
D. 原发性支气管肺癌
E. 喘息型慢性支气管炎

132. 诊断及病情程度确定后应采取的最有效措施是
A. 甲基泼尼松龙静滴 + 氨茶碱静滴 + 氧疗
B. 特布他林口服 + 氨茶碱口服 + 氧疗
C. 亚胺培南静滴 + 氨茶碱静滴 + 氧疗
D. 沙丁胺醇吸入 + 氨茶碱口服 + 氧疗
E. 倍氯米松吸入 + 氨茶碱静滴 + 氧疗

（133 ~ 135 题共用题干）
男性，30 岁。2 周前出现下咳，伴有午后低热、盗汗、左胸痛，近几日自觉左胸痛好转，但出现气促，夜间喜左侧卧位。查体：气管向右侧移位，左侧胸廓较右侧稍饱满，左侧呼吸运动减弱，左侧触觉语颤减弱，听诊左侧呼吸音消失，双肺未闻及干、湿性啰音。

133. 该患者的症状、体征提示
A. 左侧胸腔积液
B. 左侧肺不张
C. 左侧肺气肿
D. 左侧肺实变
E. 左侧胸腔积液

134. 该患者的诊断是
A. 结核性胸腔积液
B. 自发性气胸
C. 恶性胸腔积液
D. 肺栓塞
E. 结核性胸腔积液

135. 治疗上正确的是
A. 胸腔抽液及积极抗结核治疗
B. 胸腔穿刺抽气与闭式引流
C. 胸腔抽液及注入抗肿瘤药物
D. 有效抗炎治疗
E. 溶栓治疗

（136 ~ 137 题共用题干）
男性，50 岁。高血压病 5 年，血压 180/ 100mmHg，1 年前发现肺结核，以 HR 间断抗结核治疗 1 年，1 天前出现咯血，量约 100ml，复查胸片病灶较前有明显增多

136. 该患者目前为进一步治疗，最需要做的检查为
A. 结核菌培养 + 药敏
B. 痰涂片检查
C. 痰 PCR
D. 胸部 CT 检查
E. PPD

137. 该患者目前较适宜的治疗方案是
A. 2HRZE/4 HR
B. 2H3R3ZE3/4H3R3
C. 2HRZSE/4 ~ 6HRE
D. 2HRE/4HR
E. 2H3R3Z

（138 ~ 140 题共用题干）
肺心病病人，发热、咳脓痰 1 周。心电图示窦性心动过速。动脉血气分析：pH 7.20，PaO_2 7.7kPa，$PaCO_2$ 11.2kPa，SB 40mmol/L。

138. 哪项治疗不宜使用
A. 抗生素
B. 持续低流量吸氧
C. 呼吸兴奋剂
D. 苯酚氢钠
E. 保持呼吸道通畅

139. 病人经治疗病情改善，水肿减轻，但出现烦躁，手足搐搦。最可能的原因是并发
A. 代谢性酸中毒
B. 代谢性碱中毒
C. 肺性脑病
D. 呼吸性碱中毒
E. 脑血管意外

140. 哪项措施是错误的
A. 镇静剂
B. 动脉血气分析
C. 补充氯化钾
D. 低流量吸氧
E. 镇静剂

（141 ~ 143 题共用题干）
女性，68 岁。原有肺心病病史。受凉后发热伴咳脓痰，发绀加重，次日神志模糊，嗜睡，血压 12.0/9.0kPa（90/68mmHg），无病理反射。

141. 患者最可能并发
A. 感染性休克
B. 脑血管意外
C. 肺性脑病
D. 电解质紊乱
E. 弥散性血管内凝血

142. 为进一步检查，目前急需检查的项目是
A. 血气分析
B. 胸部 CT 检查
C. 痰培养 + 药敏
D. 心电图
E. B 超

143. 血气分析检查结果为：pH 7.56，PaO_2 7.33kPa（55mmHg），$PaCO_2$ 9.33kPa（70mmHg），HCO_3^- 48mmol/L，BE +23mmol/L。应考虑为
A. 呼吸性酸中毒 + 代谢性酸中毒
B. 呼吸性酸中毒
C. 呼吸性酸中毒 + 代谢性碱中毒
D. 代谢性碱中毒
E. 呼吸性碱中毒 + 代谢性酸中毒

（144 ~ 145 题共用题干）
女性，56 岁。诊断为肺心病 3 年，2 天前受凉后发热，咳嗽、咳痰加重，黄痰，呼吸困难不能平卧。查体：明显发绀，颈静脉怒张，双肺广泛散在干、湿性啰音，心率 110 次/分，三尖瓣区可闻及收缩期杂音，肝肋下 3cm，下肢水肿。

144. 该患者病情加重的主要原因是
A. 呼吸道感染
B. 心动过速

C. 严重缺氧　　　　　D. 未坚持用洋地黄

E. 肺功能进行性降低

145. 该患者最可能发生的酸碱平衡失调是

    A. 呼吸性碱中毒

    B. 呼吸性酸中毒

    C. 呼吸性酸中毒合并代谢性酸中毒

    D. 呼吸性酸中毒合并代谢性碱中毒

    E. 代谢性碱中毒

（146～147 题共用题干）

女性，32 岁。胸闷、气短 10 天，伴腹部不适，发热 37.5℃，食欲下降，体重下降，无腹泻、恶心及呕吐。B 超显示胸、腹腔积液。PPD 皮试强阳性。

146. 首先应考虑的疾病

    A. 风湿性胸膜炎

    B. 结核性多浆膜腔积液：结核性胸膜炎、结核性腹膜炎

    C. 低蛋白血症

    D. 肿瘤胸、腹膜转移

    E. 间皮瘤

147. 该患者抗结核治疗无效，顽固性胸、腹水，最应与下列哪种疾病相鉴别

    A. 间皮瘤　　　　　B. Meig's 综合征

    C. 尿毒症　　　　　D. 恶性肿瘤多发转移

    E. 低蛋白血症

（148～149 题共用题干）

女性，60 岁。糖尿病、高血压病史 3 年，3 天前因牙痛予拔牙治疗，2 天来畏寒、发热。查体：左下肺可闻及湿啰音。胸片示左下肺脓肿。

148. 该患者出现左下肺脓肿与拔牙引起全身感染有关，请问主要的原因是

    A. 受凉

    B. 糖尿病

    C. 高龄

    D. 肺与全身各器官的血液及淋巴循环相通

    E. 高血压病

149. 以下治疗应用的药物，哪项不正确

    A. 青霉素　　　　　B. 可待因

    C. 硝苯地平　　　　D. 甲硝唑

    E. 胰岛素

（150～151 题共用题干）

女性，30 岁。哮喘病史 11 年，近 1 年来反复发作，午夜或清晨时易发作，春季和梅雨季节尤其好发。查体：一般可，叙述病史连贯而无气急，两肺散在哮鸣音。

150. 下列哪种药物可长期使用，并预防夜间发作

    A. 氨茶碱

    B. 喘定（二羟丙茶碱）

    C. 胆茶碱

    D. 茶碱缓释片

    E. 复方氨茶碱

151. 发作较重时需加用 β₂ 受体激动剂，首选药物是

    A. 肾上腺素

    B. 去甲肾上腺素

    C. 麻黄碱（麻黄素）

    D. 沙丁胺醇（舒喘灵）或特布他林（间羟舒喘宁）

    E. 异丙肾上腺素

（152～153 题共用题干）

女性，55 岁。为慢性阻塞性肺疾病（COPD）气肿型患者。近年来轻微活动即感气急，咳嗽轻，咳痰少。血气分析：PaO_2 9.3kPa（70mmHg），$PaCO_2$ 4.8kPa（36mmHg）。

152. 该 COPD 患者病情发展已出现

    A. Ⅰ 型呼吸衰竭　　　B. Ⅱ 型呼吸衰竭

    C. 低氧血症　　　　　D. 高苯酚血症

    E. 以上都不是

153. 根据血气分析结果，该患者的呼吸功能障碍为

    A. 通气功能障碍

    B. 换气功能障碍

    C. 通气和换气功能障碍并存

    D. 肺泡膜增厚所致弥散功能降低

    E. 通气/血流比例降低

（154～155 题共用题干）

女性，30 岁。反复发作性呼吸困难，胸闷 2 年。3 天前受凉后咳嗽，咳少量脓痰，接着出现呼吸困难、胸闷，并逐渐加重。查体：无发绀，双肺广泛哮鸣音，肺底部少许湿啰音。

154. 该病例最可能的诊断是

    A. 支气管哮喘

    B. 心源性哮喘

    C. 慢性喘息型支气管炎

    D. 慢性阻塞性肺疾病（红喘型）

    E. 慢性阻塞性肺疾病（紫肿型）

155. 表明气道阻塞具有可逆性的检查结果是

    A. 一秒钟用力呼气容积（FEV_1）>60% 预计值

    B. 最大呼气流量（PEF）>60% 预计值

    C. 吸入沙丁胺醇后 FEV_1 增加率 >15%

    D. 吸入倍氯米松后 FEV_1 增加率 >15%

    E. 支气管激发试验阳性

（156～158 题共用题干）

女性，32 岁。2 周前出现畏寒、发热、干咳，伴有右胸针刺样疼痛，深呼吸及咳嗽时加重。近 4 日觉胸痛减轻，但出现进行性气促，活动后明显，伴有乏力。查体：右中下

肺野叩诊浊音，呼吸音消失。血常规：WBC $11.2 \times 10^9/L$，N 71%；ECG：窦性心动过速；胸片：右中下肺野均匀致密阴影，上缘呈弧形，外高内低；ESR 28mm/h；PPD 皮试阳性。

156. 下列哪项检查最有助于诊断

A. ECG
B. 血常规
C. 胸部 X 线检查
D. ESR
E. PPD 皮试

157. 进一步诊断还需哪些检查

A. 胸液检查及胸膜活检
B. 纤维支气管镜
C. 胸部 CT
D. 胸部 B 超
E. 胸部 MRI

158. 该患者最可能的诊断是

A. 自发性气胸
B. 脓胸
C. 结核性胸腔积液
D. 急性肺脓肿
E. 胸膜间皮瘤

（159～161 题共用题干）

女性，26 岁。有静脉吸毒史，一周前突起畏寒，高热，近日反复咳嗽，咯痰。胸部 X 线检查示双肺多发结节状致密影，中央有小透光区并可见液平。

159. 患者最有可能的诊断是

A. 血行播散型肺结核
B. 细菌性肺炎
C. 血源性肺脓肿
D. 外周型肺癌
E. 支气管扩张

160. 患者最可能的致病菌是

A. 支原体
B. G^+ 细菌
C. 结核分枝杆菌
D. G^- 细菌
E. 厌氧菌

161. 治疗首选

A. 万古霉素
B. 甲硝唑
C. 青霉素
D. 利福平
E. 异烟肼 + 利福平

（162～164 题共用题干）

女性，40 岁。咳嗽，低热，乏力 3 个月。胸片见双肺门增大，双肺网格状影。PPD 皮试阴性。

162. 为明确诊断，下列哪项检查最有价值

A. 肺功能
B. 支气管肺泡灌洗
C. 胸部 CT
D. 肺活检
E. 血清免疫学

163. 肺功能最早发现异常的是

A. DLCO
B. FEV_1/FVC
C. RV
D. TLC
E. DLCO

164. 若支气管肺泡灌洗液 $CD4^+/CD8^+ > 3.5$，血沉增快，血钙增高，最可能的诊断是

A. 肺结核
B. 结节病
C. 肺癌
D. 特发性肺纤维化
E. 组织细胞增生症 X

（165～167 题共用题干）

女性，40 岁。4 年前呼吸道感染后出现咳嗽伴胸闷，此后反复发作，伴有喘息，多于呼吸道感染后出现，3 天前再次发作。查体：呼吸 30 次/分，口唇微绀，两肺叩诊过清音，闻及哮鸣音，心率 110 次/分，律齐。

165. 最可能的诊断是

A. 支气管哮喘
B. 喘息型支气管炎
C. 支气管扩张
D. 心源性哮喘
E. 支气管肺癌

166. 此时行肺功能测定，最可能的表现是

A. 限制性通气功能障碍
B. 阻塞性通气功能障碍
C. 弥散功能障碍
D. 混合性通气功能障碍
E. 阻塞性通气功能障碍伴弥散障碍

167. 为判断病情严重度，急需哪项检查

A. 血白细胞测定
B. 心电图
C. 动脉血气分析
D. 胸部 X 线检查
E. 血清 IgE 测定

（168～169 题共用题干）

女性，60 岁。反复咳嗽、咳痰 25 年，心悸、气促、下肢间歇性水肿 3 年，病情加重伴畏寒发热 1 周入院。查体：T 38℃，呼吸急促，口唇发绀，双肺叩诊过清音，中下肺有湿啰音，心率 110 次/分，心律齐，无杂音，双下肢重度水肿。

168. 该病例最适当的诊断应为

A. 慢性支气管炎（慢支）
B. 慢支 + 肺气肿
C. 慢支 + 肺气肿 + 肺心病
D. 慢性阻塞性肺疾病
E. 慢支 + 肺气肿 + 心肌病

169. 为明确诊断，首选的检查是

A. 胸部 X 线检查
B. 心电图检查
C. 动脉血气分析
D. 痰培养及药敏试验
E. 血胆固醇和三酰甘油测定

（170～172 题共用题干）

女性，32 岁。门诊就诊，2 个月来干咳、胸闷憋气，心悸，呼吸困难，夜间发作明显，影响睡眠。既往有过敏性鼻炎，有类似发作病史。听诊双肺散在哮鸣音，心率 110 次/分。

170. 治疗的方法是

A. 给予地西泮，使病人得到休息
B. 给予吸入糖皮质激素和支气管舒张剂解痉平喘

C. 给予普萘洛尔及胺碘酮，改善心悸

D. 1‰肾上腺素 1ml 皮下注射，使症状迅速缓解

E. 吸入色甘酸钠气雾剂

171. 上述病例门诊治疗后病情好转，但 2 周后喘息发作，气促明显，心悸加重，急诊就医。查体：烦躁不安，端坐位，心率 120 次/分，双肺满布哮鸣音。首先考虑的诊断是

A. 心源性哮喘

B. 合并气胸

C. 急性细支气管炎

D. 支气管哮喘急性发作

E. 喘息型支气管炎急性发作

172. 上述病人因病情较重收入病房，经用大剂量氢化可的松、氨茶碱等药物滴注，症状未能缓解，痰黏稠难以咳出，进食极少。查体：汗多，心率 120 次/分，呼吸音低，双肺哮鸣音明显减少，白细胞 6.9×10^9/L，红细胞比积 56%，血气分析 $PaCO_2$ 45mmHg，PaO_2 60mmHg，pH 7.33。此时首选的治疗是

A. 静脉推注毛花苷丙以减慢心率

B. 增加激素的用量

C. 进一步积极补充液体

D. 应用广谱抗生素

E. 气管插管，机械通气治疗

（173～175 题共用题干）

女性，80 岁。慢性咳嗽、咯痰 20 余年，冬季加重。近 5 年活动后气促，1 周前感冒后痰多，气促加剧，近 2 天嗜睡。血白细胞 18.6×10^9/L，中性 0.90。动脉血气分析：pH 7.29，$PaCO_2$ 80mmHg，PaO_2 47mmHg，BE −3.5mmol/L。

173. 最可能的诊断是

A. Ⅰ型呼吸衰竭

B. Ⅱ型呼吸衰竭

C. 支气管哮喘急性发作

D. ARDS（急性呼吸窘迫综合征）

E. 脑血管意外

174. 酸碱紊乱类型是

A. 呼吸性碱中毒　　　　B. 呼吸性酸中毒

C. 代谢性酸中毒　　　　D. 代谢性碱中毒

E. 呼吸性酸中毒合并代谢性酸中毒

175. 此时可给予何项措施

A. 尼可刹米　　　　　　B. 高浓度间断吸氧

C. 苯酚氢钠溶液　　　　D. 高浓度面罩吸氧

E. 乳酸钠溶液

（176～178 题共用题干）

女孩，8 岁。发热 1 周，体温 38.5℃，伴频繁咳嗽、胸痛。查体：一般情况可，双肺未闻及干湿啰音。肺部 X 线检查示两下肺云雾状阴影。

176. 为明确诊断，首选的检查为

A. 痰液培养　　　　　　B. 痰液病毒分离

C. 冷凝集试验　　　　　D. 嗜异性凝集试验

E. 血常规

177. 首选的药物为

A. 青霉素　　　　　　　B. 链霉素

C. 红霉素　　　　　　　D. 氯霉素

E. 阿昔洛韦（无环鸟苷）

178. 用药时间为

A. 5～7 日　　　　　　B. 至少 2～3 周

C. 热退 1 天停药　　　　D. 咳止停药

E. 3 日

（179～180 题共用题干）

女性，20 岁。因低热，疲乏无力 3 个月，闭经 2 年而发现肺结核。痰菌阳性，体检发现明显消瘦，肤色暗，血压 90/60mmHg，心率 62 次/分，心音低钝，血清钠 125mmol/L。

179. 本病人最可能并发

A. 甲状腺功能低下

B. 糖尿病

C. 无反应性结核病

D. 肾上腺皮质功能低下

E. 腺垂体功能低下

180. 最有价值的检查是

A. 甲状腺功能

B. 肾上腺皮质功能、腺垂体功能、葡萄糖耐量试验

C. 腺垂体功能

D. 血清电解质

E. 葡萄糖耐量试验

（181～182 题共用题干）

女性，16 岁。数年来慢性咳嗽、咳痰，有时为脓性，偶咯血。幼年时患肺门淋巴结结核，已愈。胸片，右下肺野可疑絮状影，右心膈角难以辨认，右心缘模糊。

181. 从影像学表现，病变部位可能在

A. 右下叶后基底段　　　B. 中叶

C. 纵隔胸膜增厚　　　　D. 支气管内病变

E. 右下叶

182. 需进行何种检查来进行定位诊断

A. 气管平面断层

B. 气管镜检查

C. 痰菌检查

D. 前弓位或右侧位胸片

E. PPD 皮试

(183～184 题共用题干)

女性，35 岁。反复出现胸、腹腔积液，轻度乏力、消瘦，无发热，既往无特殊。PPD（＋＋＋），血沉 35mm/h，按结核性多浆膜腔积液治疗无效，胸腹水未控制。妇科检查及 B 超提示右侧卵巢可见纤维瘤。

183. 最有可能的诊断是

　　A. 结核性胸、腹膜炎

　　B. 低蛋白所致胸、腹腔积液

　　C. Meig's 综合征

　　D. 肝硬化腹水

　　E. 风湿性胸、腹膜炎

184. Meig's 综合征所致的胸、腹腔积液最有效的治疗方法是

　　A. 积极抽水治疗　　　　B. 强效利尿剂

　　C. 手术切除卵巢肿瘤　　D. 放疗

　　E. 宫腔镜

(185～187 题共用题干)

女性，70 岁。有高血压病史多年，因肺炎入院，应用抗生素和输液后，体温未下降，逐渐出现烦躁、气促。查体：体温 38.6℃，呼吸 44 次/分，血压 150/90mmHg，心率 120 次/分，口唇发绀，两肺闻及湿啰音。血气分析：PaO_2 56mmHg，$PaCO_2$ 32mmHg。

185. 为明确诊断还需做哪项检查

　　A. 心电图　　　　　　　B. 胸部 CT

　　C. 测 PCWP　　　　　　D. 胸片

　　E. 血常规

186. 若心电图示窦性心动过速，胸片示双肺斑片状阴影，PAWP 11mmHg，最可能的诊断是

　　A. 高血压危象

　　B. 急性呼吸窘迫综合征

　　C. 右心衰竭

　　D. 急性左心衰

　　E. 肺梗死

187. 此时最主要的处理是

　　A. 强心治疗　　　　　　B. 使用利尿剂

　　C. 应用血管活性药物　　D. 呼吸机治疗

　　E. 大剂量糖皮质激素

(188～189 题共用题干)

女性，38 岁。患慢性支气管炎、阻塞性肺气肿、肺源性心脏病，神志清楚，发绀明显，动脉血气提示代偿性呼吸性酸中毒，给予鼻导管吸氧 4 升/分，发绀略有减轻，但迅速进入嗜睡状态。

188. 为明确病情，检查首选

　　A. 胸部 X 线检查　　　　B. 心电图

　　C. 头颅 CT　　　　　　　D. 血气分析

　　E. 测量血压

189. 此时首先应采取的措施是

　　A. 将鼻导管吸氧流量提高到每分钟 5 升

　　B. 将鼻导管吸氧流量减少到每分钟 1 升

　　C. 20% 甘露醇 250ml 快速静滴

　　D. 5% 苯酚氢钠 100ml 静滴

　　E. 即行气管插管，呼吸机辅助

(190～192 题共用题干)

女性，40 岁。大量胸腔积液第一次行胸腔穿刺抽液，10min 内抽液 1200ml，患者自觉气促症状减轻；15min 后患者突感胸闷、呼吸困难、剧咳伴白色泡沫痰。查体：发绀，两肺满布湿啰音，心率 120 次/分。

190. 可能出现了下列何种情况

　　A. 医源性气胸　　　　　B. 肺栓塞

　　C. 复张后肺水肿　　　　D. 纵隔摆动

　　E. 损伤血管致失血

191. 下列哪一项抢救措施不适当

　　A. 糖皮质激素

　　B. 吸氧

　　C. 利尿药

　　D. 皮下注射 0.1% 去甲肾上腺素

　　E. 控制液体入量

192. 下列哪项措施可预防该情况出现

　　A. 麻醉药足量

　　B. 持续吸氧

　　C. 操作熟练

　　D. 避免抽液量过多、过快

　　E. 胸穿部位定位准确

(193～195 题共用题干)

女性，22 岁。自幼因麻疹后咳喘迁延不愈。近年来发作趋于频繁，程度亦趋严重。1 周前感冒后哮喘发作一直未能缓解而住院。查体：患者神志淡漠，呼吸困难，呈端坐位，吸氧下发绀不明显。两肺满布哮鸣音，心率 126 次/分，律齐，有奇脉。

193. 为评估患者病情严重度，应立即做下列哪项检查

　　A. 动脉血气分析　　　　B. 血电解质测定

　　C. 过敏源皮肤试验　　　D. 痰细菌培养

　　E. 血清 IgE 测定

194. 为合理使用激素治疗，应选择哪种意见

　　A. 立即应用琥珀酰氢化可的松静脉注射，续以静脉滴注

　　B. 立即静脉注射地塞米松

　　C. 立即给予糖皮质激素吸入，以减少全身用药的不良反应

　　D. 若支气管舒张剂无效再考虑应用激素

E. 立即应用琥珀酰氢化可的松静脉注射，续以静脉滴注

195. 有关是否应用和如何应用抗生素，下列哪种意见比较合理

A. 积极控制感染，应用第三代头孢菌素联合氨基糖苷类

B. 不必应用，因为缺少细菌性感染的确切证据

C. 选用新一代大环内酯类或第一、二代头孢菌素

D. 等待痰培养结果再作决策

E. 作为应用激素的必要配合治疗，应当使用抗生素以预防感染

（196～197题共用题干）

女性，16岁。胸闷、干咳、气促1小时。查体：呼吸30次/分，双肺哮鸣音。病前曾上公园游玩，出现鼻痒，打喷嚏，既往有类似发作史。

196. 诊断应考虑

A. 内源性哮喘   B. 外源性哮喘

C. 混合性哮喘   D. 喘息性支气管炎

E. 过敏性肺炎

197. 在病情控制后需做哪项检查明确病因

A. 胸部胸部X线检查   B. 痰培养

C. 血气分析   D. 肺功能

E. 皮肤过敏试验

*（198～200题共用题干）

女性，50岁。因肺炎入院，应用抗生素和输液后，体温未下降，今晨出现呼吸急促，烦躁。查体：呼吸46次/分，血压98/75mmHg，脉搏100次/分，口唇有发绀，两肺闻及哮鸣音。

198. 最可能是并发了

A. 自发性气胸   B. 支气管哮喘

C. ARDS   D. 心肌炎

E. 脑膜炎

199. 为明确诊断，应首选哪项检查

A. 心电图   B. 胸片

C. 血气分析   D. 脑脊液

E. 血常规

200. 病人胸片示肺门斑片状阴影，边缘模糊，融合成片。血气分析：PO_4 9mmHg，PO_2 44mmHg，最重要的措施是

A. 高浓度吸氧   B. 呼吸机治疗

C. 控制入水量   D. 调整抗生素

E. 肾上腺皮质激素

*（201～202题共用题干）

女性，18岁。农民，3年来反复咳嗽，大量咳痰，1周前少量咯血，2天前出现高热住院。

201. 首先考虑的诊断是

A. 支气管扩张   B. 支气管内膜结核

C. 慢性支气管炎   D. 先天性肺囊肿

E. 早期支气管肺癌

202. 哪项检查可帮助明确诊断

A. 肺功能   B. 纤维支气管镜检查

C. 胸部高分辨CT检查   D. 痰培养

E. 胸部B超

*（203～205题共用题干）

女性，35岁。反复发热伴下肢关节痛2月余。近1月出现咳嗽、咳痰及气促。查体：面部蝶形红斑，双下肺少量小水泡音。胸片示双中下肺弥漫网格影。

203. 最可能的诊断是

A. 结节病

B. 系统性红斑狼疮肺损害

C. 特发性肺纤维化

D. 浸润性肺结核

E. 支气管扩张

204. 最有意义的实验室检查是检测

A. 抗ds-DNA抗体

B. 抗中性粒细胞胞浆抗体

C. 类风湿因子

D. 抗ANA抗体

E. 抗ds-DNA抗体

205. 如患者合并有咯血，需进行的最重要的检查是

A. 支气管镜检查   B. 血常规

C. 痰找癌细胞   D. 痰找抗酸杆菌

E. 凝血功能

*（206～207题共用题干）

患者，男性，67岁。既往有糖尿病和COPD病史，3天前受凉后出现咳嗽、咳黄痰，伴有低热，最高体温为37.8℃。入院后查体：双肺均可闻及细湿啰音。胸部X线检查示双肺点片状阴影，血常规示 WBC 6.5×10^9/L，N 76%。

206. 该患者可能的诊断为

A. 军团菌肺炎

B. 支原体肺炎

C. 肺炎链球菌肺炎

D. 肺炎克雷伯杆菌肺炎

E. 真菌性肺炎

207. 为明确诊断，下列检查中最有意义的是

A. 血培养   B. 痰涂片

C. 痰培养+药敏   D. 胸部CT

E. 纤维支气管镜检查

＊（208～209 题共用题干）

患者，男性，72 岁。8 年前开始经常咳嗽、咳痰，近 1 年来症状加重，今晨排便时，突然出现气急，呼吸困难。查体：呼吸 30 次/分，口唇发绀，气管轻度右偏，桶状胸，左肺叩呈鼓音、呼吸音消失。

208. 最可能的诊断是

A. 胸腔积液　　　　　　　B. 肺梗死

C. 急性心梗　　　　　　　D. 气胸

E. 急性左心功能不全

209. 急诊首先应进行下列哪项检查

A. 纤维支气管镜检查　　　B. 肺功能测定

C. 痰培养 + 药敏　　　　　D. 胸部 X 线检查

E. 心电图

＊（210～211 题共用题干）

女性，42 岁。近 3 个月出现低热，偶咳嗽，少量白痰。胸片示双肺门影增大，肺野清晰。胸部 CT 示双侧肺门及纵隔淋巴结肿大，不伴肺内阴影。双下肢可见结节性红斑。支气管灌洗液细胞分类结果：淋巴细胞占 49%，中性粒细胞占 4%。

210. 患者最可能的诊断为

A. 肺门淋巴结结核　　　　B. 肺癌

C. 淋巴瘤　　　　　　　　D. 结节病

E. 矽肺

211. 患者最可能出现的检查结果为

A. SACE 活性增加

B. 低血钾

C. 贫血

D. 类风湿因子滴度增高

E. PPD 试验呈阳性反应

＊（212～214 题共用题干）

男性，54 岁。有慢性支气管炎病史，醉酒后突起畏寒高热不愈，咳嗽、咯痰加重，两天来咳大量脓痰并带鲜血。胸片右上肺有大片密度增高的阴影，其中并有透光区。

212. 最可能的诊断为

A. 吸入性肺脓肿

B. 干酪性肺炎

C. 肺癌并发感染

D. 肺炎克雷伯杆菌肺炎

E. 真菌性肺炎

213. 如做痰培养结果最可能是

A. 链球菌　　　　　　　　B. 葡萄球菌

C. 结核杆菌　　　　　　　D. 厌氧菌

E. 大肠埃希菌

214. 首选哪种药物治疗

A. 青霉素　　　　　　　　B. RFP

C. 甲硝唑　　　　　　　　D. INH + RFP

E. 青霉素

＊（215～217 题共用题干）

男性，55 岁。有慢性支气管炎病史 10 多年，1 周来出现高热，咳嗽、咯痰加重，痰液黏稠呈砖红色胶冻状。

215. 该患者最可能的诊断是

A. 葡萄球菌肺炎

B. 肺炎链球菌肺炎

C. 干酪性肺炎

D. 肺炎克雷伯杆菌肺炎

E. 肺脓肿

216. 为明确诊断，下列何种检查最有价值

A. 胸部 CT 检查　　　　　B. 胸部 X 线检查

C. 痰细菌学检查　　　　　D. 血常规检查

E. 纤维支气管镜检查

217. 抗生素治疗应选用

A. 第二代头孢菌素 + 氨基糖苷类

B. 积极抗结核治疗

C. 红霉素

D. 先做痰细菌培养 + 药敏，根据药敏结果选用抗生素

E. 复方磺胺甲噁唑

＊（218～219 题共用题干）

患者，女性，45 岁。主因"干咳，查体发现双肺门淋巴结肿大 1 个月"入院。查体：双肺未闻及干湿性啰音，血常规正常，PPD 试验阴性。

218. Kveim 试验阳性有助于下列哪种疾病的诊断

A. 结核病　　　　　　　　B. 结节病

C. 韦氏肉芽肿　　　　　　D. 支气管肺癌

E. 矽肺

219. 结节病患者的 PPD 试验阴性或弱阳性，原因是

A. 细胞免疫抑制　　　　　B. 体液免疫增强

C. 细胞免疫增强　　　　　D. 体液免疫抑制

E. 患者外周血白细胞计数减少

＊（220～221 题共用题干）

许多疾病可显示为肺部圆形阴影，密度较均匀，边界清楚。

220. 以下为最常见的病种，除了

A. 肺结核球　　　　　　　B. 肺癌

C. 肺良性肿瘤　　　　　　D. 慢性肺化脓

E. 结节病

221. 圆形病灶内易发生溶解者可有下列疾病，除了

A. 肺结核球　　　　　　　B. 肺癌

C. 肺化脓　　　　　　　　D. 支气管腺瘤

E. 坏死性肉芽肿

* (222 ~ 224 题共用题干)

女性，28 岁。反复痰中带血间或大咯血 5 年，有轻咳，少量黏液痰，无发热。胸片提示双下肺纹理增粗、紊乱。

222. 诊断应首先考虑

    A. Kartagener 综合征   B. 慢性肺脓肿

    C. 慢性支气管炎   D. 支气管扩张

    E. 肺结核

223. 为进一步明确诊断，首选下列哪一措施

    A. 选择性支气管造影

    B. 肺功能检查

    C. 胸部 HRCT

    D. 胸部 MRI、肺血管成像

    E. 纤维支气管镜检查、灌洗及痰细菌学检查

224. 下列治疗措施中哪项是错误的

    A. 长期规则应用抗生素

    B. 体位引流，配合服用祛痰药物

    C. 生理盐水雾化吸入

    D. 体育锻炼

    E. 长期规则应用抗生素

* (225 ~ 226 题共用题干)

女性，24 岁。间断咳嗽、咳痰 2 年，加重伴间断小量咯血 3 天，发热，体温 38.5℃，无乏力及盗汗，抗炎、止血治疗均可缓解。查体：右下肺可闻及少许湿性啰音。胸部 X 线检查示右下肺纹理增粗及蜂窝状小透光区。

225. 应考虑的诊断是

    A. 慢性支气管炎   B. 肺结核

    C. 支气管肺癌   D. 支气管扩张症

    E. 肺炎

226. 该患者近期有食用生螃蟹及蝲蛄史，应与何种疾病相鉴别

    A. 肺囊虫   B. 肺吸虫病

    C. 肺脓肿   D. 肺炎球菌肺炎

    E. 军团菌肺炎

* (227 ~ 228 题共用题干)

男性，30 岁。左侧胸痛 10 天，伴胸闷、气短、发热 5 天，活动后明显。胸部 X 线发现右侧胸腔积液。诊断为结核性胸膜炎。于右侧胸腔抽出积液约 600ml，患者出现胸闷、憋气、干咳。

227. 应考虑

    A. 胸膜反应   B. 复张后肺水肿

    C. 气胸（损伤性）   D. 心功能不全

    E. 麻药过敏

228. 胸部 X 线证实为气胸，肺压缩 50%，最佳处理方案是

    A. 胸腔穿刺排气

    B. 高浓度吸氧

    C. 行胸腔闭式引流术

    D. 暂不抽液，利尿治疗

    E. 卧床休息

* (229 ~ 231 题共用题干)

男性，50 岁。近一年咳嗽，加重伴气促 3 个月。查体：杵状指，双肺底闻及高调湿啰音。肺功能：FEV_1/FVC 90%。

229. 如该患者行胸部 X 线检查，最可能的征象是

    A. 双下肺弥漫性网格状阴影

    B. 双肺弥漫性结节影

    C. 双肺门影增宽

    D. 肋骨变平，肋间隙增宽，双肺透亮度增高

    E. 双下肺弥漫性网格状阴影

230. 为确诊应行哪项检查

    A. 胸部 CT   B. 肺活检

    C. 肺功能检查   D. 支气管肺泡灌洗

    E. 通气/灌注扫描

231. 治疗应首选

    A. 支气管舒张剂   B. 长期吸氧

    C. 抗生素   D. 糖皮质激素

    E. 支气管肺泡灌洗

* (232 ~ 233 题共用题干)

男性，25 岁。新疆人，胸痛憋气。胸部 X 线检查发现右下肺野有巨大（8cm×9cm）、境界较清晰的囊腔性病变，双弓征阳性。

232. 应考虑的诊断有

    A. 局限性胸膜间皮细胞瘤   B. 含液支气管肺囊肿

    C. 巨大肺包虫囊肿   D. 包裹性胸膜炎

    E. 肺癌伴组织坏死

233. 在进一步检查中，哪项宜慎用

    A. 多轴透视   B. 胸腔 B 超

    C. 胸穿   D. 纤支镜检查

    E. 胸部 CT

* (234 ~ 236 题共用题干)

男性，30 岁。因与人争吵被人用刀刺伤右胸部半小时入院。查体：BP 90/45mmHg，R 32 次/分，P 110 次/分，烦躁不安，颜面苍白，口唇发绀，右前胸靠外侧可见 2 ~ 3cm 长刀伤破裂口，随患者呼吸闻及气体从破裂口出入的声响。胸部透视：右肺压缩 70%，右侧肋膈角消失。

234. 目前首先应行的紧急处理是

    A. 建立静脉通道补液

    B. 迅速封闭胸壁破裂口

    C. 剖胸探查

D. 气管插管辅助呼吸

E. 给予高浓度氧

235. 正确的诊断是

A. 右胸刀伤　　　　　　B. 右侧外伤性血气胸

C. 右侧大量胸腔积液　　D. 右侧胸部贯通伤

E. 右侧闭合性气胸

236. 下一步的处理措施主要包括

A. 剖胸探查术

B. 机械通气

C. 右侧锁骨中线外侧第 2 肋间插管闭式引流术

D. 右侧腋中线第 4～5 肋间插管闭式引流术

E. 输液，给氧等保守治疗，待气体自然吸收

＊（237～238 题共用题干）

男性，67 岁。慢性咳嗽，咳少量白痰，活动后气短 3 年，近 2 月气短加重，痰量较多，为脓性痰。查体：口唇轻度发绀，双下肺可闻及 Velcro 音，有杵状指。

237. 根据以上病史、症状和体征特点，对该患者最可能的诊断是

A. 淋巴样间质性肺炎　　B. 特发性肺纤维化

C. 巨细胞型间质性肺炎　D. 慢性阻塞性肺疾病

E. 以上都不正确

238. 为了确诊，需做进一步检查，下列哪种检查方法最有利于确诊

A. 肺功能测定

B. 支气管肺泡灌洗液检查

C. 肺通气灌注扫描

D. HRCT

E. 以上都不对

＊（239～240 题共用题干）

女性，68 岁。有慢支、肺气肿病史 20 余年，突然气促、呼吸困难加重半天入院。胸片提示右侧肺压缩 40%。予插管引流 5 日后患者自觉症状无明显好转，水封瓶液面仍随呼吸波动。

239. 该患者最可能的诊断是

A. 张力性气胸　　　　　B. 闭合性气胸

C. 交通性气胸　　　　　D. 血气胸

E. 脓气胸

240. 进一步考虑的治疗是

A. 继续水封瓶引流　　　B. 加用负压吸引装置

C. 胸腔镜下手术　　　　D. 剖胸手术

E. 胸膜固定术

＊（241～243 题共用题干）

男性，65 岁。剧烈咳嗽后突然出现左胸刀割样疼痛，自觉气促、不能平卧。查体：左侧胸廓稍饱满，左侧触觉语颤减弱，左肺叩诊鼓音，呼吸音较右肺明显减弱。

241. 最可能的诊断是

A. 急性心肌梗死　　　　B. 肺脓肿

C. 肺炎并发脓胸　　　　D. 自发性气胸

E. 肺大疱

242. 为明确诊断，下列何种检查最有价值

A. 心肌酶学检查　　　　B. 血常规

C. 胸部 X 线检查　　　　D. ECG 和心脏彩超

E. 血气分析

243. 该患者最合适的处理是

A. 胸腔抽气及闭式引流

B. 吸氧、止痛等保守治疗

C. 溶栓治疗和介入治疗

D. 胸腔引流及注入胸膜粘连剂

E. 胸腔抽气及闭式引流

＊（244～246 题共用题干）

男性，65 岁。近两年来无明显诱因反复出现咳嗽、痰少、活动后气促，无发热，无胸痛，无咯血，心电图及心脏彩超未见异常。肺功能：FEV_1 1.90L，FVC 2.00L，DLCO 下降。支气管激发试验阴性。

244. 该患者最有可能是下列哪一种疾病

A. 特发性间质性肺炎　　B. 慢性阻塞性肺疾病

C. 支气管肺癌　　　　　D. 支气管扩张

E. 肺结核

245. 下列哪一种检查可明确诊断

A. 胸腔镜肺活检　　　　B. 高分辨率胸部 CT

C. 支气管碘油造影　　　D. 支气管激发试验

E. 支气管肺泡灌洗

246. 首选下列哪种治疗

A. 糖皮质激素　　　　　B. 抗结核治疗

C. 支气管舒张剂治疗　　D. 抗肿瘤化疗

E. 支气管肺泡灌洗

＊（247～248 题共用题干）

男性，20 岁。搬重物时，突然出现胸闷、胸痛，随即出现呼吸困难并逐渐加重。查体：右肺呼吸音消失。

247. 诊断应首先考虑

A. 气胸　　　　　　　　B. 急性心肌梗死

C. 肺梗死　　　　　　　D. 肺大疱

E. 支气管哮喘

248. 应首先进行的检查是

A. ECG　　　　　　　　B. 头颅 CT 平扫

C. 胸部 CT　　　　　　D. 肺通气灌注扫描

E. 胸部 X 线摄影

＊（249～251 题共用题干）

男性，45 岁。反复干咳、进行性气促 2 个月，加重 5 天。

无发热，无咯血，外院抗生素治疗效果不佳。胸片示双肺弥漫性毛玻璃影，以肺门区明显。支气管肺泡灌洗液PAS染色阳性。

249. 最有可能的诊断是

    A. 心源性肺水肿　　　　　B. 肺泡蛋白沉积症

    C. 肺泡癌　　　　　　　　D. 特发性肺纤维化

    E. 结节病

250. 肺功能最不可能出现

    A. DLCO 降低　　　　　　B. 肺总量增加

    C. FEV_1/FVC 增高　　　　D. 肺活量降低

    E. 残气量降低

251. 最有效的治疗是

    A. 糖皮质激素　　　　　　B. 抗肿瘤治疗

    C. 抗生素　　　　　　　　D. 支气管肺泡灌洗

    E. 抗心衰治疗

【B型题】

（1~2题共用备选答案）

    A. 咳粉红色稀薄泡沫痰

    B. 咖啡样痰

    C. 果酱样痰

    D. 红棕色胶胨样痰

    E. 大量黄脓痰

1. 男性，50岁。反复咳嗽、咯痰病史20年，诊断为左下肺支气管扩张。1月来上述症状加重，痰液性状的改变最可能为

2. 女性，70岁。高血压病史，1周来出现不能平卧、咳嗽、咯痰、气喘、呼吸困难的临床表现，诊断为左心衰竭。痰液性状的改变最可能为

（3~5题共用备选答案）

    A. 肺炎链球菌肺炎

    B. 葡萄球菌肺炎

    C. 肺炎克雷伯杆菌肺炎

    D. 铜绿假单胞菌肺炎

    E. 肺炎支原体肺炎

3. 男性，28岁。突起畏寒发热，右胸痛2天。胸部X线检查示右下肺叶大片模糊影。可能诊断为

4. 女性，40岁。半月前右食指被切伤后红肿，3天来咳脓痰约80ml/天，发热，双侧中下肺野可闻及少量湿啰音，X线两肺野多个小片影，似有空洞。可能诊断为

5. 女性，16岁。咳嗽1周，痰少，不发热，但有头痛，全身酸痛和关节痛。WBC $6.3 \times 10^9/L$，肺部无异常体征，胸部X线检查示右下肺斑片影。可能诊断为

（6~7题共用备选答案）

    A. 葡萄球菌　　　　　　　B. 大肠埃希菌

    C. 厌氧菌　　　　　　　　D. 结核分枝杆菌

    E. 肺炎克雷伯杆菌

6. 吸入性肺脓肿的致病菌多为

7. 血源性肺脓肿的致病菌多为

（8~9题共用备选答案）

    A. 右下肺实变阴影

    B. 右下肺炎性阴影伴空洞有液平

    C. 右下肺透亮度增高

    D. 两肺多发性结节阴影

    E. 双下肺环状、卷发状阴影

8. 肺脓肿可见

9. 支气管扩张可见

（10~13题共用备选答案）

    A. 长期低热、盗汗、咳嗽，近日出现寒战、高热，咯脓痰

    B. 急性寒战、咳嗽、咯痰、痰量逐渐增多，有臭味

    C. 反复发热、咯血，并有大量脓痰

    D. 急性寒战、高热、胸痛、咳嗽，咯铁锈色痰

    E. 咽部痒痛、干咳、无痰

10. 细菌性肺炎可见

11. 肺结核合并感染可见

12. 肺脓肿可见

13. 支气管扩张合并感染可见

（14~18题共用备选答案）

    A. 砖红色胶冻状痰

    B. 巧克力样脓血痰

    C. 黏液痰伴痰栓

    D. 静置后痰液分为3层：上层泡沫黏液和脓性成分，中层混浊浆液，下层坏死组织沉淀物

    E. 脓性臭痰

14. 女性，35岁。3周前拔除龋齿后即感全身不适。2周来畏寒发热，伴右侧胸痛来诊。X线检查示右下肺大片浸润影，其中见直径2.5cm空洞伴液平。痰涂片见到革兰阳性和阴性细菌，需氧菌培养无生长。该患者咯痰特点为

15. 男性，42岁。2月前因1次不洁饮食后反复腹泻。近1月来发热，肝区疼痛住院。B超示肝区占位性病变。1周前起右下胸痛，咳嗽、咯痰。X线检查示右下肺脓肿伴少量胸腔积液。该患者咯痰特点为

16. 女性，23岁。自幼患支气管哮喘，2天来气促、喘息持续，伴咳嗽、咯痰，痰不易咯出。经给予化痰、平喘和补液后，有较多痰液咳出，气急缓解。该患者咯痰特点为

17. 男性，34岁。自幼反复发作性咳嗽伴大量脓痰，偶有咯血，近1周来高热，痰多就诊。查体：双下肺广泛湿啰音。经抗生素治疗，体温开始下降，咯痰变

爽。该患者咯痰特点为

18. 男性，63 岁。胃癌手术后 3 个月，恢复欠佳。近 10 天来高热、咳嗽、咯痰，右侧胸痛。查体：右上肺呼吸音低，可闻及湿啰音。心率 115 次/分，律齐，无杂音，血压 90/60mmHg。X 线检查示右肺上叶实变，水平裂下坠。该患者咯痰特点为

（19～21 题共用备选答案）

    A. 原发型肺结核

    B. 亚急性血行播散型肺结核

    C. 浸润性肺结核

    D. 慢性纤维空洞性肺结核

    E. 结核性胸膜炎

19. 最常见的成人继发型肺结核是

20. 易导致肺气肿或肺心病的是

21. 胸部 X 线检查可无肺内病灶的是

（22～24 题共用备选答案）

    A. INH   B. RFP

    C. SM   D. EMB

    E. PZA

22. 可引起球后神经炎的是

23. 抑菌剂是

24. 可损害位听神经的是

（25～26 题共用备选答案）

    A. 终末细支气管、一级呼吸性细支气管管腔狭窄

    B. 全肺叶、肺段的小支气管狭窄

    C. 呼吸性细支气管狭窄

    D. 肺泡管狭窄

    E. 终末细支气管、二级呼吸性细支气管管腔狭窄

25. 全小叶型肺气肿可见

26. 小叶中央型肺气肿可见

（27～28 题共用备选答案）

    A. FEV_1/FVC 60%，FEV_1 85%，伴慢性咳嗽、咯痰症状

    B. FEV_1/FVC 55%，FEV_1 46%，无慢性咳嗽、咯痰症状

    C. FEV_1/FVC 60%，FEV_1 55%，无慢性咳嗽、咯痰症状

    D. FEV_1/FVC 55%，FEV_1 27%，伴慢性咳嗽、咯痰症状

    E. FEV_1/FVC 60%，FEV_1 70%，无慢性咳嗽、咯痰症状

27. 重度慢性阻塞性肺疾病可见

28. 轻度慢性阻塞性肺疾病可见

（29～30 题共用备选答案）

    A. 端坐呼吸，双肺底湿啰音

    B. 呼气性呼吸困难，两肺哮鸣音

    C. 夜间阵发性呼吸困难，肺部无异常体征

    D. 进行性呼吸困难，右上肺固定哮鸣音

    E. 咳嗽伴活动后气急，肺部干、湿啰音

29. 支气管哮喘可见

30. 支气管肺癌可见

（31～32 题共用备选答案）

    A. 茶碱类   B. β_2 受体激动剂

    C. 抗胆碱能类   D. 糖皮质激素

    E. 抗过敏药

31. 沙丁胺醇属于

32. 倍氯米松属于

（33～34 题共用备选答案）

    A. 异丙基肾上腺素   B. 色甘酸钠

    C. 氨茶碱   D. 糖皮质激素

    E. 沙丁胺醇

33. 具有抗炎、抗过敏以及茶碱类和拟肾上腺素类药物的双重作用的是

34. 具有保护肥大细胞，减少生物活性物质的释放作用的是

（35～36 题共用备选答案）

    A. β 肾上腺素受体阻断剂

    B. β 肾上腺素受体激动剂

    C. 茶碱类

    D. 抗胆碱能类

    E. 色甘酸钠

35. 具有激活腺苷酸环化酶，催化三磷酸腺苷（ATP）合成环磷酸腺苷（cAMP）作用的是

36. 具有抑制磷酸二酯酶的作用，阻止 cAMP 衍变为 5 磷酸腺苷（5'AMP）作用的是

（37～39 题共用备选答案）

    A. β_1 肾上腺素受体激动剂

    B. β_2 肾上腺素受体激动剂

    C. α_2 肾上腺素受体激动剂

    D. $\beta_1 > \beta_2$ 肾上腺素受体激动剂

    E. $\beta_2 > \beta_1$ 肾上腺素受体激动剂

37. 支气管哮喘急性发作时最好用

38. 异丙肾上腺素的作用是

39. 沙丁胺醇的作用是

（40～42 题共用备选答案）

    A. 支气管哮喘   B. 心源性哮喘

    C. 喘息型慢性支气管炎   D. 支气管肺癌

    E. 过敏反应性肺浸润

40. 多发生于中老年人，以慢性咳嗽、咳痰为主，并发喘息，病程迁延，两肺有干、湿啰音。应考虑

41. 气急、喘鸣、刺激性咳嗽，常痰中带血，支气管解痉药物治疗效果欠佳。应考虑

42. 发热、咳嗽、喘鸣，肺部 X 线显示多变多发性淡薄斑片状浸润阴影。应考虑

（43~44 题共用备选答案）

   A. 肺性脑病   B. 脑血管疾病

   C. 中毒性脑病   D. 肾功能衰竭

   E. 右心衰竭

43. 肺心病病人，咳喘加重 1 天，昏迷 1 天。应首先考虑

44. 肺心病病人，气急少尿 1 周，下肢浮肿明显。应首先考虑

（45~47 题共用备选答案）

   A. 特发性肺纤维化   B. 肺泡蛋白沉积症

   C. 结节病   D. 肺结核

   E. 肺癌

45. 男性，65 岁。咳嗽，血痰 3 个月，胸片示右中叶不张，既往有多年吸烟史，最可能是

46. 男性，60 岁。咳嗽，活动后气促 1 年，胸片示双下肺外带网状影，最可能是

47. 男性，35 岁。咳嗽，咳白痰半年，支气管肺泡灌洗液呈牛奶状液体，最可能是

（48~50 题共用备选答案）

   A. 慢性阻塞性肺疾病   B. 支气管哮喘

   C. I 期结节病   D. 特发性肺纤维化

   E. 肺结核

48. 吸入组胺后，FEV_1 下降 25%。可见于

49. $FEV_1 < 80\%$，$FEV_1/FVC < 70\%$。可见于

50. DLCO 下降。可见于

（51~53 题共用备选答案）

   A. 特发性肺纤维化   B. 结节病

   C. 肺结核   D. 肺癌

   E. 肺泡蛋白沉积症

51. 胸片示单侧纵隔、肺门淋巴结肿大伴有钙化。考虑诊断为

52. 胸片示双侧纵隔、肺门淋巴结肿大。考虑诊断为

53. 胸片示右上叶不张伴纵隔淋巴结肿大。考虑诊断为

（54~57 题共用备选答案）

   A. 肺结核

   B. 特发性肺纤维化

   C. 肺出血 - 肾炎综合征

   D. 结节病

   E. 肺泡蛋白沉积症

   以下症状可见于何种疾病

54. 进行性呼吸困难，支气管肺泡灌洗液中找到 PAS 染色阳性物质。考虑诊断为

55. 咳嗽、低热，支气管肺泡灌洗液淋巴细胞增多，$CD4^+/CD8^+$ 比值明显增高。考虑诊断为

56. 进行性呼吸困难，咯血、蛋白尿、血 Cr 升高。考虑诊断为

57. 进行性呼吸困难，查体杵状指、双肺底闻及 Velero 啰音。考虑诊断为

（58~60 题共用备选答案）

   A. 胸液乳白色，加入乙醚变清

   B. 胸液蛋白含量 40g/L、ADA 100U/L

   C. 胸液蛋白含量 40g/L、葡萄糖 4.5mmol/L

   D. 胸液蛋白含量 40g/L、pH 7.0

   E. 脑液蛋白含量 20g/L、LDH 120 U/L

58. 结核性胸膜炎可见

59. 类肺炎性胸腔积液可见

60. 缩窄性心包炎伴胸腔积液可见

（61~63 题共用备选答案）

   A. 胸腔内 2% 苯酚氢钠反复冲洗

   B. 胸腔内注入四环素、红霉素或滑石粉

   C. 胸腔内注入异烟肼、利福平

   D. 胸腔内注入糖皮质激素

   E. 手术治疗

61. 恶性胸腔积液应

62. 支气管胸膜瘘应

63. 急性脓胸应

（64~66 题共用备选答案）

   A. 恶性胸腔积液   B. 乳糜胸

   C. 漏出液   D. 脓胸

   E. 血胸

64. 胸液白色，pH 7.00，蛋白 35g/L，WBC 计数 $10.0 \times 10^9/L$，三酰甘油 2.4mmol/L。考虑诊断为

65. 胸液淡黄色透亮，比重 1.014，细胞计数 $100 \times 10^6/L$，蛋白 25g/L。考虑诊断为

66. 胸液淡红色，RBC 计数 $10 \times 10^9/L$，CEA 40μg/L。考虑诊断为

（67~69 题共用备选答案）

   A. 锁骨中线外侧第 2 肋间

   B. 腋中线第 6~7 肋间

   C. 胸骨上窝

   D. 锁骨上窝

   E. 肩胛下角线第 8 肋间

67. 纵隔气肿常取的切开部位是

68. 单纯气胸常取的插管部位是

69. 气胸合并胸腔积液常取的插管部位是

（70~72 题共用备选答案）

   A. 闭合性气胸   B. 交通性气胸

C. 外伤性气胸　　　　　　D. 自发性气胸

E. 张力性气胸

70. 胸膜腔内压 +3cm 水柱，抽气后降为 0 且不复升。考虑诊断为

71. 胸膜腔内压 >10cmH$_2$O，抽气后很快复升。考虑诊断为

72. 胸膜腔内压在 0 上下波动，抽气后不变。考虑诊断为

（73 ~75 题共用备选答案）

A. 对症处理

B. 开胸探查

C. 气管切开术

D. 气管前筋膜切开引流

E. 胸腔闭式引流

73. 女性，30 岁。不慎跌倒摔伤胸部，诉胸痛。胸片示左第六肋骨骨折，两侧肋膈角清晰。合适的处理为

74. 男性，15 岁。不慎摔伤，呼吸困难。查体：气管向左移位，右肺呼吸音消失。首选的处理是

75. 男性，18 岁。外伤气胸已行闭式引流，左肺未能复张，闭式引流持续多量的气体排出。正确的处理是

（76 ~80 题共用备选答案）

A. 低血容量性休克　　　B. 心源性休克

C. 感染中毒性休克　　　D. 过敏性休克

E. 梗阻性休克

76. 长期卧床患者，突发右侧胸痛、气促、咯血，BP 80/55mmHg，血 D – 二聚体水平明显增高。该患者低血压的原因为

77. 冠心病患者，出现心前区压榨样疼痛 5 小时，伴有心悸、头晕，BP 90/70mmHg，血 CK – MB 增高。该患者低血压的原因为

78. 肝硬化患者，出现呕血、黑便、头晕、心悸，BP 70/50mmHg。该患者低血压的原因为

79. 青霉素过敏史患者，静滴头孢拉定时出现头晕、面色苍白、四肢湿冷，BP 75/50mmHg。该患者低血压的原因为

80. 重症肺炎患者，长期高热伴寒战，突然出现心悸、头晕、四肢冰冷，BP 85/60mmHg。该患者低血压的原因为

（81 ~82 题共用备选答案）

A. 克雷伯杆菌肺炎　　　B. 肺炎球菌肺炎

C. 支原体肺炎　　　　　D. 病毒性肺炎

E. 肺曲菌病

81. 儿童可伴发鼓膜炎和中耳炎的是

82. 可伴末梢循环衰竭（中毒性或休克型肺炎）的是

（83 ~85 题共用备选答案）

A. 支气管哮喘

B. 支气管扩张

C. 慢性支气管炎、肺气肿

D. 支气管肺癌

E. 特发性肺间质纤维化

83. 固定性湿啰音（大水泡音），可见于

84. 弥漫的哮鸣音，呼气相延长，可见于

85. 局限性哮鸣音，可见于

（86 ~87 题共用备选答案）

A. 胸骨左缘第二肋间收缩期杂音

B. 胸骨右缘第二肋间收缩期杂音

C. 胸骨左缘第三、四肋间收缩期杂音

D. 心尖区舒张中、晚期杂音

E. 胸骨左缘第三肋间舒张期杂音

86. 主动脉瓣关闭不全时，杂音的部位和时相为

87. 室间隔缺损时，杂音的部位和时相为

（88 ~89 题共用备选答案）

A. 肺泡毛细血管急性损伤

B. 支气管肺感染和阻塞

C. 肺弥散功能障碍

D. 肺动脉高压

E. 肺性脑病

88. 肺心病发病的主要机制是

89. 肺心病出现精神障碍主要见于

（90 ~91 题共用备选答案）

A. 高压氧疗

B. 持续低流量给氧

C. 无控制性给氧

D. 鼻导管持续高浓度给氧

E. 呼气末正压给氧

90. 对成人呼吸窘迫综合征的治疗采用

91. 肺炎病人所致缺氧的治疗采用

（92 ~93 题共用备选答案）

A. 经口　　　　　　　　B. 经淋巴管道

C. 腹腔病变直接蔓延　　D. 经血液循环

E. 腰椎病变直接蔓延

92. 结核性腹膜炎的主要感染途径是

93. 肠结核的主要感染途径是

（94 ~97 题共用备选答案）

A. 漏出液　　　　　　　B. 渗出液

C. 脓性胸液　　　　　　D. 血性胸液

E. 乳糜性胸液

94. 充血性心力衰竭所产生的胸腔积液为

95. 系统性红斑狼疮所产生的胸腔积液为

96. 金黄色葡萄球菌肺炎并发的胸腔积液为

97. 胸导管阻塞或破裂所致的胸腔积液为

（98～100题共用备选答案）

A. 呼吸性酸中毒　　　　　B. 代谢性酸中毒

C. 呼吸性碱中毒　　　　　D. 代谢性碱中毒

E. 呼吸性酸中毒合并代谢性碱中毒

98. 幽门梗阻患者可发生

99. 重度肺气肿患者可发生

100. 外科临床上最常见的酸碱失衡是

（101～102题共用备选答案）

A. 青霉素 G　　　　　　　B. 磺胺类药物

C. 大环内酯类药物　　　　D. 头孢菌素类药物

E. 万古霉素

101. 治疗葡萄球菌肺炎最有效的药物为

102. 治疗支原体肺炎应选用

（103～104题共用备选答案）

A. X线检查示肋膈角变钝

B. X线检查示大片状、边缘模糊阴影

C. X线检查示斑片状、边缘模糊阴影

D. X线检查示凸面指向肺内呈 D 字征阴影

E. X线检查示上缘呈向外侧升高的反抛物线阴影

103. 胸腔积液量约 400ml

104. 包裹性积液

（105～106题共用备选答案）

A. 支气管哮喘

B. 喘息型慢性支气管炎

C. 支气管肺癌

D. 肺炎支原体肺炎

E. 克雷伯杆菌肺炎

105. 刺激性咳嗽，伴气急、痰中带血，支气管解痉药效果欠佳。可见于

106. 常于秋季发病，儿童和青年人多见，起病缓慢。阵发性干咳、发热、肌痛。胸片示下叶间质性肺炎改变。可见于

（107～108题共用备选答案）

A. 支原体肺炎

B. 肺炎链球菌肺炎

C. 慢性支气管炎急性发作期

D. 支气管哮喘

E. 支气管扩张症

107. 病变肺部叩诊浊音，语颤增强，可闻及支气管呼吸音。常见于

108. 发作时两肺广泛哮鸣音，缓解后哮鸣音消失。常见于

（109～111题共用备选答案）

A. 肺结核球

B. 急性血行播散型肺结核

C. 肺癌

D. 肺脓肿

E. 支气管扩张

109. 男性，25 岁。低热、咳嗽 2 个月。胸部 X 线检查示右上叶后段 2cm×2cm 圆形阴影，边缘有长矛刺，密度不均匀，周围有多个卫星灶。可见于

110. 男性，70 岁。吸烟 40 年，20 支/日，刺激性咳嗽 3 个月，有时痰中带血，右胸痛。胸部 X 线检查示右上叶前段 3cm×4.5cm 块影，呈分叶状，边缘有毛刺。可见于

111. 女性，60 岁。高热 20 天，咳黄脓痰 1 周，痰中带血。胸部 X 线检查示右下叶背段类圆形密度增高影，内有液平。可见于

（112～114题共用备选答案）

A. 低剂量红霉素疗法　　　B. 大剂量红霉素治疗

C. 含顺铂等药物化学治疗　D. 抗结核治疗

E. 免疫治疗

112. 弥漫性泛细支气管炎的治疗，可采用

113. 军团菌肺炎并低氧血症的治疗，可采用

114. 小细胞肺癌的治疗，可采用

（115～117题共用备选答案）

A. 血氧饱和度　　　　　　B. 动脉血氧分压

C. 氧含量　　　　　　　　D. 氧合指数

E. 肺泡 - 动脉氧分压差

115. 诊断急性呼吸窘迫综合征的必要条件是

116. 反映机体是否缺氧的重要指标是

117. 反映肺泡毛细血管膜弥散能力的指标是

（118～121题共用备选答案）

A. 结核球　　　　　　　　B. 淋巴瘤

C. 粟粒性肺结核　　　　　D. 结核性胸腔积液

E. 结核性空洞

118. 周围型肺癌应鉴别的是

119. 中心型肺癌应鉴别的是

120. 弥漫型肺泡细胞癌应鉴别的是

121. 癌性胸腔积液应鉴别的是

（122～125题共用备选答案）

A. Meig's 综合征　　　　　B. 阿司匹林三联症

C. Kartagener 综合征　　　D. Wegener 肉芽肿

E. Good - pasture 综合征

122. 内脏转位、右位心、副鼻窦炎并支气管扩张，可见于

123. 上呼吸道、肺、肾的肉芽肿，可见于

124. 卵巢肿瘤并左侧胸腔积液，可见于

125. 肺内出血、尿常规检查有大量红细胞，可见于

（126～128 题共用备选答案）

　　A. 闭合性气胸　　　　　　B. 交通性气胸

　　C. 张力性气胸　　　　　　D. 继发性气胸

　　E. 创伤性气胸

126. 男性，左侧气胸。穿刺排气测压显示胸腔内正压，且迅速增加，可见于

127. 男性，右侧气胸。穿刺测压时胸腔内压 0 附近，抽出一定量气体后压力变为负值，且保持负值，可见于

128. 女性，31 岁。右侧气胸。穿刺测压时胸腔内压 0 附近，抽出一定量气体后压力变为负值，且逐渐恢复至 0，可见于

（129～133 题共用备选答案）

　　A. 支气管哮喘　　　　　　B. 支气管扩张

　　C. 慢性支气管炎、肺气肿　D. 支气管肺癌

　　E. 特发性肺间质纤维化

129. 双肺散在湿啰音，伴哮鸣音及呼气相延长，可见于

130. 固定性湿啰音，可见于

131. 弥漫的哮鸣音，呼气相延长，可见于

132. 局限性哮鸣音，可见于

133. 双肺 Velcro 啰音，可见于

（134～136 题共用备选答案）

　　A. 肺癌（中央型）　　　　B. 周围型肺癌

　　C. 细支气管肺泡癌　　　　D. 肺脓肿

　　E. 肺结核球

134. 男性，70 岁。干咳伴血痰 3 个月，右胸痛 1 个月。胸片示右肺门旁 2cm×3cm 块影，分叶状有毛刺。最有可能的诊断是

135. 女性，50 岁。咳嗽、咳痰 2 个月，右胸痛 1 个月，胸片示右下肺圆形阴影 2cm×2cm，右侧肋骨有骨质破坏。最可能的诊断是

136. 女性，60 岁。咳嗽 5 个月，大量泡沫痰，痰中带血 2 个月，胸片示双肺多发小结节影。最有可能的诊断是

（137～138 题共用备选答案）

　　A. 法国　　　　　　　　　B. 美国

　　C. 英国　　　　　　　　　D. 日本

　　E. 加拿大

137. 哪个国家的学者发现并研究命名了 DPB（弥漫性泛细支气管炎）

138. 军团菌肺炎首先出现在哪个国家

（139～142 题共用备选答案）

　　A. 阻塞性肺气肿　　　　　B. 老年性肺气肿

　　C. 代偿性肺气肿　　　　　D. 间质性肺气肿

　　E. 灶性肺气肿

139. 患者，男性，80 岁。从不吸烟，胸部 X 线提示肺气肿，其类型为

140. 患者，男性，65 岁。吸烟 30 年，咳嗽咳痰 20 年，胸部 X 线检查示肺气肿，其类型为

141. 患者，男性，56 岁。左肺因肺癌切除，右肺出现肺气肿，其类型为

142. 患者，男性，68 岁。患特发性肺间质纤维化 10 年，胸部 CT 提示肺气肿，其类型为

（143～144 题共用备选答案）

　　A. 肺炎球菌肺炎

　　B. 金黄色葡萄球菌肺炎

　　C. 克雷伯杆菌肺炎

　　D. 支原体肺炎

　　E. 病毒性肺炎

143. 抗生素治疗无效，可见于

144. 致病力与细菌产生的凝固酶有关，可见于

（145～146 题共用备选答案）

　　A. 结核菌素试验　　　　　B. 冷凝集试验

　　C. 支气管激发试验　　　　D. Kveim 试验

　　E. Valsalva 试验

对于下列疾病的诊断宜采用哪种试验

145. 女性，33 岁。低热、干咳、胸闷 2 个月，体检发现纵隔及双肺门淋巴结肿大，OT 试验阴性，血清血管紧张素转化酶偏高

146. 女性，25 岁。低热、干咳 3 个月，体检发现有颈部数个肿大淋巴结，黄豆大小，粘连成串，不易推动，胸片示右上纵隔气管旁淋巴结肿大，双肺门淋巴结可疑增大

（147～149 题共用备选答案）

　　A. 吸气性呼吸困难　　　　B. 呼气性呼吸困难

　　C. 混合性呼吸困难　　　　D. 劳力性呼吸困难

　　E. 静息呼吸困难

下列疾病可产生哪种类型的呼吸困难

147. 男性，47 岁。咳嗽，血痰 3 个月，伴气急，吸气时有"鸟鸣音"，仰卧时尤著。高电压胸片发现隆突上约 3cm 处气管内软组织影

148. 男性，18 岁。5 岁时患麻疹后咳嗽迁延不愈，渐出现喘息，反复发作。查体：呼气延长，双肺散布哮鸣音，心脏（－）

149. 男性，60 岁。慢性咳嗽 20 年，痰多，黏稠而不易咳出。近年来症状加重，伴有气急

（150～153 题共用备选答案）

　　A. 剑突下可见心脏搏动

　　B. 肺动脉瓣区第二心音亢进

　　C. 心脏相对浊音界缩小或叩不出

　　D. 心尖搏动左下移位

E. 颈静脉怒张、肝颈静脉回流征阳性

150. 提示慢性阻塞性肺气肿的体征是

151. 提示右心功能不全的体征是

152. 提示右心室肥大的体征是

153. 提示肺动脉高压的体征是

（154～157题共用备选答案）

  A. 胸廓对称，病侧呼吸运动减弱、语颤增强

  B. 病侧胸廓塌陷，呼吸运动减弱、语颤减弱

  C. 胸廓呈桶状，两侧呼吸运动减弱，语颤减弱

  D. 病侧胸廓饱满，呼吸运动减弱或消失、语颤消失

  E. 胸廓对称，两侧呼吸运动均等、语颤正常

154. 肺实变可见

155. 肺气肿可见

156. 气胸可见

157. 阻塞性肺不张可见

（158～159题共用备选答案）

  A. 粉红色泡沫痰　　　　B. 脓性臭痰

  C. 铁锈色痰　　　　　　D. 粉红色黏稠乳状痰

  E. 棕红色黏稠胶冻状痰

158. 肺炎球菌肺炎可见

159. 克雷伯杆菌肺炎可见

（160～163题共用备选答案）

  A. 氨基糖苷类抗生素　　B. 红霉素

  C. 耐霉青霉素　　　　　D. 青霉素

  E. 克林霉素

160. 肺炎链球菌肺炎首选

161. 金黄色葡萄球菌肺炎首选

162. 肺炎克雷伯杆菌肺炎首选

163. 支原体肺炎首选

（164～166题共用备选答案）

  A. 克雷伯杆菌　　　　　B. 金黄色葡萄球菌

  C. 肺炎链球菌　　　　　D. 肺炎支原体

  E. 嗜肺军团菌

164. 社区获得性肺炎最常见的致病菌为

165. 引起大叶性肺炎最常见的致病菌为

166. 引起肺外表现最多的致病菌为

（167～170题共用备选答案）

  A. 呼吸性酸中毒合并代谢性碱中毒

  B. 代谢性碱中毒

  C. 呼吸性碱中毒

  D. 呼吸性酸中毒合并代谢性酸中毒

  E. 呼吸性酸中毒

167. 肺泡通气不足，可致

168. 在治疗慢性呼吸衰竭的过程中，机械通气应用不当，使二氧化碳排除过快，$PaCO_2$ 降至38mmHg，可致

169. 慢性肺心病，Ⅱ型呼吸衰竭时，大量使用利尿剂减轻水肿，可见

170. 急性呼吸窘迫综合征的早期，可见

（171～173题共用备选答案）

  A. 慢性阻塞性肺病　　　B. 肺炎球菌性肺炎

  C. 右中叶综合征　　　　D. 肺栓塞

  E. 原发性肺结核

171. 可发生肺脓肿的是

172. 可发生Ⅰ型呼吸衰竭的是

173. 可发生Ⅱ型呼吸衰竭的是

（174～176题共用备选答案）

  A. 粉红色泡沫痰

  B. 脓性臭痰

  C. 黏液痰伴痰栓

  D. 静置后分层的浆液粘脓性痰

  E. 铁锈色痰

下列疾病咳痰的性状如何

174. 男性，20岁。自幼患支气管哮喘，2天来喘息持续不缓解，伴咳嗽、痰不易咳出，经服用化痰药、激素和补液，有较多痰液咳出，气急缓解

175. 女性，33岁。自幼反复发作性咳嗽，伴大量脓痰，偶有咯血，近1周来高热痰多。查体：双下肺广泛湿性啰音，经抗生素治疗，体温开始下降，咳痰变清

176. 男性，36岁。3周前拔牙后感全身不适。2周来畏寒发热，伴右肺湿性啰音

（177～178题共用备选答案）

  A. 口服茶碱控释片

  B. 静脉输注甲泼尼松，雾化吸入 β_2 受体激动剂

  C. 口服泼尼松，短期使用（1周）

  D. 吸入异丙肾上腺素

  E. 使用麻黄碱

下列哮喘病人应采取哪项治疗措施

177. 女性，32岁。哮喘史10年，近年来发作频繁，3天前因搬家劳累导致重度发作，口服氨茶碱和沙丁胺醇（舒喘灵）未缓解，有加重趋势

178. 男性，25岁。慢性哮喘长期吸入激素，病情有显著改善。近2日天气变化后有发作，但症状不重

（179～181题共用备选答案）

  A. 杵状指

  B. 指骨囊性变

  C. 黄甲综合征

  D. 肥大性肺性骨关节病

  E. 短指畸形

下列疾病可能出现哪种骨及骨关节病变

179. 男性，25 岁。自幼反复咳嗽、脓痰，间或有咯血。查体：双下肺固定性湿性啰音，伴散在干鸣音

180. 男性，44 岁。咳嗽、痰血 3 个月，加重 3 个月，出现上臂及指尖关节疼痛。胸片示右肺门团块状阴影，轻度分叶，边缘有毛刺

181. 女性，28 岁。胸闷，低热，检查发现双肺门淋巴结对称性肿大，形如土豆。肺野清晰。血清血管紧张度转化酶 70U/ml

（182 ~ 184 题共用备选答案）

 A. 吸入激素加长效 β₂ 受体激动剂

 B. 吸入 β₂ 受体激动剂

 C. 皮下注射肾上腺素

 D. 静脉点滴氨茶碱

 E. 吸入异丙托溴铵

下列患者如何选择药物治疗

182. 男性，24 岁。幼年曾患哮喘，成年后明显减轻，仅梅雨季节偶有轻度发作

183. 女性，18 岁。幼年患哮喘，反复发作，缓解期哮鸣音仍未消失，影响体力活动，免修体育课

184. 女性，45 岁。患慢性喘息性支气管炎 10 余年，近年来发作频繁，秋冬季尤为明显

（185 ~ 186 题共用备选答案）

 A. 通气功能减低

 B. 肺内分流、V/Q 比例失调

 C. 弥散功能障碍

 D. 耗氧量增加

 E. 支气管痉挛

185. 慢性阻塞性肺病患者出现呼吸衰竭，可见

186. 急性呼吸窘迫综合征患者出现顽固低氧血症，可见

（187 ~ 190 题共用备选答案）

 A. 大环内酯类   B. 喹诺酮类抗菌药

 C. 头孢菌素类   D. 青霉素

 E. 氨基糖苷类

187. 支原体肺炎首选

188. 社区获得性肺炎链球菌肺炎首选

189. 常与 β - 内酰胺类抗生素合用，对静止期细菌有杀菌作用的是

190. 与茶碱合用，可升高氨茶碱的血药浓度的是

（191 ~ 194 题共用备选答案）

 A. 铁锈色痰   B. 砖红色胶冻样痰

 C. 脓血痰   D. 粉红色泡沫样痰

 E. 黏脓性，伴有臭味

191. 肺炎链球菌感染患者可见

192. 金黄色葡萄球菌感染患者可见

193. 厌氧菌感染患者可见

194. 急性左心功能不全患者可见

（195 ~ 197 题共用备选答案）

 A. 血栓   B. 癌栓

 C. 脂肪栓   D. 空气栓

 E. 羊水栓

195. 患者有下肢深静脉血栓，出现肺动脉栓塞多为

196. 患者于骨盆手术后，出现呼吸困难可能为

197. 患者妊娠足月，于分娩后出现呼吸困难应为

（198 ~ 199 题共用备选答案）

 A. 产生内毒素   B. 产生外毒素

 C. 产生溶血素   D. 产生血浆凝固酶

 E. 荚膜对组织的侵袭作用

198. 革兰阴性杆菌的主要致病机制是

199. 肺炎链球菌的主要致病机制是

（200 ~ 203 题共用备选答案）

 A. 阻断迷走神经 M 胆碱受体

 B. 抑制磷酸二酯酶

 C. 激活腺苷酸环化酶

 D. 保护肥大细胞溶酶体膜

 E. 使封闭抗体增加

200. 沙丁胺醇的作用机制是

201. 氨茶碱的作用机制是

202. 溴化异丙托品的作用机制是

203. 色苷酸钠的作用机制是

（204 ~ 206 题共用备选答案）

 A. 肺栓塞   B. 结节病 I 期

 C. 慢性阻塞性肺病   D. 中叶综合征

 E. 原发综合征

204. 可发生 I 型呼吸衰竭的是

205. 可发生 II 型呼吸衰竭的是

206. 可反复发作右中叶肺炎的是

（207 ~ 209 题共用备选答案）

 A. 鳞状上皮细胞癌   B. 肺泡细胞癌

 C. 腺癌   D. 小细胞未分化癌

 E. 大细胞未分化癌

207. 内分泌紊乱综合征多见于

208. 杵状指（趾）或肥大性骨关节病多见于

209. 生长较慢，转移较晚，手术切除率高的是

（210 ~ 213 题共用备选答案）

 A. 金黄色葡萄球菌肺炎

 B. 肺炎链球菌肺炎

 C. 克雷伯杆菌肺炎

 D. 铜绿假单胞杆菌肺炎

 E. 流感嗜血杆菌肺炎

210. 在整个病理过程中没有肺泡壁和其他结构破坏的肺炎是

211. 皮肤疖肿，因挤压出现发热、肺内出现多发病灶的肺炎是

212. 合并慢性基础疾病患者易患的肺炎是

213. 在院内获得性感染中，最常见的是

（214 ~ 218 题共用备选答案）

 A. 功能残气量　　　　　　B. 肺活量

 C. 肺总量　　　　　　　　D. 深吸气量

 E. 残气量

214. 深吸气量 + 补呼气量为

215. 补呼气量 + 残气量为

216. 肺活量 + 残气为

217. 补吸气量 + 潮气量为

218. 功能残气量 − 补呼气量为

（219 ~ 221 题共用备选答案）

 A. 支气管扩张

 B. 肺脓肿

 C. 慢性支气管炎伴发肺气肿

 D. 肺癌

 E. 支气管哮喘

219. 慢性咳嗽、咳痰、气短 8 年余，并进行性加重的是

220. 发作性咳嗽、呼吸困难、伴有哮鸣音的是

221. 反复咳嗽、咳黄痰，并间断咯血的是

（222 ~ 225 题共用备选答案）

 A. 慢性咳嗽、大量脓痰，反复咯血

 B. 咳嗽、咳痰伴喘息五年持续 3 个月、连续 2 年以上

 C. 劳力性呼吸困难伴咳嗽、咯血

 D. 寒战、高热、胸痛、咳铁锈色痰

 E. 午后低热、盗汗、咳嗽、咳痰、痰中带血

222. 慢性支气管炎的症状为

223. 肺炎球菌肺炎的症状为

224. 支气管扩张的症状为

225. 肺结核的症状为

（226 ~ 228 题共用备选答案）

 A. Crohn 病　　　　　　　B. 肠结核

 C. 结肠癌　　　　　　　　D. 阿米巴肠炎

 E. 溃疡性结肠炎

226. 腹痛、腹泻，右下腹压痛，伴乏力、消瘦，最可能的诊断是

227. 男性，45 岁。以血便为主，伴里急后重，最可能的诊断是

228. 近期曾生食螃蟹，出现脓血便，最可能的诊断是

（229 ~ 231 题共用备选答案）

 A. 胸骨后压榨性疼痛，既往有高血压病史

 B. 阑尾切除术后 2 天，下床活动后突发呼吸困难伴胸痛、烦躁不安

 C. 间断咳嗽、咳痰伴咯血半年

 D. 胸痛、胸闷、气短 10 天，伴发热、乏力及盗汗

 E. 刺激性咳嗽

229. 肺血栓栓塞症的临床表现为

230. 结核性胸膜炎的临床表现为

231. 急性心肌梗死的临床表现为

（232 ~ 234 题共用备选答案）

 A. 肺癌　　　　　　　　　B. 自发性气胸

 C. 支气管扩张　　　　　　D. 肺结核

 E. 肺脓肿

232. 男性，45 岁。吸烟史 20 年，间断痰中带血 3 个月，伴消瘦。诊断首先考虑

233. 男性，18 岁。活动后突发胸痛，伴胸闷、干咳。诊断首先考虑

234. 女性，40 岁。糖尿病史 3 年，未治疗，咳嗽、咳黄痰伴发热 10 天，消瘦、乏力。最应考虑的诊断是

（235 ~ 237 题共用备选答案）

 A. 2HRZE/4HR　　　　　　B. 2HRZSE/4 ~ 6HRE

 C. 2H3R3Z3/4H3R3　　　　D. 6HRZ

 E. 4HRZ/8HR

235. 男性，25 岁。1 周前发现肺内阴影，查痰结核菌 2 次（＋），该患者适宜的治疗方案为

236. 男性，25 岁。1 周前发现左肺阴影，经抗感染治疗 1 个月后无好转，PPD 皮试呈强阳性反应，痰 PCR 阴性，痰结核菌涂片阴性，该患者适宜的治疗方案为

237. 男性，30 岁。1 年前发现肺结核，以 INH、EMB 间断治疗一年，目前治疗宜采取的方案为

（238 ~ 240 题共用备选答案）

 A. A 菌群　　　　　　　　B. B 菌群

 C. C 菌群　　　　　　　　D. D 菌群

 E. E 菌群

238. 多位于巨噬细胞外和肺空洞干酪液化部分的是

239. 多位于巨噬细胞内酸性环境中和肺空洞壁坏死组织中的是

240. 处于休眠状态不繁殖，数量很少的是

（241 ~ 243 题共用备选答案）

 A. 血行播散性肺结核　　　B. 肺泡细胞癌

 C. 肺间质纤维化　　　　　D. 支气管扩张

 E. 结节病

241. 双肺弥漫分布的粟粒状结节影，大小、分布、密度一致，为

242. 双肺弥漫分布，以中下肺野为主的网状密度增高影，为

243. 以双下肺为主的肺纹理呈卷发状粗乱，有多个不规

则的蜂窝状透亮阴影，或沿支气管的卷发状阴影，为

（244～246 题共用备选答案）

    A. 伤寒　　　　　　　　B. 血行播散性肺结核

    C. 白血病　　　　　　　D. 败血症

    E. 肺结核

244. 男性，高热，为稽留热。查体：皮肤有玫瑰疹，肝、脾大。血肥达试验（＋）。胸片未见异常

245. 女性，高热 1 个月。胸片示双肺粟粒性阴影，大小密度均匀

246. 女性，20 岁。高热 1 个月，有鼻出血史。血常规示：WBC 300×10⁹/L。胸片未见异常

（247～250 题共用备选答案）

    A. 继发性肺结核　　　　B. 肺脓肿

    C. 肺癌　　　　　　　　D. 支气管扩张

    E. 急性血行播散性肺结核

247. 男性，20 岁。高热 10 余天，咳大量黄脓痰。胸部 X 线检查示右下肺大片状阴影，内有空洞伴有液平

248. 男性，65 岁。刺激性咳嗽，痰中带血，持续性加重的右侧胸痛。X 线检查示右肺门团块影

249. 女性，20 岁。高热 1 个月余，伴乏力盗汗。胸片示双肺粟粒性阴影，大小密度均匀一致

250. 男性，30 岁。咳嗽 1 个月，有乏力盗汗。胸片示左下肺尖后段斑片结节影及条索状阴影

（251～252 题共用备选答案）

    A. 500ml 以上　　　　　B. 300ml 以下

    C. 300～500ml　　　　 D. 1000ml 以上

    E. 500～1000ml

251. 胸腔积液每次抽液量不宜超过

252. X 线透视下肋膈角变钝的液体量是

（253～256 题共用备选答案）

    A. 痰涂片找结核菌　　　B. 复查胸片

    C. PP　　　　　　　　 D. 皮内试验

    D. 纤维支气管镜刷检和灌洗液找结核菌

    E. 胸部病灶断层扫描

253. 女性，25 岁。低热、盗汗、乏力，胸片可见右上肺密度不均阴影。为明确是否存在空洞，采取的检查是

254. 男性，30 岁。诊断为肺结核。为了解是否有传染性，选择的检查是

255. 男性，45 岁。发热、咳嗽。胸片示片状影。抗感染治疗 2 周后，采取的措施是

256. 女性，30 岁。有结核病患者的密切接触史。胸片正常。还可采取的辅助检查为

（257～258 题共用备选答案）

    A. 支气管哮喘　　　　　B. 慢性肺脓肿

    C. 肺癌　　　　　　　　D. 肺炎

    E. 肺结核

257. 男性，40 岁。3 个月前着凉后发热，咯臭黄痰，间断抗感染治疗。胸片示右肺背段有 4cm 大小的圆形阴影，内可见空洞。应诊断为

258. 男性，65 岁。吸烟 40 年，每日 2 包，近 2 个月来，刺激性咳嗽，痰中带血，持续性加重的右侧胸痛。X 线检查示右肺团块影，有短毛刺。可诊断为

（259～261 题共用备选答案）

    A. 大片状阴影，呈肺叶或肺段分布

    B. 大片状阴影，其内有空洞液平面

    C. 空洞形成，同侧或对侧有小片状或索条状阴影

    D. 空洞形成，空洞呈偏心性，内壁凹凸不平

    E. 肺底有弧形阴影

259. 肺脓肿的 X 线表现是

260. 肺结核的 X 线表现是

261. 肺癌的 X 线表现是

（262～266 题共用备选答案）

    A. 白色泡沫或黏液性痰

    B. 大量脓痰

    C. 脓臭痰

    D. 粉红色浆液泡沫痰

    E. 血痰

以上几种痰可见于下列哪些疾病

262. 慢性支气管炎

263. 化脓性支气管扩张

264. 肺脓肿

265. 外源性哮喘发作

266. 肺结核伴急性左心衰

（267～268 题共用备选答案）

    A. 肾炎　　　　　　　　B. 肾结核

    C. 肾肿瘤　　　　　　　D. 泌尿系感染

    E. 肺出血肾炎综合征

267. 男性，35 岁。既往曾患肺结核，自愈。近 1 个月来，低热，腰痛，尿频、尿急、尿痛、尿色浑浊，偶呈血色，抗感染治疗无效。尿常规检查：有较多红细胞、白细胞，蛋白（＋）。胸片：双肺尖有陈旧性结核灶。其诊断可能是

268. 男性，24 岁。咳嗽，咯血，气短半个月，伴发热、贫血。胸片：双肺广泛斑片影，以中下为主。尿蛋白（＋＋＋）。其诊断可能是

（269～270 题共用备选答案）

    A. 慢性肺化脓　　　　　B. 肺结核空洞

    C. 坏死性肉芽肿　　　　D. 癌性空洞

    E. 支气管肺囊肿合并感染

269. 女性，50岁。糖尿病多年。近1年来，消瘦，咳嗽，发热。X线检查发现双上肺片絮状阴影，右上肺有4cm×5cm空洞，双下肺有点状结节阴影。其诊断可能为

270. 女性，35岁。1年来咳嗽，咳痰，痰中带血，持续性逐渐加重的右上胸痛。胸片示右上肺后段厚壁空洞，洞壁凹凸不平。本病应考虑为

（271～273题共用备选答案）
　　A. 痰结核分枝杆菌检查
　　B. 胸部X线检查
　　C. 痰结核分枝杆菌涂片/或培养、药敏结果、胸部X线检查检查
　　D. 肝功能检查
　　E. DUTS

271. 男性，20岁。确诊肺结核并行6个月抗结核治疗，其疗效考核指标是

272. 男性，38岁。患肺结核2年，病情反复恶化，需再行抗结核治疗。其化疗方案制定主要依据是

273. 男性，32岁。发热，咳嗽，1周前胸部X线检查发现肺部空洞，痰结核分枝杆菌阳性确诊为初治涂阳病人。应采用的治疗管理是

（274～277题共用备选答案）
　　A. 阻碍结核分枝杆菌细胞壁合成和干扰菌体代谢为主要作用机制
　　B. 阻碍结核分枝杆菌蛋白质的合成
　　C. 阻碍核糖核酸的合成
　　D. 杀灭吞噬细胞内结核分枝杆菌为主要作用机制
　　E. 与吡嗪酰胺具有协同作用

以下各药主要的作用机制为
274. 链霉素
275. 异烟肼
276. 左氧氟沙星
277. 吡嗪酰胺

（278～279题共用备选答案）
　　A. 呼吸性碱中毒　　　　　B. 代谢性酸中毒
　　C. 代谢性碱中毒　　　　　D. 呼吸性酸中毒
　　E. 呼吸性酸中毒合并代谢性碱中毒

278. 肺心病治疗过程中大量应用利尿剂后易出现

279. 慢性肺心病血气分析结果：pH 7.45，PCO_2 60mmHg，BE +15mmol/L，应诊断为

（280～281题共用备选答案）
　　A. 肺不张　　　　　　　　B. 吸入性肺炎
　　C. 结核性支气管扩张　　　D. 支气管扩张
　　E. 支气管肺癌

280. 女性，20岁。左肺结核，咯血后出现胸闷、气短，

查体左下肺呼吸音减弱，可能为

281. 男性，40岁。3年前患肺结核，抗结核治疗1年，病变吸收好转，痰菌阴转。近3个月来出现间断小量咯血，查痰结核菌阴性。胸部X线检查示双上肺野纤维条索影。患者咯血的原因可能为

（282～284题共用备选答案）
　　A. X线气钡双重造影呈Fleischer's征
　　B. X线钡剂造影示肠腔狭窄，黏膜破坏，充盈缺损
　　C. X线气钡双重造影显示微小溃疡及糜烂
　　D. X线钡剂造影回肠末端浅样征，病变呈节段性
　　E. 便血

282. 克罗恩病表现为
283. 肠结核表现为
284. 结肠癌表现为

（285～286题共用备选答案）
　　A. 风湿性心包炎　　　　　B. 结核性心包炎
　　C. 原发于心包的间皮瘤　　D. 心肌病
　　E. 化脓性心包炎

285. 女性，30岁。发热、胸痛10天，伴呼吸困难3天，查体心影增大，B超心包腔大量积液，PPD强阳性。应考虑

286. 女性，30岁。低热1个月，体温38℃，伴关节疼痛，呼吸困难，皮肤有环形红斑，血沉50mm/h，抗链"O"800单位以上，查体心影增大，B超提示心包积液。应考虑

（287～290题共用备选答案）
　　A. 异烟肼、吡嗪酰胺　　　B. 左旋氧氟沙星
　　C. 链霉素　　　　　　　　D. 糖皮质激素
　　E. 利福平

287. 抗结核药物中能通过血-脑屏障的药物是
288. 利福平可加速上述哪种药物的代谢
289. 上述哪种药物间歇用药最易发生过敏反应
290. 上述哪种药物在初治结核患者中易引起类赫氏反应（暂时性恶化）

（291～293题共用备选答案）
　　A. 类赫氏反应　　　　　　B. 球后视神经炎
　　C. 周围神经炎　　　　　　D. 电解质紊乱
　　E. 痛风样关节炎

291. 男性，18岁。因血行播散性肺结核在采用HRZE治疗2个月时，结核中毒症状及肺内病灶消失，但出现气管旁淋巴结肿大，考虑为利福平所致的

292. 男性，35岁。因肺结核采用异烟肼、利福喷汀、卷曲霉素、吡嗪酰胺治疗，其中卷曲霉素所特有的副反应是

293. 吡嗪酰胺的不良反应是

（294～296 题共用备选答案）

　　A. 真菌感染　　　　　　　B. 结核菌感染

　　C. 病毒感染　　　　　　　D. 肺炎球菌性肺炎

　　E. 军团菌肺炎

294. HIV 感染者，近 1 个月出现发热，咳嗽，咳白色痰，经头孢菌素及红霉素抗感染治疗 1 个月无好转，胸片为双下肺斑片状密度增高影。该患者应考虑为合并

295. 葡萄球菌肺炎者以三代头孢菌素治疗过程中，体温及症状一度出现好转后再次恶化，考虑合并有

296. 既往健康的男性患者，受凉后出现发热，体温 39℃～40℃，胸片见左上肺大片实变影。考虑诊断为

（297～298 题共用备选答案）

　　A. 寻常性间质性肺炎（UIP）

　　B. 脱屑性间质性肺炎（DIP）

　　C. 非特异性间质性肺炎（NSIP）

　　D. 急性间质性肺炎（AIP）

　　E. 隐源性机化性肺炎（COP）

297. 男性，60 岁。干咳、呼吸困难半年。纤支镜活检示成纤维细胞和肌成纤维细胞聚积成沿肺泡壁长轴分布的成纤维细胞灶，广泛分布于病变部位的肺组织

298. 男性，50 岁。干咳，气短半年。纤支镜活检示肺泡内大量的巨噬细胞聚积，呈泡沫状细胞，肺间隔有少量胶原沉积和炎细胞浸润

（299～301 题共用备选答案）

　　A. 沙丁胺醇　　　　　　　B. 沐舒坦

　　C. 异丙托溴铵　　　　　　D. 布地奈德

　　E. 二丙酸倍氯米松

299. 普米克都宝的成分为

300. 可作为 COPD 患者长期吸入的药物为

301. 可快速扩张支气管的药物是

（302～303 题共用备选答案）

　　A. 肺癌胸膜转移　　　　　B. 结核性胸膜炎

　　C. 胸膜间皮瘤　　　　　　D. 乳糜胸

　　E. 肝硬化所致胸水

302. 男性，30 岁。右胸痛 2 周，最高体温 37.9℃，WBC 5.0×10⁹/L，胸片示右侧胸腔积液。最可能的诊断是

303. 女性，45 岁。左胸痛 4 个月，胸闷气短逐渐加重，消瘦。胸片示左侧胸腔积液，CT 示左侧胸膜凹凸不平。最可能的诊断是

（304～307 题共用备选答案）

　　A. 急起畏寒、发热、咳嗽、胸痛

　　B. 突起胸痛、气促、咳嗽

　　C. 急起咽痛、流涕、鼻塞、发热

　　D. 发热，咳嗽，咳大量脓痰，间断咯血

　　E. 缓起低热、乏力、盗汗、纳差、干咳，体重下降

以下疾病的临床表现为

304. 肺炎

305. 气胸

306. 肺结核

307. 支气管扩张

（308～309 题共用备选答案）

　　A. 夜间阵发性呼吸困难，不能平卧，咳泡沫痰

　　B. 夜间阵发性呼吸困难，能平卧，咳白黏痰

　　C. 下垂性双下肢对称性水肿

　　D. 晨起面部浮肿

　　E. 颈静脉怒张，肝颈回流征阳性

以下疾病的临床表现为

308. 心源性哮喘

309. 心源性水肿

（310～312 题共用备选答案）

　　A. 观察瞳孔是否散大

　　B. 触摸大动脉搏动

　　C. 人工呼吸，胸部按压

　　D. 同步直流电除颤

　　E. 非同步直流电除颤

310. 判断心脏骤停迅速简便的方法是

311. 确定心脏骤停后首先采取的措施是

312. 对于室颤病人，首选的治疗措施是

（313～314 题共用备选答案）

　　A. 胸部 X 线检查见单个薄壁空洞

　　B. 胸部 X 线检查呈大片状阴影，内为单个空洞伴液平

　　C. 胸部 X 线检查有偏心空洞，内壁凸凹不平

　　D. 胸部 X 线检查上肺有小片状阴影伴空洞

　　E. 胸部 X 线检查呈大片状阴影，呈肺叶或肺段分布

313. 肺炎球菌肺炎

314. 肺结核

（315～316 题共用备选答案）

　　A. 肺炎球菌肺炎

　　B. 金黄色葡萄球菌肺炎

　　C. 肺炎克雷伯杆菌肺炎

　　D. 铜绿假单胞菌肺炎

　　E. 肺炎支原体肺炎

315. 男性，28 岁。突起畏寒发热、右胸痛 2 天，胸部 X 线检查示右下肺叶大片状模糊阴影。可能诊断为

316. 女性，40 岁。10 天前右食指被切伤后红肿，2 天来咳脓痰约 80ml/天，发热，双侧中下肺野闻少量湿

性啰音，X 线两肺野多个片状阴影，似有空洞。可能诊断为

（317~319 题共用备选答案）

    A. 肺脓肿

    B. 慢性阻塞性肺病

    C. 反复发生的肺小动脉栓塞

    D. 先天性肺囊肿

    E. 支气管扩张

317. 导致慢性肺心病最常见的病因是

318. 不是导致慢性肺心病的疾病是

319. 反复咳大量脓痰伴咯血最常见的是

* （320~322 题共用备选答案）

    A. 青霉素   B. 四环素

    C. 氯霉素   D. 氟康唑

    E. 阿米卡星

320. 肺炎克雷伯杆菌肺炎首选

321. 肺炎支原体肺炎首选

322. 肺念珠菌病首选

* （323~326 题共用备选答案）

    A. 利巴韦林   B. 阿昔洛韦

    C. 更昔洛韦   D. 奥司他韦

    E. 阿糖腺苷

323. 疱疹病毒感染首选

324. 具有广泛抗病毒作用的嘌呤核苷化合物是

325. 主要用于巨细胞病毒感染的是

326. 流感病毒感染首选

* （327~330 题共用备选答案）

    A. 青霉素   B. 红霉素

    C. 甲硝唑   D. 万古霉素

    E. 第三代头孢菌素

327. 血源性肺脓肿首选

328. 吸入性肺脓肿首选

329. 耐甲氧西林的葡萄球菌感染首选

330. 脆弱拟杆菌感染首选

* （331~332 题共用备选答案）

    A. 夜间阵发性呼吸困难

    B. 突发性呼吸困难

    C. 进行性呼吸窘迫

    D. 活动后呼吸困难

    E. 吸气性呼吸困难

331. 急性呼吸窘迫综合征可见

332. 心源性水肿可见

* （333~335 题共用备选答案）

    A. 吸气性呼吸困难   B. 呼气性呼吸困难

    C. 夜间阵发性呼吸困难   D. 突发性呼吸困难

    E. 进行性呼吸窘迫

333. ARDS 为

334. 哮喘为

335. 充血性心力衰竭为

* （336~337 题共用备选答案）

    A. 高压氧疗

    B. 持续低流量给氧

    C. 无控制性给氧

    D. 鼻导管持续高浓度给氧

    E. 呼气末正压给氧

336. 成人呼吸窘迫综合征的治疗采用

337. 肺炎病人所致缺氧的治疗采用

* （338~340 题共用备选答案）

    A. 庆大霉素   B. 青霉素

    C. 红霉素   D. 氧氟沙星

    E. 甲硝唑

338. 克雷伯杆菌肺炎首选

339. 军团菌肺炎首选

340. 肺炎球菌肺炎首选

* （341~343 题共用备选答案）

    A. 肺门淋巴结肿大伴肺部结节状、点状或絮状阴影

    B. BALF 中淋巴细胞增加，巨噬细胞稍减少

    C. 原因不明的肺间质纤维化

    D. RV/TLC 明显增加

    E. 支气管舒张试验，FEV_1/FVC 改善率 > 15%

341. 特发性肺间质纤维化可见

342. 结节病活动期可见

343. 肺气肿可见

* （344~346 题共用备选答案）

    A. 双下肺固定部位的湿啰音

    B. 呼气相延长的弥漫性哮鸣音

    C. 杵状指、趾

    D. 胸部 X 线检查上双侧肺门淋巴结对称性肿大

    E. 局限性的喘鸣音

344. 特发性肺间质纤维化可见

345. 结节病 I 期可见

346. 支气管哮喘可见

* （347~348 题共用备选答案）

    A. 矽肺

    B. 肺含铁血黄素沉着症

    C. 特发性肺间质纤维化

    D. 细支气管肺泡癌

    E. 急性血行播散性肺结核

347. 男性，50 岁。煤矿工人，吸烟 30 年，近 5 年出现咳嗽、气短，并逐年加重，无发热。胸片示双肺结节影（直径 1~3mm），肺门阴影密度增加，可见蛋壳

样钙化的淋巴结。诊断应考虑

348. 女性，40 岁。患风湿性心脏病二尖瓣狭窄 10 年，近 5 年反复多次出现心力衰竭。X 线检查示双肺弥散性小结节影，肺门较密集，中外带稀少。应考虑

* （349 ~ 350 题共用备选答案）

    A. 结节病　　　　　　　　B. 淋巴结核

    C. 肺癌、纵隔淋巴结转移　D. 淋巴瘤

    E. 胸腺瘤

349. 女性，30 岁。近 2 周咳嗽、偶有少量白痰，无发热，胸片见双侧肺门及纵隔淋巴结对称性肿大，PPD 皮试（－）。应考虑

350. 男性，18 岁。发热 1 个月余，体温 38.5℃ ~ 39℃，伴胸闷、气短，近 1 周出现颜面及双上肢水肿，经抗感染治疗无明显好转。胸部 CT 示纵隔淋巴结肿大。应考虑哪一诊断可能性大

* （351 ~ 353 题共用备选答案）

    A. 链霉素　　　　　　　　B. 异烟肼

    C. 利福平　　　　　　　　D. 乙胺丁醇

    E. 左氧氟沙星

下列副作用分别由哪种药物引起

351. 视神经炎

352. 末梢神经炎

353. 听力障碍

* （354 ~ 356 题共用备选答案）

    A. 横 S 征　　　　　　　　B. 肺叶膨隆征

    C. 半影片　　　　　　　　D. 肺尖空气帽征

    E. 鸟喙征

354. 左上叶肺不张可见

355. 中叶肺不张可见

356. 癌性肺不张可见

* （357 ~ 359 题共用备选答案）

    A. 剑突下示心脏抬举样搏动

    B. 肺动脉瓣区第二心音（P_2）亢进

    C. 颈静脉怒张

    D. 双下肺湿性啰音

    E. 心浊音界缩小或叩不出

357. 提示肺动脉高压的体征是

358. 提示右心室肥大的体征是

359. 提示右心功能不全的体征是

* （360 ~ 361 题共用备选答案）

    A. 青霉素　　　　　　　　B. 红霉素

    C. 氯霉素　　　　　　　　D. 林可霉素

    E. 头孢拉定

360. 治疗肺炎克雷伯杆菌肺炎可选用

361. 治疗肺炎支原体肺炎应选用

【案例题】

案例一

    男性，35 岁。因鼻塞、流涕 3 天伴咽痛、咳嗽两天就诊。自服"感冒通"等稍好转。无明显发热、咳痰及胸痛等。查体：T 37.3℃，神志清，呼吸平顺，唇、甲无发绀，咽稍红，双侧扁桃体无肿大。气管居中，双肺叩诊清音，未闻及明显干、湿啰音。

提问 1：患者最可能的诊断是什么

    A. 普通感冒

    B. 急性化脓性扁桃体炎

    C. 急性上呼吸道感染

    D. 流行性感冒

    E. 过敏性鼻炎

    F. 支气管炎

提问 2：下面哪些可能是引起该病的病原体

    A. 最可能的病原体为病毒

    B. 鼻病毒

    C. 腺病毒

    D. 呼吸道合胞病毒

    E. 埃可病毒

    F. 柯萨奇病毒

提问 3：患者行血常规示：WBC 2.8×10^9/L，N 54%，L 47%；胸片无异常。目前可给予以下哪些治疗

    A. 首选抗菌药物治疗

    B. 首选抗病毒治疗

    C. 对症治疗

    D. 选用对症的中药治疗

    E. 给予第一代头孢菌素

    F. 给予大环内酯类药物

案例二

    男性，73 岁。化工厂工人。因反复咳嗽、咳痰 15 年，气促 3 年，加重 1 周入院。患者 15 年来，每年咳嗽、咳痰达 3 个月以上，每于冬春季节转换时多发。嗜烟，每日 25 支（50 余年）。查体：T 36.8℃，R 28 次/分，神清，气促，烦躁不安，唇甲发绀，球结膜充血、水肿。咽稍红，双侧扁桃体无肿大。颈静脉怒张，肝颈征阳性。气管居中，双肺叩诊过清音，双肺呼吸音粗，双肺可闻散在干、湿啰音。心界不大，心率 110 次/分。腹平软，肝脾肋下未及。双下肢轻度水肿。

提问 1：根据患者以上病史及查体，患者可能的诊断是

A. 慢性支气管炎急性发作

B. 肺结核

C. 支气管哮喘急性发作

D. 慢性阻塞性肺疾病

E. 呼吸衰竭

F. 肺源性心脏病

提问2：患者胸片示：双肺纹理增粗紊乱，右下肺动脉干16mm。肺功能检查示：FEV₁/FVC（小于）70%，FEV₁<30%预计值。血气分析：PO₂ 50mmHg，PCO₂ 70mmHg。能够明确的诊断是

A. 慢性支气管炎急性发作

B. 肺结核

C. 支气管扩张症

D. 慢性阻塞性肺疾病

E. Ⅱ型呼吸衰竭

F. 肺源性心脏病

提问3：患者行血常规检查示：WBC 15 × 10⁹/L，N 86%，L 14%。目前可给予以下哪些治疗

A. 抗感染治疗　　　　　B. 支气管舒张剂

C. 控制性吸氧　　　　　D. 高浓度吸氧

E. 持续低流量吸氧　　　F. 糖皮质激素

提问4：患者经治疗后好转出院，应给予患者以下哪些建议

A. 戒烟　　　　　　　　B. 康复运动

C. 长期家庭氧疗　　　　D. 高浓度吸氧

E. 流感疫苗　　　　　　F. 口服糖皮质激素

案例三

女性，67岁。因淋雨后出现咳嗽，咳少量黄白色黏痰3天伴发热。体温最高达40℃，伴畏寒、寒战。查体：T 39.5℃，R 32 次/分，BP 80/40mmHg。神清，气促，面颊绯红，鼻翼翕动，口角可见单纯疱疹，唇甲发绀，巩膜黄染。咽稍红，双侧扁桃体无肿大。颈静脉无怒张，肝颈征阴性。气管居中，左侧叩诊轻浊音，左下肺呼吸音减低，双肺未闻明显干、湿啰音。心界不大，心率125次/分。腹稍膨隆，上腹部轻压痛，肝脾肋下未及。双下肢无水肿。

提问1：根据上述情况，患者急需做以下哪些检查

A. 血RT　　　　　　　　B. 胸部X线检查

C. 胸部CT　　　　　　　D. 血气分析

E. 胸部MR　　　　　　　F. 支气管镜检查

提问2：患者血常规：WBC 2.0 × 10⁹/L，N 90%，L10%。胸片检查示：双下肺感染。血气分析：PO₂ 50mmHg，PCO₂ 30mmHg。患者逐渐出现意识模糊。患者最可能的诊断是

A. 重症肺炎　　　　　　B. 肺结核

C. 支气管扩张症　　　　D. 社区获得性肺炎

E. Ⅰ型呼吸衰竭　　　　F. Ⅱ型呼吸衰竭

提问3：经治疗三天后，患者症状无改善，原因可能为

A. 药物未能覆盖致病菌

B. 细菌耐药

C. 特殊病原体感染

D. 非感染性疾病

E. 药物热

F. 患者可能合并免疫抑制性疾病

提问4：患者目前情况，以下哪些处理正确

A. 积极寻找病原体　　　B. 给予痰培养检查

C. 调整抗菌药物　　　　D. 痰涂片检查

E. 胸部CT　　　　　　　F. 口服糖皮质激素

案例四

男性，75岁。患慢性阻塞性肺疾病20余年，长期门诊复诊。近来行肺功能检查示：FEV₁/FVC < 70%，30% ≤FEV₁

提问1：根据患者以上病史及体检，以下正确的是

A. 患者肺功能严重程度为Ⅱ级

B. 建议患者长期氧疗

C. 给予支气管舒张药物

D. 患者肺功能严重程度为Ⅰ级

E. 患者肺功能严重程度为Ⅲ级

F. 患者合并Ⅱ型呼吸衰竭

提问2：近一周患者受凉后出现咳嗽、咳痰、气促加重，并出现双下肢水肿。以下哪些是患者可能的并发症

A. 自发性气胸　　　　　B. 肺结核

C. 支气管扩张症　　　　D. 肺癌

E. Ⅱ型呼吸衰竭　　　　F. 肺源性心脏病

提问3：患者行血常规示：WBC 9.0 × 10⁹/L，N 90%，L 10%。胸片示：双肺纹理增粗紊乱，双肺多发肺大泡。目前可给予以下哪些治疗

A. 抗感染治疗　　　　　B. 支气管舒张剂

C. 控制性吸氧　　　　　D. 利尿剂

E. 洋地黄类药物　　　　F. 高流量吸氧

提问4：关于慢性肺心病患者洋地黄类药物的使用，以下哪些是正确的

A. 洋地黄类药物使用剂量宜大

B. 宜使用作用快、排泄快的洋地黄类药物

C. 根据患者心率衡量洋地黄类药物的应用和疗效

D. 感染已控制、呼吸功能好转、利尿剂不能得到良好疗效而反复水肿的心力衰竭患者

E. 以右心衰竭为主要表现而无明显感染的患者

F. 出现急性左心衰竭者

案例五

男性，25岁。反复发作性呼吸困难5年，每年春季发作，可自行缓解。此次再次突然发作2天，伴胸闷、咳嗽，症状持续不能缓解。查体：双肺满布哮鸣音，心

率 95 次/分，心律齐，心脏各瓣膜区未闻及病理性杂音。

提问 1：该患者诊断首先考虑

A. 支气管哮喘　　　　　B. 慢性支气管炎

C. 自发性气胸　　　　　D. 心源性哮喘

E. 支气管扩张　　　　　F. 慢性阻塞性肺气肿

提问 2：该患者治疗可以选择的药物有

A. 沙丁胺醇雾化吸入

B. 糖皮质激素

C. 氨茶碱

D. 白三烯受体拮抗剂

E. 抗胆碱能药物雾化吸入

F. β_1 受体阻滞剂

提问 3：患者血气分析报告：pH 7.14，PCO_2 70mmHg，PO_2 45mmHg，患者神志出现淡漠，嗜睡，呼吸浅快。如经氧疗、解痉平喘药物、糖皮质激素口服治疗后患者病情无好转，气促逐渐加重，呼吸困难加重，烦躁，此时进一步的措施有

A. 复查血气分析

B. 静脉使用糖皮质激素

C. 应用镇静剂

D. 高流量吸氧

E. 呼吸兴奋剂

F. 纠正电解质紊乱

提问 4：首要采取的措施为

A. 使用无创辅助通气

B. 面罩吸氧纠正低氧血症

C. 气管插管有创机械通气

D. 使用钙离子拮抗剂

E. 使用抗生素

F. 使用中枢性呼吸兴奋药物

案例六

患者女，32 岁。幼年曾患麻疹，反复咳嗽、咳痰 10 年，多于晨起及夜间睡眠时咳大量黄痰，此次受凉后咳嗽加重，咳痰增多，为黄绿色痰，伴发热，间断咯血 2 次，每次量约 30ml。查体：T 38.2℃，P 100 次/分，双肺呼吸音粗，双下肺可闻及粗湿啰音。血常规：WBC 12×10^9/L，N 88%。

提问 1：该患者最可能的诊断是

A. 慢性支气管炎急性发作　　B. 肺脓肿

C. 肺结核　　　　　　　　　D. 支气管扩张

E. 肺炎　　　　　　　　　　F. 肺癌

提问 2：引起该患者常见的病原体包括

A. 鲍曼不动杆菌

B. 金黄色葡萄球菌

C. 铜绿假单胞菌

D. 肺炎链球菌

E. 流感嗜血杆菌

F. 卡他莫拉菌

G. 真菌

提问 3：该患者性胸部 CT 发现双肺多发病变，呈柱状及囊状改变。下列治疗措施中哪些是正确的

A. 根据经验使用抗生素

B. 祛痰药

C. 应用止血药

D. 口服糖皮质激素

E. 止咳药

F. 支气管动脉造影 + 栓塞

提问 4：如患者出现咯大量鲜红色血，量约 400ml。下列哪些措施是正确的

A. 立即患侧卧位　　　　B. 垂体后叶素

C. 止血治疗　　　　　　D. 配血

E. 补液　　　　　　　　F. 保持呼吸道通畅

提问 5：如果患者突然咯血停止，出现了气促，胸闷，烦躁，口唇苍白，血氧饱和度下降，则考虑可能发生了

A. 急性心肌梗死　　　　B. 肺栓塞

C. 低血糖反应　　　　　D. 大咯血窒息

E. 气胸　　　　　　　　F. 脑出血

提问 6：下一步最有效的治疗措施是

A. 高流量吸氧　　　　　B. 呼吸兴奋剂

C. 有创气管插管　　　　D. 止血药物

E. 拍背排痰　　　　　　F. 吸痰

案例七

患者男，77 岁。因"反复双下肢凹陷性水肿 20 余年，发作性呼吸困难、心悸 7 年，加重伴胸痛 5 天"入院。偶有咳嗽、咳痰，无吸烟病史，无高血压病史。查体：T 36.2℃，P 110 次/分，R 22 次/分，BP 135/70mmHg，口唇发绀，双肺呼吸音对称，右下肺闻及湿啰音，颈静脉充盈，剑突下心尖搏动明显，P_2 亢进，三尖瓣区闻及收缩期杂音与舒张期奔马律，双下肢凹陷性水肿，右下肢为甚。

提问 1：该患者诊断考虑为

A. 慢性阻塞性肺疾病　　　B. 慢性肺源性心脏病

C. 支气管哮喘　　　　　　D. 支气管扩张症

E. 肺栓塞　　　　　　　　F. 气胸

提问 2：根据本病临床表现，首选筛查措施为

A. 血气分析　　　　　　　B. 胸片

C. 心电图　　　　　　　　D. 冠脉造影

E. 肺动脉造影　　　　　　F. D - 二聚体

185

提问3：为进一步明确诊断，需进行的检查有

A. 冠状动脉造影

B. 支气管激发试验

C. 胸部CT增强

D. 外周深静脉B超

E. 超声心动图

F. 核素肺通气/灌注扫描

提问4：溶栓治疗的绝对禁忌证有

A. 2周以内的大手术

B. 2个月内缺血性脑卒中

C. 活动性出血

D. 近期自发性颅内出血

E. 10天内的胃肠道出血

F. 15天内的严重创伤

案例八

患者男，45岁。左股骨骨折固定术后，卧床第10天活动后突发胸闷、气促，伴胸痛，出冷汗。查体：BP 90/60mmHg，心率102次/分，R26次/分，P2＞A2。心电图提示ＳＩＱⅢＴⅢ、V1～V3导联T波倒置。动脉血气分析提示：pH 7.42，PO_2 55mmHg，PCO_2 45mmHg。

提问1：需要进一步完善哪些检查

A. 下肢深静脉彩超　　　　B. 心脏彩超

C. 血清电解质　　　　　　D. 血浆D－二聚体

E. 肺功能　　　　　　　　F. 冠脉造影

提问2：根据上述表现，考虑最可能的诊断是

A. 气胸　　　　　　　　　B. 急性肺栓塞

C. 主动脉夹层　　　　　　D. 急性心肌梗死

E. 胸膜炎　　　　　　　　F. 急性左心衰

提问3：下列哪些检查可确诊

A. 肺通气/灌注扫描

B. 胸片

C. 胸部CT增强

D. 肺功能

E. 纤维支气管镜检查

F. 肺动脉造影

G. 磁共振肺动脉造影

提问4：对于该病的描述，正确的是

A. 大部分患者表现为"三联征"：呼吸困难、胸痛、咯血

B. 大多数患者表现为特异的心电图异常

C. 血浆D－二聚体诊断特异性较高

D. 晕厥可为唯一或首发的表现

E. 不明原因的呼吸困难为最多见的表现

F. 肺部有时可闻及哮鸣音或细湿啰音，肺野偶可闻及血管杂音

G. 常为小量咯血，大咯血少见

提问5：假设血浆D－二聚体5mg/L，深静脉彩超未见血栓，则该患者的治疗包括

A. 吸氧　　　　　　　　　B. 溶栓

C. 糖皮质激素　　　　　　D. 放置腔静脉滤器

E. 抗凝治疗　　　　　　　F. 抗生素

案例九

患者，男，70岁。咳嗽、咳痰，伴痰中带血3个月。胸片提示右肺门类圆形阴影，边缘毛躁，有分叶。

提问1：该患者最可能的诊断是

A. 肺结核　　　　　　　　B. 肺脓肿

C. 肺不张　　　　　　　　D. 肺癌

E. 肺气肿　　　　　　　　F. 肺炎

提问2：为进一步明确诊断，可选的检查手段有

A. 胸部CT增强

B. 痰找脱落细胞

C. 纤维支气管镜

D. 血清肿瘤标志物

E. 经皮肺穿刺

F. 肺通气/灌注扫描

提问3：肺癌非转移胸外表现（副癌综合征）有哪些

A. 肥大性肺性骨关节病

B. Cushing综合征

C. 高钙血症

D. 上腔静脉阻塞综合征

E. 癫痫

F. 共济失调

G. 神经－肌肉综合征

提问4：肺上沟癌可引起下列哪些表现

A. 同侧额部与胸壁无汗或少汗

B. 病侧眼睑下垂

C. 病侧瞳孔扩大

D. 病侧眼球突出

E. 压迫颈交感神经

F. 偏盲

案例十

患者女，52岁。右侧胸痛、刺激性咳嗽4周，活动后气促2周，无发热，无盗汗，活动后气促。查体：气管居中，右侧肺叩诊浊音，呼吸音消失。胸片、B超提示右侧大量胸腔积液。

提问1：该患者胸腔积液最可能的原因是

A. 肺结核　　　　　　　　B. 肺脓肿

C. 支气管扩张　　　　　　D. 肺癌

E. 肺炎　　　　　　　　　F. 慢性心力衰竭

提问 2：为明确诊断，该患者下一步检查措施应为

A. 胸腔穿刺抽液查脱落细胞

B. 血清肿瘤标志物检查

C. 纤维支气管镜检查

D. 心脏彩超

E. 支气管动脉造影

F. 胸部 CT 增强

提问 3：胸腔穿刺为血性胸腔积液，胸水找到癌细胞，对于治疗，下列哪些说法是错误的

A. 无手术指征

B. 抽取胸腔积液后再手术治疗

C. 先全身化疗，再进行手术加化疗

D. 胸腔内注入化疗药物，再考虑手术治疗

E. 可给予手术切除原发病灶，胸膜加冷冻治疗或胸膜粘连术

F. 放疗待肿块缩小后再考虑手术

提问 4：Horner 综合征有下列哪些表现

A. 病侧眼睑下垂

B. 病侧眼球内陷

C. 病侧眼球突出

D. 病侧瞳孔缩小

E. 病侧瞳孔扩大

F. 同侧额部、胸壁少汗或无汗

案例十一

男性，36 岁。有支气管哮喘病史 5 年余，按时使用吸入药物治疗。1 天前因家中装修，油漆家具时，突然出现呼吸困难，渐出现端坐呼吸、烦躁不安、大汗淋漓，继续使用药物无效，就诊急诊，给予静脉推注氨茶碱无好转，收入病房。

提问 1：此时该患者应给予以下哪些处理

A. 吸氧

B. 吸入短效 β₂ 受体激动剂

C. 吸入抗胆碱能药物

D. 糖皮质激素

E. 吸入黏液溶解剂

F. 镇静剂

提问 2：经过上述处理，患者病情无改善，渐出现意识模糊。查血气分析示 PCO_2 55mmHg、PO_2 60mmHg。应考虑给予下列哪些处理

A. 机械通气

B. 吸入长效 β₂ 受体激动剂

C. 密切监护，转 ICU 病房

D. 注意补液及酸碱平衡

E. 使用抗生素

F. 继续氧疗

提问 3：3 天后患者停用机械通气，转入普通病房，5 天后患者出院。患者在以后的治疗中，应遵循以下哪些原则

A. 哮喘控制至少 3 个月以上，方可逐步降级治疗

B. 避免再次接触油漆

C. 与医生建立伙伴关系

D. 学习评价和监测自己的哮喘严重度

E. 尽量避免上呼吸道感染

F. 长期氧疗

案例十二

男性，50 岁。无吸烟史，既往体健。因发热、咳嗽、胸痛 7 天就诊，咳少量黄白色黏痰。查体：T 37.8℃，神志清，呼吸平顺，唇甲无发绀，气管居中，右中下肺叩诊呈浊音，右中下肺呼吸音明显减弱，右下肺可闻及少许细湿性啰音。

提问 1：患者应首先完善以下哪些资料

A. 血常规	B. 尿常规
C. 血气分析	D. 血培养
E. 痰培养	F. 胸片
G. 胸部 CT	

提问 2：患者行血常规示：WBC $21 \times 10^9/L$，N 94%，L 7%。胸片示右中下肺可见大片状高密度阴影，边缘尚清。目前可能的诊断为

A. 肺炎	B. 肺结核
C. 肺癌	D. 肺梗死
E. 脓胸	F. 急性肺水肿

提问 3：患者经抗生素治疗后病情稳定、好转，发热、咳嗽、咳痰、胸痛消失，复查血常规未见异常，胸片示右中下肺病灶大部分吸收。目前诊断为

A. 社区获得性肺炎	B. 医院获得性肺炎
C. 大叶性肺炎	D. 小叶性肺炎
E. 间质性肺炎	F. 细菌性肺炎
G. 病毒性肺炎	

提问 4：为明确致病菌，进行痰细菌学检查。合格痰标本有何要求

A. 漱口后留痰

B. 唾液

C. 深部痰液

D. 2 小时内送检

E. 延迟送检标本置于 6℃保存

F. 保存标本应在 48 小时内处理

＊案例十三

男性，42 岁。寒战，高热 2 天，体温持续超过 39℃，伴有咳嗽、胸痛、呼吸困难，咳较多砖红色胶冻样痰，有长期大量饮酒史。查体：右肺上野呼吸音减弱，可闻

及湿啰音。血常规：WBC 14×10⁹/L，NE 82%。

提问1：首先考虑的诊断为

    A. 支原体肺炎   B. 衣原体肺炎

    C. 病毒性肺炎   D. 葡萄球菌肺炎

    E. 军团菌肺炎   F. 肺炎克雷伯菌肺炎

    G. 真菌性肺炎

提问2：针对该患者，下列检查中有助于明确诊断的有哪些

    A. 胸部 X 线检查   B. 痰细菌学检查

    C. 经皮肺活检   D. 肺功能

    E. 心脏彩超   F. 支气管肺泡灌洗

    G. 腹部超声

提问3：关于治疗，下列说法中正确的是

    A. 可选用青霉素

    B. 可选用大环内酯类药物

    C. 疗程 5~7 天

    D. 可选用头孢菌素类

    E. 可选用氨基糖苷类药物

    F. 可单独应用磺胺类药物

    G. 疗程不少于 2 周

    H. 早期手术治疗

*案例十四

男性，56 岁。吸烟史 30 年，以低热 2 个月伴咳嗽气短 2 周入院，痰中略有血丝。肺 CT 示右肺上叶斑片影，右侧胸腔积液。于外院应用哌拉西林/他唑巴坦静滴 1 周，症状无缓解，血常规 5.6×10⁹/L，N 62%。

提问1：目前引起胸腔积液可能性大的疾病包括

    A. 肺结核   B. 肺脓肿

    C. 肺癌   D. 细菌性肺炎

    E. 肺栓塞   F. 支气管扩张

提问2：为明确诊断，最应行的检查及处置包括

    A. 痰查瘤细胞

    B. 心电图

    C. PPD

    D. 痰结核菌培养基涂片

    E. 肺功能

    F. 肺增强 CT

    G. 胸穿

    H. D-二聚体

    I. 纤维支气管镜

提问3：患者胸腔积液呈黄绿色，蛋白 40g/L，ADA 79U/L，LDH 566U/L，最可能为

    A. 类肺炎胸腔积液   B. 结核性胸膜炎

    C. 癌性胸腔积液   D. 肺栓塞

    E. 心功能不全

*案例十五

男性，30 岁。以"阵发性咳嗽 3 天"为主诉入院。自诉 3 个月前曾有同样症状，住院治疗好转后出院。3 天前患者继续上班，再次出现咳嗽，追问病史，患者单位近 3 个月装修。查体：T 36.5℃，P 76 次/分，R 18 次/分，BP 110/70mmHg。口唇无发绀，双肺听诊未闻及异常。

提问1：首先考虑最可能的诊断是

    A. 慢性支气管炎   B. 上呼吸道感染

    C. 慢性咽炎   D. 食管反流性胃炎

    E. 咳嗽变异性哮喘   F. 支气管扩张

提问2：关于咳嗽变异性哮喘，叙述正确的是

    A. 无明显诱因咳嗽 2 个月以上

    B. 镇咳祛痰药治疗有效

    C. 运动、冷空气可诱发加重

    D. 常于夜间及凌晨发作

    E. 气道反应性测定不存在高反应性

    F. 抗生素治疗有效

    G. 双肺可闻及弥漫性哮鸣音

提问3：支持咳嗽变异性哮喘诊断的是

    A. 咳嗽日轻夜重

    B. 咳嗽日重夜轻

    C. 伴有过敏性鼻炎

    D. 伴有胃食管反流

    E. 患鼻窦炎，有长期流涕症状

    F. 支气管激发试验阳性

    G. 支气管激发试验阴性

    H. 给予平喘及抗过敏药物治疗症状缓解

    I. 给予抗炎及止咳药物治疗症状缓解

提问4：为明确诊断需要做的检查中不包括

    A. 肝、胆、脾彩超

    B. 血常规嗜酸细胞计数

    C. 24 小时食管 pH 测定

    D. 抗核抗体系列

    E. 肺功能

    F. 心电图

    G. 鼻窦 CT

提问5：本患者可采取的治疗措施是

    A. 单用支气管扩张剂对症治疗

    B. 吸入激素治疗

    C. 吸入激素联合 β₂ 受体激动剂治疗

    D. 静脉应用大剂量激素治疗

    E. 口服抗过敏药物

    F. 发作时镇静治疗

    G. 静脉应用广谱抗生素

提问6： 关于哮喘激素局部吸入治疗常见不良反应的说法，正确的是

A. 引起糖尿病

B. 高血压

C. 口腔真菌感染

D. 股骨头坏死

E. 声音嘶哑

F. 呼吸道不畅

G. 吸药后用清水漱口可减轻局部反应和胃肠吸收

H. 上消化道出血

I. 向心性肥胖

*案例十六

患者女，24岁。2天前淋雨后出现畏寒，高热。体温最高39.5℃，咳嗽，咳铁锈色痰，伴右侧胸痛。肺部查体未见明显异常体征。血常规：WBC 17×10^9/L，NE 85%。

提问1： 首先考虑可能的诊断为

A. 医院获得性肺炎　　　B. 社区获得性肺炎

C. 病毒性肺炎　　　　　D. 葡萄球菌肺炎

E. 军团菌肺炎　　　　　F. 真菌性肺炎

提问2： 为明确诊断需要继续做的检查是

A. 血细菌培养　　　　　B. 痰细菌培养

C. HIV血清学检查　　　D. 肝功能检查

E. 痰细菌涂片　　　　　F. 胸部正、侧位片

提问3： 该患者最可能感染的致病菌为

A. 支原体　　　　　　　B. 衣原体

C. 肺炎克雷伯杆菌　　　D. 肺炎球菌

E. 金黄色葡萄球菌　　　F. 厌氧菌

提问4： 此诊断病理改变分期不包括

A. 渗出期　　　　　　　B. 充血期

C. 红色肝变期　　　　　D. 灰色肝变期

E. 消散期　　　　　　　F. 纤维化期

提问5： 关于患者所患疾病，可以有下列体征中的

A. 早期可无体征　　　　B. 气管偏向健侧

C. 双肺布满干鸣音　　　D. 右肺散在湿啰音

E. 病变部位触觉语颤减弱　F. 叩诊过清音

G. 可闻及支气管呼吸音

提问6： 针对该患者的治疗，错误的是

A. 用药后复查胸片，阴影消散后停抗生素

B. 首选青霉素G

C. 诊断成立，可不必等待细菌培养结果

D. 青霉素过敏的可选用氟喹诺酮类

E. 卧床休息支持治疗

F. 抗生素标准疗程通常为3周

提问7： 应用青霉素治疗后体温正常，咳嗽、咳痰明显减轻，1周后复查胸部X线，渗出影像略有扩大。此种情况应如何判断

A. 临床无效

B. 出现并发症

C. 非感染性疾病

D. 影像学变化滞后于临床症状

E. 治疗有效

F. 诊断错误

参考答案

【A1/A2型题】

1. B	2. E	3. E	4. A	5. C	6. A	7. D	8. B	9. C
10. A	11. B	12. A	13. A	14. E	15. D	16. D	17. E	
18. E	19. D	20. E	21. E	22. E	23. D	24. E	25. E	
26. B	27. A	28. D	29. B	30. C	31. E	32. C	33. C	
34. A	35. C	36. E	37. E	38. E	39. A	40. D	41. D	
42. D	43. C	44. E	45. E	46. C	47. C	48. E	49. C	
50. C	51. B	52. E	53. D	54. E	55. B	56. C	57. E	
58. E	59. C	60. E	61. E	62. B	63. A	64. C	65. A	
66. B	67. E	68. D	69. D	70. C	71. C	72. A	73. C	
74. D	75. B	76. E	77. B	78. A	79. E	80. B	81. A	
82. E	83. B	84. A	85. B	86. D	87. A	88. B	89. D	
90. D	91. E	92. B	93. A	94. A	95. A	96. E	97. C	
98. D	99. C	100. C	101. A	102. A	103. A	104. D		
105. C	106. C	107. A	108. D	109. C	110. A	111. B		
112. C	113. A	114. C	115. B	116. A	117. D	118. D		
119. A	120. B	121. B	122. C	123. C	124. E	125. D		
126. B	127. C	128. A	129. B	130. E	131. B	132. E		
133. B	134. C	135. C	136. B	137. B	138. E	139. A		
140. D	141. D	142. A	143. C	144. A	145. B	146. A		
147. D	148. C	149. D	150. A	151. D	152. C	153. E		
154. C	155. B	156. C	157. B	158. D	159. C	160. B		
161. A	162. A	163. E	164. E	165. D	166. C	167. A		
168. D	169. B	170. C	171. B	172. A	173. A	174. A		
175. B	176. B	177. C	178. A	179. B	180. D	181. B		
182. D	183. C	184. C	185. C	186. D	187. A	188. D		
189. B	190. B	191. C	192. C	193. D	194. C	195. B		
196. A	197. B	198. E	199. D	200. E	201. E	202. E		
203. C	204. A	205. D	206. E	207. A	208. C	209. D		
210. E	211. D	212. B	213. D	214. A	215. A	216. A		
217. B	218. C	219. A	220. E	221. C	222. B	223. B		
224. B	225. C	226. B	227. C	228. E	229. B	230. E		
231. E	232. B	233. C	234. B	235. C	236. C	237. C		
238. A	239. E	240. E	241. A	242. D	243. D	244. D		

245. B　246. C　247. E　248. A　249. C　250. C　251. E
252. B　253. B　254. E　255. A　256. E　257. B　258. E
259. D　260. B　261. D　262. A　263. E　264. C　265. D
266. A　267. A　268. D　269. E　270. C　271. A　272. C
273. D　274. E　275. A　276. D　277. B　278. D　279. B
280. A　281. E　282. B　283. C　284. A　285. D　286. E
287. B　288. E　289. A　290. C　291. E　292. D　293. E
294. D　295. B　296. C　297. A　298. D　299. B　300. E
301. E　302. E　303. B　304. C　305. A　306. E　307. E
308. A　309. A　310. E　311. C　312. A　313. E　314. E
315. C　316. A　317. E　318. B　319. B　320. C　321. B
322. B　323. A　324. B　325. D　326. C　327. B　328. A
329. A　330. A　331. C　332. E　333. E　334. A　335. E
336. E　337. C　338. A　339. D　340. A　341. E　342. A
343. B　344. E　345. A　346. A　347. D　348. D　349. E
350. A　351. A　352. E　353. A　354. E　355. A　356. A
357. A　358. C　359. D　360. E　361. B　362. A　363. A
364. C　365. D　366. A　367. B　368. C　369. C　370. D
371. B　372. D　373. B　374. C　375. D　376. C　377. B
378. B　379. B　380. B　381. C　382. E　383. D　384. A
385. A　386. C　387. E　388. E　389. E　390. D　391. B
392. A　393. C　394. A　395. B　396. E　397. A　398. D
399. D　400. E　401. B　402. E　403. E　404. A　405. A
406. C　407. E　408. B　409. D　410. B　411. A　412. B
413. B　414. C　415. B　416. C　417. E　418. C　419. D
420. D　421. E　422. D　423. E　424. E　425. A　426. C
427. E　428. E　429. B　430. D　431. C　432. D　433. D
434. C　435. A　436. D　437. A　438. D　439. D　440. A
441. D　442. A　443. D　444. A　445. C　446. D　447. D
448. E　449. A　450. C　451. B　452. B　453. E　454. D
455. E　456. C　457. E　458. A　459. A　460. B　461. E
462. C　463. A　464. B　465. E　466. C　467. A　468. E
469. D　470. D　471. D　472. D　473. C　474. A　475. C
476. D　477. B　478. B

【A3/A4 型题】

1. B　2. E　3. B　4. C　5. D　6. D　7. A　8. D　9. C
10. E　11. A　12. B　13. B　14. B　15. D　16. A　17. B
18. E　19. E　20. A　21. B　22. A　23. A　24. D　25. B
26. A　27. A　28. A　29. D　30. D　31. B　32. A　33. A
34. A　35. B　36. A　37. B　38. B　39. C　40. C　41. C
42. C　43. B　44. B　45. C　46. A　47. A　48. B　49. A
50. C　51. D　52. E　53. C　54. C　55. B　56. A　57. A
58. C　59. C　60. B　61. D　62. D　63. B　64. C　65. A
66. A　67. A　68. E　69. E　70. B　71. A　72. E　73. C
74. C　75. A　76. D　77. E　78. A　79. E　80. D　81. E
82. C　83. B　84. B　85. A　86. E　87. E　88. A　89. A

90. A　91. E　92. A　93. D　94. C　95. C　96. A　97. C
98. D　99. B　100. D　101. A　102. D　103. A　104. C
105. B　106. D　107. D　108. A　109. C　110. D　111. B
112. C　113. C　114. C　115. B　116. B　117. D　118. A
119. D　120. D　121. C　122. D　123. A　124. C　125. D
126. D　127. C　128. C　129. A　130. A　131. B　132. C
133. A　134. A　135. A　136. A　137. C　138. D　139. C
140. A　141. C　142. A　143. C　144. A　145. B　146. B
147. B　148. C　149. B　150. D　151. D　152. E　153. B
154. C　155. C　156. C　157. A　158. C　159. C　160. B
161. C　162. C　163. C　164. B　165. A　166. B　167. C
168. C　169. A　170. B　171. D　172. C　173. B　174. B
175. A　176. C　177. C　178. B　179. D　180. B　181. B
182. D　183. C　184. C　185. C　186. B　187. D　188. B
189. B　190. C　191. D　192. D　193. A　194. A　195. C
196. B　197. E　198. C　199. C　200. B　201. A　202. C
203. C　204. C　205. A　206. C　207. C　208. D　209. D
210. D　211. A　212. A　213. D　214. A　215. D　216. C
217. A　218. B　219. A　220. E　221. D　222. D　223. C
224. C　225. C　226. C　227. C　228. E　229. A　230. B
231. C　232. C　233. C　234. B　235. B　236. D　237. C
238. C　239. C　240. B　241. D　242. C　243. A　244. A
245. A　246. A　247. A　248. E　249. B　250. B　251. D

【B 型题】

1. E　2. A　3. A　4. B　5. E　6. C　7. A　8. B　9. E
10. D　11. A　12. B　13. C　14. E　15. B　16. C　17. D
18. A　19. C　20. D　21. E　22. D　23. D　24. C　25. C
26. A　27. C　28. A　29. D　30. D　31. B　32. D　33. D
34. B　35. B　36. C　37. B　38. C　39. E　40. C　41. D
42. E　43. A　44. E　45. E　46. A　47. B　48. B　49. A
50. E　51. C　52. B　53. C　54. C　55. D　56. C　57. B
58. B　59. D　60. E　61. B　62. E　63. A　64. D　65. C
66. A　67. C　68. A　69. B　70. A　71. E　72. B　73. A
74. E　75. B　76. E　77. B　78. A　79. D　80. C　81. C
82. B　83. B　84. A　85. D　86. E　87. B　88. D　89. E
90. E　91. C　92. C　93. A　94. A　95. B　96. C　97. E
98. D　99. A　100. B　101. E　102. C　103. A　104. E
105. C　106. D　107. B　108. D　109. A　110. C　111. D
112. A　113. B　114. C　115. D　116. C　117. E　118. A
119. C　120. C　121. D　122. C　123. D　124. A　125. E
126. C　127. A　128. B　129. C　130. B　131. A　132. D
133. E　134. C　135. C　136. C　137. D　138. C　139. B
140. C　141. C　142. E　143. E　144. B　145. D　146. A
147. C　148. B　149. C　150. C　151. E　152. C　153. B
154. C　155. C　156. C　157. C　158. C　159. E　160. D
161. C　162. A　163. B　164. C　165. C　166. E　167. E

168. C 169. A 170. C 171. B 172. D 173. A 174. C
175. D 176. B 177. B 178. C 179. A 180. D 181. B
182. B 183. A 184. E 185. A 186. B 187. A 188. D
189. E 190. B 191. A 192. C 193. E 194. D 195. A
196. C 197. E 198. A 199. E 200. C 201. B 202. A
203. D 204. A 205. C 206. D 207. D 208. A 209. A
210. B 211. A 212. C 213. D 214. B 215. A 216. C
217. D 218. E 219. C 220. E 221. A 222. B 223. D
224. A 225. E 226. B 227. C 228. D 229. B 230. D
231. A 232. A 233. B 234. D 235. A 236. C 237. B
238. A 239. B 240. D 241. A 242. C 243. D 244. A
245. B 246. C 247. B 248. C 249. E 250. A 251. D
252. C 253. E 254. A 255. B 256. C 257. B 258. C
259. B 260. C 261. D 262. A 263. B 264. C 265. A
266. D 267. B 268. E 269. B 270. D 271. C 272. C
273. E 274. B 275. A 276. E 277. D 278. C 279. E
280. A 281. C 282. D 283. A 284. B 285. B 286. A
287. A 288. D 289. E 290. E 291. A 292. D 293. E
294. B 295. A 296. D 297. A 298. B 299. D 300. C
301. A 302. B 303. A 304. A 305. B 306. E 307. D
308. A 309. C 310. B 311. C 312. E 313. E 314. D
315. A 316. B 317. B 318. A 319. E 320. E 321. B
322. D 323. B 324. E 325. C 326. D 327. A 328. A
329. D 330. C 331. C 332. D 333. E 334. B 335. C
336. E 337. C 338. A 339. C 340. B 341. C 342. B
343. D 344. C 345. D 346. B 347. A 348. B 349. A
350. D 351. D 352. B 353. A 354. D 355. E 356. A
357. B 358. A 359. C 360. E 361. B

【案例题】

案例一

提问1：AC　　提问2：ABCDEF　　提问3：CD

案例二

提问1：ADEF　　提问2：DEF　　提问3：ABCEF

提问4：ABCE

案例三

提问1：ABD　　提问2：ADE　　提问3：ABCDEF

提问4：ABCDE

案例四

提问1：BCEF　　提问2：AEF　　提问3：ABCD

提问4：BDEF

案例五

提问1：A　　提问2：ABCDE　　提问3：ABF

提问4：C

案例六

提问1：D　　提问2：BCDEF　　提问3：ABC

提问4：ABCDEF　　提问5：D　　提问6：C

案例七

提问1：BE　　提问2：ABCF　　提问3：CDEF

提问4：CD

案例八

提问1：ABD　　提问2：B　　提问3：ACFG

提问4：DEFG　　提问5：ABE

案例九

提问1：D　　提问2：ABCDE　　提问3：ABCG

提问4：ABE

案例十

提问1：D　　提问2：ABCF　　提问3：BCDEF

提问4：ABDF

案例十一

提问1：ABCD　　提问2：ACDF　　提问3：ABCDE

案例十二

提问1：AF　　提问2：ABCDE　　提问3：ACF

提问4：ACD

＊案例十三

提问1：F　　提问2：ABF　　提问3：DEG

＊案例十四

提问1：AC　　提问2：ACDG　　提问3：B

＊案例十五

提问1：E　　提问2：ACD　　提问3：ACFH

提问4：ADF　　提问5：BCE　　提问6：CEFG

＊案例十六

提问1：B　　提问2：ABEF　　提问3：D

提问4：AF　　提问5：ADG　　提问6：AF

提问7：DE

精选解析

【A1/A2型题】

6. 患者2周前曾出现咽干，打喷嚏、流清水样鼻涕，2天来感心悸。查体：心率110次/分，可闻及早搏。考虑急性上呼吸道感染并发心肌炎。

7. 患者1月前曾咽痛、畏寒、发热，2天来出现双膝关节肿痛，风湿性关节炎的可能性大。

8. 患者1周前普通感冒后并发鼻窦炎。

9. 鼻腔发痒，频繁喷嚏，冬季明显。查体：鼻腔黏膜苍白、水肿。以上是过敏性鼻炎的特点。

10. 咳嗽、咯痰，开始以少量白色黏痰为主，1天来转为黏液脓性痰，咳嗽剧烈时，伴胸骨后紧感。查体：双肺散在干啰音，胸片示肺纹理粗乱，最可能的诊断是急性气管-支气管炎。

11. 急性上呼吸道感染主要的病原体为病毒。

12. 急性咽喉炎处理不及时，易并发中耳炎。

13. 高热，乏力，肌肉酸痛，伴鼻塞，传染性强是流行性感冒的特点。

14. 柯萨奇病毒是疱疹性咽峡炎常见的病原体。

15. 急性上呼吸道感染并发肾小球肾炎。

16. 急性上呼吸道感染发病率高。

17. 病毒所致的急性上呼吸道感染，感染后无交叉免疫。

18. 急性上呼吸道感染，如有细菌感染，主要是溶血性链球菌，流感嗜血杆菌，肺炎链球菌，葡萄球菌。

19. 普通感冒不常有高热，全身症状不明显。

20. 单靠胸部CT无法区别病毒与细菌感染。

21. 急性上呼吸道感染会并发或继发鼻窦炎、中耳炎、心肌炎、肾小球肾炎等。

22. 过敏性鼻炎每次持续约数分钟。

23. 流感全身症状明显，常有高热。

24. 发病期间不宜多运动。

25. 预防性服药不科学。

26. 流感病毒按抗原性分为甲、乙、丙3种类型。

27. 急性上呼吸道感染常见的病原体是病毒。

28. 流感病毒属正粘病毒科，为RNA病毒。病毒核蛋白与上皮细胞核蛋白结合，在核内组成RNA而不是DNA。

29. 患流感时白细胞及中性粒细胞均不高。

30. 妥布霉素主要针对革兰阴性菌。

31. 患者以咳嗽、咯痰为主要症状就诊，考虑肺部感染，询问病史时应注意由生物、物理、化学刺激或过敏等因素引起。

32. 锁骨上淋巴结是肺癌转移到淋巴结的常见部位。

33. 纤维支气管镜检查可获取组织供组织学诊断，是确诊肺癌的必要手段之一。

34. 胸部X线检查是发现肺部阴影的最重要的方法之一，可以显示病变的范围和性状、是否有空洞、是否有肺不张、阻塞性肺炎、局限性肺气肿等癌肿全部或部分阻塞支气管引起的间接征象、是否有肺门淋巴结肿大、是否有胸腔积液或心包积液、是否有侵犯肋骨等。胸部X线检查对鉴别其他胸部疾病有重要帮助。

35. 患者有左胸钝痛、胸闷、气促2周，查体：气管右移，左侧胸廓饱满，肋间隙增宽，左肺叩诊实音，左侧呼吸音消失。胸部X线检查示左侧大量胸腔积液，均提示为恶性胸腔积液。血性胸腔积液可见于恶性肿瘤和肺结核，但结核性胸腔积液多发生在青年人，伴发热等结核中毒症状，常表现为先有胸痛，气促出现后胸痛减轻的过程。类肺炎性胸腔积液是指肺炎、肺脓肿和支气管扩张等感染引起的胸腔积液，如积液呈脓性则称脓胸，患者多有发热、咳嗽、咳痰等症状，血白细胞升高，中性粒细胞增加，胸水呈草黄色或脓性，量一般不多。充血性心力衰竭由于胸膜毛细血管内静水压增高，多为双侧胸腔积液，外观清澈透明，呈漏出液。

36. 患者为老年男性，有吸烟史，有咳嗽、咯血丝痰史，胸片示右肺门阴影伴右肺上叶不张，应高度怀疑右侧中央型肺癌。细胞学或病理学诊断是确诊肺癌的必要手段。通过纤维支气管镜检查可获得病理学诊断。肺癌合并阻塞性肺炎时痰细菌培养亦可为阳性。经胸壁细针穿刺活检用于对可疑的肺部周边病灶做细胞和组织活检。胸部CT和血CEA均只能提示肺癌，而无法作为确诊的依据。

37. 该病例的表现应高度怀疑肺癌。Pancoast癌可压迫臂丛神经造成以腋下为主，向右上肢内侧放射的火灼样疼痛。肺癌转移到肋骨可有局部疼痛。肺癌压迫肋间神经可引起该分布区的胸痛。肺癌引起的神经-肌肉综合征和类癌综合征不会引起该类疼痛。

38. 本病例有咳嗽、咳大量黏液痰3个月，伴进行性呼吸困难。胸片示双肺大小不等的结节状播散病灶和网状阴影，符合细支气管-肺泡细胞癌。发热、咯脓痰3天，说明继发感染。急性粟粒型肺结核发病年龄较轻，胸片示双肺大小一致、呈分布均匀的粟粒结节状。特发性肺纤维化表现为发作性干咳和进行性呼吸困难。血源性肺脓肿有皮肤化脓性病灶或心内膜炎史，胸片示双肺多发性局限性炎症或球形病病灶，可有空洞和气液平。支气管扩张表现为慢性咳嗽、大量脓痰、反复咯血、反复肺部感染，胸片示单侧或双侧肺纹理增粗，伴轨道征或卷发样阴影。

39. 肺癌的放疗放射剂量腺癌最大，小细胞癌最小。

40. 一般认为，鳞癌预后较好，腺癌次之，小细胞未分化癌最差。

41. 肺功能为评估患者能否耐受手术治疗的重要因素。若用力肺活量超过 2L，且第一秒用力呼气容积占用力肺活量的 50% 以上，可考虑手术治疗。

42. 本例为老年男性，有吸烟史，咳嗽呈高调金属音，有局限性喘鸣，符合肺癌伴支气管部分阻塞或狭窄，此后出现发热和黏液脓性痰，且抗生素治疗效果不佳，符合肺癌继发阻塞性肺炎。肺炎起病急，先有寒战、高热等症状，然后出现呼吸道症状，抗生素治疗多有效，病灶吸收迅速而完全。原发性肺脓肿起病急，有寒战、高热、咳嗽、咯大量脓臭痰。

43. 本例符合早期高分化鳞状细胞癌，治疗以治愈目标的手术治疗为主。其余选项不是早期非小细胞肺癌的治疗原则。

44. Pancoast 癌（肺上沟癌）压迫颈交感干可引起患侧眼睑下垂、瞳孔缩小、眼球内陷、额部汗少。其余选项不引起该表现。

45. 本例符合中分化鳞状细胞肺癌，Ⅲa 期，同侧纵隔淋巴结受累，应行原发病灶及受累淋巴结手术切除治疗，辅以化疗和（或）放疗。

46. 本例有吸烟史，有刺激性咳嗽、间断性痰中带血、喘鸣症状。查体：右上肺可闻及局限性哮鸣音，应高度怀疑肺癌的可能，由于伴浮肿、高血压、高血糖和低钾血症，应考虑肺癌伴肺外表现 Cushing 综合征。其余选项均无 Cushing 综合征的表现。另外，二尖瓣狭窄多为女性患者，年轻发病，除了咳嗽、咯血，呼吸困难是主要的表现，心尖区有隆隆样舒张期杂音伴 X 线或心电图示左心房增大。支气管哮喘多表现为反复发作的咳嗽、喘息、气促，多与接触变应原、冷空气、物理、化学性刺激、病毒性上呼吸道感染有关，发作时双肺可闻及散在的呼气相为主的哮鸣音，可经治疗缓解或自行缓解。

47. 放射性肺炎的治疗主要为糖皮质激素。

48. 患者为老年男性，有吸烟史，结合症状、体征和胸部 X 线检查，支持左上叶肺癌并阻塞性肺炎的诊断，另外，患者有声音嘶哑，纤维喉镜检查示左侧声带活动欠佳，未见新生物，应考虑肺癌或转移的纵隔淋巴结压迫左侧喉返神经的可能。患者声带活动受累不支持肺炎。患者声带未见新生物不支持声带息肉、声带癌伴肺转移和肺癌伴声带转移。

49. 本例符合肺癌伴骨转移，为Ⅳ期，治疗以姑息治疗为主。

50. 肺内结核瘢痕处易发生肺癌。患者胸部 X 线检查原有右上肺纤维增殖灶，现示右上肺阴影，呈分叶状有切迹和毛刺，此乃提示肺癌的直接征象，结合患者的病史和临床症状，应考虑肺瘢痕癌的可能。其余选项肺结核、支气管扩张、细菌性肺炎、肺脓肿常有发热，另外均无该特征性胸部 X 线检查表现。

51. 患者有进行性、对称性四肢近端肌无力，血清肌酶增高，肌电图示肌源性损害，诊断很可能为多发性肌炎。另外还有咳嗽、气促的症状。胸部 X 线检查提示肺癌的间接征象和癌性空洞，应考虑多发性肌炎合并肺癌。约 8% 多发性肌炎/皮肌炎伴发恶性肿瘤，可先于、同时或晚于肿瘤发生。肺癌是常见肿瘤之一。多发性肌炎也可合并间质性肺炎，胸部 X 线检查示双肺弥漫的网格状或网格状小结节状浸润影。结节病可有咳嗽、气促，胸部 X 线检查示双侧对称性肺门淋巴结明显肿大，双肺弥漫性网状或网结节状阴影。肺脓肿中毒症状明显，胸部 X 线检查空洞壁薄，内有液平，周围有炎症改变。系统性红斑狼疮 5% 出现肌炎，狼疮肺炎可有发热、干咳、气促，胸部 X 线检查多为双下肺片状浸润阴影，此外有多系统损害的表现。

52. 中央型肺癌以鳞状细胞癌和小细胞癌多见。

53. 已经公认吸烟是肺癌的重要危险因素。吸纸烟者比吸雪茄、烟斗者肺癌患病率高，纸烟中含有各种致癌物质，其中苯并芘为致癌的主要物质。被动吸烟也容易引起肺癌。已被确认的致人类肺癌的职业因素包括石棉等，且与吸烟有协同致癌作用。有结核病者患肺癌的危险性是正常人群的 10 倍。肺癌的发生与某些癌基因的活化及抑癌基因的失活密切相关。大量研究表明非小细胞肺癌中常可见 ras 族基因的过度表达。

54. 肺癌作用于内分泌、神经-肌肉、结缔组织、血液系统和血管的异常改变，称伴癌综合征，包括肥大性骨关节病、神经-肌肉综合征如重症肌无力、小脑皮质变性、高钙血症，抗利尿激素分泌失调综合征，Cushing 综合征等，不包括高钠血症。

55. 肺癌转移至淋巴结的典型部位为前斜角肌区，淋巴结的大小不一定反映病程的早晚。由于癌肿组织的血管丰富，局部组织坏死常引起咯血，以中央型肺癌多见。肿瘤转移到心包可发生心包积液。肿瘤组织坏死可引起发热，但多数发热的原因是由于肿瘤引起的继发性肺炎所致。

56. 小细胞肺癌 90% 以上在就诊时已有胸内或远处转移，此外尚有潜在性血道、淋巴道微转移灶。国内主张以化疗为主，辅以手术和（或）放疗。

57. 该病例的表现应高度怀疑癌性胸腔积液。除了胸水结核菌培养，其余检查都可提供癌性胸腔积液的直接诊断依据。并且结核性胸膜炎胸水沉淀后做结核菌培养，需时 6~8 周，阳性率仅为 20%。

58. 反复发作性呼气性呼吸困难多见于支气管哮喘或

慢性支气管炎合并支气管哮喘，而并非肺癌的可疑表现。肺癌可引起吸气性呼吸困难，或可引起局限性喘鸣。其余四项均为肺癌的可疑表现。支气管狭窄引起痰液引流不畅可引起该部位反复发作的肺炎。癌性空洞继发感染需与肺脓肿鉴别。肺部肥大性肺性骨关节病可引起四肢关节痛和杵状指。

59. 由于转移的肿大的肺门淋巴结压迫隆突引起支气管狭窄，大量癌性胸腔积液，膈神经受压而引起膈麻痹，癌肿侵犯纵隔而压迫上腔静脉均可引起呼吸困难。

60. 肺癌的确诊必须有病理学依据。痰脱落细胞、纤维支气管镜、胸腔镜和开胸肺活检均可提供病理学诊断。胸部CT无法提供病理学诊断。

61. 该病例符合癌性空洞继发感染。胸部CT可显示早期肺门和纵隔淋巴结肿大，识别肿瘤有无侵犯邻近器官，有利于肿瘤的TMN分期。纤维支气管镜检查和痰脱落细胞检查可明确病理学诊断，痰细菌培养可提供病原学诊断。胸部B超仅可作胸腔积液及肺外周肿物的定位，不适用于本例患者，因此暂不考虑该检查。

62. 本例应高度怀疑肺癌伴类癌综合征，胸部X线检查对发现肺癌有重要的意义，可显示肺癌的直接征象和间接征象，以及肺癌侵犯邻近器官的征象。痰涂片找抗酸杆菌不是针对肺癌的检查，其余选项均针对类癌综合征，但均无法发现肺部的病灶。

63. 为明确患者胸腔积液的病因，应行胸水细胞学检查和胸膜活检，获得病理学依据可确诊。其余选项均不能提供病理学诊断；胸水CEA和胸水ADA对鉴别诊断有参考价值。正电子发射计算机体层显像可探查局部组织细胞代谢有无异常，仅用于肺癌及淋巴结转移的定性诊断。胸部CT可显示普通胸部X线检查不能发现的病灶，早期肺门和纵隔淋巴结肿大以及肺癌和邻近器官的关系。

64. 患者为老年男性，有吸烟史，有咳嗽、咯血，应高度怀疑肺癌，又伴有关节痛，应考虑肥大性骨关节病，是肺癌的伴癌综合征之一。

65. 本例为老年男性，有吸烟史，有咳嗽、咯血症状和颜面、上肢浮肿，应高度怀疑肺癌侵犯纵隔的可能，行胸部X线检查检查是发现肺癌的最重要方法之一。肺功能、超声心动图、肾功能和肝功能检查均不能发现肺部病灶，可在胸部X线检查基础上或对仍不能确诊者考虑这些检查，以进一步排除或寻找其他病因。

66. 经胸壁细针穿刺活检对可疑的肺部周边病灶作细胞和组织活检，比纤支镜更可靠。纵隔镜用于纵隔转移淋巴结的评价和活检，本例未发现淋巴结肿大，因此不考虑该检查。PET仅用于肺癌的定性诊断。肿瘤标记物特异性不高，仅供参考。

67. 本例为老年男性，有吸烟史，先有咳嗽、咯痰，后有发热，杵状指（+），胸部X线检查示右肺门阴影，应高度怀疑肺癌的可能。经纤支镜检查获得病理学和细胞学依据是诊断肺癌的必要手段。痰涂片找抗酸杆菌和痰结核杆菌培养有助于病原学诊断，结核菌素试验有助于判断有无结核菌感染，但均无法排除肺癌。胸部CT、有助于鉴别诊断，但在肺癌和结核影像学形态表现相似时也无法鉴别。

68. 肿瘤的TMN分期包括原发肿瘤、局部区域性淋巴结的侵犯和远处转移，对肺癌治疗计划的制定有重要意义。胸部CT可显示病灶的范围，早期肺门和纵隔淋巴结肿大，识别肿瘤有无侵犯邻近器官，有利于肿瘤的TMN分期。纤维支气管镜检查可明确病理学诊断，支气管肺泡灌洗检查通过冲洗液的微生物、细胞学、免疫学、生化等检查有助于病原和病理诊断；胸腔镜用于胸膜活检和肺活检；胸部B超仅作胸腔积液及肺外周肿物的定位，故不考虑其余选项。

69. 本例为肺部阴影查因，应进一步选择纤维支气管镜以明确病理诊断，可根据病变的部位应用钳夹活检、刷检、针刺活检和荧光屏透视指导下经纤支镜肺活检等方法。经胸腔镜肺活检创伤较大，只有在纤支镜检查不能确诊时才予考虑。胸部MRI的诊断价值基本与CT相似，在明确肿瘤与大血管的关系明显优于CT，在发现小病灶方面远不如CT，多用于确诊肺癌者评估手术切除可能性。肿瘤标志物对发现肺癌的特异性不高，不能作为确诊依据。肌电图不是针对肺部阴影查因的检查。

70. 患者为肺鳞癌，Ⅲa期，但由于患者肺功能用力肺活量2.0L，且第一秒用力呼气容积占用力肺活量低于50%，提示不能耐受手术，所以应选择化疗和放疗。单独放疗由于不可能控制全身播散和大块原发和转移淋巴结中大部能复发的克隆细胞，其价值有限。

71. 患者有慢性支气管炎、慢性阻塞性肺气肿史，有肺通气功能降低，在放疗后1个月出现干咳、气促，胸部X线检查示右上肺大片致密模糊阴影，放疗范围呈毛玻璃样改变，其间隐约可见网状阴影，提示放射性肺炎的可能性大。

170. 咽干、咽痒，继而打喷嚏，鼻塞，流清水样鼻涕。查体：鼻腔黏膜充血、水肿，咽部轻度充血。普通感冒可能性最大。

171. 咽部发痒，声嘶，咳嗽。查体：可见喉部水肿，充血，可闻及喘鸣音。病毒性咽喉炎可能性大。

172. 咽痛、发热。查体：咽充血，软腭、腭垂、咽及扁桃体表面有灰白色疱疹及浅表溃疡，周围有红晕。最可能的诊断为疱疹性咽峡炎。

173. 发热，伴咽痛，畏光，流泪。查体：咽及结膜明显充血。最可能的诊断为咽结膜热。

174. 咽痛，畏寒，发热，体温达 40.0℃。查体：咽部充血明显，扁桃体Ⅱ度肿大、充血、表面有黄色点状渗出物，颌下淋巴结肿大、压痛。最可能的诊断细菌性咽-扁桃体炎。

385. 呼吸困难及气促是肺血栓栓塞症最多见的症状，由于栓塞部位血流量减少，通气/血流比例失调，肺不张形成，导致呼吸功能不全，出现低氧血症引起。

386. 呼吸困难、胸痛及咯血为肺血栓栓塞症的三联症状，可出现大约 30% 的肺血栓栓塞症病人。

387. 呼吸急促是肺血栓栓塞症最常见的症状，呼吸频率常大于 20 次/分，可出现于 70% 的病人。

388. 呼吸困难、胸痛及咯血是肺血栓栓塞症最多见的症状，常由于下肢深静脉血栓形成后脱离的栓子阻塞肺动脉所致。由于它们之间有因果关系，因此值得注意。

389. 继发性危险因素包括骨折、创伤、手术、恶性肿瘤和口服避孕药等，可单独存在，也可同时存在，协同作用。

390. 核素肺通气/灌注扫描是肺血栓栓塞症重要的诊断方法。典型征象是呈肺段分布的肺灌注缺损，并与通气显像不匹配。结合临床即可以做出诊断。一般可将扫描结果分为三类：①高度可能：其征象为至少一个或更多叶段的局部灌注缺损，而该部位通气良好或胸部 X 线检查无异常；②正常或接近正常；③非诊断性异常。

391. 髌骨上缘 10cm，髌骨下缘 15cm 为肺血栓栓塞症病人下肢周径的测量点。如果双侧相差超过 1cm，即可以考虑有临床意义。

392. 大面积肺血栓栓塞症临床以休克和低血压为主要表现。

393. 对于血压和右心功能正常的肺血栓栓塞症病人，不推荐溶栓治疗，可用低分子肝素抗凝，抗血小板药达不到抗凝血的要求。

394. 溶栓疗法用于动脉血压低于正常的大面积肺血栓栓塞症病人，其他较轻病人不主张使用。

395. 大面积肺血栓栓塞症病人是溶栓适应证，由于病人曾用过链激酶，为避免发生过敏，可用尿激酶溶栓。

396. 肺血栓栓塞症病人的栓子来源于静脉，超声技术通过直接观察血栓、探头压迫观察或挤压远侧肢体试验和多普勒血流探测等技术，可以发现 95% 以上的近端下肢静脉内的血栓。静脉不能被压陷或静脉腔内无血流信号为深静脉血栓形成的特定征象和诊断依据。对腓静脉和无症状的下肢深静脉血栓，其检查阳性率较低。MRI

对有症状的急性深静脉血栓形成诊断的敏感性和特异性可达 90%～100%，部分研究提示 MRI 可用于检测无症状的下肢深静脉血栓形成。MRI 在检出盆腔和上肢深静脉血栓方面有优势，但对腓静脉血栓其敏感性不如静脉造影。肢体阻抗容积图（IPG）可间接提示静脉血栓形成。对有症状的近端深静脉血栓形成具有很高的敏感性和特异性，对无症状的下肢静脉血栓敏感性低。放射性核素静脉造影：属无创性深静脉血栓形成检测方法，常与肺灌注扫描联合进行。适用于对造影剂过敏者。静脉造影：是诊断深静脉血栓形成的"金标准"，可显示静脉堵塞的部位、范围、程度及侧支循环和静脉功能状态，其诊断敏感性和特异性接近 100%。

397. 链激酶为链球菌产物，较其他溶栓药更容易出现过敏反应。

398. 在大面积肺血栓栓塞症用溶栓治疗结束后，凝血酶原时间恢复到正常值的 2 倍，应进行肝素治疗。

399. 肺血栓栓塞症主要来源于静脉，可用静脉超声法确定病人是否有肺血栓栓塞症。

400. 血浆 D-二聚体含量在急性期升高，含量低于 500μg/L，可以排除急性肺血栓栓塞症。

401. 2 个月内有缺血性脑卒中为溶栓治疗的禁忌证，以避免出现溶栓后脑出血。

402. 动脉血压低于正常的肺血栓栓塞症病人，属于大面积肺血栓栓塞症，并不禁忌溶栓，为溶栓适应证，其他选项均为禁忌证。

403. 尽管肝素可以引起血小板减少，但低分子肝素引起血小板减少的概率较低，在高度疑似肺血栓栓塞症病人仍可以小心应用。

404. 妊娠前 3 个月和最后 6 周禁用华法林，可用肝素或低分子肝素治疗。育龄妇女服用华法林者要避孕。

405. 该病例有呼吸困难，咳痰带鲜血，伴强烈胸痛，右下肢肿胀，提示有静脉血栓，加上对抗生素不敏感，故可能患上肺血栓栓塞症。

407. 螺旋 CT 是常用的肺血栓栓塞症确诊手段之一，其余选项检查结果均无特异性，不能直接确诊。

408. 慢性血栓性肺动脉高压为慢性过程，最后出现右心衰竭，影像学检查可发现肺动脉阻塞，心导管示肺动脉平均压上升。

409. 有肺血栓栓塞症的危险因素：髋部骨折、长时间卧床。胸部 X 线检查为肺血栓栓塞症表现，心电图可基本排除心肌梗死。

410. 出现休克表现，说明是大面积肺血栓栓塞症，应尽早溶栓治疗。

411. 根据睡眠过程中呼吸暂停时胸腹运动的情况，临床上将睡眠呼吸暂停综合征分为中枢型、阻塞型和混合型。

412. 中枢型睡眠呼吸暂停综合征的临床表现特点包括：正常体型；失眠，嗜睡少见；睡眠时经常觉醒；轻度、间歇性打鼾；抑郁；轻微性功能障碍。

413. 呼吸暂停是指睡眠过程中口鼻呼吸气流完全停止10s以上。

414. 轻度睡眠呼吸暂停综合征，其呼吸暂停指数范围是5~20次/小时。

415. 呼吸暂停时胸腹运动同时消失为中枢型睡眠呼吸暂停综合征。

416. 每晚7h睡眠中，呼吸暂停反复发作30次以上可诊断睡眠呼吸暂停综合征。

417. 睡眠呼吸暂停综合征与原发性鼾症、发作性睡病、上气道阻力综合征相鉴别时，最重要的是看有无呼吸暂停、低通气、低氧血症。

418. 腭垂软腭咽成形术治疗阻塞型睡眠呼吸暂停低通气综合征术后的复发率为50%~70%。

419. 甲状腺功能减退症常合并OSAHS。

420. 因低氧血症，患者夜间翻身、转动较频繁，表现为多动不安。但白天无此表现。

421. 头晕乏力是睡眠呼吸暂停综合征白天常见的临床表现。

422. 部分内分泌疾病如甲状腺功能减退症、肢端肥大症等常合并OSAHS。其发病机制与睡眠状态下上气道软组织、肌肉的可塌陷性增加有关，此外，还与神经和体液、内分泌等因素的综合作用有关。

423. SAS并发高血压患者降压药物的治疗效果不佳。

424. 多导睡眠图监测内容包括记录脑电图、眼动图、肌电图、鼻热敏电阻测定鼻腔气流及电阻式胸腹带或阻抵法记录胸腹呼吸活动。耳氧定量计测血氧饱和度。

425. AHI<20次/小时，但白天嗜睡等症状明显的患者是经鼻持续气道正压治疗阻塞型睡眠呼吸暂停低通气综合征的适应证。

426. 多导睡眠图是确诊SAS的金标准。

427. 睡眠呼吸暂停综合征的诊断标准是：每晚7小时睡眠中，呼吸暂停反复发作30次以上或呼吸暂停低通气指数（AHI）≥5次/小时以上。

428. 病情严重有肺心病、呼吸衰竭时，有不同程度的通气功能障碍。但肺功能检查不能明确上呼吸道狭窄

的原因。

【B型题】

（81~82题）支原体肺炎时儿童患者可并发鼓膜炎和中耳炎。肺炎球菌肺炎的严重败血症或毒血症患者可并发感染性休克。

（83~85题）固定性湿啰音，且为大水泡音见于支气管扩张；双肺弥漫性哮鸣音系起源于细支气管，呼气相延长见于支气管哮喘；肺癌可引起支气管部分阻塞，产生局限性哮鸣音。

（86~87题）杂音的部位和时相有助于鉴别各种心脏杂音，主动脉瓣关闭不全时为胸骨左缘第三肋间（即主动脉瓣第二听诊区最为清晰）舒张期杂音；室间隔缺损时为胸骨左缘第三、四肋间收缩杂音；胸骨左缘第二肋间收缩期杂音见于肺动脉瓣狭窄；胸骨右缘第二肋间收缩期杂音见于主动脉瓣狭窄；心尖部舒张中、晚期杂音见于二尖瓣狭窄。

（88~89题）肺心病是由肺组织、肺动脉血管或胸廓的慢性病变引起肺组织结构和功能异常，产生肺血管阻力增加，肺动脉阻力增高，使右心扩张、肥大，伴或不伴右心衰竭的心脏病。因此肺心病发病的主要机制是肺动脉高压。肺性脑病是由于呼吸功能衰竭所致缺氧、CO_2潴留而引起的精神障碍、神经系统症状的综合征。是肺心病死亡的首要原因。

（90~91题）成人呼吸窘迫综合征的发病机制目前认为是肺泡上皮、肺泡毛细血管损伤，表面活性物质减少或消失，肺泡内透明膜形成。从而引起氧合障碍，导致顽固性低氧血症。因此纠正缺氧为刻不容缓的重要措施。一般认为，一旦ARDS诊断确立，应尽早进行机械通气。由于一般的氧疗方法对ARDS疗效均差，故呼气末正压（PEEP）给氧是首选的措施。中等或重症肺炎患者（PaO_2<60mmHg或有发绀）应给氧。

（92~93题）结核分枝杆菌感染腹膜的途径以腹腔内的结核病灶直接蔓延为主。侵犯肠道主要是经口感染。

（94~97题）胸液检查可明确积液性质和病因诊断：①外观：漏出液清澈透明，比重<1.018。渗出液呈草黄色微浊，比重>1.018。胸液呈脓性有臭味，提示肠杆菌或厌氧菌感染。血性胸液呈不同程度洗肉水样或静脉血样。乳样胸液为乳糜胸，巧克力色胸液见于阿米巴肝脓肿破入胸腔。②细胞：漏出液细胞数<100×10⁶/L，以淋巴细胞和间质细胞为主。渗出液白细胞>500×10⁶/L，脓胸时>10×10⁹/L。胸液中红细胞>5×10⁹/L，外观即呈淡红色，多见于肿瘤、结核；红细胞>100×10⁹/L，见于创伤、肿瘤和肺梗死。结核性胸液间皮细胞<1%，胸液脱落细胞和细胞染色体检查发现非整倍体，对肿瘤

诊断有帮助。③蛋白质：漏出液蛋白含量＜30g/L，Rivalta试验阴性。渗出液蛋白含量＞30g/L，且胸液/血清比值＞0.5。癌胚抗原（CEA）在癌性胸液中增高（＞10μg/L）。④酶：渗出液乳酸脱氢酶（LDH）＞200IU/L，且胸液LDH/血清LDH＞0.6，癌性胸液和肺炎胸液并感染者LDH明显升高＞500IU。腺苷脱氨酶（ADA）在结核性胸液增高，癌性胸液常降低。胰腺炎、恶性肿瘤，胸液中淀粉酶含量升高。

（101～102题）治疗葡萄球菌肺炎，院外感染者可应用头孢唑林每日4～6g，或苯唑西林每日6～12g，分次静脉滴注，必要时二药可联合应用，或与阿米卡星合用。近年来耐甲氧西林金葡萄（MRSA）感染已逐年上升到20%～60%，并出现了耐甲氧西林表皮葡萄球菌（MRSE）引起的严重肺部感染。万古霉素是迄今对严重MRSA与MRSE感染唯一可单独应用并能有效地控制感染的抗生素。万古霉素成人每日1～2g，或去甲万古霉素成人每日0.8～1.6g，分2次加在500ml输液中缓慢静脉滴注。本药具有一定耳毒性、肾毒性以及皮疹等不良反应，肾功能减退者应慎用。

（103～104题）①少量积液一般积液量达300ml以上时，可表现外侧肋膈角变钝，液体可随呼吸上下移动。

②包裹性积液X线片表现为自胸壁向肺野突出的半圆形或梭形致密影，边缘光滑、密度均匀，其上下缘与胸壁的夹角呈钝角。

（105～106题）肺炎支原体肺炎在儿童和青少年发病率较高，起病缓慢，症状有发热、头痛、肌痛、咽痛。阵发性干咳为本病的突出症状，亦可咳少量黏痰，咳嗽持续时间较久。本病的体征可有咽充血，肺部常无明显体征，或有少量细湿啰音。

（107～108题）①肺炎链球菌肺炎患者呈急性热病容，呼吸增速，口角或鼻周可出现单纯性疱疹，有败血症者可出现皮肤和黏膜出血点。胸部检查早期肺部可无明显异常体征或仅有病变部位呼吸音减弱和少许湿啰音。肺实变范围较大时才有典型肺实变体征，如叩诊浊音、语颤增强和支气管呼吸音。消散期可闻及湿啰音。当病变累及胸膜时，听诊可有胸膜摩擦音。

②支气管哮喘的临床特征为反复发作性伴有哮鸣音的呼气性呼吸困难，一般无慢性咳嗽、咳痰史，发作时两肺满布哮鸣音，缓解后可无症状。而喘息型慢支常在多年咳嗽、咳痰之后出现喘息症状，控制感染和解痉等治疗后症状可缓解。但肺部鸣音不易消失。

（109～111题）肺结核青年好发，除咳嗽外，可有低热等结核中毒症状。胸片检查结核球好发上叶尖后段和下叶背段，边缘整齐，密度不均，周围可见卫星灶。

年龄在40岁以上的重度吸烟者，出现刺激性咳嗽、

咯血，胸片显示块影，呈分叶状，边缘有毛刺，应首先考虑肺癌。

高热2周后咳黄脓痰，胸片示类圆形病灶，内有液平，是肺脓肿的临床特点。

（115～117题）肺泡－动脉氧分压差是反映肺弥散能力的有用指标，若差值增大，反映弥散能力下降。

（207～209题）小细胞肺癌具有内分泌和化学受体功能，能分泌5－羟色胺、组胺、激肽等，可引起副癌综合征。

（235～237题）初治涂阳肺结核治疗方案为2HRZE/4HR或2H3R3Z3E3/4 H3R3。

初治菌阴肺结核治疗方案为2HRZ/4HR或2H3R3Z3/4 H3R3。

复治肺结核治疗方案为 2HHRZES/4～6HRE/2H3R3Z3E3S3/6H3R3E3。

（238～240题）A菌群：快速繁殖，大量的A菌群多位于巨噬细胞外和肺空洞干酪液化部分，占结核分枝杆菌群的绝大部分。由于细菌数量大，易产生耐药变异菌。

B菌群：处于半静止状态，多位于巨噬细胞内酸性环境中和空洞壁坏死组织中。

C菌群：处于半静止状态，可有突然间歇性短暂的生长繁殖，许多生物学特点尚不十分清楚。

D菌群：处于休眠状态，不繁殖，数量很少。抗结核药物对不同菌群的作用各异。

抗结核药物对A菌群作用强弱依次为异烟肼＞链霉素＞利福平＞乙胺丁醇；对B菌群依次为吡嗪酰胺＞利福平＞异烟肼；对C菌群依次为利福平＞异烟肼。随着药物治疗作用的发挥和病变变化，各菌群之间也互相变化。通常大多数结核药物可以作用于A菌群，异烟肼和利福平具有早期杀菌作用，即在治疗的48小时内迅速的杀菌作用，使菌群数量明显减少，传染性减少或消失，痰菌阴转。这显然对防止获得性耐药的产生有重要作用。B和C菌群由于处于半静止状态，抗结核药物的作用相对较差，有"顽固菌"之称。杀灭B和c菌群可以防止复发。抗结核药物对D菌群无作用。

（244～246题）伤寒、血行散播型肺结核、白血病、败血症等均可出现高热，但血行播散型肺结核胸片多有病灶，患者皮肤有玫瑰疹，肝、脾大，血肥达试验（＋），无出血表现，故诊为伤寒。

伤寒、血行播散型肺结核、白血病、败血症等均可出现高热，该患者WBC 30.0×10⁹/L，有鼻出血史，胸片未见异常，无伤寒、败血症表现可排除这些诊断。

（253～256题）病人有感染的表现，胸片示片状影，为鉴别炎症和结核，在抗感染治疗两周后，应复查胸片。

患者有与结核病患者的密切接触史，因胸片正常，故痰涂片找结核菌、复查胸片、纤维支气管镜刷检和灌洗液找结核菌、胸部病灶断层等不考虑。

（257～258 题）慢性肺脓肿与肺结核均可出现发热及空洞影像，但慢性肺脓肿咯多臭黄痰，间断抗感染治疗，病情迁延，肺结核病人多有结核病中毒症状，胸片多有散在结核病灶，痰结核菌可阳性，其他三种疾病不支持。

患者为老年男性，有长期的吸烟史。有肺癌的症状和体征，X 线检查示肺团块影，有短毛刺，支持肺癌的诊断。其他均有相应的症状和体征。

青年男性，有结核病中毒症状，病变在尖后段，为结核病的好发部位，胸片示斑片结节影及条索状阴影，内可见空洞。而肺癌、肺脓肿、支气管哮喘等均有相应的症状和体征。

（267～268 题）肾结核多发生在 20～40 岁的青壮年，男性多于女性。患者多有肺结核病史，有结核病的中毒症状，可有膀胱刺激症状，2/3 病人有血尿。肾炎和泌尿系感染，虽然亦有上述症状，但抗感染治疗有效。肾肿瘤多无症状，肺出血肾炎综合征有肺部表现。

肺出血肾炎综合征为自身免疫性疾病，常先有发作性咯血，伴气短、咳嗽、胸痛、发热及贫血，两肺均可出现阴影，数天及数周后出现肾炎症状，表现为血尿，迅速发展为尿毒症，因有肺和肾两个脏器的改变。

（271～273 题）病程 2 年，病情反复恶化，已属复治病例或耐药病例范畴。因此再次治疗需按复治或耐药病例处理，即依据痰结核分枝杆菌涂片/或培养，药敏结果，肺内病灶情况决定。

（278～279 题）大量应用利尿剂后，使电解质丢失明显，尤其钾离子，故易导致低钾、低氯性碱中毒。

PCO_2 为反映呼吸性酸碱平衡的重要指标，增高表示通气不足，为呼吸性酸中毒。BE：碱剩余，不受呼吸因素影响，是反映代谢性酸碱平衡的指标，增高表示碱中毒。

（280～281 题）结核性支扩一般发生在上叶的结核病灶或邻近部位，可在一侧或两侧，为肺结核的后遗症，扩张部位多在支气管近端 2/3 处。

（282～284 题）气钡双重双比造影时，可见盲肠部位扭曲，回盲瓣可出现裂隙，系由瓣膜收缩引起，回肠末端出现宽底三角形，底向盲肠，被称为 Fleischer's 征，为肠结核所常见。

（285～286 题）原发于心包的间皮瘤很少见，但对于病程较长，正规抗结核治疗无效的心包炎应警惕间皮瘤的可能，心包积液细胞学检查或心包膜活检有助于明确诊断。

（287～290 题）糖皮质激素主要在肝脏内代谢，而利福平是肝微粒体酶诱导剂，加速糖皮质激素的代谢，使其半衰期缩短，加速其代谢清除。

利福平间歇用药易发生过敏反应，表现为药物热，皮疹，血小板、粒细胞、血色素减少，急性肾衰竭，严重时发生过敏性休克。

利福平为强大的杀菌药物，短期内致大量结核菌迅速死亡而释放的菌体成分引起的变态反应。

（291～293 题）由于采用 HRZE 强有力的化疗，短期杀死大量结核菌、其菌体和代谢产物造成机体的变态反应。

卷曲霉素为氨基糖苷类抗生素，除具有肾、耳毒性外，可因肾功能减退引起继发醛固酮升高，引起钾、钙代谢紊乱。

（302～303 题）结核性胸膜炎多见于青年人，常有发热，可有胸痛，血象通常无明显改变。肺癌转移至胸膜可引起不同程度的胸痛。

（308～309 题）心源性哮喘的特点是由于左心功能不全，导致肺静脉压力增高，肺毛细血管楔压增高，致使血管内血浆成分向肺泡内渗出，因此在呼吸困难同时常咳泡沫痰。心源性水肿主要由于右心功能不全，外周静脉系统淤血。

（310～312 题）心跳骤停后，循环停止，大动脉搏动即消失。心脏骤停后，应该尽快给予人工呼吸和心外按压，保证脑等重要组织器官的氧供，为随后的心肺复苏争取时间和成功的机会。

（315～316 题）肺炎链球菌肺炎的特点为起病急骤，症状明显，胸片为大叶性肺炎，多发生于年轻体健的患者。

（317～319 题）临床调查证明，慢性阻塞性肺病是肺心病的常见病因。因为肺脓肿经药物或手术治疗可治愈，不导致肺血管阻力增加和肺动脉高压。反复咯大量脓痰伴咯血，是支气管扩张的临床特征。

（336～337 题）成人呼吸窘迫综合征的发病机制目前认为是肺泡上皮、肺泡毛细血管损伤，表面活性物质减少或消失，肺泡内透明膜形成，从而引起氧合障碍，导致顽固性低氧血症。所以纠正缺氧为刻不容缓的重要措施。一般认为，一旦 ARDS 诊断确立，应尽早进行机械通气。由于一般的氧疗方法对 ARDS 疗效均差，所以呼气末正压（PEEP）给氧是首选的措施。对于一般肺炎病人的氧疗原则是根据患者具体缺氧的状况来决定。如面积较大的肺炎可及时给予流量较大的吸氧，待经过有效的抗生素治疗，病情缓解后可随时减量或停用。一般病情较轻者，可短期或给予小流量吸氧。

（338～340题）克雷伯杆菌的敏感抗生素为氨基糖苷类，所给的五种抗生素中仅庆大霉素属此类。嗜肺军团杆菌的敏感抗生素为红霉素。肺炎球菌肺炎首选青霉素治疗。

（349～350题）结节病淋巴结肿大呈现对称性肿大，无明显发热，PPD皮试（－）。

结节病、胸腺瘤及肺癌无明显发热，淋巴结结核极少出现上腔静脉压迫综合征，故该患考虑淋巴瘤可能性大。

患儿有结核中毒症状，左上肺结核好发部位有斑片状阴影，故考虑为原发综合征可能性大。

（354～356题）左上叶不张后，肺叶收缩。左下叶背段上升至肺尖。右侧中央型肺癌，造成右上叶不张。上升的水平裂和突出的肿瘤边缘构成横s征。

（357～359题）P_2亢进提示肺动脉高压。剑突下心脏抬举样搏动是右心室肥大的体征。右心衰竭以体循环淤血的表现为主。体征包括水肿、颈静脉怒张、肝大和相应的心脏体征等。

（360～361题）肺炎克雷伯杆菌肺炎多见于老年人、酗酒、有基础疾病或免疫力低下的患者，症状重，预后相对较差。选用抗生素应是对革兰阴性杆菌效果好的第二、第三代头孢菌素联合氨基糖苷类抗生素。大环内酯类抗生素是肺炎支原体肺炎的首选药物。青霉素类或头孢菌素类无效。

【案例题】
案例一
提问1：急性上呼吸道感染是鼻腔、咽或喉部急性炎症的概称。主要包括普通感冒、病毒性咽炎和喉炎、疱疹性咽峡炎、咽结膜热、细菌性咽－扁桃体炎。该患者符合急性上呼吸道感染中的普通感冒，因此该题的正确答案为A、C。

提问2：急性上呼吸道感染常见的病原体为病毒，B、C、D、E、F几种病毒均可引起普通感冒。

提问3：急性上呼吸道感染常见的病原体为病毒，少数为细菌感染，该患者血象不高，考虑病毒感染，不需要使用抗菌药物，因此A、E、F均不正确，至于抗病毒药物，由于患者病程已超过2天且无发热，也无需使用，给予对症治疗即可。

案例二
提问1：患者反复咳嗽、咳痰15年，气促3年，加重1周。患者15年来，每年咳嗽、咳痰达3个月以上，每于冬春季节转换时多发。嗜烟，每日25支（50余年）。病史符合慢性支气管炎急性发作的诊断，至于是否有气流受限，有赖于肺功能检查，因此A、D为可能诊断。另

根据患者体检有呼吸衰竭及肺心病失代偿的表现，因此E、F也为可能的诊断。

提问2：慢性支气管炎是慢性阻塞性肺疾病的主要原因，但并不是所有的慢性支气管炎都会发展到慢性阻塞性肺疾病，当肺功能检查有气流受限时，就为慢性阻塞性肺疾病，根据$FEV_1/FVC < 70\%$可确定该患者有气流受限，因此D诊断成立。另根据患者胸片、血气分析检查结果E、F诊断也可以明确。

提问3：该患者的诊断为慢性阻塞性肺疾病急性发作期并Ⅱ型呼吸衰竭、肺心病，血象高，因此根据急性发作期的治疗原则，除D会加重患者Ⅱ型呼吸衰竭外，其余均应给予。（C、E为同一概念）。

提问4：糖皮质激素主要用在慢性阻塞性肺疾病急性发作期，减轻气道的炎症、水肿，一般使用5～7天，好转后不能够长期使用，因此F不正确。该患者为Ⅱ型呼吸衰竭患者，因此D也不应该给予。A、B、C、E均为预防慢性阻塞性肺疾病反复急性发作的措施，医生应给予建议。

案例三
提问1：患者有高热、咳嗽、咳少量黄白色黏痰，查体：T 39.5℃，气促，面颊绯红，鼻翼翕动，口角可见单纯疱疹，唇甲发绀，左肺叩诊轻浊音，左下肺呼吸音减低。此时首先确定患者是否有肺部感染及呼吸衰竭存在，应行血常规、血气分析及胸片检查。

提问2：患者血象高，胸片检查提示患者为双下肺炎。血气分析示：Ⅰ型呼吸衰竭，且患者逐渐出现意识模糊，因此A为可能诊断。D、E根据病史及检查已明确。

提问3：对于肺炎的患者，经抗生素治疗后48～72小时应对病情进行评估，如72小时后症状无改善，A、B、C、D、E、F均为可能的原因，需仔细分析，作必要检查，进行相应的处理。

提问4：经抗生素治疗72小时后患者症状无改善，应给予调整抗生素，同时积极寻找病原体（痰培养、痰涂片等），作必要检查（胸部CT），以明确诊断。目前无口服糖皮质激素的依据。

案例四
提问1：患者慢性阻塞性肺疾病20余年，目前血气分析PO_2 50mmHg，有长期氧疗指征，因此B正确。患者为慢性阻塞性肺疾病稳定期，可给予支气管舒张药物治疗。根据肺功能及血气分析，E、F也正确。

提问2：A、E、F为慢性阻塞性肺疾病常见并发症，根据患者病史，患者有慢性呼吸衰竭，因此E为确定的并发症。患者近一周出现气促加重并双下肢水肿，应考

虑为肺心病失代偿期表现，由于暂未有胸片结果，也不能排除气胸可能，故A、F也为可能的并发症。

提问3：根据病史及实验室检查，患者目前为慢性阻塞性肺疾病急性发作期并Ⅱ型呼吸衰竭、肺源性心脏病失代偿期，A、B、C为慢性阻塞性肺疾病急性发作期的治疗，因此A、B、C为正确答案。慢性肺源性心脏病失代偿期是右心功能不全为主，因此，治疗上应首先选用利尿剂，控制右心功能不全。

提问4：慢性肺心病患者由于慢性缺氧及感染，对洋地黄类药物的耐受性很低，因此宜使用小剂量、作用快、排泄快的洋地黄类药物。另缺氧及感染等均可使心率增快，故不能根据患者心率衡量洋地黄类药物的应用和疗效。D、E、F为慢性肺心病洋地黄类药物的使用指征。

案例五

提问1：患者青年男性，既往反复发作性呼吸困难，可自行缓解，此次再次出现上述症状，双肺满布哮鸣音，病史和临床表现上支持支气管哮喘的诊断。

提问2：根据患者临床表现及病史支持支气管哮喘的诊断，可供选择的药物有β_2受体激动剂、茶碱类药物、糖皮质激素以及白三烯受体拮抗剂。β_1受体阻滞剂因导致支气管痉挛收缩不能使用。

提问3：患者经治疗后病情未见好转，考虑病情加重，应立即复查血气分析评估病情，了解有无酸碱失衡及二氧化碳潴留，应选A；糖皮质激素口服治疗无效，哮喘病情加重，此时可静脉使用糖皮质激素，选B；哮喘患者极易出现电解质紊乱，此时应及时纠正，以维持内环境稳定，选F；此时患者烦躁，呼吸困难，气道痉挛为主，应用呼吸兴奋剂加重呼吸肌做功，导致呼吸肌疲劳，有害无益，高流量吸氧及应用镇静剂均为错误选项，因尚不清楚患者血气分析有无二氧化碳潴留，因此C、D、E均为错误选项。

提问4：患者支气管哮喘发作，出现二氧化碳潴留，低氧血症，属Ⅱ型呼吸衰竭，且出现神志淡漠、嗜睡，病情危重，需立即建立人工气道进行有创机械通气改善通气。患者神志模糊，呼吸性酸中毒及二氧化碳潴留明显，不宜使用无创呼吸机辅助呼吸。

案例六

提问1：患者幼年时有麻疹病史；临床表现为反复咳嗽、咳黄痰，此次受凉后症状加重，伴咯血及发热，肺部查体闻及粗湿啰音，综合患者病史及临床表现，考虑支气管扩张症。

提问2：支气管扩张伴感染的常见病原体主要有铜绿假单胞菌、金黄色葡萄球菌、流感嗜血杆菌、肺炎链球菌及卡他莫拉菌。其他鲍曼不动杆菌及真菌为非常见病原体。

提问3：患者此次支气管扩张伴感染，出现咳脓痰及发热，血常规白细胞明显升高，有使用抗生素指征，可使用化痰药物及止血药。如病变局限，反复咯血，内科治疗无效可考虑支气管动脉造影＋栓塞术。

提问4：大咯血时紧急处理措施为患侧卧位，并予以保持呼吸道通畅，止血治疗，可给予垂体后叶素静脉滴注及静脉滴注，同时配血、补液治疗。

提问5：患者咯血过程中突然出现咯血减少，但随之出现气促、胸闷及烦躁，口唇苍白表现，考虑咯血堵塞气道引起窒息。

提问6：大咯血窒息危及生命，此时最有效的措施为气管插管建立通畅气道，改善通气及促进引流。

案例七

提问1：患者反复下肢凹陷性水肿，发作性呼吸困难，心悸，剑突下搏动增强，考虑慢性肺源性心脏病。另外患者双下肢凹陷性水肿，右下肢明显，此次出现病情加重，伴胸痛，P_2亢进，需注意下肢静脉血栓脱落导致肺栓塞的可能。

提问2：患者存在急性肺栓塞表现，常规查D-二聚体、胸片、血气分析及心电图筛查。冠脉造影及肺动脉造影为非首选筛查选项。

提问3：为进一步明确肺栓塞的诊断，可行胸部CT增强、核素肺通气/灌注扫描。心脏彩超了解心功能及有无附壁血栓，外周深静脉彩超了解有无深静脉血栓，均可以进一步明确诊断。

提问4：活动性出血或近期颅内出血为绝对禁忌证，近期手术、外伤为相对禁忌证。

案例八

提问1：骨折术后，长期卧床，活动后突发胸闷、气促、胸痛，考虑肺栓塞可能性大，予以查D-二聚体，予以下肢静脉彩超了解有无下肢静脉血栓形成，心脏彩超了解有无心房附壁血栓。

提问2：患者骨折术后，长期卧床，活动后突发胸闷、气促及胸痛，血气分析提示Ⅰ型呼吸衰竭，因此考虑最可能诊断是急性肺栓塞。

提问3：肺动脉造影是目前诊断肺栓塞的金标准，但胸部CT增强扫描作为无创性检查，诊断肺栓塞准确性与肺动脉造影相当。肺通气/灌注扫描对亚段以下肺栓塞具有较好的诊断价值。磁共振显像对段以上的肺动脉栓子的特异性和敏感性均较高。

提问4：约20%患者表现为"三联征"，心电图表现为非特异性，血浆D-二聚体敏感性高，但特异性低，

A、B、C为错误选项。肺栓塞主要表现为不明原因的呼吸困难，晕厥可为唯一或首发的表现，肺部可闻及哮鸣音或细湿啰音，肺野偶可闻及血管杂音。

提问5：该患者考虑急性肺栓塞的诊断，出现休克表现，属于大面积肺栓塞，有溶栓指征，无活动性出血和颅内出血可给予溶栓治疗，抗凝和吸氧治疗为基本治疗方法。另外患者无长期下肢水肿，彩超未见下肢深静脉血栓，不需要安放腔静脉滤器。

案例九

提问1：患者老年男性，咳嗽、痰中带血3月，胸片提示边缘毛躁的类圆形阴影，有分叶，高度怀疑肺癌的可能。

提问2：胸部CT增强、痰找脱落细胞、纤维支气管经检查、肿瘤标志物检测及经皮肺穿刺均为肺癌可选的检查手段。

提问3：副癌综合征主要有以下表现：肥大性肺性骨关节病、异位促性腺激素、分泌促肾上腺皮质激素样物、分泌抗利尿激素、神经－肌肉综合征、高钙血症、类癌综合征。

提问4：肺上沟癌是一种位于肺尖的肺癌。肺癌侵犯或压迫颈交感神经，可导致患侧眼睑下垂、同侧额部与胸壁无汗或少汗，患侧瞳孔缩小，患侧眼球内陷。因此A、B、E为正确选项。

案例十

提问1：患者中年女性，右胸痛、刺激性咳嗽，伴活动后气促，查体右肺叩诊浊音，X线片、B超提示右侧大量胸腔积液。结合病史、短时间大量胸腔积液，无明显发热、盗汗表现，考虑癌性胸腔积液的可能性最大。

提问2：目前考虑恶性胸腔积液，可给予胸腔穿刺查脱落细胞、血清肿瘤标志物检测、胸部CT检查、纤维支气管镜检查进一步明确诊断。

提问3：该患者出现胸腔积液，且胸水找到癌细胞，考虑肿瘤晚期，属于T_4期，已失去手术指征，故选择手术的方案均为错误选项。

提问4：Horner综合征：肺上沟癌易压迫颈交感神经引起病侧眼睑下垂、瞳孔缩小、眼球内陷，同侧额部和胸壁少汗或无汗。

案例十一

提问1：本题是典型的支气管哮喘急性发作。根据支气管哮喘急性发作期的处理原则，首先应进行哮喘严重程度的评估，根据该患者的临床表现，应考虑为重度发作，因此应给予A、B、C、D处理。而支气管哮喘的急性发作期，不推荐吸入黏液溶解剂。因为黏液溶解剂不仅无明显效果，而且由于痰液的膨胀，还可加重咳嗽和气道阻塞。对于镇静剂，支气管哮喘急性发作期也不主张使用，尤其气管哮喘的重度和危重度发作，病情本身可使患者嗜睡或意识模糊，而镇静剂的使用可加重患者神志和意识改变，使病情加重。除非在机械通气情况下，可考虑使用。

提问2：由本题所给信息可以看出，患者渐出现意识模糊，血气分析提示Ⅱ型呼吸衰竭，该患者为危重度的发作。因此，应考虑密切监护，转ICU，行机械通气治疗，同时注意补液，通气过度或不足均不利于哮喘的控制。另外患者本身存在CO_2潴留，有呼吸性酸中毒可能，机械通气改善通气过度时，又易造成医源性呼吸性碱中毒及代谢性碱中毒，因此应注意酸碱平衡。该患者为危重度的发作期，而吸入长效β_2受体激动剂由于起效慢，不宜在短时间内重复使用，因此，不应选B。机械通气患者的吸氧浓度选择，应根据血氧情况，可以从21%～100%不等，因此F正确。

提问3：该题显然是哮喘急性发作控制后于非急性发作期的处理。根据哮喘非急性发作期的处理，应对该患者的病情进行评估，根据评估级别进行治疗，当哮喘控制至少3个月以上时可逐步降级治疗，确定最佳治疗方案，以较少用药量维持长期的缓解；如果达不到有效控制应分析原因，考虑升级治疗。油漆为患者过敏源、上呼吸道感染为哮喘常见的诱因，均应尽量避免。另外对于哮喘的治疗要有长期的打算，与医生建立伙伴关系，学习评价和监测哮喘严重度是患者健康教育的重要内容。哮喘患者肺功能的改变为可逆性，非发作期氧合功能正常，不需要长期氧疗。因此本题选A、B、C、D、E。

案例十二

提问1：患者有发热、咳嗽、胸痛、咳少量黄白色黏痰。查体：T 37.8℃，右中下肺叩诊呈浊音，右中下肺呼吸音明显减弱，右下肺可闻及少许细湿性啰音。此时首先确定患者是否有肺部感染存在，应行血常规及胸片检查。

提问2：首先考虑患者为肺炎，但还应与肺结核、肺癌、肺梗死、脓胸等相鉴别。

提问3：患者经治疗后病情稳定、好转，发热、咳嗽、咳痰、胸痛消失，复查血常规未见异常，胸片示右中下肺病灶大部分吸收，符合肺炎诊断及转归。患者是在社区获得的肺炎，且病灶呈大片状高密度边缘尚清阴影，符合大叶性肺炎表现，经抗生素治疗有效提示为细菌性肺炎。

提问4：合格痰标本：漱口后留痰、深部痰液、2小时内送检、延迟送检标本应置于4℃保存、保存标本应在24小时内处理。

案例十三

提问1：肺炎克雷伯菌肺炎多见于老年、营养不良、慢性乙醇中毒、慢性支气管肺疾病及全身衰竭患者。临床特点：起病急、高热、咳嗽、胸痛、痰量较多，呈黏稠脓性，可带血，典型的是砖红色胶冻样。可有呼吸困难。

提问2：胸部X线表现多样，可为大叶实变，多见于右肺上叶，可有多发性蜂窝状脓肿，叶间裂可下坠。确诊依靠痰细菌学检查。支气管肺泡灌洗获得阳性培养可使结果更可靠。

提问3：开始经验用药，明确病原菌后给予特异性抗生素治疗。肺炎克雷伯菌肺炎头孢菌素类药物和氨基糖苷类药物为首选用药。两者可联合用药。青霉素、大环内酯类药物、单用磺胺类药物对本病无效。疗程不少于2周。如无肺脓肿、脓胸、呼吸道阻塞等并发症，不需要手术治疗。

案例十四

提问1：中年男性，吸烟者首先应考虑肺癌，另外，上叶为结核的好发部位，应想到结核性胸膜炎，细菌性肺炎时白细胞或分类多增高。

提问2：为进一步明确诊断应行胸穿，PPD等检查，应反复行细菌学检查及脱落细胞检查。

提问3：结核性胸膜炎颜色多为黄绿色，渗出液，结合ADA及LDH增高的特点，诊断并不困难。

案例十五

提问1：男性患者，病程3个月，再发3天，主要症状为阵发性咳嗽，有明确的诱发因素，与接触变应原有关，无发热、咳黄痰、咽痛、烧心、反酸等伴随症状，符合咳嗽变异性哮喘的诊断。

提问2：符合咳嗽变异性哮喘：无明显诱因咳嗽2个月以上，运动、冷空气可诱发加重，常于夜间及凌晨发作，具有气道高反应性，抗生素、镇咳祛痰药治疗无效，平喘及抗过敏药物治疗症状可缓解，查体双肺无明显哮鸣音。

提问3：咳嗽变异性哮喘具有咳嗽日轻夜重的特点，与夜间迷走神经兴奋性增高有关；常伴有过敏性鼻炎；给予抗炎及止咳药物治疗效果不佳，给予平喘及抗过敏药物治疗症状可缓解；支气管激发试验阳性可确诊。

提问4：为明确咳嗽变异性哮喘的诊断，需排除：变态反应性肺浸润（血常规嗜酸细胞计数常增多），胃食管反流引起的咳嗽（24小时食管pH测定），上气道咳嗽综合征及弥漫性泛细支气管炎（鼻窦CT）等，确诊主要靠肺功能支气管激发试验。

提问5：治疗上主要针对哮喘的病理基础，目的是减轻气道慢性非特异性炎症，减轻气道高反应，首先脱离变应原，药物主要选择吸入激素治疗，不必静脉应用，亦可联合吸入β_2激动剂治疗，同时可口服抗过敏药物。无明确感染征象，不宜静脉应用广谱抗生素。

提问6：吸入治疗药物全身不良反应少，少数患者可引起口咽念珠菌感染、声音嘶哑或呼吸道不适，吸药后用清水漱口以减轻局部反应和胃肠吸收。

案例十六

提问1：社区获得性肺炎为院外所患感染性肺实质炎症，主要致病菌为肺炎球菌，其次为流感嗜血杆菌，非典型病原菌，肺炎克雷伯杆菌等。

提问2：为明确致病菌需要进一步完善病原学方面的检查，包括血细菌培养、痰细菌培养、痰细菌涂片等。诊断肺炎必须有影像学证据。

提问3：肺炎球菌肺炎的主要特点：起病急骤，病前多有受凉、疲劳、酗酒、病毒感染史。高热、寒战、患侧胸痛，痰量较少，可呈铁锈色。早期可无异常体征。白细胞增加，以中性粒细胞为主。

提问4：病理改变分期包括充血期、红色肝变期、灰色肝变期及消散期。

提问5：肺部早期可无异常体征，实变期可有典型体征（叩诊浊音、触觉语颤增强、支气管呼吸音），消散期可闻及湿啰音。

提问6：一经诊断即应给予抗菌药物治疗，不必等待细菌培养结果。治疗首选青霉素G。青霉素过敏的可选用红霉素、林可霉素、头孢菌素或呼吸氟喹诺酮类。患者应卧床休息，加强支持治疗。疗程5～7天，或退热改为口服给药。

提问7：使用抗菌药物后体温恢复正常，其他的症状与体征亦随之逐渐减轻，消失，可判定为抗菌药物治疗有效。影像学变化滞后于临床症状，多数病例在起病3～4周后才完全消散。

第四章 消化内科学

（标注有"＊"的是报考消化内科学专业人员要求的试题，报考内科学专业的不须掌握）

【A1/A2 型题】

1. 胃癌最常见的病理类型为

    A. 黏液癌

    B. 印戒细胞癌

    C. 腺癌

    D. 低分化癌

    E. 高分化癌

2. 早期胃癌的定义为

    A. 癌肿小于 1cm，无淋巴结转移

    B. 癌肿小于 2cm，无淋巴结转移

    C. 癌浸润不超过黏膜下层，无论有无淋巴结转移

    D. 癌浸润到肌层，无局部淋巴结转移

    E. 癌浸润到黏膜层、黏膜下层及肌层

3. 关于引起胃癌的可能病因，下列哪种说法不正确

    A. 使用冰箱贮藏食物

    B. 幽门螺杆菌感染

    C. 胃癌的家族史

    D. 胃黏膜上皮的异型增生

    E. 残胃炎

4. 下列有关胃癌的伴癌综合征，叙述错误的是

    A. Trousseau 征

    B. 黑棘皮病

    C. 皮肌炎

    D. 膜性肾病

    E. Virchow 淋巴结

5. 男性，49 岁。剑突下隐痛 10 余年，加重 2 个月，伴有纳差及消瘦，内科药物规则治疗效果不好。查体：中度贫血貌，剑突下压痛，大便潜血（＋）。该患者最可能的诊断是

    A. 慢性浅表性胃炎

    B. 胃溃疡

    C. 胃息肉

    D. 胃溃疡恶变

    E. 十二指肠球部溃疡

6. 男性，72 岁。近 2 个月出现上腹部疼痛、纳差，体重下降近 10kg。上消化道钡餐提示：胃腔轮廓外见一直径 2cm 的龛影，周围皱襞中断。应高度警惕的是

    A. 消化性溃疡

    B. 慢性浅表性胃炎

    C. 胃癌

    D. 功能性消化不良

    E. 胃黏膜脱垂症

7. 大肠癌的癌前病变有

    A. 腺瘤样息肉

    B. 炎性息肉

    C. 增生性息肉

    D. 慢性阿米巴肠病

    E. 慢性菌痢

8. 大肠癌半数以上位于

    A. 直肠

    B. 乙状结肠

    C. 降结肠

    D. 横结肠

    E. 升结肠

9. 除外下列哪项因素，大肠癌的预后均较差

    A. 癌细胞分化程度差

    B. 青年大肠癌

    C. 进展癌有淋巴结转移者

    D. 病变局限于黏膜层及黏膜下层

    E. 有肠梗阻或穿孔者

10. 哪项没有预防大肠癌的作用

    A. 积极治疗炎性肠病

    B. 及早切除结肠腺瘤性息肉

    C. 进食高纤维素食品

    D. 进食高脂肪食品

    E. 保持排便通畅

11. 女性，55 岁。腹痛伴腹泻 1 年，消瘦明显。查体：慢性病容，精神萎靡，中度贫血貌，右下腹压痛，有包块，腹水征（＋）。为确诊首选的检查是

    A. 腹部 B 超

    B. 大便隐血试验

    C. 结肠镜检查

    D. 钡灌肠试验

    E. 红细胞沉降率检查

12. 男性，46 岁。左下腹痛伴脓血便 2 月，近半月大便变细。查体无异常。此时应首选的检查是

    A. 直肠指诊

    B. 结肠镜

    C. 钡灌肠

    D. 大便隐血试验

    E. 血清 CEA 测定

13. 下列关于胰性霍乱的说法，哪一项是正确的

    A. 是感染霍乱弧菌引起的腹泻

    B. 是由于 VIP 瘤产生大量胃泌素而引起的

    C. 是由于胃泌素瘤产生大量 VIP 而引起的

    D. 属渗出性腹泻

    E. 临床上以水泻、低血钾、无胃酸或低胃酸为特征

14. 下列哪一项不是小肠吸收功能试验

    A. 右旋木糖吸收试验

    B. H_2 呼气试验

    C. CO_2 呼气试验

    D. 维生素 B_{12} 吸收试验

E. 牛黄胆酸潴留试验

15. 男性，46 岁。左下腹隐痛伴排黏液血便 3 月，大便每日 >3 次，伴消瘦。本例属哪一类型的腹泻
    A. 渗透性腹泻
    B. 分泌性腹泻
    C. 渗出性腹泻
    D. 肠运动功能异常性腹泻
    E. 同时有分泌性腹泻和渗透性腹泻

16. 女性，30 岁。解稀烂便 6 个月，3～5 次/日，伴下腹隐痛，排便后腹痛可缓解，起病以来无发热，胃纳良好，常失眠，无消瘦。查体：肠鸣音活跃，余无异常。下列哪项检查对诊断的价值最小
    A. 纤维结肠镜
    B. 大便常规、隐血及大便培养
    C. 肝、肾、甲状腺功能及血糖
    D. 腹部 B 超
    E. 脑电图及心电图

17. 下列哪项说法是正确的
    A. 甲型和戊型肝炎病毒感染会演变为慢性病毒性肝炎
    B. HBV 感染后主要通过机体对病毒的免疫应答而导致肝细胞的损害
    C. HBV 无有效的免疫预防措施
    D. 治疗自身免疫性肝炎的首选药物为干扰素
    E. 自身免疫性肝炎的肝功能检查主要表现为血清胆红素、ALT、AST 升高，球蛋白降低

18. 下列哪项说法是不正确的
    A. HCV 感染后主要通过机体对病毒的免疫应答而导致肝细胞的损害
    B. HBV 可通过母婴垂直传播
    C. HCV 主要通过输血或使用血制品感染
    D. HCV 无有效的免疫预防措施
    E. 治疗 HCV 的首选药物为干扰素

19. 男性，25 岁。感乏力、右上腹不适 1 年，加重伴身目黄染 1 周，无发热、无明显消瘦，尿色黄，无白陶土样大便。查体：巩膜黄染，未见肝掌、蜘蛛痣，腹平软，无压痛，肝、脾肋下未及，Murphy 征 (－)，未触及包块。该患者应先行下列哪项检查
    A. 肝功能及肝炎标记物检查
    B. 腹部 B 超
    C. 肝穿刺活检
    D. 自身抗体测定
    E. ERCP

20. 女性，30 岁。乏力、右上腹隐痛不适 1 年，加重 1 月，无发热。不嗜酒。查体：无肝掌、蜘蛛痣，巩膜

黄染，心肺无异常，腹平软，无压痛，肝脾肋下未及，Murphy 征 (－)，未触及包块。肝功能检查为 AST、ALT、血清胆红素升高。肝炎标记物检查示：HBsAg、抗 HBc (＋)，抗 HCV 和 HCV - RNA (PCR) (－)。本病最可能的诊断是
    A. 药物性肝损害
    B. 慢性乙型病毒性肝炎
    C. 慢性丙型病毒性肝炎
    D. 自身免疫性肝炎
    E. 乙醇性肝病

21. 乙醇性肝炎患者的病理特征性改变是
    A. 肝细胞脂肪变性
    B. 肝细胞炎症、坏死
    C. 肝细胞坏死、中性粒细胞浸润、小叶中央区肝细胞内出现 Mallory 小体
    D. 小叶中央静脉周围纤维化形成
    E. 假小叶形成

22. 下列哪一项说法不正确
    A. 饮酒后乙醇主要在小肠吸收
    B. 一般平均摄入乙醇 80g/d 达 10 年以上才会发展为乙醇性肝硬化
    C. 短期反复大量饮酒可发生乙醇性肝炎
    D. 戒酒是治疗乙醇性肝病的根本
    E. 戒酒可使乙醇性肝硬化病变逆转

23. 男性，35 岁。纳差、乏力、右上腹胀痛 1 周，近 2 个月常大量饮酒。查体：巩膜黄染，无肝掌及蜘蛛痣，肝右肋下 3cm，边钝，质中，有触痛，脾左肋下未及，移动性浊音 (－)。采集病史时哪一项与本病诊治关系最小
    A. 饮酒的种类、量、时间与方式
    B. 肺结核、吸烟史
    C. 输血及血制品史
    D. 病毒性肝炎史
    E. 近期服用有肝损害的药物史

24. 男性，48 岁。反复乏力、腹胀、少尿 2 年，再发 1 周，起病以来无皮肤瘙痒，无发热，无排白陶土样大便。嗜酒 10 余年，每日白酒约 250g。既往无病毒性肝炎史。查体：巩膜黄染，肝掌，胸前区见数个蜘蛛痣，腹膨隆，肝右肋下及剑突下未及，脾肿大，移动性浊音 (＋)。本病诊断可能是什么
    A. 乙型肝炎肝硬化
    B. 丙型肝炎肝硬化
    C. 乙醇性肝硬化
    D. 原发性胆汁性肝硬化
    E. 淤血性肝硬化

25. 关于我国胰腺癌的发病率，下列哪种叙述是正确的
    A. 约占消化系统肿瘤的 20%
    B. 我国某些城市近几十年的发病率显著上升
    C. 我国的发病率高于世界
    D. 我国城市近几十年胰腺癌的发病率显著下降
    E. 胰腺癌好发于青年人

26. 胰腺癌好发于
    A. 胰头   B. 胰体
    C. 胰尾   D. 胰岛
    E. 全胰

27. 下列哪项不是胰腺癌的常见病因
    A. 吸烟   B. 酗酒
    C. 胃大部切术后   D. 糖尿病
    E. 急性胰腺炎

28. 下列哪项不是胰腺癌的常见临床表现
    A. 无痛性黄疸   B. 无痛性胆囊肿大
    C. 餐后疼痛   D. Murphy 征阳性
    E. 胆总管扩张

29. 男性，62 岁。吸烟史 20 年，近期上腹疼痛，向背部放射，平卧和餐后加重，体重下降 10kg。该患者最可能的诊断是
    A. 胃溃疡   B. 十二指肠溃疡
    C. 急性胰腺炎   D. 胰腺癌
    E. 肝癌

30. 男性，52 岁。吸烟史 20 年，近期上腹疼痛，体重下降 10kg，巩膜黄染。需要的鉴别诊断包括
    A. 胆总管癌
    B. 胰头癌
    C. 壶腹部癌
    D. 十二指肠降段乳头部肿瘤
    E. 以上均是

31. 慢性胃炎的发病与哪种细菌感染有关
    A. 幽门螺杆菌   B. 沙门菌
    C. 空肠弯曲菌   D. 大肠埃希菌
    E. 嗜盐杆菌

32. 血清壁细胞抗体阳性多见于哪种疾病
    A. 慢性萎缩性胃窦胃炎
    B. 慢性萎缩性胃体胃炎
    C. 胃溃疡
    D. 胃癌
    E. 急性糜烂性胃炎

33. 慢性 A 型胃炎的治疗，哪项是正确的
    A. 丙谷胺   B. 氢氧化铝凝胶
    C. 链霉素口服   D. 西咪替丁

E. 恶性贫血性，注射维生素 B$_{12}$

34. 诊断慢性胃炎最可靠的依据是
    A. 胃脱落细胞检查   B. 胃酸降低
    C. X 线钡餐检查   D. 慢性上腹部疼痛
    E. 胃镜检查及胃黏膜活检

35. 患者纤维胃镜检查示胃黏膜有散在小片状充血呈红白相间的花斑状，伴有小片状糜烂，点状出血，部分胃黏膜呈红白相间，以白为主。本例的胃部病变最可能是
    A. 慢性萎缩性胃炎   B. 急性胃炎
    C. 巨大肥厚性胃炎   D. 慢性浅表性胃炎
    E. 慢性浅表萎缩性胃炎

36. 慢性胃窦炎发病的病因最重要的是
    A. 急性应激性疾病   B. 沙门菌感染
    C. 自身免疫   D. 幽门螺杆菌感染
    E. 以上都不是

37. 慢性胃炎活动期判定根据是
    A. 胃黏膜有糜烂
    B. 胃黏膜出血
    C. 胃黏膜主要呈淋巴细胞、浆细胞浸润
    D. 胃黏膜中性粒细胞增多
    E. 胃黏膜有过形成

38. 见于萎缩性胃炎和老年人的黏膜变化为
    A. 肠型化生   B. 中性粒细胞浸润
    C. 假幽门腺化生   D. 淋巴细胞浸润
    E. 以上都不是

39. 慢性 A 型胃炎的诊断依据是
    A. 上腹部疼痛、恶心、呕吐   B. X 线钡餐可见龛影
    C. 血清抗壁细胞抗体阳性   D. 胃液 MAO 升高
    E. 以上都不是

40. 慢性胃炎，有胆汁反流，治疗上最好用
    A. 甲氧氯普胺   B. 甘珀酸
    C. 三硅酸镁   D. 肾上腺糖皮质激素
    E. 口服链霉素

41. 不宜用于慢性胃炎治疗的药物是
    A. 肾上腺糖皮质激素   B. 解痉药
    C. 制酸药   D. 烤来烯胺
    E. 抗生素

42. 慢性胃炎常见的症状和体征是
    A. 长期上腹痛，进食后缓解
    B. 上腹饱胀不适，食后加重
    C. 上腹不适，反酸，腹泻
    D. 上腹部疼痛，向肩背部放散
    E. 贫血，消瘦，上腹部可见胃型

43. 慢性胃体炎的主要表现为
A. 血清内因子抗体阴性
B. 血清抗壁细胞抗体阳性
C. 胃液酸度正常
D. 血清促胃液素含量低下
E. 约10%发生癌变

44. 慢性胃炎的特异症状是
A. 反复上消化道出血
B. 饥饿时上腹痛
C. 呕吐苦水
D. 进食后中上腹疼痛
E. 以上都不是

45. 浅表性胃窦炎胃镜下可见，叙述错误的是
A. 表面常覆盖白色渗出液
B. 黏膜呈红白相间或花斑状
C. 黏液分泌增多
D. 病变多呈弥漫性
E. 黏膜皱襞变平或变细

46. 血清促胃液素增高伴胃酸增多，见于哪种疾病
A. 慢性萎缩性胃窦胃炎
B. 促胃液素瘤
C. 慢性萎缩性胃体胃炎
D. 十二指肠球部溃疡
E. 胰岛 β 细胞瘤

47. 浅表性胃炎的病理，下列哪项是错误的
A. 黏膜充血，水肿或伴有渗出液
B. 少数有糜烂及出血
C. 黏膜有淋巴细胞、炎细胞浸润
D. 胃腺体部分消失
E. 某些呈疣状胃炎的表现

48. HP 相关性胃炎需选用
A. 阿托品
B. 枸橼酸铋钾
C. 多潘立酮
D. 甲氧氯普胺
E. 胃蛋白酶

49. 慢性胃炎经检查 HP 阳性需选用
A. 西沙必利
B. 质子泵抑制剂
C. 多潘立酮
D. 稀盐酸
E. 铁剂

50. HP 相关性胃炎推崇的治疗方法
A. 单一用药
B. 二种药物联合治疗
C. 铋剂＋对症治疗
D. 三种药物联合治疗
E. 铋剂＋硫糖铝

51. 慢性胃炎 HP 阳性推崇的治疗是
A. 铋剂＋西沙必利
B. 铋剂＋两种抗生素
C. 铋剂＋硫糖铝
D. 铋剂＋稀盐酸
E. 铋剂＋胃蛋白酶＋西沙必利

52. 慢性胃炎 HP 阳性推崇的治疗是
A. 铋剂＋抗胆碱能药
B. 质子泵抑制剂＋铋剂
C. 质子泵抑制剂＋两种抗生素
D. 奥美拉唑＋西沙必利
E. H_2 受体拮抗剂＋多潘立酮

53. 急性胃炎的急诊胃镜检查应在上消化道出血后
A. 3 天内进行
B. 5 天内进行
C. 4 天内进行
D. 1 周内进行
E. 1～2 天内进行

54. 胃及十二指肠疾病以出血为主要表现者，其原因鉴别主要依靠
A. 急诊胃镜检查
B. 胃液分析
C. 下胃管
D. 钡餐透视
E. 以上都不是

55. 消化性溃疡的发病机制中，所谓损伤因素主要是指
A. 粗糙食物的损害作用
B. 反流的胆汁－胰酶的侵袭作用
C. 胃酸－胃蛋白酶的消化作用
D. 神经－精神因素的长期作用
E. HP 感染

56. 在消化性溃疡的发病机制中最重要的因素是
A. 胃蛋白酶
B. 乙醇
C. 反流的胆汁
D. 胃酸
E. 不规则进食

57. 壁细胞总数（PCM）增加与下述何种疾病有关
A. 胃溃疡
B. 胃癌
C. 十二指肠球部溃疡
D. 慢性萎缩性胃炎
E. 反流性食管炎

58. 消化性溃疡在病理上组织损害深达哪一层
A. 黏膜层
B. 黏膜下层
C. 肌层
D. 黏膜肌层
E. 浆膜层

59. 胃溃疡的好发部位是
A. 小弯胃角附近
B. 胃窦小弯侧
C. 胃体小弯侧
D. 胃窦大弯侧
E. 胃底部

60. 胃蛋白酶在下列何种条件下才具有活性
A. pH＞4
B. pH 为7
C. 需要有胆汁的激活
D. pH＜3
E. 需要有乙醇激活

61. 消化性溃疡的主要症状是
A. 上腹疼痛
B. 恶心，呕吐
C. 嗳气，反酸
D. 厌食，消瘦
E. 呕血，黑便

62. 消化性溃疡所引起的疼痛，以何者最具特征性
A. 节律性疼痛
B. 饥饿性疼痛

C. 反复发作性疼痛　　　　D. 中上腹疼痛

E. 长期疼痛

63. 关于消化性溃疡的临床症状，叙述不正确的是

A. 胃溃疡多为餐后疼

B. 十二指肠溃疡多为空腹和夜间疼

C. 十二指肠溃疡易发展为穿透性溃疡

D. 消化性溃疡病人均有上腹疼

E. 球后溃疡易发生大出血

64. 关于幽门梗阻，不正确的是

A. 呕吐含酸酵宿食

B. 饭后即引起呕吐

C. 呕吐后病人较轻松

D. 可出现脱水，酸碱失衡

E. 查体胃区有振水音

65. 空腹疼常见于

A. 胃溃疡　　　　　　　　B. 胰腺炎

C. 十二指肠球部溃疡　　　D. 胆囊炎

E. 溃疡性结肠炎

66. 胃溃疡节律性疼痛的特点是

A. 空腹痛

B. 餐后 1/2 ~ 1 小时出现疼痛

C. 餐时痛

D. 夜间痛

E. 餐后 3 ~ 4 小时出现疼痛

67. 胃溃疡的特点是

A. X 线钡餐见位于胃腔轮廓内的龛影

B. 好发于胃大弯

C. 基础胃酸高

D. 发病年龄较十二指肠溃疡早

E. X 线钡餐见凸出于胃轮廓之外的龛影

68. 治疗消化性溃疡疗效最好的抑酸药是

A. 丙谷胺　　　　　　　　B. 派吡氮平

C. 奥美拉唑　　　　　　　D. 法莫替丁

E. 米索前列醇

69. 哪种 H₂ 受体拮抗剂的作用强而持久且副作用少

A. 雷尼替丁　　　　　　　B. 法莫替丁

C. 米索前列醇　　　　　　D. 西咪替丁

E. 非那西丁

70. 下列哪项对诊断消化性溃疡意义最大

A. 钡餐透视局部有压痛，激惹，变形

B. 胃液分析为高胃酸

C. 钡餐透视见龛影

D. 多年周期性腹痛

E. 上腹部压痛

71. 诊断胃恶性溃疡最有价值的是

A. 胃镜见溃疡形状不规则，底凸凹不平

B. 胃液分析

C. 龛影直径大于 2.0cm

D. 便隐血持续阳性

E. 脱落细胞检查有核变异细胞

72. 下列哪种药物抑酸效果最佳

A. 阿托品

B. 奥美拉唑

C. 硫糖铝

D. 前列腺素 E

E. 枸橼酸铋钾

73. 能杀灭 HP 的药物有

A. 硫糖铝　　　　　　　　B. 甲氧氯普胺

C. 枸橼酸铋钾　　　　　　D. 复方氢氧化铝

E. 阿托品

74. 关于消化性溃疡，下述哪些情况为手术适应证

A. 上消化道出血

B. 反复发作的十二指肠球部溃疡

C. 并不全幽门梗阻

D. 胃溃疡疑癌变

E. 复合溃疡

75. 消化性溃疡的命名是由于

A. 溃疡是由胃酸和胃蛋白酶作用形成

B. 溃疡局限于胃和十二指肠

C. 溃疡由消化道功能穿孔引起

D. 溃疡影响消化功能

E. 溃疡发生在消化道任何部位

76. 下述哪种情况应考虑消化性溃疡发生后壁慢性穿孔

A. 病人处于休克状态　　　B. 全腹肌紧张呈板状

C. 膈下游离气体　　　　　D. 突然剧烈腹痛

E. 腹痛顽固而持续

77. 下列不符合球后溃疡临床特点的是

A. 溃疡位于球部后壁　　　B. 出血较多见

C. 疼痛多位于右下腹　　　D. 内科治疗效果差

E. X 线易漏诊

78. 易发生幽门梗阻的溃疡是

A. 胃窦溃疡　　　　　　　B. 胃角溃疡

C. 幽门管溃疡　　　　　　D. 球后溃疡

E. 胃多发溃疡

79. 关于十二指肠溃疡的治疗最佳措施是

A. 少食多餐 + 中枢镇静　　B. 保护黏膜 + 抑酸

C. 休息 + 戒烟酒　　　　　D. 抑酸 + 消除 HP

E. 清除 HP + 手术

80. 预防十二指肠球部溃疡复发最重要的是

    A. 消灭 HP   B. 应用黏膜保护剂

    C. 戒烟   D. 抑制胃酸

    E. 注意饮食

81. 女性，32 岁。间歇性上腹不适 4 年，餐后加重，嗳气，基础胃酸分泌量（BAO）为 0，最大胃酸分泌量（MAO）为 10mmol/L，壁细胞总数（PCM）为正常的 1/4，其最可能的疾病是

    A. 慢性浅表性胃炎   B. 十二指肠球部溃疡

    C. 胃溃疡   D. 慢性萎缩性胃炎

    E. 胃癌

82. 男性，40 岁。上腹部疼痛 5 年，腹胀纳差。查体：上腹轻压痛。胃液分析：MAO 为 3mmol/L。最可能的疾病是

    A. 溃疡性胃癌   B. 慢性浅表性胃炎

    C. 慢性萎缩性胃炎   D. 十二指肠球部溃疡

    E. 胃溃疡

83. 男性，54 岁。间断上腹不适疼痛 4 年，餐后加重，嗳气。胃液分析：BAO 为 0，MAO 为 5mmol/L，胃 pH 4.5。最可能的疾病是

    A. 慢性浅表性胃窦炎   B. 慢性肥厚性胃炎

    C. 慢性萎缩性胃窦炎   D. 十二指肠溃疡

    E. 十二指肠球后溃疡

84. 女性，31 岁。上腹疼 2 年，疼痛发作与情绪、饮食有关。查体：上腹部轻压痛。胃镜：胃窦皱襞平坦，透见黏膜下血管分布。此病例可诊断为

    A. 胃癌   B. 胃黏膜脱垂症

    C. 慢性浅表性胃炎   D. 消化性溃疡

    E. 慢性萎缩性胃炎

85. 男性，52 岁。上腹饱胀感 5 年，嗳气，近 2 个月加重。查体及钡透未见异常。胃镜活检：炎症细胞浸润及肠上皮活化，未见腺体萎缩。应诊断为

    A. 胃黏膜脱垂   B. 慢性萎缩性胃炎

    C. 慢性浅表性胃炎   D. 早期胃癌

    E. 胃神经症

86. 男性，46 岁。近 2 年反复上腹不适，胀痛，嗳气，无反酸。查体：上腹轻压痛。胃镜：胃窦黏膜红白相间，以白为主。可能是下列哪种疾病

    A. 慢性浅表性胃炎   B. 慢性萎缩性胃体炎

    C. 十二指肠球炎   D. 慢性萎缩性胃窦炎

    E. 浅表萎缩性胃炎

87. 男性，35 岁。有胃溃疡病史，今日早饭后，突然上腹痛，拒按。查体：腹壁呈板状僵硬，可能为

    A. 溃疡穿孔   B. 胰腺炎

    C. 胆囊炎   D. 阑尾炎

    E. 肠梗阻

88. 女性，47 岁。反复右上腹痛 3 年，向背部放射，3 次上消化道出血。BAO 为 9mmol/L，PAO 为 30mmol/L。钡透两次十二指肠球部及胃无异常。最大可能为

    A. 促胃液素瘤   B. 十二指肠球后溃疡

    C. 慢性胆囊炎   D. 胃癌

    E. 慢性胃炎

89. 男性，59 岁。不规则反复上腹痛 3 年，纳差。突然呕血 3 次，每次约 300ml，积极治疗 24 小时不能止血。血压 12.3/6.8kPa（92/52mmHg），脉搏 120 次/分。进一步治疗宜用哪种措施

    A. 尽快手术   B. 雷尼替丁静滴

    C. 服用去甲肾上腺素   D. 注射巴曲酶

    E. 输血、输液

90. 男性，40 岁。胃溃疡 3 年，突然上腹剧疼，面色苍白，出冷汗。查体：全腹压痛，反跳痛，肌紧张，应急诊做哪项检查

    A. 胃镜   B. 钡餐透视

    C. 胸部透视   D. 立位腹部平片

    E. 腹腔试验性穿刺

91. 男性，42 岁。胃溃疡史 1 年，今日突然上腹胀痛难忍。查体：全腹压痛，反跳痛，肌紧张，肺肝界叩不清。疑有急性穿孔。应做哪项处理最合适

    A. 立即用促动力药

    B. 急请外科会诊

    C. 胃肠钡透

    D. 下胃管抽吸有无血液

    E. 急查便隐血试验

92. 女性，43 岁。患十二指肠球部溃疡 24 年，近日又有疼痛发作，反酸。下列哪种药物抑酸效果最好

    A. 复方氢氧化铝   B. 西咪替丁

    C. 法莫替丁   D. 硫糖铝

    E. 奥美拉唑

93. 女性，39 岁。近 3 年来反复上腹部不适，疼痛，频繁嗳气。钡透和胃镜检查无阳性发现，最可能的是

    A. 慢性胃体胃炎   B. 慢性胃窦炎

    C. 早期胃癌   D. 功能性消化不良

    E. 十二指肠球炎

94. 男性，52 岁。患胃溃疡已 12 年，近 2 个月又有复发。下列哪项提示有恶变可能

    A. 食欲不振

    B. 进行性疼痛，消瘦，贫血

    C. 反酸不明显

D. 嗳气

E. 上腹部压痛

95. 男性，50 岁。8 年来每于春秋季规律性上腹疼痛，伴反酸，嗳气，近 2 个月来疼痛规律性消失。胃镜：胃窦小弯侧见一小龛影，胃窦黏膜红白相间，以红为主。其诊断为

A. 胃溃疡并浅表性胃炎

B. 慢性浅表性胃体炎

C. 慢性浅表性胃窦炎

D. 胃溃疡并萎缩性胃炎

E. 胃溃疡

96. 女性，50 岁。上腹痛 3 个月余。2 个月前钡透为胃窦后壁溃疡，经抗溃疡药物治疗 8 周，疼痛曾一过性缓解。进一步处理应首选

A. 胃镜检查　　　　　B. 反复查便隐血试验

C. 钡餐检查　　　　　D. 继续药物治疗

E. 手术治疗

97. 男性，49 岁。胃溃疡病史 25 年，反复发作，每于抑酸对症治疗好转。2 个月来，又有疼痛发作，经内科治疗 8 周不见好转，且逐渐消瘦。最大可能是

A. 消化性溃疡复发　　B. 药物抗药，不敏感

C. 消化性溃疡癌变　　D. 复合溃疡

E. 多发溃疡

98. 女性，42 岁。间断性上腹痛 2 年，疼痛多在餐前，进食后缓解。查体：腹平软，剑下偏右压痛。钡透：十二指肠球部变形。此患者最可能是

A. 十二指肠球部溃疡　B. 慢性胃炎

C. 十二指肠球后溃疡　D. 十二指肠球炎

E. 非溃疡性消化不良

99. 男性，47 岁。慢性上腹痛伴腹泻，经系统抗溃疡治疗效果不佳，胃液分析：BAO 为 20mmol/L，MAO 为 66mmol/L。该患者的诊断为

A. Zollinger – Ellison 综合征　B. 十二指肠球部溃疡

C. 十二指肠球后溃疡　D. 胃溃疡

E. 胃癌

100. 男性，35 岁。慢性上腹痛一年来出现上消化道出血一次，用 H_2 受体阻滞剂无效。钡透：十二指肠降段多发性溃疡。空腹血清胃泌素测定为 500ng/L。诊断应考虑是

A. 十二指肠球后溃疡

B. 复合性溃疡

C. Crohn 病

D. Zollinger – Ellison 综合征

E. 十二指肠球部溃疡活动期

101. 男性，40 岁。间歇性上腹痛 3 年，近日出现呕吐，吐后自觉舒适，吐物有酸臭味。查体：上腹饱满，有震水音。诊断可能为

A. 十二指肠淤滞症

B. 消化性溃疡并幽门梗阻

C. 胃癌

D. 急性胃炎

E. 神经性呕吐

102. 男性，42 岁。胃溃疡史 10 年。近 2 个月上腹疼痛，失去原规律性，伴反酸，嗳气，内科药物治疗疗效不满意。急需下列哪项检查

A. 便隐血试验　　　　B. B 超检查

C. 胃酸测定　　　　　D. 钡餐检查

E. 胃镜 + 活检检查

103. 男性，37 岁。因反复上腹疼痛，做胃镜检查诊断为十二指肠球部溃疡，HP（ + ）。应选择下列哪组药物治疗最合适

A. 奥美拉唑 + 阿托品

B. 奥美拉唑 + CBS + 抗生素

C. 硫糖铝 + 阿托品 + 抗生素

D. 前列腺素 + 硫糖铝

E. 法莫替丁 + 抗生素

104. 男性，56 岁。患胃溃疡 10 年，近 1 个月又有上腹部疼痛，制酸药治疗效果不明显，钡透：胃腔轮廓之内见直径 2.0cm 龛影，周围皱襞中断。为进一步确诊应选择哪项检查

A. 再做气钡双重造影　B. 癌胚抗原测定

C. 胃镜 + 活检　　　　D. 胃酸测定

E. 抗壁细胞抗体阳性

105. 男性，60 岁。近日出现上腹不适，疼痛，进食后加重，消瘦、贫血。应高度警惕的是

A. 消化性溃疡　　　　B. 慢性胃炎

C. 肝癌　　　　　　　D. 胃癌

E. 胰腺炎

106. 男性，50 岁。近 1 个月上腹胀满不适，餐后加重，明显反酸，恶心，呕吐。查体：腹部见蠕动波，触之有震水音。可能为

A. 胃体溃疡合并幽门梗阻

B. 十二指肠球部溃疡合并幽门梗阻

C. 慢性胃体炎合并幽门梗阻

D. 慢性胃窦炎合并幽门梗阻

E. 胃角溃疡合并幽门梗阻

107. 男性，39 岁。已诊断为十二指肠球部溃疡并幽门梗阻，经内科禁食，胃肠减压，补液等治疗 3 天后缓解。其幽门梗阻的原因可能为

A. 因瘢痕收缩造成幽门梗阻

B. 因局限炎症水肿造成幽门梗阻

C. 因胃癌造成幽门梗阻

D. 因胃内良性肿瘤造成幽门梗阻

E. 因胃外肿块压迫造成幽门梗阻

108. 女性，48 岁。上腹痛史 10 年，近 3 月症状加重。胃镜检查：胃角溃疡，HP 检查阳性。最佳治疗为

A. 甘珀酸

B. 阿莫西林 + 甲硝唑

C. 多潘立酮 + 阿莫西林

D. 铋剂 + 阿莫西林

E. 手术

109. 男性，48 岁。1 周来上腹痛，反酸，今日中午疼痛加重，3 小时后呕血约 200ml，呕血后疼痛减轻。可能是哪种疾病

A. 急性胃炎

B. 慢性胃炎

C. 应激性溃疡

D. 消化性溃疡

E. 肝硬化

110. 男性，55 岁。患胃溃疡病史 15 年，近 2 个月疼痛复发，经 8 周内科药物治疗无效，便隐血试验持续阳性。最可能的疾病是

A. 胃溃疡活动

B. 十二指肠球部溃疡活动

C. 慢性胃体炎

D. 胃溃疡癌变

E. 慢性胃窦炎

111. 男性，47 岁。消化性溃疡史 13 年，近 3 个月复发，经 2 个月内科药物治疗无效。为明确诊断应做哪项检查最有助于诊断

A. 反复便隐血试验

B. 胃液分析

C. 胃镜 + 活检

D. 钡透

E. B 超

112. 男性，60 岁。近 2 个月餐后很快上腹疼，反酸，制酸治疗无效，嗳气。近 1 月反复呕吐，吐物为酸酵性宿食。可能的疾病是

A. 幽门管溃疡合并幽门梗阻

B. 慢性胃窦炎合并幽门梗阻

C. 胃体溃疡合并幽门梗阻

D. 慢性胃体炎合并幽门梗阻

E. 巨大溃疡

113. 女性，35 岁。2 个月来每于饭前上腹痛进食缓解反酸。钡透：十二指肠球变形，局部压痛。考虑可能是什么疾病

A. 胃溃疡

B. 十二指肠球后溃疡

C. 十二指肠球部溃疡

D. 复合性溃疡

E. 巨大溃疡

114. 女性，35 岁。2 个月来每于饭后 1 小时上腹疼痛，进食不缓解，呕吐后减轻。需做以下哪项检查有助于诊断

A. 胃液分析

B. 腹部 B 超

C. 胃镜

D. CT

E. 便隐血试验

115. 女性，40 岁。近 3 月来饥饿时感上腹痛，进食缓解，有时反酸。查体：剑下偏右压痛。可能的疾病是

A. 胃溃疡

B. 十二指肠球炎

C. 浅表性胃炎

D. 十二指肠溃疡

E. 应激性溃疡

116. 男性，38 岁。间歇性上腹痛 2 年，受凉后加重，嗳气，近 2 天疼痛加重，突然呕血 500ml，继而排黑便 200ml，出血后腹痛缓解。其最可能的出血原因是

A. 胃癌

B. 慢性胃炎

C. 消化性溃疡

D. 急性胃黏膜病变

E. 食管静脉曲张破裂

117. 男性，48 岁。周期性上腹痛 2 年，近 1 周持续左肋下疼痛。钡透见胃角部龛影，直径 1cm。胃酸分泌正常偏低。内科治疗 8 周后疼痛稍减轻，进一步处理首选

A. 继续保守治疗，反复查便潜血试验

B. 胃镜检查 + 活检

C. 钡透

D. 继续保守治疗

E. 手术治疗

118. 女性，30 岁。反复上腹痛 3 年，近日腹胀伴呕吐，吐物量多，有隔餐食物。抗酸治疗无效。查体：上腹有震水音。最可能的诊断是

A. 胃黏膜脱垂症

B. 十二指肠淤滞症

C. 胃癌

D. 消化性溃疡合并幽门梗阻

E. 胃下垂

119. 男性，30 岁。已确诊为十二指肠球部溃疡。选择下列哪组药物治疗最合适

A. 奥美拉唑 + 阿托品

B. 硫糖铝 + 阿托品 + 抗生素

C. 奥美拉唑 + CBS + 抗生素

D. 硫糖铝 + 前列腺素

E. 法莫替丁 + 抗生素

120. 男性，35 岁。胃溃疡史 5 年，3 月来上腹无规律疼痛，进食后显著。钡透：胃黏膜增粗，紊乱，胃窦见 1.0cm×1.5cm 龛影。该患者的诊断为

A. 胃溃疡恶变

B. 复合性溃疡

C. 胃溃疡合并幽门梗阻

D. 胃溃疡合并慢性胃炎

E. 胃溃疡合并胃黏膜脱垂

121. 女性，47 岁。4 年反复胃区不适，疼痛嗳气。胃镜检查：胃窦部黏膜红白相间以白为主，可见血管分支透见并做活检病理。关于萎缩性胃窦炎，哪项是错误的

A. 发生胃癌者较胃体胃炎多见

B. 与自身免疫反应有关

C. 胃酸正常或轻度障碍

D. 胃黏膜炎症由浅变深

E. HP 附于胃窦黏膜上皮细胞上

122. 男性，55 岁。反复不规则胃胀痛 3 年，胃镜诊断为萎缩性胃窦炎。以下哪项病理改变不但见于萎缩性胃炎，亦见于正常老年人

A. 轻度不典型增生　　B. 炎症细胞浸润

C. 假性幽门腺增生　　D. 腺体萎缩

E. 肠腺化生

123. 女性，48 岁。胃溃疡史 10 年，近 1 年症状加剧，胃纳不佳。胃镜：胃角溃疡，幽门螺杆菌阳性。鉴别胃良性与恶性溃疡的主要根据是

A. 胃镜与钡透检查　　B. 全身情况

C. 大便隐血持续阳性　　D. 疼痛程度

E. 内科治疗无效

124. 男性，28 岁。十二指肠球部溃疡史 5 年，突感上腹剧痛 5 小时，继之全腹痛，大汗淋漓。查体：全腹压痛及反跳痛，似有溃疡穿孔可能。急诊应做哪项检查

A. 胃镜　　　　　　　B. X 线胸透

C. X 线腹部视透　　　D. 钡透

E. 腹腔试穿

125. 男性，56 岁。患胃溃疡 15 年，近 3 个月复发，经 8 周内科药物治疗无效。便隐血试验持续阳性。该患者做哪项检查有助于确诊

A. 钡透　　　　　　　B. 胃镜 + 活检

C. 腹部平片　　　　　D. 胸腹联透

E. 胃液分析

126. 男性，32 岁。胃溃疡病史 3 年，今突上腹剧痛，面色苍白，大汗，查：全腹压痛，腹肌紧张。似穿孔。急性穿孔诊断后几小时内手术治疗效果最好

A. 8 小时内　　　　　B. 12 小时

C. 24 小时　　　　　D. 48 小时

E. 10 小时

127. 男性，56 岁。反复上腹部痛，多在餐后很快发生，不易用制酸剂控制，每于发作时频繁呕吐。最常用的治疗方法是

A. 制酸治疗　　　　　B. 手术

C. 抗生素治疗　　　　D. 铋剂

E. 联合治疗

128. 男性，36 岁。患者呕血不止，烦躁，出冷汗。曾有胃溃疡病史呕血的原因可能为

A. 十二指肠球部溃疡　B. 胃溃疡

C. 慢性胃炎　　　　　D. 胃癌

E. 十二指肠球炎

129. 男性，36 岁。1 周来上腹痛，反酸，2 小时前疼痛加重，继而呕血约 200ml，呕血后疼痛减轻。考虑是哪种疾病

A. 急性胃炎　　　　　B. 慢性胃炎

C. 消化性溃疡　　　　D. 胃癌

E. 应激性溃疡

130. 男性，40 岁。近 5 个月来上腹胀痛，反酸，近三月反复呕吐，呕吐物为酸酵性宿食，按幽门梗阻内科治疗 5 天后缓解。幽门梗阻的原因可能为

A. 溃疡愈合瘢痕形成　B. 黏膜炎症，水肿

C. 复合性溃疡　　　　D. 癌变

E. 胃外压性梗阻

131. 萎缩性胃体胃炎

A. 胃酸明显增高　　　B. 胃酸明显减少

C. 胃酸升高　　　　　D. 胃酸常减少

E. 胃酸正常或减少

132. 萎缩性胃窦胃炎

A. 胃酸常减少　　　　B. 胃酸明显增高

C. 胃酸升高　　　　　D. 胃酸明显减少

E. 胃酸正常或减少

133. 可促进胃排空，防止胆汁反流的是

A. 多潘立酮　　　　　B. 西咪替丁

C. 奥美拉唑　　　　　D. 硫糖铝

E. 前列腺素 E_2

134. 可促进黏液分泌及胃黏膜细胞更新的是

A. 多潘立酮　　　　　B. 西咪替丁

C. 奥美拉唑　　　　　D. 硫糖铝

E. 前列腺素 E_2

135. 可作用于壁细胞 H_2 受体，抑制胃酸及胃蛋白酶分泌的是

A. 硫糖铝　　　　　　B. 奥美拉唑

C. 西咪替丁　　　　　D. 多潘立酮

E. 前列腺素 E_2

136. 可抑制 H^+-K^+-ATP 酶活动的是

A. 硫糖铝
B. 西咪替丁
C. 多潘立酮
D. 奥美拉唑
E. 前列腺素 E_2

137. 可保护胃黏膜的是

A. 西咪替丁
B. 硫糖铝
C. 奥美拉唑
D. 多潘立酮
E. 前列腺素 E_2

138. 促胃液素瘤的胃酸表现为

A. 胃酸升高
B. 胃酸明显减少
C. 胃酸常减少
D. 胃酸明显增高
E. 胃酸正常或减少

139. 胃溃疡的胃酸表现为

A. 胃酸常减少
B. 胃酸明显减少
C. 胃酸明显增高
D. 胃酸升高
E. 胃酸正常或减少

140. 十二指肠球部溃疡的胃酸表现为

A. 胃酸明显减少
B. 胃酸升高
C. 胃酸明显增高
D. 胃酸常减少
E. 胃酸正常或减少

141. 胃癌的胃酸表现为

A. 胃酸升高
B. 胃酸明显增高
C. 胃酸明显减少
D. 胃酸常减少
E. 胃酸正常或减少

142. 肝昏迷患者经治疗后神志恢复可给予蛋白质饮食，最适宜的选择是

A. 肉类蛋白质
B. 牛乳蛋白
C. 碳水化合物
D. 植物蛋白
E. 蛋白质在 40g/d 以上

143. 关于肝性脑病的治疗，下述哪项是错误的

A. 肥皂水灌肠
B. 躁动不安时禁用吗啡类药物
C. 口服甲硝唑
D. 禁止蛋白质饮食的摄入
E. 给予支链氨基酸

144. 症状出现之前肝性脑病的早期检测方法是

A. 血氨
B. 脑电图
C. 空腹血糖
D. 诱发电位
E. 肝功

145. 对亚临床肝性脑病最有诊断价值的是

A. 简易智力测验
B. 躯体诱发电位
C. 脑电图
D. 视觉诱发电位
E. 血氨

146. 肝昏迷前期最突出的表现是

A. 行为异常、吐词不清
B. 精神错乱
C. 肌张力增高
D. 表情欣快，昼睡夜醒
E. 意识模糊、扑翼震颤

147. 肝性脑病的处理，无效的措施是

A. 静脉滴入多巴胺
B. 中止蛋白质饮食
C. 口服新霉素
D. 用弱酸液洗肠
E. 静脉滴注精氨酸

148. 肝性昏迷患者出现抽搐时最好选用

A. 地西泮（安定）
B. 吗啡
C. 副醛
D. 氯丙嗪
E. 硫喷妥钠

149. 预后最差的肝性脑病患者是

A. 肝硬化伴腹水者
B. 诱因明确，且易消除者
C. 暴发性肝炎所致者
D. 肝硬化伴黄疸者
E. 肝硬化伴自发性腹膜炎者

150. 下列哪项不是肝性脑病的诱因

A. 消化道出血
B. 安眠药
C. 感染
D. 静脉滴注白蛋白
E. 严重腹泻

151. 肝性脑病前驱期的临床表现有

A. 脑电图异常
B. 可有扑翼样震颤
C. 定向力减退
D. 昏睡
E. 计算力下降

152. 缓慢发生的肝昏迷其最早出现的症状为

A. 意识模糊
B. 肝臭
C. 定向力障碍
D. 行为异常，欣快
E. 意识模糊

153. 关于肝性脑病昏迷期的叙述，哪项不正确

A. 昏迷
B. 可有抽搐
C. 脑电图异常
D. 扑翼样震颤阳性
E. 反射可消失

154. 肝性脑病的发病机制是

A. 氨基酸代谢不平衡
B. 假神经递质
C. 氨硫醇和短链脂肪酸的协同毒性作用
D. 氨中毒
E. 上述多种因素综合作用所致

155. 最主要的产氨场所是

A. 肾脏
B. 肝脏
C. 肠道
D. 大脑
E. 骨骼肌

156. 关于肝昏迷，下述哪项是错误的
A. 血中 NH_3 易进入血脑屏障
B. 低钾性碱中毒时 NH_3 易进入脑组织
C. 肠道 pH 在 5 时，NH_3 不易被吸收
D. 肠道 pH 在 6 以下易使 NH_4^+ 变为 NH_3
E. 缺氧和高热增加氨的毒性

157. 关于肝性脑病的氨代谢，下述哪项不正确
A. 大多数门腔分流术患者血氨及脑脊液中氨含量都增高
B. 动脉血和脑脊液中氨含量明显相关
C. 暴发性肝功能衰竭时血氨往往明显增高
D. 便秘时会引起血氨增高
E. 结肠呈碱性环境时产氨增多

158. 我国引起肝硬化的最常见的原因是
A. 乙醇中毒　　　　　　B. 营养障碍
C. 胆汁淤积　　　　　　D. 病毒性肝炎
E. 循环障碍

159. 下列哪项不是门脉高压的临床表现
A. 末梢血象全血细胞减少　　B. 食管静脉曲张
C. 脾大　　　　　　　　　　D. 腹水
E. 蜘蛛痣，肝掌

160. 肝硬化脾肿大的主要原因是
A. 腹水压迫使脾血回流受阻
B. 肝动脉压力增高
C. 门静脉高压
D. 毒物刺激
E. 肝静脉压力增高

161. 门脉高压的特异性表现是
A. 侧支循环开放　　　　B. 脾肿大
C. 脾功能亢进　　　　　D. 腹水
E. 肝掌，蜘蛛痣

162. 肝硬化失代偿期诊断的主要依据是
A. 少量腹水　　　　　　B. 消瘦
C. 腹胀、腹泻　　　　　D. 乏力、食欲不振
E. 肝掌

163. 肝硬化失代偿期突出的临床表现是
A. 食管胃底静脉曲张　　B. 全血细胞减少
C. 皮肤色泽变黑　　　　D. 腹腔内出现漏出液
E. 消瘦、贫血、营养不良

164. 哪项最能表示门脉高压
A. 脾肿大　　　　　　　B. 腹壁静脉曲张
C. 食管下端静脉曲张　　D. 痔静脉曲张
E. 腹水

165. 肝硬化并发肝肾综合征是
A. 肝硬化失代偿期合并肾小管坏死
B. 肝硬化晚期合并急性肾炎
C. 肝硬化失代偿期发生氮质血症及少尿等肾功能损害
D. 肝硬化代偿期合并慢性肾炎
E. 肝硬化失代偿期合并慢性肾炎

166. 肝细胞严重坏死时，肝功能异常的主要表现是
A. ALT（GPT）增高
B. 清/白球蛋白比例倒置
C. 胆固醇酯降低
D. 血胆红素增高
E. AST（GOT）高于 ALT

167. 鉴别肝内胆汁淤滞性黄疸与肝外梗阻性黄疸最确切的方法是
A. 尿三胆测定及总胆红素测定
B. 碱性磷酸酶测定
C. 十二指肠镜逆行胆管造影
D. 氨基比林试验
E. 谷丙转氨酶测定

168. 反映肝储备功能试验的是
A. 血胆红素测定　　　　B. 血清白蛋白测定
C. ALT 测定　　　　　　D. 吲哚青绿清除试验
E. 免疫球蛋白测定

169. 肝硬化早期诊断最可靠的方法是
A. 肝功能检查　　　　　B. B 型超声
C. CT　　　　　　　　　D. 腹腔镜直视下活检
E. 食管钡餐透视

170. 下列哪项对诊断肝硬化最具确诊价值
A. 大量结缔组织增生，假小叶形成
B. 肝细胞广泛变性坏死，出现碎屑样坏死
C. 肝界板破坏，出现桥接坏死
D. 汇管区炎症，淋巴细胞和浆细胞浸润
E. 肝细胞嗜酸性变，气球样变，嗜酸小体形成

171. 肝硬化患者血清免疫学检查，发现免疫球蛋白的 IgM 显著增加，血清抗线粒体抗体强阳性（1：128），最可能的诊断是
A. 肝炎后肝硬化　　　　B. 乙醇性肝硬化
C. 原发性胆汁性肝硬化　D. 血吸虫性肝硬化
E. 血色病所致肝硬化

172. 肝硬化腹水治疗，一般不主张采用
A. 强烈利尿　　　　　　B. 低盐饮食
C. 卧床休息　　　　　　D. 高蛋白饮食
E. 腹水浓缩回输

173. 肝硬化患者上消化道出血后，预防肝性脑病的重要治疗措施为
A. 加强保肝治疗　　　　B. 应用左旋多巴

C. 复方氨基酸静点   D. 弱酸溶液洗肠

E. 纠正酸碱平衡

174. 肝硬化肝实质损害的最重要依据是

A. 血清胆红素增加

B. 胆固醇降低

C. 透明质酸增加

D. 清蛋白减少，凝血酶原时间延长

E. 血氨升高

175. 对肝硬化诊断最有价值的是

A. 肝功能试验异常

B. B 超肝内回声粗糙不匀

C. 肝掌，蜘蛛痣

D. 脾肿大

E. 钡透食管下端有蚯蚓状充盈缺损

176. 肝硬化时肝功能减退的表现是

A. γ 球蛋白增加，男性乳房发育，腹壁静脉曲张

B. 血小板减少，食管静脉曲张，蜘蛛痣

C. 清/球蛋白比例倒置，雌激素增多，ICG 试验潴留

D. 胆固醇降低，血胆红素增加，脾肿大

E. 转氨酶增高，透明质酸酶增加，腹水

177. 关于小结节性肝硬化的特征，叙述错误的是

A. 起病多隐匿   B. 进展较缓慢

C. 症状不明显   D. 多由血吸虫病引起

E. 结节大小均匀，最大不超过 1.0cm

178. 男性，38 岁。肝硬化病史 6 年，因上消化道出血不止行 TIPS 治疗后，病人出现睡眠障碍。此时较没有意义的检查是

A. 脑 CT   B. 脑电图

C. 诱发电位   D. 血氨

E. 智力测验

179. 患者，48 岁。肝硬化病史 5 年，大量放腹水后出现睡眠障碍，扑翼样震颤。脑电图异常，最可能的诊断是

A. 肝性脑病 I 期   B. 肝性脑病 III 期

C. 肝性脑病 II 期   D. 肝性脑 IV 期

E. 亚临床肝性脑病

180. 男性，38 岁。肝硬化病史 2 年，高蛋白饮食后出现睡眠障碍，计算力障碍，脑电图异常。下列治疗措施哪项不合适

A. 限制蛋白饮食   B. 弱酸性溶液灌肠

C. 乳果糖口服   D. 弱碱性溶液灌肠

E. 精氨酸滴注

181. 男性，48 岁。肝硬化病史 6 年，一天前呕血 500ml，

出现神志淡漠，吐词不清且较缓慢。下列治疗措施哪项不合适

A. 肥皂水导泻   B. 硫酸镁导泻

C. 甘露醇导泻   D. 用酸性溶液灌肠

E. 支链氨基酸静脉输注

182. 一肝硬化病人，发生睡眠时间倒错，语言不清，血钾 3.5mmol/L，血钠 136mmol/L，血氨升高明显，血清 pH 为 7.48。下列药物中首选哪种

A. 谷氨酸钠   B. 谷氨酸钾

C. 左旋多巴   D. 精氨酸

E. 复方氨基酸

183. 急性昏迷病人，轻度黄疸，双侧肢体肌张力对称性增高，瞳孔等大，尿蛋白及糖定性均阴性。下列哪项最可能

A. 脑血管意外   B. 肝性昏迷

C. 安眠药中毒   D. 尿毒症

E. 糖尿病昏迷

184. 男性，46 岁。有腹水，6 天前起出现呕吐黑便，经治疗好转，近日来嗜睡，定向障碍。病人可能出现下列哪种情况

A. 电解质紊乱   B. 失血性休克

C. 氮质血症   D. 贫血

E. 肝性脑病

185. 男性，52 岁。肝硬化病史 3 年，近日腹胀，B 超发现有腹水，服呋塞米片剂 3 天后出现睡眠障碍，意识错乱，脑电图异常。最可能的诊断是

A. 亚临床肝性脑病   B. 肝性脑病 I 期

C. 肝性脑病 III 期   D. 肝性脑病 II 期

E. 肝性脑病 IV 期

186. 男性，42 岁。肝硬化病史 5 年，三天前呕血 500ml，今日出现淡漠少言，脑电图正常，最可能的是

A. 亚临床肝性脑病   B. 肝性脑病 II 期

C. 肝性脑病 I 期   D. 肝性脑病 III 期

E. 肝性脑病 IV 期

187. 男性，43 岁。肝硬化病史 3 年，三天前呕血后出现昏迷，经治疗今日能够回答问题，但不能完成简单的计算。目前可能的诊断是

A. 肝性脑病 IV 期   B. 肝性脑病 III 期

C. 肝性脑病 I 期   D. 肝性脑病 II 期

E. 亚临床肝性脑病

188. 肝硬化患者近日发热，全腹压痛，抽出腹水混浊。为有效合理治疗，应尽快采取的措施为

A. 腹部平片   B. 血细菌培养

C. 腹水涂片染色查细菌   D. 腹水细菌培养

E. 抗生素早期联合应用

189. 肝硬化腹水患者出现心悸，呼吸困难，巩膜黄染，神智迟钝，为减少腹水宜选用

A. 螺内酯　　　　　　B. 氢氯噻嗪

C. 呋塞米　　　　　　D. 放腹水

E. 氨茶碱

190. 男性，36 岁。腹部胀大，下肢浮肿半年，加重一个月，近一周少尿。查体：颈静脉无怒张，心率 104 次/分，腹水征（＋），肝脾未触及。尿常规：蛋白（＋），红细胞 0～1/高倍视野，白细胞 0～2/高倍视野，尿蛋白 1.8g/24 小时（正常 3～5g/24h）。血 BUN 16mmol/L。最可能为

A. 肝硬化并肾病综合征　　B. 缩窄性心包炎

C. 肾小球肾病并尿毒症　　D. 慢性肾炎并尿毒症

E. 慢性充血性心力衰竭

191. 男性，46 岁。肝硬化大量腹水，呼吸困难，用利尿剂后仍尿少。如需单纯放腹水，第一次放多少合适

A. 1500～2000ml　　　B. 1000ml

C. 2500～350ml　　　D. 6000～8000ml

E. ＜500ml

192. 男性，36 岁。肝硬化腹水，尿少，四肢浮肿，心率 125 次/分，呼吸 40 次/分，端坐，有脐疝。治疗中首选

A. 毛花苷丙静脉滴注　　B. 氢氯噻嗪口服

C. 口服甘露醇　　　　　D. 放腹水

E. 硫酸镁导泻

193. 男性，32 岁。平素健康，昨夜晚饭后感腹胀，2 小时后，呕红色血约 200～400ml，排柏油便 3 次，血压 11/8kPa（83/60mmHg），心率 120 次/分，腹平软无压痛，肝未触及，脾侧位 1.0cm。可能的诊断是

A. 肝硬化并出血　　　　B. 急性胃黏膜损害

C. 食物中毒　　　　　　D. 消化性溃疡出血

E. 胃癌

194. 男性，45 岁。右肋痛 3 个月，微热，巩膜轻度黄染，肝于吸气时肋下 1.0cm，质中等，右膈外侧抬高。B 超：肝内大小不等的结节样回声，边缘不整齐。HBsAg（＋），甲胎蛋白 100μg/L。最大可能的诊断是

A. 原发性肝癌　　　　　B. 肝硬化

C. 阿米巴肝脓肿　　　　D. 乙型肝炎

E. 淤胆性肝炎

195. 30 岁。男性腹水病人，腹壁稍紧张，轻压痛，肝脾未触及，无颈静脉怒张，心界不大，心率 90 次/分，

律齐，无杂音，血压 15/9kPa，呼吸音正常，Hb 为 100g/L，白细胞 9.8 × 10⁹/L，中性 70%，GPT 50U，血总蛋白 52g/L，白/球蛋白 23/30。腹水常规：浅黄色比重 1.018，Revalta（＋），细胞数为 560 × 10⁶/L，淋巴细胞 74%。最大可能的诊断是

A. 肝硬化并肝癌

B. 肝硬化并自发性腹膜炎

C. 肝硬化并结核性腹膜炎

D. 原发性肝脏腹膜转移

E. 腹膜恶性肿瘤

196. 肝硬化腹水患者，近一周发热，腹胀，稍有呼吸困难，腹水较前增长，心率 96 次/分。最大可能的诊断是

A. 脾周围炎　　　　　　B. 肝功明显活动

C. 并心力衰竭　　　　　D. 自发性腹膜炎

E. 肝癌破裂

197. 男性，肝硬化腹水病人经药物治疗后，血钾为 2.4mmol/L，尿钾 40mmol/L。此病人低钾的原因可能是

A. 呕吐　　　　　　　　B. 低盐饮食

C. 放腹水　　　　　　　D. 食欲不振

E. 利尿治疗

198. 肝硬化腹水病人，近日发热，腹痛，腹水量增加。腹水常规：利凡他试验（＋），比重 1.019，蛋白 25g/L，细胞数 600 × 10⁶/L，多形核细胞 80%。最可能并发

A. 结核性腹膜炎　　　　B. 原发性肝癌

C. 自发性腹膜炎　　　　D. 肝肾综合征

E. 癌性腹膜炎

199. 女性，40 岁。9 个月来持续黄疸，伴皮肤瘙痒。查体：巩膜皮肤明显黄染，肝肋下 3cm，质硬，光滑，脾大肋下 6cm。血清抗线粒体阳性，血胆红素 134mmol/L，1 分钟胆红素 88mmol/L，5－核苷酸酶升高，GPT 30U，γ－GT 200U。最可能的诊断为

A. 慢性活动性肝炎

B. 原发性肝癌

C. 肝炎后肝硬化

D. 原发性胆汁性肝硬化

E. 继发性胆汁性肝硬化

200. 男性，41 岁。不规则发热 3 个月，右肋下胀痛，颈肩部见蜘蛛痣，肝肋下 4cm，质硬轻触痛，脾肋下一指。血白细胞数 4.8 × 10⁹/L，中性 60%，GPT 60U，γ－GT 为 400U，AKP 350U（正常为 35～150U）。最大可能是

A. 肝硬化合并肝细胞癌　　B. 肝脓肿

C. 慢性活动性肝炎　　　D. 肝炎后肝硬化

E. 慢性胆囊炎

201. 男性，35岁。腹胀大半年。体检：坐位颈静脉充盈，血压12/8kPa（90/60mmHg），心界不大，心音低沉，心率92次/分，律整，无杂音，肺清，腹膨隆，肝肋下5.0cm，脾未触及，全腹无压痛，移动性浊音（+）。腹水比重1.016，血白蛋白23g/L，细胞总数100×10^6/L，中性粒细胞50%。最可能的诊断是

A. 缩窄性心包炎　　　B. 结核性腹膜炎

C. 慢性心力衰竭　　　D. 肝炎后肝硬化

E. 肝硬化并自发性腹膜炎

202. 男性，40岁。晚饭后上腹不适，继而恶心，呕鲜血800ml，排柏油便2次。查体：血压13/9kPa，脉搏102次/分，肝未触及，脾大肋下2.0cm，有HBsAg（+）史。在输血同时，下列哪项紧急措施最合适

A. 食管静脉硬化治疗　　B. 食管静脉套扎治疗

C. 紧急胃镜检查　　　D. 三腔双囊管压迫

E. 去甲肾上腺素口服

203. 肝硬化腹水患者，大量利尿后，嗜睡，多语，呼吸14次/分，有时四肢抽搐，血pH7.5，CO_2CP 34mmol/L，HCO_3^- 32mmol/L，BE+5.5，尿pH5.0，$PaCO_2$ 7kPa，血K^+ 3.0mmol/L，Cl^- 90mmol/L，Na^+ 145mmol/L。应诊断为

A. 肝硬化合并肝性脑病

B. 肝硬化合并肝肾综合征

C. 肝性脑病合并呼吸性碱中毒

D. 肝硬化合并低钾低氯性代谢性碱中毒

E. 肝硬化合并酸中毒

204. 男性，40岁。腹水一个月，6天前反复呕血、黑便经抢救治疗后好转，稳定，近日来嗜睡，认人不清。下列哪项检查对诊断最无帮助

A. 诱发电位　　　B. 扑翼震颤

C. 血氨　　　D. 脑电图

E. 脑CT

205. 男性，45岁。急性昏迷，轻度黄疸，双侧肢体肌张力对称性增高，瞳孔等大，尿蛋白以及糖定性均阴性，尿酮体阴性。下列措施中无效的是

A. 静脉滴入多巴胺　　B. 中止蛋白质饮食

C. 支链氨基酸静脉滴注　D. 用弱酸液灌肠

E. 静脉滴注精氨酸

206. 男性，38岁。肝硬化病史5年，近日出现睡眠时间倒错，语言不清。血钾3.5mmol/L，血钠136mmol/L，血氨90mmol/L，血清pH为7.48。下

列检查哪项可能正常

A. 颅脑CT　　　B. 脑电图

C. 扑翼样震颤　　D. 简易智力测验

E. 血氨

207. 男性，36岁。平素健康，单位健康体检时发现AFP升高，但<500μg/L，肝功能正常，HBsAg（+），HBeAg（+），HBcAb（+）。下列检查方法哪项为首选

A. 肝脏CT　　　B. 肝脏B超

C. 肝脏MRI　　　D. X线肝血管造影

E. 一个月后复查AFP

208. 男性，39岁。近期出现上腹不适，乏力，就医发现AFP>500μg/L，B超检查结果为正常肝脏声像图，查体未见异常。下列初步诊断哪项较为合适

A. 肝癌单纯型Ⅰ期　　B. 肝癌硬化型Ⅰ期

C. 肝癌单纯型Ⅱ期　　D. 肝癌硬化型Ⅱ期

E. 肝癌炎症型Ⅲ期

209. 男性，40岁。HBsAg（+）30年，近2个月来发热并右上腹痛。查体：体温39℃，肝肋下5cm，中等硬度，表面稍不平，压痛（+）。甲胎蛋白（+）。治疗效果最佳的方法是

A. 放射治疗　　　B. 手术治疗

C. 化学抗癌药物治疗　D. 生物和免疫治疗

E. 中医治疗

210. 男性，53岁。既往有肝硬化腹水病史，近一周发热，腹胀，稍有呼吸困难，腹水较前增长，心率96次/分。应用呋塞米治疗2天后出现沉默寡言，性格改变。下列治疗较不合适的是

A. 精氨酸静脉滴注

B. 抗生素早期、足量联合应用

C. 乳果糖口服

D. 静脉补钾

E. 复方氨基酸静脉滴注

211. 男性，48岁。乙型肝炎病史10年，因乏力、低热、腹胀、少尿来院就诊。检查发现巩膜黄染，腹部膨隆，有大量腹水存在。肝略缩小，脾大。超声显像见肝内纤维增殖，肝硬化结节形成，门静脉和脾静脉增宽。诊断为肝炎后肝硬化，门脉高压症。对该患者不适当的治疗措施为

A. 合并应用留钾和排钾利尿剂

B. 忌盐饮食

C. 给予复方氨基酸和白蛋白

D. 卧床休息

E. 反复多次抽放腹水

212. 男性，45岁。肝硬化大量腹水，呼吸困难，用利尿

剂后仍尿少。如需放腹水，第一次单纯放腹水放多少合适

A. 1500～2000ml　　　B. 1000ml

C. 2500～3500ml　　　D. 6000～8000ml

E. ＜500ml

213. 能补充正常神经递质，竞争性地排斥假神经递质的是

A. 乳果糖　　　　　　B. 肾上腺皮质激素

C. 左旋多巴　　　　　D. 溴隐亭

E. 新霉素

214. 能够使肠内酸化，减少氨的吸收形成的是

A. 左旋多巴　　　　　B. 乳果糖

C. 肾上腺皮质激素　　D. 溴隐亭

E. 新霉素

215. 能够抑制肠道细菌生长，减少氨的形成的是

A. 溴隐亭　　　　　　B. 左旋多巴

C. 肾上腺皮质激素　　D. 乳果糖

E. 新霉素

216. 肝昏迷出现代谢性碱中毒时宜用

A. 氯化钾　　　　　　B. 精氨酸

C. VB_1　　　　　　　D. 左旋酸

E. 高渗糖

217. 肝昏迷出现脑水肿时宜用

A. 左旋酸　　　　　　B. 氯化钾

C. VB_1　　　　　　　D. 精氨酸

E. 高渗糖

218. 肝细胞癌可见

A. AFP＜20μg/L

B. AFP增高，多不超过200μg/L

C. AFP＞500μg，持续4周

D. AFP＞200μg/L

E. AFP＞100μg/L

219. 胆管细胞癌可见

A. AFP＞500μg，持续4周

B. AFP＜20μg/L

C. AFP增高，多不超过200μg/L

D. AFP＞200μg/L

E. AFP＞100μg/L

220. 肝硬化合并自发性腹膜炎的腹水特点为

A. 腹水介于渗出液与漏出液之间

B. 腹水为渗出液

C. 腹水为血液

D. 腹水为漏出液

E. 腹水为脓性

221. 肝硬化腹水的特点为

A. 腹水为渗出液

B. 腹水为漏出液

C. 腹水为血液

D. 腹水介于渗出液与漏出液之间

E. 腹水为脓性

222. 治疗肝硬化肝性脑病，应

A. 休息，低盐食，限制入水量，补蛋白质，给利尿剂

B. 休息，高热量、高蛋白饮食，保肝治疗

C. 休息，禁食，积极补足血容量及采用各种止血措施

D. 休息，高热量，限制蛋白质饮食，输入支链氨基酸

E. 休息，控制输液量，纠正电解质紊乱，限制蛋白质

223. 治疗肝硬化腹水，应

A. 休息，高热量、高蛋白饮食，保肝治疗

B. 休息，低盐食，限制入水量，补蛋白质，给利尿剂

C. 休息，高热量，限制蛋白质饮食，输入支链氨基酸

D. 休息，禁食，积极补足血容量及采用各种止血措施

E. 休息，控制输液量，纠正电解质紊乱，限制蛋白质

224. 治疗肝硬化并上消化道出血，应

A. 休息，禁食，积极补足血容量及采用各种止血措施

B. 休息，高热量、高蛋白饮食，保肝治疗

C. 休息，高热量，限制蛋白质饮食，输入支链氨基酸

D. 休息，低盐食，限制入水量，补蛋白质，给利尿剂

E. 休息，控制输液量，纠正电解质紊乱，限制蛋白质

225. 急性胰腺炎形成脓肿的时间为

A. 病后2～3天　　　　B. 病后24小时

C. 病后48小时　　　　D. 病后1小时

E. 病后2～3周

226. 急性胰腺炎假性囊肿形成时间为

A. 病后3～4小时　　　B. 病后24小时

C. 病后3～4周　　　　D. 病后3～4天

E. 病后3～4个月

227. 关于急性胰腺炎的临床表现，叙述错误的是

A. 腹部体征与病理轻重相平行

B. 腹部可有压痛、反跳痛

C. 腹痛向腰背部放射

D. 上腹部可触及包块

E. 腹部体征与腹痛轻重相平行

228. 急性出血坏死型胰腺炎的特征性病变是

A. 上腹部可触及包块　　　　B. 黄疸

C. 脐周及侧腹呈青紫色　　　D. 腹痛向腰背部放射

E. 腹痛持续一周以上

229. 国内急性胰腺炎的常见病因是

A. 胆或胃手术后

B. 胆道疾病

C. 腹部钝挫伤

D. 大量饮酒和暴饮暴食

E. 急性病毒感染

230. 能引起急性胰腺炎的药物有

A. 肾上腺素　　　　　　　B. 去甲肾上腺素

C. 葡萄糖酸钙口服　　　　D. 肾上腺糖皮质激素

E. 维生素 D 钙片口服

231. 提示急性胰腺炎预后不良反应的指标是

A. 血清淀粉酶超过 500U（Somogyi）

B. 血钙低于 1.75mmol/L

C. 淀粉酶、肌酐清除率比值超过正常 3 倍

D. 血清淀粉酶升高持续不降超过 5 天

E. 血钾、血镁同时降低

232. 早期应用可降低 24 小时病死率的药物是

A. 肾上腺糖皮质激素

B. 生长抑素（施他宁）

C. 阿托品

D. 普鲁卡因

E. H$_2$ 受体阻滞剂

233. 治疗急性出血坏死型胰腺炎效果较好的药物是

A. 肾上腺糖皮质激素　　　B. 奥曲肽

C. H$_2$ 受体拮抗剂　　　　D. 质子泵阻滞剂

E. 抗胆碱能药物

234. 急性出血坏死型胰腺炎出现肠麻痹时，不宜应用的药物是

A. 质子泵阻滞剂　　　　　B. 肾上腺糖皮质激素

C. H$_2$ 受体拮抗剂　　　　D. 奥曲肽

E. 抗胆碱能药物

235. 有关急性胰腺炎的说法，不正确的是

A. 腹痛体征与胰腺病理改变相平行

B. 腹痛程度与血清淀粉酶升高相平行

C. 腹部向腰背部放射

D. 水肿型腹痛消失快

E. 出血坏死型腹痛持续时间长

236. 男性，46 岁。上腹痛 10 年，向腰背部放射，近 1 年常出现空腹痛、夜间痛。十二指肠镜检查有十二指肠球部溃疡。ERCP 见胆管、胰管扩张、扭曲变形。较合适的诊断是

A. 慢性胰腺炎

B. 胆总管结石

C. 十二指肠球部溃疡

D. 慢性胆囊炎

E. 慢性胰腺炎合并十二指肠溃疡

237. 男性，51 岁。上腹痛 10 余年，近 2 年出现腹泻。血糖正常，血清 CCK－PZ 浓度显著提高。结肠镜检查为正常黏膜像。可能的诊断为

A. 结肠炎　　　　　　　　B. 慢性胰腺炎

C. 结肠功能紊乱　　　　　D. 隐性糖尿病

E. 慢性肝炎

238. 男性，60 岁。上腹痛 10 余年，向腰背部放射，弯腰可减轻。CT 检查可见胰腺缩小。尿 PABA 排出减少，血糖正常，葡萄糖耐量试验异常。可能的诊断是

A. 隐性糖尿病　　　　　　B. 慢性胰腺炎

C. 慢性胆囊炎　　　　　　D. 胰腺癌

E. 慢性胰腺炎合并隐性糖尿病

239. 男性，38 岁。饮酒后 4 小时出现上腹痛，14 小时后出现呼吸困难，40 次/分，高热，动脉血氧分压低于 7.98kPa。下列治疗哪项是不合适的

A. 人工呼吸机　　　　　　B. 胃肠减压

C. 肾上腺糖皮质激素　　　D. 禁食

E. 阿托品

240. 男性，35 岁。腹痛 2 天，呕吐，腹胀，血淀粉酶 750U（Somogyi），血压 80/50mmHg，脉搏 120 次/分。最恰当的诊断为

A. 急性肠梗阻伴休克

B. 急性心肌梗死

C. 急性出血坏死型胰腺炎合并休克

D. 急性胃炎

E. 幽门不全梗阻

241. 男性，35 岁。腹痛 12 小时，血压 80/50mmHg，脉搏 120 次/分，血淀粉酶 500U（Somogyi），下述哪项措施能使 24 小时内死亡危险性下降

A. 尽快应用质子泵原抑制剂

B. 胃肠减压

C. 尽快应用 H$_2$ 受体拮抗剂

D. 尽快静脉补液，增加血容量

E. 尽快应用奥曲肽或施他宁

242. 男性，40 岁。上腹疼痛 5 年余，平卧时加重，弯腰

可减轻。查体：上腹轻度压痛。X 线腹部摄片有胰区钙化。可能的诊断是

A. 慢性胆囊炎　　　　　B. 慢性浅表性胃炎

C. 慢性萎缩性胃炎　　　D. 慢性胃炎

E. 慢性胰腺炎

243. 男性，50 岁。上腹疼痛 7 年余，进高脂餐易出现疼痛，上腹轻压痛。ERCP 显示胰管扭曲变形，结石影。可能的诊断是

A. 慢性胃炎　　　　　　B. 慢性胆囊炎

C. 慢性胰腺炎　　　　　D. 胃肠神经功能紊乱

E. 胰腺癌

244. 男性，38 岁。4 小时前曾大量饮酒，出现上腹剧烈疼痛，弯腰体位可减轻。查体：上腹压痛，轻微腹肌紧张。最可能的诊断是

A. 急性胃炎　　　　　　B. 急性胃肠炎

C. 急性胆囊炎　　　　　D. 急性胰腺炎

E. 急性肠梗阻

245. 男性，49 岁。4 小时前上腹剧烈疼痛。查体：上腹压痛。为明确诊断，下列检查哪项是不必要的

A. 肝、胆、胰 B 超检查　　B. 血清淀粉酶

C. X 线腹部平片　　　　D. 心电图

E. 尿淀粉酶

246. 男性，38 岁。平素身体健康，饮酒后 4 小时出现上腹痛，14 小时后出现呼吸困难，40 次/分。最恰当的诊断是

A. 急性水肿型胰腺炎　　B. 右叶性肺炎

C. 急性肠梗阻　　　　　D. 急性胃炎

E. 急性出血坏死型胰腺炎合并成人呼吸窘迫综合征

247. 男性，36 岁。工作中突然出现右上腹疼痛，12 小时后出现上腹疼痛，腹胀，向腰背部放射，豆油色尿。最可能的诊断是

A. 急性胆囊炎　　　　　B. 肾绞痛

C. 急性胰腺炎（胆源性）　D. 高位阑尾穿孔

E. 肠系膜血管栓塞

248. 男性，45 岁。上腹痛 6 小时，腹胀，呕吐，血压 80/50mmHg，脉搏 120 次/分，血淀粉酶 250U（Somogyi）。下列判定哪项不合适

A. 急性心肌梗死

B. 急性胰腺炎出血坏死型

C. 消化性溃疡急性穿孔

D. 急性肠梗阻

E. 可排除急性胰腺炎

249. 男性，38 岁。上腹痛 12 小时，腹胀。阑尾切除术后 5 年。查体：上腹压痛，胁腹皮肤呈灰紫色斑。血

淀粉酶 <500U（Somogyi）。最可能的诊断是

A. 急性心肌梗死　　　　B. 急性胰腺炎水肿型

C. 消化性溃疡急性穿孔　D. 急性肠梗阻

E. 急性胰腺炎出血坏死型

250. 男性，42 岁。上腹痛 12 小时，腹胀，呕吐，既往有消化性溃疡病史。查体：上腹压痛。血淀粉酶：750U（Somogyi）。最可能的诊断是

A. 消化性溃疡急性穿孔　B. 急性肠梗阻

C. 急性胰腺炎　　　　　D. 急性心肌梗死

E. 急性胃肠炎

251. 男性，78 岁。呕吐，腹胀 21 小时，无明显腹痛。查体：腹肌紧张。血淀粉酶 250U（Somogyi）。血钙 1.7mmol/L，最可能的诊断是

A. 急性心肌梗死

B. 急性胰腺炎水肿型

C. 急性肠梗阻

D. 急性胰腺炎出血坏死型

E. 消化性溃疡急性穿孔

252. 男性，35 岁。腹痛，腹胀，呕吐 6 小时。查体：血压 120/80mmHg，呼吸 18 次/分，上腹压痛轻微。血淀粉酶 750U（Somogyi）。下列治疗哪项不合适

A. 及早应用肾上腺糖皮质激素

B. 禁食

C. 肌注阿托品

D. 胃肠减压

E. 洛赛克静脉滴注

253. 男性，50 岁。饮酒后上腹痛，腹胀 8 小时。查体：血压 130/80mmHg，呼吸 18 次/分，上腹明显压痛，肌紧张，反跳痛。血淀粉酶 >500U（Somogyi）。下列哪项措施不合适

A. 及早应用肾上腺糖皮质激素

B. 胃肠减压

C. 应用质子泵抑制剂静脉滴注

D. 禁食

E. 及早应用奥曲肽静脉滴注

254. 男性，36 岁。12 小时前工作中突然出现右上腹痛，继之出现豆油色尿，半小时前出现上腹痛向腰背部放射，俯首弯腰可减轻腹痛，血压 120/80mmHg，呼吸 18 次/分。下列检查哪项可能出现异常且最有意义

A. 心电图　　　　　　　B. X 线腹部平片

C. 血清淀酚酶　　　　　D. 肝脏 B 超

E. 血清脂肪酶

255. 男性，50 岁。酒后上腹痛，腹胀 8 小时。查体：上腹明显压痛，肌紧张反跳痛，血压 120/80mmHg，

脉搏88次/分。血淀粉酶＞500U（Somogyi）。最可能的诊断是

A. 消化性溃疡急性穿孔　　B. 急性肠梗阻

C. 急性胰腺炎　　D. 急性心肌梗死

E. 急性胃肠炎

256. 参与胰腺及周围脂肪坏死的是

A. 胰蛋白酶　　B. 弹力蛋白酶

C. 激肽酶　　D. 磷酰酶A

E. 脂肪酶

257. 可导致血管扩张和血管壁通透性增加的是

A. 磷酰酶A　　B. 弹力蛋白酶

C. 胰蛋白酶　　D. 激肽酶

E. 脂肪酶

258. 可造成组织坏死与溶血的是

A. 弹力蛋白酶　　B. 磷酰酶A

C. 激肽酶　　D. 胰蛋白酶

E. 脂肪酶

259. 可致使胰腺出血和血栓形成的是

A. 磷酰酶A　　B. 激肽酶

C. 弹力蛋白酶　　D. 胰蛋白酶

E. 脂肪酶

260. 可引起微循环障碍，导致休克的是

A. 磷酰酶A　　B. 弹力蛋白酶

C. 胰蛋白酶　　D. 激肽酶

E. 脂肪酶

261. 目前认为Crohn病（克罗恩病）的发病主要与下列哪项有关

A. 免疫反应　　B. 病毒感染

C. 衣原体感染　　D. 结核杆菌感染

E. 遗传因素

262. 诊断Crohn病的最有意义的病理改变是

A. 全壁性炎症　　B. 匐行性沟槽样溃疡

C. 干酪性肉芽肿　　D. 非干酪性肉芽肿

E. 多发性炎性息肉

263. Crohn病最常见的临床表现是

A. 高热　　B. 腹痛腹泻

C. 肠梗阻　　D. 腹部肿块

E. 肛门、直肠周围病变

264. 结肠Crohn病的首选治疗药物的是

A. 甲硝唑　　B. 阿莫西林

C. 柳氮磺胺吡啶　　D. 泼尼松

E. 硫唑嘌呤

265. 依据WHO标准，可确诊为Crohn病的是

A. 节段性肠道病变，纵行溃疡

B. 非连续性肠道病变伴纵行溃疡

C. 全层性炎症性肠道疾病伴肿块及狭窄

D. 区域性肠道病变，黏膜呈铺路石样改变

E. 非连续性肠道病变，全层性炎及非干酪性肉芽肿

266. 依据WHO标准可疑诊为Crohn病的是

A. 节段性肠道病变，纵行溃疡

B. 非连续性肠道病变，伴纵行溃疡

C. 全层性炎症性肠道病变伴肿块及狭窄

D. 区域性肠道病变，黏膜呈铺路石样改变

E. 非连续性肠道病变，全层性炎及非干酪性肉芽肿

267. 溃疡性结肠炎病情复发的先兆为

A. 血白细胞计数增高

B. 血沉加速

C. 凝血酶原时间延长

D. 血清α_2球蛋白增加

E. 凝血因子Ⅷ活性增加

268. 重型溃疡性结肠炎首选的药物是

A. 水杨酸偶氮磺胺吡啶　　B. 肾上腺糖皮质激素

C. 免疫抑制剂　　D. 抗生素

E. 乳酸杆菌制剂

269. 下列哪项不是溃疡性结肠炎的治疗原则

A. 防止并发症　　B. 缓解病情

C. 减少复发　　D. 控制急性发作

E. 早期手术切除全结肠可根治本病

270. 下列哪项不是溃疡性结肠炎的手术适应证

A. 暴发型溃疡性结肠炎　　B. 肠穿孔

C. 癌变　　D. 中毒性巨结肠

E. 脓肿和瘘管形成

271. 溃疡型结肠炎最严重的并发症是

A. 中毒性巨结肠　　B. 结肠狭窄

C. 瘘管形成　　D. 结肠假息肉形成

E. 肛门、直肠周围脓肿

272. 对溃疡性结肠炎最有价值的诊断方法是

A. 血清α_2球蛋白测定　　B. 便常规

C. X线钡剂灌肠　　D. 临床表现

E. 结肠镜检查

273. 下列哪项不是溃疡性结肠炎的X线表现

A. 肠壁边缘呈锯齿样

B. 结肠袋消失，肠壁变硬

C. 肠腔见圆或卵圆形充盈缺损

D. 病变部位呈跳跃征象

E. 肠管缩短，肠腔变窄，呈铅管状

274. 柳氮磺胺吡啶（SASP）治疗溃疡性结肠炎的机制是

A. 降低肠道酸度

B. 促使肠上皮细胞再生

C. 抑制氧自由基形成

D. 抑菌作用

E. 肠黏膜保护作用

275. 溃疡性结肠炎病变多位于

A. 横结肠　　　　　　　　B. 回盲部

C. 回肠下段及升结肠　　　D. 全结肠

E. 直肠及乙状结肠

276. 关于溃疡性结肠炎的病理改变，叙述错误的是

A. 病变呈广泛浅小溃疡

B. 炎症反复发作可形成炎性息肉

C. 病变常侵入肌层易出现穿孔及巨结肠

D. 病变反复发作可致结肠变形缩短

E. 溃疡性结肠炎可出现癌变

277. 里急后重症状最常见于

A. Crohn 病　　　　　　　B. 溃疡型肠结核

C. 溃疡性结肠炎　　　　　D. 增生型肠结核

E. 血吸虫病

278. 易并发中毒性巨结肠的疾病是

A. Crohn 病　　　　　　　B. 溃疡型肠结核

C. 溃疡型结肠炎　　　　　D. 血吸虫病

E. 增生型肠结核

279. 男性，18 岁。腹痛、腹泻 2 年，伴低热。结肠镜检查：回肠末端黏膜呈铺路石样表现。取活检病理报告为非干酪性肉芽肿。本例可诊断为

A. 肠结核　　　　　　　　B. 溃疡性结肠炎

C. Crohn 病　　　　　　　D. 肠伤寒

E. 肠息肉

280. 男性，5 岁。因右下腹痛、发热 2 年加重 7 天入院，体检及结肠镜检查时发现，有肛瘘和肛裂。结肠镜检查：盲肠及回肠末端铺路石样改变，及纵行溃疡。右下腹包块试穿有脓液吸出。下列治疗方法中哪项不合适

A. 应用柳氮磺胺吡啶

B. 腹痛可用阿托品

C. 可给予甲硝唑

D. 卧床休息，支持疗法

E. 最宜应用肾上腺糖皮质激素

281. 男性，34 岁。腹泻 8 年，每日 3 次无脓血，无发热。结肠镜检查：直肠乙状结肠黏膜多发浅溃疡，伴充血、水肿。诊断应为

A. 疑诊为溃疡性结肠炎　　B. 确诊为克罗恩病

C. 确诊为溃疡性结肠炎　　D. 胃肠功能紊乱

E. 肠结核

282. 男性，65 岁。左侧腹痛，腹泻半年间断出现脓血便。查体：腹部未及包块。最合适的检查方法是

A. 结肠钡灌透视　　　　　B. 结肠镜检查

C. 腹部 CT　　　　　　　D. 全胃肠钡透

E. 便常规

283. 男性，30 岁。近 5 年腹泻，多次细菌培养阴性，结肠镜检查见直肠乙状结肠黏膜血管纹理模糊，黏膜细颗粒状 Hb110g/L，下面哪项治疗是适当的

A. 肾上腺糖皮质激素　　　B. 静脉高营养

C. 输血　　　　　　　　　D. 禁食

E. 水杨酸制剂

284. 女性，29 岁。反复发作脓血便，伴膝关节疼痛，多次细菌培养阴性。X 线钡剂检查示乙状结肠袋消失，管壁平滑变硬，肠管缩短，肠腔狭窄。下列哪种诊断可能性大

A. Crohn 病　　　　　　　B. 结肠过敏

C. 溃疡性结肠炎　　　　　D. 肠结核

E. 慢性细菌性痢疾

285. 男性，25 岁。左下腹痛伴脓血便半个月。查体腹部无异常。首先选用的检查方法是

A. B 超　　　　　　　　　B. 大便常规菌培养

C. 钡灌肠透视　　　　　　D. 全胃肠钡剂检查

E. 全结肠镜检查

286. 男性，25 岁。左下腹痛伴脓血便 6 年。查体腹部无异常。首选的检查方法是

A. 全胃肠钡剂检查　　　　B. B 超

C. 钡灌肠透视　　　　　　D. 便常规 + 菌培养

E. 全结肠镜检查

287. 女性，35 岁。反复脓血便 5 年余，伴腹痛，有疼痛－便意－便后缓解的规律，每日腹泻 4 ~ 5 次。查体左下腹有压痛。便细菌培养阴性。初步诊断为

A. 肠道功能紊乱　　　　　B. Crohn 病

C. 溃疡性结肠炎（中度）　D. 肠结核

E. 结肠癌

288. 男性，25 岁。腹泻 5 年，2 次/日，伴里急后重感，偶有便血，无发热，粪细菌培养阴性。肠镜检查：乙状结肠血管纹理不清，黏膜颗粒状，轻触易出血。下列可能的诊断是

A. 肠道功能紊乱　　　　　B. 溃疡性结肠炎中度

C. 溃疡性结肠炎重度　　　D. 溃疡性结肠炎轻度

E. Crohn 病

289. 女性，40 岁。腹泻 7 年，7 ~ 8 次/日，便血伴低热。血常规 Hb < 100g/L，血沉 > 30mm/h。结肠镜检查

见乙状结肠多发性散在分布溃疡，边缘不规则。诊断应为

A. 溃疡性结肠炎轻度　　　B. 溃疡性结肠炎中度

C. Crohn 病　　　　　　　D. 溃疡性结肠炎重度

E. 肠伤寒

290. 女性，42 岁。腹泻 7 年，4~5 次/分，间断便血，有腹痛－便意－便后缓解的规律，曾在某医院诊断为溃疡性结肠炎。本次结肠镜检查：黏膜光滑，血管纹理清晰。诊断应为

A. 肠道功能紊乱

B. 确诊溃疡性结肠炎轻度

C. 疑诊溃疡性结肠炎

D. 确诊溃疡性结肠炎中度

E. Crohn 病

291. 男性，29 岁。右下腹痛，腹泻 2 年，无黏液脓血便。结肠镜检查发现右半结肠呈节段性炎症改变，有卵石样外观并多次活检。如伴下列哪项可确诊为 Crohn 病

A. 肛门病变　　　　　　　B. 全层性炎症

C. 纵行溃疡　　　　　　　D. 瘘管形成

E. 非干酪样性肉芽肿

292. 男性，28 岁。黏液脓血便 2 年，伴里急后重感。查体：一般状态佳，左下腹轻度压痛。预期结肠镜检查及病检，可能发现的病变有

A. 病变位于回肠，盲肠

B. 黏膜呈铺路石样改变

C. 黏膜血管模糊，黏膜糜烂，小溃疡，或溃疡较大呈多发性散在分布于直肠和/或乙状直肠

D. 匐行沟样纵行溃疡

E. 非干酪性肉芽肿

293. 男性，30 岁。黏液脓血便 2 年，下腹轻度疼痛，近日腹痛加重，高热，衰弱。体检：消瘦，体温 39℃，心率 110 次/分，律整，肺部无异常，腹部膨隆，全腹有压痛，肠鸣音消失。最可能的诊断是

A. 肠结核并发肠梗阻

B. Crohn 病

C. 溃疡性结肠炎并发中毒性巨结肠

D. 肠痉挛

E. 大肠癌

294. Crohn 病

A. 病变多累及直肠及乙状结肠

B. 病变多累及回肠末端及邻近结肠

C. 病变主要累及回盲部

D. 病变主要侵犯横结肠

E. 病变以空肠为主

295. 溃疡结肠炎

A. 病变多累及回肠末端及邻近结肠

B. 病变主要累及回盲部

C. 病变多累及直肠及乙状结肠

D. 病变主要侵犯横结肠

E. 病变以空肠为主

296. Crohn 病

A. X 线钡剂灌肠示结肠呈铅管样

B. X 线钡餐检查示回肠部呈跳跃征

C. X 线钡餐检查示回肠末端呈线样征

D. X 线钡餐透视示盲肠充盈缺损，肠腔狭窄

E. X 线钡餐示盲肠运动加速，结肠袋加深，张力增强

297. 溃疡性结肠炎

A. X 线钡餐检查示回肠末端呈线样征

B. X 线钡剂灌肠示结肠呈铅管样

C. X 线钡餐检查示回肠部呈跳跃征

D. X 线钡餐透视示盲肠充盈缺损，肠腔狭窄

E. X 线钡餐示盲肠运动加速，结肠袋加深，张力增强

298. 确诊消化性溃疡出血最可靠的方法是

A. 早期胃镜检查　　　　　B. 钡餐透视

C. 便隐血试验　　　　　　D. 胃液分析

E. 询问病史

299. 消化性溃疡最常见的并发症是

A. 穿孔　　　　　　　　　B. 出血

C. 电解质紊乱　　　　　　D. 癌变

E. 幽门梗阻

300. 下列哪种消化性溃疡最易发生出血

A. 十二指肠球部溃疡　　　B. 胃小弯溃疡

C. 十二指肠球后溃疡　　　D. 幽门管溃疡

E. 复合性溃疡

301. 消化性溃疡合并上消化道大出血的特点，不正确的是

A. 定有黑便　　　　　　　B. 定有呕血

C. 呕血常为咖啡色　　　　D. 出血后疼痛减轻

E. 出血后可有发热及氮质血症

302. 消化性大出血是指几小时内出血量多于

A. 500ml　　　　　　　　B. 750ml

C. 1250ml　　　　　　　 D. 1000ml

E. 1500ml

303. 上消化道出血最常见的病因是

A. 胆道疾病　　　　　　　B. 消化性溃疡

C. 急性糜烂性胃炎　　　　D. 贲门黏膜撕裂症

E. 肝硬化食管静脉曲张破裂

304. 男性，41 岁。1 周来反复呕血 3 次，每日黑便 3～5 次。下列哪项能判断上消化道出血已基本停止
 A. 血压、脉搏输血后恢复正常又恶化
 B. 红细胞计数、血红蛋白继续下降
 C. 血尿素氮持续升高
 D. 由鲜红色血便变成黑便
 E. 中心静脉压不稳定

305. 男性，45 岁。呕血不止，烦躁，面色苍白，出冷汗。此时应首先做哪项处理
 A. 快速补液
 B. 快速输血
 C. 口服去甲肾上腺素
 D. 肌注巴曲酶
 E. 手术止血

306. 男性，25 岁。晚上睡前突然头昏、出冷汗，继呕血约 100ml，2 小时后排黑便 1 次，约 300ml，立即去医院就诊。此上消化道出血最可能的疾病是
 A. 急性胃炎
 B. 慢性胃炎
 C. 胃癌
 D. 消化性溃疡
 E. 应激性溃疡

307. 男性，30 岁。3 年来间断性上腹痛，多在春秋发作。近 10 天又有上腹痛，早晨呕血 400ml，排柏油便 4 次，自觉头晕、心悸。BP 13/8kPa（98/68mmHg），心率 108 次/分，肝脾未触及。HBsAg（＋）。可能的诊断为
 A. 肝硬化食管静脉曲张破裂出血
 B. 急性胃黏膜损伤
 C. 消化性溃疡出血
 D. 食管贲门黏膜撕裂症
 E. 胃癌出血

308. 男性，38 岁。半月来上腹不适疼痛，反酸，2 小时前上腹疼加重，继而呕血约 150ml，呕血后疼痛稍缓解。最可能的疾病是
 A. 消化性溃疡
 B. 慢性胃炎
 C. 胆囊炎
 D. 胰腺炎并出血
 E. 胃癌

309. 男性，40 岁。胃溃疡病史 6 年，半年来加重，尤以进食后明显。近 2 天来呕血 2 次，排黑便 4 次。不宜选择的治疗是
 A. 口服去甲肾上腺素止血
 B. 输血、补液
 C. 三腔双囊管压迫止血
 D. 禁食
 E. 肌注巴曲酶

310. 男性，32 岁。今日中午突然呕血 150ml，继而排黑便 2 次，共约 400ml。查体：剑突下轻压痛，肝脾未触及。上消化道出血的原因可能为
 A. 应激性溃疡
 B. 胃癌
 C. 消化性溃疡
 D. 慢性胃炎

 E. 食管静脉曲张破裂

311. 男性，28 岁。2 天来排柏油样便 8 次，今晨昏倒送医院。以往无上腹痛及肝病史，近期无服药史。查体：BP 8.0/5.3kPa（60/40mmHg），脉搏 130 次/分。首选的措施是
 A. 口服抑酸药
 B. 冰盐水洗胃
 C. 补充血容量
 D. 口服去甲肾上腺素
 E. 内镜下出血

*312. 食管癌患者的主要症状是
 A. 进行性咽下困难
 B. 胸痛
 C. 呕吐
 D. 反酸
 E. 嗳气

*313. 患者，女，67 岁。内镜发现远端食管有转移性腺癌。不能进食固体食物，体重下降 20kg。查体：严重营养不良。你建议采用下列哪项措施
 A. 姑息性手术
 B. 放疗
 C. 内镜下支架放置术
 D. 化疗
 E. 化、放疗联合

*314. 下列哪一症状不是食管癌的早期表现
 A. 吞咽时胸骨后刺痛
 B. 进食时有食物通过缓慢或滞留感
 C. 有时重时轻的咽下哽噎感
 D. 食物反流
 E. 以上都不是

*315. 食管癌不应与下列哪些疾病相鉴别
 A. 胃食管反流病
 B. 贲门失弛缓症
 C. 食管克罗恩病
 D. 食管平滑肌瘤
 E. 以上都不是

*316. 52 岁男患者，进行性吞咽困难 2 个月，近日有呕吐，呕吐物为含有黏液的混杂宿食。最有可能的诊断是
 A. 食管贲门失弛缓症
 B. 食管裂孔疝
 C. 食管癌
 D. 反流性食管炎
 E. 食管良性狭窄

*317. 男性，54 岁。半年前出现进食时胸骨后烧灼感，食毕缓解。近 1 个月症状加重，咽下时有胸骨后阻挡感，伴进食后呕吐，有时出现黑便，体重下降。因 1 周前自己发现左颈部有核桃大小的结节前来就诊。首先考虑的诊断是
 A. 食管炎症
 B. 胃食管反流病
 C. 食管癌
 D. 食管溃疡
 E. 胃癌

*318. 亚临床肝癌是指
 A. 肝细胞 DNA 代谢异常

B. B超检出 <2cm 的肝癌

C. AFP检出而无任何症状和体征的肝癌

D. CT检出 <2cm 的肝癌

E. 患者仅有肝区疼痛的肝癌

*319. 原发性肝癌的临床特点，不正确的是

A. 肿块增长迅速，肝包膜被牵拉引起疼痛

B. 门脉内癌栓可导致门脉高压

C. 癌块侵犯肝门胆管引起黄疸

D. 门脉外癌栓可以产生血管杂音

E. 肿瘤生长缓慢，可以无痛

*320. 甲胎蛋白阳性可早于肝癌出现临床症状

A. 8~11个月   B. 4~5个月

C. 6~7个月   D. 2~3个月

E. 12个月以上

*321. AFP >200μg/L，排除活动性肝病诊断肝癌的标准为

A. ALT正常，AFP >200μg/L 持续8周

B. ALT同步升降持续二个月

C. ALT正常，AFP >200μg/L 持续一个月

D. ALT同步升降持续一个月

E. ALT正常，AFP >200μg/L 持续8个月

*322. 原发性肝癌定位诊断下述哪个方法最敏感

A. X线肝血管造影   B. CT肝动脉造影

C. CT肝动脉碘油造影   D. 放射性核素肝显像

E. X线门静脉造影

*323. 确认原发性肝细胞癌最早的指标是

A. 肝脏B超   B. 肝CT

C. AP   D. AFP

E. γ-GT

*324. 原发性肝细胞癌的AFP阳性率为

A. 100%   B. 80%~90%

C. 60%~70%   D. 70%~90%

E. 50%~60%

*325. 根治原发性肝癌最好的办法是

A. 化学抗癌药物治疗   B. 放射治疗

C. 手术切除治疗   D. 中医治疗

E. 生物和免疫治疗

*326. 与原发性肝癌发病最密切的因素是

A. 肝硬化   B. 黄曲霉毒素

C. 病毒性肝炎   D. 饮用水污染

E. 寄生虫

*327. 原发性肝癌按大体形态分型，下述哪项不正确

A. 结节型易发生癌结节破裂出血

B. 孤立的直径 <3cm 的癌结节称为小肝癌

C. 巨块型易发生坏死引起肝破裂

D. 巨块型癌直径 >10cm

E. 弥漫型往往因肝功能衰竭而死亡

*328. 原发性肝癌肝外血行转移最常见的部位是

A. 脑   B. 骨髓

C. 肾上腺   D. 肺

E. 肾

*329. 原发性肝癌经淋巴转移最常见的部位是

A. 肝门淋巴结   B. 主动脉旁淋巴结

C. 胰腺旁淋巴结   D. 锁骨上淋巴结

E. 脾门淋巴结

*330. 治疗早期原发性肝癌疗效最好的非手术疗法是

A. 经皮穿刺乙醇注射疗法

B. 肝动脉栓塞化疗

C. 肝动脉灌注化疗

D. 放射治疗

E. 生物治疗

*331. 除原发性肝癌，哪种疾病能引起 AFP >500μg/L

A. 多囊肝   B. 慢性肝炎

C. 肾脏胚胎瘤   D. 生殖腺胚胎瘤

E. 肝硬化

*332. 下列哪项有助于鉴别肝癌和良性活动性肝病

A. 肝功能明显损害   B. AFP 阳性

C. AFP 阴性   D. HBsAg 阳性

E. AFP 和 ALT 动态曲线

*333. 男性，36岁。体检发现 AFP 升高 >500μg/L，肝功能正常，HBsAg（+），HBeAg（+），HBcAb（+）。最可能的诊断是

A. 肝癌二期   B. 慢性活动性肝炎

C. 肝硬化晚期   D. 生殖腺胚胎瘤

E. 亚临床肝癌

*334. 男性，38岁。HBsAg（+）20年，近期乏力，肝区不适。做B超检查发现肝右叶有一 3cm×3cm 实质性暗区有声晕。最可能的诊断是

A. 肝硬化（结节性）   B. 硬化型肝癌

C. 单纯型肝癌   D. 肝囊肿

E. 肝血管瘤

*335. 男性，39岁。无肝炎病史，近期出现上腹不适，AFP >500μg/L。B超检查未见肝癌声像图。进一步的诊断措施为

A. 肝脏CT结合B超检查   B. 彩色超声检查

C. 肝脏CT检查   D. 反复B超检查

E. 肝脏CT结合肝动脉造影

*336. 男性，59岁。3年前诊断为乙型肝炎后肝硬化。

每半年做一次 B 超检查，近日发现肝右叶 3cm × 3cm 肿物有光晕，AFP 阴性。最可能的诊断为

A. 结节性肝硬化　　　B. 巨块型肝癌

C. 肝血管瘤　　　　　D. 硬化型肝癌

E. 脂肪肝

*337. 男性，45 岁。右肋痛 3 个月，微热，巩膜轻度黄染，肝于吸气时肋下 1.0cm 质中等，右膈外侧抬高。B 超示肝内大小不等的结节样回声，边缘不整齐。HBsAg（＋），甲胎蛋白为 100μg/L。最大可能的诊断是

A. 原发性肝癌　　　　B. 肝硬化

C. 阿米巴肝脓肿　　　D. 乙型肝炎

E. 淤胆性肝炎

*338. 男性，38 岁。近一个月右上腹痛，向右肩放射。查体：消瘦，肝脾未触及。白细胞 7.5 × 10⁹/L，空腹血糖 2.8mmol/L。X 线透视右膈高位。首先考虑的诊断是

A. 阿米巴性肝脓肿　　B. 肝硬化

C. 原发性肝癌　　　　D. 肝结核

E. 慢性胆囊炎

*339. 男性，40 岁。近 9 个月持续黄疸，伴皮肤瘙痒。查体：体温 39℃，肝肋下 5cm，中等硬度，表面稍不平，压痛（＋）。甲胎蛋白（－）。为明确诊断，哪项检查最有价值

A. 放射性核素扫描

B. 血 γ - 谷氨酰转肽酶测定

C. 胸部透视

D. 白细胞计数及分类

E. 腹部 B 超检查

*340. 男性，39 岁。乙肝病毒携带者，其弟半年前患肝癌去世。近日做 B 超检查发现肝右叶 2 个 3cm × 3cm，5cm × 5cm 肿物，AFP 检查阴性。最正确的诊断是

A. 结节性肝硬化　　　B. 硬化型肝癌

C. 结节性肝癌　　　　D. 巨块型肝癌

E. 否定肝癌

*341. 慢性胰腺炎并发消化性溃疡者占

A. 1% ～2%　　　　　B. 0.1% ～0.2%

C. 10% ～20%　　　　D. 20% ～30%

E. 50%

*342. 慢性胰腺炎转为胰腺癌者占

A. 36% ～50%　　　　B. 3.6% ～5%

C. 16% ～20%　　　　D. 0.6% ～3.0%

E. 0.6% ～2.6%

*343. 导致慢性胰腺炎酗酒时间需

A. 10 年以上　　　　　B. 5 年以上

C. 15 年以上　　　　　D. 20 年以上

E. 2 年以上

*344. 慢性胰腺炎，胰腺功能不全表现多在病变

A. 持续 5 周以上时出现

B. 持续 5 个月以上时出现

C. 持续 10 年以上时出现

D. 持续 5 年以上时出现

E. 持续 2 年以上时出现

*345. 肠结核最常见的感染途径是

A. 直接蔓延　　　　　B. 血行播散

C. 淋巴结扩散　　　　D. 经口感染

E. 以上都不是

*346. 肠结核的好发部位是

A. 升结肠　　　　　　B. 空肠

C. 回盲部　　　　　　D. 横结肠

E. 乙状结肠

*347. 溃疡型肠结核多见的临床表现是

A. 糊样便　　　　　　B. 鲜血便

C. 里急后重　　　　　D. 黏液脓血便

E. 便秘

*348. 肠结核出现腹部肿块最常见于

A. 溃疡型肠结核并局限性腹膜炎

B. 溃疡型肠结核并肠曲及周围组织粘连

C. 溃疡型肠结核同时有女性生殖器结核

D. 增生型肠结核

E. 溃疡型肠结核同时有肠系膜淋巴结结核

*349. 肠结核腹痛多位于

A. 右下腹　　　　　　B. 脐周

C. 左下腹　　　　　　D. 上腹部

E. 全腹部

*350. 增生型肠结核最常见的症状是

A. 腹泻　　　　　　　B. 脓血便

C. 便秘　　　　　　　D. 盗汗

E. 消瘦

*351. 初治肠结核标准疗法疗程是

A. 10 ～12 个月　　　B. 6 ～9 个月

C. 12 ～14 个月　　　D. 12 ～18 个月

E. 18 ～24 个月

*352. 一般肠结核进行抗结核药物治疗，首选药物是

A. 异烟肼 + 链霉素　　B. 异烟肼 + 利福平

C. 异烟肼 + 吡嗪酰胺　D. 异烟肼 + 乙胺丁醇

E. 异烟肼 + 对氨水杨酸

353. 结核性腹膜炎最主要的感染途径是
  A. 血行播散
  B. 淋巴播散
  C. 呼吸道播散
  D. 腹腔内结核病灶直接蔓延
  E. 泌尿道播散

354. 结核性腹膜炎最主要的病理类型是
  A. 渗出型 B. 干酪型
  C. 粘连型 D. 渗出型 + 粘连型
  E. 粘连型 + 干酪型

355. 结核性腹膜炎起病方式最多见的是
  A. 急骤起病 B. 缓慢起病
  C. 隐袭，尸检时发现 D. 以急腹症起病
  E. 以发热起病

356. 结核性腹膜炎腹水性质最常见的是
  A. 漏出液 B. 血性
  C. 渗出液 D. 乳糜性
  E. 介于渗出与漏出液之间

357. 结核性腹膜炎腹部肿块的特点，叙述错误的是
  A. 大小不定 B. 边缘不整
  C. 易推动 D. 表面不平
  E. 多有压痛

358. 结核性腹膜炎常见的并发症是
  A. 腹腔脓肿 B. 慢性穿孔
  C. 便血 D. 急性穿孔
  E. 肠梗阻

359. 结核性腹膜炎腹水检查的目的是
  A. 腹水浓缩找 TB 菌 B. 确定腹水常规性质
  C. 腹水 TB 菌培养 D. 腹水动物接种
  E. 腹水涂片找 TB 菌

360. 对结核性腹膜炎有确诊价值的是
  A. 腹胀，腹痛 B. 血沉快
  C. 消瘦，贫血 D. 发热，乏力
  E. 腹膜炎体征

361. 关于结核性腹膜炎手术指征，叙述错误的是
  A. 不全肠梗阻内科治疗好转
  B. 肠穿孔引起腹膜炎
  C. 肠瘘经内科治疗未闭合
  D. 完全性肠梗阻
  E. 难与急腹症鉴别时，可剖腹检查

362. 女性，26 岁。低热，腹泻 3 个月，大便为糊样，无脓血，近 1 周阵发性脐周痛。查体：右下腹触及 4cm×5cm 包块，质中等，轻触痛，肠鸣音亢进。血沉 67mm/h，PPD 皮试强阳性。最可能的

疾病是
  A. 盲肠癌 B. 肠结核
  C. 右侧卵巢囊肿 D. 阑尾炎
  E. 阑尾周围脓肿

363. 女性，29 岁。腹胀，便秘 9 个月。乏力，食欲不振，消瘦，近 5 个月加重。查体：右下腹触及 4cm×6cm 肿块，质中等，边界不清，轻触痛。最可能的疾病是
  A. 阿米巴肉芽肿 B. 右半结肠癌
  C. 增生性肠结核 D. 阑尾周围脓肿
  E. 右卵巢囊肿

364. 女性，30 岁。腹胀、便秘 6 个月，低热 3 个月。查体：腹软无压痛，肠鸣活跃。X 线钡透：回盲部充盈缺损。最可能的诊断是
  A. 克罗恩病 B. 右半结肠炎
  C. 增生性肠结核 D. 慢性阑尾炎
  E. 溃疡型肠结核

365. 对于上题病人，为进一步确诊，还应做哪项检查有助诊断
  A. 便细菌检查 B. 纤维结肠镜检查
  C. 便细菌培养 D. 血沉
  E. 胸片

366. 女性，55 岁。3 个月来腹胀，食欲不振，低热。查体：腹饱满，移动浊音（+）。抗结核治疗 2 周不见好转。为进一步明确诊断，应做哪项检查
  A. 腹水常规 B. 血沉
  C. 全胃肠钡透 D. 腹腔镜 + 活检
  E. 剖腹探查

367. 女性，24 岁。诊断结核性腹膜炎已 3 年，近 3 月频繁呕吐，右下腹可见肠形。需首选哪种检查
  A. 胸透 B. 钡餐透视
  C. 立位腹平片 D. 腹腔镜检查
  E. 血沉

368. 女性，23 岁。腹胀，腹痛 3 个月，近 1 个月发热，盗汗。查体：移动性浊音（+）。腹水常规：比重 1.018，蛋白定量 37g/L，白细胞 580×10⁶/L，淋巴细胞 0.80。HBsAg（+），肝功能正常。最可能的疾病是
  A. 肝硬化合并自发性腹膜炎
  B. 结核性腹膜炎
  C. 肝硬化合并结核性腹膜炎
  D. 卵巢囊肿
  E. 腹膜癌

369. 女性，24 岁。低热，腹胀 4 个月，消瘦，停经。

查体：全腹膨隆，未触及肿块，移动性浊音（＋）。腹水检查：比重 1.018，蛋白 37g/L，细胞数 580×10⁶/L，淋巴细胞 0.80。最可能的疾病是

A. 结核性腹膜炎

B. 肝硬化并自发性腹膜炎

C. 肝癌并腹膜转移

D. 肝炎后肝硬化

E. 卵巢癌腹膜转移

* **370.** 女性，32 岁。近 1 个月腹胀，腹痛，低热。查体：腹饱满，全腹轻压痛，移动性浊音（＋）。为明确诊断应立即检查

A. 血肝功　　　　　B. 腹水细菌培养

C. 腹水常规　　　　D. 血沉

E. 血常规

* **371.** 女性，32 岁。近 4 个月腹胀，低热，盗汗。查体：全腹压痛，右上腹可触及不易推动的肿块，边不整。近 3 天频繁呕吐。考虑诊断可能是

A. 结核性腹膜炎粘连型

B. 结核性腹膜炎合并胃炎

C. 结核性腹膜炎合并肠梗阻

D. 结核性腹膜炎合并神经性呕吐

E. 结核性腹膜炎合并消化性溃疡

* **372.** 女性，26 岁。3 个月来全腹胀，右上腹触及不易推动、边缘不整的肿块，有压痛。近一个月低热，盗汗不明显，最大可能是

A. 胆囊肿大，伴炎症　　B. 肝结核

C. 肾结核　　　　　　　D. 结核性腹膜炎

E. 肾囊肿

* **373.** 女性，28 岁。近 2 个月来腹胀，腹增大。查体：移动性浊音阳性，冲击触诊于脐右下触及边界不清的肿块。血沉 40mm/h，腹水常规：Rivalta（＋），细胞数 600×10⁶/L，淋巴细胞 0.60，癌细胞未查到。最大可能的疾病是

A. 结核性腹膜炎混合型

B. 结核性腹膜炎渗出型

C. 结核性腹膜炎粘连型

D. 腹膜癌

E. 卵巢癌并腹膜转移

* **374.** 女性，25 岁。低热，腹泻，糊样便已 3 年。近 3 月加重。查体：右下腹 5cm×5cm 肿块，质中等，较固定，轻压痛。为确定诊断，应做哪项检查有助于诊断

A. 血沉　　　　　　B. 血常规

C. X 线钡透　　　　D. 肠镜检查

E. 腹部试验性穿刺

* **375.** 女性，23 岁。有肺结核病史，近 2 个月低热，腹泻，糊样便，经肠镜检查，确诊为肠结核化疗中。最常见的方案为

A. 异烟肼 + 链霉素 + 对氨水杨酸，疗程 1 ～ 1.5 年

B. 异烟肼 + 利福平，疗程 6 ～9 月

C. 三药联合治疗（异烟肼 + 利福平 + 链霉素）

D. 异烟肼

E. 对氨水杨酸 + 吡嗪酰胺

* **376.** 女性，20 岁。因低热，腹痛就诊。查体：移动性浊音阳性，右下腹及脐下触及不易推动肿块。确诊为结核性腹膜炎。什么情况下并用肾上腺糖皮质激素

A. 在抗结核药物治疗前

B. 停用抗结核药物治疗后

C. 严重结核毒性症状

D. 合并肠梗阻者

E. 诊断未确定者，可试用看疗效

* **377.** 溃疡型肠结核常见

A. 便秘

B. 腹泻，便呈糊样

C. 便血极常见

D. 钡灌肠透视呈铅管征

E. 易并发中毒性巨结肠

* **378.** 增生型肠结核常见

A. 腹泻，便呈糊样

B. 便血极常见

C. 便秘

D. 钡灌肠透视呈铅管征

E. 易并发中毒性巨结肠

* **379.** 何种类型的肠结核可形成结核脓肿

A. 粘连型

B. 血行播散

C. 渗出型

D. 腹腔内结核病灶直接蔓延

E. 干酪型

* **380.** 何种类型的肠结核可形成窦道及瘘管

A. 粘连型

B. 血行播散

C. 渗出型

D. 腹腔内结核病灶直接蔓延

E. 干酪型

* **381.** 何种类型的肠结核，可见少量或中等量腹水

A. 腹腔内结核病灶直接蔓延

B. 血行播散

C. 粘连型

D. 渗出型

E. 干酪型

*382. 结核性腹膜炎主要的感染途径是

    A. 血行播散

    B. 腹腔内结核病灶直接蔓延

    C. 渗出型

    D. 粘连型

    E. 干酪型

*383. 结核性腹膜炎的次要感染途径是

    A. 腹腔内结核病灶直接蔓延

    B. 渗出型

    C. 血行播散

    D. 粘连型

    E. 干酪型

*384. 腹水动物接种阳性

    A. 可确定结核性腹膜炎   B. 粘连型

    C. 干酪型   D. 渗出型

    E. 对确诊结核性腹膜炎有参考价值

*385. 做腹腔镜和活检的作用是

    A. 可确定结核性腹膜炎

    B. 粘连型

    C. 干酪型

    D. 渗出型

    E. 对确诊结核性腹膜炎有参考价值

*386. 结核性腹膜炎最常见的病理类型为

    A. 渗出型

    B. 干酪型

    C. 粘连型

    D. 可确定结核性腹膜炎

    E. 对确诊结核性腹膜炎有参考价值

*387. 结核性腹膜炎最严重的病理类型为

    A. 渗出型   B. 粘连型

    C. 可确定结核性腹膜炎   D. 干酪型

    E. 对确诊结核性腹膜炎有参考价值

【A3/A4 型题】

(1~2 题共用题干)

男性，42 岁。间断上腹部不适 3 年。胃镜提示：重度萎缩性胃炎。病理检查：萎缩性胃炎伴肠化，W – S 染色阳性。

1. 该患者治疗药物应选择

    A. 铋剂

    B. 硫糖铝

    C. 铋剂加两种抗生素的三联治疗

D. PPI

E. 多潘立酮

2. 患者治疗后复查 Hp 是否被根除，至少应停药多长时间

    A. 停药后即复查   B. 一周

    C. 二周   D. 四周

    E. 八周

(3~4 题共用题干)

男性，40 岁。突然呕血 300ml，暗红色，并解黑便二次。查体：蜘蛛痣，肝肋下 1.5cm，质硬，脾肋下 3.0cm，少量腹水。急诊胃镜检查示食管静脉重度曲张伴活动出血。

3. 最有效的治疗方法是

    A. 静脉注射维生素 K

    B. 输新鲜血浆

    C. 静脉注射奥美拉唑（洛赛克）

    D. 服用凝血酶

    E. 静脉点滴生长抑素

4. 以下哪种抢救措施是错误的

    A. 积极补充新鲜血及快速补液

    B. 急诊内镜注射硬化剂

    C. 静脉应用垂体加压素

    D. 水合氯醛灌肠镇静治疗

    E. 三腔二囊管压迫止血

(5~6 题共用题干)

女性，22 岁。近 2 天排黑色大便，每天 1 次，成形，不伴有消化、头昏及乏力。否认慢性病史，平素体健。

5. 患者黑便原因应首先排除

    A. 胃溃疡出血   B. 胃黏膜病变出血

    C. 与食物有关的黑便   D. 结肠出血

    E. 小肠出血

6. 为明确出血原因，首先应选

    A. 询问近日是否吃动物、禽类血

    B. 胃镜

    C. 大便潜血

    D. 血常规

    E. 上消化道造影

(7~8 题共用题干)

男性，35 岁。反复上腹痛 3 年，近两个月加重，常夜间痛，曾有黑便史。

7. 为明确诊断，应选择下列哪项检查

    A. 胃镜   B. ^{13}C – 呼气试验

    C. 上消化道造影   D. 腹部 CT

    E. 血清胃泌素测定

8. 本例最可能的诊断是

A. 急性胃黏膜病变　　　　　B. 胃癌

C. 十二指肠溃疡　　　　　　D. 胃泌素瘤

E. 胃黏膜脱垂

（9~10 题共用题干）

男性，34 岁。反酸、嗳气 4 年，上腹灼痛 3 个月，柏油样便 2 日。

9. 为了确诊，首选检查是

A. X 线钡餐透视　　　　　　B. 大便隐血试验

C. 血常规　　　　　　　　　D. 胃镜

E. B 超

10. 为有效止血，须给予抑制胃酸分泌药使胃液 pH

A. >3　　　　　　　　　　　B. >4

C. >5　　　　　　　　　　　D. >6

E. >7

（11~12 题共用题干）

男性，30 岁。黏液脓血便伴里急后重 2 年。近 1 周腹痛加重，高热。查体：体温 39℃，心率 110 次/分，贫血貌，腹部膨隆，全腹有压痛，肠鸣音消失。

11. 该患者最可能的诊断是

A. 肠结核并发肠穿孔

B. 溃疡性结肠炎并发中毒性巨结肠

C. 结肠癌并发肠梗阻

D. 肠易激综合征

E. 克罗恩病

12. 该患者不宜做的检查是

A. 血常规　　　　　　　　　B. 血沉

C. 免疫指标测定　　　　　　D. 钡剂灌肠

E. 腹部 B 超

（13~14 题共用题干）

男性，40 岁。因反复乏力、腹胀、少尿 2 年，加重伴发热 3 天就诊。查体：T 38.5℃，巩膜黄染，肝掌，腹膨隆，移动性浊音（+）。既往有乙型病毒肝炎史 20 余年。腹部 B 超见肝略缩小，结节状，脾肿大，大量腹水，门静脉增宽。腹水检查：淡黄色，稍浑浊，白细胞 1.5×10^9/L，中性 90%。

13. 最可能的诊断是乙型肝炎肝硬化并发

A. 自发性腹膜炎　　　　　　B. 结核性腹膜炎

C. 肠系膜下静脉阻塞　　　　D. 癌性腹水

E. 下腔静脉阻塞

14. 应加用下列哪类药物治疗

A. 针对革兰阳性球菌为主的抗生素

B. 针对革兰阴性杆菌为主的抗生素

C. 抗肿瘤化疗药物

D. 抗结核治疗药物

E. 以上都不对

（15~16 题共用题干）

女性，25 岁。低热，便秘腹泻交替 3 年。查体：右下腹 5cm×5cm 肿块，质中等，较固定，轻压痛。

15. 最具诊断意义的检查是

A. 血沉　　　　　　　　　　B. 血常规

C. 结肠镜检查　　　　　　　D. X 线钡剂透视

E. 诊断性腹腔穿刺

16. 最有可能的是

A. 结肠癌　　　　　　　　　B. 肠结核

C. 克罗恩病　　　　　　　　D. 溃疡性结肠炎

E. 肠血吸虫病

（17~18 题共用题干）

患者男，40 岁。上腹痛，早饱，嗳气，恶心，失眠，抑郁，吸烟史 10 年。经有关检查未发现上消化道溃疡、糜烂和肿瘤，并排除了肝、胆、胰疾病，Hp（+）。疑诊：功能性消化不良。

17. 为了确诊，除哪项外皆为进一步应排除的疾病

A. 肾脏病　　　　　　　　　B. 糖尿病

C. 慢性胃炎　　　　　　　　D. 结缔组织病

E. 精神病

18. 如本患者最终诊断为功能性消化不良，则下列的治疗措施中哪项不正确

A. 溴丙胺太林　　　　　　　B. 多潘利酮

C. 限制高脂肪饮食　　　　　D. 阿米替林

E. 规律饮食

（19~20 题共用题干）

男性，45 岁。急性胰腺炎，静脉应用广谱抗生素非手术治疗 1 周后，腹痛、腹胀加重，体温再度升高。

19. 此时应紧急选择的最有诊断意义的检查是

A. 血白细胞计数 + 分类

B. 腹部平片了解有无肠麻痹

C. CT 检查注意是否发生胰腺坏死

D. 腹腔穿刺检测渗出液淀粉酶的含量

E. 检查血脂肪酶了解胰腺炎病情变化

20. 若腹腔穿刺涂片查出大肠埃希菌时，应选择的治疗措施是

A. 加用甲硝唑静脉点滴

B. 甲硝唑和广谱抗生素腹腔灌洗

C. 急诊行剖腹外引流手术

D. 急诊行剖腹内引流手术

E. 西药静脉点滴 + 中药胃管内滴注

（21~22 题共用题干）

女性，25 岁。间断上腹痛 3 年，主要表现为空腹痛，进食后缓解，冬春季多发。

21. 此病人最可能的诊断是

A. 浅表性胃炎　　　　　　　B. 萎缩性胃炎

C. 十二指肠溃疡   D. 胃溃疡

E. 反流性食管炎

22. 首选的诊断方法是

A. 胃液分析   B. 胃镜检查

C. 钡餐造影   D. 血清胃泌素测定

E. B 超

（23～24 题共用题干）

男性，45 岁。上腹部隐痛 5 年，近半年症状加重。胃镜提示：胃角 2.5cm×2.0cm 溃疡，质硬，Hp（＋）。

23. 下列病史中哪一描述最符合患者的病情

A. 疼痛无规律性

B. 疼痛常发生在餐后 0.5～1 小时

C. 疼痛常发生在空腹时，进食后可缓解

D. 发作性绞痛

E. 夜间痛

24. 为鉴别溃疡的良恶性，应采用下列哪种检查

A. CEA   B. 大便潜血

C. 上消化道造影   D. 胃镜

E. 上腹部 CT

（25～26 题共用题干）

男性，22 岁。既往有 HBsAg 阳性史，10 天前无诱因发热，体温逐渐上升，波动于 37.5～39℃，近 3 天体温持续在 38.5℃～39.5℃不降，伴有食欲不振、乏力、腹胀及尿黄。查体：T 39.5℃，P 88 次/分，BP 110/70mmHg，神清，表情淡漠，未见皮疹，巩膜轻度黄染，心肺未见异常，腹软，右下腹压痛（＋），肝右肋下 2cm，脾未触及，肝浊音区不小，移动性浊音阴性，双下肢无浮肿。实验室检查：WBC 3.5×10⁹/L，中性 60％，淋巴 40％，血 HBsAg（＋），抗－HBsAg（＋）。

25. 该患者最可能的诊断是

A. 病毒性肝炎乙型慢性轻度

B. 病毒性肝炎甲型急性黄疸型，乙肝表面抗原携带者

C. 伤寒病毒性肝炎乙型急性黄疸型

D. 伤寒病毒性肝炎甲型亚急性重型

E. 伤寒乙肝表面抗原携带者

26. 患者治疗的首选方案是

A. 卧床休息，保肝治疗

B. 卧床休息避免用肝损伤药物，戒酒

C. 用激素退热，减轻中毒症状

D. 用喹诺酮类药物进行病原治疗

E. 用干扰素治疗

（27～28 题共用题干）

男性，46 岁。乙型病毒肝炎史 10 余年，因乏力、腹胀、少尿就诊。查体：巩膜黄染，肝掌，胸前区可见数个蜘

蛛痣，腹膨隆，肝右肋下及剑突下未及，脾肿大，移动性浊音（＋）。

27. 下列哪项指标不能提示肝功能减退

A. 肝掌   B. 黄疸

C. 蜘蛛痣   D. 脾肿大

E. 白蛋白明显降低

28. 下列哪项治疗措施不恰当

A. 卧床休息

B. 低盐饮食

C. 利尿治疗以每天体重减轻不超过 2.0kg 为宜

D. 定期补充血浆或白蛋白

E. 合并应用保钾与排钾利尿药

（29～31 题共用题干）

男性，60 岁。间歇上腹部痛 4 年，1 个月前出现进食后饱胀、暖气、不反酸、胃纳差、体重减低。实验室检查：血红蛋白 90g/L。

29. 最有助于诊断的辅助检查方法是

A. 胃液分析   B. 大便隐血检查

C. 胃肠 X 线钡餐检查   D. 胃镜及活组织检查

E. 吞线试验

30. 最有可能的诊断为

A. 浅表性胃炎   B. 慢性萎缩性胃炎

C. 胃息肉   D. 早期胃癌

E. 消化性溃疡

31. 今后随访患者的最主要措施为

A. 胃肠钡餐检查   B. 复查大便隐血试验

C. 胃镜检查   D. 胃液分析

E. 幽门螺杆菌检查

（32～34 题共用题干）

男，35 岁。腹痛、反酸 10 年。1 周来症状加重，并出现夜间痛，进食能部分缓解。

32. 诊断应首先考虑

A. 胃癌   B. 肠易激综合征

C. 慢性胃炎   D. 十二指肠球部溃疡

E. 胃溃疡合并幽门梗阻

33. 最有助于明确诊断的检查是

A. 胃液分析   B. 胃肠钡餐

C. 胃镜   D. 结肠镜

E. 腹部 B 超

34. 最佳的治疗方案是

A. 手术治疗

B. 胃黏膜保护剂＋抗生素

C. 胃黏膜保护剂＋铋剂

D. 质子泵抑制剂＋抗生素＋铋剂

E. 质子泵抑制剂

（35～36 题共用题干）

女性，40 岁。有慢性乙型肝炎 30 余年。1 年前胃镜发现食管静脉轻度曲张，半年来进行性腹部隆起，双下肢水肿。患者 2 年前闭经，婚后一直未孕。

35. 查体：腹部明显膨隆。用什么物理诊断方法区别其为腹水或卵巢肿瘤

A. 腹围测定

B. 移动性浊音

C. 波动感

D. 比较叩诊浊音、鼓音的部位

E. 触诊

36. 患者的闭经，不孕，可能由于

A. 雄激素过多　　　　　B. 雌激素过少

C. 肾上腺皮质激素过少　D. 孕激素过多

E. 雌激素过多

（37～38 题共用题干）

男性，30 岁。因上腹隐痛 1 周，1 天内排柏油样黑便 5 次就诊。胃镜示十二指肠球部溃疡并出血。

37. 以下处理哪项不正确

A. 积极补充血容量　　　B. 严密监测病情

C. 胃镜下止血　　　　　D. 静滴血管加压素

E. 静脉途径给予质子泵抑制剂

38. 为提高止血效果，应用质子泵抑制剂时，应将胃内 pH 提高到

A. 6.0 以上　　　　　　B. 3.0 以上

C. 5.0 以上　　　　　　D. 4.0 以上

E. 6.0 以上

（39～40 题共用题干）

男性，40 岁。饮酒后持续性上腹疼痛 10 小时，向腰背部放射，伴恶心，发热，无血尿。

39. 最可能的诊断为

A. 急性胰腺炎　　　　　B. 胆囊炎

C. 消化性溃疡　　　　　D. 肠梗阻

E. 肾结石

40. 对明确诊断最有意义的检查是

A. 血清淀粉酶　　　　　B. 血常规

C. 血清脂肪酶　　　　　D. 尿淀粉酶

E. 腹部 X 线平片

（41～42 题共用题干）

55 岁男性病人，近 1 个月来上腹部疼痛，低热，体重减轻。2 周前尿色变深，继而巩膜、皮肤进行性黄染。查体：肝肋下 4cm，边缘钝，右上腹可及 6cm×4cm 大小的梨形肿块。

41. 为确定右上腹肿块是否为肿大的胆囊，最适合的检查方法是

A. 扪诊时有无囊性感　　B. 胃肠造影

C. B 超　　　　　　　　D. CT

E. 经皮穿刺

42. 提示病人为梗阻性黄疸的最有价值的指标是

A. SGFI、正常

B. HBsAg 阴性

C. 尿胆原阴性

D. B 超肝内外胆管扩张

E. AFP 230U/L

（43～44 题共用题干）

患者，女，26 岁。有十二指肠球部溃疡 5 年，突感中上腹部剧烈疼痛 6 小时，继之满腹疼痛，大汗淋漓。查体：全腹有压痛，肌紧张及反跳痛，考虑有溃疡病穿孔可能。

43. 下列哪一项体征最有助于溃疡病穿孔的诊断

A. 肠鸣音减弱

B. 肝浊音上界消失

C. 板状腹

D. 腹部移动性浊音（+）

E. 腹式呼吸消失

44. 应紧急做下列哪一种检查

A. 胃镜　　　　　　　　B. 上消化道钡餐检查

C. 腹部 B 超　　　　　　D. 立位腹平片

E. 腹腔穿刺

（45～46 题共用题干）

患者，男性，28 岁。上腹痛 1 周，黑便 3 天，每天排便 3～4 次，量较多，头昏，乏力，心慌。有间断上腹痛 3 年，主要为空腹痛，每次发病约持续 2～4 周可缓解。饮酒史 4 年，每天 2 两白酒，曾患乙肝。

45. 首先考虑的诊断是

A. 肝硬化食管静脉曲张出血

B. 消化性溃疡出血

C. 急性胃黏膜病变出血

D. 下消化道出血

E. 食管贲门撕裂综合征出血

46. 为明确原因，检查应首选

A. 胃镜　　　　　　　　B. X 线钡餐检查

C. 腹部 B 超　　　　　　D. 肝功能

E. 下消化道造影

（47～48 题共用题干）

患者，男性，26 岁。排柏油便 2 天。既往无胃病史及肝病史，近期无服药史。查体：血压 70/40mmHg，心率 120 次/分，腹平软，无压痛，肝脾未及。

47. 下列疾病哪种可能性最大

   A. 胃溃疡　　　　　　　　B. 胃癌

   C. 十二指肠溃疡　　　　　D. 应激性溃疡

   E. 浅表性胃炎

48. 首选的处理方法是

   A. 急诊胃镜止血　　　　　B. 口服正肾冰盐水

   C. 中药治疗　　　　　　　D. 补充血容量

   E. 静脉用止血药物

（49~50题共用题干）

患者，男，63岁。上腹部隐痛1个月，粪隐血（+）~（++）。胃镜检查：胃小弯2cm×2cm溃疡，中央凹陷有污秽苔，周围隆起且不规则，质硬触之易出血，蠕动少。

49. 本例最可能是下列哪一种诊断

   A. 胃小弯溃疡

   B. 胃溃疡合并真菌感染

   C. 胃小弯巨大溃疡

   D. 胃癌

   E. 慢性糜烂性胃炎

50. 为明确诊断，应采取下列哪一种检查手段

   A. X线胃肠钡餐检查

   B. 癌胚抗原测定

   C. 胃镜加活检

   D. 用质子泵抑制剂治疗1个月后复查胃镜

   E. 血清胃泌素测定

（51~52题共用题干）

患者，男，50岁。常有上腹隐痛不适10余年，近1年症状加重，胃纳欠佳。胃镜：胃角0.5cm×0.8cm溃疡，幽门螺杆菌（+）。

51. 下列病史中哪一种最符合患者的情况

   A. 疼痛无规律性

   B. 疼痛常发生于餐后0.5~1小时

   C. 上腹痛发生于饥饿时，进食后可缓解

   D. 发作性绞痛

   E. 夜间2~3am疼痛

52. 为了鉴别胃溃疡的良、恶性，首选下列哪一种检查

   A. 癌胚抗原　　　　　　　B. 大便潜血

   C. X线钡餐检查　　　　　D. 胃镜检查

   E. 腹部CT

（53~54题共用题干）

患者，男，45岁。原有胃溃疡病史15年，近2个月来上腹疼痛的节律性消失，服用制酸剂疗效不佳。

53. 为了明确诊断，下列哪一项检查最有价值

   A. 胃镜　　　　　　　　　B. X线钡餐检查

   C. 胃液分析　　　　　　　D. 粪潜血检查

   E. 幽门螺杆菌检测

54. 若患者粪潜血多次阳性，胃镜病理见胃溃疡边缘重度异形增生，应采取下列哪一种治疗措施

   A. 质子泵抑制剂　　　　　B. 中药治疗

   C. 化学治疗　　　　　　　D. 手术治疗

   E. 胃黏膜保护剂

（55~56题共用题干）

患者，女性，36岁。间断右下腹痛6个月，伴腹泻、发热，体温多波动于37℃~38℃。否认结核病史和肺结核密切接触史。查体：右下腹可触及包块，可移动，有压痛，无反跳痛。

55. 下列哪种说法正确

   A. 患者可确诊为肠结核，无需进一步检查

   B. 患者不能除外Crohn病应进一步行结肠镜检查

   C. 应立即行剖腹探查

   D. 可使用激素进行试验性治疗

   E. 患者最可能的诊断是急性阑尾炎或结肠癌

56. 为明确诊断，最重要的检查是

   A. 肿瘤指标　　　　　　　B. 便找结核杆菌

   C. 腹平片　　　　　　　　D. 结肠镜检查加活检

   E. 胸片

（57~59题共用题干）

女性，45岁。间歇性发作咽下困难3个月，伴反酸烧心，可因情绪波动诱发。食管造影未见异常。

57. 诊断首先考虑

   A. 食管癌　　　　　　　　B. 胃食管反流病

   C. 食管贲门失弛缓症　　　D. 食管裂孔疝

   E. 硬皮病

58. 对上述诊断最有帮助的检查是

   A. 食管pH监测　　　　　B. 胸部CT平扫

   C. 胃镜检查　　　　　　　D. 食管动力检查

   E. 食管滴酸实验

59. 治疗最有效的药物为

   A. PPI　　　　　　　　　B. H_2受体拮抗剂

   C. 胃黏膜保护剂　　　　　D. 促动力剂

   E. 抗酸剂

（60~61题共用题干）

男性，30岁。患十二指肠溃疡4年，突发上腹剧痛5小时，继而全腹痛、大汗。查体：全腹压痛、反跳痛。

60. 考虑该患者有溃疡病穿孔的可能，下列哪项体征最有助于溃疡穿孔的诊断

   A. 腹肌紧张　　　　　　　B. 腹式呼吸消失

   C. 腹部移动性浊音阳性　　D. 肝浊音界消失

   E. 肠鸣音消失

61. 十二指肠溃疡穿孔，在哪一部位多见

    A. 前壁   B. 后壁

    C. 下壁   D. 上壁

    E. 球后

（62~63 题共用题干）

男性，42 岁。丙型肝炎史 6 年，HCV - RNA 阳性，ALT 38U，球蛋白 28g/L，白蛋白 38g/L。

62. 该病人目前是

    A. 肝癌   B. 慢性丙型肝炎

    C. 肝硬化   D. 肝癌高危人群

    E. 正常人群

63. 对该病人目前的最好处理是

    A. 定期进行 AFP 和超声检查

    B. 定期进行血管造影检查

    C. 积极的护肝治疗

    D. 定期进行 MRI 检查

    E. 积极的预防肝癌治疗

（64~65 题共用题干）

男性，72 岁。慢性胃炎 30 年，近 2 周出现发作性胸痛，伴反酸、烧心、呃逆。

64. 此时首先要进行以下哪种检查

    A. 胃镜   B. 心电图

    C. 24 小时食管 pH 监测   D. 冠脉造影

    E. 食管测压

65. 要确诊胃食管反流病，最主要的检查是

    A. 内镜检查 + 24 小时食管 pH 监测

    B. 食管吞钡 X 线检查 + 24 小时食管 pH 监测

    C. 食管吞钡 X 线检查

    D. 食管测压 + 内镜检查

    E. 内镜检查

（66~67 题共用题干）

患者，男性，48 岁。明确诊断肝硬化 2 年，最近 2 个月出现齿龈出血、双下肢水肿、腹胀。

66. 下列哪项对判断肝细胞功能最有帮助

    A. AKP   B. ALT

    C. PT   D. AFP

    E. GGT

67. 患者出现性欲减退、睾丸萎缩、乳房发育及蜘蛛痣是由于

    A. 雄激素过多

    B. 垂体功能减退

    C. 雌激素过多

    D. 肾上腺皮质激素过多

    E. 以上均不是

（68~69 题共用题干）

女性，20 岁。因腹泻、血便、高热和全腹触痛伴反跳痛入院。结肠镜检查证实直肠黏膜弥漫性充血、质脆、易出血，伴有小的出血性溃疡。腹部平片显示横结肠段扩张。

68. 该患者最可能的诊断是

    A. Crohn 病

    B. 肠结核并肠梗阻

    C. 溃疡性结肠炎并中毒性结肠扩张

    D. 结肠癌

    E. 细菌性痢疾

69. 目前首先应作的处理是

    A. 等待粪便培养的结果

    B. 紧急外科手术

    C. 口服 ASA

    D. 静脉滴注糖皮质激素

    E. 在 24h 内作肠系膜动脉造影

（70~71 题共用题干）

男性，50 岁。"胃痛" 15 年，近来出现持续性呕吐宿食，形体消瘦。

70. 体格检查最可能发现的是

    A. 腹部有胃型及蠕动波

    B. 贫血

    C. 左锁骨上可及肿大、质硬的淋巴结

    D. 肛指检查直肠前窝可有肿块

    E. 腹部肿块

71. 最合适的检查方法是

    A. 胃液分析胃液酸度

    B. 胃液脱落细胞学检查

    C. 纤维胃镜检查

    D. 四环素荧光检查

    E. CT 检查

（72~73 题共用题干）

男性，46 岁。饮酒后出现中上腹部持续性疼痛 12 小时，呕吐两次。体温：37.8℃，上腹部偏左压痛。

72. 根据临床表现，应行哪一项最有价值的检查

    A. 血清淀粉酶   B. 白细胞计数及分类

    C. 血清脂肪酶   D. 腹部超声

    E. 腹部 CT

73. 如诊断轻型胰腺炎，哪一项治疗是不适当的

    A. 禁食补液   B. 抑制胃酸分泌

    C. 应用广谱抗生素   D. 胃肠减压

    E. 维持水电平衡

（74~75 题共用题干）

一名 55 岁男性病人，近 1 个月来上腹部疼痛，低热，体

重减轻。2 周前尿色变深，继而巩膜、皮肤进行性黄染。查体：肝肋下 4cm，边缘钝，右上腹可及 6cm×4cm 大小的梨形肿块。

74. 为确定右上腹肿块是否是肿大的胆囊，最适合的检查方法是

    A. 扪诊时有无囊性感

    B. GI 检查十二指肠降部有无弧形压迹

    C. B 超

    D. CT

    E. 经皮穿刺

75. 提示病人为梗阻性黄疸的最有价值的指标是

    A. SGPT 正常

    B. HBsAg 阴性

    C. 尿胆原阴性

    D. B 超肝内外胆管扩张

    E. AFP2

(76~77 题共用题干)

男性，56 岁。突发性右侧肢体无力，伴头痛、呕吐咖啡样物 300ml，排黑便 2 次。有高血压和糖尿病病史 5 年。

76. 黑便原因很可能是

    A. 食管癌   B. 胃癌

    C. 胃溃疡   D. 应激性溃疡

    E. 胃底静脉破裂出血

77. 可以明确诊断的检查为

    A. X 线钡餐透视   B. 大便隐血试验

    C. 血常规   D. 胃镜

    E. B 超

(78~79 题共用题干)

女性，47 岁。4 年来反复胃区不适，疼痛嗳气。胃镜检查：胃窦部黏膜红白相间，以白为主，血管分支透见并做活检病理。

78. 关于萎缩性胃窦炎，哪项是不正确的

    A. 与自身免疫反应有关

    B. 发生胃癌者较胃体胃炎多见

    C. 胃酸正常或轻度障碍

    D. 胃黏膜炎症由浅变深

    E. HP 附于胃窦黏膜上皮细胞上

79. 哪项不符合慢性萎缩性胃窦炎

    A. 胃酸分泌正常或降低

    B. 多有消化道症状

    C. 血清促胃液素正常或降低

    D. 易发生恶性贫血

    E. 抗壁细胞抗体阴性

(80~81 题共用题干)

男性，26 岁。腹泻便秘交替半年，伴低热、乏力。查体：轻度贫血貌，右下腹轻压痛，无腹部肿块。

80. 为明确诊断，下列哪项检查最重要

    A. 胸部 X 线检查   B. 结肠镜

    C. 全消化道造影   D. PPD 试验

    E. 腹平片

81. 如患者消化道造影显示回盲部激惹征象，有钡剂跳跃征。最可能的诊断是

    A. 慢性阑尾炎   B. 克罗恩病

    C. 肠结核   D. 小肠淋巴瘤

    E. 盲肠癌

(82~83 题共用题干)

男性，25 岁。反复胃痛 5 年，因呕吐咖啡色液体及黑便来诊。既往无肝病史。查体：面色稍苍白，血压 100/60mmHg，心率 98 次/分，腹软，肝、脾未触及，肠鸣音活跃。

82. 最可能的诊断是

    A. 食管静脉曲张破裂出血

    B. 十二指肠溃疡并发出血

    C. 胃癌出血

    D. 卓 – 艾（Zollinger – Ellison）综合征并发出血

    E. 食管贲门撕裂综合征

83. 药物治疗应首选

    A. 质子泵阻滞剂

    B. 硫糖铝

    C. 生长抑素制剂

    D. 枸橼酸铋钾

    E. 米索前列醇

(84~85 题共用题干)

男性，35 岁。劳力性呼吸困难，心悸，气短，少尿，下肢浮肿 1 年余，1 周前咽痛、咳嗽、咳黄痰后呼吸困难加重，夜间不能平卧。超声心动图示：左右心室扩张，弥漫性运动不良，左心室射血分数 30%。既往无任何特殊病史。

84. 根据上述临床表现与辅助检查资料首先考虑

    A. 肺部感染   B. 慢性心力衰竭

    C. 急性左心衰竭   D. 心包炎

    E. 急性右心衰竭

85. 引起上述考虑的原因是

    A. 高血压心脏病   B. 心肌梗死

    C. 扩张型心肌病   D. 心肌炎

    E. 甲亢性心脏病

(86~87 题共用题干)

女性，30 岁。无溃疡病史，因关节酸痛，服水杨酸制剂。6 小时前突然大量呕血，血压 10/6kPa，心率 120 次/分。

86. 出血原因最可能是

　　A. 急性胃黏膜病变

　　B. 门静脉高压症，食管曲张静脉破裂出血

　　C. 胃癌

　　D. 胃黏膜脱垂症

　　E. 慢性胃黏膜病变

87. 如果患者突发晕厥，则提示消化道出血的量至少达到

　　A. 1000ml 以上　　　　　B. 50～100ml

　　C. 400～500ml　　　　　D. 250～300ml

　　E. 1000ml 以上

（88～89 题共用题干）

女性，38 岁。HBsAg、HBeAg、HbcAb 阳性，AST 56U，ALT 88U，AFP 130μg/L。

88. 若排除该患者为原发性肝癌，首先应进行下列哪项检查

　　A. HBV - DNA 检测　　　B. 球蛋白检测

　　C. B 超或 CT　　　　　　D. 血管造影

　　E. 剖腹探查

89. 该病人在观察 1 个月后，ALT 为 188U，AFP 为 180μg/L。积极的护肝治疗后，ALT 68U，AFP 70μg/L。最可能的诊断是

　　A. 继发性肝癌　　　　　B. 原发性肝癌

　　C. 畸胎瘤　　　　　　　D. 慢性活动性肝炎

　　E. 肝脓肿

（90～91 题共用题干）

男性，45 岁。酗酒后 8 小时出现中上腹疼痛，放射至两侧腰部，伴恶心、呕吐。查体：腹部有压痛、肌紧张及两侧腰腹部出现蓝棕色斑。血压 75/55mmHg，脉搏 110 次/分。

90. 最可能的诊断是

　　A. 急性胆囊炎　　　　　B. 急性胃炎

　　C. 急性肠梗阻　　　　　D. 急性胰腺炎

　　E. 急性胆管炎

91. 下列检查中应首先选择

　　A. 血、尿常规　　　　　B. 尿淀粉酶测定

　　C. 胸腹部 X 线平片　　　D. 血清淀粉酶测定

　　E. 腹部 B 型超声检查

（92～93 题共用题干）

患者，女性，35 岁。患类风湿性关节炎，长期服用泼尼松。10 小时前突发腹痛，呕吐 3 次。中上腹部压痛，血清淀粉酶 1000 单位（苏氏法）。

92. 首先考虑的诊断是

　　A. 急性胃炎　　　　　　B. 急性胰腺炎

　　C. 急性心肌梗死　　　　D. 急性胆囊炎

　　E. 胃肠道穿孔

93. 如诊断为急性胰腺炎，考虑的病因是

　　A. 乙醇性　　　　　　　B. 胆源性

　　C. 先天性　　　　　　　D. 药物性

　　E. 特发性

（94～95 题共用题干）

患者，女性，35 岁。反复出现黏液脓血便 3 年，近一周来上述症状再发，伴有腹痛、里急后重、低热、乏力和膝关节痛。查体：轻度贫血貌，双小腿前侧可见结节性红斑，腹软，左下腹有压痛，未触及包块，肠鸣音活跃。化验：便常规有大量脓细胞和红细胞，血沉 30mm/h。

94. 此病人最可能的诊断是

　　A. 克罗恩病　　　　　　B. 溃疡性结肠炎

　　C. 阿米巴痢疾　　　　　D. 细菌性痢疾

　　E. 肠结核

95. 要确定诊断，首选的检查是

　　A. 腹部 B 超　　　　　　B. 下消化道造影

　　C. 钡剂灌肠　　　　　　D. 纤维结肠镜

　　E. 腹部 CT

（96～97 题共用题干）

男性，55 岁。反复 ALT 升高 15 年，近 5 年出现上腹持续隐痛，纳差，此次因呕鲜血及黑便一天收住院。查体：BP 90/70mmHg，肝肋下未及，Hb 70g/L。

96. 最可能的诊断是

　　A. 出血性胃炎　　　　　B. 胃溃疡合并出血

　　C. 反流性食管炎合并出血　D. 胃癌并出血

　　E. 肝硬化食管静脉曲张破裂出血

97. 以下治疗中最有效的是

　　A. 肾上腺素 + 冰盐水洗胃　B. 肌注安络血

　　C. 持续静点垂体后叶素　　D. 静脉给予洛赛克

　　E. 补充维生素 K

（98～100 题共用题干）

患者，女性，35 岁。低热、食欲下降，腹胀 2 个月，停止排气排便 1 天，腹痛、恶心呕吐 4 小时，既往有结核病史，查体发现脐周包块，肠鸣音亢进。

98. 该患者目前的诊断可能是

　　A. 肠梗阻

　　B. 急性胃扩张

　　C. 中毒性巨结肠

　　D. 十二指肠壅滞综合征

　　E. 急性肠扭转

99. 该患者首要的检查是

　　A. 血常规　　　　　　　B. 电解质

　　C. 腹部平片　　　　　　D. 腹部 B 超

　　E. 腹腔穿刺

100. 为进一步明确病因，该患者不需要的检查是

    A. 血沉　　　　　　　　B. PPD

    C. 胸片　　　　　　　　D. 腹部 CT

    E. 腹腔镜

（101～102 题共用题干）

女性，52 岁。脾切除、小肠切除吻合术后第 5 天，已排气、头痛、恶心、腹胀，随后出现寒战，四肢发绀，体温 39.6℃，脉搏 108 次/分，血压 135/85mmHg，近 24 小时尿量 650ml，轻度腹胀，腹软，全腹轻压痛，无反跳痛及肌紧张，肠鸣音 3 次/分。

101. 最有可能出现异常的是

    A. 白细胞计数　　　　　B. 尿常规检查

    C. 立位腹部透视　　　　D. 腹部超声检查

    E. 血清钾离子

102. 最可能的原因为

    A. 小肠吻合口瘘

    B. 手术后创面出血

    C. 急性肾功能衰竭

    D. 革兰染色阴性杆菌感染

    E. 高位肠梗阻

（103～104 题共用题干）

女性，55 岁。肥胖体型，饮 2 两葡萄酒，上腹及左上腹持续性疼痛 24 小时入院，血淀粉酶 800Somogyi 单位，总胆红素 80μmol/L，直接胆红素 66μmol/L。

103. 超声检查提示胆总管扩张，最可能的诊断是

    A. 乙醇性胰腺炎　　　　B. 胆源性胰腺炎

    C. 高脂血症性胰腺炎　　D. 药物性胰腺炎

    E. 特发性胰腺炎

104. 该病人入院 10 小时后，发现动脉血氧分压 48mmHg，血清淀粉酶回复至正常，进一步处理是

    A. 继续在普通病房观察治疗

    B. 转入重症监护病房观察治疗

    C. 为防止疼痛性休克，应用吗啡止痛

    D. 即刻手术切除坏死胰腺

    E. 因复查血清淀粉酶回复到正常，可以进餐

（105～106 题共用题干）

女性，56 岁。肝硬化 5 年，B 超发现大量腹水 1 个月，近日又出现嗜睡，腹围增长，发热 38.5 度，主诉全腹痛，外周血 WBC 3.8×10⁹/L，分叶 80%。

105. 患者病情变化的原因可能是

    A. 水电解质紊乱　　　　B. 并发自发性腹膜炎

    C. 消化道再出血　　　　D. 合并胃黏膜病变

    E. 并发肝肾综合征

106. 结合以上病情变化，患者出现哪种阳性体征对诊断有帮助

    A. 手足抽搐

    B. 血压下降，心率加快

    C. 腹部压痛及反跳痛

    D. 肠鸣音减少

    E. 潮式呼吸

（107～109 题共用题干）

女性，59 岁。因重症胰腺炎入院，今晨开始出现呼吸困难。查体：R 46 次/分，BP 100/70mmHg，P 106 次/分，口唇发绀，两肺闻及哮鸣音。

107. 为明确诊断，应首选哪项检查

    A. 心电图　　　　　　　B. 胸片

    C. 动脉血气分析　　　　D. 脑脊液常规

    E. 血常规

108. 患者最可能并发的疾病是

    A. ARDS　　　　　　　B. 自发性气胸

    C. 心肌炎　　　　　　　D. 支气管哮喘

    E. 脑膜炎

109. 患者胸片示双肺弥漫渗出阴影。动脉血气分析示 PaO_2 49mmHg，$PaCO_2$ 30mmHg。最重要的治疗措施是：

    A. 高浓度吸氧　　　　　B. 机械通气

    C. 控制入液量　　　　　D. 调整抗生素

    E. 糖皮质激素

（110～111 题共用题干）

男性，30 岁。农民。既往体健。7 月 2 日来诊，腹泻 2 天，为水样便，带少量黏液，量多，日十余次，相继呕吐数次。无发热、无腹痛。腓肠肌痉挛。查体：体温 36.8℃，神志清，皮肤弹性差，脉细速，血压 70/30mmHg。实验室检查：大便镜检白细胞 0～2/HP，血红蛋白 160mg/dl，血白细胞计数 12×10⁹/L，中性粒细胞 0.78，淋巴细胞 0.12，单核细胞 0.10。

110. 最可能的诊断是

    A. 菌痢　　　　　　　　B. 急性肠炎

    C. 细菌性食物中毒　　　D. 霍乱

    E. 轮状病毒感染

111. 本例治疗的关键环节是

    A. 抗菌治疗

    B. 抗病毒治疗

    C. 补充液体和电解质

    D. 低分子右旋糖酐扩容

    E. 选升压药，纠正低血压

（112～113 题共用题干）

男性，30 岁。患十二指肠溃疡 4 年，突发上腹剧痛 5 小时，继而全腹痛、大汗。查体：全腹压痛、反跳痛。考虑有溃疡病穿孔的可能。

112. 下列哪项体征最有助于溃疡穿孔的诊断

    A. 腹式呼吸消失　　　　B. 腹肌紧张

    C. 腹部移动性浊音（＋）　　D. 肝浊音界消失

    E. 肠鸣音消

113. 急诊应做哪项检查以明确诊断

    A. 胃镜　　　　　　　　B. 钡餐造影

    C. 腹腔穿刺　　　　　　D. 胸部透视

    E. 腹部 CT

（114～115 题共用题干）

男性，30 岁。餐后突发右上腹及剑突下痛，放射到右肩及后背部，两小时后疼痛剧烈，伴恶心，并呕吐出所进食物，仍不缓解，急诊就医。数年胃病史及胆石症病史，间有胆绞痛发作。查体：痛苦病容，体温 37.2℃，呼吸 28 次/分，浅快，律齐。全腹胀，上腹肌紧张、压痛、反跳痛（＋），移动性浊音（±）。白细胞 12×10^9/L，血红蛋白 125g/L，尿淀粉酶 400U（温氏法正常值 32U）。

114. 下列初步诊断中，不可能的是

    A. 胃十二指肠溃疡穿孔　　B. 急性胆囊炎

    C. 急性肠梗阻　　　　　　D. 急性胰腺炎

    E. 急性胃肠炎

115. 为了确立诊断，可选择的检查中不包括

    A. 急诊

    B. B 超检查

    B. 立位腹平片检查

    C. 血清淀粉酶检查

    D. 诊断性腹腔穿刺检查

    E. 急诊上消化道钡餐检查

（116～117 题共用题干）

男性，25 岁。反复右下腹痛、腹泻 4 年，无黏液脓血便，结肠镜检查发现右半结肠呈节段性炎症改变。

116. 该患者选做下列哪项检查最适宜

    A. 结肠镜下多部位黏膜活检

    B. 血沉

    C. 腹部 X 线平片

    D. 结核菌素试验

    E. 腹部 B 超

117. 若该患者肛周瘘管形成，则最可能的诊断是

    A. Crohn 病　　　　　　B. 结肠 MALT 淋巴瘤

    C. 溃疡性结肠炎　　　　D. 结肠癌

    E. Crohn 病

（118～119 题共用题干）

男性，55 岁。清晨因叫不醒被送来急诊，以前曾有多次清晨不易唤醒、胡言乱语及行为异常，进甜食后可缓解。无糖尿病家族史。体检发现患者肥胖，呈昏迷状，心、肺、腹（－）。

118. 最可能的病因是

    A. 尿毒症　　　　　　　B. 肝昏迷

    C. 低血糖症　　　　　　D. 中枢神经系统疾患

    E. 低钠血症

119. 最有效的措施为

    A. 静点谷氨酸钠　　　　B. 静推 50% 葡萄糖

    C. 静点支链氨基酸　　　D. 利尿

    E. 静点 10% 葡萄糖

（120～121 题共用题干）

男性，56 岁。近 1 周腹痛，近 3 天乏力、头昏，逐渐出现活动时心慌、气短，平卧时缓解，无胸痛。查体：面色苍白，结膜苍白，BP 90/60mmHg（12/8kPa），心率 100 次/分，呼吸 26 次/分，肠鸣音亢进。

120. 首先考虑

    A. 急性心肌梗死　　　　B. 肺栓塞

    C. 消化道肿瘤　　　　　D. 内脏破裂

    E. 上消化道出血

121. 为明确诊断，首先应考虑选择

    A. 心电图　　　　　　　B. 胸平片

    C. 急诊胃镜　　　　　　D. B 超

    E. 上消化道造影

（122～123 题共用题干）

男性，63 岁。5 年前出现中上腹不适，有不规律隐痛，冬季发作频繁。近 10 天上腹痛加重，3 天前出现食后呕吐，为隔夜宿食，吐后腹痛可缓解。查体：上腹饱满，剑突下压痛，肝脾未及。

122. 该患者不宜做的检查是

    A. 上消化道造影　　　　B. 胃镜

    C. 腹部 B 超　　　　　　D. 腹部 CT

    E. 心电图

123. 确诊有赖于

    A. 核素胃排空　　　　　B. 上消化道造影

    C. 胃镜　　　　　　　　D. 剖腹探查

    E. 腹部 CT

（124～125 题共用题干）

男性，45 岁。右上腹胀痛、低热及贫血 3 月余，2 小时前突感头晕、右上腹剧痛。查体：脉搏 120 次/分，血压 79/53mmHg，体温 37℃，面色苍白，腹部饱满，全腹有压痛和肌紧张，以右上腹为甚。实验室检查：Hb 65g/L，血 WBC 14×10^9/L。

124. 最可能的诊断是

    A. 胃十二指肠溃疡穿孔

    B. 腹主动脉瘤破裂出血

    C. 急性胆囊炎穿孔

    D. 肝癌破裂出血

    E. 急性胆道出血

125. 为明确诊断，应首先行下列哪项检查

  A. 胃镜检查   B. 立位腹平片

  C. 腹部 CT   D. 血尿常规

  E. 腹腔穿刺

（126～127 题共用题干）

男性，52 岁。低热，肝区胀痛 2 个月并消瘦，近 3 周发现尿黄、巩膜黄染。18 年前发现 HBsAg 阳性，8 年前被诊断为肝硬化。

126. 该患者首选的影像学检查是

  A. MRI   B. 超声波检查

  C. 放射性核素肝脏扫描 D. 腹部 CT 检查

  E. X 线肝脏血管造影

127. 该患者尤其不能遗漏的化验项目是

  A. 血清免疫球蛋白 B. T 细胞亚群

  C. 血沉   D. AFP

  E. HBV–DNA

（128～129 题共用题干）

女性，50 岁。因患短肠综合征，予全胃肠外营养（TPN）治疗。应用 1 周时患者出现昏迷，但尿内无酮体。患者既往曾有空腹血糖高（11mmol/L）病史。

128. 此患者的诊断是

  A. 高渗性非酮性昏迷， B. 肝性昏迷

  C. 导管感染败血症 D. 糖尿病昏迷

  E. 代谢性酸中毒

129. 此病的预防主要是

  A. 开始一周内注意葡萄糖输注的浓度、速度和与胰岛素的比例

  B. 加强保肝

  C. 加强导管护理、无菌操作

  D. 纠正水和电解质紊乱，预防酸中毒发生

  E. 保护肾功能

（130～131 题共用题干）

女，35 岁。昨日因头痛、发热、鼻塞、流涕、服用感冒药物，今晨突然呕吐咖啡样液体及黑便，总量约 500ml 来急诊。体检；BP 90/60mmHg，脉搏 100 次/分，肝脾无肿大。

130. 应首选下列哪项检查

  A. 急诊胃镜检查   B. 肝功能检查

  C. B 超检查   D. 大便隐血检查

  E. 血常规

131. 最可能的诊断是

  A. 急性糜烂性胃炎出血

  B. 食管曲张静脉破裂出血

  C. 慢性胃炎出血

  D. 贲门黏膜撕裂出血

  E. 胃黏膜出血

（132～133 题共用题干）

男性，55 岁。反复不规律上腹部胀痛 3 年，胃镜诊断为萎缩性胃炎。

132. 判断该患者炎症活动的客观依据是

  A. 胃黏膜肠上皮化生

  B. 胃黏膜出血

  C. 胃黏膜内中性粒细胞增多

  D. 胃黏膜中增多的主要是淋巴细胞

  E. 胃黏膜纤维组织增生

133. 该患者如考虑为 A 型胃炎，正确的是

  A. 壁细胞抗体阴性

  B. 胃酸升高

  C. 不出现厌食，体重下降

  D. 不出现恶性贫血

  E. 主要位于胃体部

（134～135 题共用题干）

男性，55 岁。反复不规则胃胀痛 3 年，胃镜诊断为萎缩性胃窦炎。

134. 慢性胃炎活动期判定的根据是

  A. 黏膜糜烂

  B. 黏膜出血

  C. 黏膜中性粒细胞增多

  D. 黏膜中主要是淋巴细胞和浆细胞

  E. 黏膜有过形成

135. 临床疑有胃炎引起的上消化道出血，为确诊，合适的诊断方法是

  A. 急诊钡透   B. 剖腹探查

  C. 急诊胃镜检查   D. 大便隐血试验

  E. 吞线试验

（136～137 题共用题干）

女性，38 岁。低热，腹胀 5 个月。营养状态略差，腹部膨隆，肝脾未触及，脐周触及 3～4cm 大小包块，质地中等、边界不清，轻度触痛，移动性浊音可疑阳性，PPD 皮试阳性。

136. 如疑诊结核性腹膜炎，不宜行哪项检查

  A. X 线钡剂灌肠   B. 腹部 B 超

  C. 腹腔穿刺   D. 腹腔镜检查

  E. 纤维结肠镜检查

137. 如疑诊结核性腹膜炎，哪项检查阳性率最低

  A. 腹水腺苷脱氨酶测定

  B. 腹水涂片找结核杆菌

  C. 腹水结核杆菌培养

  D. 腹水浓缩找结核杆菌

  E. 腹水动物接种

（138～139 题共用题干）

男性，55 岁。反复不规则胃胀痛 3 年，胃镜诊断为萎缩性胃窦炎。

138. 慢性胃炎活动期判定的根据是

  A. 黏膜糜烂

  B. 黏膜出血

  C. 黏膜中性粒细胞增多

  D. 黏膜中主要是淋巴细胞和浆细胞

  E. 黏膜增厚

139. 临床疑有胃炎引起的上消化道出血，为确诊，合适的诊断方法是

  A. 急诊钡透   B. 剖腹探查

  C. 急诊胃镜检查   D. 大便隐血试验

  E. 吞钡试验

（140～141 题共用题干）

男性，50 岁。间断腹痛、腹泻 20 余年，加重 3 个月，大便 4～5 次/天。纳差，体重下降。化验便潜血（±～+），有脓细胞、红细胞。血 Hb 104g/L。

140. 以下项目提示可能为器质性疾病，但不包括

  A. 病史长达 20 年   B. 便内有脓细胞

  C. 体重下降   D. 便潜血（+）

  E. 轻度贫血

141. 确诊的最佳手段是

  A. 血液生化   B. 大便找瘤细胞

  C. 结肠镜   D. 腹部 CT

  E. 腹部超声

（142～143 题共用题干）

男性，58 岁。间断上腹不适 6 年，伴纳少、嗳气，经常腹泻，体重下降，Hb 95g/L。

142. 最有助于明确诊断的方法是

  A. 吞线试验   B. 大便潜血

  C. 胃液分析   D. X 线钡餐检查

  E. 胃镜及活检

143. 最有可能的诊断是

  A. 慢性浅表性胃炎   B. 慢性萎缩性胃炎

  C. 胃溃疡   D. 早期胃癌

  E. 胃息肉

（144～145 题共用题干）

女，42 岁。参加宴会后突发中上腹持续性疼痛伴恶心、呕吐 8 小时来诊，既往无胃病史。查体：T 38℃，巩膜无黄染，上腹偏左有压痛及轻度肌紧张，肝浊音界正常，Murphy 征阴性，肠鸣音正常。

144. 最可能的诊断是

  A. 急性肠梗阻   B. 急性阑尾炎

  C. 急性胆囊炎   D. 急性胰腺炎

  E. 消化性溃疡穿孔

145. 为明确诊断，首选的检查是

  A. 尿淀粉酶   B. 血清淀粉酶

  C. 血清脂肪酶   D. 腹部超声

  E. 腹部平片

（146～148 题共用题干）

男性，60 岁。胆囊结石病史 20 年，近两天出现上腹部痛，渐进性加重，并向腰背部放散，大便稀。既往无高血压，糖尿病及酗酒史。

146. 诊断可能性最大的是

  A. 慢性胃炎   B. 慢性胆囊炎

  C. 胰腺癌   D. 急性胰腺炎

  E. 十二指肠溃疡

147. 对确诊帮助不大的检查是

  A. 胃镜   B. 腹部超声

  C. 腹部 CT   D. 结肠镜

  E. 超声胃镜

148. 如患者突发意识障碍，最有可能的情况为合并

  A. 胰性脑病   B. 脑出血

  C. 脑梗死   D. 糖尿病高渗性昏迷

  E. 脑膜炎

（149～150 题共用题干）

男性，72 岁。慢性胃炎 30 年，近 2 周出现发作性胸痛，伴反酸，烧心，呃逆，进食发堵。

149. 此时首先要进行以下哪种检查

  A. 胃镜

  B. 心电图

  C. 冠脉造影

  D. 食管 24 小时 pH 监测

  E. 食管测压

150. 若上题检查正常，应进一步做哪一项检查

  A. 胃镜

  B. 心电图

  C. 冠脉造影

  D. 食管 24 小时 pH 监测

  E. 食管测压

＊（151～152 题共用题干）

男性，45 岁。发现肝硬化已 5 年。3 天前与朋友聚餐时出现呕血，鲜红色，量约 1000ml。患者出现头晕、心慌、出冷汗等。经输血、补液和应用止血药物治疗后病情好转，血压和心率恢复正常。1 天前起出现睡眠障碍，并出现幻听和言语不清。实验室检查示：血氨 130μg/dl，血糖 5.6mmol/L，尿素氮 7.2mmol/L。

151. 患者近 1 天出现的情况最可能的诊断是

A. 尿毒症　　　　　　　　B. 脑血管意外

C. 乙型脑炎　　　　　　　D. 糖尿病酮症酸中毒

E. 肝性脑病

152. 消化道出血的原因最可能是

A. 胃癌　　　　　　　　　B. 胃溃疡

C. 十二指肠溃疡　　　　　D. 食管静脉曲张破裂

E. 胃黏膜病变

＊（153～154题共用题干）

女性，45岁。间歇性发作咽下困难3个月，可因情绪波动诱发，食管吞钡X线检查未见异常。

153. 诊断应首先考虑

A. 食管癌　　　　　　　　B. 反流性食管炎

C. 食管裂孔疝　　　　　　D. 食管贲门失弛缓症

E. 冠心病

154. 如本患者行内镜检查，发现食管黏膜破损、糜烂并融合达4/5食管周径，则该病变属于

A. B级　　　　　　　　　B. A级

C. C级　　　　　　　　　D. D级

E. E级

＊（155～156题共用题干）

男性，65岁。反复发作反酸，烧心，胸骨后痛10余年，近日感觉上述症状加重明显，伴进食哽噎感，纳差，消瘦。

155. 根据上述症状，以下诊断哪一项可能性最大

A. 心绞痛　　　　　　　　B. 反流性食管炎

C. 慢性活动性胃炎　　　　D. 十二指肠球部溃疡

E. 胆囊炎

156. 近期症状变化，以下哪种情况可能性最小

A. 食管癌　　　　　　　　B. 反流性食管炎加重

C. 伴发食管狭窄　　　　　D. 伴发神经系统损害

E. 伴发Barrett's食管

＊（157～158题共用题干）

男性，65岁。间歇性上腹痛10年，持续并加重半年，进食后明显，伴纳差、腹胀、腹泻。入院查体：血压、心肺未见异常。辅助检查：尿淀粉酶正常，大便苏丹Ⅲ染色阳性。超声检查：胆囊多发结石，胰腺回声不均匀，胰腺实质内见4mm×3mm强回声光团伴声影。

157. 下列疾病中可能性最大的是

A. 功能性消化不良　　　　B. 胰腺癌

C. 糖尿病　　　　　　　　D. 慢性胰腺炎

E. 胆囊癌

158. 采集病史时应注意询问下列各项，除了

A. 饮酒史　　　　　　　　B. 黄疸史

C. 糖尿病史　　　　　　　D. 急性胰腺炎

E. 胃癌

＊（159～161题共用题干）

男性，35岁。间断性发作腹泻、便秘5年余，伴有右下腹不适、腹胀。查体未发现异常。多次大便常规、潜血及培养均未发现异常。

159. 诊断最可能是哪一种病

A. 肠结核　　　　　　　　B. 克罗恩病

C. 肠易激惹综合征（IBS）　D. 结肠癌

E. 溃疡性结肠炎

160. 进一步检查应选择哪种更有意义

A. 胸X线片　　　　　　　B. 血沉

C. 腹部超声　　　　　　　D. 下消化道动力

E. 纤维结肠镜

161. 如果检查均未见异常，你的诊断是

A. 溃疡性结肠炎　　　　　B. 肠结核

C. IBS　　　　　　　　　D. 克罗恩病

E. 细菌性痢疾

＊（162～163题共用题干）

患者，女性，30岁。腹胀20天，伴低热、乏力、夜间盗汗前来求诊。查体：腹部轻度膨隆，腹壁柔韧感，肝脾未触及，腹部移动性浊音（＋）。

162. 最可能的诊断是

A. 腹膜癌变　　　　　　　B. 肝硬化腹水

C. 自发性腹膜炎　　　　　D. 结核性腹膜炎

E. 盆腔肿瘤

163. 为明确诊断应首选哪项检查

A. 肝功能检查　　　　　　B. 结核菌素试验

C. 腹水检查　　　　　　　D. 腹部B超

E. 胃肠道钡餐造影

＊（164～165题共用题干）

女性，40岁。近5～6年大便一天4～5次，多于饭后、精神紧张时发生，便前多出现腹痛，便后缓解。大便为黄稀便或水便，无夜间腹泻，血便或消瘦。

164. 根据上述症状，首先考虑该患者诊断为

A. 慢性肠炎　　　　　　　B. 肠易激综合征

C. 克罗恩病　　　　　　　D. 肠道菌群失调

E. 溃疡性结肠炎

165. 你认为哪项检查对诊断帮助最大

A. 便常规及潜血　　　　　B. 钡灌肠

C. 结肠镜　　　　　　　　D. 直肠镜

E. 便培养

＊（166～167题共用题干）

患者，男性，46岁。诊断乙醇性肝硬化18年。近2年频繁出现神志恍惚，定向障碍甚至昏迷。

166. 患者服用乳果糖调整大便pH至多少为宜

A. 3～4　　　　　　　　　B. 2～3

C. 4～5　　　　　　　　　D. 5～6

E. 6～7

167. 如该患者肝功能持续恶化，最好的治疗方法是

A. 肝移植　　　　　　　　B. 血液替换

C. 脑移植　　　　　　　　D. 脾切除

E. 肝移植

＊（168～169 题共用题干）

男性，35 岁。3 个月来低热、盗汗、消瘦，1 个月来劳累后气短。查体：T 37.6℃，右下肺触觉语颤减弱，叩诊呈浊音，呼吸音消失。心尖搏动向左移位，心音正常，心率 98 次／分，律整，无杂音。超声示右侧胸腔中等量积液。

168. 对患者进行初步诊断，首先考虑为

A. 结核性胸腔积液　　　　B. 病毒性胸腔积液

C. 化脓性胸腔积液　　　　D. 肿瘤性胸腔积液

E. 以上都不正确

169. 入院后应采取的最主要诊断措施是

A. 胸腔穿刺抽液检查

B. 血培养

C. PP 试验

D. 胸部 CT 检查

E. 以上都不对

＊（170～171 题共用题干）

男性，45 岁。间断腹痛、腹泻 3 年，排便 4～5 次／天，便不成形，无脓血、黏液，服小檗碱（黄连素）、诺氟沙星可稍缓解，近半月症状加重，大便 7～8 次／天，查大便常规正常，大便无脂肪滴。

170. 诊断应首先考虑

A. 肠易激综合征　　　　　B. 肠道菌群失调

C. 细菌性痢疾　　　　　　D. 溃疡性结肠炎

E. 结肠癌

171. 用哪种检查确诊最可靠

A. 大便常规加潜血　　　　B. 结肠镜

C. 查血 CEA　　　　　　　D. 直肠肛管测压

E. 钡灌肠

＊（172～173 题共用题干）

男性，52 岁。有饮酒史 12 年，每日半斤白酒。2 年来间断上腹隐痛，腹胀乏力，大便不成形，双下肢水肿。B超：肝脏回声不均匀增强，脾大，少量腹水。

172. 该患者最可能的诊断是

A. 慢性胰腺炎　　　　　　B. 胰腺癌

C. 乙醇性肝硬化　　　　　D. 慢性胆囊炎

E. 肝癌

173. 为了明确诊断，最有价值的诊断方法是

A. 腹部 CT　　　　　　　B. ERCP 造影

C. 肝脏活检　　　　　　　D. 腹水找癌细胞

E. 静脉胆囊造影

＊（174～175 题共用题干）

女性，40 岁。腹部隐痛不适伴便秘 10 余年，加重半年，排便需要使用刺激性泻药，且伴左下腹腹胀，排出粪便后可缓解，进食量较前减少，体重有所增加。结肠镜检查未发现异常

174. 首先考虑诊断

A. 结肠癌　　　　　　　　B. 甲状腺功能低下

C. 结肠痉挛　　　　　　　D. 先天性巨结肠

E. 肠易激综合征

175. 但还需除外

A. 结肠痉挛　　　　　　　B. 更年期综合征

C. 甲状腺功能亢进　　　　D. 先天性巨结肠

E. 甲状腺功能低下

＊（176～177 题共用题干）

男性，45 岁。10 年前有肝炎病史，近一个月来肝区持续隐痛或胀痛，伴食欲减退、恶心、乏力、腹胀。查体：无黄染和高热，肝脏不规则肿大，压痛。

176. 应首先考虑的疾病是

A. 肝硬化　　　　　　　　B. 慢性肝炎活动期

C. 原发性肝癌　　　　　　D. 肝脏血管瘤

E. 细菌性肝脓肿

177. 对诊断有相对专一性的是

A. 甲胎蛋白测定　　　　　B. 同位素扫描

C. 肝功能检查　　　　　　D. 碱性磷酸酶测定

E. 癌胚抗原测定

＊（178～180 题共用题干）

患者，女性，64 岁。胸骨后烧灼感不适 2 年，常有食物反流，反流物呈酸性，有时出现进食时胸骨后梗塞感。

178. 该患者最可能的诊断是

A. 食管癌　　　　　　　　B. 心绞痛

C. 反流性食管炎　　　　　D. 食管贲门失弛缓

E. 食管憩室

179. 对确诊帮助最大的检查是

A. 胃镜　　　　　　　　　B. 24 小时 pH 监测

C. 食管测压　　　　　　　D. 上消化道造影

E. 腹部 CT

180. 该患者睡眠时应采用哪一种体位

A. 平卧位　　　　　　　　B. 床头抬高位

C. 俯卧位　　　　　　　　D. 头低脚高位

* （181～182 题共用题干）

男性，45 岁。反复出现胸骨后烧灼样痛，多在餐后出现。

181. 该患者最可能的诊断是

    A. 变异型心绞痛   B. 陈旧性心肌梗死

    C. 食管癌   D. 反流性食管炎

    E. 纵隔肿瘤

182. 补充追问病史，哪项对明确诊断最有意义

    A. 劳累是否加重疼痛

    B. 紧张是否加重疼痛

    C. 咳嗽是否加重疼痛

    D. 服用硝酸甘油可否减轻疼痛

    E. 服用抗酸剂可否减轻疼痛

* （183～184 题共用题干）

男，45 岁。间断腹痛、腹泻 3 年，排便 4～5 次/天，便质不成形，无脓血、黏液，服用小檗碱、诺氟沙星等后腹泻可稍缓解，近半月症状加重，大便 7～8 次/天，大便常规正常。

183. 本例诊断应首先考虑

    A. 肠易激综合征   B. 肠道菌群失调

    C. 溃疡性结肠炎   D. 细菌性痢疾

    E. 结肠癌

184. 下列治疗方法中正确的是

    A. 禁食、静脉输液

    B. 对症止泻

    C. 服用糖皮质激素

    D. 长期口服抗生素维持治疗

    E. 手术探查

* （185～186 题共用题干）

男性，12 岁。昨晚进食海鲜，今晨开始畏寒、发热、腹痛，以左下腹甚，腹泻伴明显里急后重，大便 8 次，初为稀便，继之为黏液脓血便。

185. 此病例的诊断为

    A. 急性细菌性痢疾轻型（不典型）

    B. 急性细菌性痢疾普通型（典型）

    C. 急性细菌性痢疾中毒型

    D. 慢性迁延性细菌性痢疾

    E. 急性胃肠炎

186. 对该病例应首先采用的抗菌药物是

    A. 四环素   B. 喹诺酮类

    C. 氯霉素   D. 庆大霉素

    E. 呋喃唑酮

【B 型题】

（1～2 题共用备选答案）

    A. 慢性萎缩性胃窦胃炎

    B. 慢性萎缩性胃体胃炎

    C. 急性糜烂性胃炎

    D. 十二指肠球炎

    E. Menetrier' 病

1. 血清壁细胞抗体多阳性可见于

2. 蛋白质从胃液中丢失可见于

（3～4 题共用备选答案）

    A. 十二指肠溃疡   B. 胃溃疡

    C. 急性胰腺炎   D. 急性阑尾炎

    E. 急性胆囊炎

3. 男性，36 岁。上腹部隐痛伴反酸数年，今天早上突起腹部绞痛，同时出现右下腹痛。查体：上腹及右下腹压痛明显，轻度腹肌紧张，肠鸣音减弱。血常规：白细胞及中性粒细胞均升高。该病人最可能的诊断是

4. 女性，25 岁。间断上腹痛 3 年，主要表现为空腹痛，进食后缓解，冬春季多发。此病人最可能的诊断是

（5～6 题共用备选答案）

    A. 腹水比重为大于 1.016，蛋白含量 >30g/L

    B. 乳糜性腹水

    C. 腹水细胞总数升高，分类以多核细胞为主

    D. 腹水葡萄糖小于 3.4mmol/L，pH <7.35

    E. 腹水比重为小于 1.016，蛋白含量 <30g/L

5. 结核性腹膜炎腹水性质常为

6. 肝硬化腹水性质常为

（7～8 题共用备选答案）

    A. 细菌性痢疾   B. Crohn 病

    C. 溃疡性结肠炎   D. 阿米巴肠炎

    E. 肠结核

7. 病变为非干酪性肉芽肿可见于

8. X 线钡剂造影可见 "线样征"，提示

（9～10 题共用备选答案）

    A. 反酸   B. 消瘦

    C. 黏液便   D. 呕吐

    E. 早饱

9. 提示器质性疾病 "报警症状和体征" 的是

10. 肠易激综合征的常见症状是

（11～13 题共用备选答案）

    A. 雌激素增多   B. 原发性醛固酮增多

    C. 继发性醛固酮增多   D. 抗利尿激素增多

    E. 肾上腺皮质功能减损

11. 患者出现蜘蛛痣、肝掌与上述哪项内分泌激素紊乱有关

12. 患者出现暴露部位皮肤色素沉着与上述哪项内分泌紊乱有关

13. 哪项内分泌激素紊乱，使其作用于远端肾小管，致钠的重吸收增加

（14～15 题共用备选答案）

 A. 及时的手术治疗   B. 放射治疗

 C. 化学治疗   D. 综合治疗

 E. 支持治疗

14. 男性，48 岁。AFP 430μg/L。B 超或 CT 发现肝右叶 5cm 大小的肿物，门静脉和肝门区未发现异常信号。最佳的治疗方案是

15. 男性，58 岁。AFP 930 μg/L。CT 发现肝右叶 10.5cm 大小的肿物，门静脉发现异常信号。最佳的治疗方案是

（16～17 题共用备选答案）

 A. 谷氨酸钠/谷氨酸钾为 3/1

 B. 谷氨酸钠/谷氨酸钾为 1/3

 C. 精氨酸

 D. 支链氨基酸

 E. 氟马西尼

16. 患者，女性，56 岁。慢性肝炎病史 20 年，近期出现神志恍惚、言语多，血氨 1.18mg/L，血液 pH 7.53，考虑肝性脑病。哪项处理适宜

17. 男性，49 岁。诊断乙醇性肝硬化 7 年，近 2 年频繁出现神志恍惚、定向障碍甚至昏迷，尿少，血氨 1.08mg/L。血液氨基酸谱分析显示：芳香族氨基酸/支链氨基酸为 1/3。适合哪种治疗方法

（18～19 题共用备选答案）

 A. 胰腺脓肿

 B. 胰腺假性囊肿

 C. 胰腺内分泌功能不全

 D. 胰腺外分泌功能不全

 E. 胰性腹水

18. 男性，35 岁。上腹及左上腹持续性疼痛 24 小时入院，血淀粉酶 1680Somogyi 单位，白细胞 12×10^9/L，血钙 1.6mmol/L，动脉血氧分压 48mmHg。治疗 4 周后，各项指标均恢复正常，腹痛缓解，但左上腹出现包块，伴餐后呕吐。该病人可能出现了哪种并发症

19. 女性，55 岁。1 年前曾患重症急性胰腺炎，现消瘦、经常消化不良、大便 4～6 次/天，大便检查发现脂肪滴和肌纤维增多。该患者可能出现了哪种并发症

（20～22 题共用备选答案）

 A. 成人上消化道出血，每日出血量 10ml

 B. 成人上消化道出血，每日出血量 100ml

 C. 成人上消化道出血，胃内储积血量 300ml

 D. 成人上消化道出血，一日出血量 500ml

 E. 成人上消化道出血，一日出血量 >1200ml

20. 粪便隐血试验阳性，表明

21. 可引起呕血，表明

22. 可出现周围循环衰竭表现，表明

（23～24 题共用备选答案）

 A. 消化性溃疡合并出血

 B. 食管胃底静脉曲张破裂出血

 C. 急性糜烂出血性胃炎

 D. 胃癌并出血

 E. 食管贲门黏膜撕裂综合征

23. 男性，66 岁。剑突下隐痛 6 月，加重 1 周，无规律性，伴进行性纳差，消瘦。排成形黑便 1～2 次/日，粪便隐血试验（+）。可能诊断为

24. 女性，35 岁。反复上腹胀痛 2 年，再发 2 周，多于冬春季发作，有空腹痛及夜间痛，进食可减轻，近日排成形黑便 1～2 次/日，粪便隐血试验（+）。可能诊断为

（25～26 题共用备选答案）

 A. 促进胃排空，增强胃窦和十二指肠运动

 B. 减少胃酸和胃蛋白酶分泌

 C. 促进胃黏膜血流，刺激胃黏液分泌

 D. 防止氢离子反渗，促进胃黏液分泌

 E. 减少胃酸分泌，延缓胃排空

25. 吗丁啉能

26. 生胃酮能

（27～28 题共用备选答案）

 A. 壁细胞   B. 主细胞

 C. 黏液细胞   D. G 细胞

 E. 肥大细胞

27. 胃泌素产生于

28. 胃蛋白酶产生于

（29～30 题共用备选答案）

 A. 胃液酸度升高

 B. 胃液酸度正常或减少

 C. 胃液酸度常减少

 D. 胃液酸度明显升高

 E. 胃液酸度明显减少

29. 重度胃体萎缩型胃炎可见

30. 胃泌素瘤可见

（31～32 题共用备选答案）

 A. 胃酸度升高   B. 胃酸度正常或减少

 C. 胃酸度常减少   D. 胃酸度明显升高

 E. 胃酸度明显减少

31. B 型胃炎伴大量 G 细胞丧失可见

32. 胃溃疡可见

（33～34 题共用备选答案）

 A. 右上腹绞痛，伴压痛、黄疸，Murphy 征阳性

 B. 脐周围阵痛，伴有压痛、肠鸣音亢进，有肠型

 C. 上腹压痛，板样强直，肝浊音界消失

D. 上腹部胀痛，伴有胃型及拍水声

E. 胸骨下持续性钝痛，腹部体征正常

33. 胃溃疡穿孔可见

34. 急性肠梗阻可见

（35～36题共用备选答案）

A. 丙谷胺

B. 前列腺素E的衍生物

C. 奥美拉唑（Omeprazole）

D. 派吡氮平

E. 吗丁啉

35. 属于酸泵抑制剂的是

36. 属于黏膜细胞保护剂的是

（37～38题共用备选答案）

A. 胃组织学检查　　　　　B. 快呋塞米素酶试验

C. 幽门螺杆菌培养　　　　D. 尿素呼气试验

E. 血清学检查

37. 侵入性检查幽门螺杆菌的首选方法是

38. 作为幽门螺杆菌根除治疗后复查的首选方法是

（39～40题共用备选答案）

A. 病毒性肝炎后肝硬化　　B. 乙醇性肝硬化

C. 原发性胆汁性肝硬化　　D. 淤血性肝硬化

E. 血吸虫病性肝纤维化

39. 最易并发原发性肝癌的是

40. 血清抗线粒体抗体阳性率高且滴度高的是

（41～42题共用备选答案）

A. 胰蛋白酶　　　　　　　B. 糜蛋白酶

C. 弹力蛋白酶　　　　　　D. 磷脂酶A

E. 激肽酶

41. 引起胰腺细胞坏死的是

42. 引起胰腺血管坏死的是

（43～44题共用备选答案）

A. 抑制胃酸分泌　　　　　B. 保护胃黏膜

C. 早期手术　　　　　　　D. 减少胆汁反流

E. 根除幽门螺杆菌（Hp）

43. 十二指肠球部溃疡的治疗最主要的是

44. 胃溃疡恶变的治疗是

（45～46题共用备选答案）

A. 男性乳腺发育　　　　　B. 食管静脉曲张

C. 氨中毒　　　　　　　　D. 凝血因子减少

E. 黄疸

45. 肝硬化时，门静脉高压可引起

46. 肝硬化时，肝脏解毒功能下降表现为

（47～48题共用备选答案）

A. 血氨升高　　　　　　　B. 血清淀粉酶升高

C. 血钙增高　　　　　　　D. 血清胃泌素增高

E. 血清AFP增高

47. 急性胰腺炎可见

48. 肝性脑病可见

（49～50题共用备选答案）

A. 肝性脑病前驱期　　　　B. 肝性脑病昏迷前期

C. 肝性脑病昏睡期　　　　D. 肝性脑病昏迷期

E. 隐性肝性脑病

49. 有扑翼样震颤而脑电图多正常的肝性脑病属于

50. 扑翼样震颤无法引出，而脑电图明显异常的肝性脑病属于

（51～52题共用备选答案）

A. 血清脂肪酶　　　　　　B. 血尿素氮

C. 血清淀粉酶　　　　　　D. 血清正铁血红蛋白

E. 血清钙

51. 对发病较晚的急性胰腺炎诊断有帮助的是

52. 在急性水肿型胰腺炎时为阴性，在出血坏死型胰腺炎时为阳性的是

（53～54题共用备选答案）

A. 胃酸明显减少　　　　　B. 胃酸明显增高

C. 胃酸轻度升高　　　　　D. 胃酸轻度减少

E. 胃酸正常或减少

53. 重度萎缩性胃体胃炎患者表现为

54. 萎缩性胃窦胃炎患者表现为

（55～56题共用备选答案）

A. 经口　　　　　　　　　B. 经血液

C. 经淋巴液　　　　　　　D. 腹腔病变直接蔓延

E. 腰椎病变直接蔓延

55. 肠结核的主要感染途径是

56. 结核性腹膜炎的主要感染途径是

（57～58题共用备选答案）

A. 无明显规律性　　　　　B. 疼痛－排便－加重

C. 进食－疼痛－缓解　　　D. 疼痛－进食－缓解

E. 疼痛－排便－缓解

57. 胃溃疡腹痛的规律是

58. 肠易激综合征腹痛的规律是

（59～60题共用备选答案）

A. 胃镜检查　　　　　　　B. 钡餐造影

C. 腹部CT　　　　　　　　D. 腹部B超

E. 胃液分析

59. 诊断急性胃炎应选用

60. 了解溃疡病患者胃酸分泌情况应选用

（61～62题共用备选答案）

A. 腹水比重＜1.016，蛋白20g/L

B. 腹水比重 >1.018，李凡他（Rivalta）试验阳性

C. 乳糜样腹水

D. 腹水细胞总数 $>1000 \times 10^6/L$，分类以中性粒细胞为主

E. 腹水细胞总数为 $100 \times 10^6/L$，分类以间皮细胞为主

61. 最可能为肝硬化腹水的是

62. 最可能为结核性腹膜炎腹水的是

（63～64 题共用备选答案）

A. 空肠   B. 末段回肠

C. 回盲部   D. 全结肠

E. 直肠、乙状结肠

63. 溃疡性结肠炎的病变大多位于

64. Crohn 病的病变大多位于

（65～66 题共用备选答案）

A. 乳果糖   B. 精氨酸

C. 苯甲酸钠   D. 苯乙酸

E. 支链氨基酸

65. 使肠腔呈酸性，以减少氨的形成和吸收的是

66. 理论上可抑制大脑中假神经递质形成的是

（67～68 题共用备选答案）

A. 无症状性溃疡   B. 老年人消化性溃疡

C. 复合性溃疡   D. 幽门管溃疡

E. 球后溃疡

67. 夜间痛和背部放射痛显著的是

68. 用 H_2 受体拮抗剂（H2RA）维持治疗中复发的溃疡半数以上为

（69～71 题共用备选答案）

A. 急性胰腺炎   B. 肠系膜血栓形成

C. 胆道蛔虫症   D. 急性胃肠炎

E. 急性心肌梗死

69. 女性，15 岁。进食海鲜 2 小时后出现腹泻、腹痛，伴呕吐。血清淀粉酶 160 U（Somogyi 法）。最可能的诊断是

70. 女性，45 岁。突发右上腹部钻顶样疼痛，超声示胆囊腔内可见蠕动条状物。最可能的诊断是

71. 男性，60 岁。腹泻两天后突发左侧下腹部疼痛，疼痛 1 小时后排鲜血便 300ml。腹部超声：肠胀气，少量腹水。最可能的诊断是

（72～75 题共用备选答案）

A. 病变最好于回盲部

B. 病变最好于回肠末段及其邻近结肠

C. 病变最好发于左半结肠，可累及全结肠

D. 病变好发于右半结肠

E. 病变好发于小肠

72. 溃疡性结肠炎

73. 肠结核

74. Crohn 病

75. 阿米巴性痢疾

（76～79 题共用备选答案）

A. 新霉素   B. 精氨酸

C. 乳果糖   D. 氟马西尼

E. 左旋多巴

以上药物治疗肝性昏迷的机制为

76. 抑制肠道内细菌生长、减少肠内氨及樟胺等形成

77. 使肠内容物成酸性，减少氨的吸收

78. 拮抗内源性苯二氮草，取代脑组织中的假性介质

79. 通过鸟氨酸循环使氨变为尿素

（80～81 题共用备选答案）

A. 乙型肝炎   B. 长期大量饮酒

C. 接触毒物   D. 药物

E. 营养不良

80. 我国肝硬化最常见的原因是

81. 可呈过敏性或与剂量相关性两种机制肝损伤的是

（82～83 题共用备选答案）

A. 患者，男性，38 岁。大便次数增多 10 余年，大便呈糊状，无脓血，有时有黏液，进食辛辣食物后加重

B. 患者，女性，26 岁。间断脓血便 3 年，加重 1 个月。多次便培养阴性，抗生素治疗无效

C. 患者，男性，60 岁。左下腹痛 4 个月，便血 1 个月，体重减轻约 5 公斤

D. 患者，女性，22 岁。右下腹痛半年，伴低热、盗汗、腹泻。胸片发现浸润性肺结核

E. 患者，男性，45 岁。间断右下腹痛 6 年，大便不成形。近 1 年来间断出现膝关节和踝关节红肿、疼痛。查体右下腹可及包块

82. 可诊断为溃疡性结肠炎的是

83. 可诊断为肠结核的是

（84～87 题共用备选答案）

A. 水杨酸偶氮磺胺嘧啶

B. 质子泵抑制剂

C. 生长抑素

D. 支链氨基酸

E. 肝太乐

84. 用于治疗消化性溃疡的是

85. 用于治疗急性重症胰腺炎的是

86. 用于治疗肝昏迷的是

87. 用于治疗炎症性肠病的是

（88～91题共用备选答案）

    A. 5～10ml   B. 50～100ml

    C. 250～300ml   D. 400～500ml

    E. 1000ml

88. 当出现黑便时，出血量一般大于

89. 当出现呕血时，胃内储积血量一般大于

90. 当便潜血实验阳性时，出血量一般大于

91. 当出现心慌、乏力及头晕时，出血量一般大于

（92～96题共用备选答案）

    A. 钡灌肠检查示横结肠充盈缺损，肠腔狭窄

    B. 钡灌肠检查示结肠袋加深，张力增强，可见收缩环

    C. 钡灌肠检查示回肠末段呈线样狭窄，升结肠可见纵行溃疡

    D. 钡灌肠检查示回盲部跳跃征

    E. 钡灌肠检查示乙状结肠呈铅管样

92. 肠结核

93. 溃疡性结肠炎

94. Crohn病

95. 结肠癌

96. 肠道易激综合征

（97～100题共用备选答案）

    A. H_2 受体拮抗剂   B. 黏膜保护剂

    C. 质子泵抑制剂   D. 抗酸剂

    E. 多巴胺受体拮抗剂

下列各种药物属于上述哪一类

97. 奥美拉唑

98. 雷尼替丁

99. 多潘立酮（吗丁啉）

100. 胶体铝镁合剂

（101～102题共用备选答案）

    A. 慢性浅表性胃炎，Hp相关性

    B. 胃MALT淋巴瘤，Hp相关性

    C. 慢性萎缩性胃炎，Hp相关性

    D. 急性糜烂性胃炎，Hp相关性

    E. Menetrier's病

101. 男性，30岁。间断上腹隐痛不适3年。胃镜提示：胃窦黏膜花斑样改变。Hp尿素酶试验阳性，可诊断为

102. 男性，26岁。间断发作性上腹痛1年。胃镜提示：胃窦黏膜轻度花斑样改变。Hp尿素酶试验（-），Hp病理组织学染色（-），可诊断为

（103～106题共用备选答案）

    A. 右上腹绞痛伴压痛、黄疸、Murphy征阳性

    B. 脐周阵痛，伴有压痛、肠鸣音亢进，有肠型

    C. 上腹压痛，板样强直，肝浊音界消失

    D. 上腹部胀痛，伴有胃型及振水音

    E. 剑突下持续钝痛，腹部无体征

下述疾病的临床特点是

103. 胃溃疡穿孔

104. 幽门梗阻

105. 胆结石及急性胆囊炎

106. 急性心肌梗死

（107～109题共用备选答案）

    A. 慢性萎缩性胃炎

    B. 慢性浅表性胃炎

    C. 自身免疫性胃炎

    D. 幽门螺杆菌相关性胃炎

    E. 重度不典型增生

107. 最易发生恶性贫血的是

108. 最易发生癌变的是

109. 可发生MALT淋巴瘤的是

（110～113题共用备选答案）

    A. 慢性浅表性胃炎   B. 十二指肠球部溃疡

    C. 胃食管反流病   D. 胃癌

    E. 胆汁反流性胃炎

110. 女性，30岁。反复发作上腹痛2年，春秋季发作，表现上腹饥饿痛，夜间痛，进食好转。可诊断为

111. 男性，60岁。反复发作上腹痛10年，伴烧灼样不适，口苦，口中反苦水。可诊断为

112. 男性，70岁。上腹胀满，无规律疼痛，伴嗳气，纳差，乏力，消瘦，大便发黑。可诊断为

113. 女性，50岁。反复发作胸骨后灼烧样痛3年，伴反酸烧心，反食，近半年夜间哮喘发作。可诊断为

（114～117题共用备选答案）

    A. 劳力性心绞痛   B. 不稳定性心绞痛

    C. 胃食管反流病   D. 十二指肠球部溃疡

    E. 慢性胃炎

114. 男性，72岁。感胸骨后灼烧样痛，伴心悸，胸闷，活动后及饱食后加重。可诊断为

115. 男性75岁。患糖尿病10年，近感夜间胸痛，可痛醒，需坐起15～20分钟方缓解。可诊断为

116. 男性，40岁。感胸骨后烧灼样痛，伴反酸烧心，服奥美拉唑有效。可诊断为

117. 男性，45岁。上腹饥饿痛，伴夜间痛醒，服奥美拉唑有效。可诊断为

（118～119题共用备选答案）

    A. 反流性食管炎

    B. 食管裂孔疝

    C. 非糜烂性胃食管反流病

    D. Barrett食管

E. 咽易感症

118. 女性，45 岁。咽部异物感 3 个月，精神紧张时加重，胃镜检查未见异常。可诊断为

119. 男性，50 岁。胸痛伴反酸烧心，卧位较重。胃镜示齿线至门齿 35cm，及第二贲门征，反转观察贲门口松弛。可诊断为

（120～123 题共用备选答案）

A. 结肠癌
B. 溃疡性结肠炎
C. 肠易激综合征
D. 习惯性便秘
E. 肠结核

120. 男性，40 岁。大便 5～6 次/日半年，大便带黏液，有时有脓血，伴低热，便前腹痛，便后缓解，近来出现双膝关节痛。可诊断为

121. 女性，35 岁。大便 5～6 次/日半年，稀便，无黏液或血便，伴午后低热，盗汗，腹痛，消瘦。可诊断为

122. 女性，40 岁。大便 5～6 次/日 2 年，为黏液稀便，无血便，多于晨起或饭后发作，伴便前腹痛，便后缓解，一般情况好。可诊断为

123. 男性，60 岁。大便 5～6 次/日半年，稀便有时带血，伴消瘦。可诊断为

（124～127 题共用备选答案）

A. 谷氨酸钠
B. 精氨酸
C. 苯甲酸钠
D. 亮氨酸
E. 乳酸

124. 使用前可先注射 3～5g 维生素 C 的是

125. 适用于碱中毒的肝性脑病患者的是

126. 抑制芳香族氨基酸进入大脑的是

127. 与氮源性物质结合形成马尿酸的是

（128～130 题共用备选答案）

A. 白蛋白合成不足
B. 门脉压力增高
C. 血氨产生过多
D. 腹泻
E. 脾大

128. 血吸虫性肝硬化腹水产生的因素是

129. 口服乳果糖可治疗

130. 肝硬化血小板减少的主要原因是

（131～133 题共用备选答案）

A. 易并发肝癌
B. 女性多见
C. 男性多见
D. 儿童多见
E. 老年人多见

131. 原发性硬化性胆管炎

132. 原发性胆汁性肝硬化

133. 乙型肝炎肝硬化

（134～135 题共用备选答案）

A. 肝铁含量增加
B. IgA 升高
C. 血清铜蓝蛋白降低
D. 胆固醇升高
E. 抗核抗体阳性

134. 肝豆状核变性可出现

135. 遗传性血色病可出现

（136～139 题共用备选答案）

A. AST↑/ALT↑＞1
B. ALT↑/AST↑＞1
C. ALP↑↑
D. PT↑↑凝血酶原活动度 30%
E. Ⅳ型胶原↑

136. 肝硬化代偿期合并肝细胞坏死可见

137. 肝纤维化可见

138. 原发性胆汁性肝硬化特征性升高可见

139. 肝硬化晚期可见

（140～143 题共用备选答案）

A. 血浆白蛋白降低
B. 血清抗核抗体阳性
C. 血清Ⅳ型胶原升高
D. AFP 显著升高
E. 血浆抗线粒体抗体阳性

140. 肝细胞合成功能减低时可见

141. 原发性胆汁性肝硬化的特征性诊断依据是

142. 肝癌可见

143. 自身免疫性肝炎可见

（144～145 题共用备选答案）

A. 消瘦，乏力，腹胀
B. 贫血，出血倾向
C. 腹泻，蜘蛛痣
D. 腹水伴脾大
E. 肝脏进行性肿大，可伴红细胞增多症

144. 肝硬化最常见的临床表现是

145. 肝癌最常见的临床表现是

（146～149 题共用备选答案）

A. 慢性浅表性胃炎
B. 十二指肠球部溃疡
C. 胃癌
D. 胃 MALT 淋巴瘤
E. 慢性萎缩性胃炎

146. 男性，38 岁。反复上腹部不适 3 年。胃镜检查提示：胃窦黏膜花斑，黏膜轻度粗糙不平，Hp（+）。可诊断为

147. 男性，25 岁。间断上腹痛 2 年，空腹显著，进食后可缓解，^{13}C 呼气试验（+）。可诊断为

148. 男性，56 岁。患"胃溃疡"10 年，多于餐后上腹痛明显。近 3 个月来上腹痛加重伴纳差，疼痛失去规律性，体重下降 5kg。可诊断为

149. 男性，60 岁。反复上腹部不适多年，一直未行胃镜检查。可诊断为

（150～154 题共用备选答案）

A. 多为上腹正中或偏右节律性空腹疼痛

B. 多为剑突下正中或偏左节律性餐后疼痛

C. 上腹疼痛多在餐后发生，呕吐多见

D. 上腹持续性较剧烈疼痛，放射至背部

E. 右上腹节律性疼痛，夜间痛和背部痛多见且突出

150. 十二指肠球部溃疡的疼痛特点是

151. 幽门管溃疡的疼痛特点是

152. 胃溃疡的疼痛特点是

153. 球后溃疡的疼痛特点是

154. 穿透性溃疡的疼痛特点是

（155 ~ 157 题共用备选答案）

    A. 慢性血吸虫病   B. 甲型肝炎

    C. 慢性乙型肝炎   D. 糖尿病

    E. 阿米巴肝脓肿

155. 我国肝硬化的主要病因是

156. 易合并脂肪肝的是

157. 可自愈的是

（158 ~ 159 题共用备选答案）

    A. 蜘蛛痣   B. 脾大

    C. 黄疸   D. 下肢水肿

    E. 肝大

158. 肝硬化低蛋白血症可表现为

159. 门脉高压症可表现为

（160 ~ 161 题共用备选答案）

    A. X 线钡剂灌肠示结肠呈铅管状

    B. X 线钡餐检查示回肠末端呈线样

    C. X 线钡餐检查示回盲部呈跳跃征

    D. X 线钡剂灌肠示盲肠充盈缺损，肠腔狭窄

    E. X 线检查示胃肠动力加速

160. 肠结核

161. 结肠癌

（162 ~ 163 题共用备选答案）

    A. 3 ~ 4 小时   B. 24 小时

    C. 24 ~ 48 小时   D. 2 ~ 3 天

    E. 4 ~ 7 天

162. 急性失血血尿素氮增高达到高峰一般在

163. 急性失血白细胞计数恢复正常一般于止血后

（164 ~ 166 题共用备选答案）

    A. PCA   B. 血清胃泌素

    C. cag A   D. IFA

    E. ^{13}C 呼气实验

164. 幽门螺杆菌根治治疗后复查首选

165. 自身免疫性胃炎可检测到

166. 慢性胃炎伴胃酸分泌减少时检查可增高的是

（167 ~ 170 题共用备选答案）

    A. 氨的毒性增加

B. 氨的生成增加

C. 氨的吸收增加

D. 组织对氨的敏感性增加

E. 促进氨透过血脑屏障

167. 低钾血症可见

168. 上消化道出血可见

169. 低血糖可见

170. 便秘可见

（171 ~ 172 题共用备选答案）

    A. 肠结核   B. 结肠癌

    C. 克罗恩病   D. 溃疡性结肠炎

    E. 细菌性痢疾

171. 男性，60 岁。右下腹隐痛 3 个月，体检发现右下腹扪及 3 ~ 4cm 肿块。X 线钡剂灌肠见升结肠起始部有充盈缺损，肠腔狭窄。可诊断为

172. 女性，24 岁。右下腹隐痛伴低热半年，腹泻和便秘交替。体检发现右下腹可扪及一边界不清包块，有压痛。X 线钡餐造影见回盲部有钡剂跳跃征。可诊断为

（173 ~ 175 题共用备选答案）

    A. 解痉剂   B. 糖皮质激素

    C. 思密达   D. 柳氮碘氨吡啶栓

    E. 强痛定

173. 溃疡性结肠炎腹痛症状明显。应使用

174. Crohn 病排便次数增加。应使用

175. 初次发病，轻型溃疡性结肠炎，病变以直肠为主。应使用

（176 ~ 177 题共用备选答案）

    A. Crohn 病   B. 轻型溃疡性结肠炎

    C. 中型溃疡性结肠炎   D. 重型溃疡性结肠炎

    E. 溃疡性结肠炎癌变

176. 腹泻每日 6 次以上，体重短期内明显下降，有明显黏液脓血便。可诊断为

177. 腹泻，腹痛，糊状便伴里急后重，脐周似有包块。可诊断为

（178 ~ 179 题共用备选答案）

    A. 上消化道出血患者，在补液充足、尿量正常的情况下，尿素氮持续升高

    B. 上消化道出血患者于出血后 3 日有少量黑便排出

    C. 上消化道出血后并发失血性休克，经充分补液后 24 小时尿量仍为 300ml

    D. 上消化道出血后，尿素氮先升高后下降

    E. 上消化道出血后，体温升高至 38℃

178. 出血未停止

179. 急性肾衰

（180～181 题共用备选答案）

    A. CEA 显著升高

    B. 血浆 VIP（血管活性肠肽）水平升高

    C. X 线可见跳跃征

    D. 抗中性粒细胞胞浆抗体阳性

    E. 低钙血症

180. 急性胰腺炎可见

181. 胰性霍乱可见

（182～183 题共用备选答案）

    A. 血氨升高　　　　　　　B. 血清胃泌素升高

    C. 血清淀粉酶升高　　　　D. 胃酸缺乏

    E. 血清胆红素升高

182. 急性胰腺炎可见

183. 肝性脑病可见

（184～187 题共用备选答案）

    A. 硫糖铝　　　　　　　　B. 阿托品

    C. 枸橼酸铋钾　　　　　　D. 法莫替丁

    E. 米索前列醇

引起下述副作用最常见的药物分别是

184. 便秘

185. 腹泻

186. 大便发黑

187. 口干

（188～190 题共用备选答案）

    A. 骨髓抑制　　　　　　　B. 肝功能异常

    C. 胃肠道不良反应　　　　D. 神经系统损害

    E. 性腺抑制

188. 非甾体类抗炎药最常见的不良反应是

189. 环磷酰胺最常见的不良反应是

190. 雷公藤最常见的不良反应是

（191～193 题共用备选答案）

    A. 病变部位在回肠下端

    B. 病变部位主要在结肠

    C. 病变部位主要在小肠

    D. 病变部位主要在直肠

    E. 病变部位主要在横结肠

191. 细菌性痢疾

192. 霍乱

193. 伤寒

（194～196 题共用备选答案）

    A. 全身单核 - 吞噬细胞系统增生性反应

    B. 正常肠黏膜上有孤立小脓肿及溃疡

    C. 肠黏膜急性弥漫性渗出性炎症

    D. 肠黏膜弥漫水肿及肠壁增厚

    E. 小肠黏膜充血肿胀、松弛，表面有灰白糠皮状薄膜

194. 急性菌痢的病变特点是

195. 霍乱的病变特点是

196. 伤寒的病变特点是

（197～199 题共用备选答案）

    A. 阿托品　　　　　　　　B. 奥美拉唑

    C. 雷尼替丁　　　　　　　D. 枸橼酸铋钾

    E. 米索前列醇

下列溃疡病患者不宜使用何种药物治疗

197. 男性，70 岁。上腹痛 2 月，胃镜检查提示十二指肠球部溃疡。既往青光眼 5 年

198. 男性，60 岁。患十二指肠溃疡 30 年、前列腺肥大 5 年，近日腹痛剧烈

199. 女性，35 岁。间断上腹痛 2 个月，胃镜检查提示胃窦溃疡。既往慢性结肠炎 2 年

（200～201 题共用备选答案）

    A. 支链氨基酸减少，芳香族氨基酸增多

    B. AFP 水平增高

    C. 血尿淀粉酶升高

    D. 白蛋白水平下降

    E. 直接胆红素升高

200. 肝性脑病可见

201. 肝硬化可见

（202～203 题共用备选答案）

    A. 白蛋白合成不足　　　　B. 门脉压力增高

    C. 血氨产生过多　　　　　D. 便秘

    E. 脾大，脾功能亢进

202. 肝硬化腹水产生的最主要因素是

203. 口服乳果糖可治疗肝性脑病的机理是抑制

* （204～208 题共用备选答案）

    A. 腹水 ADA 增高　　　　B. 腹水淀粉酶 300U/L

    C. 腹水 SAAG 20g/L　　　D. 乳糜腹水

    E. 血性腹水

204. 结核性腹膜炎可见

205. 肝硬化可见

206. 腹腔淋巴结结核可见

207. 肝癌可见

208. 急性胰腺炎可见

* （209～210 题共用备选答案）

    A. 肝脏内有铜沉积　　　　B. 线粒体抗体阳性

    C. 铁沉积于肝脏　　　　　D. 肝纤维化

    E. 乙型肝炎

209. 肝豆状核变性是因为

210. 原发性胆汁性肝硬化的特征性标志是

* （211～212 题共用备选答案）

    A. 未见明显 X 线改变

B. 可见膈上食管胃环

C. 食管中下段可见虫蚀样或蚯蚓样充盈缺损

D. 管腔变窄，不规则，有充盈缺损及管壁僵硬

E. 食管下端呈鸟嘴样改变，黏膜纹正常

下述疾病食管钡造影可见何改变

211. 反流性食管炎

212. 食管贲门失迟缓症

* （213～214题共用备选答案）

A. 腹痛、腹泻，排便后腹痛缓解

B. 腹痛、腹泻，便中有脓血

C. 腹痛伴腹胀

D. 腹泻、发热伴里急后重

E. 腹泻、便潜血阳性

213. 肠易激综合征表现为

214. 结肠癌表现为

* （215～216题共用备选答案）

A. LES功能减弱

B. 胃酸分泌功能增加

C. 食管蠕动功能障碍

D. 膈食管韧带解剖缺陷

E. 支配食管的交感神经兴奋占优势

215. 反流性食管炎

216. 食管裂孔疝

【案例题】

案例一

患者，中年男性，因进食油腻食品后上腹部持续疼痛12小时入院。既往有冠心病、十二指肠球部溃疡和胆囊结石病史。查体：T 37.8℃，P 110次/分，BP 130/90mmHg。巩膜轻度黄染，腹软，上腹部明显压痛，无反跳痛，肠鸣音减弱，墨菲氏征可疑阳性。

提问1：入院第一时间必须紧急检查的项目有

A. 血常规　　　　　　　　B. 血清淀粉酶

C. 尿淀粉酶　　　　　　　D. 腹部平片

E. 腹部B超　　　　　　　F. 血肌酐

G. 肌钙蛋白　　　　　　　H. 胃镜

I. 心电图　　　　　　　　J. 消化道钡餐

提问2：急查结果显示患者白细胞、血、尿淀粉酶均升高，患者诉腹痛、腹胀明显，可进行哪些处理

A. 禁食

B. 静脉滴注质子泵抑制剂

C. 静滴生长抑素

D. 肌注吗啡

E. 输血

F. 输液

G. 静滴抗生素

H. 肌注654-2

提问3：患者腹部B超提示胆总管上段扩张，进一步可选的检查有

A. 腹腔镜检查

B. 磁共振胰、胆管造影（MRCP）

C. 上消化道钡餐

D. 经内镜逆行性胰、胆管造影（ERCP）

E. 腹部X线

案例二

患者，女性，25岁。近半年来反复中上腹疼痛，痛向背部放射，伴反酸与夜间痛。既往曾有2次黑便史。

提问1：患者最可能的诊断是什么

A. 十二指肠球部溃疡　　　B. 慢性胃炎

C. 慢性胰腺炎　　　　　　D. 胆石症

E. 功能性胃肠病

提问2：为明确诊断，应首选的检查有

A. 胃镜检查　　　　　　　B. 钡餐检查

C. 血清胃泌素　　　　　　D. 胃液分析

E. 大便潜血试验

提问3：患者胃镜提示十二指肠球部溃疡（活动期）。关于十二指肠球部溃疡的临床表现，哪些是正确的

A. 有空腹痛

B. 90%的患者幽门螺杆菌阳性

C. 前壁溃疡穿孔多见

D. 血清胃泌素水平显著升高

E. 发生癌变机会很少

案例三

患者，男性，48岁。因纳差乏力5月，右上腹隐痛3天入院，既往有饮酒史20年，每天4两白酒。查体：巩膜中度黄染，腹膨隆，腹水征（＋），肝肋下2cm可及，双下肢轻度凹陷性水肿。

提问1：入院后应优先采取哪些检查

A. 肝功能检查　　　　　　B. 血常规

C. 胃镜　　　　　　　　　D. 腹腔穿刺

E. 肝穿刺活检　　　　　　F. 腹部B超

G. AFP

提问2：初步检查结果回报：肝功能：ALT 216U/L，AST 128U/L，TBIL 52μmol/L，ALB 27g/L。血常规：WBC 3.0×10⁹/L，Hb 78g/L，PLT 55×10⁹/L。目前应主要考虑什么疾病

A. 乙肝肝硬化（失代偿期）

B. 乙醇性肝硬化（失代偿期）

C. 自发性腹膜炎

D. 结核性腹膜炎

E. 败血症

F. DIC

提问 3：进一步检查结果回报：AFP 210ug/L。腹穿穿刺液为淡红色腹水，红细胞（＋＋）。该患者可能合并哪种疾患

A. 结核性腹膜炎　　　　　B. 自发性腹膜炎

C. 门静脉血栓形成　　　　D. 原发性肝癌

E. 肝肾综合征

案例四

男性，27 岁。左下腹隐痛伴脓血便 1 年，外院钡灌肠检查示"慢性结肠炎"。查体：腹平软，左下腹轻压痛，未扪及包块。肛检见肛瘘和肛裂。

提问 1：最有助于诊断的检查是

A. 结肠镜检查

B. 口服钡餐 X 线小肠造影

C. 大便结核菌 PCR 测定

D. 血癌胚抗原测定

E. 大便细菌培养

提问 2：根据上述资料，最可能的诊断是

A. 结肠癌　　　　　　　　B. 克罗恩病

C. 慢性阿米巴痢疾　　　　D. 慢性细菌性痢疾

E. 溃疡性结肠炎

提问 3：治疗可选药物是

A. 黄连素　　　　　　　　B. 美沙拉嗪

C. SASP　　　　　　　　　D. 异烟肼

E. 5 – FU

案例五

男性，36 岁。慢性腹泻 2 年，大便每日 2～3 次，有脓血。肠镜见直肠黏膜充血水肿，浅溃疡，黏膜活检可见隐窝脓肿。

提问 1：根据上述资料，最可能的诊断是

A. 溃疡性结肠炎　　　　　B. 克罗恩病

C. 结肠癌　　　　　　　　D. 结肠息肉

E. 慢性细菌性痢疾

提问 2：该疾病的病变分布中下列哪项是错误的

A. 肛周病变少

B. 呈连续性

C. 不涉及回肠

D. 多数在直肠、乙状结肠

E. 非节段性

提问 3：最合适的初始治疗药物是

A. 地塞米松　　　　　　　B. 氟哌酸

C. 泼尼松　　　　　　　　D. 硫唑嘌呤

E. 磺胺类药物保留灌肠

案例六

患者，男性，64 岁。因呕血、黑便 2 小时入院。既往有慢性乙型肝炎 10 余年。入院检查：ALT 124U/L，AST 153U/L，总胆红素 91μmol/L，血清白蛋白 16g/L，凝血酶原时间 21s，CO_2CP 15mol/L，BUN 20.5mmol/L，Cr 256μmol/L，血压 75/45mmHg，脉搏 130 次/分。

提问 1：下列哪些叙述是正确的

A. 短时间内出血量大于 1000ml 可出现循环衰竭表现

B. 一次出血量小于 400ml 一般无全身症状

C. 每日出血量为 30ml 可出现黑便

D. 每日出血量为 50ml 可出现黑便

E. 每日出血量达到 5～10ml 大便潜血即阳性

F. 胃内储积血量在 150～200ml 可引起呕血

提问 2：该患者诊断应考虑哪些疾病

A. 食管胃底静脉曲张破裂出血

B. 十二指肠溃疡并发出血

C. 肝硬化失代偿期

D. 失血性休克

E. 肝肾综合征

F. 代谢性酸中毒

提问 3：此时患者最合适的处理为

A. 胃镜检查并用硬化剂闭塞出血静脉

B. 输血、输液抗休克治疗

C. 静脉推注 60ml 15% $NaHCO_3$

D. 血液透析治疗

E. 急诊行门体分流术

F. 肝穿刺活检

G. 静脉点滴生长抑素

提问 4：应优先进行哪些处理［提示：经积极抗休克治疗后，患者血压维持至 120/70mmHg，入院后再次呕吐 200ml 鲜红色血，Bp 100/60mmHg，HR102 次/分］

A. 三腔二囊管压迫止血

B. 胃镜检查并用硬化剂闭塞出血静脉

C. 急诊行门体分流术

D. TIPS

E. 选择性肠系膜动脉造影

提问 5：关于肝硬化食管静脉破裂出血的内科治疗，哪些是错误的

A. 输血　　　　　　　　　B. 吗啡镇静

C. 垂体后叶素　　　　　　D. 内镜下注射硬化剂

E. 心得安口服或硝酸甘油舌下含服

提问 6：下列哪项是判断上消化道出血已经停止的实验室指标

A. 血红蛋白测定　　　　　B. 网织红细胞计数

C. 血沉　　　　　　　　　D. 尿素氮

E. 红细胞压积

提问 7：治疗应选择哪些措施［提示：胃镜提示食管下段

静脉曲张（重度）并出血，经内镜下注射硬化剂治疗后，患者消化道出血停止。入院后一周出现腹胀，B超提示腹水（中度），脾大]

A. 强心剂　　　　　　　B. 低盐饮食

C. 穿刺放腹水　　　　　D. 输白蛋白

E. 护肝治疗

提问8：应如何有效防止再出血［提示：经治疗后腹水消退不明显，复查 ALT 102U/L，AST 113U/L，总胆红素 78μmol/L，血清白蛋白 22g/L，凝血酶原时间 20s］

A. 内镜直视下注射硬化剂

B. 内镜直视下食管静脉套扎术

C. 门体分流术

D. 断流术

E. TIPS

F. 口服心得安

案例七

男性，72岁。因胸骨后不适，进食时有滞留感一年就诊。滞留感常在进食固体食物时出现，无呕吐，无明显消瘦，有进食热粥史五十余年。查体：皮肤黏膜未见黄染、出血点，锁骨上淋巴结未扪及，心肺听诊无异常，腹平软，肝脾肋下未触及。

提问1：需要考虑的诊断是

A. 食管贲门失弛缓症　　B. 胃食管反流病

C. 早期食管癌　　　　　D. 食管良性狭窄

E. 食管裂孔疝

F. 癔球症

提问2：患者需首先进行的检查是

A. 食管黏膜脱落细胞检查

B. 食管X线检查

C. 内镜检查与活检组织检查

D. 食管CT检查

E. 食管MRI检查

F. 食管超声内镜检查

G. 胸部X线片

提问3：患者电子内镜检查示距门齿33cm可见一1cm×2cm溃疡，活检示高分化鳞癌，首选的治疗是

A. 放疗　　　　　　　　B. 化疗

C. 综合治疗　　　　　　D. 保守治疗

E. 内镜治疗　　　　　　F. 放疗＋化疗

案例八

男性，50岁。有胃溃疡病史10年，近3个月上腹痛加剧，无节律性，伴嗳气，无反酸及呕吐，口服法莫替丁和奥美拉唑无效，体重减轻5kg。查体：浅表淋巴结无肿大，腹平软，上腹部轻压痛，可触及包块。

提问1：最可能的诊断是

A. 胃溃疡复发　　　　　B. 胃溃疡癌变

C. 伴穿透性溃疡　　　　D. 伴幽门梗阻

E. 复合性溃疡　　　　　F. 胃淋巴瘤

提问2：患者需进一步做哪些检查以确诊

A. X线钡餐检查

B. 胃镜检查结合活检

C. 腹部超声检查

D. 腹部CT检查

E. 腹部MRI检查

F. 大便潜血试验

G. 血CEA检查

H. 内镜超声检查

提问3：胃癌的并发症有

A. 贫血　　　　　　　　B. 幽门梗阻

C. 贲门梗阻　　　　　　D. 功能性消化不良

E. 胃泌素瘤　　　　　　F. 呕血

案例九

男性，52岁。有慢性乙型肝炎病史20余年，近半年感觉恶心，食欲缺乏，乏力伴肝区疼痛，消瘦约5kg。查体：巩膜轻度黄染，胸部蜘蛛痣一个，肝肋下约2cm，剑突下4cm，质硬，边缘钝，脾肋下2cm，上腹部可听到血管杂音。ALT 120U/L，AST 250U/L，AKP 65U/L，TBIL 132μmol/L，DBiL 117μmol/L，A 18g/L，G 25g/L，Hb 100g/L，WBC 3.7×10⁹/L，PLT 90×10⁹/L。

提问1：下列哪种肝病最有可能

A. 乙肝后肝硬化　　　　B. 原发性肝癌

C. 慢性活动性肝炎　　　D. 血吸虫病性肝硬化

E. 胆汁性肝硬化　　　　F. 肝脓肿

提问2：患者首先应进行哪些检查

A. 肝B超　　　　　　　B. 肝CT

C. 肝MRI　　　　　　　D. AFP

E. 放射性核素肝显像　　F. 肝穿刺活检

G. 剖腹探查

提问3：患者B超示右肝实质性暗区10cm×5cm，AFP 1080ug/ml。患者进行下列哪项治疗较合适

A. 手术治疗　　　　　　B. 放疗

C. 全身化疗　　　　　　D. 肝动脉栓塞化疗

E. 中医治疗　　　　　　F. 生物治疗

G. 免疫治疗

案例十

女性，46岁。突发上腹痛14小时，频繁呕吐胃内容物，疼痛阵发性加剧，向右肩放射2小时后发热伴腹胀，

无寒战、腹泻。既往有上腹饱胀史 5 年，按"胃痛"治疗后，偶有好转。查体：T 38.5℃，P 101 次/分，BP 95/40mmHg，P 23 次/分。心肺无异常，腹胀明显，腹部尚软，上腹压痛，肝脾未触及，腹部无移动性浊音。

提问 1：急诊应做哪些重点检查

    A. 血电解质检查   B. 血常规

    C. 血尿淀粉酶   D. 腹部 B 超

    E. X 线胃肠钡餐检查   F. 胸腹联合透视

    G. CT 检查   H. 心电图检查

提问 2：本例主要诊断是〔检查提示：WBC 18×10^9/L，N 0.9，尿胆原（±），尿胆红素（±），血淀粉酶 500U/L（Somogyi 法），尿淀粉酶 1600U/L（Somogyi 法），心电图 ST－T 轻度降低〕

    A. 急性心肌梗死

    B. 急性胃肠炎

    C. 食管裂孔疝

    D. 急性胰腺炎

    E. 急性肠梗阻

    F. 消化性溃疡并急性穿孔

    G. 胆石症

    H. 急性胆囊炎

    I. 急性病毒性肝炎

    J. 缺血性结肠炎

提问 3：应采取哪些主要措施

    A. 吗啡肌内注射   B. 输血

    C. 葡萄糖盐水静滴   D. 毛花苷丙静脉滴注

    E. 升压药静滴   F. 禁食

    G. 胃肠减压   H. 抗生素

案例十一

女性，48 岁。间断上腹不适 3 年，胃镜检查提示重度萎缩性胃炎伴肠化，W－S 染色阳性。

提问 1：该患者治疗药物可以选择

    A. 654－2   B. 匹维溴铵

    C. 铋剂三联   D. 奥美拉唑

    E. 多潘立酮

提问 2：患者 Hp 根除治疗后复查，应在停药后多久进行

    A. 当时   B. 1 个月

    C. 3 个月   D. 6 个月

    E. 1 年

提问 3：患者随访采用何种方法最佳

    A. 大便潜血试验   B. 定期钡餐造影

    C. 定期胃镜检查及活检 D. UBT 试验

    E. 血清学检查

＊案例十二

男性，43 岁。果农，长期接触农药。近 2 年来自觉

周身乏力，腹胀，食欲减低，近 1 个月来自觉腹胀加重，腹围增大。查体：巩膜略黄染，可见肝掌，腹软，全腹无压痛、反跳痛，双下肢水肿。化验示血细胞三项均减低。

提问 1：该患者考虑下列哪种疾病

    A. 白血病

    B. 骨髓增生异常综合征

    C. 肝硬化

    D. 肾病综合征

    E. 结核性腹膜炎

    F. 心力衰竭

提问 2：下列哪些检查可能确诊

    A. 血常规   B. 胃镜

    C. 便常规   D. 肝穿刺活检

    E. 尿常规   F. 胸穿

提问 3：该患者形成腹水的机制包括下列哪些

    A. 门静脉压力升高   B. 抗利尿激素减少

    C. 有效血容量增多   D. 球蛋白合成增加

    E. 雌激素灭活减少   F. 白蛋白合成下降

    G. 消化道出血   H. 抗利尿激素增加

    I. 心房钠尿肽相对不足 J. 醛固酮减少

    K. 肝脏淋巴生成过多，回流受阻

提问 4：该患者除了门脉高压外，还可出现肝功能减退。下列哪些为肝功能减退的表现

    A. 肌肉萎缩   B. 食欲减退

    C. 痔静脉曲张   D. 女性闭经

    E. 黄疸   F. 腹水

    G. 脾大   H. 脾功能亢进

    I. 上消化道出血   J. 腹壁静脉曲张

＊案例十三

男性，69 岁。丙肝后肝硬化 25 年。2 天前聚餐后出现意识淡漠，行为反常，扑翼样震颤阳性，病情逐渐加重。查体：巩膜黄染，不能唤醒，腱反射及肌张力亢进，血浆氨 230μmol/L。

提问 1：患者目前的诊断考虑为

    A. 低血糖昏迷   B. 脑血管意外

    C. 肺性脑病   D. 乙醇中毒

    E. 肝性脑病   F. 糖尿病高渗昏迷

提问 2：目前认为哪些机制导致肝性脑病

    A. 血浆氨干扰脑细胞三羧酸循环

    B. 大脑对中性氨基酸的摄取

    C. 酪氨酸学说

    D. 色氨酸学说

    E. 假性神经递质学说

    F. 球－管平衡学说

G. 苯丙氨酸学说

H. 长链脂肪酸学说

I. 短链脂肪酸学说

提问 3：该患者目前可能出现哪些表现

A. 各种反射消失

B. 扑翼样震颤无法引出

C. 不能唤醒

D. 肌张力亢进

E. 脑电图呈特征性改变

F. 腱反射亢进

G. 唤醒后可正确回答问题，但很快入睡

H. 定向力差

I. 睡眠倒错

J. 书写障碍

K. 情绪激动

提问 4：该患者若血常规：Hb 65g/L；血气分析：pH 7.50，血清钾 2.7mmol/L，血浆氨 170μmol/L，可采取下列哪些治疗

A. 乳果糖灌肠治疗

B. 高蛋白饮食

C. 应用精氨酸和 L－鸟氨酸－L－门冬氨酸

D. 静脉滴注葡萄糖

E. 静脉滴注甘露醇

F. 纠正低钾性碱中毒

G. 输血

H. 胃黏膜保护剂

I. 抑酸

J. 给予地西泮镇静

*案例十四

女性，30 岁。低热、腹胀、便秘 3 个月。查体：腹软，无压痛，肠鸣音 6 次/分。全胃肠钡餐示回肠末端、盲肠和升结肠肠腔狭窄、收缩、变形，可见充盈缺损，黏膜皱襞紊乱，结肠带消失。

提问 1：可能的诊断有

A. 增生性肠结核 　　　B. 溃疡性肠结核

C. 结肠癌 　　　D. 慢性结肠炎

E. 克罗恩病 　　　F. 急性阑尾炎

提问 2：患者近 7～8 天未排便，排气差，下列哪些检查不宜进行

A. 清洁洗肠后做肠镜 　　　B. 胸片

C. PPD 检查 　　　D. 钡餐检查

E. 腹腔镜检查 　　　F. 血常规

提问 3：患者无黏液脓血便，无里急后重。行 PPD 检查阳性；胸片示：肺尖部可见模糊的片影；血沉 45mm/h，则最可能诊断为

A. 肠结核 　　　B. 溃疡性结肠炎

C. 结肠癌 　　　D. 阿米巴病

E. 肠梗阻 　　　F. 阑尾炎

*案例十五

某男，12 岁。既往有 HBsAg 阳性史。10 天前无诱因发烧，体温逐渐上升，波动于 37.5℃～39℃，近 3 天体温持续在 38.5℃～39.5℃不降，伴有食欲减退、乏力、腹胀及尿黄。查体：T 39.5℃，P 88 次/分，BP 100/60mmHg，神清，表情淡漠，未见皮疹，巩膜轻度黄染，心肺未见异常，腹软，右下腹压痛阳性，肝右肋下 2cm，脾未触及，移动性浊音阴性，双下肢无水肿。实验室检查：血常规 WBC 3.5×10^9/L，N 60%，L 40%。血清 HBsAg（＋），抗－HAV IgG（＋）。

提问 1：该患者最可能的诊断是

A. 慢性乙型肝炎

B. 病毒性肝炎、甲型、急性黄疸型，乙肝表面抗原携带者

C. 伤寒，病毒性肝炎、乙型、急性黄疸型

D. 伤寒，病毒性肝炎、甲型、亚急性重型

E. 伤寒，乙肝表面抗原携带者

F. 病毒性肝炎、甲乙重叠感染

提问 2：为确诊伤寒，应做的检查是

A. 肝功化验 　　　B. 肝炎病毒血清学

C. 血培养 　　　D. Widal test

E. 肝、胆、脾彩超 　　　F. 骨髓培养

提问 3：该患者确诊为伤寒，目前患者处于

A. 第一次菌血症 　　　B. 第二次菌血症

C. 初期 　　　D. 极期

E. 缓解期 　　　F. 潜伏期

*案例十六

女性，46 岁。肝硬化病史 3 年，长期服用利尿剂，近 1 周来少尿。查体：全腹膨隆，无压痛，未触及包块，移动性浊音阳性。

提问 1：最可能的诊断是

A. 肝性脑病 　　　B. 肝肾综合征

C. 急性肾功能衰竭 　　　D. 慢性肾小球肾炎

E. 肾病综合征 　　　F. 急进性肾小球肾炎

提问 2：该病的发病机制包括

A. 内脏血管床扩张

B. 肾小球肾炎

C. 有效血容量不足

D. 肾脏结石

E. 副交感神经系统激活

F. 肾皮质血管强烈收缩，肾小球滤过率下降

G. 心输出量相对不足

H. 泌尿系感染

I. 肾素－血管紧张素－醛固酮系统激活

J. 雌激素灭活减少

提问 3：该患者可出现下列表现中的

A. 自发性少尿或无尿

B. 输尿管扩张

C. 低钠血症

D. 肾脏出现器质性改变

E. 血肌酐高

F. 氮质血症

G. 高尿钠

H. 高钠血症

I. 血肌酐正常

提问 4：美国肝病协会诊断该病的新标准有哪些

A. 近期大量使用肾毒性药物

B. 血肌酐升高大于 133μmol/L

C. 在应用白蛋白扩张血容量并停用利尿剂至少 2 天后血肌酐不能降至 133μmol/L 以下

D. 有休克

E. 肝硬化合并腹水

F. 排除肾实质疾病：如蛋白尿 >500mg/d、镜下血尿（红细胞 >50/高倍视野）和（或）超声检查发现肾脏异常

G. 有肾小管酸中毒

H. 近期未使用肾毒性药物

I. 有肾实质性疾病

提问 5：该患者可采取下列治疗中的

A. 特利加压素加输注白蛋白　　B. 血液透析

C. 肾移植　　　　　　　　　　D. 肝移植

E. 糖皮质激素　　　　　　　　F. 免疫抑制剂

G. TIPS　　　　　　　　　　　H. 大量放腹水

I. 奥曲肽与米多君加输注白蛋白

＊案例十七

患者男，42 岁。10 小时前饱餐后出现持续性上腹痛，2 小时前开始出现咳嗽，进行性呼吸困难。查体：BP 85/50mmHg，P 122 次/分，T 38.8℃，巩膜黄染，全腹压痛，伴反跳痛及肌紧张。血清淀粉酶 700U/L。

提问 1：下列诊断可能性最大的是

A. 轻症急性胰腺炎　　　　　　B. 消化性溃疡穿孔

C. 心肌梗死　　　　　　　　　D. 重症急性胰腺炎

E. 机械性肠梗阻　　　　　　　F. 慢性胆囊炎

提问 2：该患者还急需完善的辅助检查是

A. 血气分析　　　　　　　　　B. 肺 CT

C. 血脂　　　　　　　　　　　D. 心电图

E. 胃镜　　　　　　　　　　　F. 血脂肪酶

提问 3：该患者的发病原因可能是

A. 十二指肠乳头萎缩　　　　　B. 胃酸分泌过多

C. Oddi 括约肌痉挛　　　　　D. 胰液大量分泌

E. 胰管钙化　　　　　　　　　F. 胆汁大量分泌

提问 4：为了进一步评价该患者的病情，下列检查最合适的是

A. 胰腺 CT 增强　　　　　　　B. 腹部超声

C. 胃镜　　　　　　　　　　　D. 消化道血管造影

E. 肾功能　　　　　　　　　　F. 慢性胆囊炎

提问 5：腹部超声提示肝内外胆管未见扩张。下列治疗不是必需的是

A. 禁食水　　　　　　　　　　B. 抑酸治疗

C. 抑制胰液分泌　　　　　　　D. 抑制胰酶作用

E. 外科手术　　　　　　　　　F. 抗炎治疗

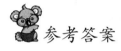 参考答案

【A1/A2 型题】

1. C	2. C	3. A	4. E	5. D	6. C	7. A	8. A	9. D
10. D	11. C	12. A	13. E	14. C	15. C	16. E	17. B
18. A	19. A	20. B	21. C	22. E	23. B	24. C	25. B
26. A	27. E	28. D	29. D	30. E	31. A	32. B	33. E
34. E	35. B	36. D	37. D	38. C	39. C	40. A	41. A
42. B	43. B	44. E	45. B	46. B	47. D	48. B	49. B
50. B	51. B	52. C	53. E	54. A	55. C	56. B	57. C
58. B	59. C	60. D	61. A	62. A	63. D	64. B	65. C
66. B	67. E	68. C	69. B	70. C	71. A	72. B	73. C
74. D	75. B	76. E	77. A	78. E	79. D	80. A	81. D
82. C	83. B	84. E	85. B	86. B	87. D	88. B	89. C
90. D	91. B	92. E	93. D	94. B	95. A	96. A	97. C
98. A	99. A	100. D	101. B	102. E	103. B	104. C
105. D	106. B	107. B	108. D	109. D	110. D	111. C
112. A	113. C	114. C	115. B	116. D	117. B	118. D
119. C	120. D	121. D	122. C	123. A	124. C	125. B
126. A	127. B	128. C	129. C	130. B	131. B	132. E
133. B	134. C	135. C	136. B	137. D	138. D	139. E
140. B	141. C	142. C	143. C	144. D	145. A	146. C
147. A	148. A	149. C	150. B	151. B	152. B	153. D
154. E	155. C	156. B	157. C	158. B	159. B	160. C
161. A	162. B	163. D	164. C	165. B	166. B	167. C
168. D	169. D	170. A	171. C	172. B	173. B	174. D
175. B	176. C	177. B	178. B	179. C	180. B	181. A
182. D	183. B	184. B	185. B	186. B	187. D	188. E
189. A	190. A	191. B	192. D	193. A	194. A	195. C

196. D　197. E　198. C　199. D　200. A　201. A　202. D
203. D　204. E　205. A　206. A　207. B　208. C　209. B
210. E　211. E　212. B　213. C　214. B　215. E　216. B
217. E　218. C　219. B　220. A　221. B　222. D　223. B
224. A　225. E　226. D　227. E　228. C　229. B　230. D
231. B　232. B　233. B　234. E　235. B　236. E　237. B
238. E　239. E　240. C　241. E　242. E　243. C　244. D
245. E　246. E　247. C　248. E　249. E　250. C　251. D
252. A　253. A　254. C　255. C　256. E　257. D　258. B
259. C　260. D　261. A　262. D　263. B　264. C　265. E
266. A　267. D　268. B　269. E　270. A　271. A　272. E
273. D　274. C　275. E　276. C　277. C　278. C　279. C
280. E　281. C　282. B　283. E　284. C　285. B　286. E
287. C　288. D　289. D　290. C　291. E　292. B　293. C
294. B　295. C　296. B　297. B　298. A　299. B　300. C
301. B　302. D　303. D　304. D　305. D　306. C　307. C
308. A　309. C　310. C　311. C　312. B　313. C　314. D
315. E　316. C　317. C　318. C　319. D　320. A　321. A
322. C　323. D　324. D　325. C　326. C　327. A　328. D
329. A　330. A　331. D　332. E　333. E　334. C　335. E
336. D　337. A　338. C　339. E　340. C　341. C　342. B
343. B　344. D　345. D　346. C　347. A　348. D　349. A
350. C　351. B　352. B　353. D　354. C　355. B　356. C
357. C　358. E　359. B　360. E　361. A　362. B　363. C
364. C　365. B　366. D　367. C　368. B　369. A　370. C
371. C　372. D　373. A　374. D　375. B　376. C　377. B
378. C　379. E　380. E　381. D　382. B　383. C　384. A
385. A　386. C　387. D

【A3/A4 型题】

1. C　2. D　3. E　4. D　5. C　6. A　7. A　8. C　9. D
10. D　11. B　12. D　13. A　14. B　15. D　16. B　17. C
18. A　19. E　20. C　21. C　22. B　23. A　24. D　25. E
26. C　27. D　28. C　29. D　30. B　31. C　32. D　33. C
34. D　35. B　36. E　37. D　38. A　39. A　40. A　41. C
42. D　43. B　44. D　45. B　46. A　47. C　48. D　49. C
50. C　51. B　52. D　53. A　54. D　55. B　56. D　57. C
58. A　59. A　60. D　61. A　62. D　63. A　64. B　65. A
66. C　67. C　68. C　69. D　70. A　71. C　72. A　73. C
74. C　75. D　76. D　77. D　78. A　79. D　80. B　81. C
82. B　83. A　84. B　85. C　86. A　87. A　88. C　89. D
90. D　91. D　92. B　93. D　94. B　95. D　96. E　97. C
98. A　99. C　100. E　101. A　102. D　103. B　104. B
105. B　106. C　107. C　108. A　109. B　110. D　111. C
112. E　113. D　114. E　115. C　116. A　117. A　118. C
119. B　120. E　121. C　122. A　123. C　124. D　125. E
126. B　127. D　128. A　129. A　130. A　131. A　132. A

133. E　134. C　135. C　136. D　137. B　138. C　139. C
140. A　141. C　142. E　143. B　144. D　145. B　146. A
147. D　148. A　149. B　150. A　151. E　152. B　153. A
154. D　155. B　156. D　157. D　158. E　159. C　160. E
161. C　162. B　163. C　164. B　165. C　166. D　167. A
168. A　169. B　170. A　171. B　172. C　173. C　174. E
175. E　176. C　177. A　178. C　179. A　180. B　181. B
182. E　183. A　184. B　185. B　186. B

【B 型题】

1. B　2. E　3. D　4. A　5. A　6. E　7. B　8. B　9. B
10. C　11. A　12. E　13. C　14. A　15. D　16. C　17. A
18. B　19. D　20. A　21. C　22. E　23. D　24. A　25. A
26. D　27. D　28. B　29. E　30. D　31. C　32. B　33. C
34. B　35. C　36. B　37. B　38. D　39. AE　40. C　41. D
42. C　43. A　44. C　45. B　46. C　47. B　48. A　49. A
50. D　51. A　52. D　53. A　54. E　55. A　56. D　57. C
58. C　59. A　60. B　61. B　62. A　63. C　64. B　65. A
66. E　67. E　68. D　69. D　70. C　71. B　72. C　73. A
74. B　75. D　76. A　77. C　78. E　79. B　80. A　81. D
82. B　83. D　84. B　85. C　86. D　87. A　88. B　89. B
90. A　91. D　92. D　93. E　94. C　95. A　96. B　97. C
98. A　99. E　100. B　101. A　102. D　103. C　104. D
105. A　106. E　107. C　108. D　109. D　110. B　111. E
112. D　113. C　114. A　115. B　116. C　117. D　118. E
119. B　120. B　121. E　122. C　123. A　124. A　125. B
126. D　127. C　128. B　129. C　130. E　131. C　132. B
133. C　134. C　135. A　136. A　137. E　138. C　139. D
140. A　141. E　142. C　143. B　144. D　145. E　146. A
147. D　148. C　149. C　150. A　151. C　152. B　153. A
154. D　155. C　156. C　157. B　158. D　159. B　160. C
161. B　162. A　163. B　164. E　165. A　166. B　167. E
168. B　169. A　170. B　171. C　172. B　173. C　174. E
175. D　176. D　177. A　178. A　179. C　180. E　181. B
182. C　183. A　184. A　185. E　186. C　187. B　188. C
189. D　190. E　191. B　192. C　193. A　194. C　195. E
196. C　197. D　198. C　199. E　200. A　201. D　202. B
203. B　204. A　205. C　206. D　207. E　208. B　209. A
210. B　211. A　212. E　213. A　214. E　215. A　216. D

【案例题】

案例一
提问 1：ABCDGI　　提问 2：ABCFG　　提问 3：BD

案例二
提问 1：A　提问 2：A　提问 3：ACE

案例三
提问 1：ABDFG　　提问 2：AB　　提问 3：D

案例四

提问1：A　　提问2：B　　提问3：BC

案例五

提问1：A　　提问2：C　　提问3：E

案例六

提问1：ABDE　　提问2：ACDEF　　提问3：BCG

提问4：B　　提问5：B　　提问6：ABDE

提问7：BCD　　提问8：ABEF

案例七

提问1：AC　　提问2：BC　　提问3：D

案例八

提问1：B　　提问2：ABH　　提问3：ABCF

案例九

提问1：BC　　提问2：AD　　提问3：D

案例十

提问1：ABCFH　　提问2：DGH　　提问3：CFGH

案例十一

提问1：CD　　提问2：B　　提问3：C

＊案例十二

提问1：C　　提问2：BD　　提问3：AFHIK

提问4：ABDE

＊案例十三

提问1：E　　提问2：ABDE　　提问3：BCDEF

提问4：ACEF

＊案例十四

提问1：ACE　　提问2：DE　　提问3：A

＊案例十五

提问1：E　　提问2：CF　　提问3：BD

＊案例十六

提问1：B　　提问2：ACFGI　　提问3：ACEF

提问4：BCEFH　　提问5：ADGI

＊案例十七

提问1：D　　提问2：AD　　提问3：CDF

提问4：A　　提问5：E

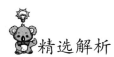精选解析

【A1/A2 型题】

1. 胃癌的组织病理学分型，根据腺体的形成及黏液分泌能力分为管状腺癌、黏液腺癌、髓样癌、弥散型癌；根据癌细胞分化程度，可分为高分化、中分化、低分化、

其中腺癌是最常见的病理类型。

2. 早期胃癌的定义为癌浸润不超过黏膜下层，无论有无淋巴结转移。

3. 幽门螺杆菌感染、有胃癌的家族史、胃黏膜上皮的异型增生、残胃炎均与胃癌的发生有关，流行病学研究提示，多吃新鲜的水果和蔬菜，使用冰箱及正确储藏食物，可以降低胃癌的发生。

4. 胃癌的伴癌综合征包括 Trousseau 征、黑棘皮病、皮肌炎、膜性肾病等病变，胃癌通过淋巴结转移到锁骨上淋巴结，该处的淋巴结为 Virchow 淋巴结。

5. 根据患者的病史、临床表现、体格检查、实验室检查大便潜血阳性以及规则的内科治疗效果差，首先应考虑的诊断是胃溃疡的恶性病变。

6. 患者，男性，年龄超过40岁，近期出现上腹部疼痛、纳差，体重明显下降，上消化道造影提示胃腔轮廓外可见一直径2cm的龛影，周围皱襞中断，应高度警惕胃的恶性病变即胃癌。

7. 一般认为大部分大肠腺癌起源于腺瘤，故将腺瘤性息肉看作是癌前病变。

8. 据我国有关资料分析，我国大肠癌发生部位约半数以上位于直肠，1/5 位于乙状结肠，其余依次为盲肠，升结肠，降结肠，横结肠。

9. 早期大肠癌指癌瘤局限于大肠黏膜层及黏膜下层，这型预后较好。

10. 一般认为高脂肪食谱与食物纤维不足是主要与大肠癌发生的相关因素。

11. 结肠镜检查对大肠癌具有确诊价值。

12. 因大肠癌位于直肠者占半数以上，故直肠指检是不可忽视的诊断方法。多数直肠癌患者经直肠指检可以发现直肠肿块，质地坚硬，表面呈硬结状，有肠腔狭窄，指检后的指套上有血性黏液。

13. 胰性霍乱是由 VIP 瘤产生大量 VIP 而引起的，临床上以水泻、低血钾、无胃酸或低胃酸为特征。属分泌性腹泻。

14. CO_2 呼气试验不是小肠吸收功能试验，其余都是。

15. 粪便含有渗出液和血是渗出性腹泻的特点。

16. 患者以腹泻为主要症状，纤维结肠镜检查可排除结肠、直肠病变。大便常规、隐血及大便培养基本可初步了解有无肠道感染、肿瘤、血管性疾病等，肝、肾、甲状腺功能及血糖基本可排除常见的全身性疾病，腹部B超可初步了解肝、胆、胰腺的形态。

17. HBV 感染后主要通过机体对病毒的免疫应答而导致肝细胞的损害。甲型和戊型肝炎病毒感染不会演变为慢性病毒性肝炎。HBV 有乙肝疫苗及高效价乙肝免疫球蛋白。治疗自身免疫性肝炎的首选药物为糖皮质激素。自身免疫性肝炎的肝功能检查主要表现为血清胆红素、ALT、AST 升高，球蛋白升高。

18. HCV 直接造成肝损害。

19. 患者年轻，男性，起病缓慢，症状较轻，有黄染，余体征无异常。考虑为慢性肝炎。应先行肝功能及肝炎标记物检查，了解转氨酶及胆红素情况，了解有无病毒性肝炎感染。

20. 根据病史、体征、肝功能及肝炎标记物检查，诊断考虑为慢性乙型病毒性肝炎。

21. 乙醇性肝炎患者的病理特征性改变是肝细胞坏死、中性粒细胞浸润、小叶中央区肝细胞内出现 Mallory 小体。

22. 戒酒不能使乙醇性肝硬化病变逆转，但对减慢其发展应有一定作用。

23. 患者近期有大量饮酒史，因此要详细询问饮酒的种类、量、时间与方式。患者有黄染、肝肿大，因此要询问有无肝炎、肝损害史。

24. 患者有肝功能减退及门脉高压的临床表现，有嗜酒史，无病毒性肝炎史，因此诊断考虑为乙醇性肝硬化。

26. 胰腺癌好发于胰头，约占胰腺癌的 60%。

27. 吸烟、酗酒、胃大切术后、糖尿病等是胰腺癌的常见病因，而急性胰腺炎不是胰腺癌的常见病因。

28. 无痛性黄疸、无痛性胆囊肿大、餐后疼痛、胆总管扩张、无痛性胆囊肿大是胰腺癌的常见临床表现，而 Murphy 征阳性不是胰腺癌的常见临床表现。

29. 患者的临床表现符合胰腺癌。

30. 该病人需要的鉴别诊断包括胆总管癌、胰头癌、壶腹部癌、十二指肠降段乳头部肿瘤，这些肿瘤均可能出现上述表现。

312. 进行性咽下困难是临床上绝大多数食管癌患者的主要症状。

313. 因为这是一个严重转移性疾病患者，已有明显的全身情况恶化，大多数临床学家建议内镜下支架放置术。对要不要手术可能有争议，但这通常对那些可切除或疾病早期、几个月的恢复时间和手术风险可以承受的患者适用，其总的生存期很短。放疗和化疗在这个病例中几乎无帮助。

314. 食管癌的早期症状不典型，主要症状为吞咽时胸骨后刺痛、进食时有食物通过缓慢或滞留感、有时重时轻的咽下哽噎感。如果出现食物反流，食管癌已经发展到了中晚期。

315. 食管癌确诊时，需要与胃食管反流病、贲门失弛缓症、克罗恩病、食管平滑肌瘤、食管的良性狭窄等疾病相鉴别。

316. 根据患者的年龄，出现了进行性吞咽困难 2 个月以及呕吐的症状，且呕吐物为含有黏液的混杂宿食，首先考虑食管癌的诊断。

【B 型题】

（25～26 题）吗丁啉是一种胃动力药，所以可促进胃排空及增强胃窦和十二指肠运动；生胃酮是自甘草中提取的甘草酸经水解衍化而来，能防止氢离子反渗和促进胃黏液分泌。

（27～28 题）胃泌素是由 G 细胞产生的；胃蛋白酶是由主细胞产生的。其他细胞分别产生其他物质：如壁细胞产生胃酸和内因子；黏液细胞产生碱性黏液；肥大细胞产生组织胺。

（29～30 题）胃酸是由胃体壁细胞分泌的，当重度胃体萎缩型胃炎时产生胃酸的壁细胞明显抑制，所以胃液酸度应明显减少；而壁细胞上有胃泌素受体，所以当胃泌素瘤时，会因分泌大量胃泌素刺激胃壁细胞产生大量胃酸，结果使胃液酸度明显升高。其他几项中，胃液酸度升高见于十二指肠溃疡；胃液酸度正常或减少见于胃溃疡；重度胃窦萎缩型胃炎的胃液酸度常减少。

（31～32 题）B 型胃炎不影响胃酸分泌，但有大量 G 细胞丧失时则胃酸度常减少；胃溃疡的胃酸分泌在正常范围内，亦可减少。

（33～34 题）胃溃疡穿孔时可致急性腹膜炎，并有气体进入腹腔，所以表现为上腹压痛，板样强直，肝浊音界消失；急性肠梗阻时则因肠道与外界不通，肠内压增高，引起脐周围阵痛，伴有压痛，肠鸣音亢进，有肠型。其他几项中，右上腹绞痛，伴压痛、黄疸、Murphy 征阳性显然是胆石症及急性胆囊炎；上腹部胀痛伴有胃型及拍水声见于幽门梗阻；胸骨下持续性钝痛，腹部体征正常见于急性心肌梗死。

（35～36 题）奥美拉唑（Omeprazole）能抑制 H^+，K^+-ATP 酶的活力，所以是酸泵抑制剂；前列腺素 E_2 的衍生物可加强黏膜对损伤的抗力，所以是黏膜细胞保护剂。而丙谷胺是抗胃泌素药；派吡氮平是抗胆碱能药；吗丁啉是胃动力药。

（37～38 题）幽门螺杆菌的检查方法分为侵入性和非侵入性两大类，侵入性需通过胃镜取胃黏膜活组织进

行检查，主要包括快呋塞米素酶试验、胃组织学检查和幽门螺杆菌培养，其中快呋塞米素酶试验是首选方法，因为操作简便，费用低；非侵入性包括尿素呼气试验、粪便幽门螺杆菌抗原检测及血清学检查（定性检测血清抗幽门螺杆菌IgG抗体），因为尿素呼气试验检测幽门螺杆菌敏感性和特异性高而无需做胃镜，所以作为幽门螺杆菌根除治疗后复查的首选方法。

（39～40题）原发性肝癌合并肝硬化者占50%～90%，病理检查发现多为病毒性（乙型或丙型病毒性肝炎）肝硬化，而欧美国家肝癌常发生在乙醇性肝硬化的基础上，一般认为其余三种肝硬化与原发性肝癌的发生无关；原发性胆汁性肝硬化的80%以上患者血清抗线粒体抗体阳性，而且滴度很高，其他类型肝硬化不会如此，借此化验还可与其他胆汁淤积性黄疸鉴别。

（41～42题）引起胰腺细胞坏死的是磷脂酶A；引起胰腺血管坏死的是弹力蛋白酶（溶解血管弹性纤维导致出血和血栓形成。激肽酶产生缓激肽使得血管舒张和通透性升高。

（43～44题）消化性溃疡的最终形成是由于胃酸－胃蛋白酶自身消化所致，这一概念即使在"Hp时代"仍未改变。而十二指肠溃疡患者的平均基础酸排量（BAO）和五肽促胃液素等刺激后的最大酸排量（MAO）常大于正常人，所以对十二指肠球部溃疡的治疗最主要的是抑制胃酸分泌；目前对溃疡恶变的主要治疗手段仍是手术切除；Hp感染是影响溃疡复发的可去除的危险因素，所以根除Hp是主要的预防办法之一。

（45～46题）肝硬化时，门静脉高压可引起食管静脉曲张、腹壁静脉曲张、脾大和腹水；肝硬化时，肝脏解毒功能下降表现为氨中毒；肝硬化时，肝脏的激素灭活动能下降表现为男性乳腺发育；肝硬化时，肝脏制造凝血因子功能下降表现为凝血因子减少；肝硬化时，对胆红素的处理功能障碍则表现为黄疸。

（47～48题）肝性脑病的一个主要原因是由于血氨增高。急性胰腺炎时血清淀粉酶常增高，在出血坏死型胰腺炎时常有血钙的降低，原发性肝细胞癌时血清AFP增高明显。

（49～50题）肝性脑病的前驱期可有扑翼样震颤，但脑电图多数正常；肝性脑病昏迷期由于患者不能合作，所以扑翼样震颤无法引出，但是脑电图有明显异常，其余各期均不符合。

（51～52题）急性胰腺炎起病后6～12小时血清淀粉酶开始升高，48小时开始下降，持续3～5天。血清脂肪酶常在发病后24～72小时开始升高，持续7～10天，对病后就诊较晚的急性胰腺炎患者有诊断价值，而且特异

性也较高。出血坏死型胰腺炎时，红细胞破坏释放出血红素，经脂肪酸和弹力蛋白酶作用，变为正铁血红素，与白蛋白结合成正铁白蛋白，在起病72小时内常为阳性。

（55～56题）①肠结核90%以上由人型结核杆菌引起，少数为牛型结核杆菌所致。主要是经口感染继发于开放性肺结核或喉结核，因吞下含结核杆菌的痰液而致病。

②结核性腹膜炎由结核杆菌引起，绝大多数是体内结核病灶扩散累及腹膜所致。主要继发于肺结核或体内其他部位结核病。感染途径以腹膜内的结核病灶直接蔓延为主，少数由血行播散引起。

（57～58题）餐后痛可能是胆胰疾病、胃部肿瘤或消化不良所致；饥饿痛发作呈周期性、节律性者见于胃窦、十二指肠溃疡；子宫内膜异位者腹痛与月经周期相关；卵泡破裂者发作在月经间期。

（59～60题）急性胃炎诊断根据诱发原因和临床表现，一般可做出临床诊断。急诊胃镜检查可确诊。一般应在胃出血后24～48小时内进行，胃镜下可见到急性胃黏膜病变的多发性糜烂、出血灶和黏膜水肿。腐蚀性胃炎的急性期，为胃镜检查的禁忌证。

（61～62题）①肝硬化腹水检查一般为漏出液，并发自发性腹膜炎，腹水Rivata试验阳性，白细胞计数增多。

②结核性腹膜炎腹水检查为草黄色渗出液，腹水蛋白质含量及白细胞计数均增高，以淋巴细胞为主；腹水腺苷脱氨酶活性增高；腹水浓缩找结核杆菌或结核杆菌培养阳性率很低。

（63～64题）①溃疡性结肠炎是一种病因不明的直肠和结肠炎性疾病。病变主要限于大肠黏膜和黏膜下层。

②Crohn病的病理特征有淋巴管闭塞、淋巴液外漏、黏膜下水肿、肠壁肉芽肿性炎症等。病变同时累及回肠末段与邻近右侧结肠者为最多见，略超过半数；仅涉及小肠者次之，主要在回肠，少见于空肠；局限于结肠者约占10%，以右半结肠为多见，但可涉及阑尾、直肠和肛门。病变在胃肠道其余部分的少见。受累肠管的病变分布呈节段性，和正常肠曲的分界清楚。

（65～66题）乳果糖是一种合成的双糖，口服后在小肠不会被分解，到达结肠后可被乳酸杆菌、粪肠球菌等细菌分解为乳酸、乙酸而降低肠道的pH。支链氨基酸（BCAA）制剂是一种以亮氨酸、异亮氨酸、缬氨酸等BCAA为主的复合氨基酸。其机制为竞争性抑制芳香族氨基酸进入大脑，减少假神经递质的形成。

（67～68题）夜间痛和背部放射痛显著的是球后溃

痨，用 H₂ 受体拮抗剂（H2RA）维持治疗中复发的溃疡半数以上为幽门管溃疡，幽门管位于胃远端，与十二指肠交界，长约 2cm。

幽门管溃疡与 DU 相似，胃酸分泌一般较高。

幽门管溃疡上腹痛的节律性不明显，对药物治疗反应较差，呕吐较多见，较易发生幽门梗阻、出血和穿孔等并发症。

（69～71 题）肠系膜血栓形成是老年人常见的急腹症原因，低血容量、糖尿病、便秘为其常见诱因。该病的特点是腹痛后排鲜血便，病变多位于左半结肠。

（101～102 题）Hp 能通过医源性（内镜）感染而表现为急性糜烂性胃炎。

（107～109 题）自身免疫性胃炎常伴有壁细胞总数减少，因此导致壁细胞分泌的内因子减少，引起维生素 B₁₂ 吸收不良而导致恶性贫血。

不典型增生为癌前病变，应予以高度重视，重度不典型增生应予以预防性手术。

幽门螺杆菌感染可致 MALT 淋巴瘤。

（124～127 题）谷氨酸盐为碱性，可以与氨结合形成谷氨酰胺而降低血氨。使用前可先注射维生素。

精氨酸为酸性，适用于碱中毒患者。

亮氨酸为支链氨基酸，可以竞争性抑制芳香族氨基酸进入大脑，减少钾性神经递质的形成。

（128～130 题）口服乳果糖可以降低肠道 PH，促进 NH₄⁺ 的产生及排出，降低血氨；也是一种渗透性泻剂，起通便作用。

脾大，造成脾功能亢进，血小板破坏过多而减少。

（136～139 题）AST 主要存在于肝细胞线粒体中，而 ALT 存在于肝细胞浆内，如肝细胞严重坏死，则 AST＞ALT，肝硬化晚期肝脏合成功能明显下降，凝血因子在肝脏合成障碍，导致 PT 凝血酶原活动度明显下降。

（158～159 题）低蛋白血症造成血浆低渗透压，下肢由于重力性作用压力更高，故水分易向组织渗出，造成水肿。

（164～166 题）幽门螺杆菌根治治疗后复查首选 ¹³C 呼气实验，无创而且灵敏。

PCA 为壁细胞抗体，自身免疫性胃炎患者血液中可检测到。

当慢性胃炎伴胃酸分泌减少时可通过负反馈效应引起胃泌素分泌增加。

（167～170 题）低血糖时脑内去氨活动停滞，氨的毒性增加。

（173～175 题）溃疡性结肠炎腹痛时用抗胆碱能药或鸦片酊易发生中毒性结肠扩张，用其他药物无明显效

果。Crohn 病目前无特效药物，糖皮质激素是最佳选择。直肠为主的溃疡结肠炎，栓剂治疗效果最佳。

（176～177 题）溃疡性结肠炎根据病情程度分为轻、中、重型。轻型：大便每日 4 次以下，便血轻或无。重型：腹泻每日 6 次以上，有明显黏液血便，体重短期内明显下降。中型：介于轻型与重型之间。Crohn 病的主要临床表现为：腹痛：

（180～181 题）低钙血症是重症胰腺炎的临床表现之一，多出现在出血坏死性胰腺炎患者。胰性霍乱亦称弗—莫综合征，或称水泻低血钾无胃酸综合征（WDHA 综合征），是由于 VIP 瘤产生大量 VIP 而引起的疾病。VIP 促进空肠、回肠和结肠的水和钠、钾、氯等电解质分泌导致水样腹泻。

（182～183 题）血清淀粉酶升高是诊断急性胰腺炎的重要指标，血清淀粉酶超过正常值 5 倍即可确诊本病，一般在起病后 6～12 小时开始升高，48 小时开始下降，持续 3～5 天。肝性脑病是由于肝功能失代偿，在代谢紊乱基础上引起的中枢神经系统功能失调的综合征。血氨升高（氨中毒学说）是肝性脑病的发病学说之一。

（184～187 题）硫糖铝的副作用较小，主要是便秘，约为 3%；硫糖铝在肠道与磷结合，长期口服可引起低磷血症。枸橼酸铋钾主要引起舌苔发黑、大便发黑。米索前列醇主要引起腹泻。阿托品是胆碱能受体拮抗剂，有口干的副作用。

（188～190 题）非甾体类抗炎药最常见的是胃肠道的不良反应，如胃溃疡、出血穿孔等。环磷酰胺最常见的不良反应是骨髓抑制，红白血小板三系减少。雷公藤最常见的不良反应是性腺抑制，可产生闭经、精子减少等。

（191～193 题）菌痢病变主要在结肠，亦可波及直肠。霍乱主要病变在小肠。伤寒主要在回肠下端。

（194～196 题）急性菌痢病变特点是急性弥漫性渗出性炎症。霍乱病变特点是小肠黏膜充血、肿胀、松弛，表面有灰白糠皮状白膜。

（202～203 题）肝脏合成功能不佳是腹水发生的最主要因素。乳果糖可使肠道为弱酸环境，减少氨的吸收，便秘时易发生肝性脑病，而乳果糖可使肠道为弱酸环境，并帮助排便，或少 NH₃ 的吸收，从而达到防治肝性脑病的目的。

（209～210 题）肝豆状核变性由于铜代谢障碍，造成肝脏组织铜沉积。

（211～212 题）反流性食管炎在吞钡 X 线检查敏感性不高，只能除外食管癌等器质性病变。食管贲门失迟缓症的特征性改变是 E。

（213～214题）肠易激综合征为功能性肠道疾病。临床表现为：①腹痛：下腹和左下腹多见，排便或排气后好转。②腹泻：每日3～5次，多为稀糊状或稀水样。③便秘：粪便干结，排便困难，可附黏液。④其他：腹胀、消化不良等。由于肠道无器质性病变，不会出现脓血便、便潜血、发热等表现。与排便相关腹痛为最主要表现。

（215～216题）反流性食管炎的病因病理有：①LES抗反流功能减弱。②食管酸廓清能力降低；③食管黏膜屏障功能破坏，使黏膜屏障功能减弱；④胃十二指肠功能失常，导致胃排空受阻，使反流物质和量增加。

【案例题】
案例一

提问1：本提问突出特点为"紧急"，指在最短时间内以最快速度完成对诊断有帮助的检查项目。本问共有10个备选答案，究竟哪些检查项目是急需做的？要解决好这个问题，首先要有一个明确的思路，即诊断考虑什么病，需要排除什么致命的疾病。根据患者起病前进食油腻食品后上腹痛、发热、黄疸等特点，既往有胆囊结石病史，诊断应首先考虑胆道疾患，又因为胆管和胰管共同开口的特点，胆道结石时胆石嵌顿阻塞或Oddis括约肌的痉挛，所以，还应想到有合并急性胰腺炎的可能性。同时不能忽略的是患者既往有冠心病和十二指肠球部溃疡病史，所以检查应围绕着如何确定患者属急性胆道病还是急性胰腺病，以及排除急性心肌梗死和溃疡穿孔的可能来选择检查项目。淀粉酶检查方便快速，又能反映胰腺病变。血中淀粉酶在起病6小时后即可升高，24小时达高峰，尿淀粉酶的升高比血中淀粉酶升高迟2小时，此患者发病已12小时，因此血、尿淀粉酶的检查对本病有重要价值。根据以上特点，B、C为诊断急性胰腺炎的主要依据，故必须选做。A血常规对诊断有帮助，可确定是否合并感染，也应该检查。而第D项除了对胰腺炎、胆石症诊断有较大帮助外，还能排除胃肠穿孔及肠梗阻，又是简便检查，故必须选做。E腹部B超并非多数单位急诊时都能进行的检查项目，所以属于有条件便可急查，但不是一定必须急查的项目，F肌酐对诊断无直接帮助，H和J胃肠造影可观察胃、十二指肠情况，但此时检查可加重病情，应在急性炎症控制后进行，F和I可以排除心肌梗死，也是必须急查的项目。

提问2：选答之前，必须明确诊断。显然，血、尿淀粉酶升高支持急性胰腺炎的诊断。胰腺炎的治疗原则应为抑制胰腺分泌及胰酶活性、解痉镇痛、纠正水电解质紊乱、防止休克，必要时抗感染。抑制胰腺分泌是治疗急性胰腺炎非常关键的环节，因此应尽快禁食、减少食物、胃酸对胰腺的刺激。对于禁食患者，必须给予静脉

输液解决营养、热量及水、电解质平衡问题。质子泵抑制剂和生长抑素可减少胃酸分泌，从而减少胰液分泌，故可以应用。患者白细胞升高，结合胆囊结石病史，考虑胆源性胰腺炎可能性大，故可使用抗生素。根据以上分析，A、B、C、F、G项为正确答案。吗啡可引起Oddis括约肌痉挛，导致胰液、胆汁反流，加重胰腺炎，且可扩张血管，导致血压下降，并能掩盖病情，所以不能使用。本例无明显失血倾向，也非消耗性疾病，不需输血。患者有腹胀，肌注654－2有加重腹胀，麻痹性肠梗阻的风险，故不使用。

提问3：腹部B超对胆总管下段由于受肠道气体影响，难以观察清楚，但从胆总管上段扩张可推测下段梗阻可能性大，故可选无创的MRCP和有创的ERCP检测了解胆道情况，而A、C、E检测不能了解胆道梗阻的情况，故不选。

案例二

提问1：本题为年轻女性的慢性腹痛查因，突出特点是反酸、夜间痛和黑便史，提示十二指肠球部溃疡可能性最大，慢性胃炎和功能性胃肠病一般无夜间痛和黑便，慢性胰腺炎和胆石症的支持点不多，由于问题是最可能的诊断是什么，故优先考虑十二指肠溃疡的诊断。

提问2：首选的检查，显然胃镜是第一选择，能直观了解胃和十二指肠的情况，钡餐能诊断上消化道疾病，但是并非首选，C和D对于诊断胃泌素瘤有帮助，大便OB可了解有无合并消化道出血，但不能直接明确诊断消化性溃疡。

提问3：幽门螺杆菌阳性和血清胃泌素水平显著升高属于实验室检查，并非临床表现。

案例三

提问1：患者中年男性，有20年饮酒史，巩膜黄染，肝大，腹水，入院常规检查包括肝功能和血常规。因患者有肝大腹水，故腹部B超和诊断性腹腔穿刺可明确有无肝脏占位和腹水性质。渗出性提示合并腹腔感染、漏出性提示低蛋白、门脉高压导致，而如果是血性腹水，则提示肝癌可能性大，故这两项也是优先检查。AFP对于肝脏疾病患者也是常规检查项目。而胃镜和肝穿属于有创检查，只有在评估了患者的病情，生命体征稳定的情况下再根据需要选择，不是优先考虑的，除非患者合并有急性上消化道出血，才进行紧急胃镜检查。

提问2：患者转氨酶升高，轻度黄疸，低蛋白血症，血常规提示脾亢三少，考虑肝硬化可能性大，乙肝是我国肝硬化的首因，在完善病毒性检查前不能排除，而患者有长期饮酒史，乙醇肝诊断也不能排除。其他选项为干扰选项，目前无相应结果提示。

提问3：患者AFP升高，腹穿为血性腹水，高度提示肝癌可能。

案例四

提问1：青年男性，腹痛便血，合并肛瘘，首先考虑克罗恩病，首选结肠镜检查并多点取病理活检，结肠镜应进入回肠末段进行观察，如果活检病理提示非干酪样肉芽肿即可确诊，故首选结肠镜。B、C、D、E检查也是可选，但不是最直观的。

提问2：肛瘘是炎症性肠病中克罗恩病的一个典型并发症，而溃疡性结肠炎发生肛周病变的几率低，结肠癌虽然有年轻化趋势，但是不属于首先考虑的，C和D也是常见的腹痛便血的原因，需要排除。基于提问为最可能，首先B。

提问3：A为感染性肠炎可选，D为抗结核药，E为结肠癌的化疗药物，B和C为氨基水杨酸制剂。

案例五

提问1：青年男性，便血，肠镜见直肠黏膜充血水肿，黏膜活检可见隐窝脓肿，首选考虑溃疡性结肠炎。而克罗恩病多为节段性炎症，回盲部和回肠末段多见，倒灌性肠炎少见，典型病理为非干酪样肉芽肿。C和D活检病理可区分，E支持点不多。

提问2：溃疡性结肠炎回肠末段受累罕见，但还是有，故C过于绝对。其他选项均为溃疡性结肠炎的特点。

提问3：患者病变局限在直肠，首选E。

案例七

提问1：患者为老年男性，有进食过烫食物史五十余年，近一年来数次胸骨不适，进食有滞留感，首先考虑为早期食管癌；食管贲门失弛缓症也可能出现下端胸骨后不适，无进行性消瘦，尚不能排除；胃食管反流病常有胃灼热，吞咽性疼痛或吞咽困难；食管良性狭窄一般由腐蚀性或反流性食管炎所致，也可因长期留置胃管、食管手术所引起；癔球症患者多为女性，时有咽部球样异物感，进食时消失；食管裂孔疝一般无明显症状。

提问2：食管X线检查可看到早期食管癌黏膜皱襞增粗、小龛缺损与小龛影等，并可见食管贲门失弛缓症的贲门梗阻呈漏斗鸟嘴状、边缘光滑，内镜检查与活检是发现与诊断食管癌的首选方法。食管黏膜脱落细胞检查主要用于食管癌高发区普查；食管CT及MRI检查可清晰显示食管与邻近纵隔器官的关系，但难以发现早期病变；食管超声内镜可准确判断食管癌的壁内浸润深度等，但难以诊断早期食管癌。

案例八

提问1：患者为中年男性，有胃溃疡病史10年，近3个月上腹痛加剧，无节律性，伴嗳气，无反酸及呕吐，口服法莫替丁和奥美拉唑无效，上腹部轻压痛，可触及包块，故首先考虑癌变。

提问2：X线检查对胃癌的诊断依然有较大的价值。近年应用气钡双重对比法、压迫法和低张造影技术，并用高密度钡粉，能清楚显示黏膜的精细结构，有利于检查到微小病变。胃X线钡餐检查有利于胃癌和胃淋巴瘤的鉴别。胃镜及活检是目前诊断胃癌最可靠的方法。内镜超声检查具有胃镜和实时超声检查两者的优点，对胃壁各层肿瘤的浸润状况、邻近器官及淋巴结转移的诊断有独到之处。

提问3：胃癌可发生出血，穿孔，梗阻等。

案例九

提问1：患者有乙肝病史，近半年感觉恶心、食欲缺乏、乏力伴肝区疼痛，消瘦约5kg，肝脾大，A/G倒置，考虑为原发性肝癌可能性大，但尚不能排除慢性活动性肝炎。各种类型的肝硬化一般在失代偿期很少有肝脾大；肝脓肿一般出现发热，右季肋区痛，白细胞增高等。

提问2：超声可显示直径为2cm以上的肿瘤，对早期诊断有较大的价值。结合AFP检查，已广泛用于普查肝癌，有利于早期诊断。

提问3：患者可诊断为原发性肝癌，但肿瘤较大，已难以手术切除；肝有一定损伤，但胆红素仅稍升高，可首选非手术治疗的肝动脉栓塞化疗。经数次治疗后，肝癌明显缩小，可进行手术切除。全身化疗效果欠佳，中医治疗、生物和免疫治疗仅作为辅助疗法。

案例十

提问1：该病例特点：起病急，突发上腹痛14小时，阵发性加剧，向右肩放射，伴有发热，呕吐胃内容物，腹胀；检查主要是围绕消化系统急症的诊断和鉴别诊断进行，如胆石症、急性胆道感染、急性胰腺炎、急性胃肠炎、肠梗阻、肠穿孔等，由于血压偏低，还要排除心肌梗死等。

提问2：主要考虑有胆石症，胆囊炎诱发急性胰腺炎的可能。

提问3：胆石症、胆道感染、急性胰腺炎治疗主要是积极补充液体及电解质，维持有效血容量，抗感染，禁食，胃肠减压等。

案例十二

提问2：该患者根据题干即可以诊断肝硬化。肝穿刺活检均可以明确该病，胃镜如果提示食管胃底静脉曲张则为肝硬化失代偿期的临床表现。血、尿、便常规及胸穿对肝硬化的诊断无意义。

提问3：腹水是肝硬化最突出的临床表现，其形成原

因为钠、水过量潴留，与下列因素有关：①门脉压力升高；②低白蛋白血症；③肝淋巴液生成过多，自肝包膜和肝门淋巴管渗入腹腔；④继发性醛固酮增多致肾钠重吸收增加；⑤抗利尿激素分泌增多致水重吸收增加；⑥有效循环血容量不足，致肾交感神经活性增强，前列腺素、心房肽等活性降低，导致肾血流量、排钠和排尿量减少。

提问4：肝功能减退的临床表现包括：①全身症状：乏力、体重下降、肌肉萎缩、水肿等；②消化系统表现：食欲减退、腹胀、腹泻、腹痛等；③出血倾向；④内分泌紊乱相关表现：肝病面容和皮肤色素沉着、肝掌、蜘蛛痣、性功能减退、男性乳房发育、闭经、不孕、糖尿病患病率增加、发生低血糖等；⑤黄疸。

门脉高压的表现包括：①门体侧支循环开放：食管胃底静脉曲张、痔核、腹壁静脉扩张；②脾肿大及脾功能亢进：血细胞减少、出血倾向及贫血；③腹水：腹胀、移动性浊音阳性。

案例十四

提问3：肠结核好发于回盲部，行钡餐检查示：可见病变肠段呈激惹现象，即X线钡餐跳跃征，病变肠段如能充盈，则显示黏膜皱襞粗乱、肠壁边缘不规则，也可见肠腔变窄、缩短、变形。患者7~8天未排便，再行钡餐检查可加重便秘，甚至可致肠梗阻。患者PPD阳性、胸片肺尖部改变、血沉增快，均提示伴发肺结核。

案例十五

提问1：抗-HAV IgG阳性不能诊断甲型肝炎。HBsAg阳性，无肝炎相关症状，应诊断为乙肝表面抗原携带者。结合病史及查体、化验，考虑诊断为伤寒。

提问3：伤寒第一次菌血症相当于临床上的潜伏期，第二次菌血症相当于临床上的初期和极期，本病例发病10天，出现伤寒特征性的临床表现，目前处于极期。

案例十六

提问1：肝肾综合征是指发生在严重肝病基础上的肾衰竭，但肾脏本身并无器质性损害，故又称功能性肾衰竭。临床表现为自发性少尿或无尿，氮质血症和血肌酐升高，稀释性低钠血症，低尿钠。

提问2：肝肾综合征的发病机制是全身血流动力学的改变，表现为内脏血管床扩张，心输出量相对不足，有效血容量不足，肾素-血管紧张素-醛固酮系统激活，交感神经系统激活，肾皮质血管强烈收缩，肾小球滤过率下降。

提问3：肝肾综合征的临床表现为自发性少尿或无尿，低尿钠，稀释性低钠血症，氮质血症，血肌酐高。

提问4：美国肝病学会于2007年推荐使用的发生在肝硬化基础上肝肾综合征的诊断标准：①肝硬化合并腹水；②血肌酐升高大于$133\mu mol/L$；③在应用白蛋白扩容并停用利尿剂至少2天后血肌酐不能降到133 $\mu mol/L$，白蛋白推荐剂量为$1g/(kg \cdot d)$，最大可达100g/d；④无休克；⑤近期未使用肾毒素药物；⑥排除肾实质性疾病：如蛋白尿>500mg/d，镜下血尿（红细胞>50/高倍视野）和（或）超声检查发现肾脏异常。

提问5：对于肝肾综合征的患者可采取下列方案：①特利加压素加输注白蛋白；②奥曲肽与米多君加输注白蛋白；③TIPS；④肝移植。

案例十七

提问5：根据题干提供的信息，要求掌握重症急性胰腺炎的诊断标准，该患者出现腹膜炎体征，所以考虑为重症急性胰腺炎。除了腹膜炎体征以外，还出现进行性呼吸困难，所以要化验血气分析以除外I型呼吸衰竭，急查心电图除外心律失常或心肌梗死。急性胰腺炎的发病原因有多种，题干提示"饱餐"，即暴饮暴食，暴饮暴食使短期内大量食糜进入十二指肠，引起乳头水肿和Oddi括约肌痉挛，同时刺激大量胰液与胆汁分泌，由于胰液和胆汁排泄不畅引发急性胰腺炎。鉴别胰腺炎的病情，胰腺增强CT是最佳方法。

第五章 肾内科学

（标注有"＊"的是报考肾内科学专业人员要求的试题，报考内科学专业的不须掌握）

【A1/A2 型题】

1. 引起急性肾小球肾炎的常见病因是

    A. β-溶血性链球菌 A 组 12 型

    B. 乙型肝炎病毒感染

    C. 葡萄球菌感染

    D. 甲型肝炎病毒感染

    E. 乙族甲组溶血性链球菌感染

2. 急性肾小球肾炎水肿的发生机制主要是

    A. 大量蛋白由尿排出

    B. 肾小球滤过率降低

    C. 醛固酮增加造成水、钠潴留

    D. 急性心力衰竭

    E. 毛细血管壁通透性增加

3. 急性肾炎临床表现中消失或恢复正常最慢的是

    A. 高血压   B. 水肿

    C. 补体 C3   D. 血尿及微量蛋白尿

    E. 管型尿

4. 肾脏活体组织病理检查为 50％ 以上肾小囊中有新月体形成，其最可能的诊断为

    A. 糖尿病肾病   B. 慢性肾小球肾炎

    C. 狼疮性肾炎   D. 急性肾小球肾炎

    E. 急进性肾小球肾炎

5. 目前认为多数人类肾小球疾病是

    A. 遗传性疾病   B. 细菌感染性疾病

    C. 免疫缺陷性疾病   D. 免疫介导的疾病

    E. 肾小球损伤性疾病

6. 下列哪项是加剧肾小球硬化的主要因素

    A. 中性粒细胞   B. 三高现象

    C. 血小板   D. 补体

    E. 内皮细胞

7. 最终导致肾小球损伤并产生相应的临床症状的是

    A. 循环免疫复合物沉积及原位免疫复合物形成

    B. 细胞免疫

    C. 凝血及纤溶系统因子及细胞黏附分子

    D. 免疫反应激活炎症细胞使之释放炎症介质致肾损害

    E. 肾小球固有细胞在特定条件下有致损伤作用

8. 有关肾小球疾病的叙述，下列哪项错误

    A. 肾小球疾病其病因，发病机制，临床及病理表现不尽相同

    B. 肾小球疾病是免疫介导的炎症疾病

    C. 原发性肾小球疾病多数病因是清楚的

    D. 肾小球疾病是引起慢性肾功能衰竭的主要疾病

    E. 肾小球疾病可分为原发性、继发性及遗传性

9. 肾小球疾病出现大量蛋白尿的主要原因是

    A. 电荷屏障遭到破坏

    B. 肾小球基膜结构的改变

    C. 肾小球上皮细胞足突裂隙增宽

    D. 肾小球内皮窗孔径增大

    E. 肾小球血流量增大

10. 当代肾脏病学临床诊断治疗及判断预后的重要依据是

    A. 肾脏静脉造影   B. 肾脏 B 超检查

    C. 血肌酐清除率检查   D. 肾脏功能检查

    E. 肾活检病理检查

11. 为了减缓肾小球硬化的发生，临床上应注意

    A. 适当的休息

    B. 低盐饮食、适量蛋白质、高热量、高维生素饮食

    C. 避免上呼吸道感染

    D. 服用利尿药物

    E. 高蛋白高脂肪饮食

12. 有关慢性肾炎，下列哪项是正确的

    A. 发病与链球菌感染有明确关系

    B. 大部分与急性肾炎之间有确定的因果关系

    C. 不同的病例其肾小球的病变是相同的

    D. 发病机制的起始因素为免疫介导性炎症

    E. 可发生于任何年龄，其中女性居多

13. 以急性肾炎综合征起病的慢性肾炎与感染后急性肾炎的主要鉴别点是

    A. 有氮质血症

    B. 血压中等度升高

    C. 出现明显的水肿

    D. 尿中出现红细胞的量多

    E. 潜伏期及补体 C3

14. 下列哪项对诊断急性肾小球肾炎最有价值

    A. 血沉增快

    B. 抗"O"增高

    C. C3 下降

D. 尿沉渣可见红细胞管型

E. 蛋白尿

15. 急性肾小球肾炎的主要治疗是

A. 休息和加强营养

B. 用激素与免疫抑制剂

C. 休息和对症

D. 抗凝疗法

E. 透析疗法

16. 链球菌感染后急性肾小球肾炎的主要治疗措施是

A. 休息和对症抗炎　　　B. 限制钠盐和水摄入

C. 激素和免疫抑制剂　　D. 抗凝剂

E. 利尿剂

17. 急性肾炎尿量甚少时哪种利尿剂应慎用或不用

A. 氢氯噻嗪　　　　　　B. 呋塞米

C. 利尿酸钠　　　　　　D. 螺内酯

E. 利尿合剂

18. 急性肾小球肾炎的治疗原则是

A. 以减轻水肿、利尿为主

B. 以休息及对症处置为主

C. 以降低血压应用联合降压药物为主

D. 以止血，治疗血尿为主

E. 以治疗合并症为主

19. 急性肾炎饮食中不限制食盐摄入的时机是

A. 症状消失，血沉正常

B. 水肿消退，肉眼血尿的消失

C. 水肿消退，血压正常

D. 镜下血尿消失

E. 血清补体恢复正常

20. 急性肾小球肾炎的诊断根据中哪一项最关键

A. 血尿及红细胞管型尿　　B. 高血压

C. 尿少　　　　　　　　　D. 全身水肿

E. 蛋白尿及透明管型尿

21. 急进性肾小球肾炎的临床主要特征是

A. 主要以急性起病，重症血尿为特征

B. 早期出现少尿性急性肾功能衰竭为特征

C. 以进行性贫血为特征

D. 以高度水肿为特征

E. 以高血压脑病为特征

22. 急进性肾小球肾炎主要的病理改变为

A. 肾小囊有大量新月体形成

B. 肾小球上皮下驼峰样沉积物

C. IgG 沉积

D. 弥漫性肾小球内皮系膜细胞增生性改变

E. 可见白细胞浸润

23. 关于急进型肾炎的病理，下述哪项不正确

A. 免疫变态反应损伤

B. 主要为弥漫型毛细血管外病变

C. 肺部毛细血管基底膜可同时受累

D. 肾小球囊新月体形成

E. 肾小管上皮细胞中有大量类脂质沉着

24. 急进性肾炎的病理类型是

A. 肾小球囊新月体性肾炎

B. 膜增生性病变

C. 膜性病变

D. 弥漫性增生性肾小球肾炎

E. 肾小球病变

25. 急进性肾小球肾炎的主要治疗原则是

A. 强化治疗

B. 抗炎对症治疗

C. 去除病因及对症治疗

D. 卧床休息，避免过劳及感染

E. 透析治疗

26. 慢性肾炎水肿产生的主要因素是

A. 全身毛细血管通透性增加

B. 肾内分泌前列腺素减少

C. 继发醛固酮分泌增多

D. 肾小球超滤及滤过率下降

E. 抗利尿激素分泌增多

27. 成年人引起肾性高血压最常见的疾病是

A. 急性肾小球肾炎　　　　B. 慢性肾盂肾炎

C. 肾动脉硬化　　　　　　D. 肾动脉狭窄

E. 慢性肾小球肾炎

28. 慢性肾炎临床表现错误的是

A. 不导致肾功能不全　　　B. 轻、中度水肿

C. 高血压　　　　　　　　D. 中等程度蛋白尿

E. 贫血

29. 哪种利尿剂可引起酸血症

A. 乙酰唑胺（Diamox）　　B. 氨苯蝶啶

C. 呋塞米　　　　　　　　D. 氢氯噻嗪

E. 甘露醇

30. 慢性肾炎与过敏性紫癜性肾炎的鉴别点是

A. 水肿程度　　　　　　　B. 血尿程度

C. 肾功能程度　　　　　　D. 高血压程度

E. 既往过敏性紫癜史

31. 肺出血－肾炎综合征（Good pasture syndrome）可继发哪型肾炎

A. 急进型肾炎

B. 以急性肾炎起病的慢性肾炎

C. 肾病综合征

D. 急性肾炎

E. 以上都不是

32. 下列肾脏病中哪种为抗肾小球基底膜抗体性肾炎

A. 肺出血肾炎综合征

B. 膜性病变为主的肾炎

C. 肾小球病变为主的肾炎

D. 链球菌感染后急性肾炎

E. 狼疮性肾炎

33. 慢性肾炎治疗的主要目的是

A. 应用血小板解聚药 B. 消除血尿

C. 控制感染 D. 消除蛋白尿

E. 防止或延缓肾功能衰竭

34. 治疗肾炎水肿时，下列哪一项利尿措施不宜应用

A. 氢氯噻嗪 B. 呋塞米

C. 利尿合剂 D. 低分子右旋糖酐

E. 氨苯蝶啶

35. 急性肾炎、水肿、高血压，并发左心衰竭、肾功能不全时应选用

A. 利尿合剂 B. 氨苯蝶啶

C. 渗透性药物 D. 噻嗪类利尿药

E. 呋塞米

36. 慢性肾炎合并高血压尿毒症，同时有水肿，下列药物先应用

A. 呋塞米

B. 甘露醇

C. 氢氯噻嗪

D. 氢氯噻嗪与氨苯蝶啶

E. 利尿合剂

37. 关于慢性肾炎高血压的治疗，哪项是错误的

A. 可用钙通道阻滞剂

B. 噻嗪类药物常用作基本治疗药物

C. 可采用几种降压药物联合应用

D. 低钠饮食

E. 血压降到150~160/90mmHg为宜

38. 肾病综合征最主要的临床特点是

A. 血浆清蛋白低于30g/L

B. 尿蛋白多于3.5g/24h

C. 水肿

D. 血脂升高

E. 肾功能障碍

39. 以下哪组为诊断肾病综合征所必备的

A. 大量蛋白尿+血尿 B. 低蛋白血症+贫血

C. 大量蛋白尿+低蛋白血症 D. 水肿+高脂血症

E. 水肿+高血压

40. 肾病综合征出现大量蛋白尿的主要原因是

A. 肾小管重吸收蛋白质障碍

B. 肾小球滤过膜的屏障作用受损

C. 肝脏合成蛋白质不足

D. 蛋白摄入不足

E. 清蛋白分解代谢增强

41. 肾病综合征出现大量蛋白尿的主要机制是

A. 肾小球滤过膜内皮窗孔径异常过大

B. 肾小球上皮细胞足突裂隙增大

C. 肾小球基膜糖蛋白成分变化，负电荷消失

D. 肾血流量增加

E. 肾静脉回流障碍

42. 肾病综合征低蛋白血症的主要原因是

A. 肾小球毛细血管壁通透性增强

B. 肝脏合成清蛋白不足

C. 清蛋白分解代谢增强

D. 肾小管重吸收蛋白不足

E. 蛋白质摄入不足

43. 微小病变型肾病综合征出现大量蛋白尿的主要机制是

A. 肾小球滤过孔增大

B. 肾小球上皮细胞足突裂隙增大

C. 肾小球基膜糖蛋白成分变化，负电荷消失

D. 肾血流量增加

E. 肾静脉回流障碍

44. 贫血出现最早的是

A. 系膜增生性肾炎

B. 膜性肾病

C. 局灶性、节段性肾小球硬化

D. 微小病变型肾病

E. 系膜毛细血管性肾炎

45. 肾病综合征最常见的并发症是

A. 循环衰竭 B. 肾功能不全

C. 静脉血栓形成 D. 感染

E. 蛋白及脂肪代谢紊乱

46. 关于肾病综合征的治疗，下列哪项不妥当

A. 用激素治疗，尿蛋白减少立即减量

B. 必要时补充人体清蛋白

C. 用激素治疗4周无效，加用环磷酰胺

D. 应用阿司匹林

E. 必要时应用环孢菌素A

47. 哪一种疾病最适合应用肾上腺皮质激素

A. 肾静脉血栓形成 B. 急性肾炎

C. 肾盂肾炎 D. 慢性肾炎

E. 肾病综合征

48. 关于肾病综合征的治疗，下列哪项是错误的

　　A. 可应用抑制血小板凝集药物

　　B. 限制食盐和水的摄入

　　C. 免疫抑制剂与糖皮质激素可以合用

　　D. 只要血肌酐不升高，应给予高蛋白饮食

　　E. 因血浆胶体渗透压低，尿量虽少也不能使用利尿剂

49. 微小病变型肾病综合征最主要的治疗是

　　A. 高蛋白低盐饮食　　　　B. 卧床休息

　　C. 利尿剂　　　　　　　　D. 糖皮质激素

　　E. 非激素类免疫抑制剂

50. 对激素治疗最为敏感的是

　　A. 膜性肾病

　　B. 微小病变型

　　C. 局灶性、节段性肾小球硬化

　　D. 系膜增生性肾炎

　　E. 系膜毛细血管性肾炎

51. 糖皮质激素最适用于

　　A. 微小病变型肾病　　　　B. 慢性肾炎

　　C. 糖尿病肾病　　　　　　D. 急性肾炎

　　E. 膜性肾病

52. IgA 肾病通常见于的哪种临床类型肾炎

　　A. 糖尿病肾病

　　B. 慢性肾小球肾炎的一种类型

　　C. 肾病综合征的一种类型

　　D. 急性肾小球炎的一种类型

　　E. 隐匿性肾炎

53. 男性，15 岁。少尿水肿 5 天，咳嗽、气短不能平卧一天，起病前 2 周曾有喉痛 3 天，BP 170/110mmHg，端坐呼吸，两肺底有散在湿啰音，尿比重 1.022，尿蛋白（＋＋＋），红细胞 30 ～ 90 个/HP，血补体 C3 降低。应诊断为

　　A. 慢性肾炎急性发作

　　B. 急性肾炎合并左心功能不全

　　C. 高血压病合并左心功能不全

　　D. 急进性肾炎合并左心功能不全

　　E. 肾病综合征合并左心功能不全

54. 女性，18 岁。因尿少、水肿、头晕、腰痛一周入院，血压 140/100mmHg，血红蛋白 120g/L，血清蛋白 40g/L，尿蛋白（＋＋），白细胞 3 ～ 4 个/HP，红细胞 10 ～ 15 个/HP，血尿素氮 8.3mmol/L，血肌酐 178μmol/L。最可能的诊断是

　　A. 急性肾盂肾炎　　　　　B. 肾病综合征

C. 急性肾炎　　　　　　　D. 慢性肾炎

E. 急进性肾炎

55. 男性，30 岁。颜面水肿 3 天，无力，尿 400ml/24h，血压 130/80mmHg，血红蛋白 130g/L，尿蛋白（＋＋＋），红细胞 20 ～ 40 个/HP，颗粒管型 0 ～ 2 个/HP。可能性最大的诊断是

　　A. 隐匿性肾炎　　　　　　B. 急进性肾炎

　　C. 慢性肾炎　　　　　　　D. 急性肾炎

　　E. 肾盂肾炎

56. 男性，18 岁。3 周前咽痛，近一周面部浮肿尿少，尿蛋白（＋＋），尿红细胞 10 ～ 20 个/HP，红细胞管型 0 ～ 1 个/HP，颗粒管型 0 ～ 1 个/HP。应诊断为

　　A. 急性肾盂肾炎　　　　　B. 慢性肾炎急性发作

　　C. 隐匿性肾炎　　　　　　D. 急性肾炎

　　E. 急性前列腺炎

57. 急性肾炎 2 周，血压 160/100mmHg，尿红细胞散在满视野。首先应选用

　　A. 抗炎治疗应抗菌药物　　B. 降压对症治疗

　　C. 应用止血药物治疗　　　D. 泼尼松

　　E. 中药治疗

58. 急性肾炎 2 周，血压 140/90mmHg，尿红细胞散在满视野。首先应选用

　　A. 泼尼松　　　　　　　　B. 休息对症治疗

　　C. 环磷酰胺　　　　　　　D. 氮芥

　　E. 吲哚美辛

59. 男性，15 岁。全身高度水肿，尿蛋白（＋＋＋＋），管型少许，血浆清蛋白 15g/L，血胆固醇 10mmol/L。用泼尼松 60mg/d 治疗 1 周，病情无好转。此时应采用下列哪项措施

　　A. 停用泼尼松

　　B. 使用地塞米松

　　C. 加用 ACTH

　　D. 继续用泼尼松原剂量

　　E. 加用环磷酰胺

60. 男性，20 岁。反复咯血 1 周，进行性少尿 5 天入院，血压 160/100mmHg，尿常规，尿蛋白（＋＋＋），红细胞满视野。入院后病情继续恶化，血压升高加重，后出现恶心呕吐，血尿素氮 172mmol/L。诊断应考虑为

　　A. 过敏性紫癜肾炎　　　　B. 急性肾炎

　　C. 慢性肾炎急性发作　　　D. 流行性出血热

　　E. 急进型肾炎

61. 女性，25 岁。突起水肿、尿少、血尿即住院治疗，3 周后进入昏迷，尿蛋白（＋＋＋），RBC 10 ～ 15 个/

HP，WBC 1～3 个/HP，颗粒管型 1～3 个/HP，BUN 25mmol/L，肾活检大量新月体形成。应诊断为

A. 急性肾炎
B. 慢性肾炎急性发作
C. 急进性肾炎
D. 肾病综合征
E. 急性肾盂肾炎

62. 急进性肾炎不同于急性肾小球肾炎的临床表现主要是

A. 对肾上腺皮质激素治疗反应不好
B. 以肉眼血尿为主
C. 有显著高血压及心、脑并发症
D. 链球菌感染后4天内发病
E. 进行性肾功能不全

63. 男性，25 岁。近年夜尿增多，偶有水肿。BP 190/110mmHg，Hb 60g/L，尿蛋白（＋），RBC 0～1 个/HP，WBC 0～1 个/HP，颗粒管型 1～2 个/HP，肌酐清除率降低。应诊断为

A. 慢性肾炎
B. 急进性肾炎
C. 隐匿性肾炎
D. 急性肾炎
E. 高血压病肾动脉硬化

64. 男性，23 岁。2 年来化验发现尿蛋白持续为（＋）～（＋＋），每当上呼吸道感染或劳累后，尿蛋白可增至（＋＋＋），2 天前感冒，尿红细胞5～10 个/HP。其诊断最可能为

A. 急性肾炎
B. 隐匿性肾炎
C. 慢性肾盂肾炎
D. 慢性肾炎
E. 肾病综合征

65. 患者，25 岁。近日腰痛，双下肢出现凹陷性水肿，尿常规检查：尿蛋白（＋＋＋），红细胞 0～1/HP，血浆蛋白降低，清蛋白 >30g/L，胆固醇正常，血肌酐 102μmol/L。应诊断为

A. 肾病综合征
B. 慢性肾炎
C. 急进性肾炎
D. 隐匿性肾炎
E. 以上都不是

66. 慢性肾炎 5 年，近年出现衰弱、无力、尿少，水肿较前加重，并有轻度贫血，血压 160/100mmHg。在下列检查中应首选哪一项

A. 血尿氮浓度
B. PSP 排泄试验
C. 肌酐清除率
D. 尿浓缩试验
E. 血肌酐浓度

67. 男性，16 岁。近半个月全身水肿，检查尿蛋白（＋＋＋），透明管型2～3 个/HP，血红蛋白12g/L，血压正常，24 小时尿蛋白 >3.5g。最可能的诊断是

A. 肾病综合征
B. 急进性肾炎
C. 慢性肾炎
D. 急性肾炎
E. 肾盂肾炎

68. 不能引起肾病综合征的疾病是

A. 过敏紫癜性肾炎
B. 糖尿病肾病
C. 肾淀粉样变性
D. 急性肾盂肾炎
E. 系统性红斑狼疮性肾炎

69. 男性，18 岁。水肿，尿蛋白（＋＋＋），应用激素治疗中突然出现右下肢疼痛，最可能的原因是

A. 右下肢静脉炎
B. 肾性骨病
C. 右下肢血栓形成
D. 动脉栓塞
E. 高尿酸血症

70. 女性，15 岁。无原因出现眼睑及下肢水肿，查 BP 100/70mmHg，心肺正常，尿蛋白（＋＋＋），红细胞0～1 个/HP，血浆清蛋白30g/L。最可能的诊断为

A. 急性肾炎
B. 慢性肾炎
C. 肾病综合征
D. 肾淀粉样变
E. 泌尿系感染

71. 女性，18 岁。水肿少尿 20 天，近 2 天出现发烧，体温达 38℃，检查：BP 120/80mmHg，Hb 110g/L，尿常规白细胞10～15 个/HP。最可能的诊断为

A. 肾病综合征合并上呼吸道感染
B. 感染所致尿改变
C. 肾病综合征合并泌尿系统感染
D. 急性肾盂肾炎
E. 急性肾炎合并泌尿系统感染

72. 某病人，周身高度水肿伴有腹水。检查尿蛋白（＋＋＋），24 小时尿蛋白 >3.5g，合并高脂血症，血浆蛋白 <30g/L，诊断为肾病综合征。其主要依据是什么

A. 24 小时尿蛋白 >3.5g
B. 尿蛋白（＋＋＋）
C. 高脂血症
D. 高度水肿伴腹水
E. 血浆清蛋白 <30g/L

73. 某肾病综合征病人应用泼尼松 1mg/（kg·d）治疗 1 周，临床医生判断此病人对激素治疗有效，主要根据是什么

A. 病人食欲增加
B. 病人尿量明显增多，水肿消退
C. 病人尿中红细胞减少
D. 血常规红细胞增加
E. 血钾降低

74. 男性，25 岁。诊断为肾病综合征，血压 130/70mmhg，尿蛋白（＋＋＋），尿红细胞2～4 个/HP。应用激素治疗 2 周突然出现发烧及右下肢剧烈疼痛，这时要考虑

A. 全身感染
B. 淋巴管炎
C. 下肢静脉血栓形成
D. 股骨头坏死
E. 下肢静脉栓塞

75. 男性，20岁。水肿1年，血压正常，尿蛋白（＋＋＋），尿红细胞1~3个/HP，尿白红细胞3~4个/HP。下列治疗方法中应主要选用
    A. 消炎药　　　　　　　　B. 静点清蛋白
    C. 肾上腺皮质激素　　　　D. 静点必需氨基酸
    E. 高蛋白饮食

76. 肾病综合征患者，高度水肿，尿量400~500ml/d，持续2周，尿蛋白（＋＋＋＋），血浆清蛋白20g/L，肌酐清除率为100ml/min。本患者的治疗主要是
    A. 肾上腺皮质激素　　　　B. 消炎药
    C. 输血浆或清蛋白　　　　D. 呋塞米
    E. 血浆透析

77. 男性，15岁。高度水肿，尿蛋白（＋＋＋），管型少许，血浆清蛋白15g/L，血胆固醇10mmol/L。应用泼尼松治疗4周，尿量增加，水肿消退，尿蛋白（＋＋）。此时应使用哪项措施
    A. 泼尼松开始减量
    B. 泼尼松原剂量继续治疗
    C. 加用清蛋白、泼尼松减量
    D. 加用ACTH、泼尼松减量
    E. 加用吲哚美辛、泼尼松减量

78. 男性，24岁。一年前诊断为肾病综合征，应用激素治疗4周，尿蛋白转阴后减量，治疗共8周，停药已半年，近一个月来又出现水肿，尿蛋白（＋＋＋），应首选应用
    A. 泼尼松1mg/kg　　　　　B. 环磷酰胺
    C. 甲基泼尼松龙，冲击治疗　D. 吲哚美辛治疗
    E. 雷公藤治疗

79. 男性，18岁。诊断为肾病综合征，应用激素治疗无效，改用环磷酰胺治疗，总量不超过
    A. 4~6g　　　　　　　　　B. 8~12g
    C. 6~8g　　　　　　　　　D. 12~14g
    E. 16g

80. 女性，20岁。水肿少尿半年。化验检查：尿蛋白（＋＋＋），红细胞2~3个/HP，白细胞1~2个/HP，血肌酐正常。肾活检病理检查为微小病变型肾病。最主要的治疗是
    A. 高蛋白的低盐饮食　　　　B. 卧床休息
    C. 利尿剂　　　　　　　　　D. 糖皮质激素
    E. 其他免疫抑制剂

81. 18岁。呼吸道感染后2天出现血尿，同时伴有低热、腰痛，无高血压，住院治疗后全身症状好转，但仍有血尿，经肾活检，诊断为IgA肾病。主要依据是
    A. 肾小球系膜区有免疫复合物沉积
    B. 临床上以低热为主

C. 肾小球系膜区有以IgA为主的颗粒沉积
D. 临床上无诱因的突发血尿
E. 肾小球系膜区有系膜细胞浸润

82. 男性，30岁。临床表现为反复发作性肉眼血尿，在劳累及感染后加重。发作时伴有肌肉疼痛，无高血压及肾功能减退，可考虑诊断
    A. 急性肾小球肾炎　　　　B. 隐匿性肾炎
    C. 慢性肾炎　　　　　　　D. IgA肾病
    E. 泌尿系感染

83. 男性，30岁。反复发作性血尿，经肾活体组织检查诊断为IgA肾病，首选治疗为
    A. 雷公藤治疗　　　　　　B. 止血治疗
    C. 改善肾血流量的治疗　　D. 抗炎治疗
    E. 泼尼松治疗

84. 男性，15岁。3周前发热、咽痛，1周来眼睑轻度水肿，一天前突然剧烈头痛，全身抽搐，意识不清，数分钟后意识清醒，自述头痛，既往无高血压病史，BP 170/110mmHg，血红蛋白120g/L，尿常规蛋白（＋＋），RBC 20~30个/HP，颗粒管型2~3个/HP，尿比重1.025，BUN 13.3mmol/L，眼底视乳头轻度水肿，出现抽搐。最可能的原因是
    A. 脑出血　　　　　　　　B. 高血压
    C. 脑血管痉挛　　　　　　D. 脑水肿
    E. 脑炎

85. 女性，18岁。3周前因急性化脓性扁桃体炎发烧，治疗后好转，近日来出现眼睑水肿，血压增高，少尿，呼吸困难，不能平卧而就诊。首先应该选择哪项检查
    A. 血常规，尿常规，便常规
    B. 肾脏B超，心动超声检查
    C. 血常规，尿常规，血补体C3、C4测定
    D. 心电图，血脂分析
    E. 血尿蛋白

86. 一慢性肾炎病史5年的病人，长期低盐、低蛋白饮食，乏力、恶心、呕吐20天，血压140/100mmHg，无水肿。Hb 60g/L，尿蛋白（＋），颗粒管型0~3个/HP，血白蛋白30g/L，球蛋白25g/L，BUN20mmol/L，血Cr 1220μmol/L，血钠125mmol/L。首先选择下列哪项治疗
    A. 输少量的新鲜血
    B. 呋塞米100mg，每日1次静脉滴注
    C. 补充血浆
    D. 降血压
    E. 0.85%氯化钠注射液500ml静点

87. 男性，20岁。周身水肿半个月，近日来出现呼吸困难、少尿。检查：BP 170/120mmHg，全身高度水

肿，并伴有右侧胸腔及腹腔积液，在外院诊断为肾病综合征，强的松减量的标准是

A. 胸腹水消失　　　　　　B. 尿量增加

C. 食欲增加　　　　　　　D. 水肿消退

E. 尿蛋白消失

88. 急性肾炎常见于

A. 微小病变　　　　　　　B. 系膜增生性肾炎

C. 毛细血管内增生性肾炎　D. 新月体肾炎

E. 系膜毛细血管性肾炎

89. 急进性肾炎常见于

A. 新月体肾炎

B. 毛细血管内增生性肾炎

C. 系膜增生性肾炎

D. 微小病变

E. 系膜毛细血管性肾炎

90. 肾病综合征常见于

A. 毛细血管内增生性肾炎　B. 微小病变

C. 系膜增生性肾炎　　　　D. 新月体肾炎

E. 系膜毛细血管性肾炎

91. 慢性肾炎常见于

A. 微小病变

B. 毛细血管内增生性肾炎

C. 新月体肾炎

D. 系膜增生性肾炎

E. 系膜毛细血管性肾炎

92. 可致钠钾交换障碍，影响细胞的正常功能的是

A. 甲状旁腺激素增多　　　B. 利钠激素增多

C. 运铁蛋白　　　　　　　D. 血磷升高

E. 促红细胞生成因子减少

93. 引起皮肤瘙痒的主要原因是

A. 利钠激素增多　　　　　B. 运铁蛋白

C. 甲状旁腺激素增多　　　D. 血磷升高

E. 促红细胞生成因子减少

94. 引起贫血的主要原因是

A. 血磷升高　　　　　　　B. 甲状旁腺激素增多

C. 运铁蛋白　　　　　　　D. 利钠激素增多

E. 促红细胞生成因子减少

95. 抑制血小板聚集功能的药物是

A. 阿司匹林　　　　　　　B. 卡托普利

C. 泼尼松　　　　　　　　D. 布洛芬

E. 苯丙酸诺龙

96. 扩张肾小球入、出球小动脉的药物是

A. 布洛芬　　　　　　　　B. 泼尼松

C. 卡托普利　　　　　　　D. 阿司匹林

E. 苯丙酸诺龙

97. 抑制前列腺素作用的药物是

A. 卡托普利　　　　　　　B. 布洛芬

C. 泼尼松　　　　　　　　D. 阿司匹林

E. 苯丙酸诺龙

98. 用药治疗2周，尿蛋白阴性见于

A. 肾病综合征对激素敏感

B. 肾病综合征对激素高度敏感

C. 肾病综合征对激素低敏感

D. 肾病综合征对激素耐药

E. 肾病综合征对激素依赖

99. 用药治疗4周，尿蛋白减少见于

A. 肾病综合征对激素高度敏感

B. 肾病综合征对激素低敏感

C. 肾病综合征对激素敏感

D. 肾病综合征对激素耐药

E. 肾病综合征对激素依赖

100. 用药治疗8周，尿量增加，尿蛋白减少见于

A. 肾病综合征对激素高度敏感

B. 肾病综合征对激素敏感

C. 肾病综合征对激素耐药

D. 肾病综合征对激素低敏感

E. 肾病综合征对激素依赖

101. 引起肾盂肾炎最常见的致病菌是

A. 副大肠埃希菌　　　　　B. 大肠埃希菌

C. 变形杆菌　　　　　　　D. 葡萄球菌

E. 粪链球菌

102. 慢性肾盂肾炎患者经系统治疗，尿常规已正常，还应做哪项检查，以判断治疗效果

A. 尿细菌培养　　　　　　B. 尿白细胞计数

C. 静脉肾盂造影　　　　　D. 定期复查尿常规

E. 检查肾区有无叩痛

103. 对于一患慢性肾盂肾炎患者，经系统治疗，尿菌已阴性。为防止复发，下列哪项措施是错误的

A. 增加营养，提高免疫的功能

B. 寻找尿路梗阻等不利因素

C. 多饮水，定时排尿

D. 停药后，复查尿常规和细菌培养

E. 大剂量抗生素联合应用

104. 女性，24岁。突然发热，一天后出现肉眼血尿，无尿频、尿痛，化验尿常规蛋白（＋），红细胞30～40个/HP，白细胞10～20个/HP。应考虑应用何种检查诊断

A. 血常规检查　　　　　　B. 尿细菌培养

C. 尿蛋白定性　　　　　　　D. 膀胱镜

E. 肾盂造影

105. 急性肾盂肾炎的疗程通常是

A. 1 周　　　　　　　　　　B. 3 周

C. 2 周　　　　　　　　　　D. 4 周

E. 6 周

106. 慢性肾盂肾炎的有效治疗方法是

A. 口服诺氟沙星　　　　　　B. 静点氨苄西林

C. 调节尿的酸碱度　　　　　D. 静点庆大霉素

E. 联合轮换应用抗生素

107. 孕妇患急性肾盂肾炎应首选

A. 青霉素　　　　　　　　　B. 红霉素

C. 氨苄西林　　　　　　　　D. 四环素

E. 庆大霉素

108. 慢性肾盂肾炎治疗应使用哪种方法

A. 按急性肾盂肾炎治疗

B. 联合应用抗生素并去除易感因素

C. 给予一种抗菌药物

D. 对症治疗无需用药抗菌

E. 一旦出现症状无需用药抗菌

109. 男性，22 岁。发烧 2 天，同时伴有乏力、腹痛、出现无痛性肉眼血尿。查体：体温 38℃，脊肋角及输尿管压痛阳性，尿白细胞 10～15/高倍镜。其原因是

A. 肾盂肾炎　　　　　　　　B. 肾结石

C. 肾小球肾炎　　　　　　　D. 上呼吸道感染

E. 膀胱炎

110. 女性，25 岁。出现尿频、尿急、尿痛。实验室检查：尿中有白细胞管型 2～3 个/高倍视野，红细胞3～5 个/高倍视野，白细胞 10～15 个/高倍视野。常见于

A. 尿道炎　　　　　　　　　B. 急性肾小球肾炎

C. 慢性肾炎急性发作　　　　D. 膀胱炎

E. 肾盂肾炎

111. 女性，24 岁。突然出现尿频、尿痛进而发烧。尿检查：尿蛋白（＋），红细胞5～7 个/HP，白细胞 20～30 个/HP，诊断为急性肾盂肾炎。感染途径考虑

A. 血行感染　　　　　　　　B. 淋巴道感染

C. 逆行感染　　　　　　　　D. 直接感染

E. 以上都不是

112. 某女性突然出现尿频、尿急，排尿后痛，尿常规白细胞满视野，口服呋喃妥因后，症状好转。最可能的诊断是

A. 肾盂肾炎　　　　　　　　B. 尿道感染

C. 肾结石　　　　　　　　　D. 膀胱炎

E. 肾结核

113. 女性，36 岁。突然寒战、高烧，腰痛并尿频、尿痛 1 周，既往无类似发作史。检查：体温 39.4℃，右侧肾区叩痛阳性，尿蛋白（＋），白细胞 20～30 个/HP，白细胞管型 0～2 个/低倍视野，比重 1.022。诊断急性肾盂肾炎的主要依据是

A. 右侧肾区叩击痛（＋）　　B. 腰痛

C. 尿频、尿痛　　　　　　　D. 突然寒战、高烧

E. 尿蛋白（＋），白细胞 20～30 个/HP，白细胞管型 0～2 个/低倍视野

114. 女性，27 岁。产后第 4 天，出现寒战、高热、腰痛，尿白细胞 30 个/HP，尿蛋白（＋），合并尿痛，下腹痛，肾区叩击痛，耻骨上压痛（＋），血象 WBC 18×10⁹/L。首先应考虑产后并何种疾病

A. 急性肾盂肾炎　　　　　　B. 败血症

C. 上呼吸道感染　　　　　　D. 产褥热

E. 急性膀胱炎

115. 慢性肾盂肾炎，男性，48 岁。尿培养为变形杆菌，尿沉渣白细胞 5～10 个/HP，经内科治疗症状暂时缓解，但实验室检查结果仍然无好转，下一步的治疗应该用什么措施

A. 再次做尿细菌培养用药

B. 做尿细菌的高渗培养后用药

C. 做结核菌培养后用药

D. 继续更换抗生素抗炎治疗

E. 做静脉肾盂造影了解是否有梗阻

116. 区别肾盂肾炎是复发还是新的再感染应

A. 尿中细菌表面有无抗体包裹

B. 尿原浆型菌株培养

C. 尿中细菌的血清型

D. 尿细菌培养及菌株培养

E. 尿沉渣涂片找细菌

117. 区别膀胱和肾盂肾炎应

A. 尿中细菌的血清型

B. 尿中细菌表面有无抗体包裹

C. 尿原浆型菌株培养

D. 尿细菌培养及菌株培养

E. 尿沉渣涂片找细菌

118. 尿毒症最早期的表现为

A. 心力衰竭　　　　　　　　B. 高血压

C. 出血　　　　　　　　　　D. 贫血

E. 胃肠道症状

119. 尿毒症病人贫血的主要原因是

A. 失血　　　　　　　　　　B. 缺铁

C. 促红细胞生成素减少　　　D. 低蛋白血症

E. 恶心呕吐

120. 慢性肾功能不全的分期是

　　A. 肾功能不全代偿期、尿毒症期

　　B. 肾功能不全代偿期、氮质血症期、尿毒症期

　　C. 尿毒症早期、尿毒症晚期

　　D. 肾功能不全代偿期、失代偿期、肾功能衰竭

　　E. 肾功能不全失代偿期、尿毒症期

121. 肾功能不全的健存肾单位学说是

　　A. 相当数量肾单位破坏，残余的健存的肾单位代偿

　　B. 全部肾单位同时普遍受损

　　C. 肾单位一部分受损，又再生一批肾单位代偿

　　D. 每个肾单位中，肾小球受累时所属肾小管也受累

　　E. 肾单位受损后，又可以全部再生恢复功能

122. 慢性肾功能不全时，引起继发甲状旁腺功能亢进的原因是

　　A. 血钾升高

　　B. 血肌酐升高

　　C. BUN 升高

　　D. 血磷升高，血钙降低

　　E. 二氧化碳结合力降低

123. 慢性肾功能不全尿毒症期血肌酐应是

　　A. $Cr > 178 \mu mol/L$　　　B. $Cr > 445 \mu mol/L$

　　C. $Cr > 884 \mu mol/L$　　　D. $Cr > 278 \mu mol/L$

　　E. $Cr > 450 \mu mol/L$

124. 下列除哪一项外，均可用于治疗尿毒症性贫血

　　A. 注射促红细胞生成素

　　B. 必要时输少量新鲜血液

　　C. 注射丙酸睾酮和苯丙酸诺龙

　　D. 适当补充铁剂和叶酸

　　E. 给予足量的动物蛋白饮食

125. 尿毒症时，须减量使用的药物是

　　A. 青霉素钠　　　　B. 氨苄西林

　　C. 羧苄西林　　　　D. 邻氯西林

　　E. 基唑青霉素

126. 有关慢性肾功能不全的治疗，叙述错误的是

　　A. 高磷血症 – 氢氧化铝凝胶

　　B. 高钾血症 – 钠交换树脂

　　C. 末梢神经炎 – 肾上腺皮质激素

　　D. 贫血 – 输浓缩红细胞

　　E. 充血性心衰 – 减量应用地高辛

127. 妊娠 5 个月以上的妇女引起肾盂肾炎最常见的原因是

　　A. 妊娠子宫压迫输尿管　　　B. 膀胱炎

　　C. 血行感染　　　　　　　　D. 上呼吸道感染

　　E. 淋巴道感染

128. 慢性肾炎高血压型患者，尿毒症后，下列哪项治疗可使病情恶化

　　A. 血液透析

　　B. 适当补充必需氨基酸及动物蛋白

　　C. 按正常量使用土霉素

　　D. 用肼苯达嗪降压后

　　E. 大量输血纠正贫血

129. 慢性肾功不全病人突发抽搐、意识丧失、心脏骤停而死，其死亡原因可能是

　　A. 高血钾症　　　　　　　B. 低钙血症

　　C. 尿毒症脑病　　　　　　D. 代谢性酸中毒

　　E. 心功能不全

130. 尿毒症病人以苯酚氢钠静脉滴入纠正代谢性酸中毒时发生手足搐搦的机制是

　　A. 血中结合钙降低

　　B. 低钾血症

　　C. 血中钙总量降低

　　D. 高钠血症继发脑水肿

　　E. 血中游离钙降低

131. 慢性肾炎 5 年，近来出现衰弱无力，尿少，水肿较前加重，并有轻度贫血，BP 160/100mmHg。下列检查中哪项最先出现异常

　　A. 尿浓缩试验　　　　　　B. PSP 排泄试验

　　C. 血尿素氮浓度　　　　　D. 肌酐清除率

　　E. 血肌酐浓度

132. 男性，26 岁。一年前眼睑水肿，近 3 天少尿，水肿加重。检查：贫血，呼吸增大，血压 170/110mmHg，血红蛋白 60g/L，尿比重1.010，蛋白（＋＋），BUN 23mmol/L，二氧化碳结合力 11.25mmol/L。应诊断为

　　A. 急性肾炎肾功能不全

　　B. 急进性肾炎肾功能不全

　　C. 隐匿性肾炎肾功能不全

　　D. 慢性肾炎肾功能不全

　　E. 急性型高血压

133. 男性，28 岁。血压升高、反复水肿 4 年，近年齿龈出血，夜尿增多，口渴气促，血红蛋白 60g/L，昨起排稀水及柏油便，逐渐昏迷，半年前患急性肝炎，已愈。为尽快确诊，下列哪项为首选检查

　　A. 血糖及尿糖　　　　　　B. 肝功能

　　C. 血尿素氮　　　　　　　D. 骨髓穿刺涂片

　　E. 血肌酐测定

134. 男性，26 岁。喉痛 4 天后少尿、水肿加重，出现意识障碍。检查：贫血，呼吸深大，BP 170/110mmHg，全身水肿，尿蛋白（＋＋），BUN 30mmol/L，二氧

化碳结合力 10mmol/L。应诊断为

    A. 肾病综合征肾功能不全

    B. 高血压脑病

    C. 急进性肾小球肾炎肾功能不全

    D. 急性肾小球肾炎肾功能不全

    E. 慢性肾炎肾功不全

135. 尿毒症患者，血压 180/120mmHg，贫血外观，周身中度水肿，鼻出血，BUN 50mmol/L，血钾 6.17mmol/L，钙 2.0mmol/L，CO_2 结合力 13mmol/L。在纠酸过程中突然手足搐搦，意识清楚，其原因可能是

    A. 尿毒症性脑病   B. 酸中毒引起

    C. 高血压引起   D. 脑出血

    E. 补碱引起

136. 慢性肾炎患者，近来少尿、嗜睡，血压 170/110mmHg。血 BUN 40mmol/L，CO_2CP 12mmol/L，血 K^+9.4mmol/L。心电图：T 波高尖。今日突然抽搐，意识丧失，心跳骤停而死亡。其死亡原因是

    A. 代谢性酸中毒   B. 尿毒症脑病

    C. 高钾血症   D. 心功不全

    E. 脑出血

137. 患者恶心呕吐伴腹泻一个月，既往有关节炎及肾绞痛史。尿比重 1.015，尿蛋白（＋），红细胞 10～20 个/HP，血 BUN 20mmol/L，血尿酸 739mmol/L，血肌酐为 560μmol/L。诊断应是

    A. 狼疮肾炎尿毒症   B. 肾结石并尿毒症

    C. 痛风肾，肾功能不全   D. 肾结核伴尿毒症

    E. 肾动脉硬化伴尿毒症

138. 男性，35 岁。头晕乏力，血压 160/100mmHg，无水肿，血红蛋白 80g/L，尿比重 1.012，尿蛋白（＋），颗粒管型 0～1 个/HP，血 BUN 20mmol/L。可能性最大的诊断是

    A. 高血压病Ⅱ期

    B. 慢性肾小球肾炎，慢性肾功能不全氮质血症期

    C. 慢性肾小球肾炎，慢性肾功能不全尿毒症期

    D. 急进性高血压

    E. 慢性肾盂肾炎

139. 男性，30 岁。慢性肾炎，水肿、少尿 1 月，呕吐 3 天，血压 160/90mmHg，两肺底散在水泡音，颈静脉怒张，BUN 40mmol/L，血钾 6.5mmol/L。最宜采用

    A. 血液透析   B. 0.9%生理盐水

    C. 50%葡萄糖   D. 5%苯酚氢钠

    E. 以上都不是

140. 慢性肾炎肾功能不全病史已数年，因再次出现尿毒症中毒入院。尿量少，利尿效果不好。出现呼吸困难，肺底少许水泡音，心率 120 次/分。此时进一步处置应是

    A. 5%苯酚氢钠

    B. 改用利尿合剂

    C. 吸氧

    D. 给予强心、扩血管药物治疗

    E. 应用乳酸钠

141. 男性，26 岁。上感 4 天后，出现水肿加重，齿龈出血，呼吸困难不能平卧。检查：BP 230/120mmHg，全身水肿，尿蛋白（＋＋），红细胞 8～10 个/HP，BUN 40mmol/L，血肌酐 1300μmol/L，二氧化碳结合力 18mmol/L。应采取的紧急措施是

    A. 应用呋塞米减轻水肿   B. 应用止血药物

    C. 应用强的松治疗感染   D. 静点抗感染药物

    E. 应用血管扩张药，降压，强心，利尿

142. 慢性肾盂肾炎患者，尿培养为变形杆菌，尿沉渣白细胞为 5～10 个/HP，经严格内科治疗，症状可暂时缓解，但选用敏感抗生素后，实验室检查结果均未改善，下一步应采取哪种方法处理

    A. 再次做药敏试验，选择敏感抗生素

    B. 做结核菌培养

    C. 做高渗培养

    D. 做病毒检查

    E. 做静脉肾盂造影了解是否有尿路梗阻

143. 慢性肾炎肾功能不全的病人，有高度水肿及轻度左心衰竭，同时又有严重的代谢性酸中毒。给予药物纠正酸中毒最好选用

    A.7.28% 三羟甲在氨基甲烷 B.10% 葡萄糖

    C.10% 葡萄糖酸钙   D.11.2% 乳酸钠

    E.5% 苯酚氢钠

144. 一患肾炎 5 年的病人，近 1 周来乏力、呼吸深大。查体：双肺无啰音，心率 90 次/分。应采取下列哪项措施

    A. 静滴苯酚氢钠   B. 静脉滴注呋塞米

    C. 肌注喘定   D. 静脉缓注毛花苷丙

    E. 呼吸中枢兴奋剂

145. 既往患慢性肾炎 10 年，病人近二周来持续性少尿，水肿恶心，伴呼吸困难，BP 180/100mmHg，心率 110 次/分，两肺底可闻湿啰音，BUN 54mmol/L，二氧化碳结合力 15mmol/L，静脉滴注呋塞米 60mg 无效。下列最有效的治疗措施是

    A. 低盐饮食   B. 透析疗法

    C. 静脉滴注毛花苷丙   D. 静滴血管扩张药

E. 加大呋塞米剂量

146. 一昏迷患者，病史不详，呼吸深大，查体：BP 180/120mmHg，颈软无黄疸，心肺腹部无异常。实验室检查：Hb 70g/L，RBC 1.9×10^{12}/L，尿蛋白（＋），比重1.010，沉渣见蜡样管型0～1个/HP，RBC 0～1个/HP，血氨正常，BUN 20mmol/L，CO$_2$CP 18mmol/L，血糖4.4mmol/L。病人出现昏迷的主要原因是
A. BUN 增高　　　　　B. 贫血
C. 脑水肿　　　　　　D. 高血压
E. 酸中毒

147. 女性，28岁。反复水肿4年，近日来厌食恶心，伴齿龈出血，一日来排柏油样便且逐渐昏迷。查体：血压160/100mmHg，双下肢有出血点，呼吸深大，Hb 70g/L。一年前患肝炎已愈。此病人出血的主要原因是
A. 电解质紊乱　　　　B. 贫血
C. 尿毒症　　　　　　D. 血小板减少
E. 凝血因子有不同的程度的缺乏

148. 女性，25岁。突然水肿尿少、血尿，3周后进入昏迷，尿蛋白（＋＋＋），RBC 10～15个/HP，WBC 1～3个/HP，颗粒管型0～3个/HP，BP 180/110mmHg，BUN 27mmol/L，急诊入院。病人入院后，各种其他检查没有回报前应采取的紧急措施是
A. 应用呋塞米及降压治疗　　B. 静点地塞米松
C. 静点甘露醇　　　　　　　D. 止血药物应用
E. 抗炎治疗

149. 慢性肾炎患者近来少尿、嗜睡，血压200/140mmHg，血BUN 29mmol/L，血钙2.1mmol/L。心电图：T波高尖。今日突然抽搐，意识丧失。采取紧急血液透析的主要根据是
A. BUN 增高　　　　　B. 少尿
C. 嗜睡　　　　　　　D. 高血压
E. 血钾增高，有高钾心

150. 患者，男性，28岁。反复眼部水肿10年。近日出现乏力、皮肤苍白、尿少，BP 160/100mmHg，呼吸困难，两肺底可闻及小水泡音，不能平卧，BUN 30mmol/L，血肌酐1001μmol/L，诊断为尿毒症。尿毒症病人肌酐清除率在10ml/min以下时病人有明显左心衰竭，此时最好的治疗应该是
A. 降压　　　　　　　B. 强心药物
C. 血管扩张药　　　　D. 利尿
E. 透析治疗

151. 男性，30岁。水肿、尿少、呕吐2个月，血压180/120mmHg，尿蛋白（＋＋＋），红细胞5～8个/

HP，白细胞8～10个/HP，颗粒管型5～10个/HP，BUN 29mmol/L，Cr 860μmol/L，血红细胞12.8×10^{12}/L，该病人诊断为慢性肾炎、尿毒症合并泌尿系感染。诊断泌尿系感染的主要依据是
A. 血肌酐升高　　　　B. 腹痛
C. 尿频、尿急、尿痛　D. 发烧
E. 尿中WBC 8～10个/HP，RBC 5～8个/HP

152. 男性，25岁。反复间断水肿5年，近日来出现恶心呕吐，头痛呼吸困难。查体：BP 240/140mmHg，心前区可听到广泛的心包摩擦音。发热。尿常规：尿比重1.010，Hb 60g/L，BUN 40mmol/L，Cr 1890μmol/L。一年前病人曾血液透析治疗，现停止血透一个月，病情突然加重的原因是
A. 高血压　　　　　　B. 发热
C. 贫血　　　　　　　D. 劳累
E. 停止血液透析

*153. 下列哪种药物可引起急性间质性肾炎和肾小球微小病变型肾病
A. 磺胺　　　　　　　B. 青霉素
C. 氧氟沙星　　　　　D. 非甾体抗炎药
E. 以上都不是

*154. 下列哪种病理改变是急性药物过敏性间质性肾炎的特点
A. 嗜酸性粒细胞浸润　　B. 淋巴细胞浸润
C. 单核细胞浸润　　　　D. 巨噬细胞浸润
E. 中性粒细胞

*155. 下列哪种病理改变是慢性间质性肾炎的特点
A. 肾间质水肿
B. 弥漫性淋巴细胞及单核细胞浸润
C. 嗜酸性粒细胞浸润
D. 肾小管上皮细胞退行性变
E. 肾间质多灶或大片状纤维化

*156. 患者，女性，28岁。服用头孢拉啶1周后全身出现皮疹、瘙痒伴低热。查尿常规示白细胞（＋），蛋白尿（＋），尿糖（＋），比重1.010，血肌酐212μmol/L，血糖4.7mmol/L。其最可能的诊断是
A. 慢性间质性肾炎
B. 急性药物过敏性间质性肾炎
C. 尿路感染
D. 急性肾小球肾炎
E. 急进性肾小球肾炎

*157. 患者，女性，38岁。因肾结石服用关木通6个月后出现夜尿增多，脸色苍白。查尿常规示白细胞（＋），尿糖（＋），比重1.010，血肌酐

316μmol/L，血红蛋白86g/L，血糖4.2mmol/L。
其最可能的诊断是

A. 慢性间质性肾炎

B. 急性药物过敏性间质性肾炎

C. 尿路感染

D. 慢性肾小球肾炎

E. 急进性肾小球肾炎

*158. 关于急性药物过敏性间质性肾炎的说法，下列哪
种是错误的

A. 常出现全身过敏表现

B. 常出现无菌性白细胞尿、血尿及轻度蛋白尿

C. 常出现少尿或非少尿性急性肾衰竭

D. 常出现肾性糖尿

E. 以肾间质中性粒细胞浸润等急性病变为主要病
理表现

*159. 关于慢性间质性肾炎的说法，哪种是错误的

A. 以肾间质纤维化及小管退行性变等慢性病变为
主要病理表现

B. 有肾性贫血

C. 有高血压

D. 先有肾小管功能损害

E. 有肾小管酸中毒

*160. 下列哪项一般不会引起慢性间质性肾炎

A. 含马兜铃酸药物的中药　B. 环孢素

C. 铅　　　　　　　　　　D. 放射线

E. 链球菌

*161. 关于慢性间质性肾炎肾小管功能改变的描述，哪
项说法不正确

A. 远端肾小管浓缩功能障碍出现夜尿多、低比
重尿

B. 近端肾小管重吸收功能障碍出现肾性糖尿

C. 有高渗透压尿

D. 可出现Fanconi综合征

E. 先出现肾小管功能损害，后出现肾小球功能
损害

*162. 患者，女性，28岁。因肾结石服用含关木通的中
草药6月后出现夜尿增多伴脸色苍白，查尿常规
示尿糖（＋），比重1.010，血肌酐216μmol/L，
血红蛋白80g/L，血糖4.8mmol/L。本例最可能
的诊断是

A. 急性药物过敏性间质性肾炎

B. 慢性间质性肾炎

C. 糖尿病肾病

D. 慢性肾小球肾炎

E. 急进性肾小球肾炎

*163. 患者，女性，25岁。服用别嘌醇3周后全身出现
皮疹，瘙痒伴低热。查尿常规示白细胞（＋），
蛋白尿（＋），比重1.010，血肌酐192μmol/L，
血糖4.2mmol/L。本例最可能的诊断是

A. 急性药物过敏性间质性肾炎

B. 慢性间质性肾炎

C. 糖尿病肾病

D. 慢性肾小球肾炎

E. 急进性肾小球肾炎

*164. 患者，男性，20岁。因骨骼疼痛1年就诊。实验
室检查：尿pH 8.0，血钾3.0mmol/L，血钙
1.8mmol/L，血pH 7.35，血氯110mmol/L。B
超示双肾结石。最可能的诊断为

A. 低血钾型远端肾小管性酸中毒

B. 近端肾小管性酸中毒

C. Ⅳ型肾小管性酸中毒

D. Ⅲ型肾小管性酸中毒

E. 以上都不是

*165. 以下哪种疾病常引起肾结石

A. 低血钾型远端肾小管性酸中毒

B. 近端肾小管性酸中毒

C. Ⅳ型肾小管性酸中毒

D. Ⅲ型肾小管性酸中毒

E. 以上都不是

*166. 有一患者诊断为低血钾型远端肾小管性酸中毒，
常用哪种方法补钾

A. 多吃含钾食物　　　　B. 口服氯化钾

C. 口服枸橼酸钾　　　　D. 口服苯酚氢钠

E. 以上都不是

*167. 一患者有远端肾小管酸化功能障碍，但临床尚无
酸中毒表现，此时则应做

A. 地塞米松抑制试验　　B. 氯化钾试验

C. 苯酚氢盐重吸收试验　D. 氯化铵负荷试验

E. 以上都不是

*168. 患者，男性，18岁。因骨骼疼痛2年就诊。实验
室检查：尿pH 5.0，尿糖（＋＋），尿氨基酸
（＋），尿磷酸盐结晶（＋＋），血钾3.0mmol/L，
血钙2.0mmol/L，血糖4.6mmol/L，血pH 7.35，
血氯110mmol/L。最可能的诊断为

A. 低血钾型远端肾小管性酸中毒

B. Fanconi综合征

C. Ⅳ型肾小管性酸中毒

D. Ⅲ型肾小管性酸中毒

E. 以上都不是

*169. 关于低血钾型远端肾小管性酸中毒的发病机制，下列哪种说法不正确

A. 由远端肾小管酸化功能障碍引起

B. 管腔与管周液间无法形成高 H^+ 梯度

C. 肾小管上皮细胞 H^+ 泵衰竭

D. 肾小管上皮细胞通透性异常使泌入腔内的 H^+ 主动扩散至管周液

E. 以上都不是

*170. 关于近端肾小管性酸中毒的发病机制，下列哪种说法不正确

A. 由近端肾小管酸化功能障碍引起

B. HCO_3^- 重吸收障碍

C. 肾小管上皮细胞管腔侧 $K^+ - H^+$ 交换障碍

D. 肾小管上皮细胞基底侧 $Na^+ - HCO_3^-$ 协同转运障碍

E. 以上都不是

*171. 关于高血钾型肾小管性酸中毒，下列哪种说法中不正确的是

A. 有高阴离子间隙型高血氯性代谢性酸中毒

B. 有高钾血症

C. 有肾功能不全

D. 一般尿 pH 仍能达 5.5 以下

E. 以上都不是

*172. 患者，男性，28 岁。因骨骼疼痛 3 年就诊。实验室检查：尿 pH5.2，尿糖（++），尿氨基酸（++），尿磷酸盐结晶（++），血钾 2.9mmol/L，血钙 1.9mmol/L，血糖 4.1mmol/L，血pH7.34，血氯 113mmol/L。本例最可能的诊断为

A. 低血钾型远端肾小管性酸中毒

B. Ⅲ 型肾小管性酸中毒

C. Fanconi 综合征

D. Ⅳ 型肾小管性酸中毒

E. 以上都不是

*173. 患者，男性，24 岁。因骨骼疼痛半年就诊。实验室检查：尿 pH 8.2，血钾 3.1mmol/L，血钙 1.7mmol/L，血 pH 7.34，血氯 112mmol/L。B 超示双肾钙化。最可能的诊断为

A. 低血钾型远端肾小管性酸中毒

B. 近端肾小管性酸中毒

C. Ⅳ 型肾小管性酸中毒

D. Ⅲ 型肾小管性酸中毒

E. 以上都不是

*174. 诊断肾动脉狭窄最可靠的是

A. 彩色多普勒 B 超

B. 放射性核素卡托普利肾显像试验

C. 磁共振显像

D. 螺旋 CT 血管造影

E. 肾动脉血管造影

*175. 肾动脉狭窄的治疗首选

A. 血管成形术或外科手术治疗

B. 利尿剂

C. 血管紧张素转换酶抑制剂

D. 血管紧张素 Ⅱ 受体拮抗剂

E. 以上都不是

*176. 患者，男性，38 岁。因头痛 3 个月来诊。血压 180/120mmHg，腹部听诊可闻及血管杂音，尿红细胞（+），血肌酐 198μmol/L。最可能的诊断是

A. 肾动脉血栓形成

B. 肾动脉狭窄

C. 肾静脉血栓形成

D. 恶性小动脉性肾硬化症

E. 以上都不是

*177. 单侧肾动脉狭窄如不能手术治疗，则首选下列哪种药物

A. 钙拮抗药

B. 利尿剂

C. 血管紧张素转换酶抑制剂

D. β 受体阻断药

E. 以上都不是

*178. 诊断肾动脉血栓栓塞最可靠的检查是

A. 彩色多普勒 B 超

B. 放射性核素肾显像试验

C. 磁共振显像

D. 螺旋 CT 血管造影

E. 肾动脉造影

*179. 下列哪种疾病病理改变有纤维素样坏死

A. 肾动脉血栓形成

B. 肾动脉狭窄

C. 肾静脉血栓形成

D. 恶性小动脉性肾硬化症

E. 良性小动脉性肾硬化症

*180. 肾静脉血栓形成以哪种疾病最多见

A. 肾病综合征

B. 肾癌

C. 系膜毛细血管性肾小球肾炎

D. 恶性小动脉性肾硬化症

E. 良性小动脉性肾硬化症

*181. 下列哪种药物不适于双侧肾动脉狭窄的治疗

A. 钙拮抗药　　　　B. 利尿剂

C. 血管紧张素转换酶抑制剂

D. β 受体阻断药　　　　E. 以上都不是

182. 下列哪项不是肾动脉栓塞的临床表现

A. 患侧剧烈腰痛　　　　B. 有蛋白尿

C. 有血尿　　　　　　　D. 有脊肋角叩痛

E. 出现低血压

183. 关于小动脉性肾硬化症的说法，哪项不正确

A. 良性小动脉性肾硬化症常伴随出现高血压眼底病变及心、脑并发症

B. 控制高血压是延缓肾损害进展的关键

C. 恶性小动脉性肾硬化症可见小动脉凝固性坏死

D. 恶性小动脉性肾硬化症的血管切面呈"洋葱皮"样外观

E. 恶性小动脉性肾硬化症易发生肾衰竭

184. 下列哪项不是急性肾静脉血栓形成的典型临床表现

A. 患侧腰胁痛或腹痛　　B. 血尿和蛋白尿

C. 肾功能异常　　　　　D. 病肾增大

E. 肾性糖尿

185. 患者，男性，25 岁。因头痛和发现血压增高 1 年余入院。检查：血压 180/125mmHg，尿蛋白微量，红细胞 0 ~ 2 个/HP。B 超示左肾 10.6cm × 4.5cm，右肾 8.9cm × 4.2cm。本例最可能的诊断是

A. 慢性肾小球肾炎　　　B. 隐匿性肾小球肾炎

C. 肾动脉狭窄　　　　　D. 小动脉性肾硬化症

E. 慢性间质性肾炎

186. 患者，男性，35 岁。因头痛、视朦和血压增高半年余入院。检查：血压 230/135mmHg，尿蛋白（＋＋），红细胞 3 ~ 10 个/HP，白细胞 5 ~ 10 个/HP，血肌酐 280μmol/L，眼底检查见视乳头水肿。本例最可能的诊断是

A. 慢性肾小球肾炎

B. 尿路感染

C. 恶性小动脉性肾硬化症

D. 良性小动脉性肾硬化症

E. 慢性间质性肾炎

187. 关于血尿的叙述，哪项是错误的

A. 运动性血尿是肾小球滤过膜暂时性变化引起

B. 几乎所有急性肾炎均有血尿

C. 血尿见于肾血管畸形

D. 红细胞超过 3 个/高倍视野称为镜下血尿

E. 三杯试验第三杯呈血尿表示病变

188. 根据血尿出血部位不同临床上血尿分为

A. 原发性血尿，继发性血尿

B. 器质性血尿

C. 肉眼血尿，镜下血尿

D. 功能性血尿

E. 肾小球性及非肾小球性血尿

189. 临床上鉴别肾性小球血尿及非肾小球性血尿最简单的方法是

A. 新鲜尿离心沉渣高倍镜检查

B. 新鲜尿离心沉渣显微镜检查

C. 新鲜尿离心沉渣相差显微镜检查

D. 新鲜尿离心沉渣油镜检查

E. 肉眼观察尿的颜色

190. 临床上最常出现血尿的疾病是

A. 糖尿病　　　　　　　B. 免疫系统疾病

C. 红斑狼疮　　　　　　D. 肾脏的先天畸形

E. 肾小球肾炎

191. 在肾脏疾病中出现血尿的最常见原因是

A. 多囊肾　　　　　　　B. 肾结核

C. 肾血管病变　　　　　D. 肾小球肾炎

E. 肾挫伤

192. 下列哪项属于生理性蛋白尿

A. 肾淤血产生的蛋白尿

B. 肾动脉硬化引起的蛋白尿

C. 凝溶性蛋白尿

D. 体位性蛋白尿

E. 血管内溶血引起的血红蛋白尿

193. 蛋白尿是指

A. 成人每日尿蛋白持续超过 50mg

B. 成人每日尿蛋白持续超过 100mg

C. 成人每日尿蛋白持续超过 200mg

D. 成人每日尿蛋白持续超过 150mg

E. 成人每日尿蛋白持续超过 250mg

194. 蛋白尿（＋＋＋）且以白蛋白为主时是

A. 溢出性蛋白尿　　　　B. 肾组织蛋白尿

C. 肾小球蛋白尿　　　　D. 肾小管性蛋白尿

E. 功能性蛋白尿

195. 选择性蛋白尿的特点为

A. 仅有白蛋白滤过增多

B. 运动后出现一过性蛋白尿

C. 每日尿蛋白超过 3.5g

D. 24 小时尿蛋白少于 150mg

E. 少量的球蛋白

196. 大量的蛋白尿说明是

A. 肾小管对蛋白的回吸收障碍

B. 组织性蛋白尿

C. 肾小球滤过膜改变
D. 溢出性蛋白尿
E. 功能性蛋白尿

*197. 尿中 β_2 微球蛋白增多而血中 β_2 微球蛋白不增高，此时出现的蛋白尿属于
A. 肾小管性蛋白尿
B. 溢出性蛋白尿
C. 分泌性蛋白尿
D. 肾小球性蛋白尿
E. 组织性蛋白质

*198. 正常尿中偶见什么管型
A. 白细胞管型
B. 透明管型
C. 红细胞管型
D. 上皮细胞管型
E. 蜡样管型

*199. 临床上何种疾病最早出现白细胞管型
A. 腹膜炎
B. 急性肾小管坏死
C. 肾移植后急性排异
D. 肾小球肾炎
E. 肾盂肾炎

*200. 尿中出现蜡样管型见于
A. 慢性肾小球肾炎肾病型
B. 慢性肾炎急性发作
C. 慢性肾炎晚期
D. 间质性肾炎
E. 肾肿瘤

*201. 男性，25岁。反复检查尿蛋白呈阳性，尿液分析以白蛋白为主，此种蛋白尿属于
A. 选择性蛋白尿
B. 组织性蛋白尿
C. 肾小管蛋白尿
D. 溢出性蛋白尿
E. 肾小球蛋白尿

*202. 临床中大量蛋白尿是指尿中排出蛋白超过
A. 150mg/24h
B. 40~100mg/24h
C. 100~150mg/24h
D. <40mg/24h
E. 3.5g/24h

*203. 病态蛋白尿是指蛋白持续超过
A. 150mg/24h
B. 40~100mg/24h
C. 100~150mg/24h
D. <40mg/24h
E. 3.5g/24h

*204. 正常人尿中偶见
A. 蜡样管型
B. 透明管型
C. 上皮细胞管型
D. 白细胞管型
E. 红细胞管型

*205. 慢性肾功能不全尿毒症时尿中常见
A. 透明管型
B. 上皮细胞管型
C. 蜡样管型
D. 白细胞管型
E. 红细胞管型

*206. 急性肾盂肾炎时尿中常见
A. 白细胞管型
B. 蜡样管型
C. 上皮细胞管型
D. 透明管型
E. 红细胞管型

*207. 急性肾小球肾炎尿中常见
A. 白细胞管型
B. 蜡样管型
C. 上皮细胞管型
D. 透明管型
E. 红细胞管型

【A3/A4型题】
(1~2题共用题干)
女性，33岁。双下肢水肿1个月，既往有慢性乙型病毒性肝炎病史3年，尿常规蛋白阳性、尿红细胞20个/高倍视野，24小时尿蛋白定量4.0g，血浆白蛋白28.5g/L，血肌酐90μmol/L，血HBsAg及HbeAg均阳性。

1. 首先考虑的诊断是
A. 急性肾小球肾炎
B. 原发性肾病综合征
C. 乙型肝炎病毒相关性肾小球肾炎
D. 肝硬化肾损害
E. 狼疮性肾炎

2. 为明确病因，检查应首选
A. 补体C3检测
B. 肾穿刺组织光镜检查
C. 肾穿刺组织乙型肝炎病毒相关抗原检查
D. 肝脏
E. 以上都不对

(3~4题共用题干)
患者，男性，48岁。确诊为尿毒症7个月，但尚未开始透析治疗。今日出现手足抽搐。Scr 980μmol/L，血钙1.75mmol/L，血磷3.0mmol/L。

3. 下列哪项处理是不正确的
A. 使用磷结合剂
B. 补充钙盐
C. 使用大剂量活维生素 D_3
D. 限磷饮食
E. 以上都不是

4. 此时要降低血磷可采取下列哪项措施
A. 饮食控制
B. 肾移植
C. 口服氢氧化铝
D. 口服苯酚钙
E. 以上都不是

(5~6题共用题干)
患者，男性，35岁。拟诊为慢性肾炎10年，发热、咽痛1周，鼻出血3天入院。查体：血压150/90mmHg。血红蛋白70g/L，尿蛋白（++），便潜血（+），血清肌酐801μmol/L。

5. 对诊断最有帮助的是
A. 肾脏B超
B. 肾脏CT
C. 肾脏MRI
D. 肾放射性核素检查
E. 排泄性尿路造影

6. 此时，患者贫血的主要原因是

A. 失血
B. 缺铁
C. 维生素 B_{12} 缺乏
D. 红细胞寿命缩短
E. 尿毒症毒素作用

（7～9 题共用题干）

男性，40 岁。头痛、头晕 1 年，1 周来加重伴心悸、乏力、鼻出血及牙龈出血来诊。查体：血压 170/110mmHg，皮肤黏膜苍白，Hb 65g/L，PLT 148×10^9/L，尿蛋白（+++），尿红细胞 3～5/HP，BUN 38mmol/L，Scr 887μmol/L，Ccr 10ml/min。肾脏 B 超：左肾 8.9cm × 4.6cm × 4.1cm，右肾 8.7cm×4.4cm×4.1cm，双肾皮质变薄。

7. 该患者诊断可能为

A. 急性肾功能衰竭
B. 慢性肾功能衰竭氮质血症期
C. 慢性肾功能衰竭尿毒症期
D. 轻度高血压脑病
E. 急进性肾小球肾炎

8. 该患者不应该出现的电解质和酸碱平衡失调是

A. 低钙血症
B. 高镁血症
C. 低钠血症
D. 低镁血症
E. 代谢性酸中毒

9. 该患者最佳的治疗措施是

A. 纠正贫血
B. 控制高血压
C. 积极止血
D. 胃肠透析
E. 血液净化

（10～11 题共用题干）

女性，60 岁。间断浮肿 2 年，加重半月，伴气急、咯血 3 天，血压 150/90mmHg，腹水征阳性，尿蛋白（++++），红细胞 0～2/HP，血白蛋白 20g/L，三酰甘油 2.1mmol/L，双肾大，双肾静脉主干有血栓。

10. 拟诊应考虑

A. 肺栓塞
B. 心功能不全
C. 肺 - 肾综合征
D. 肾病综合征
E. 高血压肾损害

11. 如做肾穿，最可能的病理类型为

A. 毛细血管内增生性肾炎
B. 系膜毛细血管性肾炎
C. 系膜增生性肾炎
D. 毛细血管外增生性肾炎
E. 膜性肾病

（12～13 题共用题干）

男性，38 岁。间歇性浮肿 10 余年，伴恶心、呕吐 1 周。检查：血红蛋白 80g/L，血压 20.7/14.7kPa（155/110mmHg），尿蛋白（++），颗粒管型 2～3 个/HP，尿比重 1.010～1.012。

12. 可能的诊断是

A. 肝炎后肝硬化
B. 原发性高血压
C. 慢性肾盂肾炎
D. 慢性肾小球肾炎
E. 肾病综合征

13. 为了解该患者双例肾脏是否已缩小，应首选的检查是

A. 静脉肾盂造影
B. ECT
C. CT
D. 放射性核素肾图
E. B 超

（14～15 题共用题干）

女性，28 岁。妊娠 28 周，1 周来腰痛伴尿频，两天来低热，体温 37℃。有时排尿后尿道口疼痛。检查：尿 pH 6.0，SG 1.015，PRO 0.3g/L，WBC 22/μl，RBC 8/μl，偶见白细胞管型/LM。尿培养为克雷伯杆菌。

14. 首先考虑的诊断是

A. 急性膀胱炎
B. 急性肾盂肾炎
C. 慢性肾盂肾炎
D. 肾结核
E. 尿道口综合征

15. 治疗宜选用

A. 复方磺胺甲基异噁唑
B. 喹诺酮类抗生素
C. 大环内酯类抗生素
D. 头孢菌素类抗生素
E. 氨基苷类抗生素

（16～17 题共用题干）

男性，41 岁。眼睑及双下肢水肿 20 天，尿常规蛋白（++++），血浆白蛋白 22g/L，血肌酐 72μmol/L。

16. 首先考虑的诊断是

A. 急性肾小球肾炎
B. 急进性肾小球肾炎
C. 肾病综合征
D. 流行性出血热肾损害
E. 肝硬化

17. 为明确诊断，检查应首选

A. ASO
B. 肾脏 B 超检查
C. ANCA 检测
D. 流行性出血热抗体检测
E. 24 小时尿蛋白检测

（18～19 题共用题干）

男性，70 岁。既往体健，10 天前曾应用庆大霉素抗感染治疗。尿量 800ml，尿常规示 PRO（+），可见颗粒管型，BUN 18.8mmol/L，Cr 373μmol/L，HGB 12.1g/dl。

18. 导致急性肾衰的原因是

A. 肾皮质坏死
B. 急性间质性肾炎
C. 急性肾小管坏死
D. 严重感染

E. 急进性肾炎

19. 庆大霉素对肾脏损伤的部位是
- A. 肾小球
- B. 近端肾小管
- C. 髓襻
- D. 远端肾小管
- E. 肾间质

(20~21 题共用题干)

患者，女性，30 岁。发现贫血 2 年，近来检查发现有蛋白尿，肾小球滤过率 35ml/min。

20. 该患者贫血的原因可能与下列哪种因素有关
- A. 肾素不足
- B. 血管紧张素不足
- C. 1α – 羟化酶不足
- D. 红细胞生成素不足
- E. 前列腺素不足

21. 该患者的尿液检查会有哪种异常
- A. 尿蛋白定量为 160mg/d
- B. 尿蛋白 Ca/肌酐比率为 180mg/g
- C. 尿蛋白 Ca/肌酐比率 20mg/g
- D. 24h 尿白蛋白排泄为 20mg/d
- E. 以上都不是

(22~23 题共用题干)

男性，63 岁。因确诊为尿毒症，行每周三次规律血液透析 9 年，近半年开始出现双手麻木、疼痛、运动障碍。

22. 最可能的诊断是
- A. 颈椎病
- B. 透析相关性淀粉样变性
- C. 臂丛神经损伤
- D. 脊髓侧索硬化症
- E. 末梢神经炎

23. 确诊的最好方法是
- A. 骨 X 线平片
- B. CT
- C. MRI
- D. 骨活检
- E. 血 β_2 – MG

(24~25 题共用题干)

女性，43 岁。眼睑及双下肢水肿 2 个月，既往有 2 型糖尿病 3 年，3 年前血糖正常，尿常规蛋白阳性、尿红细胞满视野，24 小时尿蛋白定量 3.9g，血浆白蛋白 27.2g/L，血肌酐 88μmol/L。

24. 首先考虑的诊断是
- A. 隐匿型肾小球肾炎
- B. 糖尿病肾病
- C. 急进性肾小球肾炎
- D. 肾病综合征
- E. 慢性肾小球肾炎

25. 为明确病因，检查应首选
- A. 糖化血红蛋白检测
- B. ANCA 检测
- C. 尿红细胞形态相查显微镜检查

- D. 肾穿刺活检病理检查
- E. 内生肌酐清除率

(26~27 题共用题干)

女性，68 岁。低热、四肢肌肉酸痛伴双下肢水肿 25 天，少尿 3 天，咯血 1 天，血色素 83g/L。尿常规：蛋白阳性，尿红细胞满视野，白细胞 20 个/高倍视野，24 小时尿蛋白定量 3.7g，血浆白蛋白 29.6g/L，血肌酐 524μmol/L。

26. 首先考虑的诊断是
- A. 皮肌炎
- B. 系统性红斑狼疮
- C. 急进性肾小球肾炎
- D. 溶血性尿毒症综合征
- E. 慢性肾小球肾炎

27. 为明确病因，检查应首选
- A. ENA 谱检测
- B. 补体 C3 检测
- C. 胸片
- D. 外周血破碎红细胞检查
- E. ANCA 检测

(28~29 题共用题干)

男性，26 岁。两天前无明显诱因出现洗肉水样尿，乏力，无发热，无浮肿，无尿道刺激征，无腰痛。检查：血压 165.5/95mmHg，血红蛋白 100g/L。

28. 该患者应首选下列哪项检查
- A. 尿找抗酸杆菌
- B. 膀胱镜检查
- C. 尿沉渣镜检
- D. 尿细菌培养
- E. 静脉肾盂造影

29. 鉴别该患者的洗肉水样尿的来源的主要方法是
- A. 观察血尿颜色
- B. 尿潜血试验
- C. 尿三杯试验
- D. 尿红细胞位相
- E. 尿胆原检测

(30~31 题共用题干)

男性，30 岁。咽痛、咳嗽、发热 2 周后发现尿色红，眼睑浮肿，尿量 1000ml/24h。查体：全身皮肤未见皮疹，血压 150/100mmHg。化验：尿蛋白（＋＋），红细胞 50~60/HP，血白蛋白 32g/L，血肌酐 123μmol/L。

30. 上述临床表现最可能的诊断是
- A. 急性链球菌感染后肾炎
- B. 急性肾盂肾炎
- C. 过敏性紫癜
- D. 系统性红斑狼疮
- E. 急性肾小管坏死

31. 按上述治疗 2 个月后，病情无好转，血肌酐 300μmol/L，对诊断最有价值的进一步检查是
- A. 清洁中段尿培养
- B. 肾穿刺活检
- C. 肾脏 ECT
- D. 肾脏 B 型超声

E. 静脉肾盂造影

（32～33 题共用题干）

患者，男性，65 岁。突然尿频、尿急、尿痛 2 天就诊，无发热、腰痛。尿白细胞 10～15/HP，血白细胞 8.5×10^9/L，清洁中段尿培养有大肠埃希菌生长。

32. 本例最可能诊断是

    A. 急性膀胱炎

    B. 急性肾盂肾炎

    C. 急性间质性肾炎

    D. 慢性肾盂肾炎急性发作

    E. 尿道综合征

33. 本例治疗方案应选用

    A. 抗菌药物 3 天疗法

    B. 选用敏感药物口服治疗两周

    C. 静脉联合用抗菌药物，疗程 2 周

    D. 静脉用抗菌药物，疗程 2 周

    E. 低剂量抑菌治疗，疗程 1 年

（34～35 题共用题干）

男性，33 岁。15 年前曾发现蛋白尿，一直未检查和治疗。3 周前出现恶心、呕吐。查体：血压 190/120mmHg，轻度浮肿，血肌酐 360μmol/L。B 超双肾缩小。

34. 下列检查项目中不应进行的是

    A. 血常规   B. 内生肌酐清除率

    C. 血电解质   D. 静脉肾盂造影

    E. 心电图检查

35. 该患者最可能的原发病是

    A. 慢性肾小球肾炎   B. 慢性肾盂肾炎

    C. 慢性间质性肾炎   D. 糖尿病肾病

    E. 高血压肾病

（36～37 题共用题干）

女性，29 岁。上呼吸道感染后 1 周出现浮肿、尿量减少、关节痛。化验血：Hb 9.8g/dl，尿蛋白（＋＋＋），RBC 5～10 个/HP，WBC 5～8 个/HP；血补体 C3 下降，血肌酐 120mmol/L，ASO 1：400，ANA（＋）

36. 最可能的诊断为

    A. 急性链球菌感染后肾炎   B. IgA 肾病

    C. 慢性肾炎急性发作   D. 狼疮性肾炎

    E. 急性间质性肾炎

37. 下一步首选的检查是

    A. 肾图   B. 肾活检

    C. 内生肌肝清除率   D. 自身抗体

    E. ANCA

（38～39 题共用题干）

患者，男性，55 岁。夜尿增多 2 年，近 3 个月来恶心、呕吐，1 周前出现少尿。查体：贫血貌，血压 160/100mmHg。双下肢浮肿。血肌酐 1200μmol/L，BUN 43mmol/L，CO₂CP 16mmol/L，Hb 75g/L。

38. 该患者最可能的诊断为

    A. 慢性肾小球肾炎急性发作期

    B. 慢性肾衰竭尿毒症期

    C. 急进性肾小球肾炎

    D. 急性间质性肾炎

    E. 急性肾衰竭少尿期

39. 对于该患者，目前最佳的治疗方案为

    A. 血液透析   B. 口服尿毒清

    C. 应用糖皮质激素   D. 肾移殖

    E. 以上都不对

（40～41 题共用题干）

某男，21 岁。学生，咽痛、咳嗽、发烧、腰痛 1 天后，出现肉眼血尿 2 次，IgA 升高，补体 C3 下降。

40. 下列哪项检查最重要

    A. B 超   B. 胸片

    C. 肾穿   D. 膀胱镜

    E. 肾图

41. 最可能是下列哪项诊断

    A. 尿路感染   B. 肾小球肾炎

    C. 肾肿瘤   D. 肾结石

    E. 肾乳头坏死

（42～43 题共用题干）

女性，32 岁。化验发现尿中有红细胞、白细胞和少量蛋白，来医院复查尿常规为 1～3 个红细胞/HP，8～10 个白细胞/HP，蛋白 0.3g/L，行清洁中段尿培养。

42. 最不可能出现的结果是

    A. 大肠埃希菌   B. 克雷伯杆菌

    C. 支原体   D. 金黄色葡萄球菌

    E. 无生长细菌

43. 需做的辅助检查应首选

    A. IVP

    B. 泌尿系 B 型超声波检查

    C. 尿沉渣抗体包裹试验

    D. 逆行肾盂造影

    E. 膀胱镜检查

（44～45 题共用题干）

患者，男性，56 岁。4 天前车祸致失血性休克，近 3 天来每日尿量 150～250ml，全身浮肿，气促不能平卧，呼吸 26 次/分，血压 160/95mmHg，双肺可闻及湿性啰音，心率 126 次/分，血钠 130mmol/L，血肌酐 658μmol/L。

44. 本例少尿的原因最不可能是

    A. 肾血浆流量下降，肾内血流重新分布

B. 肾皮质血流量增加，肾髓质血流量减少

C. 肾小管上皮脱落，管腔中管型形成

D. 血管收缩因子产生过多，舒张因子产生相对过少

E. 肾小管上皮细胞代谢障碍

45. 对本例应尽早采用何种治疗措施

    A. 透析疗法　　　　　　　B. 应用洋地黄

    C. 应用扩血管药物　　　　D. 应用袢利尿剂

    E. 透析疗法

（46～48 题共用题干）

患者，男性，22 岁。感冒后 10 天后出现双下肢浮肿伴乏力。血压 155/105mmHg，尿蛋白（＋＋），红细胞（＋＋＋＋），颗粒管型 1～4 个/HP，血肌酐 106μmol/L，血红蛋白 122g/L。

46. 本例临床表现符合

    A. 肾病综合征　　　　　　B. 慢性肾炎综合征

    C. 急性肾炎综合征　　　　D. 隐匿性肾炎综合征

    E. 急进性肾炎综合征

47. 本例最可能的诊断是

    A. 急性肾小球肾炎

    B. 急进性肾炎

    C. 肾病综合征

    D. 慢性肾小球肾炎急性发作

    E. Alpirt 综合征

48. 下列检查中对本例诊断意义最大的是

    A. 血肌酐测定　　　　　　B. 尿红细胞镜检

    C. 循环免疫复合物测定　　D. 补体 C3 测定

    E. 抗 "O" 测定

（49～51 题共用题干）

患者，女性，25 岁。颜面和双下肢浮肿伴少尿 5 个月。查血压 140/95mmHg，尿蛋白（＋＋＋），尿中红细胞（＋＋），Hb 105g/L，胆固醇 10.2mmol/L，白蛋白 21g/L，补体 C3 下降，Cr 145μmol/L。

49. 本例最可能的诊断为

    A. 系统性红斑狼疮　　　　B. 急性肾小球肾炎

    C. 肾病综合征　　　　　　D. 慢性肾小球肾炎

    E. 糖尿病肾病

50. 为确诊，应首选下列哪项检查

    A. 肾活检　　　　　　　　B. 静脉肾盂造影

    C. 双肾 CT　　　　　　　D. 双肾 B 超

    E. 肾活检

51. 该患者的治疗中应首选下列哪种药物

    A. 环磷酰胺　　　　　　　B. 泼尼松

    C. 呋塞米　　　　　　　　D. 环孢素

    E. 青霉素

（52～54 题共用题干）

男性，30 岁。反复双眼睑浮肿伴夜尿增多 2 年，血压 160/100mmHg，尿蛋白（＋），红细胞 5～10 个/HP，颗粒管型 1～2 个/HP，血肌酐 145/μmol/L，血红蛋白 85g/L，血清白蛋白 32g/L。

52. 本例最可能的诊断为

    A. 良性小动脉性肾硬化症　　B. 急进性肾小球肾炎

    C. 慢性肾小球肾炎　　　　　D. 肾病综合征

    E. 急性肾小球肾炎

53. 在下列临床资料中对诊断意义最小的是

    A. 高血压家族史

    B. ASO 测定

    C. 尿比重测定

    D. 尿 β_2 微球蛋白测定

    E. 双肾 B 超

54. 下列哪种药物本病例不宜应用

    A. 双嘧达莫　　　　　　　B. 呋塞米

    C. 硝苯地平　　　　　　　D. 链霉素

    E. 青霉素

（55～57 题共用题干）

患者，女性，30 岁。突发尿频、尿急、尿痛 2 天。查体：体温 38.6℃，左肾区叩击痛。尿常规：蛋白（＋），白细胞 10～15/HP，红细胞 4～10/HP。

55. 此时应给予的处理是

    A. 先做中段尿培养，立即给予抗革兰阴性杆菌药物

    B. 立即给予抗革兰阴性杆菌药物，第二天做中段尿培养

    C. 立即给予抗革兰阳性球菌药物

    D. 立即做中段尿培养，等报告后再用抗菌药

    E. 先做双肾 B 超和肾功能检查

56. 如做清洁中段尿细菌定量培养，则哪项为有诊断意义的结果

    A. $\geqslant 10^5$/ml　　　　　B. $\geqslant 10^2$/ml

    C. $\geqslant 10^4$/ml　　　　　D. $\geqslant 10^3$/ml

    E. $\geqslant 10^1$/ml

57. 本例最可能的诊断是

    A. 急性膀胱炎

    B. 急性肾盂肾炎

    C. 急性间质性肾炎

    D. 慢性肾盂肾炎急性发作

    E. 尿道综合征

（58～60 题共用题干）

患者，男性，35 岁。患慢性肾炎已 4 年，加重伴少尿 1 周。BP 180/100mmHg，内生肌酐清除率 8.7ml/min，诊断为慢性肾小球肾炎、慢性肾衰竭尿毒症期。

58. 本例最早出现尿毒症的症状是

　　A. 心绞痛　　　　　　　　B. 气促

　　C. 恶心、食欲不振　　　　D. 皮下结节

　　E. 周围神经炎

59. 下列哪项是患者开始透析的指征

　　A. 以上都是

　　B. 心力衰竭

　　C. 血肌酐大于 707μmol/L

　　D. 苯酚氢根低于 13.5mmol/L，尤其伴有昏迷或深大呼吸

　　E. 以上都是

60. 如果检查的结果如下，哪一项是最高危的结果

　　A. 尿素氮 312mmol/L

　　B. 血肌酐 1532μmol/L

　　C. 血钾 6.9mmol/L

　　D. 血钙 1.8mmol/L

　　E. 二氧化碳结合力 18mmol/L

（61～63 题共用题干）

患者，男性，25 岁。双下肢浮肿 4 周。检查：BP 100/65mmHg，尿蛋白（＋＋＋＋），红细胞 1～3 个/HP，白细胞 0～4 个/HP，血红蛋白 120g/L，血肌酐 80μmol/L。

61. 为明确诊断，应首选下列哪项检查

　　A. 血电解质　　　　　　　B. 血尿素氮

　　C. 血清白蛋白　　　　　　D. 血胆固醇

　　E. 双肾 B 超

62. 本例最可能的诊断是

　　A. 肾病综合征　　　　　　B. 急进性肾小球肾炎

　　C. 隐匿性肾小球肾炎　　　D. 慢性肾小球肾炎

　　E. 肾病综合征

63. 下列哪种检查对判断患者的预后最有帮助

　　A. 肾活检　　　　　　　　B. 血清白蛋白

　　C. 血胆固醇　　　　　　　D. 血尿素氮

　　E. 肾活检

（64～66 题共用题干）

患者，女性，23 岁。发热咽痛 3 天后出现双下肢浮肿伴尿量减少。血压 160/100mmHg，血红蛋白 92g/L，尿蛋白（＋＋），红细胞（＋＋＋），颗粒管型 0～2/HP，血清白蛋白 32g/L。

64. 本例最可能的诊断是

　　A. 急进性肾小球肾炎　　　B. 急性肾小球肾炎

　　C. 慢性肾小球肾炎急性发作　D. 隐匿性肾小球肾炎

　　E. 肾病综合征

65. 下列哪项检查对本例的诊断和治疗意义最大

　　A. 肾活检　　　　　　　　B. 补体 C3

　　C. 腹部平片　　　　　　　D. 双肾 B 超

　　E. 肾活检

66. 若诊断成立，则本例发生高血压的机制是

　　A. 水、钠潴留致血容量增加　B. 交感神经兴奋

　　C. 去甲肾上腺素分泌过多　　D. 副交感神经兴奋

　　E. 全身小动脉痉挛

（67～68 题共用题干）

男性，46 岁。1 周前因过敏性紫癜住院静脉点滴甲基强的松龙，3 天前受凉后出现下腹痛，尿频，1 天来尿中带血丝。尿液分析结果为 pH 7.0，SG 1.105，PRO 0.3g/L，WBC30/μl，RBC22/μl。

67. 尿培养最可能出现的情况是

　　A. 阴性　　　　　　　　　B. 大肠埃希菌

　　C. 克雷伯杆菌　　　　　　D. 厌氧菌

　　E. 金黄色葡萄球菌

68. 最可能的诊断是

　　A. 慢性膀胱炎　　　　　　B. 急性膀胱尿道炎

　　C. 慢性肾盂肾炎　　　　　D. 急性肾盂肾炎

　　E. 急性前列腺炎

（69～71 题共用题干）

患者，男性，23 岁。平素体健，发现浮肿、血尿、大量蛋白尿 1 年余，血压 165/95mmHg。

69. 该患者最可能的诊断是

　　A. 急性肾炎综合征　　　　B. 慢性肾炎综合征

　　C. 无症状性尿异常　　　　D. 急进性肾炎综合征

　　E. 慢性肾衰竭综合征

70. 该患者有大量蛋白尿，则其 24h 尿蛋白定量应该为

　　A. ＞2.0g/d　　　　　　　B. ＞1.5g/d

　　C. ＞3.0g/d　　　　　　　D. ＞3.5g/d

　　E. ＞4.0g/d

71. 该患者蛋白尿属于

　　A. 肾小球性蛋白尿　　　　B. 肾小管性蛋白尿

　　C. 溢出性蛋白尿　　　　　D. 功能性蛋白尿

　　E. 体位性蛋白尿

（72～74 题共用题干）

患者，男性，23 岁。2 周前突起全身浮肿、尿量减少、血尿，近 5 天来尿量逐渐减少，脸色苍白。检查：血压 180/100mmHg，尿蛋白（＋＋＋），红细胞（＋＋＋），白细胞 0～3 个/HP，颗粒管型 0～2 个/HP，血肌酐 440μmol/L，血红蛋白 90g/L。

72. 该患者最可能的诊断为

　　A. 急性肾小球肾炎

　　B. 慢性肾小球肾炎急性发作

　　C. 恶性高血压

D. 急进性肾小球肾炎

E. 隐匿性肾小球肾炎

73. 如作肾活检，则病理改变可能性最大的是

A. 轻度系膜增生性肾炎   B. 微小病变型肾炎

C. 新月体肾炎   D. 膜性肾病

E. 局灶性节段性肾小球硬化

74. 该患者的治疗中，下列哪项是错误的

A. 以绝对卧床休息和对症治疗为主

B. 血浆置换

C. 环磷酰胺冲击

D. 甲泼尼龙冲击

E. 血液透析

(75～76 题共用题干)

患者，女性，35 岁。突然寒战、发热 39.5℃，腰痛，尿频、尿急、尿痛 3 天就诊，尿白细胞 10～15/HP，血白细胞 15.6×10⁹/L，中性分类 0.90，杆状核粒细胞 0.08，清洁中段尿培养有大肠埃希菌生长。

75. 本例最可能诊断是

A. 急性膀胱炎

B. 急性肾盂肾炎

C. 急性间质性肾炎

D. 慢性肾盂肾炎急性发作

E. 尿道综合征

76. 本例治疗方案应选用

A. 选用敏感药物口服治疗两周

B. 抗菌药物 3 天疗法

C. 静脉用抗菌药物，疗程 2 周，

D. 静脉联合用抗菌药物，疗程 2 周

E. 低剂量抑菌治疗，疗程一年

(77～79 题共用题干)

患者，男性，18 岁。双下肢浮肿伴尿少 4 周。检查 Bp135/90mmHg，尿蛋白（＋＋＋），红细胞 5～10/HP，白细胞 0～1/HP，血清白蛋白 23g/L，胆固醇 11.5mmol/L，血肌酐 78μmol/L。

77. 该患者不可能出现下列哪项检查结果

A. 尿中发现白细胞管型

B. 尿中透明管型（＋＋）

C. 尿中发现颗粒管型

D. 尿潜血（＋＋）

E. 尿中发现白细胞管型

78. 本例最可能的诊断是

A. 肾病综合征   B. 急性肾小球肾炎

C. 急进性肾小球肾炎   D. 慢性肾小球肾炎

E. 紫癜性肾炎

79. 如做肾活检，病理改变为系膜轻度增生、部分肾小球有节段性硬化伴相应的肾小管轻度萎缩。其最可能的疾病是

A. 局灶性节段性肾小球硬化

B. 系膜增生性肾炎

C. 膜性肾病

D. 系膜毛细血管性肾炎

E. 局灶性节段性肾小球硬化

(80～81 题共用题干)

女性，36 岁。1 年来乏力、易疲倦、腰部不适，有时下肢浮肿，未检查。2 个月来加重，伴纳差，血压增高为 150/100mmHg，下肢轻度浮肿。尿蛋白（＋），沉渣 RBC 5～10/Hp，偶见颗粒管型。血 Hb 90g/L，血肌酐 400μmol/L。

80. 最可能的诊断是

A. 慢性肾盂肾炎   B. 慢性肾小球肾炎

C. 肾病综合征   D. 狼疮性肾炎

E. 以上都不正确

81. 进行降压治疗时，下列药物中不宜选用的是

A. 贝那普利   B. 氯沙坦

C. 氢氯噻嗪   D. 氨氯地平

E. 以上都不对

(82～83 题共用题干)

男性，52 岁。1 个月前患"流感"，两周前出现浮肿，1 周来尿少、血压高。化验尿蛋白（＋＋＋），沉渣镜检 RBC 20～30/HP。血肌酐 270μmol/L，尿素氮 15mmol/L，血 C3 降低。肾穿刺病理证实为"急性肾小球肾炎"。

82. 其血 C3 恢复正常的时间

A. 1～4 周   B. 4～8 周

C. 2～4 个月   D. 半年

E. 1 年

83. 急性肾炎并发肾功能损伤时，主要表现为

A. 肾小球滤过功能受损   B. 肾血流量减少

C. 尿浓缩功能下降   D. 尿酸化功能异常

E. 尿糖阳性

(84～85 题共用题干)

女性，21 岁。咳嗽、咽痛 2 周后出现肉眼血尿、颜面浮肿，血压偏高，尿蛋白（＋＋＋）、RBC 满视野/HP，血肌酐 150μmol/L，尿量 400ml/L。

84. 最可能的诊断是

A. 肾病综合征   B. 急进性肾炎综合征

C. 慢性肾炎综合征   D. 急性肾炎综合征

E. 慢性肾炎急性发作

85. 最可能的病理类型是

A. 毛细血管内增生性肾炎

B. 系膜毛细血管性肾炎

C. 系膜增生性肾炎

D. 毛细血管外增生性肾炎

E. 膜性肾病

（86～88 题共用题干）

男性，15 岁。发热、咽痛 2 周后出现双眼睑及下肢浮肿，伴乏力。血压 170/95mmHg，尿蛋白（＋＋），尿红细胞 5～10 个/HP，血肌酐 130μmol/L，血清白蛋白 34g/L。

86. 上述临床表现符合

    A. 急性肾炎综合征　　　　B. 急进性肾炎综合征

    C. 隐匿性肾炎　　　　　　D. 慢性肾炎综合征

    E. 肾病综合征

87. 本例最可能的诊断是

    A. 急性肾小球肾炎

    B. 系膜毛细血管性肾小球肾炎

    C. IgA 肾病

    D. 急进性肾小球肾炎

    E. 非 IgA 系膜增生性肾小球肾炎

88. 该患者最主要的治疗方法是

    A. 泼尼松 60mg/d　　　　B. 青霉素静脉滴注

    C. 休息和对症处理　　　　D. 静脉补充白蛋白

    E. 大剂量呋塞米利尿消肿

（89～90 题共用题干）

女性，24 岁。咽痛后 2 周出现肉眼血尿，血压 150/100mmHg，尿蛋白（＋＋＋），尿红细胞满视野，WBC 8～10 个/HP，血肌酐 180μmol/L。

89. 最可能的诊断是

    A. 肾病综合征　　　　　　B. 慢性肾炎综合征

    C. 急性肾炎综合征　　　　D. 急进性肾炎综合征

    E. 尿路感染综合征

90. 最正确的治疗方案是

    A. 卧床休息 2～3 周，直至肉眼血尿消失、水肿消退、血压恢复正常

    B. 积极抗感染治疗

    C. 必要时加止血药物

    D. 尽快把血压降到正常水平

    E. 用抗生素 1 周后做扁桃体切除术

（91～92 题共用题干）

患者，女性，48 岁。因慢性肾小球肾炎、慢性肾衰竭做血液透析已 2 年，近来感走路不便，下肢骨头酸痛，疑并发肾性骨营养不良症。

91. 若要及早确诊，首选的检查方法是

    A. 骨活检

    B. 1，25 －（OH）$_2$Vit D$_3$ 测定

    C. X 线骨相

D. 血清钙磷测定

E. 骨活检

92. 治疗首选措施是

    A. 口服氢氧化铝凝胶　　　　B. 口服钙剂

    C. 口服骨化三醇　　　　　　D. 应用必需氨基酸

    E. 以上都可

（93～94 题共用题干）

患者，男性，43 岁。患重症急性胰腺炎，并发低血压 48h，经扩容、抗感染、抑制胰液分泌等内科治疗后，现尿量每小时约 15ml，血压 90/60mmHg，呼吸 24 次/分，无黄疸，心率 110 次/分，动脉血氧分压 75mmHg，中心静脉压 9cmH$_2$O，尿比重 1.010，尿蛋白（＋）。

93. 考虑该患者目前已发生

    A. 急性肾小管坏死　　　　B. 呼吸衰竭

    C. 严重脱水　　　　　　　D. 心力衰竭

    E. 急性肾小管坏死

94. 患者不会出现下列哪项检查的异常

    A. 尿钠＜20mmol/L

    B. 血肌酐每日平均增加≥4.2μmol/L

    C. 尿渗透浓度低于 350mmol/L

    D. 血 pH 常低于 7.35

    E. 尿钠＜20mmol/L

(95～96 题共用题干)

男性，48 岁。患尿毒症行维持性腹膜透析 5 年，行标准 CAPD 方案，每天换腹透液 4 次，其中 1.5% 2000ml×3 次，4.25% 2000ml×1 次，无明显不适症状，且一直上班工作。近 2 天病人诉腹痛伴恶心，且放出腹透液混浊。

95. 病人最可能的问题是

    A. 腹膜功能衰竭　　　　　　B. 膜粘连

    C. 透液质量有问题　　　　　D. 腹膜感染

    E. 急性胃炎

96. 病人就诊后首先应采取的措施是

    A. 卧床制动　　　　　　　　B. 静脉点滴抗生素

    C. 腹腔内使用抗生素　　　　D. 暂时停止腹透

    E. 留取放出腹透液做白细胞计数及细菌培养

＊（97～98 题共用题干）

男性，10 岁。持续性镜下血尿 2 年余，尿红细胞形态学检查示为肾小球性血尿，无其他症状，未进一步诊治，3 个月前出现听力障碍，且进行性加重。

97. 首先考虑的诊断是

    A. 隐匿性肾炎　　　　　　　B. 慢性肾小球肾炎

    C. Alport 综合征　　　　　　D. 薄基膜肾病

    E. IgA 肾病

98. 为明确病因，检查应首选

    A. 复查尿红细胞形态学检查

    B. 肾穿刺活检，病理学检查

    C. 肾脏 B 超

    D. 静脉肾盂造影

    E. 腹部平片

* （99 ~ 101 题共用题干）

男性，30 岁。因发热、咳嗽、咯血半月，加重伴气促、血尿、少尿、双下肢浮肿 3 天入院。胸片示双肺从肺门向外发射的弥漫性点状浸润阴影。血清抗肾小球基底膜抗体阳性。

99. 最可能的诊断是

    A. 肺出血 - 肾炎综合征

    B. 流行性出血热

    C. 特发性肺含铁血黄素沉着症

    D. 急性肾小球肾炎

    E. 肺出血 - 肾炎综合征

100. 治疗上不应采取

    A. 支气管肺泡灌洗   B. 大剂量糖皮质激素

    C. 血浆置换   D. 细胞毒性药物

    E. 吸氧

101. 本病的预后最可能是

    A. 预后差，常死于尿毒症或呼吸衰竭

    B. 预后好，经治疗后痊愈，不留后遗症

    C. 治疗后好转，但留有后遗症

    D. 可临床缓解，但反复发作

    E. 不可预测

* （102 ~ 103 题共用题干）

患者，男性，55 岁。夜尿增多 3 年，平素血压一直正常。尿常规 PRO（+），WBC 5 ~ 7/HP，尿 GLU（+）。24 小时尿蛋白 0.5g/24h。血 Cr 82μmol/L，尿酸 625μmol/L，血压 130/80mmHg。

102. 最可能的诊断

    A. 急性间质性肾炎   B. 慢性间质性肾炎

    C. 泌尿系感染   D. 慢性肾小球肾炎

    E. 肾结核

103. 该病人下列哪项辅助检查结果最可能存在异常

    A. 尿浓缩稀释试验   B. 红细胞沉降率

    C. 血清白蛋白   D. 血清补体

    E. 免疫球蛋白

* （104 ~ 105 题共用题干）

男性，31 岁。尿频、尿急、尿痛 1 年余，有时尿混浊，服用多种抗生素治疗无效，尿液检查：脓球满视野，蛋白（++）。

104. 最可能的诊断为

    A. 膀胱炎   B. 膀胱肿瘤

    C. 膀胱结石   D. 泌尿系结核

    E. 膀胱憩室

105. 最适宜的治疗方法是

    A. 抗结核药物治疗

    B. 加强营养，卧床休息

    C. 口服异烟肼 1 周手术切除患肾

    D. 诊断明确立即切除患肾

    E. 口服异烟肼、利福平、吡嗪酰胺 2 周后切除患肾

* （106 ~ 107 题共用题干）

患者，男性，20 岁。咽痛 1 天后突发肉眼血尿，伴尿痛，持续 2 天后肉眼血尿消失，无浮肿，查尿常规示尿蛋白阴性、红细胞（++）、白细胞 0 ~ 2 个/HP，血压 100/60mmHg，血红蛋白 134g/L，肌酐 57μmol/L。

106. 本例最可能的诊断是

    A. IgA 肾病   B. 急性肾小球肾炎

    C. 慢性肾小球肾炎   D. 急进性肾小球肾炎

    E. 脂性肾病

107. 本例要确诊需要做下列哪项检查

    A. 尿红细胞位相   B. 双肾 B 超

    C. 静脉肾盂造影   D. 肾活检

    E. 血补体测定

* （108 ~ 109 题共用题干）

男性，69 岁。4 个月前患者双下肢水肿，血色素 150g/L，尿常规蛋白阳性，24 小时尿蛋白定量 5.9g，血浆白蛋白 19.2g/L，血肌酐 108μmol/L。现患者双下肢无水肿，但腹水明显增加，血色素 180g/L，24 小时尿蛋白定量 4.8g，血浆白蛋白 16.7g/L，血肌酐 268μmol/L。

108. 首先考虑的并发症是

    A. 肝硬化   B. 腹膜炎

    C. 血吸虫病   D. 肠穿孔

    E. 下腔静脉血栓栓塞

109. 为明确病因，检查应首选

    A. 肝脏 B 超   B. 腹水培养

    C. 大便虫卵检查   D. 腹部 X 线检查

    E. 以上都不对

* （110 ~ 111 题共用题干）

男性，35 岁。咽痛、发热 1 天后出现肉眼血尿，尿常规示蛋白阴性、尿红细胞满视野。

110. 首先考虑的诊断是

    A. 急性肾小球肾炎   B. IgA 肾病

    C. 急进性肾小球肾炎   D. 尿路感染

    E. 尿路结石

111. 进一步检查应首选

    A. ASO

B. 蛋白电泳

C. 尿红细胞形态相查显微镜检查

D. 中段尿培养

E. 静脉肾盂造影

* （112～113 题共用题干）

患儿，男性，10 岁。浮肿、尿少、肉眼血尿 3 天，3 周前开始反复发作双下肢出血性皮疹，对称性分布，伴关节肿痛。

112. 最可能的诊断是

A. 狼疮性肾炎

B. 急性肾小球肾炎

C. 过敏性紫癜肾炎

D. 乙肝病毒相关性肾炎

E. IgA 肾病

113. 为明确病因，首选检查应是

A. 肾脏 B 超   B. 血清抗链 "O"

C. 肾功能   D. 肾穿刺活检

E. 血清 C3

* （114～115 题共用题干）

男性，32 岁。既往健康，2 周前开始咳嗽、咳痰，继之咯血，乏力，近 4 天浮肿、尿量减少，24 小时不足 400ml。入院后查 Hb 9g/dl，CRE 548μmol/L。

114. 首先考虑的诊断是

A. 狼疮性肾炎

B. 原发性小血管炎肾损害

C. Good-pasture 综合征

D. 肾前性急性肾衰竭

E. 肾后性急性肾衰竭

115. 为明确病因诊断，检查应首选

A. 胸部 X 线片   B. 肾图

C. 肾脏 B 超   D. 抗 GBM 抗体

E. 肌酐清除率

* （116～117 题共用题干）

患者，男性，58 岁。肥胖，高血压史 7 年，并有高血压病家族史，用心痛定控制良好，多波动于 130～160/70～90mmHg。近半年来血压升高明显，多种降压药物控制不理想，双肾动脉造影示局限性狭窄，左肾狭窄达 30%，右肾狭窄达 75%。

116. 患者的诊断可能是

A. 原发性高血压   B. 继发性高血压

C. 高血压病及肾动脉狭窄   D. 肾动脉狭窄

E. 肥胖

117. 患者双肾动脉的可能病变是

A. 动脉肌纤维发育不良   B. 动脉壁囊性变

C. 动脉壁炎性增生   D. 动脉粥样硬化

E. 动脉内皮细胞增生肥大

* （118～120 题共用题干）

患者，男性，18 岁。感冒 1 天后突发肉眼血尿，持续 4 天后肉眼血尿消失，无浮肿。查尿常规示尿蛋白阴性，红细胞（+），血压 90/60mmHg，血红蛋白 144g/L，肌酐 77μmol/L。

118. 如患者做尿红细胞位相以变形红细胞为主，则患者血尿的原因最可能是

A. IgA 肾病   B. 急性肾小球肾炎

C. 慢性肾小球肾炎   D. 肾结石

E. IgA 肾病

119. 本例如要确诊，最好做哪项检查

A. 肾活检   B. 血 IgA 测定

C. 血补体测定   D. 静脉肾盂造影

E. 肾活检

120. 如本例为 IgA 肾病，则主要应与下列哪种疾病鉴别？

A. Alport 综合征   B. 过敏性紫癜肾炎

C. 糖尿病肾病   D. 骨髓瘤肾病

E. 以上都不是

* （121～122 题共用题干）

男性，56 岁。腰骶部疼痛 1 年余，发现蛋白尿 3 个月。辅助检查：血沉 23mm/h，Hb 8g/dl。尿蛋白电泳显示以低分子蛋白为主。血 CRE 152μmol/L。

121. 最可能的诊断是

A. 原发性小血管炎肾损害   B. 慢性肾小球肾炎

C. 肾脏淀粉样变性   D. 骨髓瘤肾病

E. 慢性间质性肾炎

122. 为明确病因，首选检查是

A. 骨髓穿刺、尿本-周蛋白检查

B. 双肾 B 超

C. 腹部平片

D. 静脉肾盂造影

E. 24 小时尿蛋白测定

* （123～124 题共用题干）

患者，男性，40 岁。腰痛、血尿 2 天，尿量 1800ml/24 小时。测血压 170/100mmHg。尿常规：RBC 满视野，Pro（+），WBC 20/HP。血肌酐 85μmol/L。肾脏 B 超见双侧肾脏增大，轮廓不规则，液性暗区布满整个肾脏，未见结石。

123. 首先考虑的诊断是

A. 单纯性肾囊肿   B. 多囊肾

C. 髓质囊性病   D. 髓质海绵肾

E. 急性肾小球肾炎

124. 下列哪个器官最有必要做 B 超检查

A. 肺   B. 脑

C. 肝
    D. 甲状腺
  E. 睾丸

【B 型题】

（1 ~ 4 题共用备选答案）

  A. 急性肾炎综合征   B. 急进性肾炎综合征
  C. 慢性肾炎综合征   D. 肾病综合征
  E. 无症状性尿异常

1. 女性，18 岁。浮肿 2 周，尿蛋白 4.0g/24h，白蛋白 28g/L。应诊断为

2. 男性，30 岁。浮肿、蛋白尿、尿少 1 个月，血肌酐进行性升高、贫血。应诊断为

3. 男性，28 岁。间歇双下肢浮肿 2 年，夜尿增多，有蛋白尿、血尿。应诊断为

4. 女性，18 岁。尿常规检查发现血尿，无蛋白尿、高血压、贫血；血肌酐正常。应诊断为

（5 ~ 6 题共用备选答案）

  A. 滤过膜受损   B. 系膜基质受损
  C. 分子屏障受损   D. 电荷屏障受损
  E. 基底膜受损

5. 女性，31 岁。浮肿 1 个月，尿蛋白 4.5g/d，以白蛋白为主。本例蛋白尿属于哪种损伤所致

6. 男性，22 岁。浮肿、尿少 2 周，尿蛋白 3.6g/d，红细胞（+++），尿圆盘电泳有白蛋白、免疫球蛋白、C3。本例蛋白尿属于哪种损伤所致

（7 ~ 10 题共用备选答案）

  A. 急性肾小球肾炎   B. 急进性肾小球肾炎
  C. 慢性肾小球肾炎   D. 隐匿性肾小球肾炎
  E. 肾病综合征

7. 患者，男性，16 岁。咽痛 7 天后出现浮肿 2 周，尿蛋白 2.0g/24h，红细胞 10 个/HP。应诊断为

8. 患者，男性，20 岁。浮肿、尿少 1 个月，血尿素氮和肌酐进行性升高，伴贫血。应诊断为

9. 患者，女性，38 岁。间歇双下肢浮肿 2 年，夜尿增多，尿蛋白（++），血红蛋白 90g/L。应诊断为

10. 患者，女性，24 岁。间歇查尿常规示尿蛋白（+），红细胞（++），无浮肿，血压 110/70mmHg，血肌酐 68μmol/L。应诊断为

（11 ~ 16 题共用备选答案）

  A. 微小病变肾病
  B. 系膜增生性肾小球肾炎
  C. 系膜毛细血管性肾小球肾炎
  D. 膜性肾病
  E. 局灶性节段性肾小球硬化

11. 对糖皮质激素治疗敏感的是

12. 好发于中老年的是

13. 病理改变可出现"双轨征"的是

14. 容易有血栓形成的是

15. 可有血清 C3 持续降低的是

16. 可出现近曲小管功能障碍的是

（17 ~ 19 题共用备选答案）

  A. 避免劳累、预防感冒和避免使用肾毒性药物
  B. 糖皮质激素和细胞毒药物治疗
  C. 手术摘除扁桃体
  D. 甲泼尼龙冲击
  E. 积极控制高血压

17. 患者，男性，18 岁。体检查尿常规示尿蛋白阴性、红细胞（++），血压 90/60mmHg，血红蛋白 144g/L，肌酐 77μmol/L，诊断为 IgA 肾病。则其治疗方案为

18. 患者，男性，21 岁。反复浮肿 3 个月，查尿蛋白 4.3g/d，红细胞（++），肌酐 77μmol/L，经肾活检诊断为 IgA 肾病。则其治疗方案为

19. 患者，女性，18 岁。反复双下肢轻度浮肿 5 个月，间于咽痛 1 ~ 2 天后出现肉眼血尿，查尿常规示尿蛋白 0.8g/d，红细胞（++），血压 160/100mmHg，血红蛋白 110g/L，肌酐 110μmol/L，诊断为 IgA 肾病。则其治疗方案主要为

（20 ~ 23 题共用备选答案）

  A. 碱化尿液，继续观察
  B. 长期低剂量抑菌治疗
  C. 抗生素治疗 3 天
  D. 抗生素治疗 2 周
  E. 联合抗菌药物治疗 2 周

20. 患者，女性，25 岁。尿频、尿急 1 天，无畏寒、发热、腰痛。尿常规：白细胞 10 ~ 15/HP，红细胞 0 ~ 3/HP。应采用哪种治疗方案

21. 患者，女性，35 岁。发热 38.5℃、腰痛、尿频、尿急、尿痛 3 天。尿常规：白细胞 10 ~ 15 个/HP，尿培养大肠埃希菌生长，菌落计数 >100000/ml。应采用哪种治疗方案

22. 患者，女性，75 岁。因脑梗死入院，插导尿管 3 天后 2 次中段尿培养示有大肠埃希菌生长，菌落计数 >100000/ml。患者无发热、尿频、尿急、尿痛、腰痛。应采用哪种治疗方案

23. 患者，女性，31 岁。寒战发热 39.5℃、腰痛、尿频、尿急、尿痛 2 天。血压 85/50mmHg。尿常规：白细胞 10 ~ 15/HP，血白细胞 20.3 × 10⁹/L，杆状核粒细胞 0.07，尿培养大肠埃希菌生长，菌落计数 >10⁵/ml。应采用哪种治疗方案

（24 ~ 26 题共用备选答案）

  A. 肾前性少尿   B. 肾后性尿路梗阻

C. 急性肾小管坏死　　　　D. 急性间质性肾炎

E. 急进性肾小球肾炎

24. 患者，女性，75 岁。进食不洁食物后出现腹泻、反复呕吐胃内容物伴上腹痛近 3 天，24h 尿量 350ml。实验室检查：血尿素氮 18.6mmol/L，血肌酐 182μmol/L，血钾 3.1mmol/L，尿比重 1.020。最可能诊断为

25. 患者，男性，32 岁。有反复肾绞痛病史 2 年。近 4 天来发热、腰痛，昨起突然无尿，肾区有明显叩击痛。血尿素氮 32mmol/L，血肌酐 295μmol/L。最可能诊断为

26. 患者，女性，28 岁。2 周前因咽痛连续每日肌注链霉素，昨起出现尿少伴眼睑浮肿。血压 155/95mmHg，尿量每天 680ml，尿蛋白（＋），红细胞 5 个/HP，白细胞 5 ~ 10 个/HP，比重为 1.010，血肌酐 323μmol/L，血清 C3 正常。最可能诊断为

（27 ~ 30 题共用备选答案）

A. 肾小球滤过率＜25ml/min，血肌酐＞450μmol/L，但＜707μmol/L

B. 肾小球滤过率＜50ml/min，血肌酐＜450μmol/L

C. 肾小球滤过率＜80ml/min，血肌酐＜132.6μmol/L

D. 肾小球滤过率＞80ml/min，血肌酐＜88.4μmol/L

E. 肾小球滤过率＜10ml/min，血肌酐＞707μmol/L

27. 慢性肾衰竭尿毒症期时

28. 肾贮备能力下降期时

29. 慢性肾衰竭氮质血症时

30. 慢性肾衰竭肾衰竭期时

（31 ~ 32 题共用备选答案）

A. 狼疮性肾炎　　　　　　B. 尿酸肾病

C. 肾淀粉样变性　　　　　D. 糖尿病性肾病

E. 原发性肾小球肾炎

31. 青年女性蛋白尿患者，诊断首先应注意除外

32. 青年男性蛋白尿患者，诊断应首先考虑

（33 ~ 34 题共用备选答案）

A. 清洁中段尿培养，菌落计数为＜1000/ml

B. 清洁中段尿培养，菌落计数为 1000/ml

C. 清洁中段尿培养，菌落计数为 1 万个/ml

D. 清洁中段尿培养，菌落计数为 5 万个/ml

E. 清洁中段尿培养，菌落计数为 10 万个/ml

33. 粪链球菌引起的尿路感染，有临床诊断意义的最低菌落计数为

34. 克雷伯杆菌引起的尿路感染，有临床诊断意义的最低菌落计数为

（35 ~ 36 题共用备选答案）

A. 敏感抗生素分组轮流使用

B. 用药后症状消失即停药

C. 用药 48 小时无效应换药，疗程 2 周

D. 应用糖皮质激素

E. 应用吲哚美辛

35. 急性肾盂肾炎的治疗应

36. 慢性肾盂肾炎的治疗应

（37 ~ 38 题共用备选答案）

A. 体重低于正常均值 5% ~ 10%

B. 体重低于正常均值 10% ~ 15%

C. 体重低于正常均值 15% ~ 25%

D. 体重低于正常均值 25% ~ 40%

E. 体重低于正常均值 40% ~ 60%

37. I （轻）度营养不良

38. III （重）度营养不良

（39 ~ 40 题共用备选答案）

A. D－860　　　　　　　　B. 氯磺丙脲

C. 胰岛素　　　　　　　　D. 格列苯脲

E. 苯乙双胍

39. 一位妊娠 5 个月的妇女，空腹血糖为 11mmol/L，除用饮食控制外，还可选用上述哪种药物治疗

40. 一位糖尿病合并糖尿病肾病的患者，经饮食控制后，空腹血糖在 10 ~ 12mmol/L，可先采用上述哪种药物治疗

（41 ~ 44 题共用备选答案）

A. 肾小管上皮细胞肿胀，脂肪变性，基膜断裂，间质充血、水肿

B. 肾小管内凝血及严重缺血，广泛肾小球小管坏死

C. 肾间质中性粒细胞及嗜酸性粒细胞浸润，伴水肿

D. 肾小球内细胞增生，纤维素样坏死，新月体形成

E. 小叶间动脉纤维样坏死，间质水肿及白细胞浸润

41. 肾皮质病变所致急性肾衰可见

42. 急性肾小管坏死，血管病变致急性肾衰可见

43. 急性间质性肾炎可见

44. 急性肾小球肾炎可见

（45 ~ 46 题共用备选答案）

A. 肾小球性蛋白尿　　　　B. 肾小管性蛋白尿

C. 溢出性蛋白尿　　　　　D. 组织性蛋白尿

E. 分泌性蛋白尿

45. 某男，65 岁。骶骨、胸骨痛，头痛，尿蛋白定量 2.4g/d，本－周蛋白阳性，IgG 明显升高。颅骨 X 线检查示：骨质溶骨破坏，诊断为多发性骨髓瘤。蛋白尿的性质应是

46. 某男，60 岁。高血压病史 5 年，夜尿增多 5 年，尿比重为 1.010 至 1.015，尿蛋白 0.3g/L。蛋白尿的性质是

（47～48题共用备选答案）

A. 深茶色样尿　　　　　B. 均一红细胞尿

C. 红色尿　　　　　　　D. 变形红细胞尿

E. 紫色尿

47. 男性，25岁。突发右下腹绞痛，并放射至腰部及阴囊、右大腿内侧，可见肉眼血尿。B超示右侧输尿管下段结石。相差尿红细胞检查应是

48. 女性，25岁。因交通事故右侧肢体广泛挤压伤，尿色应是

（49～50题共用备选答案）

A. 叶酸　　　　　　　　B. 促红细胞生成素

C. 螺内酯（安体舒通）　D. 苯酚氢钠

E. 1，25－（OH）$_2$D$_3$

49. 慢性肾功能不全高钾血症时宜用

50. 慢性肾功能不全低钙血症时需用

（51～52题共用备选答案）

A. 颗粒管型　　　　　　B. 蜡样管型

C. 红细胞管型　　　　　D. 白细胞管型

E. 透明管型

51. 某女，35岁。反复眼睑浮肿、血压升高1年，多次查尿蛋白定量1.82～2.5g/24h，血压140～150/80～90mmHg，血肌酐86mmol/L，尿素氮6.3mmol/L，白蛋白46.28/L，诊断为慢性肾小球肾炎，则尿沉渣中可见

52. 某男，45岁。肉眼血尿，全身浮肿2周，血压180/100mmHg，血色素9.2g/dl，尿蛋白定量8.28g/日，血浆白蛋白17.18/L，血肌酐112μmmol/L。则尿沉渣中可见

（53～54题共用备选答案）

A. IgA肾病　　　　　　B. Alport综合征

C. 急性肾小球肾炎　　　D. 过敏性紫癜肾炎

E. 乙肝病毒相关性肾炎

53. 男性，患儿，12岁。持续性镜下血尿、蛋白尿1年，伴乏力、食欲不振。肾脏病理改变为膜性肾病，免疫荧光见IgG、C3颗粒样沉积，肾组织切片上找到HBV抗原。应诊断为

54. 女性，患儿，8岁。反复出现双下肢对称性出血性皮疹4周，镜下血尿、蛋白尿1周，伴双侧踝关节肿痛。肾脏病理显示IgA颗粒样弥漫性肾小球沉积。应诊断为

（55～56题共用备选答案）

A. 糖尿病肾病　　　　　B. 淀粉样变肾病

C. 多发性骨髓瘤肾损害　D. 狼疮性肾炎

E. 紫癜性肾炎

55. 男性，60岁。发现糖尿病15年，化验尿蛋白（＋＋＋），

RBC 0～2/HP。肾穿刺可见K－W结节。应诊断为

56. 男性，58岁。腰痛半年，双下肢水肿2周。化验血生化：ALB 26g/L，球蛋白110g/L，Cr 220μmol/L，Ca^{2+}3.0mmol/L；尿：PRO（＋＋＋），RBC1～2/HP，蛋白电泳可见M蛋白。应诊断为

（57～59题共用备选答案）

A. 腹膜炎

B. 腹膜硬化

C. 腹透管移位

D. 腹透管周围网膜包绕

E. 腹透管刺激腹膜

57. 患者尿毒症腹膜透析2年，腹透治疗一直很顺利，1天前发现腹透液完全不能流出，其最大的可能是

58. 患者糖尿病史10年，尿毒症行腹膜透析6个月，近2天出现腹痛，腹透超滤量轻度下降，腹透液微混，其最大的可能是

59. 患者，女性，60岁。体型肥胖，因慢性肾盂肾炎尿毒症行腹膜透析3个月，近2个月腹透液引流欠通畅，但腹透液清亮，腹平片示腹透管无漂移，其最大的可能是

（60～62题共用备选答案）

A. 骨髓瘤肾病

B. 淀粉样变性

C. 原发性小血管炎肾损害

D. Good－pasture综合征

E. 狼疮性肾炎

60. 患者，男性，57岁。持续性蛋白尿1年余，恶心、呕吐、头晕、面色苍白3个月，伴腰骶部疼痛。X线检查示骨盆弥漫性骨质疏松。血清蛋白电泳见M蛋白。辅助检查示贫血。应诊断为

61. 患者，男性，52岁。发热、咳嗽半年余，蛋白尿、镜下血尿2个月，消瘦、乏力。辅助检查示贫血、血沉快，CRP（＋），血清ANCA（＋）。应诊断为

62. 患者，男性，28岁。发热、咳嗽20余天，轻微咯血，尿少。应诊断为

（63～65题共用备选答案）

A. 过敏性紫癜肾炎

B. IgA肾病

C. 急性链球菌感染后肾小球肾炎

D. 原发性小血管炎肾损害

E. 狼疮性肾炎

63. 患者，女性，23岁。发热、乏力、浮肿、尿少1个月，既往有光过敏史，时有关节肿痛。辅助检查显示中等量蛋白尿，镜下血尿，双侧胸腔中等量积液，血抗Sm抗体（＋）。应诊断为

64. 患者，男性，28岁。持续性镜下血尿2个月，每于上

感或劳累后加重，肾活检示肾小球系膜区以 IgA 为主的免疫复合物呈颗粒样、团块状沉积，伴 C3 颗粒样沉积。应诊断为

65. 患者，女性，13 岁。3 周前始出现血尿，有皮肤斑疹。应诊断为

（66 ~ 67 题共用备选答案）

    A. 孤立性肾囊肿　　　　　　B. 多发性肾囊肿

    C. 多囊肾　　　　　　　　　D. 肾盂肾盏囊肿

    E. 髓质海绵肾

66. 患者，男性，62 岁。无不适，体检时 B 超示：右侧肾脏皮质部可见一圆形无回声区，壁薄、光滑。尿常规及肾功能均正常。应诊断为

67. 患者，男性，46 岁。腰痛、血尿 2 天。B 超示：双侧肾脏增大，轮廓不规则，肾实质内布满多个大小不等的囊肿，呈蜂窝状，相互挤压，边界不整齐，互不相通，除此之外不可见正常的肾实质回声。应诊断为

（68 ~ 69 题共用备选答案）

    A. C3 一过性降低，8 周后恢复正常

    B. C3 持续性降低

    C. C3 在肾炎活动时降低，炎症控制后恢复正常

    D. C3 一般不降低

    E. C3 增高

68. 狼疮性肾炎可见

69. 毛细血管内增生性肾炎可见

（70 ~ 71 题共用备选答案）

    A. 肾小球微小病变

    B. 系膜增生性 IgA 肾小球肾炎

    C. 膜性肾病

    D. 毛细血管内增生性肾小球肾炎

    E. 系膜毛细血管性肾小球肾炎

70. 男性，32 岁。上呼吸道感染 2 天后出现肉眼血尿，血压正常，尿常规示蛋白阳性、尿红细胞满视野，24 小时尿蛋白定量 3.8g，血浆白蛋白 29g/L，血肌酐 110μ mol/L。应诊断为

71. 男性，9 岁。眼睑及双下肢水肿 3 天，血压正常，尿常规示蛋白阳性、无尿红细胞，24 小时尿蛋白定量 5.4g，血浆白蛋白 27g/L，血肌酐 95μmol/L。应诊断为

（72 ~ 75 题共用备选答案）

    A. 不经过肝脏代谢

    B. 95% 的代谢产物在胆汁排泄

    C. 易出现乳酸酸性中毒

    D. 作用时间超过 24 小时

    E. 有调节凝血机制的作用

72. 氯磺丙脲

73. 美吡达（格列吡嗪）

74. 糖肾平（格列喹酮）

75. 二甲双胍

（76 ~ 79 题共用备选答案）

    A. B 超示双侧肾脏大

    B. B 超示双侧肾脏缩小

    C. B 超示一侧肾脏大，另一侧肾脏小

    D. B 超示双侧肾脏增大伴多发性囊肿

    E. B 超示双肾大小正常，一侧有一个囊肿

符合下列哪个疾病的表现

76. 慢性肾衰

77. 多囊肾

78. 一侧肾动脉狭窄

79. 单纯性肾囊肿

（80 ~ 81 题共用备选答案）

    A. 尿急、尿频、尿痛的症状

    B. 尿沉渣镜检有白细胞管型

    C. 糖尿病患者病程已有十多年，突发寒战，继之高烧，伴尿急、尿痛

    D. 清洁中段尿培养阳性、菌落计数每毫升大于 10 万

    E. 静脉肾盂造影显示有肾盏狭窄变形

80. 慢性肾盂肾炎

81. 急性肾盂肾炎

（82 ~ 83 题共用备选答案）

    A. 舒张肾脏血管

    B. 收缩肾脏血管

    C. 具有强烈利尿作用

    D. 仅作用于肾脏集合管

    E. 主要由血小板产生，在肝肾综合征的发病中具有重要作用

82. 一氧化氮

83. 白三烯 C4

（84 ~ 85 题共用备选答案）

    A. 呼吸性酸中毒

    B. 代谢性酸中毒

    C. 呼吸性碱中毒

    D. 呼吸性酸中毒合并代谢性酸中毒

    E. 呼吸性酸中毒合并代谢性碱中毒

以下情况最可能出现何种酸碱平衡紊乱

84. COPD 慢性肺源性心脏病加重期

85. COPD 慢性肺源性心脏病加重期，大量使用利尿剂后

（86 ~ 89 题共用备选答案）

    A. 肾基底膜厚有钉突　　　　B. 肾小球内有白金耳

    C. 系膜区有 IgA 及 C3 巴沉积　　D. 肾小球硬化

    E. 肾小管坏死

86. 急性肾衰可见

87. IgA 肾病可见

88. 狼疮肾可见

89. 膜性肾病可见

（90～92 题共用备选答案）

    A. 停经、溢乳   B. 颞侧偏盲

    C. 腋毛、阴毛脱落   D. 皮肤色素沉着

    E. 体温、食欲异常

90. 席汉（Sheehan）病最常见的是

91. 泌乳素瘤最常见的是

92. 肢端肥大症最常见的是

（93～94 题共用备选答案）

    A. 尿钠 $<20mmol/L$，尿渗透压 $>500mOsm/Kg$

    B. 尿钠 $>20mmol/L$，尿渗透压 $250～300mOsm/L$

    C. 尿沉渣有多数变形红细胞

    D. 尿中可见嗜酸性粒细胞

    E. 尿沉渣有多数正常形态红细胞

93. 肾前性氮质血症

94. 肾后性氮质血症

* （95～98 题共用备选答案）

    A. 新月体肾小球肾炎

    B. 毛细血管内增生性肾炎

    C. 系膜增生性肾小球肾炎

    D. 微小病变型肾病

    E. 局灶性节段性肾小球肾炎

95. 急性肾小球肾炎的病理类型是

96. 急进性肾小球肾炎的病理类型是

97. 哪种是慢性肾小球肾炎的病理类型

98. 哪种是隐匿性肾小球肾炎的病理类型

* （99～100 题共用备选答案）

    A. 过敏性紫癜肾炎   B. 糖尿病肾病

    C. 系统性红斑狼疮   D. 肾病综合征

    E. 骨髓瘤性肾病

99. 患者，男性，18 岁。突发双下肢出血性皮疹 2 周后出现浮肿，尿蛋白 5.6g/d，血清白蛋白 26g/L。诊断可能为

100. 患者，男性，45 岁。反复浮肿 3 个月，尿蛋白 3.6g/d，血清白蛋白 28g/L，血清中有 M 蛋白。诊断可能为

* （101～102 题共用备选答案）

    A. 重铬酸盐中毒   B. 甲醇中毒

    C. 短效巴比妥类中毒   D. 蕈中毒

    E. 砷化氢中毒

101. 血液透析治疗急性中毒的首选指征是

102. 血液灌流常用于治疗的急性中毒是

* （103～104 题共用备选答案）

    A. Good - pasture 综合征   B. 韦格肉芽肿

    C. 显微镜下多血管炎   D. 尿毒症肺

    E. 狼疮性肾炎

103. 男性，61 岁。乏力 2 个月，发热、咳嗽、咯血 1 周。胸片：双下肺多发结节。化验：血色素 8g/dl，尿 PRO（＋＋），RBC 10～20/HP；血 c - ANCA（＋）。应诊断为

104. 女性，65 岁。间断咳嗽、咯血 2 个月，1 周前出现双下肢水肿。化验：尿常规：PRO（＋＋），RBC 15～20/HP；血生化：Cr 600μmol/L；抗 - GBM 抗体（＋）。应诊断为

* （105～107 题共用备选答案）

    A. 骨髓瘤性肾病   B. 狼疮性肾炎

    C. 肾病综合征   D. 急性肾小球肾炎

    E. 过敏性紫癜肾炎

105. 男性，25 岁。双下肢分批出现散在紫癜 2 个月，发现蛋白尿、血尿 1 个月，24 小时尿蛋白定量 2.5g，血肌酐 76μmol/L。应诊断为

106. 女性，27 岁。关节疼痛、口腔溃疡 3 个月，24 小时尿蛋白定量 3.7g，血浆白蛋白 29g/L，血 ANA 阳性，血 ds - DNA 阳性。应诊断为

107. 男性，32 岁。眼睑及双下肢水肿 10 天，24 小时尿蛋白定量 4.2g，血浆白蛋白 27g/L。应诊断为

* （108～109 题共用备选答案）

    A. $<40mg/24h$ B. $40～100mg/24h$

    C. $100～150mg/24h$ D. $150mg/24h$

    E. $3.5g/24h$

108. 临床中大量蛋白尿是指尿中排出蛋白超过

109. 病态蛋白尿是指蛋白质持续超过

* （110～112 题共用备选答案）

    A. C3 一过性降低，8 周后恢复正常

    B. C3 持续性降低

    C. C3 在肾炎活动时降低明显，肾炎控制后有回升趋势

    D. C3 一般不降低

    E. C3 增高

110. 狼疮性肾炎可见

111. 隐匿性肾炎可见

112. 急性肾小球肾炎可见

* （113～116 题共用备选答案）

    A. 成人型多囊肾   B. 婴儿型多囊肾

    C. 髓质海绵肾   D. 单纯性肾囊肿

    E. 获得性肾囊肿病

113. 常染色体显性遗传型多囊肾

114. 常染色体隐性遗传型多囊肾

115. 肾髓质先天性发育异常的囊肿性疾病

116. 长期血液透析病人的肾囊肿病

* （117～120 题共用备选答案）

 A. C3 低

 B. 抗核抗体（ANA）阳性

 C. 抗肾小球基底膜抗体（抗 GBM 抗体）阳性

 D. 抗中性粒细胞胞浆抗体（ANCA）阳性

 E. 抗 Scl–70 阳性

117. I 型新月体肾炎可见

118. 小血管炎相关性肾炎可见

119. 系统性红斑狼疮可见

120. 系统性硬化病可见

【案例题】

案例一

 患者，女性，27 岁。颜面及双下肢水肿、尿少 10 天，病前 10 天曾有咽痛史。BP 160/95mmHg。化验：尿蛋白（＋＋），红细胞（＋＋＋），Scr 250μmol/L，抗"O"阳性，血浆白蛋白 32g/L，Hb 91g/L。

提问 1：目前最可能的诊断是

 A. 慢性肾小球肾炎

 B. 肾病综合征

 C. 急进性肾炎

 D. 急性肾小球肾炎

 E. 急性肾衰竭

 F. 狼疮肾炎

 G. 急性间质性肾炎

 H. 急性肾盂肾炎

 I. 急性膀胱炎

提问 2：对于该例患者最有诊断价值的化验结果是

 A. 高血压

 B. 水肿

 C. 血尿

 D. 尿蛋白（＋＋）

 E. SCr 25μmol/L

 F. 抗"O"阳性

 G. 血浆白蛋白 32g/L

 H. 贫血

提问 3：对该患者的进一步治疗措施应包括

 A. 降压、利尿等对症治疗

 B. 急性期 1～2 周内应卧床休息

 C. 必须使用青霉素治疗

 D. 注意防治并发症

 E. 禁止肾毒性药物的使用

 F. 低盐饮食

 G. 强的松

 H. 如出现急性肾衰竭应予血液透析治疗

提问 4：如果患者肾小球滤过率进行性下降或病情于两个月未见全面好转，最应做哪项处理

 A. 腹部 X 线检查

 B. 尿查抗酸杆菌

 C. 肾活检

 D. 逆行肾盂造影

 E. 中段尿培养

 F. 尿嗜酸性细胞计数

 G. 肾脏 B 超

 H. 静脉肾盂造影

案例二

 患者，女性，28 岁。水肿，少尿 1 周。查体：BP 115/75mmHg。血常规正常，血浆白蛋白 23g/L，转氨酶正常，肾功能正常，总胆固醇增高，24 小时尿蛋白定量 9g。

提问 1：最可能的诊断是

 A. 重度营养不良　　　　　　B. 肝硬化

 C. 右心衰竭　　　　　　　　D. 肾病综合征

 E. 急性肾小球肾炎　　　　　F. 急性肾盂肾炎

 G. 急性间质性肾炎

提问 2：对于该例患者有诊断价值的化验结果是

 A. 肾功能　　　　　　　　　B. 血脂

 C. 血常规　　　　　　　　　D. 血浆蛋白

 E. 24 小时尿蛋白定量　　　 F. 心电图

提问 3：对于该例患者，下列治疗方案中正确的是

 A. 大剂量青霉素静滴　　　　B. 环磷酰胺

 C. 血浆置换术　　　　　　　D. 制酸剂

 E. 肾上腺皮质激素　　　　　F. 抗凝剂

提问 4：如果给予足量的激素治疗 3 周，水肿消退，尿蛋白减少。治疗上应考虑

 A. 继续使用激素，5 周后减量

 B. 使用抗凝剂

 C. 加用细胞毒药物

 D. 激素立即减量

 E. 激素立即停药

 F. 激素立即加量

案例三

 患者，女性，30 岁。因尿频、尿急伴腰区痛 3 天，寒战、高热 6 小时急诊。既往体健，目前妊娠 6 个月，无手术外伤史。查体：T 39.6℃，P 118 次/分，BP 120/70mmHg，急性热病容，双眼睑无水肿，心肺正常，腹平软，上输尿管点轻度压痛，双肾区明显叩击痛，双下肢轻度水肿。

提问 1：急诊应先进行哪些化验检查

 A. 外周血白细胞计数及分类

B. 尿常规

C. 双肾及膀胱 B 超

D. 尿素氮及血肌酐

E. 清洁中段尿培养及菌落计数和药敏试验

F. 静脉肾盂造影

G. 尿沉渣涂片作革兰氏染色

提问 2：提示：实验室检查结果：血常规白细胞 14.2 × 10⁹/L，中性粒细胞占 88%，淋巴细胞占 12%；尿常规：白细胞（＋＋＋＋）/HP，红细胞（＋＋）/HP；中段尿培养：大肠埃希菌生长，菌落计数 3 × 10⁹/ml；尿素氮 5.6mmol/L，血肌酐 108μmol/L。结合病史、临床表现及检查结果，可初步做出哪些诊断

A. 肾结核合并感染　　　　B. 急性尿道综合征

C. 尿路感染　　　　　　　D. 急性肾盂肾炎

E. 中期妊娠　　　　　　　F. 肾病综合征

G. 急性肾小球肾炎

提问 3：治疗尿路感染的抗生素的选用原则有哪些

A. 根据不同部位的尿路感染确定治疗方案

B. 选用对致病菌敏感的抗生素

C. 如无药敏结果，宜选用对革兰阴性杆菌有效的抗生素

D. 抗菌药物在尿中及肾内的浓度要高

E. 选用对肾损害小的抗生素

F. 选用半衰期长的抗生素

G. 选用广谱抗生素

提问 4：对该患者应采取哪项治疗措施

A. 复方新诺明口服　　　　B. 氧氟沙星口服

C. 苯酚氢钠口服　　　　　D. 氨苄西林静滴

E. 庆大霉素肌注　　　　　F. 万古霉素静滴

案例四

患者，女性，39 岁。入院前半个月发热、咽痛，热退 5 天后感乏力、恶心、呕吐、少尿。查体：血压 168/100mmHg，贫血貌，双下肢水肿，呼吸深长，心脏临界大小。实验室检查：血红蛋白 60g/L，尿蛋白（＋＋），血尿素氮 41mmol/L，肌酐 1002μmol/L，血钙 1.56mmol/L，血磷 3.2mmol/L，血钾 6.0mmol/L，血钠 122mmol/L，血氯 89mmol/L，血清白蛋白 28g/L。动脉血气分析 pH 7.18，HCO₃⁻ 10mmol/L。

提问 1：临床初步考虑，最可能的诊断是

A. 急进性肾小球肾炎

B. 急性肾衰竭，少尿期

C. 恶性高血压

D. 慢性肾衰竭晚期

E. 链球菌感染后肾小球肾炎（重型）

F. 急性肾盂肾炎

提问 2：支持该患者初步诊断的主要临床表现是

A. 高血压　　　　　　　　B. 贫血

C. 少尿　　　　　　　　　D. 双下肢水肿

E. 恶心、呕吐　　　　　　F. 发热、咽痛

提问 3：支持患者初步诊断的酸碱平衡与电解质紊乱结果是

A. 代谢性酸中毒

B. 代谢性酸中毒合并呼吸性碱中毒

C. 高磷血症

D. 低钙血症

E. 低钠血症

F. 高钾血症

提问 4：支持该患者初步诊断的主要检查结果是

A. BP 168/100mmHg

B. 血红蛋白 60g/L

C. 血磷 3.2mmol/L

D. 血钾 6.0mmol/L

E. 血尿素氮 41mmol/L，肌酐 1002μmol/L

F. 血氯 89mmol/L

提问 5：进一步确诊还可做哪些检查

A. 腹部 X 线平片

B. 尿查抗酸杆菌

C. 肾活检

D. 逆行肾盂造影

E. 中段尿培养

F. 尿嗜酸性细胞计数

G. 肾脏 B 超

H. 静脉肾盂造影

提问 6：如果 B 超示双肾缩小，下一步的主要治疗方法可以选择

A. 使用抗生素　　　　　　B. 使用激素

C. 使用细胞毒药物　　　　D. 维持性血液透析

E. 维持性腹膜透析　　　　F. 同种肾移植

案例五

患者，男性，25 岁。因肺炎静滴新型青霉素 I，1 天后出现关节痛、皮疹、尿量减少。尿常规示：蛋白（＋＋），白细胞 3 个/HP ~ 6 个/HP，红细胞 5 个/HP ~ 8 个/HP。血常规：血红蛋白 108g/L，白细胞 4.7 × 10⁹/L；白细胞分类：中性粒细胞 0.62，淋巴细胞 0.28，嗜酸性粒细胞 0.10；血小板 120 × 10⁹/L。

提问 1：临床诊断应首先考虑

A. 狼疮肾炎

B. 急性肾小球肾炎

C. 慢性肾小球肾炎

D. 急性间质性肾炎

E. 急性肾盂肾炎

F. 急性膀胱炎

G. 多发性骨髓瘤

H. 类风湿关节炎

提问 2：确立初步诊断的条件包括

A. 用药史

B. 尿量减少

C. 蛋白（＋＋）

D. 关节痛、皮疹

E. 血嗜酸性粒细胞 0.10

F. 血红蛋白 108g/L

G. 血小板 120×10^9/L

提问 3：进一步确诊还需做哪些检查

A. 腹部 X 线平片

B. 尿查抗酸杆菌

C. 肾活检

D. 逆行肾盂造影

E. 中段尿培养

F. 尿嗜酸性细胞计数

G. 肾脏 B 超

H. 静脉肾盂造影

I. 血尿素氮、血肌酐测定

提问 4：如果做肾穿刺活检，可能出现的病理改变是

A. 肾小管受损　　　　B. 新月体形成

C. 肾间质细胞浸润　　D. 肾间质水肿

E. 肾血管坏死

F. 肾小球轻度增生，部分肾小球有节段性硬化，肾小管萎缩

提问 5：对该患者治疗的关键是

A. 停用致敏药物　　　B. 使用激素

C. 使用细胞毒药物　　D. 血液透析

E. 纠正贫血　　　　　F. 使用抗生素

案例六

患者，男性，70 岁。冠心病病史 10 余年，冠状动脉造影检查后出现恶心、食欲缺乏。尿量 350ml/24h，BP 140/80mmHg，血红蛋白 118g/L，血尿素氮 22mmol/L，肌酐 230μmol/L。

提问 1：临床初步考虑最可能的诊断是

A. 急进性肾小球肾炎

B. 急性肾衰竭，少尿期

C. 恶性高血压

D. 慢性肾衰竭晚期

E. 链球菌感染后肾小球肾炎（重型）

F. 急性肾盂肾炎

G. 急性间质性肾炎

提问 2：导致该患者肾脏损伤的最可能的原因是

A. 肾缺血导致肾小管坏死

B. 肾脓肿

C. 肾血栓

D. 肾皮质坏死

E. 肾中毒导致肾小管坏死

F. 心输出量减少

G. 有效血容量减少

H. 肾结石

提问 3：若病情继续发展，该患者可能出现哪些临床表现

A. 水、电解质和酸碱平衡紊乱

B. 严重贫血

C. 血肌酐和尿素氮继续升高

D. 肾性骨营养不良症

E. 全身各系统并发症

F. 少尿持续 1~2 周

G. 后期尿量可能达到每日 3000~5000ml

提问 4：该患者出现下列哪种情况时需立即行血液透析治疗

A. 血尿素氮 >28mmol/L

B. 持续呕吐

C. 血钾 >6.5mmol/L

D. 急性肺水肿

E. 动脉血气分析 pH7.20

F. 血肌酐 >442μmol/L

G. 急性脑水肿

H. HCO_3^- >10mmol/L

I. 少尿超过 2 天

*案例七

患者，男性，46 岁。既往有慢性乙型肝炎病史，乙肝后肝硬化。发现尿蛋白阳性 1 个月来诊，无血尿，无恶心呕吐，发现双下肢水肿。既往否认糖尿病及高血压病史。查体：肝病面容，血压 170/100mmHg，双肺未闻及干湿啰音，心律齐，无杂音，腹软，无压痛，双下肢水肿。尿常规发现血尿（－），蛋白（＋＋＋），24 小时尿蛋白定量 6.78g/d，血白蛋白 19g/L，肌酐 76μmol/L。

提问 1：该患者最可能的诊断是

A. 急性肾小球肾炎　　B. 过敏性紫癜肾炎

C. 肾病综合征　　　　D. 急进性肾小球肾炎

E. 慢性肾小球肾炎　　F. 隐匿性肾小球肾炎

提问 2：该患者病程中突然出现腰痛，尿少，右肾区叩痛明显，伴血尿，此时应考虑患者出现了哪些并发症

A. 感染　　　　　　　B. 肾静脉血栓

C. 急性肾功能不全

D. 蛋白质代谢紊乱

E. 脂肪代谢紊乱

F. 肾撕裂

提问3：下一步应进行下列哪项检查为宜

A. 肾活检

B. 双肾血管彩超

C. 红细胞畸形率

D. 肾脏CT

E. 中段尿培养

F. 抗核抗体系列

提问4：经积极治疗后患者明显好转，但尿蛋白定量仍为5.89g/d，行肾活检，最有可能的病理类型为

A. 系膜毛细血管性肾小球肾炎

B. 膜性肾病

C. 系膜增生性肾小球肾炎

D. 局灶节段硬化性肾炎

E. 毛细血管内增生性肾炎

F. 新月体肾炎

提问5：该患者最适合的治疗方案为

A. 糖皮质激素

B. 环磷酰胺

C. 环孢素

D. ACEI 或 ARB 类药物

E. 麦考酚吗乙酯

F. 糖皮质激素联合环磷酰胺

*案例八

患者，女性，24岁。新婚，突发左侧腰痛1周，寒战、高热1天。查体：体温39.2℃，血压100/60mmHg，双肾区叩痛（+），左侧明显。尿常规：白细胞50～60/HP，红细胞10～15/HP，可见白细胞管型，尿蛋白（+）。

提问1：最可能的诊断是

A. 急性膀胱炎

B. 急性肾盂肾炎

C. 急性肾小球肾炎

D. 急性间质性肾炎

E. 急性尿道炎

F. 慢性肾盂肾炎

提问2：应进一步完善的检查是

A. IVP

B. 肾超声检查

C. 清洁中段尿培养

D. 膀胱镜检查

E. 肾活检病理检查

F. 血细菌培养

提问3：药敏结果未回报，临床首选的抗菌药物应针对的细菌是

A. 金黄色葡萄球菌

B. 铜绿假单胞菌

C. 大肠埃希菌

D. 变形杆菌

E. 粪链球菌

F. 肺炎克雷伯杆菌

提问4：血、尿培养回报均为大肠埃希菌，下列治疗措施中不合理的是

A. 应用药物3天体温无明显变化，症状无改善应该根据药敏试验更换抗生素

B. 积极治疗后症状仍无明显改善，膀胱刺激征明显，应该注意结核分枝杆菌感染

C. 停药后复查尿常规和尿细菌培养阴性可以说明临床治愈

D. 性生活后排尿是最有效的预防方法

E. 全身感染症状消退，体温恢复正常后，可以停药

F. 停药后第2周和第6周应该复查尿细菌培养，均为阴性提示临床治愈

参考答案

【A1/A2 型题】

1. A 2. B 3. D 4. E 5. D 6. B 7. D 8. C 9. A
10. E 11. B 12. D 13. E 14. D 15. C 16. C 17. D
18. B 19. C 20. A 21. B 22. A 23. E 24. A 25. A
26. D 27. E 28. A 29. A 30. E 31. A 32. A 33. E
34. 35. E 36. A 37. 38. B 39. C 40. 41. C
42. A 43. C 44. E 45. 46. A 47. E 48. 49. D
50. 51. A 52. 53. 54. C 55. 56. 57. B
58. 59. D 60. 61. 62. 63. 64. 65.
66. 67. 68. D 69. 70. C 71. C 72. A 73.
74. 75. 76. 77. 78. 79. 80. D 81.
82. 83. 84. B 85. 86. A 87. 88. C 89. A
90. 91. D 92. 93. 94. E 95. A 96. 97. B
98. B 99. C 100. D 101. B 102. A 103. E 104. B
105. C 106. E 107. C 108. B 109. A 110. E 111. B
112. D 113. E 114. A 115. E 116. C 117. B 118. E
119. 120. D 121. 122. 123. 124. 125.
126. C 127. A 128. 129. 130. E 131. D 132. D
133. E 134. 135. 136. C 137. C 138. B 139. A
140. 141. 142. 143. 144. 145. 146.
147. C 148. A 149. 150. 151. 152. B 153. D
154. A 155. 156. 157. 158. 159. 160. E
161. C 162. 163. 164. 165. 166. 167.
168. B 169. D 170. C 171. A 172. C 173. A 174.
175. A 176. 177. 178. 179. 180. 181.
182. 183. 184. 185. C 186. 187. E 188. E
189. C 190. E 191. 192. D 193. D 194. C 195. A
196. C 197. 198. 199. 200. C 201. 202. E
203. A 204. B 205. C 206. A 207. E

【A3/A4 型题】

1. C 2. C 3. E 4. D 5. A 6. E 7. C 8. D 9. E
10. D 11. E 12. E 13. D 14. B 15. 16. C 17. E
18. 19. B 20. D 21. A 22. B 23. D 24. 25. D
26. 27. E 28. C 29. 30. A 31. 32. 33. B
34. D 35. A 36. D 37. B 38. B 39. A 40. D 41. C

42. E　43. B　44. B　45. A　46. C　47. A　48. D　49. C
50. A　51. B　52. C　53. B　54. D　55. A　56. A　57. B
58. C　59. A　60. C　61. C　62. A　63. A　64. C　65. A
66. A　67. E　68. B　69. B　70. D　71. A　72. D　73. C
74. A　75. B　76. D　77. A　78. A　79. A　80. B　81. A
82. B　83. A　84. D　85. A　86. A　87. C　88. C　89. C
90. A　91. A　92. C　93. A　94. A　95. D　96. E　97. C
98. B　99. A　100. A　101. A　102. B　103. A　104. D
105. E　106. A　107. D　108. E　109. E　110. B　111. C
112. C　113. D　114. C　115. D　116. C　117. D　118. A
119. A　120. B　121. D　122. A　123. B　124. C

【B 型题】

1. D　2. B　3. C　4. E　5. D　6. C　7. A　8. B　9. C
10. D　11. A　12. D　13. C　14. D　15. C　16. E　17. A
18. B　19. E　20. C　21. D　22. A　23. E　24. A　25. B
26. C　27. E　28. C　29. B　30. A　31. A　32. C　33. B
34. E　35. C　36. A　37. E　38. D　39. C　40. C　41. C
42. A　43. C　44. E　45. C　46. B　47. B　48. A　49. D
50. E　51. A　52. C　53. E　54. D　55. A　56. C　57. C
58. A　59. D　60. A　61. C　62. D　63. E　64. A　65. A
66. A　67. C　68. C　69. A　70. B　71. A　72. D　73. E
74. B　75. A　76. B　77. A　78. C　79. E　80. B　81. C
82. A　83. A　84. A　85. E　86. E　87. C　88. C　89. A
90. C　91. A　92. B　93. A　94. E　95. B　96. A　97. C
98. E　99. A　100. E　101. A　102. C　103. B　104. A
105. E　106. B　107. C　108. E　109. D　110. C　111. C
112. A　113. A　114. B　115. C　116. E　117. C　118. D
119. B　120. E

【案例题】

案例一
提问1：D　提问2：C　提问3：ABDEFH
提问4：C

案例二
提问1：D　提问2：ABDE　提问3：EF
提问4：AB

案例三
提问1：ABDEG　提问2：CDE　提问3：ABCDE
提问4：D

案例四
提问1：D　提问2：ABCDE　提问3：ACDF
提问4：ABCDE　提问5：CG　提问6：DEF

案例五
提问1：D　提问2：ABCDE　提问3：CFGI
提问4：ACD　提问5：A

案例六
提问1：B　提问2：E　提问3：ACEFG
提问4：ABCDEFGHI

＊案例七
提问1：C　提问2：B　提问3：B
提问4：B　提问5：F

＊案例八
提问1：B　提问2：BCF　提问3：C
提问4：CE

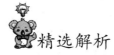 精选解析

【A1/A2 型题】

153. 非甾体抗炎药除了能引起急性间质性肾炎，还能同时导致肾小球微小病变型肾病。

154. 急性药物过敏性间质性肾炎光镜检查可见肾间质水肿，弥漫性淋巴细胞及单核细胞浸润，散在嗜酸性粒细胞浸润，后者常见于过敏性疾病，其他选项无特异性。

155. 慢性间质性肾炎的病理特点是肾间质呈多灶状或大片状纤维化和肾小管萎缩。其他选项是急性间质性肾炎的病理特点。

156. 本例患者有近期用药史、药物过敏表现、尿化验异常、肾小管及肾小球功能损害，故以急性药物过敏性间质性肾炎的可能性最大。

157. 本例有长时间服用含马兜铃酸药物关木通史，有贫血、肾小管和肾小球功能损害，尿改变轻微，故以慢性间质性肾炎的可能性大。

158. 急性药物过敏性间质性肾炎是一组以肾间质淋巴、单核细胞和嗜酸性粒细胞浸润及小管（退行性变）急性病变为主要病理表现的疾病。

159. 慢性间质性肾炎是一组以肾间质（纤维化）及小管（萎缩）慢性病变为主要病理表现的疾病。

160. 慢性间质性肾炎的原发性病因包括：①中药（如含马兜铃酸药物关木通、广防己等）；②西药（如镇痛药、环孢素等）；③重金属（如铅、镉、砷等）；④放射线；⑤其他（如巴尔干肾病等）。

161. 慢性间质性肾炎常首先出现肾小管功能损害如夜尿多、低比重和低渗透压尿，肾性糖尿，乃至 Fanconi 综合征，肾小管性酸中毒。后期肾小球功能也受损。

162. 本例有服用可引起慢性间质性肾炎的药物，有肾小管功能受损、贫血、肾功能减退的表现，无蛋白尿、血尿等肾炎综合征的表现，故诊断以慢性间质性肾炎的

可能性大。

164. 本例有高血氯性代谢性酸中毒、低钾血症、低血钙、骨病、肾结石，尿 pH > 6.0，可诊断为远端肾小管性酸中毒。

165. 低血钾型远端肾小管性酸中毒由于钙磷代谢障碍，常引起骨病（骨痛、骨质疏松及骨畸形）、肾结石及肾钙化。

166. 低血钾型远端肾小管性酸中毒多服用枸橼酸钾来补充钾盐，同时可纠正酸中毒和预防肾结石及钙化。

167. 对不完全性远端肾小管性酸中毒患者，可进行氯化铵负荷试验，若尿 pH 不能降至 5.5 以下则阳性，不完全性远端肾小管性酸中毒成立。

168. 本例有近端肾小管性酸中毒、肾性糖尿、全氨基酸尿、磷酸盐尿，最可能的诊断是 Fanconi 综合征。

169. 低血钾型远端肾小管性酸中毒是由远端肾小管酸化功能障碍引起，主要表现为管腔与管周液间无法形成高 H^+ 梯度。主要是因为肾小管上皮细胞 H^+ 泵衰竭，主动泌 H^+ 入管腔减少；或肾小管上皮细胞通透性异常，泌入腔内的 H^+ 又被动扩散至管周液所致。

170. 近端肾小管性酸中毒是由近端肾小管酸化功能障碍引起，主要表现为 HCO_3^- 重吸收障碍。主要是由于肾小管上皮细胞管腔侧 $Na^+ - H^+$ 交换障碍或肾小管上皮细胞基底侧 $NaHCO_3$ 协同转运障碍所致。

171. 高血钾型肾小管性酸中毒以阴离子间隙正常的高血氯性代谢性酸中毒及高钾血症为主要特征。

172. 本例有近端肾小管性酸中毒、肾性糖尿、全氨基酸尿、磷酸盐尿，最可能的诊断是 Fanconi 综合征。

173. 本例有高血氯性代谢性酸中毒、低钾血症、低血钙、骨病、肾钙化，尿 pH > 6.0，可诊断为低血钾型远端肾小管性酸中毒。

174. 肾动脉血管造影能准确显示肾动脉狭窄部位、范围、程度及侧支循环形成情况，是诊断肾动脉狭窄的"金标准"。

175. 肾动脉狭窄的治疗原则是作血管成形术或外科手术治疗；不宜手术或手术失败的肾血管性高血压患者，则只能药物治疗控制高血压。

176. 本例有高血压、血管杂音、血尿和肾损害，故以肾动脉狭窄的可能性大。

179. 恶性小动脉性肾硬化症肾活检病理可见入球小动脉、小叶间动脉及弓状动脉纤维素样坏死。

180. 肾静脉血栓形成的病因主要有：①血液高凝状态（如肾病综合征）；②肾静脉受压，血流淤滞（如肿

瘤、血肿压迫）；③肾静脉血管壁受损（如肿瘤侵犯），肾病综合征为最常见的病因。

181. 为有效控制肾动脉狭窄所致的高血压，常需多种降压药物配伍应用，但双侧肾动脉狭窄者应禁服血管紧张素转换酶抑制剂及血管紧张素 II 受体拮抗剂。

182. 肾动脉小分支阻塞可无症状，而主干或大分支阻塞却常诱发肾梗死，引起患侧剧烈腰痛、脊肋角叩痛、蛋白尿及血尿。约 60% 患者可因肾缺血肾素释放出现高血压。

183. 恶性小动脉性肾硬化症可见入球小动脉、小叶间动脉及弓状动脉纤维素样坏死，及小叶间动脉和弓状动脉高度肌内膜增厚，高度增生的基质及细胞成同心圆排列，使血管切面呈"洋葱皮"样外观，故动脉管腔高度狭窄，乃至闭塞，使肾实质病变进展十分迅速，很快导致肾小球硬化、肾小管萎缩及肾间质纤维化，患者进入肾衰竭。

184. 急性肾静脉血栓形成的典型临床表现有患侧腰胁痛或腹痛，出现血尿及蛋白尿，肾功能异常和病肾增大。肾性糖尿是慢性肾静脉血栓形成后引起肾小管功能异常的表现。

185. 本例有高血压、尿改变轻微、一侧肾脏萎缩，以肾动脉狭窄的可能性大。

186. 本例有高血压、血尿、蛋白尿、白细胞尿、肾功能损害，高血压已达恶性高血压诊断标准，且有视乳头水肿，故诊断以恶性小动脉性肾硬化症的可能性大。

【B 型题】

（31～32 题）五种疾病均可有蛋白尿，但青年女性系统性红斑狼疮发病率高，所以诊断首先应除外狼疮性肾炎；而青年男性蛋白尿以原发性肾小球肾炎多见。

（33～34 题）粪链球菌引起的尿路感染，清洁中段尿培养时有临床意义的最低菌落计数为 1000 个/ml，而克雷伯杆菌为 10 万个/ml。

（35～36 题）急性肾盂肾炎是近期发病，故通常采用敏感药物，二周疗程，既治疗又巩固。如药物不敏感应及时换药。轮流用药用于慢性肾盂肾炎，需要长期治疗，而又避免副作用。消炎药与激素不是抗菌药。慢性肾盂肾炎治疗时应选择敏感抗生素分组轮流使用。

（37～38 题）该中年男性病人多年间断反复水肿，有大量蛋白尿，应考虑肾病综合征的可能；病人有恶心、呕吐表现，化验有贫血，尿比重偏低，应注意是否为肾功能不全尿毒症，所以需要立即检查血肌酐、尿素氮；为了解该病人双侧肾脏是否已缩小，应首选 B 超检查，这是既准确方便、又便宜无创的检查方法。

（39～40 题）妇女妊娠合并糖尿病的治疗原则是采

用胰岛素治疗，不宜选用口服降糖药物，因此只能选用胰岛素。合并糖尿病肾病的糖尿病为胰岛素治疗的适应证之一，应首选胰岛素治疗。

（72～75 题）氯磺丙脲是作用时间最长的磺脲类降糖药。格列吡嗪有抗凝血作用，对预防糖尿病心血管疾患有益。格列喹酮是唯一几乎不从肾脏排泄的降糖药。

（80～81 题）静脉肾盂造影显示有肾盏狭窄变形为慢性肾盂肾炎的特征。糖尿病患者病程已有十多年，突发寒战，继之高热，伴尿急、尿痛，为急性肾盂肾炎的临床表现。

（82～83 题）参与肝肾综合征形成的因素较多，主要有：①交感神经兴奋性增高，去甲肾上腺素分泌增加。②肾素－血管紧张素系统活性增强。③肾前列腺素合成减少。④内毒素增加肾血管阻力。白三烯产生增加，引起肾血管收缩。

（84～85 题）COPD 时，表现为阻塞性通气功能障碍，可发生不同程度的低氧血症和高苯酚血症，血气分析示二氧化碳分压升高，由于为慢性呼吸性酸中毒，苯酚氢根是升高的，同时又没有肾功能不全等合并症。

（86～89 题）肾穿刺活检病理改变为肾小管坏死。IgA 肾病病理改变为系膜区有 IgA 及 C3 沉积。肾小球内有白金耳样变化。肾基底膜厚有钉突为膜性肾病的特异病变。

（90～92 题）腋毛、阴毛脱落是垂体功能减退的常见表现，为性腺及肾上腺功能不足所致。停经溢乳是女性泌乳素瘤的典型表现，由于高 PRL，抑制下丘脑 LHRH，继而抑制 LH，排卵受抑制导致月经紊乱乃至闭经、不孕。

（93～94 题）肾前性氮质血症是由于肾脏灌注不足引起，肾小管的浓缩功能仍正常，尿钠丢失不多。肾后性氮质血症常由于结石、肿瘤引起，故在尿沉淀用位相显微镜检查时常见到正常形态的红细胞。

（101～102 题）（1）血液透析：可用于清除血液中分子量较小，非脂溶性的毒物，如苯巴比妥、水杨酸类－甲醇、乙二醇、锂等。短效巴比妥类、格鲁米特（导眠能）和有机磷杀虫药因具有脂溶性，透析效果不好。氯酸盐、重铬酸盐能损害肾引起急性肾衰竭，是血液透析的首选指征。一般在中毒 12 小时内进行血液透析效果好。如中毒时间过长，毒物与血浆蛋白结合，则不易透出。

（2）血液灌流：血液流过装有活性炭或树脂的灌流柱，毒物被吸附后，血液再输回患者体内，此法能吸附脂溶性或与蛋白质结合的化学物，能清除血液中巴比妥类（短效、长效）、百草枯等，是目前最常用的中毒抢救措施。应注意，在血液灌流中，血液的正常成分如血小板、白细胞、凝血因子、葡萄糖、二价阳离子也能被吸附排出，因此需要认真监测和必要的补充。

（3）血浆置换：无论是游离或与蛋白结合的毒物，特别是生物毒如蛇毒、蕈中毒及砷化氢等溶血毒物中毒，本法疗效更佳。

（103～104 题）韦格内肉芽肿的特异表现为：上呼吸道受累；肺部表现：中、下野结节和浸润；肾病变；其他眼、耳、皮肤等，典型病例大约 90% C－ANCA 阳性。

（110～112 题）C3 在肾炎活动时降低明显，肾炎控制后有回升趋势。肾炎活动时与免疫复合物形成消耗补体有关。隐匿性肾炎 C3 一般不降低。小球病变轻，不发生免疫反应。

（117～120 题）Ⅰ型新月体肾关，肾活检可出现抗GBM 抗体阳性。小血管炎相关性肾炎常出现 ANCA 阳性。ANCA 阳性有助于诊断系统性红斑狼疮。

【案例题】
案例一

提问 1：患者于链球菌感染后 1～3 周发生血尿、蛋白尿、水肿和高血压，甚至出现少尿及氮质血症等急性肾炎综合征表现，伴血清 C3 下降，病情于 8 周内逐渐减轻到完全恢复正常者，即可临床诊断为急性肾小球肾炎。选择答案 D。

提问 2：肾小球源性血尿对急性肾炎有较大的诊断价值。选答案 C。

提问 3：急性肾小球治疗以休息及对症治疗为主。包括卧床、低盐饮食、利尿消肿、降压等，若有透析指征时及时予以透析治疗。选择答案 A、B、D、E、F、H。本病为自限性疾病，不宜使用糖皮质激素、细胞毒药物和抗生素，青霉素只用于合并扁桃体炎、咽峡炎、中耳炎等感染时。

提问 4：若肾小球滤过性进行性下降或病情于两个月尚未全面好转，应及时行肾活检，以明确诊断。选择答案 C。

案例二

提问 1：肾病综合征的诊断标准：①尿蛋白大于 3.5g/L；②血浆白蛋白低于 30g/L；③水肿；④血脂升高。其中前两项为诊断所必需的。

提问 3：肾病综合征的主要治疗为使用糖皮质激素等药物抑制炎症和免疫反应。另外还包括对症治疗，如利尿消肿、减少蛋白尿等；对并发症的治疗，如抗感染、预防性抗凝、降脂等。所以选择 E、F。细胞毒药物可用于"激素依赖型"和"激素抵抗型"患者，本例患者并

无此类提示，所以不选择B。

提问4：患者激素治疗使用原则一般是起始足量，口服时间8周，必要时可延长至12周。本例患者治疗后，水肿消退，尿蛋白减少，宜继续使用激素治疗，5周后减量。余抗凝等治疗继续。选A、B。

案例三

提问1：患者是妊娠女性，有尿路刺激症状、腰痛，以及寒战、高热，考虑尿路感染可能性大。应先行血常规、尿常规、尿液细菌学检查，并查肌酐、尿素氮以排除肾功能损害。泌尿系B超应择期进行。选择A、B、D、E、G。感染急性期不宜行IVP，故不选F。

提问2：患者妊娠女性，除尿路刺激症状外，还存在发热、腰痛。查体：上输尿管点轻度压痛，双肾区明显叩击痛。检查：血白细胞升高，中性粒细胞增加，尿常规见白细胞（＋＋＋＋）/HP，红细胞（＋＋）/HP，中段尿培养见大肠埃希菌生长，且菌落计数大于$10^5/ml$。其尿路感染诊断明确，考虑为上尿路感染。选择C、D、E。

提问4：患者为妊娠女性，抗生素选用除考虑针对上尿路感染外，亦需考虑妊娠因素，不宜使用磺胺类、氨基糖苷类、氟喹诺酮类等药物。万古霉素多用于革兰阳性菌严重感染，亦可通过胎盘并可能造成胎儿第8对脑神经损害。选择答案D。

案例四

提问6：B超示双肾缩小，进一步明确为慢性病变，一般无可逆性，需要维持性肾脏替代治疗。慢性肾衰竭患者血肌酐大于$707\mu mol/L$，并有尿毒症表现，药物治疗不能使其缓解，宜予透析治疗（血液透析、腹膜透析）。符合要求者亦可选择行同种肾移植。

案例五

提问1：急性间质性肾炎的诊断依据包括：①近期用药史；②药物过敏表现；③尿检异常；④肾小管及肾小球功能损害。一般认为有上述表现中前两条，再加上后两条中任一，即可临床诊断。

提问3：急性间质性肾炎诊断"金标准"为肾活检，尤其是非典型病例肾脏B超可供鉴别慢性病变。

提问4：急性药敏性肾炎病理改变有：①肾间质水肿；②肾间质炎症细胞浸润；③小管上皮细胞损伤或坏死。新月体形成是急进性肾小球肾炎的病理变化，肾血

管纤维素性坏死是血管炎的病变，故本题正确答案为A、C、D。

提问5：对过敏性疾病的关键治疗是迅速脱离过敏原，去除病因。故正确答案应选择A。

案例六

提问1：患者未有提示既往肾病病史，查体无血压异常升高、贫血等，暂不考虑慢性肾衰竭。冠状动脉造影检查后出现恶心、少尿、氮质废物（尿素氮、肌酐）升高，考虑诊为急性肾衰竭，少尿期。答案选B。

提问2：肾缺血、肾中毒、心输出量减少、有效血容量减少等均可导致急性肾衰竭，结合病史，本例患者无肾缺血、心输出量减少、有效血容量减少等因素存在，且近期有明确使用造影剂史，造影剂为一种临床上较常见的外源性肾脏毒性物质，所以考虑为造影剂所致肾中毒导致肾小管坏死的可能性大。

案例七

提问1：符合肾病综合征诊断要求：尿蛋白大于$3.5g/d$，血浆白蛋白低于30g/d，并有水肿。

提问2：肾病综合征极易合并血栓、栓塞并发症，其中以肾静脉血栓最为常见。

提问3：肾静脉血栓行双肾血管彩超为宜。

提问4：该患者为中老年男性。膜性肾病约占我国原发性肾病综合征的25%～30%，约60%～70%的早期膜性肾病患者经糖皮质激素和细胞毒药物治疗后可达临床缓解，但随疾病逐渐进展，病理变化加重，治疗疗效较差，常难以减少尿蛋白。

提问5：膜性肾病治疗中激素联合烷化剂治疗的对象主要为有病变进展高危因素的患者，如严重、持续性肾病综合征，肾功能恶化或肾小管间质较重的可逆性病变等。

案例八

提问1：明显的全身感染症状，腰痛及肾区叩痛，尿中白细胞升高支持急性肾盂肾炎。

提问2：进一步明确易患因素和并发症。

提问4：全身感染症状消退、体温恢复正常后继续降阶梯治疗；治疗结束后应在停药后的第2、6周行尿细菌培养，均为阴性才可视为临床治愈。

第六章 神经内科学

（标注有"＊"的是报考神经内科学专业人员要求的试题，报考内科学专业的不须掌握）

【A1/A2 型题】

1. 有关脑脊液的描述，恰当的是
   A. 产生于脑室的室管膜上皮
   B. 位于硬脊膜与蛛网膜之间
   C. 充满蛛网膜下隙
   D. 经室间孔流入硬脑膜窦
   E. 经蛛网膜粒渗入下矢状窦

2. 下面哪一项属于脑膜刺激征
   A. 巴宾斯基征   B. 肱二头肌反射
   C. 凯尔尼格征   D. 霍夫曼征
   E. 跖反射

3. 下面组织中，提示脑膜刺激征的是
   A. 颈强直 + Kernig 征 + Babinski 征
   B. Kernig 征 + Babinski 征 + Hoffmann 征
   C. Babinski 征 + Chaddock 征 + Brudzinski 征
   D. Chaddock 征 + Brudzinski 征 + 颈强直
   E. Brudzinski 征 + 颈强直 + Kernig 征

4. 脑出血的病人，出现病灶侧瞳孔散大、昏迷加深，提示
   A. 脑室出血   B. 枕骨大孔疝
   C. 海马沟回疝   D. 小脑幕裂孔上疝
   E. 脑桥出血

5. 脑桥出血可出现
   A. 深昏迷   B. 双侧针尖样瞳孔
   C. 高热   D. 血压骤升
   E. 以上都是

6. 关于急性脊髓炎的脑脊液检查，叙述不正确的是
   A. 脑脊液白细胞轻度增高
   B. 脑脊液蛋白轻度增高
   C. 压颈试验有梗阻
   D. 脑脊液白细胞可正常
   E. 无蛋白 – 细胞分离现象

7. 患者，男性，25 岁。头颅部被刀砍伤，伤口下可见到骨折线且有脑脊液漏出，此损伤是
   A. 开放性骨折   B. 闭合性骨折
   C. 闭合性脑损伤   D. 开放性脑损伤
   E. 火器伤

8. 患者，女性，25 岁。平素健康。于活动时突然出现剧烈头痛、呕吐，并出现全身抽搐一次。查体：神志清楚，无肢体运动功能障碍，脑膜刺激征阳性。最可能的诊断是
   A. 脑出血   B. 脑干出血
   C. 癫痫大发作   D. 蛛网膜下隙出血
   E. 流行性脑脊髓膜炎

9. 脑出血最常见的部位是
   A. 丘脑   B. 内囊
   C. 中脑   D. 小脑
   E. 脑桥

10. 何时做头部 CT 检查，诊断脑梗死阳性率较高
    A. 发病 6 小时以后   B. 发病 12 小时以后
    C. 发病 18 小时以后   D. 发病 48 小时以后
    E. 发病 1 周以后

11. 脑出血的预后与哪种因素有关
    A. 出血量和部位   B. 并发症严重程度
    C. 出血部位   D. 出血量
    E. 出血量、部位及并发症严重程度

12. 椎 – 基底动脉系统短暂脑缺血发作，不出现的症状是
    A. 眩晕   B. 失写
    C. 构音障碍   D. 复视
    E. 交叉瘫

13. 颈内动脉系统短暂脑缺血发作最常见的症状是
    A. 对侧偏身感觉障碍
    B. 对侧上肢或下肢的发作性瘫痪
    C. 失语
    D. 同侧单眼失明
    E. 对侧上肢或下肢共济失调

14. 短暂脑缺血发作的临床表现是
    A. 血压突然升高，短暂意识不清，抽搐
    B. 眩晕、呕吐、耳鸣持续一至数日
    C. 昏迷、清醒、再昏迷
    D. 发作性神经系统功能障碍，24 小时内完全恢复
    E. 一侧轻偏瘫，历时数日渐恢复

15. 下列哪条血管闭塞最容易导致偏瘫
    A. 小脑下后动脉   B. 脊髓前动脉
    C. 大脑中动脉   D. 小脑下前动脉
    E. 大脑前动脉

16. 脑血栓形成最常发生于下列哪条动脉
 A. 大脑前动脉　　　　　B. 颈内动脉
 C. 大脑后动脉　　　　　D. 大脑中动脉
 E. 椎－基底动脉

17. 一侧颈内动脉闭塞，可无临床症状，是因为
 A. 同侧颈外动脉未闭塞
 B. 对侧颈内动脉未闭塞
 C. 双侧椎动脉未闭塞
 D. 正常脑底动脉环可迅速建立侧支循环
 E. 颅内血管变异

18. 脑血栓形成的最常见病因是
 A. 高血压　　　　　　　B. 各种脑动脉炎
 C. 脑动脉粥样硬化　　　D. 血压偏低
 E. 红细胞增多症

19. 脑梗死的临床表现中，不应有的症状或体征是
 A. 抽搐　　　　　　　　B. 肢体瘫痪
 C. 头痛　　　　　　　　D. 意识不清
 E. 脑膜刺激征

20. 大脑前动脉阻塞时出现小便失禁，是由于损害了
 A. 额极　　　　　　　　B. 胼胝体前4/5
 C. 旁中央小叶　　　　　D. 扣带回
 E. 额叶底部

21. 患者有偏瘫、偏身感觉障碍和偏盲，最可能有下述哪条血管闭塞
 A. 大脑前动脉　　　　　B. 大脑后动脉
 C. 大脑中动脉　　　　　D. 内听动脉
 E. 脊髓前动脉

22. 大脑中动脉皮层支闭塞后引起的对侧偏瘫有什么特点
 A. 偏瘫以下肢较轻　　　B. 偏瘫以下肢为重
 C. 为均等性轻偏瘫　　　D. 不伴有颅神经瘫痪
 E. 上、下肢均为0级瘫

23. 哪条血管闭塞可引起延髓背外侧综合征
 A. 椎动脉或小脑下后动脉　B. 大脑中动脉
 C. 大脑后动脉　　　　　D. 大脑前动脉
 E. 后交通动脉

24. 椎－基底动脉血栓形成不出现以下哪个症状
 A. 失语　　　　　　　　B. 眼球运动障碍
 C. 吞咽困难　　　　　　D. 眩晕
 E. 交叉性瘫痪

25. 对急性脑梗死患者，下列哪种情况不适于溶栓治疗
 A. 出凝血时间正常　　　B. CT证实无出血灶
 C. 病人无出血倾向　　　D. 发病6小时以内
 E. 头部CT出现低密度灶

26. 心源性脑栓塞时，栓塞多发生在
 A. 大脑前动脉　　　　　B. 大脑后动脉
 C. 大脑中动脉　　　　　D. 椎动脉
 E. 基底动脉

27. 脑栓塞的临床表现中，下述哪项是不正确的
 A. 起病多急骤
 B. 年龄多较轻
 C. 常见局限性抽搐、偏瘫、失语
 D. 多有脑膜刺激征
 E. 多有风湿性心脏病

28. 脑出血最常见的原因是
 A. 脑动脉炎　　　　　　B. 血液病
 C. 高血压和脑动脉硬化　D. 脑动脉瘤
 E. 脑血管畸形

29. 高血压性脑出血最好发生部位是
 A. 脑室　　　　　　　　B. 脑桥
 C. 小脑　　　　　　　　D. 皮质下白质
 E. 壳核及其附近

30. 蛛网膜下隙出血最常见的病因是
 A. 先天性颅内动脉瘤　　B. 血液病
 C. 脑动脉粥样硬化　　　D. 高血压
 E. 脑血管畸形

31. 蛛网膜下隙出血最可靠的诊断依据是
 A. 头痛、呕吐
 B. 脑膜刺激征
 C. 一侧动眼神经麻痹
 D. 腰穿时发现血性脑脊液
 E. 偏瘫

32. 蛛网膜下隙出血时，出现一侧眼睑下垂时，其动脉瘤的部位可能在
 A. 大脑中动脉　　　　　B. 前交通动脉
 C. 基底动脉　　　　　　D. 后交通动脉
 E. 眼动脉

33. 关于脑出血，最确切的诊断依据是
 A. 突然偏瘫、头部CT见基底节附近高密度影
 B. 均有偏瘫
 C. 脑脊液血性
 D. 60岁以上发病
 E. 均有脑膜刺激征

34. 脑出血最常见的出血血管是
 A. 小脑的齿状核动脉
 B. 基底动脉的旁正中动脉
 C. 脉络膜前动脉
 D. 大脑中动脉的豆纹动脉
 E. 前交通动脉

35. 脑出血与蛛网膜下隙出血的主要区别是

A. 有无头痛　　　　　　　　B. 有否高血压

C. 脑脊液改变　　　　　　　D. 年龄大小

E. 有无偏瘫

36. 脑出血的内科治疗中最重要的是

A. 给止血剂　　　　　　　　B. 控制脑水肿

C. 降低血压　　　　　　　　D. 抗生素治疗

E. 给氧

37. 关于脑出血的治疗，下述哪项是正确的

A. 保持安静，积极抗脑水肿

B. 每日静脉补液量 2500ml 以上

C. 大剂量氨甲苯酸

D. 收缩压维持在 16～18kPa（120～135mmHg）

E. 发病后 24 小时仍不能进食者给鼻饲

38. 一般认为，下列哪种情况的脑出血不适于外科治疗

A. 血压 <26.6.16kPa

B. 小脑出血血肿 >10ml

C. 丘脑出血血肿 >10ml

D. 壳核出血血肿 >40ml

E. 生命体征和心肾功能正常，有脑疝形成可能

39. 老年人蛛网膜下隙出血的特点是

A. 意识障碍多见，头痛不明显

B. 常有抽搐发作

C. 脑膜刺激征明显

D. 头痛、呕吐严重

E. 常伴眼底视网膜出血

40. 脑出血与蛛网膜下隙出血的鉴别，下述哪点最重要

A. CT 见脑突质内高密度灶　　B. 头痛、呕吐

C. 脑脊液含血量多少　　　　D. 活动中发病

E. 脑膜刺激征

41. 对多数蛛网膜下隙出血，防止再出血的根本方法是

A. 保持血压稳定

B. 保持大便通畅

C. 不再从事剧烈运动或重劳动

D. 卧床休息 4～6 周

E. 对先天性动脉瘤或脑血管畸形者行手术治疗

42. 关于急性脑血管病的病因，下列哪项是不正确的

A. 脑出血最常见的病因是高血压和动脉硬化

B. 脑栓塞最常见的病因是风心病合并房颤的心源性栓子脱落

C. 蛛网膜下隙出血最常见病因是先天性颅内动脉瘤

D. 脑血栓形成最常见病因是动脉炎

E. 短暂性脑缺血发作最常见的病因是动脉粥样硬化

43. 有关急性脑血管病的病变部位，下列哪项是不正确的

A. 脑桥出血多由基底动脉的旁正中动脉破裂所致

B. 脑栓塞以大脑中动脉阻塞最常见

C. 脑出血的血管最多在豆纹动脉

D. 脑血栓形成最易发生在大脑中动脉

E. 蛛网膜下隙出血以大脑凸面畸形血管破裂最多见

44. 脑血栓形成患者出现运动性失语是病变损害了

A. 优势半球额下回后部

B. 优势半球中央前回下部

C. 优势半球角回

D. 优势半球额中回后部

E. 颞上回后部

45. 女性，55 岁。半年内出现 3 次突然不能言语，每次持续 30 分钟左右，第 3 次伴右侧肢体麻木，既往有房颤病史，神经系统检查正常，最可能诊断是

A. 短暂性脑缺血发作（TIA）

B. 偏头痛　　　　　　　C. 颈椎病

D. 癫痫小发作　　　　　E. 顶叶肿瘤

46. 男性，61 岁。突然意识不清 1 小时。头颅 CT 显示右侧大脑半球 3cm×3cm×6cm 高密度影，最可能的诊断是

A. 昏厥　　　　　　　　B. 脑栓塞

C. 脑出血　　　　　　　D. 脑血栓形成

E. 高血压脑病

47. 男性，36 岁。突起昏迷，四肢瘫痪，双侧瞳孔"针尖样"缩小。其最可能的疾病是

A. 额叶出血　　　　　　B. 小脑出血

C. 脑桥出血　　　　　　D. 基底节出血

E. 蛛网膜下隙出血

48. 男性，60 岁。突发不能说话，右上、下肢无力，约 20 分钟恢复，反复发作，发作后检查，神经系统正常。首先要考虑的诊断是

A. 颈内动脉系统 TIA　　　B. 脑栓塞

C. 癔病发作　　　　　　　D. 局限性癫痫

E. 椎－基底动脉系统 TIA

49. 男性，58 岁。突然右眼失明，左上肢无力，2 天后右眼视力好转，但左侧肢瘫加重。查体：血压 15/12kPa（113/90mmHg），意识清，左侧中枢性面瘫，左侧上下肢瘫，左偏身感觉障碍，其阻塞血管是

A. 右侧大脑前动脉深穿支

B. 右侧大脑中动脉深穿支

C. 右侧大脑中动脉主干

D. 右侧大脑中动脉皮层支

E. 右侧颈内动脉

50. 女性，62 岁。晨起出现讲话不清，右侧肢体无力，两天后因病情渐加重就诊。血压 14/11kPa（105/83mmHg），意识清，运动性失语，右侧偏瘫。可完全排除的诊断是
    A. 脑栓塞　　　　　　　　B. 脑血栓形成
    C. 脑出血　　　　　　　　D. 短暂脑缺血发作
    E. 腔隙性脑梗死

51. 男性，64 岁。高血压病史 6 年，某日晨起出现复视，右侧肢体活动不灵。查体：血压 15/12kPa（113/90mmHg），左眼睑下垂，左眼外斜位，左眼球向上、下内活动受限，右侧偏瘫，住院两天，无明显好转。初诊最大的可能是
    A. 椎 – 基底动脉系统血栓形成
    B. 短暂脑缺血发作
    C. 脑栓塞
    D. 脑出血（基底节区）
    E. 颈内动脉系统血栓形成

52. 女性，54 岁。脑动脉硬化症病史 3 年，突感眩晕、呕吐、言语不清。查体：声音嘶哑、吞咽困难、言语含混，左眼裂小、瞳孔小、水平眼震、左面部、右半身痛觉减退，左侧指鼻试验不准。诊断
    A. 右侧小脑后下动脉血栓形成
    B. 右侧颈内动脉血栓形成
    C. 左侧颈内动脉血栓形成
    D. 左侧大脑前动脉血栓形成
    E. 左侧小脑后下动脉血栓形成

53. 脑梗死患者，52 岁。病后第 3 天，意识不清，血压 19/14kPa，左侧偏瘫。脑压 2.74kPa（280mmH$_2$O），宜首先选用
    A. 20% 甘露醇静脉点滴　　B. 扩血管治疗
    C. 尿激酶静脉点滴　　　　D. 降血压治疗
    E. 肝素静脉点滴

54. 女性，38 岁。洗衣时突发右侧肢体活动不灵。查体：意识清，失语，二尖瓣区可闻及双期杂音，心律不齐，右侧偏瘫，上肢重于下肢，偏身痛觉减退。首先考虑的诊断是
    A. 脑血栓形成　　　　　　B. 脑出血
    C. 脑栓塞　　　　　　　　D. 蛛网膜下隙出血
    E. 短暂脑缺血发作

55. 男性，52 岁。突发脑出血，头痛、呕吐、昏迷，血压 25/12kPa（188/90mmHg），应迅速给予
    A. 止血治疗　　　　　　　B. 降血压治疗
    C. 维持生命体征　　　　　D. 降颅压治疗
    E. 防治血管痉挛

56. 男性，58 岁。高血压病史，演讲时突发头痛、呕吐、

右侧偏瘫。在急诊室检查时病人昏迷，左侧瞳孔大，光反射消失，应诊断为
    A. 脑出血，右颞叶钩回疝
    B. 脑出血，左颞叶钩回疝
    C. 脑出血，小脑扁桃疝
    D. 蛛网膜下隙出血
    E. 颈内动脉血栓形成

57. 男性，53 岁。饮酒中发生言语不清，呕吐，随即昏迷。查体：血压 26/16kPa（195/120mmHg），双眼球向左共同偏视，右鼻唇沟浅。右侧肢体坠落实验阳性，对针刺无反应。诊断为脑出血，其部位是
    A. 右侧基底节　　　　　　B. 左侧基底节
    C. 左脑桥　　　　　　　　D. 右脑桥
    E. 左顶叶

58. 女性，54 岁。劳动中突感头晕，相继左半身失灵，右眼闭合不全，双眼向左侧凝视，10 余分钟后昏迷，双瞳孔小、四肢软瘫、高热，首先考虑的诊断是
    A. 小脑出血　　　　　　　B. 基底节脑出血
    C. 脑桥出血　　　　　　　D. 中脑出血
    E. 脑叶出血

59. 男性，60 岁。活动中突感眩晕，枕部疼痛、呕吐、步行不稳，20 分钟后昏迷，呼吸节律不整，诊断脑出血。其部位是
    A. 脑桥　　　　　　　　　B. 基底节
    C. 脑室　　　　　　　　　D. 脑颞叶
    E. 小脑

60. 男性，80 岁。突然出现头痛、呕吐、意识不清，血压 27/16kPa（203/120mmHg），右侧瞳孔大，左侧偏瘫。此时，最重要的治疗是
    A. 应用脱水剂　　　　　　B. 降压治疗
    C. 应用激素　　　　　　　D. 外科手术
    E. 应用止血剂

61. 男性，30 岁。劳动中突感剧烈头痛、呕吐，一度意识不清，醒后颈枕部痛，右侧眼睑下垂，右瞳孔大、颈强，克氏征阳性。最可能的诊断是
    A. 脑干出血　　　　　　　B. 脑出血、脑疝
    C. 小脑出血　　　　　　　D. 急性脑膜炎
    E. 蛛网膜下隙出血

62. 女性，28 岁。跳舞时突感剧烈头痛、呕吐，检查脑膜刺激征阳性，无肢瘫。应首先做何种辅助检查来确定诊断
    A. 腰穿　　　　　　　　　B. 脑超声血流
    C. 脑动脉造影　　　　　　D. 脑电图
    E. 头颅 CT

63. 男性，46 岁。突发头痛、恶心、呕吐，无明显肢体瘫痪，脑膜刺激征阳性，脑脊液呈均匀一致血性。下列哪一诊断最不可能
    A. 蛛网膜下隙出血　　　　　B. 脑叶出血
    C. 尾状核头出血　　　　　　D. 壳核出血
    E. 小脑出血

64. 女性，55 岁。高血压病史 20 年，不规则服药。某日早晨突发头痛，意识不清，30 分钟后送到医院。体检：昏迷，血压 28/16kPa（210/120mmHg），双眼向右侧凝视，左足外旋位。最可能的诊断是
    A. 晕厥　　　　　　　　　　B. 脑血栓形成
    C. 脑出血　　　　　　　　　D. 蛛网膜下脑出血
    E. 心肌梗死

65. 男性，62 岁。突然出现剧烈头痛和呕吐 8 小时。无发热，否认高血压史。体检：神清，体温 36.9℃，血压 16.5/10kPa（124/75mmHg），右侧瞳孔直径 3.5mm，对光反应消失，上睑下垂，眼球向上、下及内侧运动不能。颈项强直，克氏征阳性。CT 示脑正中裂及右大脑外侧裂、枕大池呈高密度影。最可能的诊断是
    A. 小脑出血　　　　　　　　B. 脑室出血
    C. 内囊出血　　　　　　　　D. 脑干出血
    E. 蛛网膜下隙出血

66. 供应延髓外侧面的血管是
    A. 基底动脉供血　　　　　　B. 大脑后动脉供血
    C. 大脑中动脉供血　　　　　D. 大脑前动脉供血
    E. 椎动脉供血

67. 供应脑桥的血管是
    A. 基底动脉供血　　　　　　B. 大脑后动脉供血
    C. 大脑中动脉供血　　　　　D. 大脑前动脉供血
    E. 椎动脉供血

68. 供应枕叶的血管是
    A. 大脑前动脉供血　　　　　B. 大脑中动脉供血
    C. 大脑后动脉供血　　　　　D. 基底动脉供血
    E. 椎动脉供血

69. 供应大脑外侧面血液的血管是
    A. 大脑后动脉　　　　　　　B. 大脑中动脉
    C. 大脑前动脉　　　　　　　D. 椎动脉
    E. 基底动脉

70. 供应枕叶血液的血管是
    A. 大脑中动脉　　　　　　　B. 大脑前动脉
    C. 大脑后动脉　　　　　　　D. 椎动脉
    E. 基底动脉

71. 供应脑桥血液的血管是
    A. 椎动脉　　　　　　　　　B. 大脑后动脉

C. 大脑前动脉　　　　　　　D. 大脑中动脉
    E. 基底动脉

72. 供应延髓外侧部血液的血管是
    A. 椎动脉　　　　　　　　　B. 大脑后动脉
    C. 大脑前动脉　　　　　　　D. 大脑中动脉
    E. 基底动脉

73. 病灶侧单眼失明见于
    A. 椎 - 基底动脉系统 TIA
    B. 大脑前动脉血栓形成
    C. 颈内动脉血栓形成
    D. 大脑中动脉血栓形成
    E. 大脑后动脉血栓形成

74. 病灶对侧下肢中枢性瘫见于
    A. 椎 - 基底动脉系统 TIA
    B. 颈内动脉血栓形成
    C. 大脑中动脉血栓形成
    D. 大脑前动脉血栓形成
    E. 大脑后动脉血栓形成

75. 眩晕见于
    A. 颈内动脉血栓形成
    B. 椎基 - 底动脉系统 TIA
    C. 大脑前动脉血栓形成
    D. 大脑中动脉血栓形成
    E. 大脑后动脉血栓形成

76. 猝倒发作见于
    A. 颈内动脉血栓形成
    B. 椎 - 基底动脉系统 TIA
    C. 大脑前动脉血栓形成
    D. 大脑中动脉血栓形成
    E. 大脑后动脉血栓形成

77. 低分子右旋糖酐，属于
    A. 血液稀释疗法　　　　　　B. 抗凝治疗
    C. 溶栓治疗　　　　　　　　D. 脑保护剂
    E. 脑代谢活化剂

78. 20% 甘露醇、维生素 C，属于
    A. 抗凝治疗　　　　　　　　B. 脑保护剂
    C. 溶栓治疗　　　　　　　　D. 血液稀释疗法
    E. 脑代谢活化剂

79. 肝素、双香豆素，属于
    A. 脑保护剂　　　　　　　　B. 溶栓治疗
    C. 抗凝治疗　　　　　　　　D. 血液稀释疗法
    E. 脑代谢活化剂

80. 尿激酶、链激酶，属于
    A. 脑保护剂　　　　　　　　B. 抗凝治疗

C. 血液稀释疗法　　　　　D. 溶栓治疗

E. 脑代谢活化剂

81. 男性，58岁。晨起出现右侧偏瘫、言语不清，持续20分钟许，头部CT检查正常，可见于
　　A. 腔隙性脑梗死　　　　B. 高血压脑病
　　C. 短暂性脑缺血发作　　D. 壳核出血
　　E. 脑栓塞

82. 男性，58岁。高血压病史，左偏身痛觉减退一周来诊，头部CT右基底节小低密度灶（0.5cm），可见于
　　A. 短暂性脑缺血发作　　B. 腔隙性脑梗死
　　C. 高血压脑病　　　　　D. 壳核出血
　　E. 脑栓塞

83. 女性，50岁。突发剧烈头痛、呕吐，发作性左侧肢体麻木，抽搐一次，血压26/17kPa，头部CT未见异常，降血压后恢复正常，可见于
　　A. 腔隙性脑梗死　　　　B. 短暂性脑缺血发作
　　C. 壳核出血　　　　　　D. 高血压脑病
　　E. 脑栓塞

84. 女性，64岁。右侧轻偏瘫两天，血压24/16kPa（180/120mmHg），头部CT左基底区小低密度灶，可见于
　　A. 短暂性脑缺血发作　　B. 腔隙性脑梗死
　　C. 高血压脑病　　　　　D. 壳核出血
　　E. 脑栓塞

85. 下述哪项不符合震颤麻痹的症状
　　A. 体位不稳，走路呈"慌张步态"
　　B. 静止性震颤
　　C. 全身肌肉强直
　　D. 随意运动减少
　　E. 可导致瘫痪

86. 下列哪项不属于锥体外系
　　A. 丘脑底核　　　　　　B. 红核
　　C. 黑质　　　　　　　　D. 纹状体
　　E. 内囊

87. 下列哪项不符合小舞蹈病
　　A. 有风湿热表现　　　　B. 成年发病
　　C. 舞蹈样动作　　　　　D. 可有共济失调
　　E. 常有精神症状

88. 接近震颤麻痹病因治疗的药物是
　　A. 苯海索　　　　　　　B. 安定
　　C. 新斯的明　　　　　　D. 左旋多巴
　　E. 利舍平

89. 震颤麻痹的病人哪类药物禁止使用
　　A. 多巴胺受体激动剂　　B. 抗胆碱能药物
　　C. 单胺氧化酶抑制剂　　D. 金刚烷胺
　　E. 吩噻嗪类药物

90. 下述哪项不符合震颤麻痹的症状
　　A. 失写症　　　　　　　B. 慌张步态
　　C. 搓药丸样动作　　　　D. 面具脸
　　E. 动作时震颤加剧

91. 关于帕金森病的三个主要体征，哪项是正确的
　　A. 震颤，肌张力增高，运动减少
　　B. 震颤，面具脸，肌张力增高
　　C. 运动减少，搓丸样动作，肌张力增高
　　D. 震颤，肌张力增高，慌张步态
　　E. 震颤，面具脸，运动减少

92. 下列哪项不符合小舞蹈病的体征
　　A. 钟摆样膝反射
　　B. 旋前肌征
　　C. 盈亏征
　　D. 拇指外展征（Warner征）
　　E. 小写症

93. 震颤麻痹源于什么部位变性
　　A. 纹状体　　　　　　　B. 红核
　　C. 黑质细胞　　　　　　D. 小脑
　　E. 脑干

94. 男性，58岁。逐渐出现四肢震颤，双手呈"搓药丸样"动作，面部缺乏表情，动作缓慢，走路呈"慌张步态"，被动运动时肢体齿轮样肌张力增高，需用下列何种药物治疗
　　A. 新斯的明　　　　　　B. 苯妥英钠
　　C. 左旋多巴　　　　　　D. 卡马西平
　　E. 多巴胺

95. 男性，58岁。渐发性双上肢震颤、活动不利半年。既往体健，无慢性疾病史。头颅MRI无异常发现。体检：面部表情呆滞，四肢肌张力增高，齿轮样，双上肢向前平伸时可见4～5次/分钟震颤，双手指鼻试验正常。最可能的发病机制是
　　A. 纹状体内多巴胺受体功能增强
　　B. 纹状体内γ-氨基丁酸含量增加
　　C. 纹状体内乙酰胆碱含量增加
　　D. 纹状体内多巴胺含量减少
　　E. 纹状体内乙酰胆碱受体功能减低

96. 患者，男性，78岁。有高血压病史20年。数天前出现口角偏左，右侧鼓腮不能，右侧鼻唇沟浅，双侧闭眼、皱额正常，病变位于
　　A. 右侧面神经　　　　　B. 左侧面神经

C. 右侧皮质脑干束　　　　D. 左侧皮质脑干束

E. 双侧皮质脑干束

97. 患者，女性，60 岁。右侧肢体震颤，表情淡漠，行走不稳 3 个月。查体：双侧上肢静止性震颤，右侧肢体出现铅管样肌强直，肌力、反射、感觉均正常，慌张步态。以下哪种药物不能服用

A. 美多巴　　　　　　　　B. 左旋多巴

C. 苯海索　　　　　　　　D. 利舍平

E. 溴隐亭

98. 女性，23 岁。发作性头痛、呕吐 4 年，每月发作 1 ~ 2 次，持续 2 ~ 3 个小时，均于月经前发作，头痛前没有明显的预感，发作间期如常人。该患者的疾病最可能是

A. 典型偏头痛　　　　　　B. 紧张型头痛

C. 丛集性头痛　　　　　　D. 普通型偏头痛

E. 基底动脉型偏头痛

99. 患者，男性，46 岁。近 3 个月来走路不稳，走路似踩棉花样，尤以夜间为重。查体：双下肢位置觉、振动觉消失，Romberg 征阳性，余神经系统检查正常。病变可能在

A. 前庭神经　　　　　　　B. 小脑

C. 脊髓后索　　　　　　　D. 锥体外系

E. 皮质脊髓侧束

100. 男性，20 岁。反复四肢抽搐、口吐白沫、意识丧失、大小便失禁 2 年。脑电图示有癫痫样波发放。下列哪种说法不正确

A. 应立即开始治疗

B. 用药从小剂量开始

C. 用药后定期检查肝、肾功能

D. 开始先单独应用一种药物治疗

E. 开始即足量给予苯巴比妥钠治疗

101. 对于周期性瘫痪发作期的病人，下述哪项治疗是最佳的

A. 针对低血钾，口服氯化钾

B. 应用肾上腺皮质激素冲击治疗

C. 高糖饮食

D. 静脉注射苯酚氢钠

E. 口服氢氯噻嗪

102. 女性，65 岁。右面部发作性疼痛 2 年，诊断为原发性三叉神经痛。治疗应先用

A. 卡马西平

B. 周围支神经纯乙醇封闭

C. 三叉神经节射频热凝

D. 周围支神经切断术

E. 三叉神经感觉根切断术

103. 膝反射的反射中枢在

A. 腰髓 1 ~ 2　　　　　　B. 腰髓 2 ~ 4

C. 腰髓 4 ~ 5　　　　　　D. 骶髓 1 ~ 2

E. 腰髓 5、骶髓 1

104. 脊髓前连合病变产生

A. 交叉性感觉障碍

B. 病变水平以下浅、深感觉障碍

C. 对侧病变水平以下痛、温觉障碍

D. 双侧节段性分离性感觉障碍

E. 双侧节段性精细触觉障碍

105. 脊髓炎与硬脊膜外脓肿的主要鉴别点为

A. 脊柱有无压痛

B. 脑脊液有无炎性改变

C. 椎管内有无梗阻

D. 有无脓毒血症的临床表现

E. 发病是否急剧

106. 一侧舌咽神经、迷走神经损害，下列哪项不正确

A. 同侧软腭上提受限　　　B. 悬雍垂偏向同侧

C. 同侧咽反射消失　　　　D. 同侧咽部感觉消失

E. 无长束受损体征时，常提示脑干外病变

107. 脑栓塞的临床表现中，下述哪项是不正确的

A. 起病急骤

B. 年龄多较轻

C. 多有脑膜刺激征

D. 常见局限性抽搐、偏瘫、失语

E. 多有心房纤颤

108. 脊髓半侧损害（Brown – Séquard 综合征）最常见于

A. 脊髓空洞症　　　　　　B. 多发性硬化

C. 脊髓内肿瘤　　　　　　D. 急性脊髓炎

E. 髓外硬膜内肿瘤

109. 脑卒中最强的单一危险因素是

A. 高血压　　　　　　　　B. 高年龄

C. 吸烟　　　　　　　　　D. 糖尿病

E. 心脏病

110. 下列哪条不符合颈内动脉系统 TIA

A. 发作性偏瘫　　　　　　B. 一过性失明

C. 猝倒发作　　　　　　　D. 偏盲

E. 失语

111. 一侧瞳孔直接、间接对光反射均消失，病变在

A. 对侧视神经　　　　　　B. 对侧动眼神经

C. 同侧视神经　　　　　　D. 同侧动眼神经

E. 视交叉

112. 对脑动脉瘤破裂预后的估计，最重要的是
   A. 意识障碍的程度　　　　　B. 血压上升的程度
   C. 脑动脉瘤的大小　　　　　D. 偏瘫的有无
   E. 脑动脉瘤的多少

113. 高血压性脑出血的主要机理是
   A. 脑内动脉外膜不发达，管壁较薄，易致破裂
   B. 动脉硬化内膜粗糙，形成内膜溃疡，在高血压作用下而血管破裂
   C. 在高血压基础上，合并脑内动静脉畸形，故易出血
   D. 高血压可使小动脉硬化，玻璃样变，形成微动脉瘤导致破裂
   E. 实质上是脑内静脉循环障碍和静脉破裂

114. 大脑前动脉阻塞时出现小便失禁，是由于损害了
   A. 额极　　　　　　　　　　B. 旁中央小叶
   C. 胼胝体前 4/5　　　　　　D. 扣带回
   E. 额叶底部

115. 男性，24 岁。既往体健。某日晨醒时觉耳后痛，1 天后口角歪向左侧，舌右侧味觉减退。他对响声感到非常不适，右眼经常有不适感。无复视、耳鸣、听力下降、肢体无力等。查体：右侧不能皱额、闭目。示齿时口角向左侧歪。在外耳道和耳廓发现疱疹。最正确的诊断是
   A. 听神经瘤
   B. Rsay – Hunt 综合征
   C. 多发性硬化
   D. Torch – Hunt 综合征
   E. Bell 麻痹

116. 肱三头肌反射的反射中枢在
   A. 颈髓 2 ~ 3　　　　　　　B. 颈髓 3 ~ 4
   C. 颈髓 5 ~ 6　　　　　　　D. 颈髓 6 ~ 7
   E. 颈髓 8、胸髓 1

117. 周期性瘫痪不应有的表现是
   A. 骨骼肌弛缓性瘫痪　　　　B. 大、小便障碍
   C. 脑脊液正常　　　　　　　D. 血清钾降低
   E. 腱反射减弱

118. 腰椎穿刺术，下列哪项不属于禁忌证
   A. 颅内压增高　　　　　　　B. 后颅窝肿瘤
   C. 脊椎结核　　　　　　　　D. 穿刺部位有感染
   E. 发热、菌血症

119. 下列哪项体征不是 Horner 征
   A. 眼裂小　　　　　　　　　B. 瞳孔小
   C. 面部出汗增加　　　　　　D. 眼球内陷
   E. 用力静眼时，眼裂两侧等大

120. 对反复发作的周期性瘫痪，为明确有无相关疾病存在，应该做下列哪项检查
   A. 胸部 X 线片　　　　　　　B. 血 T_3、T_4
   C. 头部 CT　　　　　　　　　D. 尿常规
   E. 血糖

121. 癫痫样波包括下列几项，但除外其中的
   A. 棘波　　　　　　　　　　B. 尖波
   C. 棘慢综合波　　　　　　　D. 慢波
   E. 多棘慢综合波

122. 帕金森病患者的体征不包括
   A. 肢体静止性震颤　　　　　B. 肢体肌张力减低
   C. 面部表情刻板　　　　　　D. 行走时慌张步态
   E. 搓丸样动作

123. 继发性三叉神经痛与原发性三叉神经痛的主要鉴别要点是
   A. 触发点的存在
   B. 有无面部痛觉减退和角膜反射减退
   C. 合并有角膜炎
   D. 伴有牙齿疾患
   E. 疼痛范围小

124. 脑底动脉环在脑循环中起着非常重要的作用，能沟通脑前、后、左、右的血液供应。下列哪条动脉不参与脑底动脉环的组成
   A. 大脑前动脉　　　　　　　B. 前交通动脉
   C. 颈内动脉　　　　　　　　D. 大脑后动脉
   E. 椎动脉

*125. 一侧三叉神经脊束核的病损表现为
   A. 同侧面部痛温，触觉均障碍
   B. 同侧面部呈洋葱皮样分布的痛温觉及触觉障碍
   C. 同侧面部呈现洋葱皮样分布的分离性痛温觉障碍
   D. 对侧面部呈洋葱皮样分布的痛温觉及触觉障碍
   E. 咀嚼无力，下颌反射消失，张口时下颌向同侧偏斜

*126. 下列哪项不符合延髓麻痹的诊断
   A. 假性延髓麻痹时咽反射消失
   B. 假性延髓麻痹为双侧皮质脑干束受损所致
   C. 真性及假性延髓麻痹均出现饮水反呛、吞咽困难及构音障碍
   D. 真性延髓麻痹主要是指舌咽迷走神经麻痹
   E. 真性延髓麻痹时可有舌肌瘫痪、舌肌萎缩、肌束颤动

*127. 右三叉神经病损表现为
   A. 右面部痛温觉障碍，张口下颌偏向左侧
   B. 右面部痛温觉障碍，张口下颌偏向右侧

C. 右面部痛温觉障碍，右闭目不能

D. 右面部痛温觉障碍，左闭目不能

E. 左面部痛温觉障碍，张口下颌偏向右侧

＊128. 两足并拢站立闭目，此项检查为

 A. Laseque 征   B. Kernig 征

 C. Romberg 征   D. Hoffmann 征

 E. Babinski 征

＊129. 同向性偏盲病损位于

 A. 同侧视神经   B. 视交叉

 C. 对侧颞叶视辐射   D. 对侧视束

 E. 对侧顶叶视辐射

＊130. 下列哪项不符合一侧动眼神经麻痹

 A. 瞳孔散大，光反射消失，调节反射存在

 B. 眼球向上、内、向下注视时出现复视

 C. 眼球向外呈外下方斜视

 D. 上睑下垂，眼球不能向上、下和内侧转动

 E. 瞳孔散大，光反射及调节反射均消失

＊131. 滑车神经受损时眼球出现向哪一方向的运动障碍

 A. 向外上   B. 向内上

 C. 向外下   D. 向内下

 E. 以上均不是

＊132. 霍纳综合征由下列哪种病因引起

 A. 眼交感神经兴奋   B. 眼交感神经麻痹

 C. 眼副交感神经麻痹 D. 眼副交感神经兴奋

 E. 动眼神经麻痹

＊133. 可引起眼裂变小的疾病有

 A. 动眼神经麻痹   B. Horner 征

 C. 面神经麻痹   D. 展神经麻痹

 E. 滑车神经麻痹

＊134. 关于 Horner 征的表现，叙述不正确是

 A. 眼球内陷

 B. 眼睑膜充血及面部无汗

 C. 眼裂狭小

 D. 瞳孔缩小

 E. 瞳孔对光反应消失

＊135. 舌咽迷走神经麻痹的临床表现不包括

 A. 患侧咽反射消失

 B. 说话声音带鼻音

 C. 患侧软腭活动受限

 D. 吞咽困难，饮水呛咳

 E. 舌前 2/3 味觉消失

＊136. 周围性舌下神经麻痹的症状不包括

 A. 一侧麻痹，伸舌时舌尖偏向麻痹侧

 B. 两侧麻痹，伸舌时受限或不能

C. 一侧麻痹伸舌时舌尖偏向麻痹对侧

D. 舌肌萎缩及伴有肌束震颤

E. 电检查有变性的反应

＊137. 卧位腰椎穿刺，脑脊液压力正常值是

 A. 50 ~ 70mmH$_2$O（0.49 ~ 0.69kPa）

 B. 190 ~ 220mmH$_2$O（1.86 ~ 2.16kPa）

 C. 80 ~ 180mmH$_2$O（0.78 ~ 1.76kPa）

 D. 230 ~ 250mmH$_2$O（2.25 ~ 2.45kPa）

 E. 260 ~ 280mmH$_2$O（2.55 ~ 2.74kPa）

＊138. 压颈试验旨在检查

 A. 小脑病变

 B. 大脑病变

 C. 周围神经疾病

 D. 脊髓疾病有无椎管阻塞

 E. 脑干疾病

＊139. 下列叙述中哪项正确

 A. 右面神经损害时露齿口角偏向右侧

 B. 右三叉神经损害时张口下颌向右偏斜

 C. 右舌下神经损害时舌尖左偏

 D. 右展神经损害右眼球向内活动受限

 E. 右视神经损害时右瞳孔缩小

＊140. 下运动神经元瘫痪的特点是

 A. 弛缓性瘫   B. 肌张力增高

 C. 出现病理反射   D. 痉挛性瘫

 E. 腱反射亢进

＊141. 锥体系统病损最确切的体征是

 A. 肌张力减低   B. 肌束震颤

 C. 肌张力增高   D. 显著的肌萎缩

 E. Babinski 征（＋）

＊142. 锥体束损害的反射改变

 A. 深、浅反射均亢进

 B. 深、浅反射均减弱或消失

 C. 深反射亢进，浅反射正常

 D. 深反射亢进，浅反射减弱或消失

 E. 深反射减弱或消失，浅反射正常

＊143. 鉴别中枢性与周围性瘫痪最有意义的体征是

 A. 腱反射亢进或消失

 B. 有无肌肉萎缩

 C. 肌张力增高或减低

 D. 瘫痪程度分级及范围大小

 E. 有无病理反射

＊144. 锥体系统是指

 A. 下运动神经元   B. 上运动神经元

 C. 小脑皮层细胞   D. 脊髓巨角细胞

E. 上及下运动神经元

*145. 上运动神经元瘫痪肌张力改变的特点通常是

　　A. 上肢伸肌张力高，下肢屈肌张力高

　　B. 上肢屈肌张力高，下肢伸肌张力高

　　C. 上、下肢均为屈肌张力高

　　D. 上、下肢均为伸肌张力高

　　E. 上、下肢伸屈肌张力均高

*146. 检查肌张力时，患者必须

　　A. 无肌束震颤　　　　　B. 无肌肉瘫痪

　　C. 无肌肉萎缩　　　　　D. 意识清醒

　　E. 肌肉放松

*147. 锥体束病损时肌张力改变为

　　A. 强直性铅管样肌张力增高

　　B. 痉挛性折刀样肌张力增高

　　C. 强直性齿轮样肌张力增高

　　D. 肌张力减低

　　E. 去脑强直或去皮层强直

*148. Babinski 征（+）提示

　　A. 皮质脊髓束损害　　　B. 病损必在内囊

　　C. 病损必在脊髓　　　　D. 病损必在大脑皮层

　　E. 皮质脑干束损害

*149. Babinski 征的典型表现为

　　A. 拇趾跖屈，其他各趾向外扇形分开

　　B. 拇趾背屈，其他各趾向外呈扇形展开

　　C. 仅拇趾背屈

　　D. 五趾均背屈

　　E. 五趾均跖屈

*150. 下列哪项为锥体束损害的体征

　　A. Brudzinski 征　　　　B. Lasegue 征

　　C. Romberg 征　　　　　D. Kernig 征

　　E. Babinski 征

*151. 病理反射的发生系因

　　A. 锥体束受损

　　B. 神经系统兴奋性普遍增高

　　C. 基底节受损

　　D. 脊髓反射的弧受损

　　E. 脑干网状结构受损

*152. 导致腱反射亢进的病损部位为

　　A. 锥体束　　　　　　　B. 脊髓前角

　　C. 脊髓后束　　　　　　D. 脊神经后根

　　E. 锥体外系

*153. 下述哪项可能不是脊髓病变引起的瘫痪

　　A. 一侧上下肢上运动神经元性瘫痪

　　B. 双下肢上运动神经元性瘫痪

　　C. 双上肢下运动神经元性瘫痪，双下肢上运动神经元性瘫痪

　　D. 四肢上运动神经元性瘫痪

　　E. 一侧上肢上运动神经元性瘫痪

*154. 肌束震颤损害部位在

　　A. 上运动神经元　　　　B. 神经 - 肌肉接头

　　C. 下运动神经元　　　　D. 肌肉

　　E. 锥体外系

*155. 周围性瘫痪的肌张力改变特点

　　A. 折刀样增高　　　　　B. 铅管样增高

　　C. 齿轮样增高　　　　　D. 肌张力减低

　　E. 肌张力时高时低

*156. 下列哪项不是下运动神经元

　　A. 周围神经系统　　　　B. 前根

　　C. 神经丛　　　　　　　D. 脊髓前角细胞

　　E. 皮质脑干束

*157. 大脑皮质运动区病变的瘫痪多表现为

　　A. 完全性均等性偏瘫　　B. 单瘫或不均等偏瘫

　　C. 交叉性瘫　　　　　　D. 四肢瘫

　　E. 截瘫

*158. 导致中枢性偏瘫包括同侧中枢性面、舌瘫的病损部位

　　A. 丘脑　　　　　　　　B. 脑干

　　C. 小脑　　　　　　　　D. 脊髓

　　E. 内囊

*159. 脑干病损时瘫痪的特点是

　　A. 交叉性瘫　　　　　　B. 单瘫

　　C. 截瘫　　　　　　　　D. 完全性均等性偏瘫

　　E. 伴明显肌肉萎缩

*160. Weber 综合征的病损部位是

　　A. 延髓　　　　　　　　B. 皮质脊髓束

　　C. 桥脑　　　　　　　　D. 中央前回

　　E. 中脑

*161. Millard - Gubler 综合征的表现不包括

　　A. 对侧上、下肢上单位瘫

　　B. 本侧面神经瘫

　　C. 对侧舌下神经瘫

　　D. 本侧展神经瘫

　　E. 眼球侧视运动障碍

*162. 运动系统不包括

　　A. 下运动神经元　　　　B. 上运动神经元

　　C. 丘脑　　　　　　　　D. 锥体外系

　　E. 小脑系统

＊163. 脊髓颈膨大横贯性损害引起

A. 四肢中枢性瘫

B. 截瘫

C. 双上肢周围性瘫，双下肢中枢性瘫

D. 单瘫

E. 偏瘫

＊164. 胸髓横贯性损害引起

A. 双下肢周围性瘫　　　B. 双下肢中枢性瘫

C. 一侧下肢周围性瘫　　D. 四肢瘫

E. 偏瘫

＊165. 脊髓前角细胞病损的瘫痪特点是

A. 单瘫

B. 节段型分布的弛缓性瘫，伴感觉障碍

C. 四肢远端肌肉瘫痪

D. 节段型分布的弛缓性瘫，不伴感觉障碍

E. 截瘫

＊166. 双侧旁中央小叶及其附近中央前后回受损引起

A. 面、舌及上肢瘫痪　　B. 下肢瘫痪

C. 面、舌及上肢感觉障碍

D. 下肢感觉障碍

E. 痉挛性截瘫，传导束性感觉障碍及尿潴留

＊167. 痉挛性偏瘫步态是

A. 划圈样步态　　　　　B. 醉汉步态

C. 慌张步态　　　　　　D. 跨阈步态

E. 剪刀样步态

＊168. 当 $C_5 \sim T_2$ 脊髓前联合受损时可出现

A. 双上肢深浅感觉均减退或消失

B. 双上肢及上胸部痛温觉减退，但触觉深感觉保留

C. 双上肢痛温觉减退或缺失，但触觉及深感觉保留

D. 双上肢痛温觉及触觉缺失，但深感觉保留

E. 双上肢深感觉缺失，但触觉及痛温觉保留

＊169. 脊髓病所致音叉振动觉及位置觉缺失的病变部位在

A. 脊髓小脑束　　　　　B. 红核脊髓束

C. 脊髓小脑束　　　　　D. 前庭脊髓束

E. 薄束与楔束

＊170. 一侧节段性分离感觉障碍即痛温觉障碍，而触觉及深感觉保留，病变部位在

A. 同侧脊神经节　　　　B. 同侧脊髓后根

C. 同侧脊髓丘脑束　　　D. 同侧脊髓后角

E. 对侧脊髓丘脑束

＊171. 脊髓横贯性损害引起感觉障碍的特点是

A. 形状不规则的条块状感觉障碍

B. 受损节段平面以下双侧痛温觉缺失并伴自发性疼痛

C. 受损节段平面以下双侧深浅感觉缺失

D. 受损节段平面以下双侧感觉异常和感觉过敏

E. 受损节段平面以下痛温觉缺失而触觉及深感觉保留

＊172. 交叉性感觉障碍的病变水平位于

A. 延髓　　　　　　　　B. 中脑下丘

C. 桥脑　　　　　　　　D. 中脑上丘

E. 颈髓

＊173. 一侧面部及对侧躯体痛温觉缺失的病损部位在

A. 延髓背外侧部　　　　B. 桥脑背盖部

C. 桥脑基底部　　　　　D. 中脑背盖部

E. 延髓基底部

＊174. 病变对侧偏身深、浅感觉障碍，伴自发性疼痛及感觉过敏，其病变部位在

A. 顶叶感觉皮层　　　　B. 内囊或基底节区

C. 中脑　　　　　　　　D. 丘脑

E. 桥脑

＊175. 内囊受损的感觉障碍特点是

A. 对侧单肢感觉减退或缺失

B. 对侧偏身（包括面部）感觉减退消失伴有自发性疼痛

C. 对侧偏身（包括面部）感觉减退或消失

D. 对侧偏身（包括面部）感觉减退或消失伴感觉过度

E. 交叉性感觉减退或缺失

＊176. 肱二头肌反射中枢在

A. $C_{3 \sim 4}$　　　　　　　B. $C_{4 \sim 5}$

C. $C_{7 \sim 8}$　　　　　　　D. $C_{5 \sim 6}$

E. $C_8 \sim T_1$

＊177. 膝腱反射中枢在

A. $T_{12} \sim L_2$　　　　　B. $L_{1 \sim 3}$

C. $L_{3 \sim 5}$　　　　　　　D. $L_{2 \sim 4}$

E. $L_5 \sim S_2$

＊178. 下列对感觉障碍的判断，哪项不正确

A. 丘脑病损可引起同侧偏身感觉减退或缺失，深感觉障碍重于浅感觉

B. 脊髓半侧损害可出现病变平面以下的同侧深感觉障碍，对侧痛温觉障碍

C. 延髓外侧病损可出现同侧面部及对侧躯体的变叉性感觉障碍

D. 周围神经末梢性损害可出现四肢远端对称性手套、袜套型深浅感觉障碍

E. 皮层性感觉障碍主要表现为实体觉，两点辨别觉等复合感觉障碍

*179. 下列哪项不符合对感觉障碍的判断
A. 感觉径路刺激性病变可引起疼痛、感觉过敏和感觉异常
B. 感觉径路的破坏性病变可引起感觉减退或感觉消失
C. 牵涉性疼痛系指内脏病变时出现相应皮肤节段区疼痛及感觉过敏
D. 过度刺激性病变可引起感觉过度，表现有潜伏期及后作用
E. 放射性疼痛系指疼痛可扩散到受累的感觉神经的支配区

*180. 右侧周围性舌下神经麻痹表现为
A. 伸舌时舌尖偏向右侧伴有左侧舌肌萎缩及肌束颤动
B. 伸舌时舌尖偏向右侧，伴有右侧舌肌萎缩
C. 伸舌时舌尖偏向右侧，无右侧舌肌萎缩
D. 伸舌时舌尖偏向左侧，伴有左侧舌肌萎缩
E. 伸舌时舌尖偏向右侧，伴有右侧舌肌萎缩及肌束颤动

*181. 诊断浅昏迷最有价值的体征是
A. 对疼痛刺激无反应   B. 对呼叫无反应
C. 眼球浮动   D. 角膜反射消失
E. Babinski 征（+）

*182. 用针划过患者足部外踝处，出现蹬趾背屈，此反射为
A. Chaddock 征   B. Oppenheim 征
C. Gordon 征   D. Babinski 征
E. Schaeffer 征

*183. 患性，60 岁。走路时双脚有踩棉花感，睁眼站立稍不稳，Romber 征极明显，双下肢音叉振动觉缺失，病变为
A. 脊髓后角   B. 脊髓后束
C. 脊髓侧索   D. 小脑
E. 大脑额叶

*184. 男性，32 岁。双下肢无力 3 个月。查体：双上肢正常，右下肢肌力 3 级，肌张力高，跟膝腱反射亢进，病理反射（+）。其病变部位可能是
A. 腰膨大   B. 胸髓
C. 颈膨大   D. 高颈髓
E. 脊髓前角细胞

*185. 患者突然出现右口角抽搐，后出现右侧上肢、下肢抽动，继而出现四肢抽搐，其病变部位是
A. 左侧中央前回上部   B. 左侧中央前回下部
C. 右侧中央前回上部   D. 右侧中央前回下部
E. 右侧中央后回

*186. 患者右侧肢体无力一年余。查体：右上肢下运动神经元瘫，肌力 4 级；右下肢上运动神经元瘫，肌力 3 级。其病变部位为
A. 左侧颈膨大部   B. 右上胸髓部
C. 双侧颈膨大部   D. 左上胸髓部
E. 右侧颈膨大部

*187. 男性，60 岁。糖尿病多年，渐出现双手、双足麻木，发凉。查体双手、双足远端痛觉减退，四肢远端肌力 4 级，近端肌力正常。其病变部位为
A. 神经根   B. 神经丛
C. 脊髓   D. 末梢神经
E. 脑干

*188. 患者右侧瞳孔缩小，眼裂稍小，右侧上下肢轻瘫，肌张力增高，病理反射阳性，左颈以下皮肤痛温觉减退，右上下肢深感觉缺失，病变在
A. 右 $C_{2\sim3}$ B. 左侧颈膨大
C. 左 $C_3\sim4$ D. 右侧颈膨大
E. 右侧延髓

*189. 患者肩以下左侧深感觉障碍，右侧痛温觉障碍，左上肢周围性瘫，左下肢中枢性瘫，其病变位于
A. 左侧上颈髓（$C_{2\sim4}$）   B. 右侧颈膨大
C. 左侧颈膨大   D. 右侧延髓
E. 右侧上位胸髓

*190. 患者，46 岁。脐右侧阵发性疼痛 6 个月，左下肢麻木、右下肢无力 4 个月。检查左腹股沟以下痛觉减退，触觉存在，右下肢音叉振动觉消失，右下肢肌力 4 级，右膝踝反射亢进，右侧巴氏征（+）。病变位于
A. 左侧 T_{10} 节段   B. 右侧 T_{10} 节段
C. 右侧 T_{12} 节段   D. 左侧 T_{12} 节段
E. 右侧 L_1 节段

*191. 患者右下肢无力 3 个月，伴左下半身麻木。查左乳头水平以下痛温觉减退，右膝腱反射亢进，右巴氏征（+），右髂前上棘以下音叉振动觉减退，右足趾位置觉减退。病变为
A. 胸髓 4 水平横贯损害
B. 左侧胸髓 4 水平半侧损害
C. 右侧胸髓 4 水平半侧损害
D. 右侧胸髓 4 水平后索损害
E. 左侧胸髓 4 水平后索损害

*192. 男性，60 岁。突然右口角流涎，言语不清，右
上、下肢无力，活动不灵，右偏身感觉减退，看
不见右侧物体。病变位于
    A. 左侧内囊   B. 左侧中央后回
    C. 左侧额下回后部   D. 左侧中央前回
    E. 左侧枕叶矩状裂

*193. 患者左眼睑下垂，眼球外斜视，右侧中枢性偏瘫，
病变位于
    A. 左侧脑桥   B. 右侧脑桥
    C. 右侧中脑   D. 左侧中脑
    E. 左侧脑桥及中脑

*194. 患者意识清醒，右眼睑下垂，瞳孔散大，光反射
消失，眼球外斜视，额纹不对称，露齿时口角右
偏，伸舌左偏，左侧中枢性偏瘫病变位于
    A. 右侧脑桥
    B. 右脑桥及中脑
    C. 右侧中脑
    D. 右侧处延髓、脑桥及中脑
    E. 右侧内囊病变发展形成天幕疝

*195. 患者突然出现两眼向右侧共同偏视，右侧中枢性
上、下肢瘫，病变部位是
    A. 左侧脑桥   B. 右侧额叶病变
    C. 左侧内囊   D. 左侧额叶病变
    E. 右侧脑桥

*196. 一患者需要大声唤醒，醒后可简单回答问题及勉强
配合检查，停止刺激后即入睡。这种意识状态是
    A. 嗜睡   B. 昏迷
    C. 昏睡   D. 谵妄
    E. 意识模糊

*197. 患者一侧瞳孔直接光反射消失，对侧间接光反射
消失，病变位于
    A. 对侧视神经   B. 同侧视神经
    C. 同侧动眼神经   D. 对侧动眼神经
    E. 视交叉

*198. 患者一侧瞳孔散大，直接及间接光反射均消失，
病变在
    A. 同侧动眼神经   B. 同侧视神经
    C. 对侧动眼神经   D. 对侧视神经
    E. 同侧视神经及动眼神经

*199. 患者右侧角膜直接反射存在，间接反射消失，病
变在
    A. 右侧三叉神经   B. 右侧动眼神经
    C. 左侧三叉神经   D. 左侧动眼神经
    E. 左侧面神经

*200. 患者右侧额纹消失，右侧眼睑不能闭合，右侧鼻
唇沟变浅，露齿时口角偏向左侧，可能是
    A. 右侧中枢性面神经麻痹
    B. 左侧中枢性面神经麻痹
    C. 左侧周围性面神经麻痹
    D. 右侧周围性面神经麻痹
    E. 双侧周围性面神经麻痹

*201. 患者右面神经周围性瘫，双眼不能向右侧凝视，
左侧偏瘫，左侧 Babinski 征阳性，病变在
    A. 右侧脑桥   B. 右侧内囊
    C. 左侧脑桥   D. 右侧内囊
    E. 内囊病变延及桥脑

*202. 患者为右利手，意识清，能理解他人讲话内容，
但不能表达自己的意图，病变在
    A. 左侧额上回后部   B. 左侧额中回后部
    C. 左侧角回   D. 左侧额下回后部
    E. 左侧顶上小叶

*203. 患者伸舌偏右，右侧舌肌萎缩伴肌束颤动，左上
下肢中枢性偏瘫，病变位于
    A. 左侧延髓
    B. 右侧延髓
    C. 双侧延髓
    D. 右侧内囊及右侧延髓
    E. 右侧内囊及左侧延髓

*204. 患者复视，查体右眼向外侧视受限，双瞳孔等大
同圆，对光反射存在，病变部位在
    A. 右外展神经   B. 右滑车神经
    C. 右视神经   D. 右动眼神经
    E. 右三叉神经眼支

*205. 患者左眼裂狭小，左瞳孔较右侧小，对光反射灵
敏，左眼球内陷，面部泌汗功能正常。可诊断为
    A. 动眼神经不全麻痹   B. Horner 征
    C. 面肌痉挛   D. 面神经麻痹
    E. 重症肌无力

*206. 患者面部麻木，查体示右口角周围痛觉减退，则
病损部位在
    A. 三叉神经脊核上部   B. 三叉神经感觉主核
    C. 三叉神经中脑核   D. 三叉神经运动核
    E. 三叉神经脊核下部

*207. 患者下楼出现复视，查体示左眼向下向外运动受
限，双瞳孔等大同圆，对光反射存在，则病损部
位在
    A. 左动眼神经   B. 左三叉神经眼支
    C. 左滑车神经   D. 左外展神经

E. 左视神经

*208. 患者左眼上睑下垂，眼球向内、向上运动不能，向下运动受限，左瞳也散大，对光反射消失，则病损部位在
A. 左滑车神经　　　　B. 左动眼神经
C. 左三叉神经眼支　　D. 左外展神经
E. 左视神经

*209. 患者饮水呛咳，声音嘶哑，查体示右软腭抬举无力，其病损部位在
A. 右舌下神经　　　　B. 右侧皮质脑干束
C. 双侧皮质脑干束　　D. 左侧皮质脑干束
E. 右舌咽迷走神经

*210. 患者自诉看不见左侧物体，查体示双眼左侧视野同向偏盲，对光反射消失，其病损部位在
A. 左侧视束　　　　　B. 视交叉
C. 右侧视束　　　　　D. 左侧视辐射
E. 右侧视辐射

*211. 患者进食困难。查体：右侧咀嚼肌力弱，张口时，下颌偏向右侧。病损部位在
A. 三叉神经脊束核　　B. 三叉神经感觉主核
C. 三叉神经中脑核　　D. 三叉神经运动核
E. 右面神经核

*212. 患者左侧面部痛觉减退，左侧直接角膜反射消失，间接角膜反射存在，张口时，下颌左偏。病损部位在
A. 右侧三叉神经　　　B. 左侧三叉神经
C. 左侧面神经　　　　D. 右侧面神经
E. 左侧三叉神经及左侧面神经

*213. 某患者双上肢痛温觉障碍，触觉和深感觉正常，病损部位在
A. 颈 5~胸 2 脊髓前联合
B. 右侧颈 5~胸 8 前根
C. 双侧臂丛
D. 双侧颈 5~胸 8 后根
E. 双侧颈膨大后索

*214. 某患左眼瞳孔散大，视力下降，光照左眼时瞳孔无改变，照右眼时双瞳孔均缩小。应诊断为
A. 右视神经损害　　　B. 左视神经损害
C. 左动眼神经麻痹　　D. 右动眼神经麻痹
E. 右眼交感神经损害

*215. 用细棉丝轻触患者左眼角膜双眼均不眨眼，轻触右眼角膜的两眼均眨眼是因为
A. 右三叉神经损害　　B. 右面神经麻痹
C. 左三叉神经损害　　D. 左面神经麻痹

E. 左动眼神经麻痹

*216. 某患者自觉左侧肢体似有蚂蚁爬行，此种感觉障碍为
A. 感觉异常　　　　　B. 感觉倒错
C. 感觉过度　　　　　D. 感觉过敏
E. 感觉减退

*217. 某患者左侧口角流涎。查体：左侧额纹变浅，眼裂变大，左侧口角下垂，鼻唇沟变浅，左侧舌前 2/3 味觉减退。病变为
A. 左侧面神经茎乳孔病变
B. 左侧面神经内耳病变
C. 左侧面神经膝状神经节病变
D. 左侧面神经管部病变
E. 左侧桥小脑脚病变

*218. 患者伸舌偏左，右侧肢体痉挛性偏瘫，右侧 Babinski 征（＋），病变位于
A. 左侧延髓　　　　　B. 左侧中脑
C. 左侧桥脑　　　　　D. 左侧内囊
E. 右侧延髓

*219. 轻触患者咽后壁，出现呕吐反应，此反射定位于
A. 舌下神经　　　　　B. 舌咽迷走神经
C. 面神经　　　　　　D. 副神经
E. 三叉神经

*220. 某患者左侧瞳孔散大，直接、间接光反射均消失，病变部位为
A. 左侧视神经　　　　B. 右侧视神经
C. 右侧动眼神经　　　D. 左侧动眼神经
E. 左侧三叉神经眼支

*221. 患者右眼球不能外展，右额纹及鼻唇沟消失，示齿口角左偏，伸舌左偏，无舌肌萎缩，左侧中枢性上、下肢瘫，病变位于
A. 右侧脑桥　　　　　B. 左侧脑桥及延髓
C. 右侧脑桥及左侧延髓　D. 右侧脑桥及延髓
E. 左侧脑桥

*222. 女性，56 岁。左上肢发作性麻木半年，初从左手拇指开始，后扩散至整个上肢。查体见左上肢痛、温觉稍差，左上肢腱反射亢进，余未见明显异常。首先应做的辅助检查是
A. 脑电图　　　　　　B. 头部 CT 或 MRI
C. 颈椎 X 线检查或 MRI　D. 腰穿脑脊液检查
E. 肌电图

*223. 皱额不能，为何神经损伤
A. 面神经损害　　　　B. 外展神经损害
C. 三叉神经损害　　　D. 动眼神经损害

E. 舌下神经损害

*224. 睁眼困难为何神经损伤

A. 外展神经损害　　　　B. 动眼神经损害

C. 三叉神经损害　　　　D. 面神经损害

E. 舌下神经损害

*225. 闭眼困难为何神经损伤

A. 面神经损害　　　　　B. 外展神经损害

C. 三叉神经损害　　　　D. 动眼神经损害

E. 舌下神经损害

*226. 下颌偏斜为何神经损伤

A. 动眼神经损害　　　　B. 外展神经损害

C. 面神经损害　　　　　D. 三叉神经损害

E. 舌下神经损害

*227. 眼球内斜视为何神经损伤

A. 动眼神经损害　　　　B. 三叉神经损害

C. 外展神经损害　　　　D. 面神经损害

E. 舌下神经损害

*228. 额叶中央前回是

A. 皮层运动中枢　　　　B. 视觉中枢

C. 听觉中枢　　　　　　D. 嗅觉中枢

E. 皮层感觉中枢

*229. 顶叶中央后回是

A. 皮层运动中枢　　　　B. 视觉中枢

C. 听觉中枢　　　　　　D. 嗅觉中枢

E. 皮层感觉中枢

*230. 枕叶内侧矩状裂上、下缘是

A. 嗅觉中枢　　　　　　B. 听觉中枢

C. 视觉中枢　　　　　　D. 皮层运动中枢

E. 皮层感觉中枢

*231. 颞上回后部是

A. 嗅觉中枢　　　　　　B. 视觉中枢

C. 皮层运动中枢　　　　D. 听觉中枢

E. 皮层感觉中枢

*232. 颞叶内侧面钩回是

A. 视觉中枢　　　　　　B. 嗅觉中枢

C. 听觉中枢　　　　　　D. 皮层运动中枢

E. 皮层感觉中枢

*233. 苍白球黑质

A. 舞蹈病　　　　　　　B. 静止性震颤

C. 躯干性共济失调　　　D. 左侧肢体共济失调

E. 闭目难立征阳性

*234. 新纹状体

A. 静止性震颤　　　　　B. 躯干性共济失调

C. 舞蹈病　　　　　　　D. 左侧肢体共济失调

E. 闭目难立征阳性

*235. 小脑蚓部

A. 静止性震颤　　　　　B. 舞蹈病

C. 左侧肢体共济失调　　D. 躯干性共济失调

E. 闭目难立征阳性

*236. 左小脑半球

A. 左侧肢体共济失调　　B. 舞蹈病

C. 躯干性共济失调　　　D. 静止性震颤

E. 闭目难立征阳性

*237. 痉挛性偏瘫，可见

A. 剪刀样步态　　　　　B. 醉汉步态

C. 慌张步态　　　　　　D. 跨阈步态

E. 划圈样步态

*238. 重症肌无力因肺部感染给予相应治疗，3天后发生危象，这时首先应

A. 鉴别危象类型，给予针对性治疗

B. 停用导致病情加重的药物

C. 保证呼吸道通畅和正常换气

D. 积极治疗肺部感染

E. 肌内注射阿托品1mg

*239. 小脑病变，可见

A. 跨阈步态　　　　　　B. 慌张步态

C. 醉汉步态　　　　　　D. 剪刀样步态

E. 划圈样步态

*240. 震颤麻痹，可见

A. 跨阈步态　　　　　　B. 醉汉步态

C. 剪刀样步态　　　　　D. 慌张步态

E. 划圈样步态

*241. 腓神经麻痹，可见

A. 醉汉步态　　　　　　B. 跨阈步态

C. 慌张步态　　　　　　D. 剪刀样步态

E. 划圈样步态

*242. 优势半球额叶损害可引起

A. 失读　　　　　　　　B. 运动性失语

C. 命名性失语　　　　　D. 病觉缺失

E. 体象障碍

*243. 优势半球顶叶损害可引起

A. 运动性失语　　　　　B. 命名性失语

C. 失读　　　　　　　　D. 病觉缺失

E. 体象障碍

*244. 优势半球颞叶损害可引起

A. 运动性失语　　　　　B. 失读

C. 病觉缺失　　　　　　D. 命名性失语

E. 体象障碍

*245. 引起交叉瘫的病变部位是

A. 大脑皮层   B. 内囊

C. 胸髓   D. 脑干

E. 腰膨大

*246. 引起单瘫的病变部位是

A. 内囊   B. 大脑皮层

C. 脑干   D. 胸髓

E. 腰膨大

*247. 引起双下肢痉挛性瘫的病变部位是

A. 胸髓   B. 内囊

C. 脑干   D. 大脑皮层

E. 腰膨大

*248. 引起双下肢弛缓性瘫的病变部位是

A. 胸髓   B. 内囊

C. 脑干   D. 大脑皮层

E. 腰膨大

*249. 吉兰－巴雷综合征的病因可能是

A. 周围神经自身免疫性炎症

B. 病毒感染脊髓

C. 脊髓的自身免疫性炎症

D. 病毒感染周围神经

E. 细菌感染周围神经

*250. 吉兰－巴雷征不常有的表现为

A. 肌肉萎缩   B. 四肢弛缓性瘫

C. 腱反射弱   D. 双侧周围性面瘫

E. 胸 4 以下传导束性痛温觉障碍

*251. 吉兰－巴雷综合征脑脊液蛋白细胞分离现象出现的时间最多见于

A. 起病后一周内   B. 起病后一至二周

C. 起病后一个月   D. 起病后第三周

E. 起病后二个月

*252. 急性吉兰－巴雷综合征，下述哪种治疗较为适宜

A. 血浆交换疗法

B. 溴吡斯的明口服

C. 大量糖皮质激素

D. 大量抗生素静脉滴注

E. 氯化钾口服

*253. 原发性与继发性三叉神经痛的鉴别的主要依据是

A. 疼痛时间的长短

B. 疼痛发作的频率

C. 有无触发点或扳机点

D. 有无面部痛觉障碍，角膜反射有无改变

E. 疼痛的范围

*254. 原发性三叉神经痛的治疗应首选

A. 苯妥英钠   B. 氯硝西泮

C. 卡马西平   D. 纯乙醇注射

E. 神经切断术

*255. 原发性三叉神经痛不应有的表现

A. 面部发作性剧痛   B. 患侧面部皮肤粗糙

C. 痛性抽搐   D. 面部痛觉减退

E. 有触发点

*256. 特发性面神经麻痹不应有的症状是

A. 舌前 2/3 味觉障碍   B. Bell（贝尔）现象

C. 耳后或下颌角后疼痛   D. 额纹消失

E. 外耳道或鼓膜出现疼痛疱疹

*257. 男性，20 岁。四肢无力 4 天，无尿、便障碍，无发热。查体：四肢肌力Ⅲ级，四肢远端痛觉减退，腱反射弱，无病理反射。腰穿正常。首先考虑的疾病是

A. 脊髓灰质炎   B. 吉兰－巴雷综合征

C. 周期性麻痹   D. 急性脊髓炎

E. 重症肌无力

*258. 男性，24 岁。既往健康，午睡时出现口角歪斜。查体：左额纹浅，Bell 征阳性，左鼻唇沟浅，舌伸居中，其它未见异常。应首先采用的治疗是

A. 针灸   B. 青霉素

C. 激素   D. 血塞通

E. 维生素

*259. 女性，30 岁。既往健康，晨起发病，四肢无力，进行性加重，2 天后来诊。查体：脑神经正常，四肢肌力 0 级，腱反射弱，病理反射阴性，无感觉障碍。应首先做的辅助检查是

A. 头部 X 线检查   B. 头部 CT

C. 脑电图   D. 牙部 X 线检查

E. 以上都不是

*260. 青年男性，2 天来胸背部疼痛，今晨出现双下肢无力，伴二便障碍，查脐以下各种感觉障碍，双下肢肌力 0 级，无病理反射。最可能的诊断是

A. 脊髓出血   B. 脊髓肿瘤

C. 吉兰－巴雷综合征   D. 急性脊髓炎

E. 大脑旁脑膜瘤

*261. 青年男性，2 天来胸背部疼痛，今晨出现双下肢无力，伴二便障碍，查脐以下各种感觉障碍，双下肢肌力 0 级，无病理反射。首先应做的有诊断意义的检查是

A. 胸椎 MRI   B. 头部 MRI

C. 颈椎 MRI   D. 腰穿脑脊液检查

E. 腰椎 MRI

*262. 47 岁的男性，左下肢麻木 2 个月余，从上往下发展，近一个月出现右下肢无力。查体：颅神经及双上肢正常，左腹股沟以下痛温觉减退，右下肢肌力Ⅳ级，Babinski 右（＋）。最可能是

  A. 脊髓髓内肿瘤　　　　B. 左髓外硬膜内肿瘤

  C. 脊柱结核　　　　　　D. 右髓外硬膜内肿瘤

  E. 大脑肿瘤

*263. 下列哪项是诊断癫痫的首选辅助检查

  A. MRI　　　　　　　　B. 诱发电位

  C. CT 扫描　　　　　　D. 脑电图检查

  E. 脑脊液检查

*264. 关于癫痫的叙述，错误的是

  A. 按照病因可分特发性癫痫和症状性癫痫

  B. 遗传因素和环境因素均可影响病性发作

  C. 女性患者通常在月经期和排卵期发作频繁

  D. 每一位癫痫患者只有一种发作类型

  E. 癫痫的临床表现可分病性发作和癫痫症两方面

*265. 关于病性发作的叙述，错误的是

  A. 病性发作分部分性发作和全面性发作两个主要类型

  B. 单纯部分性发作起始于脑局部，不伴意识障碍

  C. 病性发作起始的异常放电源于一侧脑部的，为部分性发作

  D. 全面性发作起始于脑局部，伴意识障碍

  E. 病性发作起始的异常放电源为两侧脑部的，为全面性发作

*266. 癫痫持续状态必须是

  A. 发作自一处开始，按大脑皮层运动区逐渐扩展

  B. 连续的失神发作

  C. 局部抽搐持续数小时或数日

  D. 全面强直－阵挛发作频繁发生，持续 24 小时

  E. 全面强直－阵挛发作频繁发生，伴意识持续不清

*267. 癫痫的临床诊断大多数情况下需依据

  A. 确切的病史　　　　B. 脑电图改变

  C. 有无家族史　　　　D. 目睹其发作

  E. 头部 CT 扫描

*268. 需与全面强直－阵挛发作鉴别的主要疾病是

  A. 去皮层强直　　　　B. 舞蹈病

  C. 去大脑强直　　　　D. 破伤风

  E. 癔病

*269. 对癫痫发作患者的急救，首要处置是

  A. 保持呼吸道通畅，防止窒息

B. 按压人中

C. CT，发现病因

D. 从速给药、控制发作

E. 详细询问病史

*270. 特发性全面强直－阵挛发作，首选药物为

  A. 卡马西平　　　　　　B. 丙戊酸钠

  C. 苯妥英钠　　　　　　D. 乙琥胺

  E. 苯巴比妥

*271. 抢救癫痫持续状态的患者，首选

  A. 水合氯醛灌肠　　　　B. 苯妥英钠静脉注射

  C. 氯丙嗪肌内注射　　　D. 安定静脉注射

  E. 苯巴比妥钠肌内注射

*272. 癫痫患者服药，最不应

  A. 服药次数太多　　　　B. 两药同时服

  C. 只在夜间服　　　　　D. 服药量太小

  E. 突然停药

*273. 治疗全面强直－阵挛发作，如突然停药可引起

  A. 抗癫痫用药量增加　　B. 精神萎靡

  C. 失神发作　　　　　　D. 失眠

  E. 癫痫持续状态

*274. 男性，41 岁。近半年来，反复发生左上肢抽搐，每次半分钟左右自行缓解，应考虑

  A. 肌阵挛发作

  B. 单纯部分性癫痫发作

  C. 自动症

  D. 小舞蹈病

  E. 低钙抽搐

*275. 患者突然意识丧失，全身抽搐，面色发绀，口吐白沫，小便失禁，5～6 分钟后意识逐渐清醒。可能是

  A. 癔病　　　　　　　　B. 舞蹈病

  C. 震颤麻痹　　　　　　D. 癫痫

  E. 手足搐搦症

*276. 男性，11 岁。在一次考试中突然将手中钢笔掉在地上，两眼向前瞪视，呼之不应，持续数秒钟。过后对上述情况全无记忆，以后反复有类似发作，有时一日犯几次。本患者可诊断为

  A. 癔病　　　　　　　　B. 局限性癫痫

  C. 失神发作　　　　　　D. 精神运动性发作

  E. 肌阵挛发作

*277. 患者，30 岁。一年来有反复发作的瞪视不动、意识模糊、奔跑、游走等，持续约半小时逐渐清醒，过后对行为毫无记忆。其可能是

  A. 感染性精神病

B. 杰克逊（Jackson）癫痫

C. 癔病

D. 精神分裂症

E. 复杂部分性癫痫发作

*278. 男性，26 岁。突然出现抽搐，从一侧手指开始，向腕部、臂、肩部及半身扩展。诊断最大可能是

A. 杰克逊（Jackosn）癫痫

B. 精神运动性发作

C. 失神发作

D. 全面强直 - 阵挛发作

E. 部分性感觉性癫痫

*279. 一病人，某日突然出现阵发性抽搐，表现意识丧失，眼球上窜，瞳孔散大，口唇青紫，全身抽搐，有舌咬伤，尿失禁。持续约 3 分钟。发作后入睡，意识清醒后对上述情况不能回忆。初步考虑为

A. 癫痫全面 - 强直阵挛发作

B. 杰克逊（Jackson）癫痫

C. 去大脑强直

D. 癔病痉挛发作

E. 震颤麻痹

*280. 患者，15 岁。于 3 年前开始有发作性意识丧失，全身抽搐，持续 5 ~ 6 分钟恢复，发作当时面色青紫，有时伴尿失禁、舌咬伤，有时夜间睡眠中发作。体检及各项检查均正常。患者叔父有与患者相同的病史，该患者应诊断为何病

A. 特发性全面强直 - 阵挛发作

B. 特发性失神发作

C. 症状性失神发作

D. 癔病

E. 症状性全面强直 - 阵挛发作

*281. 男性，12 岁，学生。1 年来常出现写作业时铅笔跌落，伴呆坐不动 10 秒左右。脑电图显示阵发性对称、同步的 3Hz 棘 - 慢波发放，最可能的诊断是

A. 癫痫大发作 　　　　B. 癫痫小发作

C. 精神运动性发作 　　D. 局限性发作

E. 儿童良性发作

*282. 女性，24 岁。2 年来有发作性神志丧失，四肢抽搐，服药不规则。今日凌晨开始又有发作，意识一直不清醒。来院后又有一次四肢抽搐发作。首先应选用的治疗药物是

A. 苯妥英钠 0.25g 肌注

B. 地西泮 10mg 静脉滴注

C. 地西泮 20mg 肌注

D. 副醛 5ml 灌肠

E. 苯巴比妥 0.5g 肌注

*283. 关于癫痫的治疗，叙述正确的是

A. 用丙戊酸钠或卡马西平

B. 不宜用抑制胆碱能活性的药物和增强多巴胺活性的药物

C. 用增强多巴胺活性的药物

D. 用抑制胆碱能活性药物

E. 用抑制胆碱能活性的药物和增强多巴胺活性的药物

*284. 关于震颤麻痹的治疗，叙述正确的是

A. 用丙戊酸钠或卡马西平

B. 不宜用抑制胆碱能活性的药物和增强多巴胺活性的药物

C. 用增强多巴胺活性的药物

D. 用抑制胆碱能活性的药物

E. 用抑制胆碱能活性的药物和增强多巴胺活性的药物

*285. 关于小舞蹈病的治疗，叙述正确的是

A. 用抑制胆碱能活性的药物

B. 用增强多巴胺活性的药物

C. 不宜用抑制胆碱能活性的药物和增强多巴胺活性的药物

D. 用丙戊酸钠或卡马西平

E. 用抑制胆碱能活性的药物和增强多巴胺活性的药物

*286. 特发性大发作首选

A. 卡马西平 　　　　B. 丙戊酸钠

C. 乙琥胺 　　　　　D. 苯妥英钠

E. ACTH

*287. 特发性失神发作首选

A. 丙戊酸钠 　　　　B. 卡马西平

C. 苯妥英钠 　　　　D. 乙琥胺

E. ACTH

*288. 复杂部分性发作首选

A. 丙戊酸钠 　　　　B. 乙琥胺

C. 卡马西平 　　　　D. 苯妥英钠

E. ACTH

*289. 婴儿痉挛症首选

A. 苯妥英钠 　　　　B. 卡马西平

C. 乙琥胺 　　　　　D. 丙戊酸钠

E. ACTH

*290. 治疗偏头痛发作，应选用

A. 咖啡因麦角胺 　　B. 苯噻啶

C. 硝苯地平 　　　　D. 普萘洛尔

E. 甲基麦角酸丁醇酰胺

＊291. 最常见的偏头痛为

A. 典型偏头痛　　　　B. 特殊型偏头痛

C. 普通偏头痛　　　　D. 丛集型偏头痛

E. 血管性头痛

＊292. 下面哪种发作类型属于偏头痛等位发作

A. 发作性头痛后伴有眼肌瘫痪

B. 先偏瘫，麻木、失语数十分钟后发生头痛

C. 耳鸣、共济失调，也可有嗜睡状态或跌倒发作

D. 周期性发生某些症状而无头痛，或与头痛交替出现

E. 发作迅速，持续 1~2 小时可完全缓解

＊293. 偏头痛的防治，哪项不正确

A. 避免摄入已知激发发作的食物

B. 不要过饥、过饱

C. 不饮酒和摄进高脂肪食物

D. 避免过度疲劳和精神紧张

E. 发作后可用血管扩张药

＊294. 女性，25 岁。头痛 3 年多，每次头痛前有烦躁不安、视物模糊，头痛发作以右侧为主，并扩展至整个头部，呈搏动性，持续时间约 10 小时。神经系统检查未见异常，脑电图正常。诊断应考虑

A. 三叉神经痛　　　　B. 偏头痛

C. 颅内占位性病变　　D. 癔病

E. 癫痫精神运动性发作

＊295. 年轻女性，反复发作性头痛 3 年。每次发作前均有 2 小时左右烦躁、饥饿感，随之自觉出现一眼异彩，持续约 30 分钟，缓解后出现头痛，并常以眼症状对侧出现。头痛呈钻痛，搏动性，往往有恶心、呕吐，持续 4~5 小时后进入睡眠可缓解。考虑为

A. 特殊型头痛　　　　B. 丛集性头痛

C. 普通型头痛　　　　D. 头痛型癫痫

E. 典型偏头痛

＊296. 女性，35 岁。发作性头痛 4 年，部位不定，每次持续数小时至 1 天，发作前视物有模糊暗影，神经系统体检未见明显异常。脑 CT 未见异常。其母有类似发作史。头痛发作早期的首选药物是

A. 卡马西平　　　　　B. 苯噻啶

C. 麦角胺咖啡因　　　D. 阿司匹林

E. 苯巴比妥

＊297. 不常发作也不很强烈的偏头痛应选用

A. 发作早期给麦角胺咖啡因

B. 非类固醇消炎痛药物

C. 5 - 羟色胺受体激动剂

D. 普萘洛尔、苯噻啶等药物

E. 皮质类固醇

＊298. 不常发作但很强烈的偏头痛应选用

A. 非类固醇消炎痛药物

B. 5 - 羟色胺受体激动剂

C. 发作早期给麦角胺咖啡因

D. 普萘洛尔、苯噻啶等药物

E. 皮质类固醇

＊299. 对发作频繁，每月发作 2 次者应选用

A. 普萘洛尔、苯噻啶等药物

B. 发作早期给麦角胺咖啡因

C. 5 - 羟色胺受体激动剂

D. 非类固醇消炎痛药物

E. 皮质类固醇

＊300. 对麦角胺咖啡因无效的偏头痛可用

A. 非类固醇消炎痛药物

B. 发作早期给麦角胺咖啡因

C. 普萘洛尔、苯噻啶等药物

D. 5 - 羟色胺受体激动剂

E. 皮质类固醇

＊301. 重症肌无力属于

A. 神经 - 肌肉接头传递障碍性疾病

B. 遗传性疾病

C. 炎症性疾病

D. 神经本身病变的疾病

E. 肌肉本身病变的疾病

＊302. 重症肌无力的主要病理、生理机制是

A. 乙酰胆碱受体数目减少

B. 乙酰胆碱释放量减少

C. 乙酰胆碱受体数目增多

D. 乙酰胆碱释放量增多

E. 乙酰胆碱抗体数目减少

＊303. 重症肌无力最常受累的肌肉是

A. 四肢肌　　　　　　B. 咽喉肌

C. 眼外肌　　　　　　D. 咀嚼肌

E. 面肌

＊304. 重症肌无力常与哪种疾病合并存在

A. 胸腺肥大或胸腺瘤　B. 甲状腺功能亢进

C. 多发性肌炎　　　　D. 小细胞肺癌

E. 系统性红斑狼疮

＊305. 有眼睑下垂的重症肌无力患者，还可能有的症状是

A. 瞳孔散大，光反射消失

B. 调节反射消失

C. 眼球震颤

D. 眼球向内、上、下运动受限，复视

E. 角结膜反射消失

*306. 关于重症肌无力，下述哪项是错误的

　　A. 抗胆碱酯酶药物治疗有效

　　B. 症状常晨轻暮重，重复活动后加重、休息后减轻

　　C. 是一种获得性自身免疫性疾病

　　D. 临床特征为部分或全身骨骼肌疲劳

　　E. 腾喜龙试验阴性

*307. 男大学生，21岁。白天参加运动会长跑比赛，晚上饱餐后入睡，翌日晨起见四肢瘫痪，查血清钾降低，心电图出现U波，ST段下移。可能的诊断是

　　A. 急性炎症性脱髓鞘性多发性神经病

　　B. 脊髓出血

　　C. 急性脊髓炎

　　D. 低钾型周期性瘫痪

　　E. 癔病性瘫痪

*308. 关于多发性肌炎，下述哪项是不正确的

　　A. 血沉大多不快，血清CPK无明显增高

　　B. 咽喉肌亦可受累，眼外肌一般不受侵

　　C. 仅少数伴有肌肉疼痛、压痛，无客观感觉缺失

　　D. 肌无力以四肢近端为主，常伴有肌力弱

　　E. 可合并其他结缔组织病

*309. 关于进行性肌营养不良，下述哪项是错误的

　　A. 个别类型可有心肌受累

　　B. 病程进展缓慢，进行性加重

　　C. 对称性肌肉萎缩、无力

　　D. 由遗传因素所致的原发性肌肉变性病

　　E. 肌电图示运动单位电位波幅增高、时程增加、多相波增多

*310. 关于进行性肌营养不良，下述哪项是不正确的

　　A. Duchennc肌营养不良大多伴有心肌损害

　　B. 假肥大型肌营养不良男、女患病机会均等

　　C. 面肩肱型肌营养不良多以面肌无力萎缩起病

　　D. 肢带型肌营养不良多属常染色体隐性遗传

　　E. 眼咽型肌营养不良多属常染色体显性遗传

*311. 女性，28岁。双眼睑下垂，复视2年。吡啶斯的明治疗症状一度缓解，近期出现屈颈、抬头无力，四肢疲软。此病人属于重症肌无力的哪一型

　　A. 眼肌型　　　　　B. 延髓肌型

　　C. 全身型　　　　　D. 脊髓肌型

　　E. 肌萎缩症

*312. 男性，29岁。突发四肢乏力不适1天，下肢明显。发病前有饮酒史，既往曾发作2次，每次发作腰穿检查脑脊液，常规及生化均无异常发现。体检：四肢肌力减低，肌张力下降，腱反射消失，感觉正常。最可能的诊断是

　　A. 周期性瘫痪

　　B. 脊髓肿瘤

　　C. 急性脊髓炎

　　D. 急性多发性神经根炎

　　E. 颈椎病

*313. 周期性瘫痪可见

　　A. 四肢无力，脑脊液蛋白细胞分离

　　B. 四肢无力，血钾减低

　　C. 四肢无力，手套、袜套样感觉障碍

　　D. 四肢无力，休息后减轻，活动后加重

　　E. 四肢无力，肩胛带、骨盆带萎缩

*314. 吉兰-巴雷综合征可见

　　A. 四肢无力，血钾减低

　　B. 四肢无力，手套、袜套样感觉障碍

　　C. 四肢无力，脑脊液蛋白细胞分离

　　D. 四肢无力，休息后减轻，活动后加重

　　E. 四肢无力，肩胛带、骨盆带萎缩

*315. 进行性肌营养不良可见

　　A. 四肢无力，休息后减轻，活动后加重

　　B. 四肢无力，脑脊液蛋白细胞分离

　　C. 四肢无力，手套、袜套样感觉障碍

　　D. 四肢无力，血钾减低

　　E. 四肢无力，肩胛带、骨盆带萎缩

*316. 重症肌无力可见

　　A. 四肢无力，休息后减轻，活动后加重

　　B. 四肢无力，脑脊液蛋白细胞分离

　　C. 四肢无力，手套、袜套样感觉障碍

　　D. 四肢无力，血钾减低

　　E. 四肢无力，肩胛带、骨盆带萎缩

*317. 周期性瘫痪可见

　　A. 血清钾低

　　B. 周围神经系统脱髓鞘疾病

　　C. 神经-肌肉传递障碍性疾病

　　D. 中枢神经系统脱髓鞘疾病

　　E. 黑质致密区含黑色素的神经元缺失

*318. 重症肌无力可见

　　A. 中枢神经系统脱髓鞘疾病

　　B. 周围神经系统脱髓鞘疾病

　　C. 血清钾低

　　D. 神经-肌肉传递障碍性疾病

E. 黑质致密区含黑色素的神经元缺失

*319. 震颤麻痹可见

　　A. 血清钾低

　　B. 周围神经系统脱髓鞘疾病

　　C. 神经－肌肉传递障碍性疾病

　　D. 中枢神经系统脱髓鞘疾病

　　E. 黑质致密区含黑色素的神经元缺失

*320. 吉兰－巴雷综合征可见

　　A. 中枢神经系统脱髓鞘疾病

　　B. 神经－肌肉传递障碍性疾病

　　C. 周围神经系统脱髓鞘疾病

　　D. 血清钾低

　　E. 黑质致密区含黑色素的神经元缺失

*321. 多发性硬化可见

　　A. 周围神经系统脱髓鞘疾病

　　B. 中枢神经系统脱髓鞘疾病

　　C. 神经－肌肉传递障碍性疾病

　　D. 血清钾低

　　E. 黑质致密区含黑色素的神经元缺失

*322. 治疗震颤麻痹用

　　A. 新斯的明　　　　　　B. 美多巴

　　C. 苯妥英钠　　　　　　D. 青霉胺

　　E. 氟哌啶醇

*323. 治疗小舞蹈病用

　　A. 青霉胺　　　　　　　B. 新斯的明

　　C. 苯妥英钠　　　　　　D. 美多巴

　　E. 氟哌啶醇

*324. 治疗肝豆状核变性用

　　A. 青霉胺　　　　　　　B. 新斯的明

　　C. 苯妥英钠　　　　　　D. 美多巴

　　E. 氟哌啶醇

*325. 关于进行性肌营养不良的临床特点，下列描述哪项不准确

　　A. 肌肉出现对称性的无力

　　B. 肌肉无力常伴有肌肉疼痛

　　C. 肌肉无力一般近端重于远端

　　D. 肌电图可以发现肌原性的改变

　　E. 一般伴随肌酶升高

*326. 患者出现持续性的肌无力，对骨骼肌进行肌电图检查的主要目的是

　　A. 确定骨骼肌病变是多发性肌炎还是肌营养不良

　　B. 确定骨骼肌病变是神经原性还是肌原性

　　C. 确定骨骼肌病变是周期性麻痹还是重症肌无力

　　D. 确定骨骼肌病变是吉兰－巴雷综合征还是糖尿

病性周围神经病所致

　　E. 确定骨骼肌病变是肌纤维膜还是肌核病变

*327. Creutzfeldt－Jakob 病是一种中枢神经系统朊蛋白病，其临床的主要特点是

　　A. 进行性的痴呆

　　B. 惊厥发作

　　C. 脑电图显示慢波

　　D. 发病年龄常在青年期

　　E. 病情常存在缓解复发

【A3/A4 型题】

(1～3 题共用题干)

男性，7 岁。读 1 年级，因学习成绩差而来医院。上课时有动作过多，如抓头，摸耳朵，咬指甲等。注意力不集中，经常向窗外眺望。

1. 诊断方面应首先考虑

　　A. 习惯性抽动症　　　　B. 风湿热舞蹈病

　　C. 智能迟缓　　　　　　D. 精神分裂症

　　E. 多动性障碍

2. 在鉴别诊断时要做何项检查

　　A. ASO　　　　　　　　B. ESR

　　C. EEG　　　　　　　　D. 智能测试

　　E. 头颅 CT

3. 如做智能测试，适合该年龄的有诊断价值的项目为

　　A. 绘人试验

　　B. 图片词汇测试

　　C. Gesell 发育量表

　　D. Wechsler 儿童智能量表修订版

　　E. Wechsler 学前及初小儿童智能量表

(4～5 题共用题干)

女性，55 岁。高血压病史 20 年，不规则服药。某日早晨突发头痛、意识不清，30 分钟后送到医院。查体：昏迷，血压 210/110mmHg，双眼向右侧凝视，左足外旋位。

4. 最可能的诊断是

　　A. 晕厥　　　　　　　　B. 脑出血

　　C. 脑血栓形成　　　　　D. 蛛网膜下隙出血

　　E. 心肌梗死

5. 最可能的病变部位是

　　A. 右侧脑干　　　　　　B. 右侧半球表面

　　C. 右侧半球深部　　　　D. 左侧半球表面

　　E. 左侧半球深部

(6～7 题共用题干)

患者，女性，35 岁。1 小时前用力大便时突然出现全头剧烈疼痛，恶心、呕吐，轻度意识障碍，颈强直，克氏征阳性。腰椎穿刺压力 290mm H$_2$O，脑脊液呈均匀一致

血性。

6. 本例的病因诊断方面，最重要的检查是

    A. 脑电图   B. MRI

    C. 脑CT   D. 全脑血管造影

    E. TCD

7. 本例可能的诊断是

    A. 脑出血   B. 脑栓塞

    C. 蛛网膜下隙出血   D. 脑血栓形成

    E. 硬膜下血肿

（8～10题共用题干）

男性，56岁。30分钟前心前区压榨样痛，突然出现意识丧失、抽搐，听诊心音消失，脉搏触不到，血压为零，诊断为心脏骤停。

8. 下列哪一项不是诊断心脏骤停的必备条件

    A. 意识丧失   B. 瞳孔散大

    C. 大动脉搏动消失   D. 呼吸断续或停止

    E. 心音消失

9. 引起心脏骤停最常见的病理生理机制是

    A. 心室停顿

    B. 高度房室传导阻滞

    C. 心室颤动

    D. 持续性室性心动过速

    E. 无脉性电活动

10. 根据病理解剖发现，大部分心脏性猝死的重要病因是

    A. 冠心病   B. 高血压性心脏病

    C. 心肌病   D. 风湿性心瓣膜病

    E. 急性病毒性心肌炎

（11～12题共用题干）

男性，70岁。帕金森病史8年，间断服用苯海索治疗。近1个月病情加重，吞咽困难，说话含糊不清，四肢僵硬，卧床不起。

11. 治疗效果不好的原因最可能是

    A. 药物选择不合理   B. 药量不足

    C. 药物毒、副作用   D. 出现并发症

    E. 吸烟与嗜酒

12. 治疗药物应首选

    A. 美多巴   B. 苯海索

    C. 金刚烷胺   D. 司来吉兰

    E. 溴隐亭

（13～14题共用题干）

男性，75岁。既往有心房纤颤病史，一日从沙发上站起时突然向右侧倒下，呼之不应，急诊头颅CT示左侧大脑中动脉供血区低密度影，发病2日后发现右下肢肿胀、发凉、色青紫。

13. 该病人首先考虑的诊断是

    A. 脑出血   B. 脑血栓形成

    C. 脑栓塞   D. 蛛网膜下隙出血

    E. TIA

14. 该病人最有可能的病因是

    A. 脑血管痉挛   B. 脑动脉瘤

    C. 血流动力学异常   D. 心源性栓子

    E. 红细胞增多症

（15～16题共用题干）

青年男性，2天来胸背部疼痛，今晨出现双下肢无力，伴二便障碍，查脐以下各种感觉障碍，双下肢肌力0级，无病理反射。

15. 最可能的诊断是

    A. 脊髓出血   B. 脊髓肿瘤

    C. 急性脊髓炎   D. 吉兰-巴雷综合征

    E. 大脑旁脑膜瘤

16. 首先应做的有诊断意义的检查是

    A. 骶椎MRI   B. 头部MRI

    C. 颈椎MRI   D. 胸椎MRI

    E. 腰椎MRI

（17～18题共用题干）

男性，30岁。2个月来感右下肢无力，左下半身麻木。查体：左侧乳头水平以下痛觉和温度觉减退，右下肢腱反射亢进，右侧Babinski征阳性，右侧髂前上棘以下音叉震动觉减退，右足趾位置觉减退。

17. 此病变部位应考虑在

    A. T_2水平横贯性损伤

    B. 右侧T_2水平后索损伤

    C. 左侧T_4水平半侧损伤

    D. 右侧T_2水平半侧损伤

    E. 右侧T_4水平侧索损伤

18. 为明确病因，辅助检查应首选

    A. 腰椎穿刺   B. 脊柱X线平片

    C. 脊柱CT   D. 脊柱MRI

    E. 脊髓碘油造影

（19～20题共用题干）

患者，青年女性，主因口角歪斜、左眼闭合不全3天就诊，伴有左乳突区疼痛，经检查确诊为Hunt综合征。

19. 该患者不会出现的体征是

    A. 舌前2/3味觉丧失   B. 同侧听觉过敏

    C. Bell征   D. 伸舌偏左

    E. 示齿时口角右偏

20. 对诊断Hunt综合征最有定位意义的体征是

    A. 味觉丧失   B. 听觉过敏

C. 口角歪斜　　　　　　　　D. 额纹变浅

E. 耳廓和外耳道感觉减退，外耳道疱疹

（21~22 题共用题干）

男性，59 岁。3 天前早晨睡眠醒来出现眩晕、呕吐，饮水呛咳，频繁呃逆，右眼裂缩小，右侧面部及左侧上下肢、躯干痛觉减退，走路不稳，同时睡眠增多。

21. 为明确诊断，首选的检查是

A. 腰椎穿刺　　　　　　　　B. 颈部血管超声

C. MRI 或 CT 脑扫描　　　　D. DSA

E. 超声心动图检查

22. 该患者病变的血管最可能是

A. 小脑上动脉　　　　　　　B. 小脑前下动脉

C. 小脑后下动脉　　　　　　D. 大脑后动脉

E. 脉络膜后动脉

（23~24 题共用题干）

患者，男性，43 岁。近半年无明显诱因出现左面部疼痛，以面颊、上下颌及舌部最明显，洗脸、刷牙、刮胡子可诱发，疼痛持续时间多为数秒，突发突止，间歇期无任何不适，经检查被确诊为原发性三叉神经痛。

23. 欲排除该患者为继发性三叉神经痛，最有力的证据是

A. 扳机点的存在

B. 不伴有神经系统阳性体征

C. 伴有角膜炎

D. 发作呈周期性

E. 疼痛范围小

24. 对该患者的治疗目标是

A. 终止痉挛　　　　　　　　B. 解除疼痛

C. 镇静　　　　　　　　　　D. 神经阻滞或切断

E. 防止并发症

（25~26 题共用题干）

患者，青年女性，3 天前上楼梯时发现双下肢力弱，1 天前出现下肢力弱加重，同时双手麻木、力弱，今晨起床觉胸憋、气短，无二便异常。经检查确诊为吉兰－巴雷综合征。

25. 该患者体格检查中不应该出现

A. 手套、袜套样感觉减退　　B. 腱反射减弱

C. 面部潮红　　　　　　　　D. 锥体束征阳性

E. 双侧面瘫

26. 该患者如果出现胸憋、气短，最可能的原因是

A. 冠状动脉供血不全　　　　B. 气胸

C. 胸膜炎　　　　　　　　　D. 呼吸中枢抑制

E. 呼吸肌麻痹

（27~28 题共用题干）

一中年男性，慢性起病，一年来双下肢行走困难逐渐加重，伴排尿费力。查体：脑神经和上肢正常，双下肢肌力 3~4 级，左侧重于右侧；剑突以下痛温觉明显减退，双下肢深感觉减退；膝和跟腱反射亢进，双侧 Babinski 征阳性。腰椎穿刺脑脊液呈淡黄色，压颈试验上升下降均缓慢。蛋白质含量 1.05g/L，余正常。

27. 患者最可能的诊断是

A. 急性脊髓炎　　　　　　　B. 脊髓压迫

C. 多发性硬化　　　　　　　D. 颈椎病

E. 重症肌无力

28. 对本例最有价值的确诊手段是

A. CT　　　　　　　　　　　B. 血气分析

C. MRI　　　　　　　　　　D. MRA

E. 以上都不对

（29~30 题共用题干）

男性，38 岁。肝硬化病史 5 年，近日出现睡眠时间倒错，语言不清，血钾 3.5mmol/L，血钠 136mmol/L，血氯 90mmol/L，血清 pH 为 7.48。

29. 下列检查中哪项可能正常

A. 简易智力测验　　　　　　B. 脑电图

C. 扑翼样震颤　　　　　　　D. 颅脑 CT

E. 血氨

30. 下列诊断中哪项最正确

A. 亚临床肝性脑病　　　　　B. 肝性脑病一期

C. 肝性脑病二期　　　　　　D. 肝性脑病三期

E. 肝性脑病四期

（31~32 题共用题干）

患者，男性，70 岁。表情呆板，动作缓慢，右手不自主震颤，长期服用左旋多巴；同时患有前列腺肥大。近半年出现病情波动，症状多于服药前加重。

31. 最应该采取的措施是

A. 降低药物剂量　　　　　　B. 加用硫必利

C. 药剂更加分散服用　　　　D. 加用 B 族维生素

E. 加用安定

32. 下列药物中哪一种不宜应用

A. 苯海拉明　　　　　　　　B. 美多巴

C. 苯海索　　　　　　　　　D. 金刚烷胺

E. 溴隐停

（33~34 题共用题干）

患者，男性，32 岁。在情绪激动后突然剧烈头痛、呕吐，4 小时后来诊。神志不清，BP 22.7/13.3kPa（170/100mmHg），肢体无瘫痪。颈强，凯尔尼格征阳性。CT 脑扫描可见右大脑外侧裂高密度影。

33. 该患者应立即给予下列哪项紧急治疗

A. 6－氨基己酸　　　　　　　B. 降血压药物

C. 20% 甘露醇　　　　　　　D. 尼莫的平

E. 青霉素

34. 下列哪项检查可为病因诊断提供准确依据

  A. DSA   B. CT

  C. MRA   D. TCD

  E. lumber puncture

（35～36 题共用题干）

女性，55 岁。高血压病病史 20 年，不规则服药。某日早晨突发头痛、意识不清，30 分钟后送到医院。查体：昏迷，血压 200/120mmHg，双眼向右侧凝视，左足外旋位。

35. 最可能的诊断是

  A. 晕厥   B. 脑出血

  C. 脑血栓形成   D. 蛛网膜下隙出血

  E. 心肌梗死

36. 最可能的病变部位是

  A. 右侧脑干   B. 右侧半球表面

  C. 右侧半球深部   D. 左侧半球表面

  E. 左侧半球深部

（37～38 题共用题干）

女性，24 岁。2 年来有发作性神志丧失，四肢抽搐，服药不规则。今日凌晨开始又有发作，意识一直不清醒，来院后又有一次四肢抽搐发作。

37. 病人目前处于下列哪一种状态

  A. 癫痫持续状态

  B. 癫痫强直－阵挛发作

  C. 单纯部分发作继全面性发作

  D. 复杂部分发作继全面性发作

  E. 癫痫发作后昏睡期

38. 首先应选用的治疗是

  A. 地西泮 10mg 静脉滴注

  B. 苯妥英钠 0.25g 肌注

  C. 地西泮 20mg 肌注

  D. 副醛 5ml 灌肠

  E. 苯巴比妥 0.5g 肌注

（39～40 题共用题干）

女性，60 岁。因突然意识不清 1 小时送急诊。头颅 CT 显示右侧大脑半球 3cm×3cm×6cm 高密度影。

39. 最可能的诊断为

  A. 昏厥   B. 高血压脑病

  C. 脑栓塞   D. 脑血栓形成

  E. 脑出血

40. 此病人最重要的治疗环节是

  A. 立即进行康复治疗

  B. 立即使血压下降至正常

  C. 立即使用脱水剂控制脑水肿，降低颅内压

  D. 使用镇静药，防止癫痫发作

  E. 使用抗生素，防止继发感染

（41～42 题共用题干）

女性，73 岁。既往有 20 年的高血压病史。就诊 1 小时前情绪激动后，出现左侧肢体无力，并感头痛，伴呕吐。查体：神志清楚，血压 190/100mmHg，左侧鼻唇沟浅，伸舌左偏，左侧上、下肢肌力 3 级，左侧 Babinski 征阳性，颈部无抵抗。

41. 该患者最可能的诊断为

  A. 蛛网膜下隙出血   B. 脑膜炎

  C. 脑出血   D. 癫痫发作

  E. 脑栓塞

42. 下列哪项辅助检查最有价值

  A. CT 脑扫描

  B. 头颅 MRI

  C. 脑电图

  D. 腰椎穿刺行脑脊液常规检查

  E. 经颅多普勒检查

（43～44 题共用题干）

男性，68 岁。糖尿病病史 3 年，一天回家路上突然发现周围环境非常陌生，不知道自己该往哪个方向走，并反复重复一句话，约 10 分钟后想起来自己身在何处及回家的路。

43. 该患者的诊断首选考虑

  A. 颈动脉系统 TIA   B. TGA

  C. 分水岭梗死   D. 腔隙性梗死

  E. 进展性卒中

44. 该患者可能累及的部位为

  A. 大脑后动脉颞支缺血累及颞叶内侧、海马

  B. 大脑后动脉距状支缺血累及枕叶视皮质

  C. 脑干网状结构

  D. 小脑下后动脉缺血累及延髓背外侧

  E. 脑干缺血

＊（45～46 题共用题干）

女性，8 岁。在学校有时突然跌倒在地，口吐白沫，四肢伸直、抖动样抽动。近来家人发现患者经常"走神"，不回答家人的问话，短暂过后提醒时说没听见。

45. 该患者可能的诊断是

  A. 晕厥   B. 复杂部分发作

  C. 失神小发作   D. 癔症

  E. 强直－阵挛发作合并失神发作

46. 如果该患再出现倒地发作时，旁观者给予下列哪项处理是正确的

  A. 用力按住其手足，阻止抽搐发作

  B. 用缠以纱布的舌压板塞入其一侧上、下门齿之间

C. 使患者头偏向一侧，解松患者的衣领及裤带，以利呼吸

D. 立即给予口服抗癫

E. 以上都不对

*（47~48 题共用题干）

患者，女性，40 岁。以发热待查收入院。住院期间体温波动在 39℃~41℃，高钠血症，今晨家属发现其双眼上翻，口吐白沫，呼之不应，双上肢屈曲，双下肢伸直，四肢抖动，约 1~2 分钟缓解，伴小便失禁。既往无类似发作。

47. 该患者的发作类型是
　　A. 失神发作　　　　　　　B. 肌阵挛发作
　　C. 阵挛性发作　　　　　　D. 强直 – 阵挛发作
　　E. 复杂部分性发作

48. 此病可能的诊断为
　　A. 症状性癫痫　　　　　　B. 特发性癫痫
　　C. 症状关联性癫痫　　　　D. 隐源性癫痫
　　E. 以上都不是

*（49~50 题共用题干）

女性，70 岁。糖尿病病史 10 年，突发左上、下肢无力。查体：左上、下肢肌力 2 级，左 Babinski 征阳性。头颅 CT 扫描未见异常。经治疗 10 天后完全恢复。

49. 该病人最可能的诊断是
　　A. RIND　　　　　　　　　B. 脑出血
　　C. 分水岭梗死　　　　　　D. 脑栓死
　　E. TGA

50. 该病人头颅 CT 如果表现为下列哪项，则诊断不变
　　A. 左基底核区低密度灶
　　B. 左基底核区高密度影
　　C. 左额叶高密度影
　　D. 左脑桥高密度影
　　E. 左小脑高密度影

*（51~52 题共用题干）

患者，男性，53 岁。10 天前流涕、咳嗽，未诊治，2~3 天后自愈。2 天前出现双下肢无力，逐渐加重，次日双上肢亦无力。查体：四肢肌力 3 级，腱反射低下，感觉正常，无病理征，脑脊液正常。

51. 以下哪种诊断最有可能
　　A. 周期性瘫痪　　　　　　B. 急性脊髓炎
　　C. 急性脊髓灰质炎　　　　D. 脑血栓形成
　　E. 急性感染性脱髓鞘性多发性神经病

52. 从鉴别诊断的角度，应首先采取的方法是
　　A. 血清钾测定　　　　　　B. 病毒分离
　　C. 肌电图检查　　　　　　D. 脑脊液检查
　　E. 颈椎 CT 扫描

*（53~54 题共用题干）

女孩，5 岁。一次吃饭时突然将碗摔在地上，两眼向前直视，呼之不应，持续数秒钟症状消失，过后对上述情况不知。以后多次出现类似发作，有时一日发作十余次。

53. 此病可能的诊断为
　　A. 晕厥
　　B. 复杂部分发作
　　C. 失神发作
　　D. 全身强直 – 阵挛发作
　　E. 肌阵挛发作

54. 下列哪项检查对诊断最有意义
　　A. 头颅 CT 扫描
　　B. 动态或视频脑电图
　　C. 心电图
　　D. 腰椎穿刺行脑脊液常规检查
　　E. 脑血流图

*（55~57 题共用题干）

女性，9 岁。因多动，上课时注意力不集中，平时有冲动性行为，学习成绩下降，诊断为多动性障碍（注意力缺陷多动症）。以前曾用苯巴比妥治疗，症状未见改善，反而加剧。

55. 现改用
　　A. 匹莫林
　　B. 多虑平
　　C. 氯硝西泮
　　D. 哌醋甲酯（利他林）
　　E. 异丙嗪

56. 该患儿在治疗过程中出现癫痫发作，家长再次来诊，继续治疗应选用
　　A. 原药加大剂量　　　　　B. 匹莫林
　　C. 氯硝西泮　　　　　　　D. 异丙嗪
　　E. 多虑平

57. 在治疗过程中要进行哪项实验室检查
　　A. 血常规　　　　　　　　B. 尿常规
　　C. 肝功能　　　　　　　　D. 肾功能
　　E. 心电图

*（58~59 题共用题干）

男性，65 岁。入院前 2 天晨起发现右上、下肢无力，尚能行走，入院前 1 天右上、下肢无力加重，不能行走。

58. 该病人诊断应考虑
　　A. 腔隙性脑梗死　　　　　B. 进展性卒中
　　C. 完全性卒中　　　　　　D. TIA
　　E. 分水岭梗死

59. 治疗可考虑
　　A. 溶栓　　　　　　　　　B. 抗凝

C. 脑活素　　　　　　　　　　D. 开颅减压术

E. 止血药

＊（60 ～ 61 题共用题干）

一老年患者，右利手，有高血压病史，急性发病。表现为双侧手指失认、肢体左右失定向，同时还有失写和失算。

60. 符合下列哪项

　A. Gerstmann 综合征　　　　　B. 听觉失认

　C. 肢体运动性失用症　　　　　D. 视觉失认

　E. 体像障碍

61. 本例的病变在

　A. 优势半球顶叶后部

　B. 优势半球缘上回

　C. 优势半球额下回后部

　D. 优势半球颞上回后部

　E. 优势半球顶叶角回

＊（62 ～ 63 题共用题干）

女性，24 岁。3 个月来感四肢乏力，晨轻暮重。

62. 患者新斯的明试验阳性，乙酰胆碱受体抗体滴度正常，胸腺 CT 扫描示胸腺增生。该患者首先考虑的诊断为

　A. 重症肌无力　　　　　　　　B. 低钾周期性瘫痪

　C. 胸腺肿瘤　　　　　　　　　D. 颈椎病

　E. 急性脊髓炎

63. 该患者摘除胸腺后四肢无力较前好转，结合患者的病史及实验室检查特点，考虑该患者可能的基因型为

　A. HLA – A1、A8、B12 或 DW33

　B. HLA – 2、A3

　C. HLA – A2、A3、B8、B12 或 DW3

　D. 以上都不是

　E. 以上都不对

＊（64 ～ 65 题共用题干）

患者，男性，70 岁。高血压病史 20 年，间断头晕 10 年。查体：血压 160/80mmHg，听诊主动脉瓣区第二音减弱，可闻及 3/6 级收缩期杂音，稍粗糙，向颈部传导。

64. 患者心脏杂音最可能的原因是

　A. 风湿性主动脉瓣狭窄

　B. 退行性主动脉瓣狭窄

　C. 风湿性主动脉瓣关闭不全

　D. 退行性主动脉瓣关闭不全

　E. 梅毒性主动脉瓣狭窄

65. 患者行超声心动图检查，最可能的结果为

　A. 右心房扩大　　　　　　　　B. 左心房扩大

　C. 右心室扩大　　　　　　　　D. 左心室扩大

　E. 左房、左室扩大

＊（66 ～ 67 题共用题干）

男性，25 岁。左侧眼部、颞部疼痛，伴左侧流泪和流涕。头痛多发生在夜间，反复发作 5 ～ 6 周后可缓解数月。

66. 最可能的诊断是

　A. 偏头痛　　　　　　　　　　B. 丛集性头痛

　C. 鼻窦炎　　　　　　　　　　D. 紧张性头痛

　E. 颅内肿瘤

67. 最可能的发病机制是

　A. 颅内压增高

　B. 颅内静脉窦血栓形成

　C. 颅内、外血管扩张

　D. 脑供血不足

　E. 脑血管畸形

＊（68 ～ 69 题共用题干）

患者，男性，65 岁。既往有糖尿病史。患者急性发病后四肢不能动弹，不能言语，不能吞咽，但意识清楚并能以睁闭眼和眼球的上下活动与医生建立联系。

68. 这种意识状态是

　A. 意识缺乏症　　　　　　　　B. 无动性缄默

　C. 闭锁综合征　　　　　　　　D. 去皮层综合征

　E. 脑死亡

69. 该患者的病变部位在

　A. 双侧壳核　　　　　　　　　B. 双侧丘脑

　C. 双侧丘脑下部　　　　　　　D. 脑桥背盖部

　E. 脑桥基底部

＊（70 ～ 71 题共用题干）

男性，30 岁。左耳后疼痛 2 天，口角向右歪 1 天来诊，不伴头晕、头痛及肢体活动异常。查体：左耳道及耳后可见到疱疹，面部针刺觉正常，无眼震。四肢肌力正常，行走平稳，指鼻试验稳准，双侧病理征阴性。

70. 该患者最可能伴有的体征是

　A. 左侧眼睑闭合不能　　　　　B. 右侧眼睑闭合不能

　C. 右侧眼球外展受限　　　　　D. 左眼球外展受限

　E. 张口下颌左偏

71. 该患者病变部位最可能在

　A. 膝状神经节

　B. 鼓索神经与镫骨肌支之间

　C. 膝状神经节与右鼓索神经之间

　D. 内耳孔与膝状神经节之间

　E. 茎乳孔以下

＊（72 ～ 73 题共用题干）

女性，46 岁。高血压病史 10 年，突然出现说话声音不清，吞咽困难 2 天。查体：右侧中枢性面、舌瘫，右手无力，右手指鼻不准。MRI 示左侧脑桥点状长 T_1、长 T_2 信号。

72. 该病人最可能的诊断为

    A. 分水岭梗死

    B. 手笨拙 – 构音障碍综合征

    C. RIN

    D. 出血性梗死

    E. TIA

73. 该病的预后为

    A. 病死率 100%

    B. 病死率约 30% ～50%

    C. 病死率 10%

    D. 预后良好

    E. 致残率 50%

* （74～75 题共用题干）

女孩，9 岁。右眼球外展不能，右侧额纹和鼻唇沟变浅，左侧上、下肢中枢性瘫痪。

74. 符合下列哪项

    A. Wallenberg 综合征

    B. Millard – Gubler 综合征

    C. Foville 综合征

    D. Hughlings Jackson 综合征

    E. One and a half 综合征

75. 本例的病变部位在

    A. 左侧内囊　　　　　　　B. 右侧内囊

    C. 左侧脑桥　　　　　　　D. 右侧脑桥

    E. 右侧中脑

【B 型题】

（1～3 题共用备选答案）

    A. 动眼神经损害　　　　　B. 外展神经损害

    C. 三叉神经损害　　　　　D. 面神经损害

    E. 舌下神经损害

1. 闭眼困难可见于

2. 下颌偏斜可见于

3. 眼球内斜视可见于

（4～5 题共用备选答案）

    A. 补钠，静脉为主

    B. 补钾，口服为主

    C. 餐前 30 分钟服用溴吡斯的明

    D. 进餐时服用溴吡斯的明

    E. 激素冲击治疗

4. 男性，40 岁。四肢无力 1 年，吞咽困难 1 周，早晨或休息时减轻，下午或劳累时加重，注射腾喜龙后症状减轻。最适宜的治疗方案为

5. 男性，30 岁。反复发作四肢对称性无力 3 年，测血钾 1mmol/L，发作间期完全正常。其父及哥哥也有类似发病。最适宜的治疗方案为

（6～7 题共用备选答案）

    A. 腰椎穿刺　　　　　　　B. 脊髓碘油造影

    C. 肌电图查神经传导速度　D. 颈椎 MRI

    E. 胸椎 MRI

6. 患者，男性，18 岁。工人。发现右上、下肢麻木，左上、下肢无力 2 个月余。查体：自肩以下左侧深感觉障碍，左上肢为弛缓性瘫痪，左下肢为痉挛性瘫痪。首先应做的检查是

7. 患者，男性，18 岁。昨日开始感上胸部酸痛，今双下肢发麻无力伴尿潴留，病前一周有上感史。检查：脑神经无异常所见，双上肢肌力 5 级；双下肢 3 级，腱反射（－）。平乳头水平以下痛觉减退，病理征（－）。首先应做的检查是

（8～9 题共用备选答案）

    A. 阿司匹林

    B. 血管成形术或血管内支架植入术

    C. 氯吡格雷

    D. 肝素

    E. 华法林

8. 血管造影证实颈动脉狭窄程度为中至重度（50%～99%）的病人，可考虑

9. 通过不可逆结合血小板表面二磷酸腺苷（ADP）受体，抑制血小板聚集的是

（10～12 题共用备选答案）

    A. 脑血栓形成　　　　　　B. TIA

    C. 脑栓塞　　　　　　　　D. 腔隙性梗死

    E. 脑出血

10. 脑梗死中最常见的类型

11. 常见病因为心房纤颤、动脉粥样硬化斑块脱落的是

12. 多数病人就诊时症状已消失，诊断主要依靠病史的是

（13～15 题共用备选答案）

    A. rt – PA　　　　　　　　B. 低分子肝素

    C. 阿司匹林　　　　　　　D. 降纤酶

    E. 低分子右旋糖酐

13. 抗血小板治疗药物是

14. 溶栓治疗药物是

15. 抗凝治疗药物是

（16～17 题共用备选答案）

    A. 大脑前动脉　　　　　　B. 脉络膜后动脉

    C. 小脑下后动脉　　　　　D. 小脑下前动脉

    E. 小脑上动脉

16. 属于椎动脉的分支的是

17. 属于颈内动脉的分支的是

（18～20 题共用备选答案）

    A. 突然昏迷，呕吐，有神经系统局灶体征

B. 突然剧烈头痛，呕吐，有脑膜刺激征

C. 突然神志丧失又恢复，呕吐，有神经系统局灶体征

D. 突然右侧上、下肢无力，约十分钟完全缓解

E. 突然有神经系统局灶体征，逐渐加重，神志清楚

18. 脑血栓形成的临床症状的主要特点是

19. 左大脑中动脉 TIA 的临床症状的主要特点是

20. 脑栓塞的临床症状的主要特点是

（21～22题共用备选答案）

    A. 高血压   B. 动脉粥样硬化

    C. 微栓子   D. 颅内动脉瘤

    E. 风湿性心脏病

21. TIA 最常见的病因是

22. 脑栓塞最常见的病因是

（23～24题共用备选答案）

    A. 偏身投掷运动   B. 舞蹈症

    C. 静止性震颤   D. 扭转痉挛

    E. 手足徐动症

23. 肢体远端在肌张力增高的基础上，缓慢如蚯蚓爬行样的弯曲蠕动，手指过伸。可诊断为

24. 四肢迅速、不规则、无节律、粗大的各种运动，有些与随意运动相似，但不能随意控制。可诊断为

（25～26题共用备选答案）

    A. 帕金森病

    B. 特发性震颤

    C. 继发性帕金森综合征

    D. 变性性帕金森综合征

    E. 帕金森叠加综合征

25. 男性，65岁。行动迟缓，步态不稳，易跌倒1年，无震颤。查体：构音障碍，双眼向上凝视障碍，四肢肌张力增高，双侧锥体束征阳性。诊断考虑为

26. 男性，52岁。表情呆板，动作缓慢，左手不自主震颤1年余。既往史无特殊可记。查体：面具脸，左上肢齿轮征阳性，慌张步态，病理征阴性。诊断考虑为

（27～29题共用备选答案）

    A. T_1 低信号，T_2 高信号

    B. 高密度影

    C. 低密度影

    D. T_1 等信号，T_2 低信号

    E. T_1 高信号，T_2 高信号

27. 发病一个半小时后的脑出血，可见

28. 发病36小时后的脑出血，可见

29. 发病2周后的脑出血，可见

（30～32题共用备选答案）

    A. 脑脊液无色，白细胞 $5 \times 10^6/L$，蛋白质 0.4g/L

    B. 脑脊液黄色，白细胞 $50 \times 10^6/L$，蛋白质 20g/L

    C. 脑脊液无色，白细胞 $10 \times 10^6/L$，蛋白质 1g/L

    D. 脑脊液红色，白细胞 $500 \times 10^6/L$，蛋白质 3g/L

    E. 脑脊液混浊，白细胞 $200 \times 10^6/L$，蛋白质 1g/L

上列脑脊液改变，最应考虑哪种疾病

30. 脊髓压迫症

31. 急性脊髓炎

32. 吉兰－巴雷综合征

（33～35题共用备选答案）

    A. 疼痛位于扁桃体、舌根、咽部及耳道深部

    B. 有无神经系统阳性体征

    C. 扳机点的存在

    D. 痛性抽搐

    E. 疼痛剧烈、突发突止

33. 原发性三叉神经痛和继发性三叉神经痛的鉴别点是

34. 三叉神经痛和舌咽神经痛鉴别，主要是后者的

35. 三叉神经痛严重者可伴有

（36～37题共用备选答案）

    A. 左额纹、鼻唇沟变浅

    B. 左额纹、鼻唇沟变浅伴有同侧舌前2/3味觉丧失

    C. 左额纹、鼻唇沟变浅伴有左眼球外展不全

    D. 左额纹、鼻唇沟变浅伴有同侧舌前2/3味觉丧失和听觉过敏

    E. 左额纹、鼻唇沟变浅伴有同侧舌前

36. 面神经鼓索以下的病变，表现为

37. 面神经发出镫骨肌支以下的病变，表现为

（38～39题共用备选答案）

    A. 一侧听觉过敏和乳突区疼痛

    B. 一侧鼻唇沟和额纹变浅

    C. 四肢弛缓性瘫痪

    D. 双侧面神经核上瘫

    E. 味觉障碍

38. 诊断特发性面神经麻痹必须具备的临床表现是

39. 吉兰－巴雷综合征最常见的临床表现是

（40～41题共用备选答案）

    A. 卡马西平   B. D－青霉胺

    C. 麦角胺制剂   D. 溴吡啶斯地明

    E. 皮质类固醇

40. 治疗特发性面神经麻痹急性期，应选用

41. 治疗原发性三叉神经痛，应选用

（42～43题共用备选答案）

    A. 三叉神经痛   B. 症状性癫痫

    C. 偏头痛   D. 面神经炎

    E. 面肌抽搐

42. 扳机点可见于

43. Bell 征可见于

（44 ~ 47 题共用备选答案）

　　A. 高颈段损害　　　　　　　B. 颈膨大损害

　　C. 胸髓损害　　　　　　　　D. 腰膨大损害

　　E. 脊髓圆锥损害

44. 四肢上运动神经元瘫痪，腹式呼吸减弱。可见于

45. 肛门周围和会阴部感觉缺失，尿便障碍，无下肢瘫痪。可见于

46. 双下肢下运动神经元性瘫痪，双下肢及会阴部感觉缺失，尿便障碍。可见于

47. 双上肢下运动神经元性瘫痪，双下肢上运动神经元性瘫痪。可见于

（48 ~ 50 题共用备选答案）

　　A. 基底核区出血

　　B. 小脑出血

　　C. 基底核出血破入脑室

　　D. 基底核出血合并同侧海马沟回疝

　　E. 脑叶出血

48. 患者，男性，70 岁。行走时出现典型三偏征，CT 脑扫描为高密度灶，可能的诊断是

49. 患者，男性，60 岁。情绪激动后，突然出现偏瘫和意识障碍，两小时后瘫痪对侧瞳孔散大、眼球处于外展位，CT 脑扫描示高密度灶，可能的诊断是

50. 患者，70 岁。活动后出现偏瘫和意识障碍，两小时后双侧瞳孔缩小、压眶时呈去大脑强直状态，CT 脑扫描见到高密度灶，可能的诊断是

（51 ~ 53 题共用备选答案）

　　A. 复杂部分性发作伴自动症

　　B. Jackson 发作

　　C. Todd 瘫痪

　　D. 部分性发作继发泛化

　　E. 全身强直 - 阵挛发作

51. 患者，男性，23 岁。癫痫病史 10 余年。诉半小时前从左侧拇指沿腕部、肘部至肩部抽搐，持续约 2 分钟缓解。可能的诊断是

52. 一癫痫患者，2 天前的一次癫痫发作后，出现左侧肢体无力，肌力 3 级，12 小时后缓解。可能的诊断是

53. 一癫痫患者，2 年内常有发愣伴咀嚼吞咽动作或反复搓手，持续数分钟，事后不能回忆。可能的诊断是

（54 ~ 55 题共用备选答案）

　　A. Osserman 分型Ⅰ型　　　B. Osserman 分型Ⅱa 型

　　C. Osserman 分型Ⅱb 型　　D. Osserman 分型Ⅲ型

　　E. Osserman 分型Ⅳ型

54. 女性，30 岁。四肢无力一个月，晨起或经休息后减轻，下午或劳累时加重，近一周出现饮水呛咳、吞咽困难、抬头无力，两天前感冒，而后觉呼吸困难。可能的诊断是

55. 女性，40 岁。双侧眼睑下垂、四肢无力 5 年，呈晨轻暮重波动性变化，服用溴吡斯的明可缓解。可能的诊断是

（56 ~ 58 题共用备选答案）

　　A. 普通型偏头痛　　　　　　B. 典型偏头痛

　　C. 丛集性头痛　　　　　　　D. 紧张性头痛

　　E. 痛性眼肌麻痹

56. 女性，22 岁。多年来休息不好时经常出现发作性眼前闪光感，几分钟后消失，而后双侧额颞部出现搏动性头痛，伴恶心、呕吐，持续数小时缓解，神经系统检查完全正常。可能的诊断是

57. 男性，30 岁。反复发作性右侧颞部搏动性头痛 5 年，每次持续 1 ~ 2 天不等，伴恶心、呕吐，神经系统检查未见异常，头部 MRI 检查正常。可能的诊断是

58. 男性，25 岁。每年秋季常频繁出现夜间左侧眼眶部剧烈的非搏动性头痛，难忍，一般持续半小时。可能的诊断是

（59 ~ 61 题共用备选答案）

　　A. 脊髓后角　　　　　　　　B. 脊髓后索

　　C. 脊髓中央前连合　　　　　D. 脊髓丘脑束

　　E. 神经后根

59. 一侧肢体节段性痛温觉消失，深感觉保留，病变部位在

60. 双侧肢体对称性痛温觉消失，深感觉保留，病变部位在

61. 下肢仅有位置觉障碍，病变部位在

（62 ~ 63 题共用备选答案）

　　A. 原发性三叉神经痛　　　　B. 蝶腭神经痛

　　C. 特发性面神经麻痹　　　　D. 舌咽神经痛

　　E. 继发性三叉神经痛

62. 患者，男性，56 岁。近半年来无明显诱因出现左侧面颊及上颌疼痛，发作性，历时短暂，每次持续数秒钟，讲话、咀嚼动作和刮胡子可诱发，缓解期无任何症状，神经系统查体未发现阳性体征，头颅 MRI 未见异常，该患者最可能的诊断是

63. 女性，28 岁。乘火车旅行，次日晨起发现口角歪斜，左眼不能闭合，左口角流涎，咀嚼时左侧存食，无头晕、头痛及其他不适。该患者最可能的诊断是

（64 ~ 68 题共用备选答案）

　　A. 同侧单眼全盲

　　B. 同侧单眼鼻侧偏盲

　　C. 对侧同向偏盲

　　D. 对侧同位性上象限盲

　　E. 对侧同位性下象限盲

64. 一侧后部视神经的颞侧损伤，可见

65. 视束病变，可见

66. 一侧视神经完全损伤，可见

67. 顶叶病变，可见

68. 颞叶病变，可见

（69～73题共用备选答案）

    A. 四肢痉挛性瘫痪

    B. 上肢下运动神经元瘫痪，下肢上运动神经元瘫痪

    C. 双下肢上运动神经元瘫痪

    D. 双下肢下运动神经元瘫痪

    E. 马鞍状感觉障碍及二便困难

69. 胸段脊髓受累，可见

70. 脊髓腰膨大受累，可见

71. 颈1～2段脊髓受累，可见

72. 脊髓颈膨大受累，可见

73. 脊髓圆锥受累，可见

（74～75题共用备选答案）

    A. 头眼反射   B. 眼前庭反射

    C. 角弓反张   D. 去大脑强直

    E. 去皮层强直

74. 昏迷患者，刺激后上肢和下肢呈伸直状，肌张力增高

75. 昏迷患者，刺激后上肢屈曲，下肢伸直

（76～78题共用备选答案）

    A. CT脑扫描   B. 头颅MRI

    C. 脑血流图   D. 脑电图

    E. 腰椎穿刺

76. 患者，男性，65岁。1小时前上街买菜时突然出现头痛、呕吐，数分钟后出现右侧偏瘫，双眼向左侧凝视，意识丧失。首先应做的检查是

77. 患者，女性，20岁。1周前在健身房运动时突然出现剧烈头痛，呕吐，不能低头，自服止痛药无效，头颅CT未见异常。应做的检查是

78. 患者，女性，5岁。玩耍时突然将玩具摔在地上，两眼向前直视，呼之不应，持续10余秒钟症状自行消失，过后对上述情况不知，以后多次出现类似发作。应做的检查是

（79～81题共用备选答案）

    A. 脑动脉瘤   B. 风湿性心脏病

    C. 高血压病   D. 脑血管淀粉样变

    E. 脑动静脉畸形

79. 患者，男性，65岁。1小时前打太极拳时突然出现头痛、呕吐，数分钟后出现右侧偏瘫和偏身感觉障碍。头颅CT示左侧基底核高密度灶。最常见的病因是

80. 患者，女性，35岁。活动中突然出现剧烈头痛、呕吐。查体发现颈抵抗。腰椎穿刺示均匀一致血性脑脊液。最常见的病因是

81. 患者，男性，50岁。晨练时突然出现心慌，继之出现头晕，右上下肢力弱，言语不清，被送入急诊室。头颅CT扫描未见异常。最常见的病因是

（82～83题共用备选答案）

    A. 高血压   B. 动脉粥样硬化

    C. 脑血管畸形   D. 颅内动脉瘤

    E. 心房纤颤

82. 脑血栓形成最常见的病因是

83. 脑栓塞最常见的病因是

（84～86题共用备选答案）

    A. 四肢痉挛性瘫痪

    B. 上肢下运动神经元瘫痪，下肢上运动神经元瘫痪

    C. 双下肢上运动神经元瘫痪及二便困难

    D. 双下肢下运动神经元瘫痪

    E. 马鞍状感觉障碍及二便困难

84. 胸髓受累可见

85. 颈膨大以上脊髓受累可见

86. 脊髓颈膨大受累可见

（87～88题共用备选答案）

    A. 延髓下部的薄束核   B. 丘脑外侧核

    C. 延髓下部的楔束核   D. 脊髓后角细胞

    E. 后根神经节

87. 用大头针轻刺右下腹皮肤，患者有痛感，其传导通路的第二级神经元在

88. 将震动的音叉柄放在患者的左外踝部，患者有感觉，其传导通路的第二级神经元在

（89～90题共用备选答案）

    A. 脑血栓形成   B. 脑栓塞

    C. 分水岭脑梗死   D. 椎动脉系统TIA

    E. 颈内动脉系统TIA

89. 男性，58岁。午休后突感头晕，右侧肢体无力伴不能言语。既往有有冠心病史、房颤史。头颅CT扫描示左侧内囊区一斑片状低密度影。可诊断为

90. 男性，57岁。突然出现右侧上肢麻木伴无力，说话困难，约10分钟缓解，次日再度出现同样症状，并伴有左侧眼睛视物模糊，10分钟后再次缓解。神经系统查体未见异常。可诊断为

（91～92题共用备选答案）

    A. 四肢痉挛性瘫痪

    B. 上肢下运动神经元瘫痪，下肢上运动神经元瘫痪

    C. 双下肢上运动神经元瘫痪

    D. 双下肢下运动神经元瘫痪

    E. 马鞍状感觉障碍及二便困难

91. 胸段脊髓受累可见

92. 高颈髓受累可见

（93～94 题共用备选答案）

    A. 高血压动脉硬化

    B. 病因不明，可能与神经异位冲动或伪突触传递有关

    C. 周围神经受压

    D. 可能与感染有关的免疫机制参与的神经病变

    E. 高糖对周围神经的浸润

93. 三叉神经痛的病因是

94. 急性炎症性脱髓鞘性多发性神经病的病因是

（95～96 题共用备选答案）

    A. 颈髓 4～5　　　　　　　B. 颈髓 5～6

    C. 颈髓 6～7　　　　　　　D. 颈髓 7～8

    E. 颈髓 8～胸髓 1

95. 肱三头肌反射中枢在

96. 肱二头肌反射中枢在

（97～100 题共用备选答案）

    A. 跨阈步态　　　　　　　B. 慌张步态

    C. 剪刀步态　　　　　　　D. 醉汉步态

    E. 鸭步

97. 小脑病变可见

98. 震颤麻痹可见

99. 腓神经麻痹可见

100. Duchenne 型肌营养不良可见

（101～103 题共用备选答案）

    A. 低频刺激递增　　　　　B. 高频刺激递减

    C. 高频刺激递增　　　　　D. 低频刺激递减

    E. 骨骼肌对任何刺激没有反应

101. Larmbert—Eaton 综合征的电生理改变特点是

102. 重症肌无力的电生理改变特点是

103. 周期性瘫痪严重发作期的电生理改变特点是

（104～105 题共用备选答案）

    A. 卡马西平　　　　　　　B. 泼尼松

    C. 丙戊酸钠　　　　　　　D. B 族维生素

    E. 心得安

对于下列疾病最佳治疗或预防治疗方法是

104. 女性，患者，70 岁。3 年来出现发作性右侧面颊部烧灼样疼痛，每次发作持续时间数十秒，发作间期如常人

105. 患者，男性，20 岁。两天前因吹风着凉后突发左眼流泪，口角歪斜。检查发现左侧额纹消失，左眼闭合不能，左鼻唇沟较浅，口角歪向右侧，四肢运动正常

（106～108 题共用备选答案）

    A. 高颈段脊髓病变　　　　B. 脊髓颈膨大病变

    C. 胸段脊髓病变　　　　　D. 脊髓腰膨大病变

    E. 骶段脊髓病变

106. 双下肢中枢性瘫痪可见于

107. 双下肢周围性瘫痪可见于

108. 双上、下肢中枢性瘫痪可见于

（109～110 题共用备选答案）

    A. Kernig 征阳性　　　　　B. 分离性感觉障碍

    C. Babinski 征阳性　　　　D. 共济失调

    E. 屈颈试验阳性

109. 1 岁以下正常婴儿可能出现的体征是

110. 颈 2 神经根刺激可能出现的体征是

（111～112 题共用备选答案）

    A. 蜗管　　　　　　　　　B. 椭圆囊

    C. 咽鼓管　　　　　　　　D. 膜半规管

    E. 球囊

111. 螺旋器位于

112. 属于中耳的是

（113～114 题共用备选答案）

    A. 丘脑腹外侧核　　　　　B. 脊髓后角细胞

    C. 延髓薄束核与楔束核　　D. 脊髓前角细胞

    E. 后根神经节

113. 振动觉和位置觉传导通路的第二级神经元是

114. 痛觉和温度觉传导通路的第二级神经元是

* （115～116 题共用备选答案）

    A. 一侧听觉过敏

    B. 一侧舌前 2/3 味觉丧失

    C. 一侧 Bell 征

    D. 一侧面部针刺觉异常

    E. 一侧耳廓和外耳道感觉减退，外耳道疱疹

115. 诊断 Hunt 综合征最有意义的体征是

116. 特发性面神经麻痹不应出现的体征是

* （117～119 题共用备选答案）

    A. 小脑和脑桥萎缩

    B. 大脑无明显病理改变

    C. 中枢神经系统白质的局灶性炎性脱髓局部脑组织非炎性坏死

    D. 中脑黑质神经细胞脱失

    E. 中枢神经系统白质的广泛非炎性脱髓鞘

117. 多发性硬化可见

118. 脑梗死可见

119. 帕金森病可见

* （120～121 题共用备选答案）

    A. 双侧下肢诸肌　　　　　B. 眼外肌

    C. 双侧上肢诸肌　　　　　D. 肋间肌、膈肌

    E. 四肢远端肌肉

下列疾病在发病时通常首先累及的肌肉为

120. 周期性麻痹

121. 肌萎缩侧索硬化

* （122～123题共用备选答案）

A. 丙戊酸钠   B. 乙琥胺

C. 苯妥英钠   D. 卡马西平

E. 苯巴比妥

122. 复杂部分性发作的治疗应首选

123. 失神发作的治疗应首选

* （124～125题共用备选答案）

A. 中央前回   B. 黑质－纹状体

C. 颞叶   D. 枕叶

E. 小脑

124. 复杂部分性发作的病损在

125. 帕金森病的病损在

【案例题】

案例一

患者，男性，39岁。1小时前因酒后与人争吵时突然感觉双颞侧剧烈头痛，面色苍白，急送入院。途中曾呕吐胃内容物一次，神志不清、遗尿、全身抽搐约2分钟，入院后约10分钟苏醒，醒后诉头痛及颈痛。既往体健。

提问1：初步诊断主要考虑哪些疾病

A. 急性化脓性脑膜炎   B. 脑栓塞

C. 脑蛛网膜下隙出血   D. 脑脓肿

E. 病毒性脑膜炎   F. 脑出血

G. 脑肿瘤出血   H. 偏头痛

提问2：作为首诊医师，应尽快做哪项检查，以明确诊断

A. 血常规   B. 血液生化检查

C. 心电图   D. 胸片

E. 腰穿   F. 血气分析

G. 头颅CT   H. 头颅MRI和MRA

提问3：头颅CT提示为脑蛛网膜下隙大量出血，还需要进一步做哪些检查

A. 脑部DSA   B. 心电图

C. 胸片   D. 血常规

E. 出、凝血功能   F. 腰穿

G. 头颅MRI   H. 脑彩超

I. 脑电图

提问4：脑蛛网膜下隙出血最常见的病因是

A. 脑血管畸形   B. 颅内动脉瘤

C. 脑血管炎   D. 烟雾病

E. 肿瘤   F. 血液病

G. 抗凝治疗   H. 结缔组织病

提问5：针对动脉瘤破裂出血患者，目前最好的治疗方法是

A. 大剂量止血药   B. 内科保守治疗

C. 镇静止痛药   D. 支持疗法

E. 亚低温治疗   F. 脑脊液置换术

G. 动脉瘤栓塞术

H. 外科手术动脉瘤夹闭

案例二

患者，男性，60岁。因"右肢乏力伴言语不能2小时"入院。患者近一个月来反复出现右肢乏力、言语不能共3次，每次持续约10分钟后缓解。既往有高血压、糖尿病病史。入院查体：神清，右利手，BP 180/105mmHg，血糖10mmol/L，双眼左凝，运动性失语，右鼻唇沟浅，伸舌不能，右肢肌力2级，右巴氏征（＋）。

提问1：患者近一个月来反复出现右肢乏力、言语不能、且每次可自行缓解。可考虑是

A. 脑血栓形成   B. 脑栓塞

C. 短暂性脑缺血发作   D. 脑出血

E. 腔隙性脑梗死   F. 蛛网膜下隙出血

提问2：该患者可能的病变血管是

A. 右大脑前动脉   B. 右大脑中动脉

C. 右大脑后动脉   D. 左大脑前动脉

E. 左大脑中动脉   F. 左大脑后动脉

提问3：关于短暂性脑缺血发作，治疗措施正确的是

A. 控制血压   B. 控制血糖

C. 抗血小板聚集   D. 抗凝治疗

E. 降脂治疗   F. 抗炎治疗

提问4：本次因"右肢乏力、伴言语不能2小时"入院，最可能的诊断是

A. 脑血栓形成   B. 脑栓塞

C. 短暂性脑缺血发作   D. 脑出血

E. 腔隙性脑梗死   F. 蛛网膜下隙出血

提问5：此时，为明确诊断，首选检查是

A. 头颅MRI   B. SPECT

C. TCD   D. EEG

E. B超   F. 腰椎穿刺术

提问6：诊断为脑血栓形成，最优先考虑的治疗措施是

A. 降压治疗   B. 降糖治疗

C. 抗血小板聚集治疗   D. 降脂治疗

E. 溶栓治疗   F. 扩管治疗

提问7：若选择溶栓治疗，血压应控制在

A. 收缩压≤140mmHg，及舒张压≤90mmHg

B. 收缩压≤160mmHg，及舒张压≤95mmHg

C. 收缩压≤180mmHg，及舒张压≤105mmHg

D. 收缩压≤185mmHg，及舒张压≤110mmHg

E. 收缩压≤220mmHg，及舒张压≤120mmHg

F. 收缩压≤130mmHg，及舒张压≤90mmHg

提问 8：尿激酶溶栓后，患者症状、体征完全恢复正常。抗血小板聚集药物应在何时使用

  A. 溶栓的同时   B. 溶栓后 6 小时

  C. 溶栓后 12 小时   D. 溶栓后 24 小时

  E. 溶栓后 48 小时   F. 溶栓后 72 小时

案例三

  女性，58 岁。1 小时前打麻将时突然出现言语困难，右侧肢体无力，血压 180/90mmHg，右侧鼻唇沟浅，右上肢 Ⅱ 级，右下肢肌力 Ⅲ 级，右侧巴氏征阳性。心电图示房颤。

提问 1：该患者最可能的诊断是

  A. 脑血栓形成   B. 腔隙性脑梗死

  C. 脑栓塞   D. 蛛网膜下隙出血

  E. 脑膜炎

提问 2：为尽早明确诊断，最有价值的检查是

  A. DSA   B. MRI

  C. TCD   D. SEPCT

  E. 脑电图

提问 3：对该患者进行二级预防应首选

  A. 阿司匹林   B. 波利维

  C. 华法林   D. 阿司匹林 + 波立维

  E. 阿司匹林 + 波立维 + 华法林

案例四

  患者，男性，79 岁。因"左侧肢体乏力伴言语不清 1 小时"入院。1 小时前患者平静坐着休息时，突觉左手乏力，不能握紧手中杯子，步态不稳，向左侧偏斜，伴口齿不清，无头痛、恶心呕吐，无意识不清，无四肢抽搐，无发热。既往有高血压病史十余年，最高时达 180/120mmHg，平日血压控制不详，否认有糖尿病史，否认冠心病房颤史。体格检查：BP 160/90mmHg，神清，言语欠清，对答切题，双眼球活动度好，眼震（-），左侧视野缺损，左侧鼻唇沟略浅，伸舌左偏，颈软，左侧上肢近端肌力 Ⅳ 级，远端肌力 Ⅲ 级，左下肢近端肌力 Ⅳ 级，远端 Ⅳ 级，右侧肢体肌力 Ⅴ 级，双侧肢体肌张力等对，左侧偏身感觉减退，左侧巴氏症（+）。辅助检查：头颅 CT 示：颅内未见明显异常；血常规、生化、凝血功能未见明显异常。

提问 1：该病应诊断为

  A. 脑出血

  B. 短暂性脑缺血发作

  C. 多发性硬化

  D. 动脉粥样硬化性脑梗死

  E. 心源性脑栓塞

提问 2：该患者最可能受损的部位是

  A. 右侧脑桥   B. 右侧丘脑

  C. 右侧中央后回   D. 右侧中央前回

  E. 右侧内囊

提问 3：该病的最佳治疗方案是

  A. 抗血小板聚集   B. 抗凝

  C. 脱水降颅压   D. 静脉溶栓

  E. 控制血压

提问 4：该病的瘫痪为

  A. 上运动神经元瘫痪   B. 下运动神经元瘫痪

  C. 神经肌肉接头瘫痪   D. 肌源性瘫痪

  E. 以上都不是

提问 5：本病的基本病因是

  A. 动脉瘤   B. 动脉硬化

  C. 脑血管畸形   D. 脑寄生虫病

  E. 房颤

案例五

  患者，女性，44 岁。因"右侧肢体无力 1 天"入院。患者于入院前 1 天做家务时突然倒地，呼之不应，右侧肢体不能活动，痛刺激未见反应，左侧肢体痛刺激可见回缩，无口吐白沫，无四肢抽搐及二便失禁。患者有房颤史十余年，平时未规律服用药物治疗。体格检查：T 36.6℃，P 76 次/分，R 22 次/分，BP 123/84mmHg。两肺呼吸音略粗，未闻及干湿啰音。心浊音界向左侧扩大，HR 80 次/分，律不齐，各瓣膜未闻及杂音。腹平软，双下肢无水肿。神经系统检查：嗜睡状，呼之能睁眼，双眼向左侧凝视，双瞳孔等大、等圆，直径约 3mm，对光反射（+）。右侧鼻唇沟略浅，伸舌不合作。颈软，右侧肢体坠落试验阳性，未见自主活动，腱反射活跃，左侧肢体见自主活动，右侧 Babinski（+）、Chaddock（+）。辅助检查：头颅 CT：左侧颞顶部片状低密度影。ECG：房颤，室率 82 次/分，ST-T 段改变。

提问 1：该病最可能的诊断为

  A. 脑出血

  B. 短暂性脑缺血发作

  C. 多发性硬化

  D. 动脉粥样硬化性脑梗死

  E. 心源性脑栓塞

提问 2：该患者最可能累及哪条血管

  A. 左侧大脑中动脉   B. 右侧大脑中动脉

  C. 左侧大脑前动脉   D. 右侧大脑前动脉

  E. 椎 - 基底动脉

提问 3：该病应用 CHADS2 评分，下列哪项不是评分的内容

  A. 糖尿病

  B. 高脂血症

C. 充血性心力衰竭

D. 既往卒中或 TIA 病史

E. 年龄大于 75 岁

提问 4：该病二级预防首先选用的药物为

A. 抗生素　　　　　　　　B. 阿司匹林

C. 华法林　　　　　　　　D. 降脂药

E. 降压药

提问 5：该病最常见的病因为

A. 动脉硬化　　　　　　　B. 高血压

C. 动脉壁炎症　　　　　　D. 真性红细胞增多症

E. 房颤

案例六

患者，男性，60 岁。工人。因"突发头痛，右侧肢体活动不灵，伴言语不能 4 小时"入院。患者于 4 小时前活动中突然头痛，以左侧头项部为重，呈持续性胀、跳痛，程度较剧烈，同时出现右侧肢体活动不灵，伴言语不能，呕吐 2～3 次，吐物为胃内容物，非喷射状，无意识障碍及抽搐发作。在附近医院测量血压为 29.3/16.0kPa（220/120mmHg）。病程中无发热，未进食，二便正常。高血压病史 11 年，平时血压维持在 21.3～24.0/13.3～14.07kPa（160～180/100～110mmHg）之间，未经系统治疗。家族中有高血压病史。查体：体温 36.9℃，脉搏 98 次/min，呼吸 20 次/min，血压：180/110mmHg。神经系统检查：嗜睡状，完全性运动性失语，眼底视乳头边界清楚，动、静脉比例 1∶2；双侧瞳孔等大，光反射灵敏。双侧额纹对称，右侧鼻唇沟变浅；咽反射存在，双侧软腭上举有力，悬雍垂居中；伸舌右偏，舌肌无萎缩。右侧肢体肌力 3 级，右侧痛觉减退；右侧肱二、三头肌肌腱反射及膝腱、跟腱反射较左侧略活跃；双侧掌颌反射阳性；右侧 Babinski 和 Chaddock 征阳性，左侧阴性。无脑膜刺激征。头部 CT：左侧基底节区可见片状高密度影，边缘清楚，大小约为 3.1cm×5.2cm。ECG：左心室高电压。

提问 1：该病例应诊断为

A. 脑梗死　　　　　　　　B. 脑出血

C. 短暂性脑缺血发作　　　D. 肿瘤

E. 蛛网膜下隙出血

提问 2：该病首选的检查方法是什么

A. 头颅 MRI　　　　　　　B. 头颅 CT

C. 腰椎穿刺　　　　　　　D. 脑电图

E. DSA

提问 3：不是该病并发症的是

A. 应激性溃疡

B. 脑性耗盐综合征

C. 感染

D. 抗利尿激素异常分泌综合征

E. 蛛网膜下隙出血

提问 4：该病早期影响死亡最主要的因素是

A. 感染　　　　　　　　　B. 电解质紊乱

C. 脑水肿　　　　　　　　D. 消化道溃疡

E. 高血压

提问 5：下述与该病治疗原则不符的是

A. 加强护理　　　　　　　B. 脱水降颅压

C. 调整血压　　　　　　　D. 安静休息

E. 活血化瘀，改善循环治疗

案例七

女性，51 岁。教师。因"突然剧烈头痛、呕吐，伴一过性意识不清 2 小时"入院。患者于 2 小时前因情绪激动后突然出现全头部剧烈疼痛，呈撕裂样，难以忍受，伴呕吐 4～5 次，当时一过性意识不清，约 10 分钟后恢复正常，并伴四肢抽搐发作 1 次，无尿失禁及舌咬伤，醒后无明显言语障碍，四肢活动自如。既往偶有头痛，未经治疗。查体：血压 20.0/12.7kPa（150/95mmHg）。神清，记忆力、定向力、计算力、理解判断能力均正常；眼底视乳头边界清楚，9 点位可见一小片状玻璃膜下出血，动、静脉比例 2∶3；四肢肌力 5 级，肌张力正常，双侧指鼻和轮替试验、跟膝胫试验稳准；无深、浅感觉障碍；项强三横指，克氏征阳性。头部 CT：诸脑沟、池、裂可见高密度影，脑实质内未见异常。ECG：未见异常。

提问 1：该病应诊断为

A. 短暂性脑缺血发作　　　B. 高血压性脑出血

C. 脑炎　　　　　　　　　D. 蛛网膜下隙出血

E. 脑肿瘤

提问 2：该病最典型的临床表现为

A. 恶心、呕吐　　　　　　B. 剧烈头痛

C. 颈强直　　　　　　　　D. 眼球活动障碍

E. 意识丧失

提问 3：该病最常见的病因为

A. 动脉瘤　　　　　　　　B. 动脉粥样硬化

C. 口服抗凝药　　　　　　D. 动、静脉畸形

E. 颅内肿瘤

提问 4：与该病治疗原则不符的是

A. 脱水降颅压

B. 绝对卧床休息 4～6 周

C. 放脑脊液

D. 给予抗血小板聚集药物

E. 给予钙离子拮抗剂

提问 5：该病需要作哪项检查以决定是否手术治疗

A. 头颅 CT　　　　　　　B. 头颅 MRI

C. 腰穿　　　　　　　　　　　　D. DSA

E. TCD

案例八

患者，男性，60 岁。因"四肢不自主抖动伴运动不灵活 7 年"入院。该患者于 7 年前无明显诱因出现左上肢轻微震颤，2 年后左下肢亦出现震颤，特别是在静止时明显，左侧肢体活动欠灵活，动作迟缓。入院前 3 年患者右侧上、下肢亦相继出现震颤，并逐渐加重，情绪紧张时加剧，入睡后消失。患者感到四肢僵硬，步距小而蹒跚。否认家族中有类似疾病者。查体：神志清楚，面具脸，讲话语音低微，吐字不清，口角时有流涎。脑神经检查未见异常，四肢肌力正常，肌张力呈齿轮样增高，深、浅反射及感觉系统正常，无病理反射。全身震颤，双手呈搓丸样动作，病人保持头部与躯干向前倾的特殊姿态。起步艰难，有典型的"慌张步态"。血常规检查正常。肝功、血脂及血清铜、铜蓝蛋白检查无异常发现。脑脊液细胞学及生化检查正常。CT 扫描示脑室对称性轻度扩大。

提问 1：该病例应诊断为

A. 特发性震颤　　　　　　　　　B. 帕金森综合征

C. 帕金森病　　　　　　　　　　D. 亨廷顿病

E. 肝豆状核变性

提问 2：该病不会出现

A. 肌张力降低　　　　　　　　　B. 姿势步态异常

C. 静止性震颤　　　　　　　　　D. 运动迟缓

E. 便秘、出汗异常等自主神经功能障碍

提问 3：该病最基本、最有效的药物为

A. 吡贝地尔　　　　　　　　　　B. 司来吉兰

C. 复方左旋多巴　　　　　　　　D. 苯海索

E. 金刚烷胺

提问 4：该病的主要病理变化是

A. 黑质乙酰胆碱的减少

B. 黑质多巴胺能神经元变性丢失

C. 黑质 5 - 羟色胺丢失

D. 黑质白介素丢失

E. 黑质去甲肾上腺素丢失

提问 5：左旋多巴远期副作用的运动波动是

A. 剂峰异动症　　　　　　　　　B. 开 - 关现象

C. 肌张力障碍　　　　　　　　　D. 双相异动症

E. 精神障碍

案例九

患者，男性，58 岁。因"渐发性双上肢震颤、活动不利 3 年"入院。患者 3 年前开始出现左上肢震颤，呈搓丸样，静止性为主，紧张、情绪激动时较明显，活动不灵活，表现为行动迟缓；2 年前上述症状发展至右上肢，曾到当地医院就诊，考虑震颤查因，给予左旋多巴治疗，症状有所好转，近半年来患者症状有所加重，表现为震颤时间较前多，活动欠灵活。患者既往体健，否认卒中、中毒、接触化学毒物等病史。查体：面部表情呆滞，四肢肌张力齿轮样增高，双上肢向前平伸时可见 4~5 次/分震颤，双手指鼻试验正常，四肢肌力 V 级，病理征未引出。头颅 MRI 无异常发现。

提问 1：该病最可能的诊断为

A. 帕金森综合征　　　　　　　　B. 帕金森病

C. 特发性震颤　　　　　　　　　D. 亨廷顿病

E. 肝豆状核变性

提问 2：黑质纹状体系统内使左旋多巴转化为多巴胺的酶是

A. 单胺氧化酶

B. 氨基酸脱羧酶

C. 酪氨酸羟化酶

D. 儿茶酚胺邻甲基转移酶

E. 胆碱酯酶

提问 3：该患者可供选择药物有

A. 复方左旋多巴　　　　　　　　B. 多巴胺受体激动剂

C. 抗胆碱能药　　　　　　　　　D. 金刚烷胺

E. 以上都可以

提问 4：用左旋多巴或 M 受体阻断剂治疗该患者，不能缓解的症状是

A. 肌肉强直　　　　　　　　　　B. 随意运动减少

C. 动作缓慢　　　　　　　　　　D. 面部表情呆板

E. 静止性震颤

提问 5：关于该患者非运动症状治疗的表述，错误的是

A. 体位性低血压患者应减少水和盐摄入

B. 有泌尿障碍时可用奥昔不宁、莨菪碱等外周抗胆碱能药

C. 便秘时增加饮水量和高纤维含量食物

D. 有认知功能障碍和痴呆时可用胆碱酯酶抑制剂

E. 有严重精神症状经调药无效时可加用抗精神病

案例十

患者，男性，62 岁。大学毕业，医生。患者从 5 年前开始出现记忆力下降，表现为经常"丢三落四"，说过的话就忘，放的东西找不到。2 年前有时外出后找不到家，现在在家里经常找不到自己的房间和卫生间。有时半夜起来东摸西摸，把桌椅搬来搬去。既往体健、否认高血压、糖尿病、卒中、食物及化学毒物中毒史。查体：表情略显呆滞，无明显构音障碍，语言尚流利，但明显找词困难，有错语。计算力下降（100 - 7 = ?）。脑神经检查未见异常，四肢肌力正常，肌张力增高。掌颌反射阳性，双侧 Babinski 征阴性。MRI：脑萎缩。腰穿检查：

脑脊液压力、常规及生化正常。简易精神状态检查量表（MMSE）得分：11 分。

提问 1：该病应诊断为
A. 血管性痴呆　　B. 额颞叶痴呆
C. 阿尔茨海默病　D. 路易体痴呆
E. 帕金森病痴呆

提问 2：下述支持该病诊断的应除外
A. 记忆力障碍
B. 失语
C. 失认
D. 患者认知功能丧失，缓慢起病并持续进展
E. 由中枢系统病变引起

提问 3：该病确诊依赖于
A. 头颅 MRI　　B. 病史
C. 脑电图　　　D. 脑脊液检查
E. 病理检查

提问 4：关于控制患者精神症状，叙述不正确的是
A. 缓慢增量　　B. 低剂量起始
C. 增量间隔时间要短　D. 治疗个体化
E. 注意药物间相互作用

提问 5：该病一般不会出现的是
A. 病程呈进展性、持续性发展
B. 精神行为异常
C. 全面痴呆、人格崩溃
D. 局灶神经系统症状体征
E. 头颅 MR

案例十一

男性，67 岁。近两年来出现讲话时突然沉默不语，约两小时后转为正常，有时出现视幻觉。近一年来出现双手抖动，查体：双上肢肌张力齿轮样增高。

提问 1：最可能的诊断是
A. Alzheimer 病　　B. 帕金森病
C. 帕金森综合征　　D. 血管性痴呆
E. 路易体痴呆

提问 2：该病的治疗
A. 目前无治疗方法
B. 目前有较好的治疗方法
C. 氟哌啶醇可用于本病的治疗
D. 硫利达嗪可用于本病的治疗
E. 本病预后很好

提问 3：非本病的核心症状的是
A. 波动性认知障碍　B. 视幻觉
C. 帕金森综合征　　D. 典型的精神症状
E. 以上都不是

提问 4：对于该病认知改善比较肯定的是
A. 抗精神病药物
B. 去甲肾上腺素再摄取抑制剂
C. 5－羟色胺再摄取抑制剂
D. 胆碱酯酶抑制剂
E. 以上都不是

提问 5：该病的特点
A. 兼有 Alzheimer 病认知功能障碍和血管性痴呆的特点
B. 兼有 Alzheimer 病认知功能障碍和帕金森的运动功能障碍
C. 兼有 Alzheimer 病认知功能障碍和癫痫的症状
D. 兼有 Alzheimer 病认知功能障碍和额颞叶痴呆的表现
E. 以上都不是

案例十二

男性，16 岁。因"发作性抽搐 2 年"。发作时表现为突然倒地，神志不清，面色青紫，双眼球上窜，双上肢弯曲，双下肢伸直，全身肌肉由强直到阵挛性收缩，瞳孔散大，对光反射消失，伴舌咬伤，口鼻流出泡沫或血沫，尿失禁，每次持续 5～10 分钟不等。清醒后感到头痛、乏力。脑电图：先逐渐增强的 10 秒/次棘波样节律，之后频率不断降低，波幅不断增高，继而呈弥漫性慢波伴间歇性棘波。

提问 1：该病应诊断为
A. 单纯部分性发作　　B. 复杂部分性发作
C. 全面强直－阵挛发作　D. 强直发作
E. 阵挛发作

提问 2：该病的诊断通常主要依靠
A. 脑电图检查　　B. 神经系统体检
C. 脑 CT　　　　D. 临床表现
E. 脑脊液检查

提问 3：临床上与假性癫痫发作的主要鉴别为发作时
A. 全身抽搐
B. 突然跌倒
C. 呼吸急促，喉中发出叫声
D. 双手紧握，下肢僵直
E. 伴瞳孔散大，对光反应消失

提问 4：关于该患者的治疗，叙述不正确的是
A. 明确是否需用药　　B. 根据类型选择药物
C. 尽可能单一用药　　D. 严密观察不良反应
E. 无效者马上换药

提问 5：对各型发作都有一定疗效的药物是
A. 乙琥胺　　B. 丙戊酸钠
C. 卡马西平　D. 苯妥英钠
E. 苯巴比妥

案例十三

女性，28 岁。因"抽搐、意识不清、高热 3 天"入院。病程中抽搐表现为双上肢弯曲，双下肢伸直，神志不清，伴有瞳孔扩大，舌咬伤及尿失禁。每次持续 5 ~ 10min 不等，发作间歇期意识不恢复，处于昏迷状态。同时伴有高热，体温达 38.2℃ ~ 39.7℃。既往有头部外伤史。入院查体：T：39℃，BP：124/67mmHg，昏睡状，查体不合作，双侧瞳孔等圆等大，对光反射可，颈软，四肢痛刺激可见肢体活动，病理征未引出、脑膜刺激征阴性。双肺可闻及散在湿啰音，心、腹查无特殊。脑电图示：多发棘波及尖慢综合波。血糖 8mmol/L。

提问 1：该病最可能的诊断为
A. 癫痫持续状态
B. 全面强直 - 阵挛发作
C. 复杂部分性发作
D. 脑膜脑炎
E. 脑卒中

提问 2：该患者发作过程中应首选的药物为
A. 地西泮
B. 苯妥英钠
C. 丙戊酸钠
D. 苯巴比妥
E. 拉莫三嗪

提问 3：不是该患者治疗的措施的是
A. 保持呼吸道通畅
B. 建立静脉通道
C. 积极防治并发症
D. 纠正代谢紊乱
E. 胰岛素治疗

提问 4：脑电图上不是癫痫样放电的波为
A. 棘波、多棘波
B. 尖波
C. 3Hz 棘慢综合波
D. 多棘慢复合波
E. 弥漫性慢波

提问 5：该病治疗的目的为
A. 终止呈持续状态的癫痫样发作
B. 保持稳定生命体征和进行必要的心肺功能支持
C. 减少发作对脑部神经元的损害，处理并发症
D. 寻找并尽可能根除病因及诱因
E. 以上均是

＊案例十四

男性，14 岁。半月前突然惊叫一声后倒地，四肢抽搐，双眼上翻，面色青紫，持续约 5 分钟逐渐清醒，醒后无不适主诉。5 年前曾有类似发作 1 次。神经系统检查无异常。1 周前脑电图检查、头磁共振检查正常。

提问 1：此时最合适的处理是
A. 复查脑电图
B. 头 CT
C. 脑脊液检查

D. 抗癫痫药物
E. 暂不给予抗癫痫药，继续观察

提问 2：1 周后复诊，述昨日下午及今晨又发作 2 次，发作情况同前，治疗药物应首选
A. 地西泮
B. 丙戊酸钠
C. 乙琥胺
D. 卡马西平
E. 氯氮平

提问 3：选用药物治疗时的注意事项，不正确的是
A. 根据发作类型选药
B. 药物剂量自低限开始，通过监测血药浓度控制剂量
C. 如癫痫发作较频繁，应首选联合应用抗癫痫药物
D. 根据药物半衰期长短及发作时间确定服用次数
E. 注意药物副作用

提问 4：服药半年一直未发作而自行停止服药。停药 1 周后，今晨开始频繁发作，发作时及发作间期意识均不清。为了控制发作应首选
A. 苯妥英钠缓慢静脉注射
B. 硫喷妥钠缓慢静脉注射
C. 地西泮缓慢静脉注射
D. 10% 水合氯醛保留灌肠
E. 副醛保留灌肠

提问 5：关于全面性强直 - 阵挛发作的描述，正确的是
A. 快速、短暂、触电样肌肉收缩
B. 发作分强直期、阵挛期及阵挛后期三期
C. 起始于脑局部，不伴意识障碍
D. 发作时意识丧失
E. 每次发作持续约半小时
F. 重复阵挛性抽动伴意识丧失
G. 突然短暂的意识丧失和正在进行的动作中断
H. 简称大发作，是常见的发作类型
I. 身体某一局部发生不自主抽动

＊案例十五

女性，40 岁。活动中突然发病，剧烈头痛，呕吐，脑膜刺激征阳性，四肢无瘫痪，眼底可见玻璃体出血。

提问 1：最可能的诊断是
A. 脑出血
B. 脑膜炎
C. 脑栓塞
D. 蛛网膜下隙出血（SAH）
E. 高血压脑病
F. 脑血栓形成

提问 2：首选检查明确诊断的是
A. TCD
B. 头 CT
C. 头 MRI
D. 腰穿

E. DSA
F. 脑电图

G. CTA

提问3：以下是该病可靠的诊断依据的是

A. 一侧瞳孔散大

B. 双侧瞳孔散大，双眼外展不能

C. 腰穿见均匀一致的血性脑脊液

D. 剧烈头痛、呕吐并肢体抽搐

E. 脑膜刺激征阳性

F. CT 显示大脑外侧裂、前后纵裂池高密度影像

提问4：对该病的根治方法是

A. 卧床休息
B. 止血剂治疗

C. 腰穿放脑脊液
D. 动脉瘤切除术

E. 神经营养剂
F. 降低颅内压

提问5：该病主要的急性并发症为

A. 再出血
B. 脑血管痉挛

C. 脑积水
D. 癫痫发作

E. 低钠血症
F. 脑疝

*案例十六

患者，男性，48 岁。2 年半前出现右手无力，拿东西费劲，吃饭困难，后慢慢抬手困难，肌肉逐渐萎缩，大小鱼际肌及手臂肌肉明显，近半年左手及双下肢逐渐无力、萎缩。查体：构音障碍，咽反射迟钝，转颈力差，双前臂可见肌束颤动，Babinski 征（±），无明显客观深、浅感觉障碍和共济失调。

提问1：该患者首先考虑

A. 脊髓空洞症
B. 多系统萎缩

C. 脊髓型颈椎病
D. 脊髓压迫症

E. 多灶性运动神经病
F. 运动神经元病

G. 脊髓炎

提问2：该病有诊断意义的检查是

A. 脑脊液
B. 肌肉活检

C. 肌电图
D. 头 CT/MRI

E. 基因检查
F. 血清离子

G. 重复电刺激

提问3：该患者可以出现的体征是

A. 伸肌无力较屈肌明显

B. 双下肢痉挛性瘫痪

C. 眼肌运动障碍、晨轻暮重

D. 双上肢迟缓性瘫痪

E. 交叉性瘫痪、共济失调

F. 节段性感觉分离

G. 延髓麻痹

H. 感觉障碍

I. 面部感觉障碍、眼球震颤

提问4：关于该病的治疗，叙述不正确的是

A. 本病尚无有效的治疗方法

B. 多使用利鲁唑改善运动功能和肌力

C. 流涎多可给予抗胆碱药

D. 肌阵挛可给予地西泮

E. 支持治疗对保证患者足够营养和全身状况颇为重要

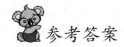

参考答案

【A1/A2 型题】

1. C　2. C　3. E　4. C　5. E　6. C　7. D　8. D　9. B

10. D　11. E　12. B　13. B　14. D　15. C　16. D　17. D

18. C　19. E　20. C　21. C　22. A　23. A　24. A　25. E

26. C　27. D　28. C　29. E　30. A　31. D　32. D　33. A

34. D　35. E　36. B　37. A　38. C　39. A　40. A　41. E

42. D　43. E　44. A　45. A　46. C　47. C　48. A　49. E

50. D　51. B　52. E　53. C　54. C　55. D　56. B　57. B

58. C　59. B　60. A　61. E　62. A　63. D　64. C　65. E

66. E　67. A　68. C　69. B　70. C　71. E　72. A　73. C

74. D　75. C　76. A　77. A　78. B　79. C　80. D　81. B

82. B　83. D　84. A　85. E　86. A　87. B　88. D　89. C

90. E　91. A　92. C　93. C　94. A　95. C　96. D　97. D

98. D　99. C　100. E　101. A　102. A　103. B　104. D

105. C　106. B　107. C　108. E　109. B　110. C　111. D

112. A　113. D　114. B　115. B　116. C　117. B　118. E

119. C　120. B　121. D　122. C　123. B　124. E　125. C

126. C　127. A　128. C　129. D　130. A　131. C　132. B

133. B　134. C　135. C　136. C　137. C　138. D　139. D

140. C　141. C　142. C　143. C　144. B　145. B　146. E

147. C　148. A　149. C　150. E　151. A　152. A　153. E

154. C　155. C　156. C　157. C　158. B　159. B　160. E

161. E　162. C　163. C　164. B　165. D　166. E　167. A

168. C　169. C　170. D　171. C　172. A　173. A　174. D

175. C　176. C　177. C　178. A　179. D　180. E　181. B

182. C　183. A　184. B　185. E　186. E　187. D　188. A

189. C　190. C　191. C　192. D　193. C　194. C　195. A

196. C　197. B　198. A　199. C　200. D　201. A　202. D

203. B　204. A　205. B　206. C　207. C　208. B　209. E

210. C　211. D　212. C　213. A　214. C　215. C　216. B

217. C　218. C　219. C　220. D　221. A　222. B　223. A

224. C　225. C　226. C　227. C　228. A　229. E　230. C

231. C　232. C　233. C　234. C　235. D　236. C　237. E

238. C　239. C　240. C　241. C　242. B　243. C　244. D

245. C　246. C　247. C　248. E　249. C　250. E　251. D

252. A　253. C　254. C　255. C　256. E　257. B　258. C

259. D　260. D　261. A　262. D　263. D　264. D　265. D

266. E 267. A 268. E 269. A 270. B 271. D 272. E
273. E 274. B 275. D 276. C 277. E 278. A 279. A
280. A 281. B 282. B 283. A 284. E 285. C 286. B
287. D 288. C 289. E 290. A 291. C 292. D 293. E
294. B 295. E 296. C 297. B 298. C 299. A 300. D
301. A 302. A 303. C 304. A 305. D 306. E 307. D
308. A 309. E 310. B 311. C 312. A 313. B 314. C
315. E 316. A 317. A 318. D 319. E 320. C 321. B
322. B 323. E 324. A 325. B 326. B 327. A

【A3/A4 型题】
1. E 2. D 3. D 4. B 5. C 6. D 7. C 8. B 9. C
10. A 11. A 12. A 13. C 14. D 15. C 16. D 17. D
18. D 19. D 20. E 21. C 22. C 23. B 24. B 25. D
26. E 27. B 28. C 29. D 30. C 31. 32. C 33. C
34. A 35. B 36. C 37. A 38. A 39. E 40. c 41. C
42. A 43. B 44. A 45. E 46. C 47. D 48. C 49. A
50. A 51. E 52. A 53. C 54. B 55. D 56. B 57. C
58. B 59. B 60. A 61. E 62. A 63. A 64. B 65. E
66. B 67. C 68. C 69. E 70. A 71. A 72. B 73. D
74. B 75. D

【B 型题】
1. D 2. C 3. B 4. C 5. B 6. D 7. A 8. B 9. C
10. A 11. C 12. B 13. C 14. A 15. B 16. C 17. A
18. E 19. D 20. C 21. C 22. E 23. E 24. B 25. E
26. A 27. A 28. D 29. E 30. B 31. A 32. C 33. B
34. A 35. D 36. B 37. D 38. B 39. C 40. E 41. A
42. A 43. D 44. A 45. E 46. D 47. B 48. A 49. D
50. C 51. B 52. C 53. A 54. D 55. A 56. B 57. A
58. C 59. A 60. C 61. B 62. A 63. C 64. B 65. C
66. A 67. E 68. D 69. C 70. D 71. A 72. B 73. E
74. D 75. E 76. A 77. E 78. D 79. C 80. A 81. B
82. B 83. E 84. C 85. A 86. B 87. D 88. A 89. B
90. E 91. C 92. A 93. B 94. D 95. C 96. B 97. D
98. B 99. A 100. E 101. C 102. D 103. E 104. A
105. B 106. C 107. D 108. A 109. A 110. B 111. A
112. C 113. C 114. A 115. E 116. D 117. C 118. D
119. E 120. A 121. E 122. D 123. B 124. C 125. B

【案例题】
案例一
提问1：BCE   提问2：G   提问3：ABCDE
提问4：B   提问5：GH

案例二
提问1：C   提问2：E   提问3：ABCDE
提问4：A   提问5：A   提问6：E

提问7：D   提问8：D

案例三
提问1：C   提问2：B   提问3：C

案例四
提问1：D   提问2：E   提问3：D
提问4：A   提问5：B

案例五
提问1：E   提问2：A   提问3：B
提问4：C   提问5：E

案例六
提问1：B   提问2：B   提问3：E
提问4：C   提问5：E

案例七
提问1：D   提问2：B   提问3：A
提问4：D   提问5：D

案例八
提问1：C   提问2：A   提问3：C
提问4：B   提问5：B

案例九
提问1：B   提问2：B   提问3：E
提问4：E   提问5：A

案例十
提问1：C   提问2：E   提问3：E
提问4：C   提问5：D

案例十一
提问1：E   提问2：A   提问3：D
提问4：D   提问5：B

案例十二
提问1：C   提问2：D   提问3：E
提问4：E   提问5：B

案例十三
提问1：A   提问2：A   提问3：E
提问4：E   提问5：E

*案例十四
提问1：E   提问2：B   提问3：C
提问4：C   提问5：BDH

*案例十五
提问1：D   提问2：B   提问3：CF
提问4：D   提问5：A

*案例十六
提问1：F   提问2：C   提问3：ABDG
提问4：B

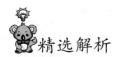

精选解析

参考答案

【A1/A2 型题】

1. 脑脊液主要产生于各脑室的脉络丛，有少量脑脊液来自室管膜上皮和软膜、蛛网膜的毛细血管。为无色透明液体，成年人总量约 100～160ml。脑脊液充满于脑室和蛛网膜下隙中，在脑和脊髓周围形成一个完整的液体"垫"，以缓冲震动，分散压力，从而对脑和脊髓起到支持和保护作用，脑脊液还有营养脑和脊髓的作用。脑脊液不断地由脉络丛产生，又不断地回流到血液中，其循环路径如下：左、右侧脑室的脑脊液经室间孔至第三脑室，再经中脑导水管至第四脑室，经正中孔和外侧孔至蛛网膜下隙。

2. 脑膜刺激征包括克尼格（Kernig）征、布鲁金斯基（Brudzinski）征和颈项强直，因而答案是 C。其余各项中，巴宾斯基（Babinski）征和霍夫曼（Hoffmann）征属于病理反射，肱二头肌反射属于深反射，而跟反射和腹壁反射、提睾反射、肛门反射均属于浅反射。

3. 脑膜刺激征为脑膜受激惹的体征，见于脑膜炎、蛛网膜下隙出血等，包括颈强直、Kernig 征和 Brudzinski 征，因而答案是 E。而 Babinski 征、Hoffmann 征、Chaddock 征、Oppenheim 征、Gordon 征均属于病理反射。

4. 脑出血时因影响部位不同而有不同的表现，当出现海马沟回疝时，病侧颞叶的沟回疝入小脑幕切迹，压迫动眼神经和中脑的大脑脚，表现为病侧瞳孔散大，对侧偏瘫，昏迷加深。另一个较常见的枕骨大孔疝是小脑扁桃体疝出枕骨大孔，压迫延髓，表现为双侧瞳孔先缩小而后散大，呼吸受抑制等。临床表现可帮助确定脑出血的部位。

5. 脑桥出血是非常严重的脑出血，常突然意识丧失呈深昏迷，双侧瞳孔似针尖样缩小，体温可高达 40℃以上，血压骤升，因此答案为以上都是。

6. 急性脊髓炎病人无脊髓腔阻塞现象，因而压颈试验不会有梗阻，而其余四项是正确的。

7. 头颅刀砍伤，有脑脊液漏出，说明损伤已达颅内，颅内与外界相通，是开放性脑损伤。

8. 该病人平素健康，突然急骤起病，出现剧烈头痛、呕吐，脑膜刺激征阳性，而神志清楚和不伴肢体运动功能障碍，所以最可能的诊断是蛛网膜下隙出血，而症状和体征均不支持其余四种诊断。

9. 脑出血部位以大脑中动脉深部分支之一的豆纹动脉最为常见，即内囊出血，其余部位亦可出血，但不是最常见的。

96. 右侧中枢性面瘫，定位于左侧皮质脑干束。

97. 帕金森病不能服用利舍平，因可阻止多巴胺的再摄取，诱发或加重帕金森病的症状。

98. 患者为偏头痛，无先兆，为普通型偏头痛。

99. 患者出现深感觉障碍和感觉性共济失调，病变位于脊髓后索。

100. 癫痫应先单药治疗，从小剂量开始，缓慢增量至能最大程度地控制发作而无不良反应或反应很轻松的最低有效剂量。

101. 周期性瘫痪病人出现血钾过低，一般需要口服氯化钾治疗，严重病人可以考虑静脉点滴。

104. 传导痛温觉的神经纤维在白质前联合交叉，传导精细触觉、深感觉的神经纤维不在此交叉。

105. 脊髓炎和硬脊膜外脓肿为炎性病变，均可以出现发热和脊柱压痛等感染的临床表现，但硬脊膜外脓肿可以导致明显的椎管内梗阻而不同于脊髓炎。

106. 同侧的软腭瘫痪，对侧收缩后悬雍垂被牵拉偏向对侧。

107. 脑栓塞起病急骤，是发病最急的脑卒中，任何年龄均可发病，但以青壮年多见，常见局限性神经缺失症状，多有栓子来源的原发疾病，如房颤，脑膜刺激征，多见于出血性卒中。

108. 脊髓半侧损害最常见于脊髓压迫症，其中髓外硬膜内肿瘤最常见。

109. 高年龄是脑卒中最强的单一危险因素。其他因素属于控制的因素，其中高血压属于可控制的单一最危险因素。所以选择 B。

110. 眼动脉缺血可致一过性单眼失明，猝倒发作为脑干网状结构缺血，是椎 - 基底动脉系统 TIA 的特异表现。

111. 瞳孔对光反射传入神经为视神经，传出神经为动眼神经，一侧瞳孔直接、间接对光反射均消失，说明病变在同侧动眼神经。

112. 对脑动脉瘤破裂致蛛网膜下隙出血预后的估计，最重要的是意识障碍的程度。

113. 长期高血压可使脑内小动脉硬化，玻璃样变，形成微动脉瘤，血压骤升时导致微动脉瘤破裂出血。

114. 大脑前动脉供应大脑半球的内侧面，包括旁中

央小叶，旁中央小叶管理小腿的感觉、运动和排尿功能。

115. 膝状神经节的带状疱疹病毒感染导致的面神经麻痹称为 Rsay - Hunt 综合征。

116. 肱三头肌反射的反射弧的髓节部位位于颈髓 6~7。

117. 周期性瘫痪表现为骨骼肌弛缓性瘫痪，肌力差，肌张力低，腱反射减弱，无尿、便障碍，低钾型多见，脑脊液正常。

118. 颅内压增高、后颅窝肿瘤行腰穿容易诱发脑疝，脊椎结核、穿刺部位感染时行腰穿可将感染带入蛛网膜下腔，均为腰穿禁忌证。

119. Horner 征表现包括：瞳孔缩小、假性眼睑下垂、眼球内陷、面部血管扩张和无汗。多汗不对。

120. 甲亢常合并周期性瘫痪，为除外甲亢，应查血 T_3、T_4。

121. 癫痫样波包括棘波、尖波、棘慢综合波、多棘慢综合波。

122. 帕金森病的典型临床表现是静止性震颤、运动减少和肌张力升高。肢体肌力减低错误，所以答案选 B。

123. 原发性三叉神经痛一般没有神经系统定位体征，而继发性三叉神经痛可以存在，所以选择 B。

124. 脑底动脉环的组成包括颈内动脉、大脑前动脉起始段、前交通动脉、大脑后动脉和后交通动脉。不包括椎动脉。所以答案选择 E。

325. 进行性肌营养不良无肌肉疼痛。肌肉疼痛多出现在炎性肌肉痛。

326. 常规肌电图检查可以确定骨骼肌病变是神经原性还是肌原性，对具体的疾病一般有肯定的诊断价值。

328. 不管何种类型的重症肌无力危象，均应首先保证呼吸道通畅和正常换气，以维持患者的生命。

【B 型题】

（1~3 题）人体有十二对脑神经，各有其独特的功能，当损害后都会发生特异性表现。当面神经损害时，会发生闭眼困难，同时还有皱额、皱眉、鼓腮和露齿动作不能；当三叉神经损害时，会发生下颌偏斜，即张口时下颌向病侧偏斜，还会产生咀嚼肌瘫痪等；当外展神经损害时，眼球不能向外侧转动而出现内斜视。

（6~7 题）该患者病程 2 个月，阳性体征符合左侧颈膨大综合征表现，定位诊断考虑为左侧颈膨大处病变。定型诊断考虑为脊髓压迫症。故首选检查应为颈髓磁共振。

（23~24 题）手足徐动症与扭转痉挛不同，后者又名扭转性肌张力障碍，临床上以肌张力障碍和四肢、躯干甚至全身的剧烈而不随意的扭转为特征。

（25~26 题）患者病程 1 年，除有运动迟缓和肌强直外，还存在锥体束征、易跌倒、步态不稳和双眼上视障碍，故高度疑诊进行性核上性麻痹。

该患者病程长达 30 年，主要表现为活动性和姿势性震颤，无运动迟缓和肌强直，诊断考虑为特发性震颤。

患者病程半年，除有运动迟缓和肌强直外，早期出现痴呆、幻觉，高度疑诊路易体痴呆。

（27~29 题）脑出血超急性期（0~2h）血肿为 T_1 低信号，T_2 高信号，与脑梗死不易区分；急性期（2~48h）血肿为 T_1 等信号，T_2 低信号；亚急性期（3d~3w）血肿为 T_1 高信号，T_2 高信号；慢性期（超过 3w）血肿为 T_1 低信号，T_2 高信号。

（30~32 题）脊髓压迫症椎管梗阻时脑脊液蛋白可明显增高，含量超过 10g/L 时，脑脊液黄变，脑脊液流出后自动凝结，称为 Froin 征。

（33~35 题）舌咽神经痛性质与三叉神经极相似，也存在扳机点，只是疼痛部位的不同，以此鉴别。

三叉神经痛严重者有面部肌肉的反射性抽搐，口角牵向患侧，称为痛性抽搐。

（36~37 题）本题涉及面神经损伤的定位，来自同侧舌前 2/3 味蕾的神经冲动随三叉神经下颌支走行，而后随经鼓索神经到膝状神经节，再经中间神经到孤束核。

镫骨肌支支配镫骨肌，瘫痪后出现听觉过敏。

（48~50 题）基底核出血可表现为典型的三偏症，两眼向病灶侧凝视，如血肿较大可出现同侧海马沟回疝，即病灶同侧瞳孔散大、上睑下垂、眼球外展位、昏迷。如血肿进入脑室，则出现双侧瞳孔缩小、眼球正中位，或眼球浮动，四肢伸直呈去大脑强直样抽搐；血压及体温骤然升高，昏迷，多数死亡。小脑出血起病急骤，表现为眩晕、呕吐，共济失调、步态不稳、后枕部疼痛，颈项强直。

（54~55 题）Osserman 分型：Ⅰ型：眼肌型，仅眼肌受累；Ⅱa 型：轻度全身型，进展缓慢，无危象，可合并眼肌受累，对药物敏感；Ⅱb 型：中度全身型，骨骼肌和延髓肌严重受累，无危象，药物敏感性欠佳；Ⅲ型：重症急进型，症状危重，进展迅速，数周至数月内达到高峰，胸腺瘤高发，可发生危象，药效差；Ⅳ型：迟发重症型，症状同Ⅲ型，从Ⅰ类发展为Ⅱa、Ⅱb 型，经 2 年以上的进展期逐渐发展而来。

（59~61 题）节段性痛温觉消失，首先除外为脊髓丘脑束，在神经干和神经根内痛、温觉和深感觉均伴行，

进入脊髓后痛温觉纤维进入脊髓后角，和深感觉纤维分离，所以单侧肢体节段性痛、温觉消失，深感觉保留，病变部位在脊髓后角。

传导肢体痛、温觉的纤维进入后角换元后，再由后角发出纤维经脊髓中央前连合交叉至对侧，成为脊髓丘脑束上行。所以双侧肢体对称性痛、温觉消失，深感觉保留，病变部位在脊髓中央前连合。

（69~73题）脊髓圆锥由$S_{3\sim5}$和尾节组成，故出现马鞍状感觉障碍，另因脊髓圆锥为括约肌功能的副交感中枢，故出现二便障碍。

（93~94题）本病可有前驱感染，但并不是感染本身对神经造成损害，而可能是感染导致了免疫系统被激活，进而使神经受损。

（97~100题）小脑病变行走时基底宽，左右摇晃，走直线困难，状如醉汉。震颤麻痹行走时步伐小，双足擦地而行，躯体前倾，碎步前冲。腓神经麻痹行走时患肢高抬，如跨越门槛样。因盆带肌无力而致脊柱前凸，行走时臀部左右摇摆。

（101~103题）Lamnbert-Eaton综合征由于高频刺激使递质释放增加，波幅递增，重症肌无力低频刺激使递质耗竭，波幅递减。周期性瘫痪严重发作期，骨骼肌对任何刺激没有反应。

（104~105题）诊断为原发性三叉神经病，治疗首选卡马西平。诊断为面神经炎，首选强的松。

（106~108题）胸髓病变累及双侧的皮质脊髓束，表现为双下肢中枢性瘫痪。病变累及腰膨大前角细胞导致下运动神经元损害，表现为双下肢周围性瘫痪。高颈段脊髓病变累及双侧的皮质脊髓束，表现为双上、下肢中枢性瘫痪。

（117~119题）多发性硬化的病理改变为中枢神经系统白质的灶性炎性脱髓鞘。脑梗死为中枢神经系统局部脑组织非炎性坏死。帕金森病中脑黑质神经细胞脱失。

（120~121题）周期性麻痹首先累及双侧下肢诸肌，肌萎缩侧索硬化首先累及四肢远端诸肌。

（122~123题）复杂部分性发作的治疗应首选卡马西平。失神发作首选乙琥胺。

（124~125题）帕金森病（PD）又名震颤麻痹，是中老年人常见的神经系统变性疾病，以黑质多巴胺（DA）能神经元变性和形成路易小体为特征。临床上以静止性震颤、运动迟缓、肌强直和姿势步态异常为主要表现。脑内存在多条多巴胺能神经递质通路，其中最重要的是黑质-纹状体通路。

【案例题】

案例二

提问1：短暂性脑缺血发作是指局灶性脑缺血导致的突发短暂性、可逆性神经功能缺损。发作持续数分钟，通常在30分钟内完全恢复。诊断主要依靠病史。

提问2：运动性语言中枢位于优势大脑半球额下回后部，该部位由大脑中动脉供血。患者为右利手，故左侧大脑半球为优势半球，选E。

提问3：短暂性脑缺血发作的治疗，首先应针对病因治疗，如控制血压、血糖等，其次是预防性药物治疗，包括：抗血小板聚集、抗凝治疗、应用血管扩张剂、脑保护治疗等。

提问4：短暂性脑缺血发作若超过2小时仍未缓解，通常进展为脑梗死。

提问6：超早期溶栓治疗对恢复梗死区血流灌注、减轻神经元损伤、挽救缺血半暗带最具意义。

提问7：脑梗死急性期在血压的控制上因治疗方案不同而异，溶栓者应控制于收缩压≤185mmHg及舒张压≤110mmHg水平，否则易并发脑出血；非溶栓者应控制于收缩压≤220mmHg或舒张压≤120mmHg水平，切忌过度降压使脑灌注压降低，导致脑缺血加剧。

案例三

提问1：患者骤然起病，出现失语等局灶性神经功能缺损，有房颤病史，诊断应首先考虑为脑栓塞。

提问2：MRI可清晰显示早期缺血改变，T_1呈低信号，T_2呈高信号。DWI可早期显示缺血病变（发病2小时内），故选B。

提问3：循证医学证据显示，应用华法林，可有效预防房颤患者脑梗死复发。

案例十四

提问1：一般来说，半年内发作两次以上者一经诊断明确就应用药。该患者五年内发作两次，可继续观察是否还有发作再决定是否用药。

提问2：患者一月内发作三次应给予用药，该患者为全面性发作，应首选丙戊酸钠。

提问3：抗癫痫药物治疗的基本原则是尽可能单药治疗，70%~80%左右的癫痫患者可通过单药治疗控制发作，故C为错误答案。

提问4：该患者停药后出现癫痫持续状态，首选药物为地西泮静脉注射。

提问5：全面强直-阵挛发作指意识丧失、双侧强直后出现阵挛是此型发作的主要临床特征。可分为强直期、

阵挛期、发作后期。

案例十五

提问5：此题考点为SAH的诊断、病因治疗及并发症的诊断。患者急性起病，有头痛、呕吐、脑膜刺激征，无局灶性定位体征，应考虑蛛网膜下隙出血。首选检查应为CT，方便、无创。腰穿见均匀一致血性脑脊液及CT见蛛网膜下隙内高密度影均可明确诊断。颅内动脉瘤为SAH的最常见病因，故根治方法应为动脉瘤切除。再出

血为该病的主要并发症。

案例十六

提问4：该患者有肌无力、肌萎缩、锥体束征，仅为运动系统损伤，而无感觉系统受累，考虑为运动神经元病。肌电图对该病有很大的诊断价值。其余检查无特异性。利鲁唑具有抑制谷氨酸释放的作用，能延缓病程，延长延髓麻痹患者的生存期。

第七章　内分泌学

（标注有"＊"的是报考内分泌学专业人员要求的试题，报考内科学专业的不须掌握）

【A1/A2 型题】

1. 除胰岛素外，下述哪个激素与受体结合后不需要 G 蛋白的参与作用

 A. 胰岛素样生长因子Ⅱ   B. 心房利钠多肽

 C. 甲状旁腺激素   D. 表皮生长激素

 E. 促肾上腺皮质激素

2. 下列哪个因子不属于激素的第二信使

 A. cAMP   B. Ca^{2+}

 C. DAG   D. cGMP

 E. Mg^{2+}

3. 关于含氮类激素的作用机制，下述哪项是错误的

 A. 不同的激素其第二信使也可以不同

 B. 所有含氮类激素通过与膜受体结合发挥作用

 C. 不同的激素可以使同一第二信使升高或降低

 D. 对某种激素而言，其第二信使可以为两种物质

 E. 多肽激素使蛋白质磷酸化或去磷酸化而呈现效应

4. 下列激素中哪一种是类固醇激素

 A. 促肾上腺皮质激素   B. 促甲状腺素

 C. 肾上腺皮质激素   D. 血管紧张素Ⅱ

 E. 前列腺素

5. 神经内分泌组织是指

 A. 垂体前叶   B. 垂体后叶

 C. 垂体门脉系统   D. 下丘脑

 E. 鞍区的颅咽管组织

6. 下列哪项为最常见的垂体瘤

 A. 生长激素瘤   B. 泌乳素瘤

 C. 促肾上腺皮质激素瘤   D. 促性腺激素瘤

 E. 促甲状腺激素瘤

7. 女性，30 岁。结婚 4 年未育，双乳溢乳，垂体发现微腺瘤，首先应行哪项检查

 A. ACTH   B. TSH

 C. LH   D. PRL

 E. GH

8. 下列哪项不是垂体分泌的激素

 A. ACTH   B. FSH

 C. LH   D. E

 E. GH

9. 关于激素的生理作用，下述哪项是错误的

 A. 不仅能影响细胞原有的代谢过程，还能创造或产生新的功能或反应

 B. 调节机体的新陈代谢，包括消化道和消化腺运动

 C. 调节细胞外液的量和组成成分，维持内环境稳定

 D. 激素只对具有其受体的靶细胞起作用

 E. 调节机体的生长发育和生殖机能

10. 与外分泌腺相比，下述哪一点最符合内分泌腺特征

 A. 为无导管腺体

 B. 分泌化学物质

 C. 可作用于远部位组织

 D. 腺体组织中血运丰富

 E. 可进入血循环

11. 下述哪个器官不属于经典内分泌腺

 A. 甲状腺   B. 肾上腺

 C. 前列腺   D. 垂体

 E. 松果体

12. 下列哪个器官不含内分泌组织

 A. 胃肠   B. 脑

 C. 心脏   D. 骨

 E. 肾脏

13. 下列哪个激素更符合异位激素的条件

 A. 由小细胞未分化肺癌分泌的抗利尿激素

 B. 由肾上腺皮质网状带分泌的睾酮

 C. 由心房细胞分泌的利钠多肽

 D. 由膀胱壁间神经节嗜铬细胞瘤分泌的儿茶酚胺

 E. 由胰岛 D 细胞分泌的生长抑素

14. 下述哪一点不符合神经内分泌细胞的特征

 A. 属于一些特化的神经细胞

 B. 通过胞突接受神经冲动

 C. 由轴突释放激素物质

 D. 由轴突释放神经递质

 E. 释放的激素经血运输后发挥作用

15. 下述哪种激素是由下丘脑产生的

 A. 泌乳素   B. 黄体生成素

 C. 促甲状腺素   D. 精氨酸加压素

 E. 黑色素细胞刺激素

16. 关于抗利尿激素，下述哪点是错误的
　A. 参与血压、血容量和血浆渗透压的调节
　B. 沿视上垂体束和视旁垂体束运输
　C. 贮存在垂体后叶
　D. 由下丘脑前部视上核和室旁核合成
　E. 损伤下丘脑的视上核、室旁核时，可发生部分性尿崩

17. 对内分泌病人的诊断中，首先易于确定的是
　A. 功能诊断　　　　B. 病因诊断
　C. 细胞学诊断　　　D. 病理诊断
　E. 鉴别诊断

18. 鉴别原发性和继发性靶腺功能减低时，最好的方法是下列哪种
　A. 代谢状态的测定　　B. 靶腺激素的测定
　C. 测定游离的靶腺激素　D. 促激素的测定
　E. 影像学检查

19. 下述哪两个物质之间不具有反馈关系
　A. 胰岛素与胰高血糖素
　B. 胰岛素与葡萄糖
　C. 加压素与渗透压
　D. 甲状旁腺素与钙离子
　E. 甲状腺激素与钾离子

20. 下列哪项检查不是内分泌疾病的病因学检查
　A. 激素受体抗体的测定　B. 针吸活检
　C. 受体功能研究　　　　D. 视野测定
　E. 激素或受体基因的分析

21. 对功能减退性内分泌疾病，应首选下述哪种治疗
　A. 病因治疗　　　B. 对症治疗
　C. 替代治疗　　　D. 支持治疗
　E. 放疗及化疗

22. 对内分泌功能亢进者，下述哪个治疗最为理想
　A. 放射治疗
　B. 手术切除增生或肿瘤
　C. 药物抑制激素合成
　D. 化学治疗
　E. 用靶激素抑制促激素的合成和分泌

23. 女性，30岁。3年前产一死婴，近2年烦渴多饮，日饮水量波动在1.5~15L，夜间饮水量明显少于白天，月经正常，无消瘦或乳房萎缩。入院后对主动限水耐受性好，禁水试验尿比重达1.018。CT检查未见垂体或鞍区异常。最可能的诊断是
　A. 部分性尿崩　　　B. 颅咽管瘤
　C. 完全性尿崩　　　D. 席汉病
　E. 精神性多饮

24. 男性，14岁。自幼身体矮小，近3年增长<5cm，学习成绩。查体：身高98cm，童音、童貌，外生殖器未发育，睾丸小。骨年龄9~10岁，染色体正常，生长激素基础值1.11μg/L（正常0~5μg/L），胰岛素低血糖兴奋试验各时间点值均<5μg/L。最可能的诊断是
　A. Laron 侏儒　　　　B. 克汀病性侏儒
　C. 垂体性侏儒　　　　D. 体质性侏儒
　E. 青春期延迟

25. 一位因甲状腺肿就诊的病人，临床有轻度甲低的表现，血浆 FT_3、FT_4 均高，TSH 值高。应当首先考虑的诊断是
　A. Graves 病
　B. 继发性甲亢
　C. TSH 的受体或受体后缺陷
　D. 外周组织对 T_3、T_4 抵抗
　E. 原发性甲低

26. 女性病人，38岁。双肾上腺手术后5年，病理为增生，近3年消瘦，进行性皮肤色素沉着，头痛伴视力下降，垂体 CT 示蝶鞍明显扩大，初步诊断为 Nelson 综合征。最不符合诊断的检查结果是
　A. 血 β－促脂素高　　　B. 血皮质醇高
　C. 血糖低　　　　　　　D. 血 N－pomc 高
　E. 血 ACTH 明显升高

27. 女性，35岁。6年前分娩时失血过多伴晕厥，产后无乳汁，闭经2~3年伴怕冷乏力，体位性头晕，餐前经常手抖，心悸，饥饿感。查体：消瘦，嗓音低哑，毛发稀疏，双乳房萎缩，BP 80/50mmHg，血糖 4.0mmol/L（正常 3.68~6.12mmol/L），血皮质醇、雌二醇均低，FSH、LH 基础值不低。B超示：子宫体积小。当进一步鉴别原发或继发性内分泌功能低减时，下述哪个试验对病人具有危险性
　A. CRH 兴奋试验　　　B. TRH 兴奋试验
　C. LRH 兴奋试验　　　D. TSH 兴奋试验
　E. 胰岛素负荷试验

28. 分子内分泌学研究
　A. 用核苷酸序列分析技术筛选激素或受体的基因突变
　B. 用显微镜观察激素分泌器官的结构
　C. 用相应的激素抗体对恶性肿瘤组织学切片进行免疫化学染色
　D. 用腺体提取的激素对切除该腺体的动物进行替代治疗
　E. 以上叙述都不是

29. 组织内分泌学研究
　A. 用腺体提取的激素对切除该腺体的动物进行替代

治疗

  B. 用显微镜观察激素分泌器官的结构

  C. 用核苷酸序列分析技术筛选激素或受体的基因突变

  D. 用相应的激素抗体对恶性肿瘤组织学切片进行免疫化学染色

  E. 上面叙述都不是

30. 在导致甲亢的各种病因中，哪种最为多见

  A. 自主性高功能甲状腺结节

  B. 甲状腺癌

  C. Graves 病

  D. 多结节性甲状腺肿伴甲亢

  E. 亚急性甲状腺炎伴甲亢

31. 甲状腺激素是由

  A. 甲状腺胶质细胞分泌

  B. 甲状旁腺细胞分泌

  C. 甲状腺腺泡细胞分泌

  D. 甲状腺腺泡旁细胞分泌

  E. 以上都不是

32. 近来研究提示 Graves 病的发病与下列哪种细菌感染有关

  A. 耶尔森菌   B. 幽门螺杆菌

  C. α 链球菌   D. 大肠埃希菌

  E. 肺炎球菌

33. Graves 症中，最明显的体液免疫特征是在病人血清中可检出

  A. 甲状腺刺激性抗体（TSAb）

  B. TSH 受体抗体（TRAb）

  C. TSH 结合抑制免疫球蛋白（TBII）

  D. 甲状腺生长免疫球蛋白（TGI）

  E. 甲状腺生长抑制免疫球蛋白（TGII）

34. 下述哪项表现是由 T_3、T_4 分泌增多直接所致

  A. 甲状腺肿大   B. 浸润性突眼

  C. 胫前黏液性水肿   D. 心率增快

  E. 甲状腺血管杂音

35. 妊娠早期合并甲亢最有意义的指标是

  A. 消瘦   B. 多食，心率快

  C. T_3、T_4 升高   D. 甲状腺肿大

  E. FT_3、FT_4 升高

36. 甲亢病人突然出现下肢不能动，最可能的是下列哪种疾病

  A. 重症肌无力   B. 周围神经炎

  C. 周期性麻痹   D. 甲亢性肌病

  E. 肌营养不良症

37. 甲亢时最具有诊断意义的体征是

  A. 心率加快，第一心音亢进

  B. 突眼

  C. 弥漫性甲状腺肿伴血管杂音

  D. 脉压差大

  E. 心脏增大

38. 下述哪个甲状腺激素在甲亢时升高最常见和最有诊断意义

  A. TT_3 B. TT_4

  C. FT_4 D. FT_3

  E. rT_3

39. 非浸润性突眼的突眼度一般不超过

  A. 18mm   B. 15mm

  C. 16mm   D. 14mm

  E. 19mm

40. 妊娠女性可疑甲亢时，下述哪项检查不应该做

  A. FT_3、FT_4

  B. 甲状腺摄 [131]I 率测定

  C. TRAb

  D. TT_3

  E. TSH

41. 下述哪项检查结果不符合 Graves 症的诊断

  A. TSAb 阳性

  B. T_3 抑制试验抑制率 >50%

  C. TGAb 和 TPOAb 阳性

  D. TSH 降低

  E. rT_3 升高

42. 用 [131]I 治疗 Graves 病后，一般需观察多久才能进行第二次 [131]I 治疗

  A. 6 个月   B. 2 个月

  C. 3 个月   D. 1 个月

  E. 12 个月

43. 甲亢治疗方法中，最易引起甲状腺机能减退的是

  A. 丙基硫氧嘧啶   B. 他巴唑

  C. 手术次全切除甲状腺   D. 放射性 [131]I 治疗

  E. 复方碘溶液

44. 抗甲亢药物治疗一般疗程是

  A. 疗程 > 一年   B. 症状缓解后三个月

  C. 症状缓解后半年   D. 症状缓解即可停药

  E. 疗程 > 一年半

45. 对严重浸润性突眼的甲亢病人治疗可用

  A. 抗甲状腺药物 + 糖皮质激素 + 甲状腺片

  B. 甲状腺次全切

  C. 复方碘溶液

D. ^{131}I 治疗

E. 抗甲状腺药物治疗

46. TRH 兴奋试验在 Graves 病时结果应为

A. TSH 升高　　　　　　　B. TSH 异常升高

C. TSH 降低　　　　　　　D. TSH 无变化

E. 以上都不是

47. 关于他巴唑治疗甲亢的作用机制，下述哪一点是错误的

A. 抑制碘化酪氨酸的缩合

B. 抑制碘的活化

C. 抑制酪氨酸碘化

D. 抑制甲状腺过氧酶活性

E. 抑制甲状腺素的释放

48. 口服药治疗甲亢的适应证是

A. 年龄超过 30 岁

B. 病情轻，甲状腺较小者

C. 结节性高功能腺瘤

D. 胸骨后甲状腺肿

E. 中、重度甲亢

49. 抗甲状腺药停药的关键指征是

A. T_3、T_4 正常

B. TSH 正常

C. T_3、T_4 正常，TRAb 明显下降或转阴

D. rT_3 正常

E. 临床甲亢表现消失

50. 下述哪项指标对诊断原发性甲状腺功能减低最为敏感

A. FT_4　　　　　　　　B. FT_3

C. TT_4　　　　　　　　D. TT_3

E. TSH

51. 女性，41 岁。复发性甲亢，甲状腺 Ⅱ 度肿大，伴双侧叶结节，经丙基硫氧嘧啶治疗 2 个月，症状明显减轻，但甲状腺无缩小，心率 78 次/分。血 FT_3、FT_4 正常，应采用下述哪项治疗

A. 继续原治疗

B. 加用甲状腺素片

C. 手术治疗

D. 加大丙基硫氧嘧啶用量

E. 减少丙基硫氧嘧啶用量

52. 农村女性，32 岁。甲亢 6 年，疏于治疗，长期不愈，临床疑诊甲亢心脏病，心功能二级，甲状腺 Ⅰ 度肿大。甲状腺吸碘率 3 小时 68%，24 小时 91%。应首先考虑下列哪项治疗

A. 他巴唑 + 心得定治疗　　B. 丙基硫氧嘧啶治疗

C. 手术治疗　　　　　　　D. 他巴唑治疗

E. ^{131}I 治疗

53. 甲亢病人，60 岁。甲状腺 Ⅲ 度肿大，高代谢症状严重，肝、肾功能正常。首选的治疗措施为

A. 抗甲状腺药物控制症状后手术

B. 立即 ^{131}I 治疗

C. 复方碘溶液治疗 2 周后手术

D. 立即手术

E. 抗甲状腺药物长期治疗

54. 男性，50 岁。甲亢患者，甲状腺 Ⅱ 度肿大，有房颤。经丙基硫氧嘧啶治疗 3 个月后，甲状腺未缩小，房颤未消失。此病治疗应

A. 改用放射性 ^{131}I 治疗

B. 继续原治疗 + 心得安

C. 继续原治疗 + 地高辛

D. 继续原有治疗

E. 改用手术治疗

55. 一女性甲亢患者，丙基硫氧嘧啶 + 心得安治疗两个月，T_3，T_4 恢复正常，但甲状腺肿及突眼加重，应加用

A. 心得安

B. 复方碘液

C. 甲状腺片

D. 再加一种抗甲状腺药

E. 皮质醇

56. 女性，24 岁。因心悸、多食、消瘦、月经量少就诊，经查体及实验检查确诊为 Graves 病。病人幼年时有哮喘史，下述何种药物应禁忌

A. 甲状腺素片　　　　　　B. 他巴唑

C. 甲亢平　　　　　　　　D. 甲基硫氧嘧啶

E. 心得安

57. 男性，54 岁。甲亢房颤史 5 年，药物治疗后 3 年，因消瘦、便频、心前区不适再次就诊。查体：心界扩大，双胫前水肿，心率 120 次/分，节律极不规整。疑为甲亢性心脏病，在诊断时，以下何种试验为禁忌

A. T_3 抑制试验　　　　　B. TSAb

C. 甲状腺吸碘率　　　　　D. FT_3，FT_4，TSH

E. TRH 兴奋试验

58. 女性，27 岁。右颈部肿物伴低热 2 周，抗生素治疗无效，经查体临床诊断为亚急性甲状腺炎，下列哪项检查结果不支持诊断

A. TSAb 阳性　　　　　　　B. FT_3 高，TSH 降低

C. FT_3 正常，TSH 正常　　D. 血沉快

E. 甲状腺摄取功能降低

59. 女性，35 岁。诊断为甲亢后即行甲状腺次全切手术，

术后病人出现高热，心率160次/分，烦躁不安，大汗淋漓，腹泻，应首先考虑的诊断是

A. 甲亢症状加重

B. 甲亢术后感染

C. 甲亢危象前期

D. 甲亢危象

E. 甲亢术后感染性腹泻

60. 女性，30岁。Graves病患者，抗甲状腺药物治疗已2年，是否停药，最有参考意义的指标是

A. 血清TSH的测定

B. 血清反T_3测定

C. 血清FT_3、FT_4测定

D. 甲状腺摄^{131}I试验

E. TRH兴奋试验

61. 男性，32岁。系复发性甲亢患者，现药物治疗6个月，FT_3、FT_4正常，甲状腺Ⅱ度肿大，TSAb滴度仍高，且较前无明显下降。下一步的治疗应选择

A. 手术治疗

B. 减少抗甲状腺药物剂量

C. 继续目前治疗

D. 加大抗甲状腺药物剂量

E. 除原治疗外，加免疫抑制剂

62. 女性，28岁。Graves病患者。应用国产丙基硫氧嘧啶+普萘洛尔治疗2周，病人出现低热、乏力加重、咽痛。WBC $2.7×10^9$/L，粒细胞$<1.5×10^9$/L。下述哪种处置最为合适

A. 改用同位素治疗

B. 改用进口丙基硫氧嘧啶

C. 维持现有治疗+升白细胞药

D. 继续现有治疗

E. 停抗甲状腺药，加用升白细胞药，预防治疗感染

63. 甲亢患者，女性，45岁。^{131}I治疗后出现下列症状，其中哪项不是^{131}I治疗的并发症

A. 浮肿

B. 便秘

C. 甲状腺肿大更加明显

D. 打鼾、嗜睡

E. 突眼加重

64. 男性，52岁。4年来因心律失常，长期用乙胺碘呋酮，近期出现消瘦、便频、手抖，临床诊断为碘甲亢。下述哪项描述是错误的

A. 抗甲状腺药物治疗效果好

B. 极少数病人于撤碘后，甲亢症状加重

C. 同位素不适于本型甲亢的治疗

D. 停服含碘制剂后数月可自行恢复正常

E. 以上都是不对

65. 女性，28岁。已婚。因消瘦、乏力、多食、心悸三个月就诊。近2年应用口服避孕药。病人于抗甲亢药物减药期发生妊娠，希望保胎。下述哪种治疗措施是

正确的

A. 立即行甲状腺手术

B. 同位素治疗

C. 继续药物治疗，待妊娠中期行甲状腺手术

D. 继续药物治疗至分娩

E. 以上都不对

66. 男性，24岁。心悸、多食、消瘦、易激动4个月，甲状腺Ⅰ度肿大，甲状腺吸碘率3小时60%，24小时72%，诊断为Graves病。首先的治疗为下列哪种

A. 他巴唑治疗

B. 丙基硫氧嘧啶治疗

C. 心得安治疗

D. 手术治疗

E. ^{131}I治疗

67. 男性，24岁。心悸、多食、消瘦、易激动4个月，甲状腺Ⅰ度肿大，甲状腺吸碘率3小时60%，24小时72%，诊断为Graves病。进一步治疗时，以下哪个方案是错误的

A. 症状消失，甲状腺功能正常时可停药

B. 定期查FT_3、FT_4

C. 定期查WBC+DC

D. 定期随访

E. 抗甲状腺药物治疗两周后，可考虑加甲状腺制剂

68. 女性，46岁。消瘦、心悸6个月，甲状腺Ⅱ度肿大，无触痛，临床诊断为Graves病。给予丙基硫氧嘧啶（300mg/d）及心得安治疗2周，病人出现怕冷、易困倦、手足发胀，查FT_3、FT_4低于正常，TSH高。应首先考虑。

A. TSAb测定

B. 复查FT_3、FT_4、TSH

C. TG Ab、TPO Ab测定

D. 甲状腺超声检查

E. 甲状腺远红外线扫描

69. 女性，14岁。主诉活动后心悸，查甲状腺Ⅰ度肿大，TT_4为160.8mmol/L（正常值51.6~154.8mmol/L），甲状腺吸碘率3小时31.2%，24小时67%。既往史：慢性活动性肝炎史2年。下述哪项检查更有助于诊断

A. TT_3测定

B. TSAb测定

C. rT_3测定

D. T_3抑制试验

E. TGA Gb、TPO Ab测定

70. 甲基硫氧嘧啶能够

A. 抑制甲状腺激素释放

B. 抑制甲状腺激素合成

C. 抑制甲状腺激素与其受体的结合

D. 抑制外周组织中5′-脱碘酶

E. 破坏甲状腺腺泡细胞

71. 心得安能够

A. 抑制外周组织中 5′－脱碘酶

B. 抑制甲状腺激素释放

C. 抑制甲状腺激素与其受体的结合

D. 抑制甲状腺激素合成

E. 破坏甲状腺腺泡细胞

72. 复方碘溶液能够

A. 抑制甲状腺激素合成

B. 抑制甲状腺激素与其受体的结合

C. 抑制甲状腺激素释放

D. 抑制外周组织中 5′－脱碘酶

E. 破坏甲状腺腺泡细胞

73. 放射性^{131}I 治疗能够

A. 抑制外周组织中 5′－脱碘酶

B. 抑制甲状腺激素释放

C. 抑制甲状腺激素与其受体的结合

D. 抑制甲状腺激素合成

E. 破坏甲状腺腺泡细胞

74. Graves 病，手术治疗中最常见的并发症是

A. 白细胞数降低   B. 甲状腺功能减退

C. 肝功能损害   D. 出血、感染

E. 发热

75. Graves 病，抗甲状腺药物治疗，最常见的并发症是

A. 甲状腺功能减退   B. 白细胞数降低

C. 出血、感染   D. 肝功损害

E. 发热

76. 与 Graves 病有关的症状为

A. 干燥综合征   B. 肌无力

C. 黏液水肿面容   D. 皮肤紫癜

E. 发热伴甲状腺肿痛

77. 与桥本病有关的症状为

A. 肌无力   B. 干燥综合征

C. 皮肤紫癜   D. 黏液水肿面容

E. 发热伴甲状腺肿痛

78. 与亚急性甲状腺炎有关的症状为

A. 皮肤紫癜   B. 干燥综合征

C. 黏液水肿面容   D. 肌无力

E. 发热伴甲状腺肿痛

79. 糖尿病是一组病因不明的内分泌代谢病，其共同主要标志是

A. 高血糖   B. 乏力

C. 消瘦   D. 多饮、多尿、多食

E. 尿糖阳性

80. 1 型糖尿病与 2 型糖尿病，最主要的区别在于

A. 胰岛素的基础水平与释放曲线不同

B. 发生酮症酸中毒的倾向不同

C. 对胰岛素的敏感性不同

D. 症状轻重不同

E. 血糖稳定性不同

81. 单卵双生中一人在 40 岁以前出现糖尿病，另一人也发生糖尿病，其中多数情况为

A. 2 型糖尿病   B. 继发性糖尿病

C. 1 型糖尿病   D. 糖耐量异常

E. 妊娠期糖尿病

82. 血中直接调节胰岛素分泌，而且经常起调节作用的重要因素是

A. 游离脂肪酸   B. 肾上腺素

C. 血糖浓度   D. 胃肠道激素

E. 血酮体浓度

83. 糖尿病性血管病变，最具有特征性的是

A. 合并高血压

B. 常伴冠状动脉粥样硬化

C. 周围动脉硬化－下肢坏疽

D. 微血管病变

E. 脑血管病变

84. 1 型糖尿病死亡的主要原因是

A. 冠心病   B. 脑血管病

C. 酮症酸中毒   D. 肾小球硬化症

E. 感染性休克

85. 糖尿病眼底病变中，出现哪一种情况最易引起失明

A. 微血管瘤   B. 硬性渗出物

C. 新生血管破裂   D. 软性渗出物

E. 视网膜出血

86. 患者饭后尿糖（＋＋），空腹尿糖阴性，可诊断为

A. 食后糖尿   B. 糖耐量低减

C. 继发性糖尿病性糖尿   D. 轻型糖尿病

E. 非葡萄糖糖尿

87. 若诊断临床糖尿病，应选择下述哪项检查

A. 尿糖   B. 糖化血红蛋白

C. 空腹血糖   D. 口服糖耐量试验

E. 空腹胰岛素测定

88. 判断糖尿病控制程度较好的指标是

A. 空腹血糖   B. 饭后血糖

C. 空腹血浆胰岛素含量   D. 糖化血红蛋白

E. OGTT

89. 关于糖尿病饮食治疗，下列哪种是正确的

A. 肥胖者宜给高热量饮食治疗

B. 有并发症者不用饮食治疗

C. 用药治疗时，可不用饮食治疗

D. 病情轻者可以不用饮食治疗

E. 不论病情轻重都需饮食治疗

90. 双胍类降糖药最常见的副作用为

A. 乳酸性酸中毒   B. 低血糖

C. 过敏性皮疹   D. 胃肠道反应

E. 肝功异常

91. 磺脲类药物的主要副作用是

A. 恶心、呕吐   B. 肝功能损害

C. 低血糖反应   D. 白细胞减少

E. 皮肤瘙痒

92. 代谢产物由胆汁排入肠道，很少经过肾排泄的磺脲类药物是

A. 格列波脲   B. 格列吡嗪

C. 格列奇特   D. 格列本脲

E. 格列喹酮

93. 糖尿病酮症酸中毒的临床表现是

A. 严重脱水伴循环衰竭体征

B. 食欲减退、恶心、呕吐、极度口渴、尿量增多

C. 有代谢性酸中毒症状

D. 原有症状加重或首次出现"三多"伴乏力

E. 以上都是

94. 糖尿病酮症酸中毒的主要治疗是

A. 补充体液和电解质，应用胰岛素

B. 纠正酸中毒，补充体液和电解质

C. 纠正酸中毒，应用胰岛素

D. 中枢兴奋剂，纠正酸中毒

E. 应用中枢兴奋剂及胰岛素

95. 不宜使用胰岛素的病人为

A. 糖尿病患者过度肥胖

B. 糖尿病合并心肌梗死

C. 糖尿病患者妊娠或分娩

D. 糖尿病合并肺结核

E. 糖尿病患者手术前后

96. 应用胰岛素治疗糖尿病不恰当的方法是

A. 酮症酸中毒时首选普通胰岛素（RI）

B. 以饮食疗法为基本治疗

C. 血糖波动大可加用双胍类药物

D. 从小量开始以避免 Somogyi 效应

E. 高渗昏迷宜选用鱼精蛋白锌胰岛素（PZI）

97. 苯酚氢钠处理糖尿病酮症酸中毒的指征为

A. 血 pH < 7.1

B. 出现血钾过高

C. 出现心律紊乱

D. 治疗酸中毒的起初 2 小时

E. pH < 7.3

98. 成人糖尿病酮症酸中毒，胰岛素治疗应采用

A. 每小时静脉滴注 4~6URI

B. 每 4 小时静脉滴注 5~10URI

C. 每 2 小时静脉滴注 5~10U（PZI）

D. 每 4 小时静脉注射 50U 胰岛素

E. 每小时静脉滴注 5~10UPZI

99. 成人低血糖是指

A. 血糖低于 3.36mmol/L（60mg/dl）（真糖法）

B. 血糖低于 3.08mmol/L（55mg/dl）（真糖法）

C. 血糖低于或等于 2.52mmol/L（45mg/dl）（真糖法）

D. 血糖低于 2.8mmol/L（50mg/dl）（真糖法）

E. 血糖低于或等于 2.24mmol/L（40mg/dl）（真糖法）

100. 关于胰岛素瘤，下列哪项不是该病的特点

A. 低血糖经常出现在空腹或活动后

B. 胰岛素释放指数增加

C. 禁食后多在 48 小时出现低血糖

D. 血糖降至 1.67mmol/L，胰岛素则停止释放

E. 胰高血糖素可诱发低血糖

101. 下列哪项不符合低血糖的症状或表现

A. 便频   B. 心悸

C. 饥饿感   D. 手抖

E. 皮肤多汗

102. 对于功能性低血糖病人，为减少低血糖发作，下述哪项饮食调整是不对的

A. 高脂饮食   B. 进食较干食物

C. 高蛋白饮食   D. 少食多餐

E. 低纤维饮食

103. 男性，42 岁。平素多食，肥胖，2 次尿糖阳性，空腹血糖 5.4mmol/L，饭后 2 小时血糖 7.6mmol/L，考虑为

A. 药物性尿糖   B. 应激性糖尿

C. 肿瘤性糖尿   D. 肾性糖尿

E. 甲亢致糖尿

104. 男性，26 岁。明显的"三多一少"，症状 10 年，经胰岛素治疗，症状时轻时重，有明显的低血糖症状，近 2 个月眼睑及下肢浮肿，乏力，腰痛，BP 160/100mmHg，尿蛋白（++），颗粒管型少许，尿糖（++）。应诊断为

A. 肾动脉硬化   B. 糖尿病肾病

C. 肾盂肾炎   D. 肾炎

E. 胰岛素副作用

105. 男性，45 岁。体胖，平素食欲佳。近 1 个月饮水量逐渐增多，每日约 1500ml，尿量多。空腹血糖 6.7mmol/L（120mg/dl），尿糖（＋）。应做哪些检查来确诊糖尿病
   A. 葡萄糖耐量试验　　　B. 24 小时尿 C 肽测定
   C. 皮质素葡萄糖耐量试验　D. 24 小时尿糖定量
   E. 24 小时尿糖定量

106. 一患者尿量为 2000ml/d，尿比重为 1.028，此时应考虑下列哪种疾病或状态
   A. 尿崩症　　　　　　　B. 肾硬化症
   C. 精神性多饮　　　　　D. 糖尿病
   E. 大量饮水后

107. 28 岁。怀孕 8 个月，突眼、"三多"症状数月，伴有怕热，汗多，体重不增加。体检：血压 120/80mmHg，中度贫血面容，甲状腺 I 度肿大，HR 92 次/分，下肢无浮肿。化验：空腹血糖 16.7mmol/L，尿糖（＋＋＋）尿蛋白（＋＋＋），血 T_3 为 400ng/dl（正常 80～200mg/dl）。其完整的诊断应该是
   A. 糖尿病，甲亢
   B. 甲亢合并糖代谢紊乱
   C. 糖尿病，妊娠中毒症
   D. 糖尿病，甲亢妊娠合并肾小球硬化症
   E. 糖尿病，妊娠合并肾小球硬化症

108. 男性，65 岁。患糖尿病 15 年，长期应用苯乙福明，因意识障碍急诊入院。检查结果：浅昏迷，呼吸深大、中度脱水，膝反射极弱。血压 80/65mmHg，血糖 15mmol/L，血钠 140mmol/L，血钾 5.6mmol/L，CO_2CP 12mmol/L，BUN 15mmol/L，尿糖（＋＋＋），尿酮体（＋），尿蛋白（＋＋）。最可能的诊断是
   A. 糖尿病酮症酸中毒昏迷
   B. 非酮症高渗性糖尿病昏迷
   C. 糖尿病肾病尿毒症昏迷
   D. 乳酸性酸中毒昏迷
   E. 脑血管意外所致昏迷

109. 某病人轻度肥胖，空腹血糖 5.6mmol/L，口服葡萄糖 75g 后 30 分钟血糖达高峰，为 11.1mmol/L，2 小时值为 6.7mmol/L，3 小时值为 4.6mmol/L。其血浆胰岛素浓度及变化可能是
   A. 空腹时 100μIU/ml（正常 5～24μIU/ml）
   B. 空腹时 <5μIU/ml
   C. 空腹时正常，口服葡萄糖后迅速升高，持续时间长，以后下降
   D. 空腹时正常，口服葡萄糖后缓慢升高，持续时间延长，以后下降

E. 空腹时正常，口服葡萄糖后迅速升高，然后逐渐下降

110. 男性，65 岁。身高 160cm，体重 70kg，尿糖（－），糖耐量试验结果为空腹 5.0mmol/L，1 小时 7.6mmol/L，2 小时 7.0mmol/L，3 小时 5.4mmol/L。应考虑为
   A. 可诊为糖尿病　　　　B. 糖耐量低减
   C. 可排除糖尿病　　　　D. 无临床意义
   E. 以上都不是

111. 女性，22 岁。患糖尿病 7 年，一直用胰岛素治疗。1 小时前昏迷，检查：皮肤湿冷，血压 120/80mmHg，BUN 4.3mmol/L，CO_2CP 22.0mmol/L。最可能的诊断是
   A. 低血糖昏迷
   B. 高渗性非酮症性糖尿病昏迷
   C. 乳酸性酸中毒昏迷
   D. 糖尿病酮症酸中毒昏迷
   E. 脑血管疾病

112. 一糖尿病患者空腹血糖 13.9mmol/L，尿酮体阴性，近期 2 次尿蛋白分别为（＋），（＋＋）。对本例最适合的治疗是
   A. 双胍类降糖药　　　　B. 磺脲类降糖药
   C. 单纯饮食治疗　　　　D. 胰岛素
   E. 双胍类＋磺脲类降糖药

113. 女性，27 岁。患糖尿病 5 年，消瘦，血糖常在 16.7mmol/L（300mg/dl）以上，易出现酮症，胰岛素释放试验低平型。较好的治疗方案是
   A. 运动疗法＋饮食疗法＋胰岛素
   B. 饮食疗法＋胰岛素＋格列吡嗪
   C. 饮食疗法＋胰岛素
   D. 单纯胰岛素治疗
   E. 甲福明＋饮食疗法，必要时加胰岛素

114. 女性，20 岁。有明显糖尿病症状，每日胰岛素用量 36U，夜里出现多汗、心悸、手抖，晨起查血糖 10.3mmol/L（186mg/dl），应给予
   A. 减少早饭前胰岛素剂量　B. 调换胰岛素类型
   C. 加大胰岛素用量　　　　D. 增加晚餐用量
   E. 减少晚餐前胰岛素用量

115. 男性，20 岁。1 型糖尿病，两天来出现恶心、面潮红，呼吸深快，渐发生神志模糊以至昏迷。最可能的诊断是
   A. 糖尿病酮症酸中毒　　B. 尿毒症酸中毒
   C. 呼吸性酸中毒　　　　D. 乳酸性酸中毒
   E. 糖尿病高渗昏迷

116. 男性糖尿病患者，45 岁。肥胖体型，空腹血糖 7.8mmol/L。治疗时首先考虑
    A. 磺脲类药物　　　　B. 饮食控制
    C. 双胍类药物　　　　D. 胰岛素
    E. 中药

117. 女性，40 岁。患糖尿病一年，身高 156cm，体重为 70kg，无酮症，空腹血糖 7.8mmol/L。最佳治疗方案是
    A. 卧床休息 + 饮食治疗
    B. 饮食疗法 + 胰岛素
    C. 适当运动 + 饮食运动
    D. 格列本脲 + 饮食治疗
    E. 甲福明 + 饮食治疗

118. 中年女性，患糖尿病多年，现饮食控制并服用格列本脲治疗中，糖尿病控制良好。近日受凉后出现高热、咳嗽，X 线证实为肺内炎症，尿糖（＋＋＋），住院治疗。除按照肺炎常规处理处，对糖尿病应如何调整治疗
    A. 格列本脲 + 甲福明
    B. 加大格列本脲用量
    C. 改用甲福明
    D. 加强饮食控制，继续服用格列本脲
    E. 改用胰岛素

119. 女性，24 岁。临床诊断为糖尿病 1 型，于胰岛素治疗后，病人经常于清晨 3～4 点出现手抖、大汗、饥饿感，空腹血糖 11mmol/L，尿糖（＋＋＋＋），尿酮体（＋＋＋＋），夜间尿糖阴性。应采取的措施是
    A. 减少睡前中效胰岛素用量
    B. 增加睡前中效胰岛素用量
    C. 加用双胍类药物
    D. 减少晚餐的热量
    E. 后夜加餐

120. 男性，45 岁。肥胖 7 年，口渴多饮 2 个月，伴经常餐后 3～5 小时心悸、多汗、饥饿感，进餐后缓解。空腹血糖 8.3mmol/L，尿糖（＋）。最可能的诊断是
    A. 胰岛细胞增生症　　B. 胰岛素性低血糖
    C. 糖尿病　　　　　　D. 胰岛素瘤
    E. 2 型糖尿病，反应性低血糖

121. 男性，60 岁。多饮、多尿 2 周，嗜睡 2 天，有脱水表现，血尿素氮 42.9mmol/L，血钠 150mmol/L，尿酮体阴性，如诊断高渗性非酮症糖尿病昏迷。下列哪项检查为主要依据
    A. 尿蛋白（＋＋）
    B. 血钾 4.0mmol/L

C. 尿糖（＋＋＋）
    D. 血二氧化碳结合力为 17.6mmol/L
    E. 血糖 36.1mmol/L

122. 女性，21 岁。消瘦、多饮 2 个月，咽痛、发热 3 天，意识不清 4 小时。哪项体征对诊断有特殊意义
    A. 呼气有烂苹果味
    B. 皮肤干燥"洗衣手"
    C. 中度昏迷
    D. 心动过速
    E. 血压 80/60mmHg

123. 女性，45 岁。肥胖多年，口渴 5 个月，尿糖（＋），空腹血糖 7.9mmol/L，饭后 2 小时血糖 12.1mmol/L。本病人应首选下列哪种药物或治疗
    A. 单纯饮食治疗　　　B. 磺脲类降糖药
    C. 胰岛素　　　　　　D. 双胍类降糖药
    E. 双胍类 + 磺脲类药物

124. 女性，68 岁。因呕吐、腹泻、意识障碍 2 天入院，既往有糖尿病史，查血糖 44.2mmol/L，疑高渗性非酮症性糖尿病性昏迷。如病人血钠为 162mmol/L，下述哪个治疗是适宜的
    A. 低渗盐水 + 大剂量胰岛素静脉滴注
    B. 大量等渗盐水静脉滴注
    C. 等渗盐水 + 小剂量胰岛素静脉滴注
    D. 大量低渗盐水，快速静脉滴注
    E. 低渗盐水 + 小剂量胰岛素静脉滴注

125. 女性，24 岁。低血糖症病人，平时觉腹胀胸闷。查体：身高 160cm，体重 52kg。B 超示：胸腹腔积液和可疑腹膜后占位。血乳酸水平高。CT 示胰腺增大伴钙化斑。血浆胰岛素 34μIU/ml，胰岛素原与总胰岛素放免值之比为 15％。最可能的诊断是
    A. 生长抑素瘤　　　　B. 胰岛素瘤
    C. 胰岛细胞增生症　　D. 营养不良性糖尿病
    E. 间皮细胞瘤

126. 女性，24 岁。低血糖症病人，平时觉腹胀、胸闷。查体：身高 160cm，体重 52kg。B 超示：胸腹腔积液和可疑腹膜后占位。血乳酸水平高。CT 示胰腺增大伴钙化斑。血浆胰岛素 34μIU/ml，胰岛素原与总胰岛素放免值之比为 15％。如诊断成立，下述哪个激素或因子为造成低血糖的主要原因
    A. 胰岛素样生长因子（IGF）
    B. 胰岛素原
    C. 生长抑素（SS）
    D. 胰岛素
    E. 表皮生长激素（EGF）

127. 使用后可引起水肿的是
   A. 格列吡嗪
   B. 胰岛素
   C. 格列喹酮
   D. 氯磺丙脲
   E. 丁福明

128. 可引起乳酸性酸中毒的是
   A. 氯磺丙脲
   B. 格列吡嗪
   C. 格列喹酮
   D. 胰岛素
   E. 丁福明

129. 可引起低钠、低氯、水中毒的是
   A. 氯磺丙脲
   B. 格列吡嗪
   C. 格列喹酮
   D. 胰岛素
   E. 丁福明

130. 血糖升高，尿糖阳性，空腹血浆胰岛素水平明显降低，可见于
   A. 糖尿病1型
   B. 肾性糖尿
   C. 应激性糖尿
   D. 糖尿病合并肾小球硬化症
   E. 甲状腺功能亢进

131. 血糖正常，尿糖（+），OGTT 正常，空腹血浆胰岛素正常，可见于
   A. 糖尿病合并肾小球硬化症
   B. 应激性糖尿
   C. 肾性糖尿
   D. 1型糖尿病
   E. 甲状腺功能亢进

132. 血糖中度以上升高，尿糖阴性，空腹血浆胰岛素水平正常或偏低，可见于
   A. 肾性糖尿
   B. 糖尿病合并肾小球硬化症
   C. 应激性糖尿
   D. 1型糖尿病
   E. 甲状腺功能亢进

133. 拮抗胰岛素的激素不足致低血糖，可见于
   A. 糖原积累病
   B. Addison 病
   C. 肝硬化
   D. 腹膜外肿瘤
   E. NIDDM 早期

134. 非抑制性胰岛素样活性过高致低血糖，可见于
   A. 腹膜外肿瘤
   B. 糖原积累病
   C. 肝硬化
   D. Addison 病
   E. NIDDM 早期

135. 饭后早期胰岛素分泌不足，饭后后期水平居高不下致低血糖，可见于
   A. 腹膜外肿瘤
   B. 糖原积累病
   C. 肝硬化
   D. Addison 病
   E. NIDDM 早期

* 136. 男性，40 岁。头痛、视力下降 3 个月，查血压 140/80mmHg，左眼颞侧偏盲，血 GH35μg/L（正常≤10μg/L）。进一步应行下列哪项检查
   A. 垂体 MRI
   B. 肌电图
   C. 头颅 X 线检查
   D. 头颅血管造影
   E. 脑电图

* 137. 关于垂体瘤，下列哪项正确
   A. 一定有某一激素升高或减少
   B. 一种腺瘤分泌一种激素
   C. TSH 瘤常见
   D. 药物治疗效果好
   E. 催乳素瘤首选药物治疗

* 138. 关于垂体瘤分泌的激素，下列哪项不正确
   A. 生长激素瘤分泌 GH
   B. 催乳素瘤分泌 PRL
   C. 促甲状腺激素瘤分泌 TSH
   D. 促性腺激素瘤分泌 FSH、LH
   E. 促肾上腺皮质激素瘤分泌 ACTH、黑素细胞刺激素

* 139. 有关垂体微腺瘤，下列哪项不正确
   A. 直径 <10mm
   B. PRL 瘤最常见
   C. 一般采取经蝶显微外科手术切除腺瘤
   D. 需开颅经额途径切除腺瘤
   E. 最后诊断依赖于病理免疫细胞化学分析

* 140. 关于催乳素瘤，下列哪项不正确
   A. 为最常见的垂体瘤
   B. 多见于女性
   C. 多为微腺瘤
   D. 溴隐亭治疗效果好
   E. 停药易复发，故无论何种情况均不宜停药

* 141. 关于 PRL，下列哪项不正确
   A. 甲状腺功能减退症患者可出现 PRL 升高
   B. >200mg/L 提示催乳素瘤
   C. 多巴胺可促进其分泌
   D. 雌激素的作用是妊娠期 PRl 增高的主要原因
   E. 对 FSH、LH 的分泌和作用均有抑制作用

* 142. 女性，35 岁。结婚 5 年未育，月经量少，溢乳 2 年。查 PRL180μg/L。为明确诊断该患者需进一步行下列哪项检查
   A. 头颅 X 线检查
   B. 垂体 MRI
   C. 脑血流图
   D. 腹部 B 超
   E. 心电图

* 143. 女性，33 岁。已婚，月经稀发 3 年，闭经 3 个月，结婚 3 年未孕，就诊时尿妊娠试验（−），B 超显

示子宫、双侧卵巢均无异常。经测定发现：催乳素（PRL）>288μg/L。在诊断垂体PRL微腺瘤之前，须行下列哪项检查帮助鉴别诊断

A. 甲状腺功能　　　　B. OGTT

C. 糖皮质激素水平　　D. 性激素水平

E. 24h尿VMA

*144. 蝶鞍MRI证实为垂体微腺瘤，应首选下列哪类药物治疗

A. 多巴胺受体抑制剂

B. 多巴胺受体激动剂

C. 5-HT（5-羟色胺）激动剂

D. β受体阻滞剂

E. H₂受体拮抗剂

*145. 女性，28岁。头痛、闭经半年。妇科检查未见子宫、附件及阴道等异常。尿妊娠试验（-）。需行以下哪项检查明确诊断

A. 垂体MRI　　　　　　B. 眼底、视野检查

C. 垂体激素水平　　　　D. 性激素水平

E. 以上都是

*146. 关于生长激素分泌瘤，下列哪项正确

A. 由于下丘脑GHRH过度刺激引起

B. 为分泌GH的细胞增生所致

C. 70%~80%为大腺瘤

D. 首选放射治疗

E. 身高均较常人高

*147. 关于巨人症，下列哪项正确

A. 性腺不发育

B. 血糖升高

C. 身高达2米以上

D. 在骨骺闭合之前发病

E. 手脚增厚、增大，心肺、内脏均增大

*148. 男性，51岁。诉手脚增大，鞋码较前增加。查体：皮肤皱褶肥厚，鼻增宽，舌大，下颌增大前突。手脚粗大肥厚、手指变粗。下列哪项检查对病人诊断非常重要

A. 肝功能　　　　　　　B. 肾功能

C. 血GH水平　　　　　D. 血胰岛素水平

E. 甲状腺功能

*149. 肢端肥大症病人头围增大、下颌增大前突的原因是

A. 生长激素过多引起软骨和软组织生长过度

B. 生长激素过多引起骨、关节生长过度

C. 生长激素过多引起皮脂腺分泌亢进

D. 生长激素过多引起骨骺不闭合

E. 继发性甲状腺功能减退症

*150. 肢端肥大症病人糖代谢异常的原因是

A. 代谢亢进，交感兴奋

B. 生长激素过多分泌，拮抗胰岛素作用

C. 肝脏增大，肝功能受损

D. 同时有其他垂体激素分泌增多

E. 生长激素过多分泌，损害胰岛B细胞功能

*151. 男性，50岁。肢端肥大症病人，经显微外科手术摘除腺瘤，下列哪项是病人治愈的指征

A. 基础GH<10μg/L，葡萄糖负荷后<5μg/L

B. 基础GH<5μg/L，葡萄糖负荷后<2μg/L

C. 基础GH<10μg/L，葡萄糖负荷后<2μg/L

D. 基础GH<5μg/L，葡萄糖负荷后<3μg/L

E. 基础GH<20μg/L，葡萄糖负荷后<10μg/L

*152. 关于肢端肥大症病人的临床表现，下列哪项错误

A. 骨、软骨、关节和软组织生长过度

B. 局部压迫引起头痛、视物模糊、视野缺损、眼外肌麻痹、复视

C. 糖耐量减低

D. 高脂血症

E. 性功能正常

*153. 下列哪项不是肢端肥大症病人的心血管系统表现

A. 肥厚性心肌病

B. 动脉粥样硬化

C. 心脏扩大、左心室功能减退、心力衰竭

D. 高血压

E. 冠心病

*154. 下列哪项不是肢端肥大症病人高血压的原因

A. 水钠潴留、细胞外容量增加

B. 肾素-血管紧张素-醛固酮系统活性增加

C. 动脉粥样硬化

D. 交感神经系统兴奋性增加

E. 左心室收缩功能增强

*155. 男性，16岁。身高108cm，面部粗糙，手脚肥大，无第二性征发育，垂体发现腺瘤。该病人需考虑

A. 肢端肥大症　　　　B. 青春期发育迟缓

C. 巨人症　　　　　　D. 垂体瘤

E. 骨关节炎

*156. 女性，48岁。进行性头面增大、增宽，手脚粗大1年，口渴、多饮、多尿并头痛、视物模糊、视野缺损2个月。下列哪项检查对该病人的诊断最重要

A. 妇科检查　　　　　B. 双下肢骨关节照片

C. 垂体MRI　　　　　D. 头颅X线检查

E. 脑血管造影

*157. 垂体发现一 1.3cm × 1.5cm 大小腺瘤，查 GH 40μg/L，TSH 0.01U/L（正常 0.4～4U/L）。该病人宜行下述哪种治疗

    A. 外科手术　　　　　　B. 伽马刀

    C. 常规高电压照射放疗　D. 奥曲肽

    E. 溴隐亭

*158. 病人空腹血糖 8.1mmol/L，空腹胰岛素 31mU/L，该病人应考虑

    A. 2 型糖尿病

    B. 因 GH 过高引起的继发性糖尿病

    C. 行 OGTT

    D. 应激性糖尿病

    E. 葡萄糖耐量减低

*159. 下列哪项是腺垂体功能减退症最常见的病因

    A. 颅咽管瘤　　　　　　B. 垂体瘤

    C. 下丘脑炎症性肉芽肿　D. 蝶鞍区放射治疗后

    E. 希恩综合征

*160. 女性，28 岁。产后无乳、闭经、乳房萎缩、性欲减退、疲倦乏力，有分娩时大出血史。该病人应考虑

    A. 垂体缺血坏死引起腺垂体功能减退症

    B. 催乳素瘤

    C. 妊娠引起腺垂体增大，高催乳素血症

    D. 肾上腺皮质功能减退症

    E. 卵巢早衰

*161. 红斑狼疮病人长期服用泼尼松 65mg/d，近日外出探亲，未随身带药。十余天后出现疲倦乏力，头晕，恶心呕吐，体重减轻，血压下降，低血钠，该病人应考虑

    A. 红斑狼疮活动

    B. 激素副作用

    C. 医源性腺垂体功能减退症

    D. 急性胃肠炎

    E. 继发性糖尿病

*162. 腺垂体功能减退症时垂体激素下降的次序通常为

    A. 促性腺激素、促甲状腺激素、促肾上腺皮质激素

    B. 促甲状腺激素、促肾上腺皮质激素、促性腺激素

    C. 促肾上腺皮质激素、促甲状腺激素、促性腺激素

    D. 促肾上腺皮质激素、促性腺激素、促甲状腺激素

    E. 促性腺激素、促肾上腺皮质激素、促甲状腺激素

*163. 下列哪项可用于评价腺垂体储备功能

    A. 腺垂体激素水平检测　B. 靶腺激素水平检测

    C. GnRH 兴奋试验　　　D. 葡萄糖耐量试验

    E. 水、电解质平衡

*164. 为鉴别靶腺功能减退是原发还是继发，需行下列哪项检查

    A. 腺垂体激素水平检测

    B. 靶腺激素水平检测

    C. GnRH 兴奋试验

    D. 同时检测靶腺激素和腺垂体激素水平检测

    E. 隔 15～20min 连续抽取等量血液 3 次，相混后检测腺垂体激素水平

*165. 腺垂体功能减退症病人可出现下列哪项生化特征

    A. 高血糖、低血钾、高血钠

    B. 高血糖、高血钾、高血钠

    C. 低血糖、低血钾、高血钠

    D. 低血糖、低血钾、低血钠

    E. 低血糖、低血钠、血钾正常或升高

*166. 关于激素替代治疗，下列哪项是错误的

    A. 需要长期、甚至终身维持治疗

    B. 应先补给糖皮质激素，然后再补充甲状腺激素

    C. 一般不必补充盐皮质激素

    D. 如有生长激素缺乏，应用人生长激素替代

    E. 甲状腺激素宜按小剂量开始，逐渐加量

*167. 下列哪项不是成人腺垂体功能减退症的临床表现

    A. 体重减轻、食欲不振、恶心、呕吐、血压偏低

    B. 皮肤色素沉着，乳晕色素加深

    C. 怕冷、嗜睡、思维迟钝、精神淡漠

    D. 性欲减退、不育

    E. 低血糖发作

*168. 下列哪项不是腺垂体功能减退症患者的实验室检查结果

    A. 雌二醇水平降低

    B. 24 小时尿 17 - 羟皮质类固醇及游离皮质醇排量减少

    C. 血浆皮质醇浓度降低，节律消失

    D. FSH、LH、TSH、ACTH、GH、PRL 均减少

    E. 血清总 T_4、游离 T_4 均降低，总 T_3、游离 T_3 正常

*169. 下列哪项替代治疗是错误的

    A. 甲状腺功能减退症使用左甲状腺素 50～150μg/d

    B. 肾上腺皮质功能减退使用氢化可的松 20～30mg/d，9α - 氟氢可的松 0.05～0.1mg/d

    C. 女性闭经：炔雌醇 5～20μg/d（月经周期第

1～25 天），甲羟孕酮（安宫黄体酮）5～10mg/d（月经周期第 12～25 天）

D. 男子性腺功能减退症丙酸睾酮 50mg/周肌注，或十一酸睾酮 40mg，每日 3 次口服

E. 女性不育：促性素（HMG）75～150U/d，持续两周，并肌注绒促性素（HCG）2000U

*170. 男性，45 岁。鼻咽癌放疗后出现性欲减退、阳痿、怕冷、嗜睡、思维迟钝、精神淡漠。该病人需考虑下列哪种情况

A. 放疗引起甲状腺破坏，致甲状腺功能减退症

B. 鼻咽癌复发

C. 放疗破坏垂体组织，引起腺垂体功能减退症

D. 自主神经功能紊乱

E. 前列腺炎

*171. 女性，38 岁。体重增加、怕冷、淡漠、嗜睡、闭经、性欲减退半年。检查发现垂体一微腺瘤，血 **ACTH 128pmol/L**。诊断可能为

A. 垂体 ACTH 瘤

B. 肥胖症

C. 肾上腺皮质功能低下

D. 淡漠型甲状腺功能亢进症

E. 卵巢早衰

*172. 女性，32 岁。因前置胎盘，分娩时大出血，剖腹产一健康男孩，产后无乳，乳房萎缩，无性欲，无月经来潮，疲倦乏力，怕冷，嗜睡。该病人宜考虑

A. 产后抑郁症

B. 希恩综合征

C. 肾上腺皮质功能减退症

D. 产后甲状腺炎

E. 催乳素瘤

*173. 下列哪项是生长激素缺乏性侏儒症的特点

A. 最终身高可达正常人标准

B. 智力迟钝低下

C. 生长缓慢，身材矮小，但比例均称

D. 性成熟良好

E. 骨龄提前

*174. 生长激素缺乏性侏儒症的身高一般为

A. 增长延迟，但最终身高可达正常人标准

B. 不超过 130cm

C. 出生时即较小

D. 增长缓慢在出生后数月最明显

E. 增长在发育期可完全停止

*175. 生长激素缺乏性侏儒症的生长速度一般为

A. 3 岁以下低于每年 10cm、3 岁至青春期每年不超过 7cm

B. 3 岁以下低于每年 4cm、3 岁至青春期每年不超过 3cm

C. 3 岁以下低于每年 5cm、3 岁至青春期每年不超过 2 咖

D. 3 岁以下低于每年 7cm、3 岁至青春期每年不超过 4～5cm

E. 3 岁以下低于每年 8cm、3 岁至青春期每年不超过 6cm

*176. 下列哪项检查可用于鉴别下丘脑性或垂体性侏儒症

A. 血清 GH 检测

B. 胰岛素低血糖兴奋试验

C. 胰岛素样生长因子（IGF）检测

D. 胰岛素样生长因子结合蛋白（IGFBP）检测

E. 生长激素释放激素（GHRH）兴奋试验

*177. 生长激素缺乏性侏儒症骨骼 X 光片的特点是

A. 长骨短小，骨龄提前，骨骺提早闭合

B. 长骨短小，骨龄幼稚，骨骺久不融合

C. 长骨细小骨量少，骨骺久不融合

D. 骨化中心发育提前

E. 骨质增生，骨骺闭合提早

*178. 下列哪项不是生长激素缺乏性侏儒症的临床特点

A. 身高小于同年龄、同性别正常人平均值－2SD（标准差）以下

B. 身高年均生长率 <4cm

C. 骨龄检查较实际年龄落后 2 年以上

D. 骨龄检查较实际年龄提早 2 年以上

E. 身高一般不超过 130cm

*179. 下列哪项不是生长激素缺乏性侏儒症的实验结果

A. 血清 GH 基值 0.5μg/L

B. 生长激素释放激素兴奋后 GH 峰值 5μg/L

C. 血清 IGF－1 的浓度低

D. 胰岛素低血糖兴奋后 GH 峰值 7μg/L

E. 精氨酸兴奋后 GH 峰值低于 18μg/L

*180. 男性，15 岁。身材矮小，第二性征缺如来诊。查体：身高 127cm，体态均匀、对称，智力正常。为明确诊断，需行下列哪项检查

A. 甲状腺功能检测　　B. 血清 GH 水平

C. 骨龄测定　　　　　D. 性激素水平

E. 以上都是

*181. 男性，10 岁。家人诉自 3 岁起至今，身高仅增高 10cm，学习成绩中等，无慢性病史，饮食、大小便均正常。查体：体态均匀，智力如同龄儿，面容幼稚，骨龄相当于 7 岁小孩。该病人需考虑

A. 慢性感染引起生长迟缓

B. 青春期延迟

C. 呆小病

D. 生长激素缺乏性侏儒症

E. Turner 综合征

*182. 下列哪项是尿崩症最常见的病因

A. 特发性

B. 下丘脑 - 神经垂体部位的肿瘤

C. 严重脑外伤

D. 遗传性

E. 脑部感染性疾病

*183. 女性，40 岁。口渴、多饮、多尿，每日尿量 6L，尿比重 1.002，尿糖、尿蛋白、尿细胞阴性。该病人最有可能是下列哪种疾病

A. 糖尿病　　　　　B. 尿崩症

C. 慢性肾炎　　　　D. 醛固酮增多症

E. 肾盂肾炎

*184. 女性，32 岁。口渴、多饮、多尿，每日尿量 7L，尿比重 1.008，禁水 8h 后，尿比重 1.025，尿渗透压 900mOsm/L。该病人可排除下列哪种疾病

A. 糖尿病　　　　　B. 尿崩症

C. 急性肾炎　　　　D. 精神性烦渴

E. 慢性肾盂肾炎

*185. 男性，34 岁。口渴、多饮、多尿，每日尿量 6 ~ 8L，尿比重 1.005，禁水 10 小时后，尿比重 1.008，尿渗透压 185mOsm/L。注射加压素 5U 后 2 小时尿比重 1.023，尿渗透压 350mOsm/L。该病人诊断为

A. 部分性中枢性尿崩症

B. 肾性尿崩症

C. 完全性中枢性尿崩症

D. 精神性烦渴

E. 慢性肾盂肾炎

*186. 女性，44 岁。口渴、多饮、多尿，尿比重低，确诊中枢性尿崩症。该病人进一步需做下列哪项处理

A. OGTT

B. BUN，Cr

C. 蝶鞍 CT 或 MRI 等检查、视野检查

D. 尿蛋白定量

E. 肾动脉造影

*187. 女性，47 岁。口渴、多饮、多尿，尿比重 1.000，禁水 10 天后，尿比重 1.008，尿渗透压 160mOsm/L。注射加压素 5U 后 2 小时尿比重 1.003，尿渗透压 180mOsm/L。该病人诊断为

A. 部分性中枢性尿崩症　B. 肾性尿崩症

C. 完全性中枢性尿崩症　D. 精神性烦渴

E. 慢性肾盂肾炎

*188. 下列哪项不是尿崩症的临床特点

A. 尿量 10L/d

B. 尿渗透压 < 血浆渗透压

C. 加压素治疗有明显效果

D. 尿比重 1.022

E. 禁水试验不能使尿渗透压和尿比重增加

*189. 尿崩症患者，在下列实验室检查中，哪项最不可能出现

A. 尿比重大于 1.020　　B. 血浆渗透压增高

C. 尿渗透压下降　　　　D. 血清 PRL 上升

E. ADH 降低

*190. 下列哪项检查不支持肾性尿崩症的诊断

A. 尿比重小于 1.010　　B. 血浆渗透压增高

C. 尿渗透压 < 血浆渗透压　D. 尿量 4L/d

E. ADH 降低

*191. 女性，40 岁。多饮、多尿 2 个月。每日尿量 5 ~ 7L，空腹血糖 4.5mmol/L，尿糖（－），OGTT 正常。明确诊断需行下列哪项检查

A. 餐后 2h 血糖　　　　B. 尿比重

C. 血渗透压　　　　　　D. 禁水加压试验

E. 尿渗透压

*192. 进行禁水试验后，尿比重可达 1.020，不应考虑下列哪项诊断

A. 精神性烦渴　　　　　B. 遗传性尿崩症

C. 肾性尿崩症　　　　　D. 继发性尿崩症

E. 特发性尿崩症

*193. 确诊中枢性尿崩症后为了进一步明确病因诊断，下列哪项检查最没有帮助

A. 双肾 B 超　　　　　B. 鞍区 CT

C. 视野测定　　　　　　D. ADH 测定

E. PRL 测定

*194. 男性，38 岁。口渴、多饮、多尿 3 个月。空腹尿比重偏低。下列疾病可不予考虑的是

A. 完全性尿崩症

B. 部分性尿崩症

C. 肾性尿崩症

D. 原发性醛固酮增多症

E. 慢性肾炎、肾功能不全

*195. 在鉴别完全性与部分性中枢性尿崩症的禁水加压素试验中，下列指标最具鉴别诊断意义的是

A. 禁水后的尿渗透压测定

B. 禁水后的尿比重

C. 禁水后尿量减少程度

D. 注射垂体加压素后尿比重比禁水后最高尿比重增加的百分率

E. 禁水后病人耐受的时间

*196. 下列药物中哪项不能用于治疗尿崩症

    A. 氯磺丙脲   B. 卡马西平

    C. 氯丙嗪   D. 氢氯噻嗪

    E. 去氨加压素

*197. 女性,40岁。3个月前精神受刺激,3个月来睡眠差。常口渴难忍,夜间亦需大量饮水,每日饮水4~5暖壶,喜饮凉水。尿量明显增加,平均每小时排尿一次,夜间也需排尿5次以上,全天尿量达9L。病人觉吞咽困难几乎不能咽下干粮,只能进食带水的食物。发病以来精神差、烦躁、消瘦、心悸、哆嗦,近两周出现头痛。根据以上病史,此病人最可能的疾病是

    A. 糖尿病   B. 尿崩症

    C. 食管梗阻   D. 神经症

    E. 甲状腺功能亢进症

*198. 抗利尿激素分泌失调综合征最常见的病因是

    A. 肺结核   B. 肺燕麦细胞癌

    C. 阻塞性肺部疾病   D. 药物

    E. 中枢神经病变

*199. 下列哪项支持抗利尿激素分泌失调综合征的诊断

    A. 血渗透压低,血浆AVP明显降低

    B. 血渗透压高,血浆AVP增高

    C. 血渗透压低,血浆AVP仍增高

    D. 血渗透压低,尿钠排出减少

    E. 血渗透压高,尿钠排出增加

*200. 抗利尿激素分泌失调综合征最常见的表现是

    A. 血钠低,尿钠排除增加,水潴留

    B. 血钠高,尿钠排除增加,无水肿

    C. 血钠高,尿钠排除增加,水潴留

    D. 血钠低,尿钠排除增加,无水肿

    E. 血钠低,尿钠排除减低,水潴留

*201. 下列哪种情况需静脉补钠

    A. 病情严重,伴有神志错乱、惊厥或昏迷时

    B. 血钠低于130mmol/L

    C. 水中毒严重时

    D. 尿钠高于30mmol/L时

    E. 血渗透压低于270mOsm/L时

*202. 下列哪项对抗利尿激素分泌失调综合征的治疗对控制症状非常关键

    A. 锂盐

    B. 病因治疗

    C. 静脉输注3%氯化钠溶液

    D. 地美环素

    E. 限制水摄入

*203. 下列哪项不是抗利尿激素分泌失调综合征的表现

    A. 血清钠降低(常低于130mmol/L)

    B. 尿钠增高常超过30mmol/L

    C. 血浆渗透压降低(常低于270mOsm/L)

    D. 尿渗透压低于血浆渗透压

    E. 血浆AVP增高

*204. 有关抗利尿激素分泌失调综合征的治疗,下列哪项不正确

    A. 限制水摄入,每日不超过0.8~1.0L

    B. 严重患者伴有神志错乱、惊厥或昏迷时,静脉输注3%氯化钠溶液

    C. 氯化钠溶液滴速应快,以期尽快改善血钠水平

    D. 血钠上升至125mmol/L左右,即应停止高渗盐水滴注

    E. 有严重水中毒者,注射呋塞米20~40mg排出水分

*205. 地方性甲状腺肿的主要原因是

    A. 遗传因素   B. 碘过量

    C. 碘缺乏   D. 自身免疫

    E. 先天性甲状腺激素合成障碍

*206. 单纯性甲状腺肿的特点是

    A. 甲状腺结节样肿大,血清T_4、T_3正常,TSH水平降低

    B. 甲状腺多呈现轻、中度肿大,质地较软。血清T_3、T_4正常,血清TSH水平一般正常

    C. 甲状腺呈现轻、中度肿大,质地较硬。血清T_4、T_3降低,TSH水平升高

    D. 甲状腺呈现轻、中度肿大,质地较软。血清T_4、T_3升高,TSH水平降低

    E. 甲状腺呈现轻、中度肿大,质地较硬。血清T_4、T_3正常,TSH水平正常

*207. WHO推荐的成人摄碘量为

    A. 每日碘摄入量为50μg

    B. 每日碘摄入量为250μg

    C. 每日碘摄入量为100μg

    D. 每日碘摄入量为150μg

    E. 每日碘摄入量为350μg

*208. 有关单纯性甲状腺肿,下列哪项错误

    A. 甲状腺结节样肿大

    B. 血清TSH水平正常

    C. 甲状腺呈现轻、中度肿大,质地较软

D. 血清 T_4、T_3 升高

E. 在缺碘山区多见

209. 有关单纯性甲状腺肿的治疗，下列哪项是错误的

A. 在碘缺乏病区推行食盐加碘

B. 甲状腺肿无明显肿大或压迫症状一般不需要治疗

C. 有压迫症状者应积极采取手术治疗

D. 甲状腺肿大明显者可以试用左甲状腺素

E. 多结节性甲状腺肿一律手术治疗

210. 女性，17 岁。发现颈部增粗半年，不伴其他不适。查体：甲状腺Ⅱ度肿大，质地软，未及结节，未闻及血管杂音，甲状腺功能正常。该病人可诊断为

A. Graves 病　　　B. 单纯性甲状腺肿

C. 亚急性甲状腺炎　　D. 桥本病

E. 甲状腺癌

211. 女性，30 岁。发现颈前肿大已 2 年，无甲亢症状，TT_3、TT_4 正常，甲状腺Ⅱ度肿大，右大于左，表面似有小结节，无压痛。下列检查中哪项对鉴别诊断无帮助

A. T_3 抑制试验

B. 甲状腺摄碘率

C. 甲状腺扫描

D. 甲状腺自身抗体测定检查

E. 甲状腺细针穿刺作细胞学检查

212. 女性，63 岁。发现颈部结节 2 天，无伴疼痛。查体：甲状腺Ⅱ度肿大，质地中等，左侧可及一结节，随吞咽运动，未闻及血管杂音，甲状腺功能正常。该病人最可能的诊断为

A. Graves 病　　　B. 甲状腺癌

C. 亚急性甲状腺炎　　D. 桥本病

E. 单纯性结节性甲状腺肿

213. 甲状腺扫描为结节高吸碘区，不宜采用下列哪种处理

A. 手术治疗　　　B. 放射性核素治疗

C. 丙硫氧嘧啶　　D. 甲巯咪唑

E. 左甲状腺素治疗

214. 下列哪项是甲状腺功能减退症的发病机制

A. 自身免疫

B. 甲状腺细胞破坏

C. 血液中甲状腺激素不足或功能缺陷

D. 甲状腺激素合成障碍

E. 甲状腺激素分泌障碍

215. 下列哪项是诊断原发性甲状腺功能减退的必备条件

A. 血清 TSH 增高、FT_4 降低

B. 血清 FT_3、FT_4 降低

C. 血清 TSH 降低、FT_4 降低

D. 血清 TSH 增高、FT_3 降低

E. 血清 TSH 增高、FT_3、FT_4 降低

216. 女性，30 岁。疲劳、怕冷、体重增加、嗜睡、精神抑郁、便秘、闭经半年，甲状腺肿大。下列哪项检查的诊断价值最大

A. 血常规

B. 血清 TSH、FT_3、FT_4

C. 血清 TT_4、TT_3

D. ^{131}碘摄取率

E. 血清 TPOAb 和 TgAb

217. 男性，40 岁。^{131}I 治疗后出现疲倦、怕冷、嗜睡、抑郁、体重增加，血清 TSH 增高、FT_4 降低。拟首选下列哪项治疗

A. 左甲状腺素 $100\mu g/d$　　B. 甲状腺粉 $30mg/d$

C. 左甲状腺素 $25\mu g/d$　　D. $L-T_3$ $25\mu g/d$

E. 甲状腺粉 $60mg/d$

218. 下列哪项可用于甲状腺功能减退症病变部位的鉴别诊断

A. 血清 TSH、FT_3、FT_4　　B. TRH 兴奋试验

C. 血清 TT_4、TT_3　　D. 碘摄取率

E. 血清 TPOAb 和 TgAb

219. 女性，30 岁。抑郁、懒言，TSH 正常，rT_3 增高，FT_3 减低，FT_4 正常。该病人应诊断为

A. 亚临床期甲状腺功能减退症

B. 继发性甲状腺功能减退症

C. 原发性甲状腺功能减退症

D. 低 T_3 综合征

E. 亚临床期甲亢

220. 下列哪项不是甲状腺功能减退症的临床表现

A. 疲劳、怕冷　　　B. 体重增加

C. 下肢凹陷性水肿　　D. 表情淡漠

E. 声音嘶哑，毛发脱落

221. 下列哪项不是甲状腺功能减退症患者贫血的原因

A. 甲状腺激素缺乏引起血红蛋白合成障碍

B. 肠道吸收铁障碍引起铁缺乏

C. 肠道吸收叶酸障碍引起叶酸缺乏

D. 自身免疫性溶血

E. 自身免疫引起恶性贫血

222. 女性，31 岁。出现疲倦、怕冷、嗜睡、抑郁、双下肢无力 4 个月，并有体重增加，查 FT_3、FT_4 低，该病人不可能出现下列哪项情况

A. 血清 TSH 降低

B. TRH 兴奋试验 TSH 无反应

C. 血清 FT_3 正常

D. 碘摄取率升高

E. 血清 TPOAb 和 TgAb 阴性

*223. 下列哪项不是甲状腺功能减退症的病因

A. 桥本甲状腺炎

B. 放射性碘治疗后

C. 亚急性淋巴细胞性甲状腺炎

D. 过量进食高碘食物

E. 免疫抑制剂治疗

*224. 女性，40 岁。出现疲倦、怕冷、嗜睡、颜面浮肿 4 个月，并体重增加、声音嘶哑，查 FT_3、FT_4 低。该病人应诊断为

A. 亚急性甲状腺炎

B. 低 T_3 综合征

C. 亚临床期甲状腺功能减退症

D. 甲状腺功能减退症

E. 慢性肾炎

*225. 女性，40 岁。咽痛、咳嗽 3 周，颈部疼痛 2 天，查体：甲状腺 I 度肿大，可及一痛性结节。下列哪项检查有助于确诊

A. 血沉

B. 血清 TSH 水平

C. ^{131}I 摄取率和血清 T_3、T_4 水平

D. I 摄取率

E. 血清 T_3、T_4 水平

*226. 下列哪项对诊断慢性淋巴细胞性甲状腺炎最有意义

A. 血清 T_3、T_4 水平降低

B. 血清 TSH 水平显著升高

C. ^{131}I 摄取率降低

D. TPOAb 和 TgAb 滴度显著增高

E. 甲状腺扫描分布不均，可见"冷结节"

*227. 女性，29 岁。产后 4 月，出现心悸、怕热、多汗、失眠，查血清 T_3、T_4 水平升高，^{131}I 摄取率降低。本病最有可能的诊断是

A. 慢性淋巴细胞性甲状腺炎

B. 亚急性甲状腺炎

C. Graves 病

D. 产后甲状腺炎

E. 急性化脓性甲状腺炎

*228. 对于亚急性甲状腺炎伴有甲状腺功能亢进症症状的患者，下列哪一项是最恰当的治疗措施

A. 甲状腺次全切除术

B. 普萘洛尔 20mg，每日 4 次

C. 丙硫氧嘧啶 200mg，每日 3 次及普萘洛尔 20mg，每日 4 次

D. 放射性碘治疗

E. 复方碘溶液每次 3 滴，每日 3 次

*229. 下列哪项甲状腺特点提示慢性淋巴细胞性甲状腺炎

A. 甲状腺肿大，并血管杂音

B. 甲状腺肿大，质地坚硬

C. 甲状腺轻、中度弥漫性肿大

D. 甲状腺轻至中度肿大，有痛性结节

E. 多发性结节性甲状腺肿大

*230. 女性，25 岁。1 个月前患上呼吸道感染后多汗、怕热、心慌、焦虑。查体：甲状腺弥漫性肿大，无压痛，右侧稍大些。血清 TT_4、TT_3 增高。TPOAb 和 TgAb 滴度正常。甲状腺放射性碘 24 小时摄取率为 20％。最可能的诊断是

A. Graves 病

B. 桥本甲状腺炎亚急性甲状腺炎

C. 亚急性甲状腺炎

D. 单纯样甲状腺肿

E. 甲状腺癌转移至颈以外

*231. 下列哪项是亚急性甲状腺炎的特点

A. 甲状腺肿大，并血管杂音

B. 甲状腺肿大，质地坚硬

C. 甲状腺轻、中度弥漫性肿大

D. 甲状腺轻至中度肿大，显著触痛

E. 多发性结节性甲状腺肿大

*232. 下列哪项不是自身免疫性甲状腺病

A. Graves 病

B. 亚急性无痛性甲状腺炎

C. 产后甲状腺炎

D. 亚急性甲状腺炎

E. 慢性淋巴细胞性甲状腺炎

*233. 有关慢性淋巴细胞性甲状腺炎，下列哪项描述不正确

A. 为器官特异性自身免疫病

B. 甲状腺中度肿大，质地坚硬

C. TPOAb 和 TgAb 滴度显著

D. 甲状腺功能可正常、增高或减低

E. 病程呈自限性

*234. 下述情况中哪一项不会出现于亚急性甲状腺炎

A. 症状性甲亢   B. 甲状腺摄 ^{131}I 升高

C. 血沉加速   D. 耳痛

E. 发热，不适和畏寒

*235. 下列哪项不是产后甲状腺炎的临床特点

　　A. 妊娠前和妊娠中无甲状腺功能异常病史

　　B. 产后一年之内发生甲状腺功能异常

　　C. 甲亢期^{131}I 摄取率减低

　　D. 血清 TRAb 阳性

　　E. 病程呈自限性

*236. 下列哪项不是亚急性甲状腺炎的临床表现

　　A. 甲状腺区明显疼痛

　　B. ^{131}I 摄取率减低

　　C. 血清 T_3、T_4 水平增高、正常或减低

　　D. 血沉加快

　　E. TPOAb 和 TgAb 滴度增高

*237. 女性，32 岁。颈前疼痛 3 天，2 周前有上呼吸道感染病史。查体：甲状腺 II 度肿大，触痛明显，碘摄取率降低，血清 T_3、T_4 水平升高。该病人的诊断是

　　A. 急性化脓性甲状腺炎　　B. Graves 病

　　C. 产后甲状腺炎　　　　　D. 亚急性甲状腺炎

　　E. 慢性淋巴细胞性甲状腺炎

*238. 女性，53 岁。发现颈部增粗 3 个月，检查发现甲状腺 II 度肿大，质地坚硬，表面凹凸不平，未闻及血管杂音。该病人应首先考虑下列哪种疾病

　　A. 单纯性甲状腺肿

　　B. Graves 病

　　C. 慢性淋巴细胞性甲状腺炎

　　D. 亚急性甲状腺炎

　　E. 产后甲状腺炎

*239. 女性，40 岁。无明显诱因出现怕冷、疲倦、嗜睡、懒言，双下肢非凹陷性水肿。根据临床表现，最先考虑的诊断为

　　A. 急性肾炎　　　　　B. 肥胖症

　　C. 更年期综合征　　　D. 心力衰竭

　　E. 甲状腺功能减退症

*240. 检查 T_3、T_4 水平减低，TSH 水平升高，下列哪项支持慢性淋巴细胞性甲状腺炎的诊断

　　A. 甲状腺弥漫肿大，质地柔软

　　B. 甲状腺中度肿大，可及数个结节

　　C. 甲状腺中度肿大，质地坚硬

　　D. 甲状腺中度肿大，明显触痛

　　E. 单侧甲状腺肿大

*241. 检查显示 TPOAb 和 TgAb 滴度显著增高，该病人宜进行下列哪项治疗

　　A. 甲状腺素替代治疗　　B. 免疫抑制剂

　　C. 泼尼松　　　　　　　D. 吲哚美辛

　　E. 甲巯咪唑

*242. 女性，28 岁。近 2 周来感颈前部及咽部疼痛，伴怕热、心慌、多汗，伴全身乏力不适就诊。查体：体温 38℃，消瘦、皮肤多汗。无突眼。甲状腺 I 度肿大，双侧均有压痛。杂音（－），双手细微震颤（＋）。在初诊印象中，最可能的诊断是

　　A. 桥本甲状腺炎

　　B. 甲状腺功能亢进

　　C. 桥本甲状腺炎伴甲状腺功能亢进

　　D. 亚急性甲状腺炎

　　E. 急性化脓性甲状腺炎

*243. 原醛症的病因中最常见的是

　　A. 特醛症

　　B. 醛固酮瘤

　　C. 醛固酮癌

　　D. 糖皮质激素可治性醛固酮增多症

　　E. 迷走分泌的醛固酮增多症

*244. 患者，女性，30 岁。近半月内出现劳累后疲倦，测血压为 150/95mmHg，血钾为 3.0mmol/L。为明确诊断，首先作下列哪项检查

　　A. 测定血 ACTH　　　　　B. 测定血尿醛固酮

　　C. 测定血钠、钾　　　　　D. 测定甲状腺功能

　　E. 测定血尿皮质醇

*245. 原醛症的病人可出现下列哪种代谢紊乱

　　A. 高血钾、低血钠、酸中毒

　　B. 高血钾、高血钠、酸中毒

　　C. 低血钾、低血钠、碱中毒

　　D. 低血钾、高血钠、碱中毒

　　E. 正常血钾、高血钠、碱中毒

*246. 男性，36 岁。体检发现血压升高为 162/100mmHg，测定 24h 尿钾升高。尿钾升高的标准为

　　A. 血钾 <3.5mmol/L，尿钾 >30mmol/24h

　　B. 血钾 <3.5mmol/L，尿钾 >25mmol/24h

　　C. 血钾 <3.0mmol/L，尿钾 >25mmol/24h

　　D. 血钾 <3.0mmol/L，尿钾 >30mmol/24h

　　E. 血钾 <2.5mmol/L，尿钾 >30mmol/24h

*247. 下列哪项是原醛症病人的实验室特点

　　A. 血醛固酮升高，肾素、血管紧张素降低

　　B. 血醛固酮升高，肾素、血管紧张素增高

　　C. 血醛固酮降低，肾素、血管紧张素降低

　　D. 血醛固酮降低，肾素、血管紧张素增高

　　E. 血醛固酮降低，肾素、血管紧张素正常

*248. 对鉴别醛固酮瘤和特醛症有意义的是

　　A. 螺内酯试验

　　B. 钠负荷试验

　　C. 血肾素、血管紧张素的测定

D. 赛庚啶试验

E. 血醛固酮测定

249. 下列说法中正确的是

A. 醛固酮瘤的病人较特醛症，高血压、低血钾更为明显

B. 特醛症在上午 8 ~ 12 点立位时，血醛固酮明显上升，而醛固酮瘤，则一般上升不明显

C. 醛固酮瘤的患者服用赛庚啶 90min 后，血醛固酮可下降 50%

D. 肾上腺 CT 可明确诊断醛固酮瘤和特醛症

E. 特醛症较醛固酮瘤多见

250. 下列说法中不正确的是

A. 原醛症是由于肾上腺皮质病变导致醛固酮增多，属于依赖肾素 – 血管紧张素的盐皮质激素增多

B. 原醛症发病率约占继发性高血压的 10%

C. 原醛症病因中，以醛固酮瘤多见

D. 特醛症引起血醛固酮增多与血清素有关

E. 特醛症多用药物治疗

251. 下列不属于原醛症的临床表现的是

A. 轻、中度高血压，肌无力及周期性麻痹

B. 可发生严重高血压及呼吸困难

C. 可出现多饮、多尿，尿比重固定而减低

D. 可出现阵发性的头痛、心悸及血压升高

E. 可出现频发室早或短阵室速

252. 下列不属于原醛症的实验室特点的是

A. 血尿醛固酮升高

B. 肾素、血管紧张素基础值降低

C. 螺内酯试验阳性

D. 血 17 – 羟孕酮降低

E. 血钾降低、血钠升高

253. 男性，48 岁。近 1 周内发现血压升高 156/98mmHg，服用利尿剂氢氯噻嗪降压效果不佳，且出现四肢行走无力，测血钾为 2.2mmol/L。该患者可首先给以何种处理

A. 停用利尿剂

B. 继续应用利尿剂同时补钾治疗

C. 换用其他类型降压药

D. 停用利尿剂，补钾治疗

E. 加用 ACEI 药物

254. 女性，34 岁。正常体型，高血压病史 2 年，血压波动于 159 ~ 169/99 ~ 109mmHg 之间，服用"氢氯地平、贝那普利、倍他乐可"三种药物联合控制血压，仍下降不明显。测血钾 3.5mmol/L，无向心性肥胖，无阵发性心悸、头痛、无多汗、消瘦，无浮肿、乏力。该患者应首选下列哪项检查

A. 行固定饮食
B. 测定血尿醛固酮

C. 测定血、尿皮质醇
D. 测定甲状腺功能

E. 行肾动脉彩超

255. 女性，35 岁。1 年前发现高血压 148 ~ 155/95 ~ 100mmHg，服用开博通控制血压，仍波动在 140 ~ 150/95 ~ 100mmHg。近 3 个月来，血压有所上升，165/105mmHg。并时有心悸、胸闷。行心电图提示：频发室性早搏，测定血钾 2.8mmol/L，24h 尿钾排泄率为 30mmol/24h，血醛固酮 355pmol/L（正常范围为：50 ~ 250pmol/L）。为明确诊断，下列说法中正确的是

A. 若同时肾素血管紧张素降低，还不能确定为原发性醛固酮增多症

B. 若同时肾素、血管紧张素升高，不能排除继发性醛固酮增多症的可能性

C. 该病人基本上可排除原发性高血压的可能

D. 螺内酯试验有助于区分原发性和继发性醛固酮增多症

E. 原醛症是继发性高血压最常见的病因

256. 若病人诉心悸、胸闷较前加重，心电图示频发室早，短阵室速，则应采取的措施为

A. 给予立即静脉补钾

B. 给予营养心肌及抗心律失常治疗

C. 立即给予螺内酯及静脉补钾

D. 给予扩冠、抗心肌缺血治疗

E. 单用螺内酯治疗即可

257. 诊断 Addison 病最有价值的检查结果是

A. 血清钠、氯化物降低

B. 血钾增高

C. 24 小时尿 17 – 酮类固醇及 17 – 羟皮质醇降低

D. 空腹血糖降低

E. 淋巴细胞和嗜酸性粒细胞均升高

258. 下列哪项可用于鉴别原发性与继发性肾上腺皮质功能不全

A. ACTH 试验
B. 血皮质醇

C. 血钠
D. 血钾

E. 尿皮质醇

259. 下列哪项最有助于诊断原发性肾上腺皮质功能不全

A. 尿 17 羟测定
B. ACTH 试验

C. 尿 17 酮测定
D. 血 TSH 测定

E. T_3 抑制试验

260. Addison 病患者在严重应激的情况下，每天给予氢化可的松的总量为

A. 50mg
B. 100mg

C. 150mg   D. ＞300mg

E. 200mg

＊261. 下列不属于 Addison 病临床表现的是

  A. 乏力   B. 食欲减退

  C. 体重增加   D. 低血糖

  E. 恶心、呕吐

＊262. 不能用来鉴别原发性与继发性肾上腺皮质功能不全的是

  A. 尿 17 – 羟酮的测定

  B. ACTH 试验

  C. 血浆 ACTH 基础值的测定

  D. 全身皮肤色素加深

  E. 空腹低血糖

＊263. 男性，28 岁。半年来出现食欲减退，体重下降约 10kg，并伴乏力、头晕。查体：血压为 90/60mmHg，精神淡漠，并有两侧乳晕处皮肤色素加深，考虑为慢性肾上腺皮质功能不全。下列哪项检查支持该诊断

  A. 高钠、高氯血症   B. 低钾血症

  C. 低钙血症   D. 糖耐量低平曲线

  E. 肥胖

＊264. 女性，36 岁。因"反复阵发性手抖、心悸 9 个月"入院。患者多于晨起时发作，并昏厥一次，进食或饮糖水后可缓解。同时伴食欲减退，体重下降 20kg。入院查体测血压 95/68mmHg。生化示：低钠、低氯，血钾正常，空腹血糖示 2.5mmol/L，OGTT 示低平曲线，测定 ACTH 示 90pmol/L。若考虑 Addison 病，给予糖皮质激素替代治疗，其剂量一般为

  A. 氢化可的松，20mg，AM；10mg，PM

  B. 氢化可的松，30mg，AM

  C. 氢化可的松，100mg，AM；50mg，PM

  D. 氢化可的松，50mg，AM

  E. 氢化可的松，200mg，AM

＊265. 患者入院后第三天，感冒后出现恶心、呕吐、腹痛、腹泻、血压降低，考虑为肾上腺危象，应给予的措施为

  A. 立即应用大量的糖皮质激素和补液

  B. 给予适量碘溶液

  C. 给予小剂量胰岛素治疗

  D. 液体补充以糖溶液为主

  E. 以对症处理为主

＊266. 原发性甲状旁腺功能亢进症表现钙、磷代谢异常，下列哪项为其表现

  A. 高钙血症、低磷血症、高尿钙、低尿磷

  B. 高钙血症、低磷血症、高尿钙、高尿磷

  C. 高钙血症、高磷血症、高尿钙、高尿磷

  D. 低钙血症、低磷血症、低尿钙、低尿磷

  E. 低钙血症、低磷血症、高尿钙、高尿磷

＊267. 女性，45 岁。体检发现双侧多发肾结石，并广泛骨质疏松，疑甲状旁腺功能亢进症，需行下列哪项检查进行筛查

  A. 血钙、血磷   B. 血钙和 PTH

  C. 尿钙、尿磷   D. 血清碱性磷酸酶

  E. 尿 cAMP

＊268. 男性，59 岁。既往体健，体检发现血钙 2.86mmol/L（正常 2.1～2.6mmol/L），进一步查 PTH 30pmol/L（正常 1～10pmol/L）。颈部 CT 发现甲状旁腺增大，该病人需行下列哪项处理

  A. 观察，定期复查血钙、血 PTH

  B. 切除三个腺体，保留第四个腺体

  C. 西咪替丁 200mg，每 6h 一次

  D. 手术切除三个腺体，第四个切除 50%

  E. 手术切除四个腺体，术后长期补充钙剂与维生素 D

＊269. 关于原发性甲状旁腺功能亢进症，下列哪项是错误的

  A. 是由于甲状旁腺腺瘤、增生或腺癌所引起

  B. 常发生尿路结石或肾钙盐沉着症

  C. 表现为高钙血症与低磷血症、高尿钙、高尿磷

  D. 持续增多的 PTH，引起广泛骨吸收脱钙

  E. 由于大量 PTH 作用于肾小管上皮细胞使尿 cAMP 增加，使用外源性 PTH 后，尿 cAMP 进一步增加

＊270. 关于甲状旁腺功能亢进症，下列哪项是错误的

  A. 甲状旁腺腺瘤引起的甲状旁腺素（PTH）合成与分泌过多为原发者甲状旁腺功能亢进症

  B. 维生素 D 缺乏引起低钙血症，可致继发性甲状旁腺功能亢进症

  C. 甲状旁腺增生引起的甲状旁腺素合成与分泌过多为继发者甲状旁腺功能亢进症

  D. 低钙血症持久刺激，使部分甲状旁腺组织增生转变为腺瘤，自主性地分泌过多 PTH，为三发性甲状旁腺功能亢进症

  E. 某些恶性肿瘤（如肺、肝、肾和卵巢等恶性肿瘤）分泌类 PTH 多肽物质，致高钙血症，为假性甲状旁腺功能亢进症

＊271. 下列哪项不是 PTH 过高可引发的病理生理改变

  A. 抑制肾小管重吸收无机磷，使尿呈碱性

B. 骨钙溶解释放入血，引起高钙血症

C. 促进肾25（OH）D$_3$转化为活性更高的1，25-（OH）$_2$D$_3$，促进肠道钙的吸收

D. 肾小管对无机磷再吸收减少，尿磷排出增多，血磷降低

E. 作用于肾小管上皮细胞致尿cAMP增加

*272. 除下列哪项外，临床上出现下列哪些情况提示要排除甲旁亢的可能性

A. 反复、多发肾结石　　B. 顽固性消化性溃疡

C. 脑基底节钙化　　　　D. 广泛的骨吸收

E. 不明原因的精神神经症状

*273. 男性，50岁。倦怠，四肢无力，食欲减退、腹胀、消化不良、便秘，查血钙2.8mmol/L（正常2.1～2.6mmol/L），PTH 25pmol/L（正常1～10pmol/L）。该病人考虑诊断为

A. 慢性结肠炎

B. 原发性甲状旁腺功能亢进症

C. 继发性甲状旁腺功能亢进症

D. 结节病

E. 维生素D中毒

*274. 女性，40岁。骨痛，腰背部、髋部骨压痛。X摄片提示骨质疏松，查血钙2.9mmol/L（正常2.1～2.6mmol/L），疑甲状旁腺功能亢进症。下列哪项检查对诊断最重要

A. 血磷　　　　　　　B. 血PTH

C. 尿钙　　　　　　　D. 血清碱性磷酸酶

E. 尿cAMP

*275. 检查示血磷低、尿钙、尿磷高，血PTH升高。下列哪项为进一步处理所必需的

A. 磷清除率测定

B. 肾小管功能检查

C. 泌尿系统超声检查

D. 颈部超声、放射性核素检查、或颈部和纵隔CT扫描

E. 骨骼X线摄片

*276. 甲旁减临床生化特点为

A. 血清钙降低、血磷增高

B. 尿钙、尿磷增高

C. 血清钙降低、尿钙减少

D. 血清磷减低，尿磷减少

E. 碱性磷酸酶升高

*277. 男性，35岁。甲亢手术治疗后，出现手足与面部肌肉疼挛，手足搐搦。下列哪项检验结果有助于甲状旁腺功能减退症的诊断

A. 血清钙降低、血磷减低，PTH正常

B. 血清钙降低、血磷增高，PTH降低

C. 尿钙、尿磷减少，PTH降低

D. 血清碱性磷酸酶正常，PTH降低

E. 尿cAMP减少

*278. 男性，59岁。鼻咽癌放疗后，出现手足搐搦，查体：Chvostek征与Trousseau征阳性。实验室检查：血钙降低、血磷增高，血镁正常。该病人初步考虑为

A. 特发性甲旁减　　　B. 继发性甲旁减

C. 低血镁性甲旁减　　D. 假性甲旁减

E. 癫痫

*279. 女性，40岁。无明显诱因出现反复手足与面部肌肉疼挛，手足搐搦，血清钙降低、血磷增高，PTH正常。下列哪项检验结果可肯定甲状旁腺功能减退症的诊断

A. 尿钙、尿磷减少

B. 血镁降低

C. 滴注外源PTH后，尿磷、尿cAMP明显增加

D. 血清碱性磷酸酶正常

E. 尿cAMP减少

*280. 关于甲状旁腺功能减退症，下列哪项是错误的

A. 严重低镁血症可抑制PTH分泌，引起可逆的甲旁减

B. 可与其他自身免疫病如原发性甲状腺功能减退症并存

C. 血PTH水平降低

D. 神经-肌肉兴奋性增加，手足搐搦为其特征性临床表现

E. PTH降低使尿cAMP增加，使用外源性PTH后，尿cAMP增加

*281. 下列哪项不是PTH过低引发的病理、生理改变

A. 破骨作用减弱，骨吸收降低

B. 1，25（OH）$_2$-D$_3$形成减少而肠道钙吸收减少

C. 肾小管钙重吸收增加而尿钙排出减少

D. 尿cAMP降低，但注射外源性PTH后，尿cAMP立即上升

E. 肾排磷减少，血清磷增高

*282. 下列哪项对甲旁减的治疗是错误的

A. 饮食中应适当限制含磷高的食物，如乳制品与肉类

B. 每日须补充葡萄糖酸钙6～12g，或乳酸钙4～8g

C. 低镁血症者，应立即补充镁

D. 即便是轻症甲旁减患者，亦应常规加用维生素

364

D 制剂

E. 手足搐搦发作时，静脉注射 10% 葡萄糖酸钙 10 ~ 20ml

*283. 女性，53 岁。上呼吸道感染、发热，继而出现面部肌肉痉挛，手足搐搦，手成鹰爪状，并喉鸣音。Chvostek 征与 Trousseau 征阳性。既往体健。该病人应考虑存在下列哪种情况

A. 癫痫发作

B. 颅内感染

C. 低血钾

D. 面神经炎

E. 低钙血症

*284. 女性，40 岁。颈部放疗后常发作出现面部肌肉痉挛，手足搐搦。查血钙 1.8mmol/L（正常 2.1 ~ 2.6mmol/L），PTH 5pmol/L（正常 1 ~ 10pmol/L），疑甲状旁腺功能减退症。下列哪项检查结果不会出现于该病人

A. 血磷升高

B. 血清碱性磷酸酶降低

C. 尿钙降低

D. 尿磷升高

E. 尿 cAMP 降低

*285. MEN1 最常见和最早出现的是

A. 胃泌素瘤

B. 胰岛素瘤

C. 垂体瘤

D. 甲状旁腺功能亢进症

E. 肾上腺腺瘤

*286. MEN1 中哪种垂体瘤最常见

A. 催乳素瘤

B. ACTH 瘤

C. 生长激素瘤

D. 无功能瘤

E. 恶性肿瘤

*287. MEN1 的筛查方法为

A. menin 基因突变检测

B. 催乳素

C. 胃泌素

D. 空腹血糖测定

E. 血离子钙浓度测定

*288. MEN2 最常见和最早出现的病变是

A. 嗜铬细胞瘤

B. 垂体瘤

C. 甲状腺髓样癌

D. 甲状旁腺功能亢进症

E. 肾上腺腺瘤

*289. MEN2 甲状腺髓样癌的治疗措施为

A. 部分甲状腺切除术

B. 全部甲状腺切除术及中心性淋巴结切除

C. 放疗

D. 全部甲状腺切除术

E. 药物治疗

*290. MEN2 的筛查方法为

A. 血离子钙浓度测定

B. 降钙素

C. RET 基因突变

D. 五肽胃泌素

E. 儿茶酚胺

*291. 男性，32 岁。汉族，空腹血糖 7.2mmol/L、血压 150/90mmHg、BMI 28.1kg/m²，血尿酸升高，其他化验无明显异常。此患者的诊断应为

A. 2 型糖尿病

B. 代谢综合征

C. 高血压 1 级

D. 肥胖症

E. 高尿酸血症

*292. WHO 代谢综合征诊断中，男性和女性差异为

A. 空腹血糖男、女标准不同

B. 血压男、女标准不同

C. 血三酰甘油男、女标准不同

D. 血高密度脂蛋白胆固醇男、女标准不同

E. 不同医生诊断标准不同

*293. 女性，45 岁。美籍华人，空腹血糖 6.5mmol/L、血压 150/90mmHg 腰围 85cm，血三酰甘油 1.6mmol/L，高密度脂蛋白 1.40mmol/L，中国医生诊断其为代谢综合征，而美国医生称其尚达不到代谢综合征的诊断标准。请问产生这种差异的原因可能为

A. 空腹血糖判断标准不同

B. 血压判断标准不同

C. 腰围判断标准不同

D. 三酰甘油判断标准不同

E. 高密度脂蛋白判断标准不同

*294. 男性，45 岁。医生告诉其已经具备了"死亡四重奏"的危险因素。下列哪项不包括于"死亡四重奏"中

A. 高血压

B. 中心性肥胖

C. 微量白蛋白尿

D. 高三酰甘油血症

E. IGT

*295. 男性，32 岁。空腹血糖 5.5mmol/L，OGTT 2 小时后血糖 8.8mmol/L，体型肥胖。请问下列哪项措施不宜用于对患者的干预

A. 控制饮食

B. 加强运动

C. 服用格列本脲

D. 服用二甲双胍

E. 服用罗格列酮

*296. 男性，45 岁。汉族。按照美国 NCEPATP Ⅲ 对代谢综合征的工作定义，结合中国人的特点，血三酰甘油、血压、血糖、体型均达到了代谢综合征

的诊断标准。则患者血三酰甘油的值应不小于

A. 1.02mmol/L
B. 1.43mmol/L

C. 1.69mmol/L
D. 2.68mmol/L

E. 3.08mmol/L

*297. 如果诊断为代谢综合征，则其发生的重要环节是

A. 血压升高
B. 血糖升高

C. 胰岛素抵抗
D. 血脂升高

E. 肥胖

*298. 男性，20岁。既往体健，近2月出现易饥、多食。反复空腹或运动后出现饥饿、心悸、出冷汗，进食后缓解，体重逐渐增加，余无异常。首先应考虑以下哪个疾病

A. 糖尿病
B. 甲状腺功能亢进症

C. 胰岛素瘤
D. Cushing 综合征

E. 甲状腺功能减退症

*299. 女性，24岁。被诊断为低血糖症，则其发作时血糖应低于

A. 3.0mmol/L
B. 2.8mmol/L

C. 5.6mmol/L
D. 7.0mmol/L

E. 6.1mmol/L

*300. 男性，30岁。既往体健，近来无明显诱因出现空腹和运动后低血糖症。最可能的原因为

A. 功能性低血糖症
B. 胰岛素瘤

C. Addison 病
D. 糖原贮积症

E. 胰岛素自身免疫综合征

*301. 男性，45岁。2型糖尿病病史一年，目前口服降糖药治疗，近来多次出现低血糖症。下列哪种说法不正确

A. 不用降糖药就不会出现低血糖症，使用降糖药就可能出现低血糖症

B. 病人可能使用了磺脲类降糖药

C. 病人可能使用了多种降糖药治疗

D. 需要调整病人的治疗方案

E. 要教育病人识别和处理低血糖症

*302. 男性，20岁。既往体健，近2月出现空腹和运动后低血糖症，拟诊断为胰岛素瘤。下列哪项不支持该诊断

A. 血胰岛素升高
B. C肽升高

C. 胰岛素抗体阳性
D. 胰岛素原升高

E. MRI 示垂体瘤

*303. 女性，70岁。糖尿病病史10年，一直规律服用格列本脲5mg，bid 治疗，偶尔监测空腹血糖多在7.0~8.0mmol/L之间，近半年未监测血糖，昨天夜间出现哭闹，随后昏迷，呼之不应，家人送

入我院急诊科，测血糖1.6mmol/L，诊断为低血糖症，给予静脉推注50%葡萄糖液60ml后患者清醒回家，3h后又昏迷被重新送来急诊科。患者又昏迷的最可能的原因为

A. 脑血管意外
B. 低血糖症

C. 癫痫
D. 脑水肿

E. 高渗性非酮症糖尿病昏迷

*304. 糖尿病患者规律用药而于近期发生严重低血糖，可能的诱因有

A. 胰岛素抵抗减少，敏感性增加

B. 并发糖尿病肾病

C. 胰岛功能部分恢复

D. 糖尿病蜜月期

E. 存在应激因素

*305. 男性，45岁。体型肥胖，近一个月经常在餐后3~4h感到饥饿难忍，伴出汗、心悸、面色苍白，当时测血糖3.0mmol/L，行 OGTT。以下哪项OGTT 结果提示糖尿病可能

A. 空腹血糖6.5mmol/L，2h血糖12.3mmol/L

B. 空腹血糖6.9mmol/L，2h血糖7.0mmol/L

C. 空腹血糖6.5mmol/L，2h血糖10.5mmol/L

D. 空腹血糖5.6mmol/L，2h血糖10.5mmol/L

E. 空腹血糖5.6mmol/L，2h血糖7.7mmol/L

*306. 男性，60岁。2型糖尿病病史5年，无冠心病、高血压病史，查血脂 LDL-C 为 3.9mmol/L，对该患者的血脂应如何干预

A. 目前不用干预
B. 饮食治疗

C. 运动治疗
D. 药物治疗

E. 血浆净化疗法

*307. 女性，49岁。健康体检查血脂有一项升高，医生告诉其此项升高对身体有利。可能为下列哪项

A. 三酰甘油
B. 胆固醇

C. 低密度脂蛋白
D. 高密度脂蛋白

E. 中密度脂蛋白

*308. 男性，56岁。2型糖尿病患者，查血脂三酰甘油、胆固醇均轻度升高，拟用调节血脂药物治疗，以下哪项不宜使用

A. 他汀类
B. 贝特类

C. 烟酸及其衍生物
D. 鱼油制剂

E. 胆酸螯合树脂类

*309. 男性，60岁。诊断为混合型高脂血症，拟联合使用调节血脂药，应谨慎采用以下哪种联合

A. 贝特类＋胆酸螯合树脂类

B. 贝特类＋他汀类

C. 他汀类＋鱼油

D. 鱼油类 + 烟酸类

E. 烟酸类 + 胆酸螯合树脂类

*310. 女性，45 岁。三年前因 "Graves 病" 行放射碘（RAI）治疗，未随诊，近一年逐渐出现乏力、怕冷、厌食、反应迟钝，体重增加，查血 FT_3、FT_4 降低，TSH 升高，总胆固醇 7.0mmol/L（明显升高），三酰甘油 1.8mmol/L（轻度升高），诊断为甲减、高脂血症。给予左甲状腺素 50mg，tid、考来烯胺 4g，tid 治疗 2 月，甲减无明显改善。患者甲减及贫血无改善的原因可能为

A. 诊断错误

B. 药物剂量不恰当

C. 药物使用量不足

D. 药物互相干扰吸收

E. 药物作用互相拮抗

*311. 男性，2 型糖尿病 5 年，1 年前心肌梗死行溶栓治疗。目前患者血脂：血总胆固醇 6.5mmol/L，LDLC 3.5mmol/L，三酰甘油 1.5mmol/L。患者为哪种血脂异常

A. 高三酰甘油血症

B. 高胆固醇血症

C. 高密度脂蛋白血症

D. 混合型高脂血症

E. 继发性高脂血症

*312. 下列哪项是诊断内脏型肥胖最精确的方法

A. 体重指数

B. 腰臀比

C. 理想体重

D. CT 或 MRI

E. 测皮下脂肪厚度

*313. 减重膳食的主要含义是

A. 低能量、低脂肪、高蛋白

B. 低能量、高脂肪、高蛋白

C. 低能量、低脂肪、合理优质蛋白

D. 低能量、低脂肪、合理优质蛋白、高碳水化合物、足够新鲜蔬菜和水果

E. 低能量、低脂肪、合理优质蛋白、复杂碳水化合物、足够新鲜蔬菜和水果

*314. 下列哪项指标不能用于内脏脂肪堆积程度的评估

A. 双能 X 线骨密度仪（DEXA）

B. CT 扫描

C. MRI

D. 腰围或腰臀比

E. 体重指数

*315. 下列有关肥胖症的叙述，哪项是错误的

A. 常呈家族性聚集趋向

B. 与 leptin 有关

C. 体重的增加往往伴随脂肪细胞数量的增加

D. 肥胖与高血压、糖尿病、血脂异常等疾病密切相关

E. 肥胖属于多基因遗传疾病

*316. 脚气病是指

A. 维生素 D 缺乏病

B. 维生素 B_1 缺乏病

C. 维生素 A 缺乏病

D. 维生素 B_6 缺乏病

E. 维生素 E 缺乏病

*317. 结核病患者长期使用异烟肼治疗会出现

A. 脚气病

B. 视神经炎

C. 肾功能损害

D. 烟酸缺乏病

E. 维生素 B_1 缺乏病

*318. 下面哪项不是脚气病的临床表现

A. 皮炎

B. 多发性周围神经炎

C. Wernicke 综合征

D. 心脏衰竭

E. Korsakoff 综合征

*319. 下列哪种说法不正确

A. 24h 尿肌酐/身高比值降低是衡量蛋白质缺乏的一项较敏感的指标

B. 脚气病即维生素 B_1 缺乏病

C. 脚气病的患者可出现肢端感觉异常和多发性周围神经炎

D. 脚气病多发生在以玉米为主食的地区

E. 烟酸可由色氨酸转化

*320. 以下哪项动脉血气指标预后最差

A. pH 7.35，$PaCO_2$ 80mmHg，PaO_2 60mmHg

B. pH 7.02，$PaCO_2$ 70mmHg，PaO_2 60mmHg

C. pH 7.30，$PaCO_2$ 70mmHg，PaO_2 60mmHg

D. pH 7.40，$PaCO_2$ 70mmHg，PaO_2 60mmlHg

E. pH 7.40，$PaCO_2$ 80mmHg，PaO_2 60mmHg

*321. 诊断高钾血症时，应除外假性高钾血症。下列哪种情况容易发生假性高钾血症

A. 水中毒

B. 输新鲜血浆

C. 中暑

D. 严重的血小板增多症

E. 高钙血症

*322. 患者，男性，46 岁。输尿管乙状结肠术后 7 天，出现腹胀、呼吸困难。血气分析示：pH 7.30，PCO_2 45mmHg，PaO_2 100mmHg，HCO_3^- 17mmol/L。故诊断为

A. 代偿性代谢性酸中毒

B. 失代偿性代谢性酸中毒

C. 代偿性呼吸性酸中毒

D. 失代偿性呼吸性酸中毒

E. 混合性酸中毒

*323. 关于体液分布，下述哪项不正确

A. 成年人体液容量为体重的 55% ~60%，女性比

男性略低

B. 体液分为细胞内液、细胞外液及血浆三部分，分别占体重的 35%～40%、20%～25%、5%

C. 细胞外液主要电解质为 Na^+、Cl^-、HCO^{3-}

D. 细胞内液主要成分为 K^+、HPO_4^-

E. 体液恒定是指：容量相对恒定，电解质等溶质浓度相对恒定、渗透压相对恒定及酸碱度相对恒定

*324. 关于高钠血症的治疗，下列哪项不正确

A. 病因不同，治疗原则不同

B. 浓缩性高钠血症，应以纠正循环衰竭，补水或给予低盐水为主

C. 潴钠性高钠血症（盐中毒）在利钠的同时必须补水，以免加重高渗状态

D. 高渗状态对全身特别是中枢神经系统有严重影响，必须尽快在 12～24h 内得到纠正

E. 控制原发病

*325. 患者，男性，39 岁。因十二指肠溃疡，幽门梗阻，反复洗胃，引起代谢性碱中毒，血 pH 7.50，$PaCO_2$ 50mmHg，BE 15mmol/L。下列治疗措施中哪项是不适当的

A. 补充等渗氯化钠注射液　B. 使用氯化铵溶液

C. 使用精氨酸　　　　　　D. 口服吲哚美辛

E. 以上都不是

*326. 患者，男性，48 岁。高热 5 天，伴恶心、呕吐、不能进食来院急诊。查体：皮肤黏膜干燥，眼球凹陷，口渴明显，24h 尿量为 350ml，脉搏 110 次/分，血压 80/50mmHg。红细胞压积 55%，血钠 165mmol/L，CO_2CP 22mmol/L，血氯 120mmol/L。本例应诊断为

A. 高容量性高钠血症　　　B. 等容量性高钠血症

C. 等渗失水　　　　　　　D. 低容量性高钠血症

E. 低渗失水

*327. 患者，女性，52 岁。患糖尿病多年，最近因肺炎已予抗感染治疗，数小时前神志不清入院。查体：口唇黏膜干燥，血压 70/50mmHg，脉细速，尿量少。血糖 27.5mmol/L，血酮（＋），血钠 138mmol/L，血 HCO_3^- 9mmol/L，pH 7.0，血钾 4.0mmol/L。本病例的诊断为

A. 低血糖昏迷　　　　　　B. 糖尿病高渗性昏迷

C. 糖尿病酮症酸中毒　　　D. 脑血管意外

E. 乳酸性酸中毒

*328. 痛风是下列何种物质代谢异常所致

A. 糖代谢异常　　　　　　B. 慢性嘌呤代谢障碍

C. 钙、磷代谢异常　　　　D. 脂质代谢紊乱

E. 维生素代谢异常

*329. 痛风的病因中哪一种最多见

A. 原发性高尿酸血症，由先天性嘌呤代谢障碍引起

B. 白血病

C. 多发性骨髓瘤

D. 淋巴瘤

E. 慢性肾病

*330. 下列哪项不符合痛风的特点

A. 急性反复发作性单关节炎

B. 高尿酸血症

C. 尿酸性肾结石

D. 痛风石形成

E. 游走性关节炎

*331. 关于痛风的治疗，下列哪项错误

A. 不使用抑制尿酸排泄的药物

B. 控制总热量摄入，限制高嘌呤食物

C. 急性痛风性关节炎期迅速给秋水仙碱

D. 适当运动减轻胰岛素抵抗

E. 急性痛风性关节炎期迅速给糖皮质激素

*332. 患者，男性，50 岁。突发性右足关节肿痛，活动受限。查体：右足蹞趾的跖趾关节明显红肿、有压痛。查血尿酸水平明显升高。诊断应考虑

A. 风湿热　　　　　　　　B. 类风湿关节炎

C. 痛风　　　　　　　　　D. 老年性关节炎

E. 化脓性关节炎

*333. 根据上题所述，该患者目前处于该疾病的哪一个阶段

A. 无症状期　　　　　　　B. 急性关节炎期

C. 间歇期　　　　　　　　D. 慢性关节炎期

E. 慢性肾病期

*334. 根据上题所述，能迅速缓解症状的药物是

A. 秋水仙碱　　　　　　　B. 抗生素

C. 糖皮质激素　　　　　　D. 别嘌醇

E. 利尿剂

*335. 患者，男性，58 岁。反复发作性左腰背部绞痛，伴肉眼血尿。行腹部平片见左肾积液，未见结石影，静脉肾盂造影见左肾盂结石。血尿酸水平升高。本例的诊断应考虑

A. 急性肾小球肾炎　　　　B. 尿酸性肾结石

C. 肾结核　　　　　　　　D. 急性间质性肾炎

E. 痛风肾病

*336. 骨质疏松症最常见的症状是

A. 腰背痛　　　　　　　　B. 发热

C. 骨折　　　　　　　　　D. 行走困难

E. 乏力

*337. 骨吸收由哪种细胞所介导

A. 中性粒细胞　　　　　　B. 破骨细胞

C. 巨噬细胞　　　　　　　D. 成骨细胞

E. 骨髓基质细胞

*338. 骨形成由哪种细胞所介导

A. 中心粒细胞　　　　　　B. 破骨细胞

C. 巨噬细胞　　　　　　　D. 成骨细胞

E. 骨髓基质细胞

*339. 下列说法中正确的是

A. 骨质疏松症多见于老年人，女性多见

B. 随着年龄的增加，骨代谢转换率逐年下降

C. 体力活动和骨质疏松症的发生无关

D. 峰值骨量越低，以后发生骨质疏松症的可能性越小

E. 骨质疏松症的发生与性激素无关

*340. 下列不是骨质疏松症常见症状的是

A. 骨痛　　　　　　　　　B. 肌无力

C. 身材缩小　　　　　　　D. 体重减轻

E. 腰背痛

*341. 下列不是雌激素治疗骨质疏松症的禁忌证的是

A. 围绝经期伴或不伴有骨量减少者

B. 活动性肝炎或其他肝病伴肝功能异常者

C. 骨质疏松伴有子宫内膜异位症者

D. 系统性红斑狼疮

E. 活动性血栓栓塞性疾病

*342. 下列不属于二磷酸盐治疗骨质疏松症适应证的是

A. 变形性骨炎

B. 多发行骨髓瘤

C. 骨转换率降低的骨质疏松症

D. 继发甲旁亢的骨质疏松症

E. 骨干发育不全

*343. 女性，68 岁。腰背疼痛 5 年，加重半年，多于劳累后加重。查体：腰椎椎体及椎旁无明显压痛点。已绝经近 30 年。为明确诊断，患者可首选下列哪项检查

A. X 线检查加骨密度测定

B. 测定血钙、血磷

C. 腰椎 CT 检查

D. 血常规检查

E. 尿常规检查

*344. 男性，56 岁。因"摔倒后腰痛 15 天"入院，行 X 线检查示腰 3 ~ 4 椎体压缩性骨折，腰椎普遍骨质疏松改变。生化示：血钙磷正常，骨密度测定跟骨密度 BIVIC 为 52mg/cm^2，T – Score = – 5.47；血常规正常，血免疫 IgM、IgG、IgM 正常。无长期服用糖皮质激素史，入院诊断"原发性骨质疏松症"。下列处理措施中得当的是

A. 予补充钙剂及维生素 D$_3$

B. 嘱病人可多做运动

C. 给予手术治疗

D. 可给予糖皮质激素治疗

E. 不能给予非甾体类消炎药

*345. 螺内酯治疗原发性醛固酮增多症

A. 阻碍分泌过多的激素合成

B. 利用激素之间生理效应的拮抗作用

C. 对抗激素对组织器官的作用

D. 利用靶腺激素对促激素的负反馈作用

E. 利用激素之间的允许作用

*346. 糖皮质激素治疗先天性肾上腺皮质增生

A. 利用靶腺激素对促激素的负反馈作用

B. 对抗激素对组织器官的作用

C. 利用激素之间生理效应的拮抗作用

D. 阻碍分泌过多的激素合成

E. 利用激素之间的允许作用

*347. 甲巯咪唑治疗甲状腺功能亢进

A. 对抗激素对组织器官的作用

B. 阻碍分泌过多的激素合成

C. 利用激素之间生理效应的拮抗作用

D. 利用靶腺激素对促激素的负反馈作用

E. 利用激素之间的允许作用

*348. 糖皮质激素配合儿茶酚胺用于升压治疗

A. 利用靶腺激素对促激素的负反馈作用

B. 对抗激素对组织器官的作用

C. 利用激素之间生理效应的拮抗作用

D. 阻碍分泌过多的激素合成

E. 利用激素之间的允许作用

*349. 生长激素瘤多发生于

A. 下丘脑　　　　　　　　B. 垂体后叶

C. 垂体前叶　　　　　　　D. 脑膜

E. 脑室

*350. 在功能性垂体瘤中，最常见的是

A. 生长激素瘤

B. 生长激素泌乳素混合瘤

C. 促甲状腺素瘤

D. 泌乳素瘤

E. 促肾上腺皮质激素瘤

∗351. 腺垂体组织受损时，哪项激素缺乏的症状出现最早

A. 促肾上腺皮质激素   B. 促性腺激素

C. 促甲状腺激素   D. 泌乳素

E. 生长激素

∗352. 腺垂体功能减退症常先出现

A. 产后无乳汁，长期闭经、不育

B. 溢乳 – 闭经

C. 继发性糖尿病

D. 皮肤色素沉着

E. 体位性头晕，低血压

∗353. 垂体门脉系统损伤时，哪种激素可不减少

A. 促性腺激素   B. 促甲状腺素

C. 促肾上腺皮质激素   D. 催乳素

E. 抗利尿激素

∗354. 患者，女性，19岁。因原发性闭经就诊。查体：女性体态，双乳Ⅲ期（乳核大于乳晕），触发泌乳征阳性。化验：血雌二醇正常范围低值，血泌乳素水平210µg/L，垂体CT正常。B超示：子宫体积小。最可能的诊断是

A. 垂体泌乳素分泌微腺瘤 B. 卵巢性闭经

C. 下丘脑垂体性闭经   D. 子宫源性闭经

E. 以上都不是

∗355. 女性，30岁。经蝶窦行垂体泌乳素瘤手术2个月，放疗后1个月，血泌乳素123µg/L，下述哪种治疗最适合

A. 左旋多巴治疗   B. 赛庚啶治疗

C. 溴隐亭治疗   D. 再次放疗

E. 行经额垂体瘤手术

∗356. 男性，32岁。头部外伤史2个月，口渴多饮、多尿1个月余，尿比重介于1.000～1.004，主动限水后尿比重1.006，伴烦渴、恶心，禁水后实验后尿比重达1.008，垂体后叶素注射后1小时，尿比重达1.020。最适宜本例治疗的是

A. 氢氯噻嗪

B. 垂体后叶素

C. 卡吗西平

D. DDAVP（精氨酸加压素）

E. 加压素

∗357. 患者，男性，14岁。因近5～6年身材过长，近2年头痛，视力下降伴多饮、乏力就诊，查：身高194cm，血糖（FBG）10.1mmol/L，蝶鞍矢状位CT示垂体增大向鞍上发展。临床诊断：巨人症，垂体生长激素瘤。下述哪种治疗，对该患最适宜

A. 经额垂体瘤手术   B. 放疗

C. 经蝶垂体瘤手术   D. 溴隐亭

E. 经额手术及术后放疗

∗358. 患者，男性，38岁。因进行性消瘦伴体位性头晕，饭前经常心悸、手抖就诊。既往结核病史（－）。查体：消瘦，皮肤无色素沉着，BP 78/50mmHg。血糖3.0mmol/L，抗肾上腺抗体（－），皮质醇72mmol/L（正常165～441mmol/L）。本例最可能的诊断是

A. Addison病

B. 特发性慢性肾上腺皮质功能低减

C. 低血糖症

D. 继发性肾上腺皮质功能低减

E. 库欣综合征

∗359. 女性，28岁。向心性肥胖，多血质外观，皮肤紫纹，CT示双侧肾上腺增生，垂体CT正常，行一侧肾上腺全切，另一侧3/4切除。术后2年病人皮肤色素逐渐加深，垂体CT见12mm腺瘤。此时最合适的诊断为

A. Nelson综合征

B. 原发性肾上腺皮质机能低下

C. 垂体ACTH分泌大腺瘤

D. 库欣病复发

E. 垂体ACTH分泌微腺瘤

∗360. 治疗库欣综合征宜采用

A. 溴隐亭   B. 酮康唑

C. 链脲佐菌素   D. 螺内酯

E. 地塞米松

∗361. 治疗闭经 – 溢乳综合征宜用

A. 酮康唑   B. 链脲佐菌素

C. 溴隐亭   D. 螺内酯

E. 地塞米松

∗362. 肾小管酸中毒可见

A. 多饮，多尿，血糖升高

B. 注射加压素后，尿量减少，尿比重增加

C. 禁水后尿量减少，尿比重增加

D. 注射加压素后，尿量不减少，尿比重不增加

E. 多饮，多尿，低钾软瘫，血氯高，血pH低，尿pH 7～8

∗363. 垂体性尿崩症可见

A. 注射加压素后，尿量不减少，尿比重不增加

B. 禁水后尿量减少，尿比重增加

C. 注射加压素后，尿量减少，尿比重增加

D. 多饮，多尿，血糖升高

E. 多饮，多尿，低钾软瘫，血氯高，血pH低，尿pH 7～8

364. 糖尿病可见

    A. 多饮，多尿，血糖升高

    B. 注射加压素后，尿量减少，尿比重增加

    C. 禁水后尿量减少，尿比重增加

    D. 注射加压素后，尿量不减少，尿比重不增加

    E. 多饮，多尿，低钾软瘫，血氯高，血 pH 低，尿 pH 7～8

365. 肾性尿崩症可见

    A. 注射加压素后，尿量减少，尿比重增加

    B. 注射加压素后，尿量不减少，尿比重不增加

    C. 禁水后尿量减少，尿比重增加

    D. 多饮，多尿，血糖升高

    E. 多饮，多尿，低钾软瘫，血氯高，血 pH 低，尿 pH 7～8

366. 皮质醇增多症特有的临床表现是

    A. 向心性肥胖   B. 皮肤多毛

    C. 骨质疏松   D. 高血压

    E. 糖耐量减低

367. 增生型皮质醇增多症伴垂体微腺瘤，下列治疗方案中应首选

    A. 经蝶窦切除垂体微腺瘤

    B. 一侧肾上腺全切，一侧大部分切除

    C. 肾上腺次全切除加垂体放疗

    D. 双肾上腺全切加垂体放疗

    E. 肾上腺次全切除加神经递质抑制剂

368. 关于肾上腺腺癌，哪项叙述不正确

    A. 可发生低钾性碱中毒

    B. 血中 ACTH 常降低

    C. 病程长，发展缓慢

    D. 女性病人常有明显的男性化

    E. 不被大剂量地塞米松抑制

369. 下列疾病中，早期治疗预后最好的是

    A. 不依赖 ACTH 的双侧小结节增生

    B. 肾上腺皮质腺癌

    C. 异源 ACTH 综合征

    D. 肾上腺皮质增生

    E. 肾上腺皮质腺瘤

370. 关于肾上腺危象，下列哪项是错误的

    A. 血钾降低

    B. 常发生于感染，创伤等应激情况下

    C. 可出现低血糖和低血钠症

    D. 是 Addison 病急剧加重的表现

    E. 可有恶心、脱水和血压降低等表现

371. Addison 病应用肾上腺皮质激素替代治疗，正确的是

    A. 剂量一旦确定，则终生不变

    B. 应终生使用激素替代治疗

    C. 只有当感染、创伤等应激情况时才应用

    D. 给药途径以肌注为主

    E. 合并结核时禁用

372. Addison 病由于醛固酮缺乏可产生下述哪种情况

    A. 低钾低钙血症   B. 高钠低钾血症

    C. 高钠高钾血症   D. 低钠低钾血症

    E. 低钠高钾血症

373. Addison 病，患者每天食盐摄入量不得少于

    A. 30～40g   B. 40g

    C. 20～30g   D. 50g

    E. 8～10g

374. 皮质醇增多症最常见的病因为

    A. 肾上腺皮质腺瘤   B. 肾上腺皮质腺癌

    C. 双肾上腺皮质增生   D. 异位 ACTH 综合征

    E. 医源性糖皮质激素过多

375. 在中国，Adison 病最常见的病因是

    A. 特发性肾上腺萎缩   B. 肾上腺结核

    C. 恶性肿瘤转移   D. 白血病浸润

    E. 淀粉样变

376. 男性，22 岁。肥胖，皮肤痤疮，血压 140/90mmHg，24 小时尿 17－羟为 25mg，给予地塞米松 0.5mg，每 6 小时一次，共 2 日，再测尿 17－羟为 6mg/24h。最可能的诊断是

    A. 异位 ACTH 综合征   B. 肾上腺皮质腺瘤

    C. 肾上腺皮质腺癌   D. 肾上腺皮质增生

    E. 单纯性肥胖

377. 女性，26 岁。多血质外观，向心性肥胖，痤疮，下腹及大腿外侧见紫纹，血皮质醇明显升高。为进一步诊断病变部位，哪项检查最有意义

    A. 尿 17－羟测定

    B. 尿游离皮质醇测定

    C. 血 ACTH 测定

    D. 小剂量地塞米松抑制试验

    E. 垂体 CT

378. 男性，52 岁。因库欣（Cushing）综合征接受一侧肾上腺全切，另一侧次全切手术 5 年，因高血压、低血钾、肥胖再次就诊，临床及实验室诊断为库欣（Cushing）综合征复发。病人有慢性心衰史 2 年。应首先选择的治疗是

    A. 再次肾上腺手术   B. 放疗

    C. 安体舒通治疗   D. 酮康唑治疗

E. 降压治疗补钾

*379. 女性，32 岁。消瘦，乏力，皮肤色素沉着伴体位性头晕 2 年，继发闭经 1 年，既往无结核病史。血糖 13.1mmol/L，尿酮体（＋＋＋），血皮质醇低，抗肾上腺抗体和抗胰岛细胞抗体均阳性。诊断应为

A. 糖尿病 2 型

B. 糖尿病 1 型

C. 卵巢功能早衰

D. 肾上腺皮质功能低下

E. 自身免疫性内分泌多腺体病

*380. 女性，35 岁。因多食、肥胖、闭经、血糖高 1 年就诊。体检：身高 160cm，体重 75kg，腹部，臀部脂肪堆积，紫纹（＋），血压 170/100mmHg。血糖 10.1mmol/L，初诊皮质醇增多症。病人于手术后 1 年随诊，下述哪种情况不支持治疗有效

A. 血压 150/90mmHg　　　　B. 月经恢复

C. 空腹血糖 6.8mml/L　　　D. 向心性肥胖减轻

E. 血皮质醇早 8 点 510mmol/L（正常 165 ～ 441mmol/L），下午 4 点 480mmol/L

*381. Addison 病病人，女性，32 岁。以往常用强的松替代治疗，近 2 个月午后低热，消瘦。胸片正常，血沉 50mm/h，结核抗体试验（＋），OT 试验强阳性，ASO 250IU/L，RF（－）。应考虑其他哪种情况

A. 结核病，非活动期

B. 合并风湿热

C. 合并类风湿

D. 活动性结核

E. 以上都不是

*382. 肾上腺皮质增生，可见

A. 血皮质醇升高，ACTH 降低

B. 肥胖，皮质醇轻度升高，昼夜节律性存在，血糖高

C. 血皮质醇升高，ACTH 也增高

D. 血皮质醇升高，ACTH 低伴明显低钾碱中毒

E. 血皮质醇升高，ACTH 低，双侧肾上腺萎缩

*383. 肾上腺皮质腺癌，可见

A. 血皮质醇升高，ACTH 低伴明显低钾碱中毒

B. 血皮质醇升高，ACTH 也增高

C. 肥胖，皮质醇轻度升高，昼夜节律性存在，血糖高

D. 血皮质醇升高，ACTH 降低

E. 血皮质醇升高，ACTH 低，双侧肾上腺萎缩

*384. 在原发性醛固酮增多症的病因中，下列哪个最

常见

A. 特发性醛固酮增多症

B. 醛固酮癌

C. 异位醛固酮分泌瘤

D. 醛固酮瘤

E. 糖皮质类固醇可抑制醛固酮增多症

*385. 鉴别醛固酮瘤及特发性醛固酮增多症，下列哪个试验最有意义

A. 皮质酮测定　　　　B. 去氧皮质醇测定

C. 18－羟皮质酮测定　D. 血浆 ACTH 测定

E. 血浆肾素－血管紧张素测定

*386. 下列哪一个药物不宜单独用于治疗嗜铬细胞瘤

A. 酚妥拉明　　　　　B. 硝普钠

C. β 受体阻断剂　　　D. α－甲基间酪氨酸

E. 哌唑嗪

*387. 女性，29 岁。高血压病史 2 年，偶有手足抽搐，血压介于 22.6 ～ 28/13.3 ～ 17.3kPa（170 ～ 210/100 ～ 300mmHg），查血钾 3.4mmol/L，尿钾 27mmol/24h，尿蛋白（＋）～（＋＋）。下述哪项可以鉴别原发或继发性醛固酮增多症

A. 血浆肾素活性测定

B. 血浆血管紧张素 II 测定

C. 血浆 ACTH 测定

D. 放射性碘化胆固醇肾上腺扫描

E. 赛庚啶实验测血浆醛固酮

*388. 男性，29 岁。高血压，伴低钾瘫，血浆醛固酮为 82.6pmol/L，赛庚啶试验醛固酮不降低，血肾素－血管紧张素 II 基础值低，对呋塞米＋立位无反应，疑诊醛固酮瘤，但双肾上腺 CT 正常。请指出下述哪项检查对肿瘤的定位及切除术最具有指导意义

A. 肾上腺磁共振

B. 超声显像

C. 测定血浆 18－羟皮质酮浓度

D. 放射性碘化胆固醇肾上腺扫描

E. 静脉导管取双侧肾静脉血，测定比较醛固酮浓度

*389. 女性，29 岁。发作性心悸、头痛 1 年，洗碗时或手受凉时常有症状，测血压 26.6/17.3kPa（200/130mmHg）。本次就诊时血压正常，空腹血糖 6.8mmol/L，电解质正常，尿蛋白（＋）。本例最应考虑的诊断是

A. 嗜铬细胞瘤

B. 慢性肾炎高血压型

C. 周期性库欣综合征

D. 原发性醛固酮增多症

E. 不稳定型原发性高血压

【A3/A4 型题】

(1~2 题共用题干)

患者，女性，34 岁。既往无特殊病史，营养状况良好，无特殊服药史，近 1 个月常于空腹时出现心悸、出汗、手抖，进食后好转，院外查甲状腺功能正常。

1. 为明确诊断，最有意义的检查为

A. 发作时的胰岛素/血糖指数

B. 发作时的心电图

C. 发作时的血儿茶酚胺

D. 发作时的电解质

E. 发作时的血气

2. 患者最可能的诊断是

A. 心律失常　　　　　B. 神经官能症

C. 低血糖症　　　　　D. 糖尿病

E. 嗜铬细胞瘤

(3~5 题共用题干)

男性，35 岁。口渴、多饮、多尿、消瘦 1 个月。查空腹血糖 18mmol/L，尿糖（＋＋＋＋），酮体（＋）。其母患糖尿病 5 年。查体：身高 167cm，体重 75kg，心、肺、腹（－）。

3. 为明确糖尿病的类型，应做下列何种检查

A. 空腹胰岛素测定　　　B. 血酮体测定

C. 口服葡萄糖耐量试验　D. ICA，GAD8

E. 胰高糖素兴奋试验

4. 根据该病人的情况，最好的治疗是

A. 短效胰岛素 3 次 + 中效胰岛素

B. 中长效胰岛素 + 磺脲类口服降糖药

C. 磺脲类口服降糖药 + 葡萄糖苷酶抑制剂

D. 磺脲类口服降糖药 + 双胍类口服降糖药

E. 短、中效混合胰岛素 + 胍类口服降糖药

5. 此病人的全天热卡摄入应为

A. 62 ×（147~167）kJ　　B. 62 ×（105~126）kJ

C. 62 ×147kJ 以上　　　　D. 62 ×126~147kJ

E. 62 ×147kJ 以下

(6~8 题共用题干)

女性，36 岁。妊娠 5 个月。消瘦、多饮，既往无糖尿病史。空腹血糖 14.8mmol/L，尿糖阳性。

6. 此病例应诊断为

A. 1 型糖尿病

B. 2 型糖尿病

C. 妊娠期糖尿病

D. 库欣综合征性糖尿病

E. 药物所致糖尿病

7. 此病人给予普通胰岛素治疗，10U 皮下注射后，突然心悸、多汗、头晕、无力。此时应考虑

A. 合并酸中毒　　　　B. 合并低血糖

C. 血糖显著升高　　　D. 心源性休克

E. 早产先兆

8. 应立即给予

A. 加大胰岛素用量　　B. 停用胰岛素

C. 静脉滴注葡萄糖　　D. 应用升压药

E. 应用肾上腺素

(9~10 题共用题干)

女性，18 岁。1 型糖尿病病史 2 年，因肺部感染，诱发酮症酸中毒。

9. 接诊时，如出现以下症状，哪项最具特征性

A. 严重口渴　　　　　B. 昏迷

C. 呼吸深大　　　　　D. 呼气有烂苹果味

E. 皮肤干燥

10. 抢救时胰岛素的最佳使用方法

A. 大剂量 + 肌内注射　　B. 大剂量 + 静脉注射

C. 大剂量 + 皮下注射　　D. 小剂量 + 静脉滴注

E. 小剂量 + 静脉推注

(11~13 题共用题干)

女性，18 岁。心慌、多汗、多食、消瘦 4 月余。查体：甲状腺 II 度肿大，右上极可闻及血管杂音。

11. 为明确诊断，应行下列哪项检查

A. FT_3、FT_4、TSH 测定　　B. 心电图

C. TRH 兴奋试验　　　　　　D. T_3 抑制试验

E. 甲状腺摄碘率

12. 下列哪项是该病人最不可能出现的症状

A. 舌颤　　　　　　　B. 手抖

C. 月经过多　　　　　D. 水冲脉

E. 突眼

13. 患者被诊断为 Graves 病，宜首选哪种治疗

A. 甲状腺次全切除术　　B. 放射性核素治疗

C. 抗甲状腺药物治疗　　D. 普萘洛尔治疗

E. 复方碘溶液治疗

(14~16 题共用题干)

女性，37 岁。甲状腺右侧可扪及一个 0.8cm × 0.6cm 大小的结节，无触痛。实验室检查：FT_3 20.8pmol/L（正常值 2.1~5.4pmol/L），FT_4 79pmol/L（正常值 9~25pmol/L），甲状腺 ^{131}I 摄取率 3h 为 45%，24h 为 73%。

14. 最可能的诊断是

A. 结节性毒性甲状腺肿　　B. 桥本甲状腺炎

C. 甲状腺癌　　　　　　　D. 甲状腺囊肿

E. 亚急性甲状腺炎

15. 为明确结节的性质，首先应做何种检查

    A. 甲状腺放射性核素扫描   B. 甲状腺 CT 扫描

    C. 甲状腺细针穿刺   D. 甲状腺磁共振成像

    E. 甲状腺放射性核素扫描

16. 首选的治疗方法是

    A. 丙硫氧嘧啶   B. 放射性碘治疗

    C. 手术切除   D. 泼尼松治疗

    E. 普萘洛尔 + 丙硫氧嘧啶

（17～19 题共用题干）

男性，61 岁。心悸、乏力、消瘦 1 年余，未就医诊治。2 周前开始发热，T 37℃～38℃，伴咳嗽、咳痰，服用止咳祛痰药物，近 3 天心悸、乏力症状明显加重，体温持续 39.0℃以上。查体：P 110 次/分，R 32 次/分，BP 180/50mmHg。消瘦，意识模糊，烦躁不安，大汗。甲状腺Ⅰ度肿大，可闻血管杂音，两肺可闻多量干湿性啰音，心界不大，心率 160 次/分，房颤律，心尖部可闻Ⅰ级收缩期吹风样杂音。下肢无水肿。

17. 该病人最可能的诊断是

    A. 甲状腺功能亢进症，甲亢性心脏病，甲状腺危象，肺部感染

    B. 冠心病，心肌梗死，肺部感染

    C. 风湿性心脏病，心力衰竭

    D. 肺部感染，败血症

    E. 高血压性心脏病，心力衰竭

18. 该病人应尽快做以下何项检查

    A. TSAb   B. FT_3、FT_4

    C. TGAb、TMAb   D. TSH

    E. rT_3

19. 需进行以下何种治疗

    A. PTR + 碘剂 + 小剂量糖皮质激素 + β 肾上腺受体阻滞剂

    B. 甲巯咪唑 + 碘剂 + 小剂量糖皮质激素 + β 肾上腺受体阻滞剂

    C. PTU + 碘剂 + 大剂量糖皮质激素 + β 肾上腺受体阻滞剂

    D. PTU + 碘剂 + 大剂量糖质皮激素 + 利血平

    E. MTU + 碘剂 + 小剂量糖皮质激素 + β 肾上腺受体阻滞剂

（20～21 题共用题干）

女性，65 岁。乏力、便秘 1 年，有高血压、糖尿病史。查体：面部浮肿，甲状腺Ⅱ度肿大，质韧，轻触痛，杂音（－），心率 58 次，偶有早搏。

20. 首先考虑的诊断是

    A. 糖尿病肾病   B. 高血压性心脏病

    C. 肾病综合征   D. 桥本病

    E. 冠心病，心功能不全

21. 进一步需要做的检查的是

    A. 尿 ALB/肌酐   B. UCG

    C. TRAb   D. T_3、T_4、TSH

    E. 血脂

（22～23 题共用题干）

男性，57 岁。心慌、多汗半年，多饮、多尿 1 月就诊。查体：明显消瘦，双眼突出，甲状腺Ⅱ度弥漫肿大，双上极可闻及血管杂音。血 FT_3 33.5pmol/L，FT_4 40pmol/L，TSH 0.01mU/L。

22. 下列哪项检查对全面诊断无意义

    A. TRH 兴奋试验

    B. 甲状腺吸碘率测定

    C. TRAb 测定

    D. 空腹及餐后 2h 血糖测定

    E. TRH 兴奋试验

23. 在治疗甲状腺功能亢进时为了经常随访疗效，下列哪项检查不能作为考核疗效的指标

    A. FT_3、FT_4 B. 摄^{131}I 率

    C. 基础代谢率   D. TRAb

    E. 安静时心率

（24～26 题共用题干）

一例用短效胰岛素治疗的糖尿病人，多次空腹血糖增高，尿糖阳性，白天尿糖全部阴性。

24. 在下列原因中，哪项可不予考虑

    A. 日间肝糖原输出增加   B. Somogyi 现象

    C. 临睡前加餐   D. 黎明现象

    E. 患者年龄偏大

25. 为确诊患者究竟夜间有无 Somogyi 现象，应做下列哪项检查

    A. 糖化血红蛋白

    B. 12 点（半夜）后的尿糖

    C. 半夜 12 点后的血浆胰岛素水平

    D. 半夜 10 点后每 2h 查血糖 1 次，直到第 2 天早晨 8 点

    E. 半夜 12 点以后，每 2h 抽血查血浆皮质醇、高血糖素、生长激素及胰岛素、血糖水平

26. 如果上述检查排除了病人发生 Somogyi 现象和"黎明现象"的可能，则应选用下列哪项方案为宜

    A. 临睡前增加注射 4U 中效胰岛素

    B. 改用中效胰岛素

    C. 临睡前加服 0.5g 格列齐特

    D. 增加晚上短效胰岛素剂量

    E. 临睡前加餐 1 次，同时加注 1 次短效胰岛素

（27～29 题共用题干）

女性，65 岁。咳嗽、咳痰伴发热 3 天，意识不清 4h。否认糖尿病史。既往有高血压史 12 年。

27. 哪项体征对诊断有特殊意义

    A. 皮肤干燥   B. 心动过速

    C. 中度昏迷   D. 呼气有烂苹果味

    E. BP 160/100mmHg

28. 哪项检查能最快获得诊断

    A. 血糖、尿糖、尿酮   B. 血酮

    C. 微量血糖测定   D. 血气分析

    E. 尿常规

29. 在抢救治疗酮症酸中毒过程中，为避免发生低血糖反应，应及时静脉滴注葡萄糖溶液。血糖下降至何种水平时加用葡萄糖溶液

    A. 11.1mmol/L（200mg/dl）

    B. 8.3mmol/L（150mg/dl）

    C. 6.7mmol/L（120mg/dl）

    D. 13.9mmol/L（250mg/dl）

    E. 5.6mmol/L（100mg/dl）

（30～32 题共用题干）

男性，40 岁。BMI 29.1kg/m²。OGTT 试验示：空腹血糖 5.2mmol/L，服糖后 2h 血糖 9.8mmol/L，空腹胰岛素 40mU/L。

30. 该病人可诊断为

    A. 空腹血糖受损   B. 糖耐量减低

    C. 1 型糖尿病   D. 正常葡萄糖耐量

    E. 2 型糖尿病

31. 病人血糖异常的原因为

    A. 存在胰岛素抵抗

    B. 存在胰岛 B 细胞功能障碍

    C. 外周组织胰岛素受体数目减少

    D. 循环中存在大量胰岛素抗体

    E. 拮抗胰岛素的激素分泌过多

32. 该病人应做哪项处理

    A. 控制饮食、增加体育运动、减轻体重

    B. 磺脲类

    C. 胰岛素

    D. 双胍类

    E. 暂不处理，定期随访

（33～35 题共用题干）

男性，40 岁。体重 92 公斤，身高 168cm，无"三多一少"症状，其母有糖尿病。

33. 下列检查中最有可能出现异常的是

    A. CHO   B. UA

    C. OGTT   D. Scr

    E. 血黏度

34. 患者可能的诊断是

    A. 1 型糖尿病   B. 2 型糖尿病

    C. 高血压   D. 高血脂

    E. 神经衰弱

35. 该患者治疗应当首先选择下列哪一项

    A. 阿司匹林   B. 胰岛素

    C. 减肥药   D. 饮食管理运动治疗

    E. 保肾治疗

（36～38 题共用题干）

男性，40 岁。多饮、多尿、纳差伴体重下降 4 个月。查体：身高 171cm，体重 65kg。血糖 19.2mmol/L，尿酮（+）。

36. 如何制定饮食治疗措施

    A. 按理想体重计算饮食

    B. 按实际体重计算饮食

    C. 按理想体重计算饮食，尽量减少脂肪摄入

    D. 按理想体重计算饮食，碳水化合物比例越少越好

    E. 按理想体重计算饮食，增加蛋白质比例

37. 根据目前情况，最佳治疗方案是哪项

    A. 长效胰岛素治疗   B. 短效胰岛素治疗

    C. 磺脲类降糖药治疗   D. 双胍类降糖药

    E. 混合胰岛素治疗

38. 在治疗 2 个月后空腹血糖为 10mmol/L，中、晚餐前血糖控制较满意。此时最佳的选择措施是

    A. 中、晚餐前加用中效胰岛素

    B. 早餐前增加 1 次短效胰岛素

    C. 晚餐减量

    D. 加强午夜及凌晨血糖监测，然后再调整胰岛素用量

    E. 睡前加用口服二甲双胍

（39～41 题共用题干）

男性，17 岁。1 型糖尿病人，用胰岛素治疗。因突然晕倒被送急诊室就诊，体温不高，皮肤潮湿多汗，无呕吐、抽搐。

39. 下列哪项是应立即采取的措施

    A. 立即测指尖血糖

    B. 输液

    C. 输液中加入胰岛素，每小时滴入 5U 胰岛素

    D. 静脉推注 50% 葡萄糖液

    E. 肌内注射适当抗生素

40. 下列哪项检查对确定病人有无酸中毒无意义

    A. 血糖测定   B. 血 pH 测定

    C. 二氧化碳结合力   D. 苯酚氢根浓度测定

E. 阴离子间隙

41. 为确诊该患者有无乳酸酸中毒，最有意义的检查是

  A. 血乳酸浓度   B. 血 pH

  C. 二氧化碳结合力   D. 苯酚氢根浓度

  E. 阴离子间隙

（42～43 题共用题干）

女性，38 岁。糖尿病 12 年，每日皮下注射混合胰岛素治疗，早餐前 30U，晚餐前 24U，每日进餐规律，主食量 300g，近日来空腹血糖 12.5mmol/L，餐后血糖 7.6～9.0mmol/L。

42. 为确定空腹高血糖的原因最有意义的检查是

  A. 多次测定空腹血糖   B. 多次测定餐后血糖

  C. 测定糖化血红蛋白   D. 夜间血糖监测

  E. 口服葡萄糖耐量试验

43. 较为合适的处理是

  A. 调整进餐量   B. 胰岛素调整剂量

  C. 加磺脲类降糖药物   D. 加双胍类降糖药物

  E. 改用口服降糖药

（44～45 题共用题干）

男性，70 岁。软弱无力，进食减少，口渴、多尿 2 周，近 2 天嗜睡。急诊检查：BP 70/50mmHg，神志朦胧，皮肤干燥失水，呼吸 34 次/分，心率 108 次/分，尿糖（++++），尿酮（±）。既往无糖尿病病史。

44. 最可能的诊断是

  A. 糖尿病肾病

  B. 糖尿病性神经病变

  C. 糖尿病酮症酸中毒

  D. 糖尿病乳酸性酸中毒

  E. 高渗性非酮症糖尿病昏迷

45. 最主要的治疗措施是

  A. 抗感染

  B. 肾上腺皮质激素

  C. 口服降血糖药

  D. 小剂量胰岛素及补液

  E. 补充碱性药物

（46～48 题共用题干）

女性，28 岁。妊娠 2 个月，有怕热、心悸、多食、善饥。

46. 为确认该患者有无甲亢，下列试验中以何者为首选

  A. FT_3、FT_4 测定   B. 甲状腺摄碘率

  C. TRH 兴奋试验   D. T_3 抑制试验

  E. FT_3、FT_4 测定

47. 此病人宜首选下列哪种治疗

  A. 丙硫氧嘧啶   B. ^{131}I 治疗

  C. 普萘洛尔   D. 甲巯咪唑

E. 丙硫氧嘧啶

48. 如病人要求手术治疗，应选择以下哪种方案

  A. 先用 MTU 控制病情至症状控制，心率 <100 次/分，FT_3、FT_4 正常，于妊娠 4～6 月手术

  B. 先用 PTU 控制病情至症状控制，心率 <100 次/分，FT_3、FT_4 正常，于妊娠 3～6 月手术

  C. 先用 PTU 控制病情至症状控制，心率 <80 次/分，FT_3、FT_4 正常，于妊娠 4～6 月手术

  D. 先用甲巯咪唑控制病情至症状控制，心率 <80 次/分，FT_3、FT_4 正常，于妊娠 4～6 月手术

  E. 先用甲巯咪唑控制病情至症状控制，心率 <100 次/分，FT_3、FT_4 正常，于妊娠 2～6 月手术

（49～50 题共用题干）

男性，55 岁。糖尿病病史 10 年。近 2 个月发现眼底出血及肺结核，以短效及中效胰岛素控制血糖，空腹血糖为 12mmol/L，三餐后 2 小时血糖分别为 7.5mmol/L，6.8mmol/L，7.8mmol/L。

49. 该患者最应做的检查是

  A. 查糖化血红蛋白   B. 查三餐后尿糖

  C. 查空腹尿糖   D. 查生化全套

  E. 监测凌晨 3～4 时血糖

50. 该患者最应该采取的治疗措施是

  A. 加用优降糖   B. 早餐前胰岛素加量

  C. 晚餐前胰岛素加量   D. 加用拜糖平

  E. 调整睡前中效胰岛素

（51～52 题共用题干）

男性，58 岁。心悸、手抖 3 年，加重 1 个月。查体：P 110 次/分，BP 160/60mmHg，消瘦，皮肤潮湿，甲状腺可触及，可闻及血管杂音，颈静脉无怒张，心界不大，心率 134 次/分，律绝对不整，心音强弱不等，肺、腹（-），下肢不肿。

51. 该病人最可能的病因是

  A. 冠心病   B. 老年退行性心脏病

  C. 扩张性心肌病   D. 高血压性心脏病

  E. 甲亢性心脏病

52. 首选治疗方案应为

  A. 抗甲状腺药物

  B. 手术

  C. 放射性碘

  D. 先辅以药物治疗，病情有所控制后行放射性碘治疗

  E. 以上都不对

（53～55 题共用题干）

男性，17 岁。多饮、多尿，消瘦 1 月，腹痛、呕吐 1 天，急诊入院。查体：T 37℃，BP 90/60mmHg，P 120 次/分，

呼吸深大，有烂苹果味。

53. 下列检查中最可能异常的是
　　A. 血乳酸　　　　　　　B. 血象
　　C. 血电解质　　　　　　D. 血糖
　　E. 血渗透压

54. 最可能异常的血生化表现是
　　A. 血钠升高、二氧化碳结合力下降
　　B. 血钠正常、二氧化碳结合力正常
　　C. 血钠升高、二氧化碳结合力正常
　　D. 血钠升高、二氧化碳结合力升高
　　E. 血钠升高、二氧化碳结合力下降

55. 对疾病诊断最有意义的检查是
　　A. 尿糖、尿酮　　　　　B. 血乳酸
　　C. 血电解质　　　　　　D. 血 pH
　　E. 血二氧化碳结合力

(56~57 题共用题干)

高血压患者，女性，58 岁。血钾 2.0mmol/L。

56. 为进一步确诊应做以下检查，除了
　　A. 尿常规（pH、比重、PRO）
　　B. 醛固酮测定
　　C. 尿 17 - 羟类固醇
　　D. 低钠试验
　　E. 高钠试验

57. 高血压低血钾可能由下列疾病引起，除了
　　A. 摄入甘草
　　B. 先天性 11 - β 羟类固醇脱氢酶缺陷
　　C. 异位 ACTH 综合征
　　D. 原醛
　　E. 肾上腺皮质功能低减

(58~59 题共用题干)

男性，52 岁。清晨因叫不醒被送来急诊，以前曾有多次清晨不易唤醒，胡言乱语及行为异常，进甜食后可缓解。无糖尿病家族史。体检发现患者肥胖，呈昏迷状态，心、肺、腹（-）。

58. 以下最可能异常的是
　　A. 血 BUN　　　　　　　B. 血 ALT
　　C. 血糖　　　　　　　　D. 血氨
　　E. 血钠

59. 最有效的急救措施为
　　A. 静点谷氨酸钠　　　　B. 静推 50% 葡萄糖
　　C. 静点支链氨基酸　　　D. 利尿
　　E. 静点 10% 葡萄糖

(60~61 题共用题干)

患者，男性，68 岁。轻度口干、多饮 3 个月，4 天前因头晕、恶心、纳差进行输液治疗，每日约输 5% 葡萄糖液 1000ml，患者逐渐出现嗜睡，1 小时前抽搐后昏迷。查体：血压 80/60mmHg，皮肤弹性差，病理征（-）。血糖 35mmol/L，血钠 156mmol/L，尿酮体（+）。

60. 该患者的诊断是
　　A. 糖尿病酮症酸中毒　　B. 脑血管意外
　　C. 高渗性昏迷　　　　　D. 糖尿病酮症
　　E. 脑水肿

61. 患者首要的抢救措施为
　　A. 立即使用脱水剂　　　B. 补液
　　C. 静脉注射胰岛素　　　D. 抗感染
　　E. 吸氧

(62~64 题共用题干)

男性，25 岁。沿海居民，甲状腺肿 3 年，结节感，质软，无其他不适症状。

62. 完成下列哪项检查可确诊
　　A. T_3、T_4、TSH + 甲状腺扫描
　　B. TGAb、TPOAb
　　C. FT_3、FT_4、TSH + TGAb、TPOAb + 甲状腺扫描
　　D. 甲状腺 B 超 + TRAb
　　E. TRH 兴奋试剂

63. 可能的诊断是
　　A. 无痛性甲状腺炎　　　B. 桥本病
　　C. Graves 病　　　　　　D. 甲状腺瘤
　　E. 单纯甲状腺肿

64. 治疗措施是
　　A. 抗病毒治疗
　　B. PTU 口服
　　C. L - T4 口服
　　D. 高碘饮食，定期复查
　　E. 以上都不正确

(65~66 题共用题干)

男性，20 岁。半年前车祸，头部受伤昏迷。近 3 个月来，多饮、多尿，每日尿量超过 6000ml。

65. 下列检查中可能出现异常的是
　　A. 血糖　　　　　　　　B. 尿比重
　　C. 甲状腺功能　　　　　D. 肾功能
　　E. 肝功能

66. 预计这种异常表现在
　　A. 空腹血糖高　　　　　B. 甲状腺功能亢进
　　C. 尿比重低于 1.005　　D. 血肌酐升高
　　E. 肝酶升高

(67~69 题共用题干)

男性，20 岁。神志不清 2 小时入院。既往患 1 型糖尿病 5

年，长期皮下注射胰岛素。近 3 天因腹泻而停用。查体：血压 70/50mmHg，皮肤中度失水征，呼吸深大，有烂苹果味，心率 130 次/分。

67. 最可能的诊断是

    A. 高渗性非酮症性糖尿病昏迷

    B. 糖尿病酮症酸中毒

    C. 糖尿病乳酸性酸中毒

    D. 低血糖昏迷

    E. 感染性休克

68. 最可能与诊断无关的检查是

    A. 血气分析   B. 血电解质测定

    C. 血糖   D. 尿糖、尿酮

    E. 血培养

69. 需立即采取的治疗措施是

    A. 静脉滴注 5% 苯酚氢钠

    B. 纠正电解质紊乱

    C. 补液并恢复皮下注射胰岛素

    D. 补液加有效的抗生素

    E. 补液同时静脉滴注胰岛素

(70 ~ 71 题共用题干)

女性，42 岁。已确诊多腺体自身免疫综合征，面色苍白，畏寒，乏力，易感冒，闭经。查体 BP 80/60mmHg，FBG 3.0mmol/L。

70. 患者的治疗不包括

    A. 糖皮质激素   B. 雌激素

    C. 胰高血糖素   D. 多种维生素

    E. L – T4

71. 给药的顺序应是

    A. 胰高血糖素→L – T4→糖皮质激素

    B. L – T4→糖皮质激素→雌激素

    C. 糖皮质激素→L – T4→雌激素

    D. 糖皮质激素→L – T4→胰高血糖素

    E. 糖皮质激素 – 雌激素→L – T4→维生素

(72 ~ 73 题共用题干)

男性，65 岁。2 型糖尿病病史 12 年，双下肢袜套感 3 年，伴间断针刺样疼痛，夜间及寒冷季节加重，近半年感双下肢无力，肌肉萎缩。

72. 提示患者最可能存在

    A. 糖尿病神经病变

    B. 脑血管意外

    C. 腰椎病

    D. 老年性退行性骨关节病

    E. 糖尿病足

73. 关于此病变下列说法中不正确的是

    A. 是截肢、致残的主要原因

    B. 是大血管病变的一种表现

    C. 检查可发现早期腱反射减弱或消失

    D. 在临床症状出现前，电生理检查就可发现异常

    E. 最常累及自主神经

(74 ~ 75 题共用题干)

女性，46 岁。口渴、多饮、多尿、体重下降 3 年，恶心、呕吐 2 天，身高 165cm，体重 50kg，无糖尿病家族史，尿酮体（＋＋），空腹血糖 17.9mmol/L。

74. 该患者最需要进行哪两种糖尿病类型的鉴别

    A. 2 型糖尿病与 LADA

    B. LADA 与特发性 1 型糖尿病

    C. MODY 与 2 型糖尿病

    D. 2 型糖尿病与线粒体基因突变糖尿病

    E. MODY 与 LADA

75. 该患者目前最具有鉴别诊断意义的实验室检查是

    A. IAA   B. ICA

    C. 空腹胰岛素   D. GAD65

    E. 空腹 C

(76 ~ 77 题共用题干)

女性，26 岁。产后面色变红、肥胖 1 年半，乏力、头痛加重半年，并口渴、多饮，夜间尿量达 1700ml，比白天多。查体：血压 180/126mmHg，脉率 164 次/分，向心性肥胖，面色红黑、有痤疮，皮肤薄、乳晕及指关节伸侧色较深，腹壁、腘窝及腋窝周围有紫纹，双下肢有可凹性水肿。

76. 最可能的诊断是

    A. 产后高血压伴肥胖   B. 2 型糖尿病

    C. 醛固酮增多症   D. 库欣综合征

    E. 肾上腺嗜铬细胞瘤

77. 为明确诊断应选择

    A. ACTH 兴奋试验

    B. 小剂量地塞米松抑制试验

    C. 糖耐量试验

    D. 螺内酯（安体舒通）试验

    E. 24 小时尿儿茶酚胺测定

(78 ~ 79 题共用题干)

男性，60 岁。中午参加宴会，返家后恶心、呕吐、躁动不安。说话语无伦次，不认人，急来就诊。就诊途中，逐渐安静，并入睡，呼之稍有反应，处于类木僵状态。补充病史：未饮酒，只喝饮料，平时常有心慌、出汗、乏力，每于进食或喝糖奶之后消失。

78. 此时最重要的实验室检查是

    A. 血常规   B. 血钾、钠、氯化物

    C. 血淀粉酶   D. 血糖定量

    E. 谷丙转氨酶

79. 此临床征象的初步诊断，最可能的是

    A. 急性反应状态   B. 分裂症样精神障碍

    C. 癔症   D. 糖尿病

    E. 以上都不对

（80～81 题共用题干）

女性，35 岁。高血压病史 2 年，半年来多饮、多尿，反复手足麻木，家族中无类似病史。

80. 下列检查中最有意义的是

    A. 血 ACTH   B. 血钾

    C. 血磷   D. 血氯

    E. 血 BUN

81. 诊断性治疗的最佳选择是

    A. 氨苯蝶啶   B. 钙通道阻滞剂

    C. 螺内酯   D. ACEI

    E. α 受体阻滞剂

（82～84 题共用题干）

女性，48 岁。近 1 个月感口渴，饮水量增至每天 2000ml。身高 156cm，体重 71kg，空腹血糖 180mg/dl（10.0mmol/L），餐后血糖 252mg/dl（14.0mmol/L），系初次发现血糖高，过去无糖尿病病史。

82. 给患者的治疗建议是

    A. 饮食及运动治疗

    B. 双胍类降血糖药

    C. 磺脲类降血糖药

    D. α 葡萄糖苷酶抑制剂

    E. 胰岛素

83. 按以上建议治疗 3 个月后空腹血糖 163mg/dl（86mmol/L），餐后血糖 225mg/dl（12.5mmol/L），进一步治疗应建议

    A. 氯磺丙脲   B. 格列齐特

    C. 二甲双胍   D. 阿卡波糖

    E. 正规胰岛素

84. 4 年后该患者被发现有浸润型肺结核，降血糖治疗宜

    A. 原降血糖药增加剂量

    B. 改用降血糖作用更强的口服降血糖药

    C. 增加一种口服降血糖药

    D. 双胍类、磺脲类、α 葡萄糖苷酶抑制剂联合使用

    E. 胰岛素治疗

（85～86 题共用题干）

男性，73 岁。发热、咳嗽、咳痰 10 天，神志不清 1 天，急诊入院。发病以来纳差，尿量不少。有高血压、糖尿病病史。查体：T 37.5℃，BP 120/80mmHg，R 24 次/分。昏迷，皮肤干燥，双下肺较多湿啰音。WBC 12×10⁹/L，分叶 76%。

85. 首先应进行的检查是

    A. 尿糖及酮体   B. 血电解质

    C. 血气   D. ECG

    E. 胸片

86. 下列检查中对诊断和治疗最有意义的可能异常是

    A. 血清钾、钠、氯   B. 血二氧化碳结合力

    C. 血 pH   D. 血乳酸

    E. 以上都不对

（87～88 题共用题干）

女性，26 岁。已婚。因消瘦、乏力、食欲亢进、心慌 4 月余就诊。近 2 年应用口服避孕药避孕。

87. 下述哪项体征对 Graves 病的诊断最有价值

    A. 双手震颤

    B. 心动过速

    C. 双眼裂增宽

    D. 甲状腺弥漫肿大Ⅱ度，双上极可闻及血管杂音

    E. 体温 37.5℃

88. 下述哪项检查对此患者最有意义

    A. FT_3、FT_4、TSH 测定

    B. TT_3、TT_4、TSH 测定

    C. TSH 受体抗体测定

    D. 甲状腺吸碘率测定

    E. TGA、TM

* （89～91 题共用题干）

女性，35 岁。身高 160cm，体重 75kg。查体：血压 150/90mmHg，两下腹壁及大腿内侧有纵行红色纹。

89. 对此病人首先应考虑的检查项目是

    A. 血皮质醇   B. 血脂

    C. 美替拉酮试验   D. 血浆 ACTH 测定

    E. 地塞米松抑制试验

90. 为鉴别单纯性肥胖与 Cushing 综合征，应进一步做的检查是

    A. 大剂量地塞米松抑制试验

    B. 小剂量地塞米松抑制试验

    C. 血浆皮质醇测定

    D. 美替拉酮试验

    E. 血浆皮质醇昼夜节律

91. 下列何项检查不能用以鉴别肾上腺皮质增生和腺瘤

    A. 大剂量地塞米松抑制试验

    B. 血浆皮质醇昼夜节律

    C. 垂体蝶鞍照片

    D. 放射性碘化胆固醇肾上腺扫描

    E. 美替拉酮试验

* （92～93 题共用题干）

女性，43 岁。主因咳嗽、咳痰、发热 1 周，昏迷半天急

诊入院。既往 Addison 病史。查体：血压 80/50mmHg，呼吸 23 次/分，口唇及面部皮肤可见色素沉着，左下肺可闻及少量湿啰音。

92. 此病人昏迷的原因可能是

    A. 肺性脑病   B. 感染中毒性脑病

    C. 肾上腺皮质功能不全危象   D. 低血糖昏迷

    E. 垂体危象

93. 为抢救病人最需要的化验检查是

    A. 血常规   B. 尿常规

    C. 心电图   D. 电解质和血糖

    E. 胸片

* （94～96 题共用题干）

男性，63 岁。体重增加 1 年，头痛 1 个月就诊。查体：身高 172cm，体重 85kg，血压 160/95mmHg，向心性肥胖，下腹部及大腿上部多量紫纹，尿蛋白 （－），尿糖 （＋）。

94. 该病人首要进行的检查是

    A. 24h 尿 17－羟、17－酮

    B. OGTT

    C. 血皮质醇水平

    D. 血醛固酮水平

    E. 血钠、钾

95. 为全面评估病人的身体状况，下列哪项为非必须检查

    A. 血钠、钾   B. OGTT

    C. 垂体 MRI   D. 骨穿

    E. 眼底与视野检查

96. 检查发现该病人蝶鞍扩大，ACTH 31pmol/L，血皮质醇 1020nmol/L，小剂量地塞米松抑制后皮质醇为 813nmol/L，大剂量地塞米松抑制后皮质醇为 481nmol/L。该病人最可能的诊断是

    A. 异位 ACTH 综合征   B. 肾上腺皮质腺瘤

    C. Cushing 病   D. 肾上腺皮质腺癌

    E. 肾上腺皮质大结节性增生

* （97～99 题共用题干）

男性，65 岁。食欲亢进、体重增加 1 年。查体：身高 170cm，体重 85kg，腹部、臀部脂肪肥厚，下腹部及大腿上部可见淡红色紫纹。血压 150/100mmHg。初步诊断为 Cushing 综合征。

97. 检查发现患者 24h 尿游离皮质醇增高，血浆皮质醇：上午 8 时 560nmol/L，0 点 81.5nmol/L。为了明确诊断，还应做哪项检查

    A. ACTH 兴奋试验

    B. CRH 兴奋试验

    C. 小剂量地塞米松抑制试验

    D. 大剂量地塞米松抑制试验

    E. 美替拉酮试验

98. 检查发现患者血钾 2.5mmol/L，24h 尿钾排出量 30mmol，为明确诊断应选择哪项检查

    A. ACTH 兴奋试验

    B. 血管紧张素Ⅱ加血钠测定

    C. 地塞米松抑制试验

    D. 肾素－血管紧张素－醛固酮测定

    E. 胰岛素低血糖兴奋试验

99. 患者口服地塞米松 0.5mg/6h，连续 2 天。服药后 24h 尿 17－羟、17－酮较服药前下降 67.0%。此时可能的诊断为

    A. 多囊卵综合征   B. 单纯性肥胖

    C. 原发性醛固酮增多症   D. 皮质醇增多症

    E. 原发性高血压

* （100～101 题共用题干）

女性，33 岁。近 2 年来反复出现清晨不易唤醒，饮糖水后可缓解，且发作逐渐频繁。

100. 其最可能的诊断为

    A. 肝癌晚期   B. 胰岛素瘤

    C. 糖原累积病   D. 腺垂体机能减退症

    E. 肝硬化

101. 如果血气分析报告 pH 7.30，首先应检查的是

    A. 甲状旁腺素   B. 尿酸化功能

    C. 肝功能   D. 甲状腺功能

    E. 免疫功能

* （102～104 题共用题干）

男性，39 岁。反复发作性头痛、心悸、出汗 3 年，再发 1h 急诊入院。检查发现面色苍白，血压 200/130mmHg，心率 136 次/分。

102. 为对患者进行初筛诊断，以下哪种检查最先考虑

    A. 甲状腺功能   B. 血白细胞计数

    C. 血糖测定   D. 24h 尿 VMA 定性

    E. 24h 尿游离皮质醇测定

103. 若患者测血压持续在 200/130mmHg，下列哪项检查对诊断有帮助

    A. 螺内酯试验   B. 酚妥拉明试验

    C. 胰高血糖素试验   D. 皮质醇节律

    E. 地塞米松抑制试验

104. 患者某夜间突然剧烈头痛、烦躁、面色苍白，血压为 190/130mmHg，心率 140 次/分，几分钟后明显大汗、恶心、血压降至 40/20mmHg。患者可能发生除哪项以外的情况

    A. 肿瘤可能以分泌肾上腺素为主

    B. 嗜铬细胞瘤瘤内出血

C. 心衰

D. 低血糖反应

E. 严重心律失常

＊（105～106题共用题干）

女性，24岁。晨起时发现四肢无力，双下肢较重。既往有类似发作。在社区诊所输入5%葡萄糖1000毫升后，四肢无力加重。查体：双上肢肌力2级，双下肢肌力1级，四肢腱反射减弱，感觉无异常。

105. 该患者首先考虑的诊断为

A. 重症肌无力　　　　　B. 低钾周期性瘫痪

C. 吉兰－巴雷综合征　　D. 颈椎病

E. 急性脊髓炎

106. 该病确诊前，必须排除

A. 甲亢

B. 原发性醛固酮增多症

C. 肾小管酸中毒

D. 胃肠道疾病所致

E. 以上均正确

＊（107～108题共用题干）

12岁男孩，初生时正常，智力良好，家庭环境尚好，家长发现自幼生长慢于其他儿童，最近与同班同学相比差异更大。查体：身高110cm，体重20kg，心、肺、腹（－），双睾丸较同龄人小，声音细脆。

107. 这种异常最可能的疾病是

A. 甲状腺功能减退症　　B. 21－羟化酶缺乏症

C. 性腺发育障碍　　　　D. 垂体性侏儒症

E. 青春期延迟

108. 以下检查中最可能出现异常的是

A. 胰岛素低血糖试验　　B. 视力、视野检查

C. 血清GH测定　　　　　D. 葡萄糖耐量试验

E. 生长介素测定

＊（109～111题共用题干）

女性，45岁。反复发作性头痛、心悸、恶心3年，发作时面色苍白，血压升高，最高时达240/135mmHg，平时血压正常。

109. 该病人最可能的诊断是

A. 原发性高血压　　　　B. 嗜铬细胞瘤

C. 脑血管疾病　　　　　D. 醛固酮增多症

E. 主动脉瘤

110. 患者住院期间血压一直维持在130～150/80～95mmHg，为帮助该病人确立诊断宜行下列哪项检查

A. 酚妥拉明试验　　　　B. 胰岛素低血糖试验

C. 地塞米松抑制试验　　D. 胰高血糖素试验

E. 螺内酯试验

111. 患者在试验过程中出现血压升高达200/120mmHg，心率130次/分，此时的处理是

A. 立即静脉缓慢推注酚妥拉明1～5mg。同时密切观察血压

B. 立即静脉缓慢推注普萘洛尔10mg

C. 哌唑嗪1mg口服

D. 酚妥拉明10～15mg溶于5%葡萄糖生理盐水500ml中缓慢静脉滴注

E. 酚苄明10mg口服

＊（112～113题共用题干）

女性，45岁。身高155cm，体重80kg。体格检查：血压150/90mmHg，两下腹壁及大腿内侧有纵行红色。

112. 对此病人首先应考虑的检查项目是

A. 24小时尿游离皮质醇　　B. 血脂全套

C. 血ACTH测定　　　　　　D. 美替拉酮试验

E. 地塞米松抑制试验

113. 为鉴别单纯性肥胖与库欣综合征，需要做的进一步检查是

A. 大剂量地塞米松试验

B. 小剂量地塞米松试验

C. 美替拉酮试验

D. 血浆皮质醇测定

E. 血浆皮质醇节律测定

＊（114～115题共用题干）

男性，53岁。低热1周，伴焦虑、易怒、心悸、多汗。查体：T37.6℃，P10次/分；甲状腺可触及，右侧有结节、质硬、触痛明显，无震颤及杂音；舌、手细震颤（＋），ESR 78mm/第1小时末。

114. 最可能的诊断是

A. Graves病

B. 桥本病

C. 亚急性肉芽肿性甲状腺炎

D. 甲状腺腺瘤出血

E. 急性化脓性甲状腺炎

115. 甲状腺摄^{131}I率的结果最可能是

A. 4小时67%，24小时76%

B. 4小时2%，24小时4%

C. 4小时25%，24小时40%

D. 4小时62%

E. 以上都不对

＊（116～117题共用题干）

女性，64岁。近1年来腰背痛。脊柱X线检查示：胸12、腰1椎体锲形压缩性骨折。骨密度测定：腰椎低于正常年轻妇女峰值骨量均值2.5SD。实验室检查：血钙2.18mmol/L，血磷0.98mmol/L，血碱性磷酸酶134IU/L。

116. 其诊断最可能的是
   A. 原发性甲状旁腺功能亢进症
   B. 骨软化症
   C. 肾性骨病
   D. 原发性骨质疏松症
   E. 继发性甲状旁腺功能亢进症

117. 世界卫生组织对本病的诊断标准依据是
   A. 临床症状
   B. 跟骨超声骨密度测定
   C. 椎骨CT骨密度测定
   D. X线片
   E. 以上都不对

* （118～120题共用题干）
女性，28岁。有明显基础代谢增高症状和交感神经兴奋症状，突眼，甲状腺Ⅲ度大，质软，可闻及杂音。

118. 病史中哪项可能是错误的
   A. 多食   B. 消瘦
   C. 月经量多   D. 大便次数增多
   E. 复视

119. 下列哪项不可能是其化验结果
   A. T_3、T_4升高   B. FT_3、FT_4升高
   C. TSAb阳性   D. TSH升高
   E. CHO降低

120. 患者最可能的诊断为
   A. 毒性弥漫性甲状腺肿
   B. 地方性甲状腺肿
   C. 慢性淋巴细胞性甲状腺炎
   D. 亚急性甲状腺炎
   E. 碘甲亢

* （121～122题共用题干）
女性，18岁。身高160cm，体重90kg，月经量明显减少。腹部可见淡红色条纹，高血压，尿糖阳性。

121. 对于这个病人首先应该进行的检查是
   A. 血浆皮质醇   B. 尿游离皮质醇
   C. 血浆皮质醇节律   D. 血脂
   E. OGTT

122. 患者血皮质醇增高，为了鉴别单纯性肥胖和皮质醇增多症，应进行
   A. 血浆皮质醇
   B. 尿游离皮质醇
   C. 小剂量地塞米松抑制试验
   D. 大剂量地塞米松抑制试验
   E. 尿常规

* （123～124题共用题干）
女性，40岁。桥本甲状腺炎病史6年，近日出现体重增加，血脂增高，乏力，嗜睡。

123. 可能的诊断为
   A. 甲减   B. 甲亢
   C. 冠心病   D. 脑血栓
   E. 单纯性肥胖

124. 最应该首先进行的检查是
   A. 心电图   B. 头颅CT平扫
   C. 心梗3项   D. 甲状腺功能
   E. 血压

* （125～126题共用题干）
女性，40岁。近半年来体重明显增加，伴乏力，纳差，便秘；血清TSH 60mU/L（正常0.6～4mU/L），双下肢非指凹性水肿。甲状腺Ⅱ度肿大，不平，呈橡皮样韧硬。

125. 根据临床表现，最先考虑下列哪项诊断
   A. 急性肾炎   B. 肥胖症
   C. 更年期综合征   D. 心力衰竭
   E. 甲状腺功能减退症

126. 最可能的病因是
   A. 结节性甲状腺肿   B. 慢性肾小球肾炎
   C. 桥本病   D. 特发性水肿
   E. 神经官能症

* （127～128题共用题干）
患者，男性，28岁。头颅被高空坠物砸伤昏迷，手术治疗后患者清醒，但患者出现尿量增多，每日达8000～10000ml，尿比重1.002，烦渴，每日饮水量约5000ml。

127. 患者可能存在
   A. 糖尿病   B. 中枢性尿崩症
   C. 精神性多饮   D. 急性肾衰竭
   E. 肾性尿崩症

128. 为明确诊断应行下列何种检查
   A. OGTT   B. 禁水加压试验
   C. 头颅CT   D. 肾穿刺
   E. 双肾CT

* （129～130题共用题干）
女性，36岁。肥胖1年就诊。查体：满月面，皮肤多痤疮，毛发浓密，唇周有小量胡须，颈部脂肪垫厚，血压150/100mmHg。

129. 下述哪项体征是Cushing综合征诊断的重要线索
   A. 乏力   B. 高血压
   C. 水牛背   D. 骨质疏松
   E. 皮肤宽大紫纹

130. 下列哪项是明确诊断必不可少的检查
   A. 24h尿钾测定

B. 测定血浆皮质醇节律

C. 24h 尿肌酸测定

D. 24h 尿蛋白测定

E. 血浆醛固酮测定

＊（131～132 题共用题干）

患者，女性，肥胖，痤疮，皮肤紫纹。化验血皮质醇增高，血糖增高，小剂量地塞米松抑制试验血皮质醇较对照日低 38%，大剂量地塞米松抑制试验较对照日低 78%。

131. 该患者最可能的诊断是

    A. 单纯性肥胖   B. Cushing 病

    C. 肾上腺皮质腺瘤   D. 异位 ACTH 综合征

    E. 糖尿病

132. 错误的减肥方法是

    A. 控制高糖、高热量饮食的摄入

    B. 不良行为的干预

    C. 增加体育锻炼

    D. 以上三项加药物

    E. 依赖于药物

＊（133～135 题共用题干）

女性，40 岁。10 年前生育一子后闭经，体力差，常因为感染脱水，血压低。

133. 以下检查中最可能出现异常的是

    A. 血糖   B. 尿 17 - OHCS

    C. ACTH 兴奋试验   D. ACTH

    E. 电解质

134. 预计可能的疾病是

    A. 交感性低血糖   B. 继发闭经

    C. Addison 病   D. sheehan 病

    E. 以上都不是

135. 最有效的治疗是

    A. 静脉滴注 ACTH

    B. 输入盐水加胰岛素

    C. 输入糖盐水加氢化可的松

    D. 输入糖盐水加地塞米松

    E. 输入葡萄糖加抗生素

＊（136～137 题共用题干）

女性，40 岁。发现高血压 3 年，血压经常维持在 180/100mmHg，伴口干、多尿，以夜尿增多为主。化验血钾为 3.0mmol/L，时常出现四肢麻木和手足搐搦。

136. 病因诊断可能为

    A. 原发性高血压

    B. 肾脏疾病

    C. 嗜铬细胞瘤

    D. 原发性醛固酮增多症

    E. 脑血管栓塞

137. 出现四肢麻木和手足搐搦的原因应除外

    A. 细胞内钾离子丢失

    B. 细胞内钠氢离子增加

    C. 细胞内 pH 上升

    D. 碱中毒时，细胞外液游离钙减少

    E. 尿镁排出增多

＊（138～139 题共用题干）

患者，女性，17 岁。月经未来潮，乳房未发育，因四肢无力查血钾 2.2mmol/L，血压 150/90mmHg。

138. 患者 CT 检查示双肾上腺增生，B 超提示子宫缺如。考虑患者可能为

    A. 特醛症   B. 皮质醇增多症

    C. 盐皮质激素过多综合征 D. 腺垂体功能减低

    E. 原发性高血压

139. 下列哪一项不是该症常见的生化表现

    A. 雌激素减低   B. ACTH 增多

    C. 皮质醇增多   D. 皮质酮升高

    E. 血 17 - 羟孕酮降低

【B 型题】

（1～3 题共用备选答案）

    A. T_3 抑制试验抑制率 >50%

    B. 甲状腺微粒体抗体明显增高

    C. 螺内酯（安替舒通）试验阳性

    D. 摄碘率降低

    E. 摄碘率升高

下列病人可出现哪项实验室检查异常

1. 男性，40 岁。因咽痛，颈前区疼痛伴发热 2 周就诊。查体：体温 38.5℃，甲状腺Ⅱ度肿大，双侧甲状腺可触及结节，压痛明显，T_3、T_4 水平稍增高

2. 女性，49 岁。因畏寒，面部浮肿 2 月余就诊。查体：甲状腺Ⅱ度肿大，心率 60 次/分，律齐，双下肢胫前黏液性水肿，甲状腺穿刺可见大量淋巴细胞

3. 女性，21 岁。心慌、多汗、伴纳亢 2 月余来诊。查体：明显消瘦，略有突眼，甲状腺Ⅱ度肿大，右上极可闻血管杂音，心率 124 次/min，心搏有力，双手细微震颤（＋＋）

（4～7 题共用备选答案）

    A. 抑制甲状腺素合成

    B. 抑制甲状腺素释放

    C. 阻断外周组织 T_4 向 T_3 转化

    D. 抑制 5L 脱碘酶

    E. 破坏甲状腺滤泡细胞

4. 丙硫氧嘧啶能够

5. 普萘洛尔能够

6. 复方碘溶液能够

7. 放射性碘能够

（8～9题共用备选答案）

   A. 普萘洛尔

   B. 醋酸可的松

   C. 甲状腺片

   D. 甲巯咪唑（他巴唑）

   E. 丙硫氧嘧啶

下列病人宜首先采用何种药物治疗

8. 女性，29岁。甲状腺功能亢进病史3年，曾规则治疗2年，症状消失。已停药1年。目前妊娠32周，妊娠以来出现心慌、多汗、纳亢、消瘦，未服用任何抗甲状腺药物。近1周症状加重来诊。查FT_3、FT_4水平明显增高

9. 女性，30岁。半年前因患垂体瘤行经颅垂体瘤切除术，2月来纳差、乏力，伴头晕，畏寒来诊。查体：面色苍白，轻度贫血貌，血压12/8kpa（90/60mmHg），心率56次/min，双下肢可见胫前黏液性水肿

（10～11题共用备选答案）

   A. 甲状腺功能正常性浸润性突眼

   B. Graves病

   C. 亚急性甲状腺炎

   D. 缺碘性甲状腺肿

   E. Graves病，Graves眼病

10. 女性，40岁。易激动，无多食，眼结合膜充血水肿，眼球活动受限，突眼度20mm，T_3抑制率＞50%，T_3、T_4正常。应诊断为

11. 男性，23岁。颈前痛1周，右侧可扪及一个0.5cm×0.5cm的结节，有压痛，PBI增高，摄碘率降低。应诊断为

（12～13题共用备选答案）

   A. 抗甲状腺药物联合甲状腺素、免疫抑制剂、球后放射治疗

   B. 突眼度2mm

   C. 局部用药、眼罩、利尿、限盐等

   D. 视力减退、眼肌麻痹、复视

   E. 以上都是

12. 浸润性突眼

13. 非浸润性突眼

（14～17题共用备选答案）

   A. 经蝶窦切除垂体微腺瘤

   B. 垂体放疗

   C. 一侧肾上腺肿瘤摘除

   D. 开颅手术＋垂体放疗

   E. 一侧肾上腺全切＋另储肾上腺大部分切除，术后做垂体放疗

14. 垂体性发现一6.8mm×7.5mm大小腺瘤。应采用何种治疗

15. 垂体手术未发现肿瘤而临床症状严重的Cushing病。应采用何种治疗

16. 垂体发现一1cm×1.8cm大小腺瘤。应采用何种治疗

17. 右侧肾上腺皮质一3.5cm×2.8cm大小腺瘤。应采用何种治疗

（18～19题共用备选答案）

   A. 胰高血糖素试验

   B. 胰岛素低血糖试验

   C. 酚妥拉明试验

   D. 甲氧氯普胺刺激试验

   E. 地塞米松抑制试验

18. 疑嗜铬细胞瘤的病人，血压平稳时为帮助诊断应选择的试验是

19. 疑嗜铬细胞瘤的病人，如果血压超过170/110mmHg，为明确诊断应选择的试验是

（20～24题共用备选答案）

   A. 空腹血糖   B. 糖化血红蛋白

   C. 尿糖   D. GHbAlc

   E. 葡萄糖耐量试验

20. 糖尿病诊断的指标是

21. 胰岛素剂量调整最简便的检查是

22. 糖尿病控制程度的评估指标是

23. 糖耐量异常的诊断需要

24. 鉴别1型和2型糖尿病最好的指标是

（25～27题共用备选答案）

   A. OGTT   B. GHbAlc

   C. 血脂检查   D. 监测血糖

   E. Cr/BUN

25. 男性，48岁。体检发现空腹血糖6.9mmol/L，无明显口干、多尿。应采取哪项实验室检查

26. 男性，40岁。糖尿病史1年，坚持药物治疗。为了解近2～3月的血糖总水平，应做哪项检查

27. 女性，28岁。1型糖尿病史5年，长期胰岛素治疗。近来血糖波动大，低血糖发作频繁，最高血糖水平达14.0mmol/L，最低至2.1mmol/L。为了精确合理地调整胰岛素剂量，必须采取哪项措施

（28～30题共用备选答案）

   A. 胰岛素治疗   B. 二甲双胍口服

   C. 格列齐特（达美康）口服 D. 单纯饮食控制

   E. 格列齐特（达美康）加二甲双胍口服

下列糖尿病病人的最佳治疗选择是

28. 女性，35岁。已婚，未育。糖尿病病史5年。已停经56天，检查证实早孕。空腹血糖10mmol/L

29. 男性，70 岁。因胰腺癌手术后发现血糖增高

30. 男性，45 岁。口干，多尿、多饮 2 月，胃纳亢进明显。身高 175cm，体重 85kg。空腹血糖 8.7mmol/L，餐后 2h 血糖 13.1mmol/L

（31 ~ 32 题共用备选答案）

  A. 硫脲类制剂   B. 碘制剂

  C. 普萘洛尔   D. 放射性碘

  E. 手术

31. 女性，40 岁。中度弥漫性甲状腺肿伴甲亢合并迁延性肝炎，且对抗甲状腺药物过敏。首选何种治疗

32. 女性，30 岁。结节性甲状腺肿伴甲亢。首选何种治疗

（33 ~ 34 题共用备选答案）

  A. 普萘洛尔   B. 利舍平

  C. 安定   D. 甲状腺片

  E. 复方碘溶液

33. 甲亢伴严重哮喘者禁用

34. 抗甲状腺药物治疗后，甲亢症状缓解，甲状腺继续增大时可加用

（35 ~ 36 题共用备选答案）

  A. 瞬时   B. 1 ~ 2 周

  C. 2 ~ 3 周   D. 3 ~ 4 周

  E. 4 ~ 12 周

35. 糖化血红蛋白 A 反映取血前血糖水平的时间是

36. 果糖胺反映取血前血糖水平的时间是

（37 ~ 38 题共用备选答案）

  A. B 细胞胰岛素分泌不足

  B. 以胰岛素抵抗为主伴胰岛素分泌不足

  C. 常染色体显性遗传

  D. 胰岛素作用遗传性缺陷

  E. 线粒体基因突变

37. MODY 的发病是由于

38. 2 型糖尿病的发病是由于

（39 ~ 40 题共用备选答案）

  A. 锌结晶胰岛素、半慢胰岛素锌悬液

  B. 半慢胰岛素锌悬液、中性鱼精蛋白锌胰岛素

  C. 慢胰岛素锌悬液、鱼精蛋白锌胰岛素

  D. 慢胰岛素锌悬液、中性鱼精蛋白锌胰岛素

  E. 特慢胰岛素锌悬液、鱼精蛋白锌胰岛素

39. 中效胰岛素是

40. 长效胰岛素是

（41 ~ 42 题共用备选答案）

  A. 甲苯磺丁脲   B. 氯磺丙脲

  C. 格列齐特   D. 格列喹酮

  E. 格列本脲

41. 合并肾功能不全的糖尿病病人常首选

42. 为了减轻或延缓糖尿病血管并发症的发生常首选

（43 ~ 44 题共用备选答案）

  A. 高渗盐水试验   B. 水利尿试验

  C. 螺内酯试验   D. 饥饿试验

  E. 酚妥拉明试验

43. 诊断胰岛素瘤有意义的试验是

44. 鉴别原发性醛固酮增多症与失钾性肾病的试验是

（45 ~ 46 题共用备选答案）

  A. D860   B. 氯磺丙脲

  C. 胰岛素   D. 格列苯脲

  E. 苯乙双胍

45. 一位妊娠妇女，空腹血糖为 10mmol/L，除用饮食控制外，可选用上述哪种药物治疗

46. 一位糖尿病合并糖尿病肾病的患者，经饮食控制后，空腹血糖在 7.8mmol/L，可先采用上述哪种药物治疗

（47 ~ 48 题共用备选答案）

  A. 尿糖（＋＋＋＋），酮体阴性

  B. 尿糖（＋＋＋＋），酮体强阳性

  C. 尿糖阴性，酮体阳性

  D. 尿糖（＋），酮体阳性

  E. 尿糖（＋），酮体阴性

47. 苯乙双胍引起酮尿最常见

48. 糖尿病酮中毒可见

（49 ~ 50 题共用备选答案）

  A. 半慢胰岛素锌混悬液

  B. 慢胰岛素锌混悬液

  C. 中性精蛋白锌胰岛素

  D. 低精蛋白锌胰岛素

  E. 精蛋白锌胰岛素

49. 速效胰岛素是

50. 长效胰岛素是

（51 ~ 53 题共用备选答案）

  A. 内分泌功能亢进   B. 内分泌功能减退

  C. 内分泌功能正常   D. 激素受体不敏感

  E. 下丘脑 - 垂体 - 靶腺轴的反馈抑制所致功能减退

51. 甲状腺功能亢进症是

52. 地方性甲状腺肿是

53. 1 型糖尿病是

（54 ~ 55 题共用备选答案）

  A. FT_3、FT_4 B. TT_3、TT_4

  C. TRAb   D. rT_3

  E. 甲状腺摄碘率

54. 诊断甲亢的首选实验室检查为

55. 甲亢内科治疗停药首选实验室检查为

（56～57题共用备选答案）

    A. 硫脲类制剂   B. 碘制剂

    C. 普萘洛尔   D. 放射性碘

    E. 手术

56. 女性，40岁。中度弥漫性甲状腺肿伴甲亢合并迁延性肝炎，且对抗甲状腺药物过敏，首选何种治疗

57. 女性，56岁。结节性甲状腺肿伴甲亢，首选何种治疗

（58～59题共用备选答案）

    A. 皮质醇   B. 血管加压素

    C. 泌乳素   D. 促甲状腺释放激素

    E. 肾上腺素

58. 腺垂体分泌的激素是

59. 神经垂体储存的激素是

（60～61题共用备选答案）

    A. 血清甲状腺球蛋白升高

    B. 血清降钙素升高

    C. 血清甲状旁腺素升高

    D. 血清垂体促甲状腺激素升高

    E. 血清 T_3、T_4 升高

60. 甲状腺滤泡状癌行甲状腺切除术后复发可见

61. 甲状腺高功能腺瘤可见

（62～63题共用备选答案）

    A. 血钙、血磷降低

    B. α羟化酶缺乏

    C. 尿钙降低

    D. 对 $1,25-(OH)_2D_3$ 反应不敏感

    E. 血碱性磷酸酶升高

62. 仅存在于Ⅰ型遗传性维生素 D 依赖性佝偻病和骨软化症的是

63. 仅存在于Ⅱ型遗传性维生素 D 依赖性佝偻病和骨软化症的是

（64～65题共用备选答案）

    A. 肝细胞核因子 $-1α$

    B. 肝核因子 $-4α$

    C. 胰岛素受体

    D. 神经源性生长因子 1

    E. 葡萄糖激酶

64. 哪种酶基因突变会导致 MODY

65. 哪种基因突变糖尿病预后最好

（66～68题共用备选答案）

    A. 肽类激素   B. 氨基酸类激素

    C. 胺类激素   D. 类固醇激素

    E. 其他类型的激素

66. 按化学性质分类，肾上腺素属于

67. 按化学性质分类，胰岛素属于

68. 按化学性质分类，醛固酮属于

（69～72题共用备选答案）

    A. 胰岛素释放指数升高

    B. 饥饿试验

    C. 低血糖伴 ACTH 升高，皮质醇下降

    D. 空腹低血糖伴肝功能异常

    E. 餐前有低血糖表现，血糖升高，胰岛素峰值延迟

69. 特发性功能性低血糖症

70. 胰岛素瘤

71. 早期 2 型糖尿病

72. 重症肝炎

（73～74题共用备选答案）

    A. 胰岛素分泌第一时相缺失或减弱，第二时相高峰延迟，代偿性增高

    B. 胰岛素分泌第一时相下降，第二时相代偿性增加

    C. 不论第一时相还是第二时相均减弱

    D. 第一时相对于控制餐后血糖非常重要

    E. 糖尿病早期不存在胰岛素分泌缺陷

73. 2 型糖尿病早期胰岛素分泌的特点是

74. 哪个是 2 型糖尿病发生早期反应性低血糖的病理生理基础

（75～79题共用备选答案）

    A. 溴隐亭   B. 噻庚啶

    C. 奥曲肽   D. 生长激素

    E. 醋酸可的松

75. 泌乳素最常用的药物是

76. ACTH 瘤最常用的药物是

77. 垂体性侏儒症最佳选用的药物是

78. 席汉综合征最常选用的药物是

79. GH 瘤可选用的药物是

（80～83题共用备选答案）

    A. 苍白无华   B. 色素沉着

    C. 面如满月   D. 面容臃肿

    E. 丑陋容貌

80. 库欣综合征可见

81. 肢端肥大症可见

82. Addison 病可见

83. 席汉综合征可见

（84～85题共用备选答案）

    A. 消瘦

    B. 肥胖

    C. 40 岁前发病

D. 伴家族性神经性耳聋

E. GAD 抗体阳性

84. 哪个是诊断 1 型糖尿病最重要的实验室指标

85. 哪个是线粒体基因突变糖尿病最典型的临床特征

（86～88 题共用备选答案）

A. 阴离子间隙增大　　　　B. CO_2CP 升高

C. 尿糖阴性　　　　　　　D. 血糖 11.1 mmol/L

E. 血钠 155 mmol/L

86. 高渗性昏迷可见

87. 糖尿病酮症酸中毒可见

88. 低血糖昏迷可见

（89～90 题共用备选答案）

A. 指骨内侧骨膜下皮质吸收与颅骨斑点状脱钙

B. 关节面出现虫凿样破坏

C. 脊柱竹节样改变

D. 骨皮质增厚，骨小梁增多，变粗

E. 股骨头囊肿样变

89. 对诊断原发性甲状旁腺功能亢进症有价值的 X 线表现是

90. 对诊断类风湿关节炎有价值的 X 线表现是

（91～92 题共用备选答案）

A. 视乳头水肿　　　　　　B. 视网膜脱离

C. 视神经萎缩　　　　　　D. 棉絮状软性渗出

E. 黄斑水肿

91. 背景性视网膜病变

92. 增殖性视网膜病变

（93～94 题共用备选答案）

A. OGTT 2 小时血糖 ≥7.8mmol 且 <11.1mmol/L，空腹血糖 <6.1mmol/L

B. 空腹血糖 <6.1mmol/L

C. 空腹血糖 <7mmol/L

D. OGTT 2 小时血糖 ≥7.8mmol/L

E. 有糖尿病症状，任何时候血糖 ≥11.1mmol/L

93. 哪个可诊断为糖尿病

94. 哪个可诊断为 IGT

（95～96 题共用备选答案）

A. 二甲双胍　　　　　　　B. 罗格列酮

C. 格列齐特　　　　　　　D. 阿卡波糖

E. 瑞格列奈

95. 男性，35 岁。肥胖，空腹血糖 10.4mmol/L，药物治疗首选

96. 女性，67 岁。肥胖，空腹血糖 6.9mmol/L，餐后 2 小时血糖 12.5mmol/L，饮食控制后血糖控制不满意，药物治疗首选

（97～101 题共用备选答案）

A. 胃肠道反应　　　　　　B. 乳酸酸中毒

C. 低血糖反应　　　　　　D. 白细胞减少

E. 水肿

97. 二甲双胍最严重的不良反应是

98. 罗格列酮最常见的不良反应是

99. 格列本脲最常见的不良反应是

100. 二甲双胍最常见的不良反应是

101. 阿卡波糖最常见的不良反应是

（102～106 题共用备选答案）

A. 刺激胰岛 β 细胞分泌胰岛素

B. 激活 PPARγ，提高细胞对胰岛素作用的敏感性

C. 抑制小肠黏膜刷状缘的 α - 葡萄糖苷酶

D. 抑制糖原异生和分解

E. 促进胰岛 β 细胞合成胰岛素

102. 阿卡波糖的作用机制是

103. 苯甲酸衍生物的作用机制是

104. 二甲双胍的作用机制是

105. 罗格列酮的作用机制是

106. 格列齐特的作用机制是

（107～111 题共用备选答案）

A. 糖尿病肾病 Ⅰ 期　　　B. 糖尿病肾病 Ⅱ 期

C. 糖尿病肾病 Ⅲ 期　　　D. 糖尿病肾病 Ⅳ 期

E. 糖尿病肾病 Ⅴ 期

107. 早期糖尿病肾病为

108. 临床糖尿病肾病为

109. 糖尿病肾病肾小球滤过率升高的是

110. 糖尿病肾病尿毒症期为

111. 糖尿病肾病尿白蛋白排泄率呈间歇性增高

（112～113 题共用备选答案）

A. 低血钾，低血钠，CO_2CP 下降

B. 正常血钾，低血钠，CO_2CP 正常

C. 低血钾，高血钠，CO_2CP 正常

D. 低血钾，高血钠，CO_2CP 升高

E. 正常血钾，高血钠，CO_2CP 升高

112. 糖尿病酮症酸中毒存在

113. 高渗性非酮症糖尿病昏迷存在

（114～116 题共用备选答案）

A. 高钠血症

B. 低容量血症（血容量减少）

C. 稀释性低血钠症

D. 浓缩性低钠血症

E. 上面提到的均无

114. 与水中毒相关的是

115. 与高渗性脱水相关的是

116. 与低渗性脱水相关的是

（117～118题共用备选答案）

  A. 驼背

  B. 髋部骨折

  C. 全身骨折

  D. X线检查示假性骨折

  E. 身材变短

117. 骨软化症的特征表现最具特征的是

118. 骨质疏松症的最严重危害是

（119～120题共用备选答案）

  A. 阻塞性通气障碍及呼吸中枢抑制

  B. 休克所致的低盐血症

  C. 水杨酸盐中毒

  D. 长期严重的呕吐

  E. 以上所列举的情况都不是

119. 代谢性碱中毒的病因有

120. 呼吸性碱中毒的病因有

（121～124题共用备选答案）

  A. 钙和维生素D   B. 雌激素

  C. 羟乙磷酸钠   D. 降钙素

  E. 氟化物

121. 采用间断性和周期性给药的是

122. 治疗期间应定期进行妇科检查的药物是

123. 治疗原发性骨质疏松症最基本的药物是

124. 除增加骨量外，还具有中枢性止痛作用的是

（125～128题共用备选答案）

  A. CM   B. VLDL

  C. IDL   D. LDL

  E. HDL

125. 具有运输内源性三酰甘油功能的血浆脂蛋白是

126. 含胆固醇及其酯最多的血浆脂蛋白是

127. 在小肠黏膜细胞合成的血浆脂蛋白是

128. 富含ApoB100的血浆脂蛋白是

（129～130题共用备选答案）

  A. 酮症   B. 胰岛素治疗

  C. 与HLA相关   D. 40岁前发病

  E. 大多有更明显的胰岛素抵抗

129. 哪个与2型糖尿病关系最密切

130. 哪个是1型糖尿病的特征

（131～133题共用备选答案）

  A. 甲状腺轻、中度大，质地韧，TgA

  B. TpoAb增高B、甲状腺轻，中度大，质地中等，无触痛，TRAb阴性

  C. 甲状腺轻、中度大，质地硬，触痛明显

  D. 甲状腺弥漫性对称肿大，质地不等，无压痛，TRAb阳性

  E. 甲状腺弥漫性或结节性肿大，T_4/T_3高，Tg增高

131. 产后甲状腺炎可见

132. 桥本病可见

133. 单纯性甲状腺肿可见

（134～135题共用备选答案）

  A. T_3，T_4 B. FT_3，FT_4

  C. TRH兴奋试验   D. ^{131}I摄取率

  E. T_3抑制试验

134. 甲亢性心脏病及其他型心脏病、老年禁做

135. 妊娠禁做

（136～140题共用备选答案）

  A. 抑制甲状腺激素生物合成

  B. 首先抑制甲状腺激素的释放，也抑制其合成

  C. 抑制甲状腺激素生物合成，并阻止外周组织T_4转化成T_3

  D. 阻止T_4转化为T_3

  E. 破坏甲状腺腺泡上皮细胞及使甲状腺内淋巴细胞产生抗体减少

136. 普萘洛尔能够

137. 丙硫氧嘧啶能够

138. 复方碘溶液能够

139. 抗甲状腺药物能够

140. 放射性碘能够

（141～143题共用备选答案）

  A. 酚妥拉明试验

  B. 禁水加压试验

  C. 螺内酯试验

  D. 隔夜地塞米松抑制试验

  E. ACTH兴奋试验

141. 有助于明确高血压是因为皮质醇增多所致的是

142. 有助于明确高血压是因为儿茶酚胺增多所致的是

143. 助于明确高血压是因为醛固酮增多所致的是

（144～146题共用备选答案）

  A. 原发性高血压   B. 嗜铬细胞瘤

  C. 原发性醛固酮增多症   D. 肾动脉狭窄

  E. 皮质醇增多症

144. 尿中儿茶酚胺升高见于

145. 低血钾，高血钠代谢性碱中毒见于

146. 尿17-羟皮质类固醇增多见于

（147～149题共用备选答案）

  A. ACTH升高

  B. ACTH降低

  C. 肾素降低、醛固酮升高

  D. 肾素及醛固酮均降低

  E. 儿茶酚胺增高

147. 在原发性醛固酮增多症中常出现

148. 在嗜铬细胞瘤疾病中常出现

149. Liddle 综合征时常出现

（150～151 题共用备选答案）

    A. 通过抑制 5－羟色胺，去甲肾上腺素能通路抑制食欲

    B. 选择性地抑制淀粉酶

    C. 选择性地抑制磷酸酯酶

    D. 选择性地抑制胰蛋白酶

    E. 选择性地抑制胃肠道脂肪酶

150. 减肥药物奥利司他的药理作用是通过

151. 减肥药物西布曲明的药理作用是通过

（152～154 题共用备选答案）

    A. BMI≥23kg/m²

    B. BMI≥30 kg/m²

    C. BMI≥25kg/m²

    D. BMI≥28kg/m²

    E. 男性腰围≥85cm，女性腰围≥80cm

152. 亚太地区肥胖防治委员会建议的亚洲成年人肥胖的诊断标准是

153. 世界卫生组织肥胖顾问委员会推荐的欧洲成年人肥胖的诊断标准是

154. 中国成人肥胖的诊断标准是

（155～158 题共用备选答案）

    A. 空腹高血糖

    B. 三酰甘油升高

    C. 消瘦乏力，伤口不易愈合

    D. 反应性低血糖

    E. 餐后高血糖

155. 肌肉组织摄取氨基酸能力下降引起

156. 肝糖输出多引起

157. 肝脏合成蛋白质能力下降引起

158. 第一时相胰岛素分泌不足引起

（159～161 题共用备选答案）

    A. 肾上腺皮质腺瘤   B. Cushing 病

    C. Addison 病   D. 单纯性肥胖

    E. 肾上腺皮质腺癌

159. 可被小剂量地塞米松抑制的是

160. 可被大剂量地塞米松抑制的是

161. 尿 17 酮皮质类固醇显著增高的是

（162～164 题共用备选答案）

    A. 6 个月   B. 3～4 个月后

    C. 4～6 个月   D. 2～3 月内

    E. 7～10 天

162. 妊娠甲亢手术的适宜时间是

163. 甲亢术前加服复方碘溶液在术前

164. 第 2 次放射性碘治疗甲亢应在第一次治疗后

（165～166 题共用备选答案）

    A. 尿白蛋白排泄率   B. 尿蛋白定性

    C. 糖化血红蛋白   D. 糖化血清蛋白

    E. 空腹和餐后 C 肽值测定

165. 糖尿病肾病早期诊断指标是

166. 反映 2～3 个月前平均血糖水平的是

（167～168 题共用备选答案）

    A. 尿糖（＋＋＋＋）酮体（－）

    B. 尿糖（＋＋＋＋），酮体强阳性

    C. 尿糖（－），酮体（－）

    D. 尿糖（＋），酮体（＋）

    E. 尿糖（－），酮体（＋）

167. 糖尿病酮症酸中毒可见

168. 高渗性非酮症性糖尿病昏迷可见

（169～171 题共用备选答案）

    A. 普通胰岛素、半慢胰岛素锌悬液

    B. 慢胰岛素锌悬液、锌结晶胰岛素

    C. 鱼精蛋白锌胰岛素、慢胰岛素锌悬液

    D. 中性鱼精蛋白锌胰岛素、慢胰岛素锌悬液

    E. 特慢胰岛素锌悬液、鱼精蛋白锌胰岛素

169. 短效胰岛素是

170. 中效胰岛素是

171. 长效胰岛素是

（172～173 题共用备选答案）

    A. TSAb   B. TBII

    C. TGI   D. 结肠炎耶尔森菌

    E. 病毒感染

172. 与 Graves 病发病无关的是

173. 与亚急性甲状腺炎发病有关的是

＊（174～175 题共用备选答案）

    A. 肾上腺皮质腺瘤   B. 肾上腺皮质腺癌

    C. Carney 综合征   D. Meador 综合征

    E. 异位 ACTH 综合征

174. 血浆 ACTH 测定增高，见于

175. 大剂量地塞米松抑制试验时少数可被抑制，见于

＊（176～177 题共用备选答案）

    A. 垂体 ACTH 微腺瘤   B. 小细胞性肺癌

    C. 肾上腺皮质腺瘤   D. 肾上腺皮质腺癌

    E. 肾上腺皮质结节状增生

176. 引起异位性 ACTH 综合征的原因是

177. 引起 Cushing 病的原因是

＊（178～179 题共用备选答案）

A. 小剂量地塞米松抑制试验

B. 大剂量地塞米松抑制试验

C. VMA 测定

D. 尿 17－OHCS、17－KS 测定

E. 酚苄明试验

178. 鉴别诊断皮质醇增多症因垂体肿瘤亦或肾上腺肿瘤引起的试验是

179. 鉴别单纯性肥胖及皮质醇增多症的试验是

＊（180～184 题共用备选答案）

A. 巨人症 　　B. 肢端肥大症

C. 垂体性侏儒 　　D. 希恩综合征

E. 尿崩症

180. 腺垂体缺血性坏死引起

181. 儿童期下丘脑－腺垂体功能减退引起

182. 儿童期腺垂体分泌生长激素过多引起

183. 成人期腺垂体分泌生长激素过多引起

184. 下丘脑－神经垂体功能减退引起

＊（185～187 题共用备选答案）

A. TSAb 平均阳性率 30%～40%

B. 广泛纤维化和淋巴细胞浸润

C. 与病毒感染有关

D. 20% 发生永久性甲减

E. 滤泡结构破坏，存在大量吞噬细胞

185. 慢性淋巴细胞性甲状腺炎

186. Graves 病

187. 产后甲状腺炎

＊（188～189 题共用备选答案）

A. 醛固酮减少 　　B. 肾素增高

C. 尿钾减少 　　D. 高血钠

E. 酸中毒

188. 肾动脉狭窄可见

189. Liddle 综合征可见

【案例题】

案例一

患者，女性，38 岁。因嗜睡、意识模糊 3 小时并两次抽搐后昏迷来院急诊。5 天前因受凉后出现发热，咳嗽，咯黄色黏稠痰，胃纳差，口干。每天饮大量甜饮料，出现多饮、多尿等症状并日渐加剧。查体：T 38.8℃，P 108 次/分，R 20 次/分，BP 130/80mmHg；肥胖；唇舌干燥，皮肤弹性差；无面瘫体征，颈无抵抗，双下肺可闻及湿啰音。

提问 1：急诊应先重点检查哪些项目

A. 血清钾、钠、氯、钙

B. 血糖

C. 腰穿脑脊液检查

D. 尿糖

E. 血气分析

F. 肝、胆 B 超

G. 糖化血红蛋白

H. 头颅 CT

I. 血酮及尿酮

J. 血浆渗透压

提问 2：若患者检查结果示：血钾 3.6mmol/L，钠 158mmol/L，氯 110mmol/L，钙 2.5mmol/L，血糖 36.9mmol/L，尿糖（＋＋＋＋），血酮（－），尿酮（±），血 pH 7.34，PCO$_2$ 39mmHg，PO$_2$ 82mmHg，AB$_2$ 3mmol/L，HCO$_3^-$ 26mmol/L，BE 2.8mmol/L，SaO$_2$ 92%，血浆渗透压 360mmol/L。X 线检查示双肺感染。目前诊断主要考虑哪些疾病

A. 糖尿病酮症酸中毒昏迷

B. 糖尿病乳酸性酸中毒昏迷

C. 糖尿病高渗性非酮症性昏迷

D. 肺部感染

E. 低血容量性休克

F. 脑血管意外

G. 肺性脑病

H. 癫痫

I. 2 型糖尿病

J. 1 型糖尿病

提问 3：目前急诊应做以下哪些处理

A. 静脉输注 10% 葡萄糖液

B. 静脉输注 5% NaHCO$_3$ 液

C. 静脉输注 0.9% 氯化钠液

D. 静脉输注 1.87% 乳酸钠液

E. 应用 20% 甘露醇脱水

F. 皮下注射胰岛素

G. 应用抗生素

H. 插胃管注入温开水

I. 静脉小剂量胰岛素持续滴注

J. 应用口服降血糖药

提问 4：患者第 1 小时静脉补 0.9% 氯化钠液共 1000ml，静脉滴注胰岛素 8 单位，复查血钾 3.0mmol/L，钠 150mmol/L，血糖 32.4mmol/L，血浆渗透压 328mmol/L，血压为 110/70mmHg。目前以下处理哪些是正确的

A. 静脉补钾

B. 静脉输注 10% 葡萄糖液

C. 继续静滴 0.9% 氯化钠液

D. 静脉输注 5% 葡萄糖液

E. 适当加快补液速度

F. 可静脉输入血浆或全血

G. 可静脉输入 25% 人体白蛋白

H. 继续每小时静脉滴注胰岛素 4～6 单位

I. 皮下注射长效胰岛素

J. 测中心静脉压

提问 5：患者经上述处理 11 小时后，脱水状况减轻，意识恢复。复查血钾 3.3mmol/L，血钠 144mmol/L，血糖 14.2mmol/L，血尿素氮 10.8mmol/L，血肌酐 133μmol/L。体温 37.3℃。应采取以下哪些处理措施

A. 继续静滴 0.9% 氯化钠液

B. 静脉输注 5% 葡萄糖液，加胰岛素

C. 静脉输注 10% 葡萄糖液

D. 继续静脉补钾

E. 继续应用抗生素

F. 应用呋塞米

G. 鼓励患者饮水进食

H. 继续静脉滴注胰岛素以使血糖在 13～16mmol/L 波动

提问 6：经上述处理两天，患者已能进半流饮食，尚有咳嗽、痰多黄黏。体温 37.5℃～38.2℃，复查胸片示双肺感染。查空腹血糖 13.8mmol/L。下一步治疗应做哪些调整

A. 皮下注射胰岛素控制血糖

B. 皮下注射长效胰岛素控制血糖

C. 皮下注射中效胰岛素控制血糖

D. 加强抗生素治疗

E. 按糖尿病要求控制饮食

F. 给予磺脲类口服降血糖药治疗

G. 给予双胍类口服降血糖药治疗

H. 配合中药治疗

I. 继续静脉滴注胰岛素

J. 鼓励患者多饮水

提问 7：经上述处理 7 天，患者肺部感染控制，一般情况恢复，无明显口干、多饮、多尿等症状。查体：患者身高 1.60cm，体重 73kg。复查空腹血糖为 6.6mmol/L，餐后 2 小时血糖为 14mmol/L。补充询问得知患者母亲肥胖并有糖尿病史。应进一步做哪些检查

A. 行葡萄糖耐量试验

B. 行 C 肽释放试验

C. 谷丙转氨酶

D. 糖化血红蛋白

E. C 肽测定

F. 血脂

G. 心电图

H. 24 小时尿蛋白定量

I. 肝、胆 B 超

J. 心脏 M 超

案例二

患者，女性，65 岁。因自觉食欲明显增加半年前来就诊。自觉"长胖很多"。经有关检查示：C 肽释放试验结果为空腹 580pmol/L，1 小时 1120pmol/L，2 小时 1650pmol/L，3 小时 866pmol/L；糖化血红蛋白 11%；24 小时尿 C 肽为 18.4μg%，24 小时尿蛋白 118mg。患者体型较肥胖。

提问 1：上述检查结果反映以下哪些问题

A. 患者为 1 型糖尿病

B. 患者为 2 型糖尿病

C. 患者胰岛 B 细胞明显减少

D. 患者胰岛 B 细胞分泌功能障碍

E. 患者为糖尿病肾病（Ⅳ期）

F. 患者过去 2 个月内血糖高于正常

提问 2：患者已确诊为 2 型糖尿病，糖尿病肾病Ⅲ期，单纯性肥胖。关于 2 型糖尿病，下面哪些说法是正确的

A. 2 型糖尿病占糖尿病患者的 90% 以上

B. 2 型糖尿病多为儿童、青少年发病

C. 2 型糖尿病谷氨酸脱羟酶抗体（GAD）阳性

D. 胰岛细胞抗体（ICA）常阴性

E. 与 HLA 相关抗原关系明显

F. 患者尿蛋白排出率与糖化血红蛋白呈正相关

G. 2 型糖尿病有关并发症较 1 型糖尿病出现早

H. 有酮症发生倾向

I. 2 型糖尿病发生糖尿病肾病的概率约为 20%

J. 本型发病较 1 型糖尿病发病急

提问 3：需排除因其他原因引起的血糖升高、尿糖阳性或糖耐量降低的情况有

A. 弥漫性胰腺病变　　　B. 肝脏疾病

C. 肢端肥大症　　　　　D. 库欣综合征

E. 甲状腺功能亢进症　　F. 生长抑素瘤

G. 醛固酮瘤

H. 长期应用超生理量的糖皮质激素

提问 4：目前治疗应采取什么措施

A. 继续应用胰岛素治疗

B. 无需强调饮食控制

C. 强调饮食控制

D. 应用格列苯脲降血糖

E. 应用双胍类降糖药

F. 适当体育活动

G. 积极控制体重

H. 应用胰岛素泵

I. 行胰岛移植术

提问 5：对以下药物的作用，描述正确的是

A. 磺脲类药物是通过作用于胰岛 A 细胞表面的受体促

进胰岛素分泌

B. 磺脲类药物是通过作用于胰岛 B 细胞表面的受体促进胰岛素分泌

C. 噻嗪类利尿剂、钙拮抗剂等会增强磺脲类药物的降糖作用

D. 双胍类药物主要是通过促进外周组织摄取葡萄糖，加速无氧糖酵等途径改善糖代谢

E. 双胍类药物与磺脲类药物合用可增强降血糖作用，对正常人也有降糖作用

F. 葡萄糖苷酶抑制剂可降低餐前血糖

G. 葡萄糖苷酶抑制剂可降低餐后血糖

H. 噻唑烷二酮类可增强胰岛素在外周组织的敏感性，减轻胰岛素抵抗，为胰岛素增敏剂

提问 6：下列哪些饮食规定是正确的

A. 按患者实际体重（73kg）计算每日所需热卡

B. 碳水化合物应大于总热卡的 60%

C. 碳水化合物应至少占总热卡的 55%

D. 蛋白质超过总热量的 15%

E. 饱和脂肪酸应少于总热卡的 10%

F. 食盐每日少于 6g

G. 增加食物中的粗纤维成分

H. 可食用蔗糖、蜜糖及其制品

I. 合理控制总热能，选择食物多样化

J. 应考虑微量元素摄入问题

案例三

患者，女性，28 岁。因多食、消瘦、怕热、突眼 2 年多，加重 2 周而入院。病程中时常有每日大便次数多或者腹泻的现象，近来加重。入院查体：消瘦，突眼。甲状腺肿大，可触及震颤。伸舌及伸手可见细震颤。T 37.8℃，P 116 次/分，呼吸平稳，BP 130/80mmHg；心率 118 次/分，偶闻早搏；双肺未闻及明显湿啰音；腹软，肝脾未明显触及。入院后经一系列检查，考虑诊断为甲状腺功能亢进症。

提问 1：考虑患者为良性突眼。良性突眼的表现为

A. 轻度突眼

B. 无明显眼睛不适感

C. 重度突眼

D. 眼睛的异物感明显

E. 通常不会引起失明

F. 通常导致失明

提问 2：患者出现大便次数多或者腹泻现象的原因是

A. 饮食不洁

B. 受凉所致

C. 药物的副作用

D. 水土不服

E. 病变本身导致

F. 进食刺激性食物

提问 3：患者因亲人突然离世而情绪极度悲伤。2 小时前出现高热、烦躁、大汗、呼吸急促伴恶心呕吐及腹泻。查体：脱水貌，烦躁不安，大汗淋漓，嗜睡。T 39.5℃，P 150 次/分，呼吸急促，BP 130/80mmHg；唇舌干燥，

皮肤弹性差；心率 152 次/分，偶闻早搏，双肺未闻及明显湿啰音。腹软，肝脾未明显触及。神经系统检查未见明显定位体征。考虑患者目前出现了

A. 急性感染

B. 急性胃肠炎

C. 脑部感染

D. 肺炎

E. 甲状腺功能亢进症

F. 甲状腺危象

提问 4：在明确甲状腺危象的诊断后，应立即采取的治疗措施有

A. 降温、给氧，必要时人工冬眠

B. 纠正水电解质和酸碱平衡紊乱

C. 抑制甲状腺激素合成，首选 PTU，首剂 600mg

D. 口服或静脉碘制剂应用

E. 激素的应用

F. 血浆置换、血液透析

提问 5：患者出院后，下述健康教育的内容哪些是正确的

A. 高热量、高蛋白、高维生素饮食

B. 注意心态的调整

C. 脉搏减慢、体重增加是治疗有效的指标

D. 患有甲亢的女病人不能妊娠

E. 服药开始的 3 个月内每周查血象 1 次

F. 外出戴深色眼镜

案例四

患者，男性，50 岁。因旅游途中进食海鲜后 1 天出现右足趾及趾跖关节剧烈疼痛，伴红肿，有发热。既往发作过两次，每次发作一周左右可自行缓解，曾用过青霉素治疗效果不明显。查体：痛苦面容，呻吟。体温 39.2℃，右足趾及趾跖关节红肿、压痛，局部皮温增高。血白细胞 11.4×10^9/L，中性粒细胞 0.88，血尿酸 $630\mu mol$/L。

提问 1：该患者最可能的诊断是

A. 急性痛风性关节炎

B. 类风湿关节炎

C. 骨关节炎

D. 风湿性关节炎

E. 化脓性关节炎

F. 反应性关节炎

G. 感染关节炎

提问 2：目前治疗的首选药物是

A. 氢氯噻嗪

B. 秋水仙碱

C. 丙磺舒

D. 别嘌呤醇

E. 苯溴马隆

F. 布洛芬

提问 3：目前抑制尿酸合成的药物主要是

A. 苯溴马隆

B. 丙磺舒

C. 别嘌醇

D. 磺吡酮

E. 糖皮质激素

F. 吲哚美辛

提问 4：对本病进行一般治疗时，正确的是

A. 控制总热量

B. 适当运动

C. 控制体重

D. 限制饮水

E. 慎用噻嗪类药物　　　　F. 积极治疗相关疾病

提问 5：本病在急性关节炎期，治疗上正确的是

A. 绝对卧床休息

B. 放低患肢

C. 必要时用夹板固定制动

D. 必要时发病 24 小时内可用冰敷

E. 发病 24 小时后可用热敷

F. 注意药物的不良反应

提问 6：此患者出院时，对其进行健康教育，告知下列食品哪些可以食用

A. 啤酒　　　　　　　　　B. 海蟹

C. 豆腐　　　　　　　　　D. 苹果

E. 猪肝　　　　　　　　　F. 鸡蛋

G. 牛奶　　　　　　　　　H. 马铃薯

＊案例五

男性，32 岁。司机。怕热、心悸 2 周，心率 96 次/分。查体：甲状腺 Ⅱ 度肿大，可闻及血管杂音。血清 T_3 250mg/dl；T_4 16mg/dl。

提问 1：下列哪些情况对甲亢诊断有意义

A. 多食善饥，体重增加

B. 失眠易怒，手眼震颤

C. 心悸气短，脉压减小

D. 腹胀便秘，肠梗阻

E. 周期性下肢瘫痪

F. 白细胞总数降低

G. 皮肤苍白粗糙

提问 2：为明确诊断，应进一步完善哪些检查

A. 颈椎磁共振　　　　　　B. 甲状腺摄碘率

C. FT_3、FT_4、TSH　　　D. 过氯酸钾释放试验

E. 甲状腺彩超　　　　　　F. 血常规

G. 尿常规

提问 3：检验：3 小时及 24 小时摄^{131}I 率增高，服 T_3 复查下降 <50%，治疗应首选

A. 甲巯咪唑　　　　　　　B. 甲状腺片

C. 次全切除术　　　　　　D. 放射性碘

E. 甲巯咪唑 + 复方碘溶液　F. 丙硫氧嘧啶

提问 4：放射性碘治疗甲亢最常见的并发症是

A. 甲状腺恶性病变　　　　B. 白血病

C. 甲状腺功能减退症　　　D. 甲亢危象

E. 白细胞减少症　　　　　F. 肝功能异常

＊案例六

患者不明原因近年来进行性肥胖，因半年来闭经就诊。查体：发现其向心性肥胖，面部、胸部都有痤疮，下腹部皮肤有紫纹，BP 22.00/13.33kPa（1mmHg =

0.133kPa），血糖 8.5mmol/dl，血皮质醇 46mg/dl。

提问 1：最可能的诊断为

A. 高血压　　　　　　　　B. 糖尿病

C. 单纯肥胖症　　　　　　D. 皮质醇增多症

E. 原发闭经　　　　　　　F. 高脂血症

提问 2：下列关于皮质醇增多症的描述，哪项是正确的

A. 向心性肥胖、痤疮

B. 皮肤粗厚、肌肉发达

C. 满月脸，多血质外貌

D. 骨质疏松、高血压

E. 眉毛外 1/3 脱落

F. 黏液性水肿

G. 皮肤黏膜色素沉着

提问 3：皮质醇增多的下腹部、臀部、大腿内侧紫纹的形成原因是

A. 蛋白质代谢紊乱　　　　B. 糖代谢障碍

C. 脂肪沉着　　　　　　　D. 皮肤弹力纤维断裂

E. 肥胖、皮肤薄　　　　　F. 脂代谢障碍

G. 皮下出血

提问 4：CT 见垂体腺瘤，双肾上腺轻度增生，最好的治疗方法是

A. 肾上腺次全切除 + 垂体照射

B. 肾上腺全切除 + 垂体照射

C. 口服肾上腺皮质激素合成阻滞剂

D. 经蝶窦切除垂体微腺瘤

E. 经筛窦切除垂体微腺瘤

F. 以上均不理想

＊案例七

女性，53 岁。体胖，平素食欲佳，近 1 个月饮水量逐渐增多，每日 1500ml 左右，尿量多，空腹血糖 6.7mmol/L，尿糖（+）。

提问 1：应做的用来确诊糖尿病的检查是

A. 24 小时尿糖定量　　　　B. 24 小时尿蛋白定量

C. 血、尿 C 肽测定　　　　D. 血胰岛素释放试验

E. 葡萄糖耐量试验　　　　F. 糖化血红蛋白测定

提问 2：1 型糖尿病和 2 型糖尿病的鉴别要点不包括

A. 病因　　　　　　　　　B. 家族史

C. 体重　　　　　　　　　D. 自身抗体

E. 酮症倾向　　　　　　　F. 血糖高低

G. 性别

提问 3：糖尿病综合治疗原则不包括

A. 早期　　　　　　　　　B. 长期

C. 综合　　　　　　　　　D. 个体化

E. 大量　　　　　　　　　F. 短期

提问4：双胍类降糖药物的作用机制包括

A. 促进肌肉等外周组织摄取葡萄糖

B. 促进胰岛素释放

C. 抑制糖异生，促进葡萄糖的无氧酵解

D. 抑制肠道对葡萄糖的吸收

E. 延长葡萄糖和果糖在消化道的吸收速度

F. 增强胰岛素的作用

G. 改善血液流变学特点

＊案例八

Graves病患者，甲巯咪唑治疗两个月后，症状好转而自行停药，近日因受凉后"感冒"，高热、谵语，大汗，恶心。T 39.3℃，BP 90/70mmHg，心率152次/分，律齐。

提问1：可采用的治疗是

A. 针对诱因治疗

B. 丙硫氧嘧啶

C. 左甲状腺素钠（优甲乐）

D. 阿司匹林

E. 放射性碘

F. 物理降温

G. 利尿剂

提问2：若患者大汗淋漓，心慌、气喘，不能平卧。查体：两肺可闻及中小水泡音。不宜使用下列药物中的

A. 丙硫氧嘧啶　　　　B. 碘溶液

C. 普萘洛尔　　　　　D. 氯化可的松

E. 苯酚锂

提问3：甲状腺危象常见的诱因不包括哪些

A. 感染

B. 手术

C. 创伤

D. 精神刺激

E. 较重甲亢未予治疗或治疗不充分

F. 甲状腺结节

G. 锂剂

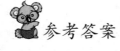参考答案

【A1/A2型题】

1. D 2. E 3. B 4. C 5. D 6. B 7. D 8. D 9. A
10. A 11. C 12. D 13. A 14. D 15. D 16. E 17. A
18. D 19. E 20. D 21. C 22. B 23. E 24. C 25. D
26. B 27. E 28. A 29. D 30. C 31. C 32. A 33. B
34. D 35. E 36. C 37. C 38. D 39. A 40. B 41. B
42. A 43. D 44. E 45. A 46. D 47. E 48. B 49. C
50. E 51. C 52. E 53. A 54. A 55. C 56. E 57. A

58. A 59. D 60. E 61. A 62. E 63. C 64. A 65. C
66. B 67. A 68. C 69. D 70. B 71. A 72. C 73. E
74. D 75. B 76. B 77. D 78. E 79. A 80. A 81. C
82. C 83. D 84. D 85. C 86. A 87. C 88. D 89. E
90. D 91. C 92. E 93. A 94. A 95. A 96. E 97. A
98. A 99. D 100. D 101. A 102. E 103. D 104. B
105. A 106. D 107. D 108. D 109. D 110. C 111. A
112. D 113. C 114. E 115. A 116. B 117. C 118. E
119. A 120. E 121. E 122. A 123. A 124. E 125. E
126. A 127. A 128. C 129. A 130. A 131. C 132. D
133. B 134. A 135. A 136. A 137. E 138. A 139. D
140. E 141. C 142. B 143. A 144. B 145. E 146. C
147. D 148. A 149. A 150. B 151. B 152. E 153. A
154. A 155. C 156. C 157. A 158. E 159. B 160. A
161. C 162. A 163. A 164. C 165. A 166. D 167. B
168. C 169. B 170. C 171. A 172. B 173. C 174. B
175. D 176. A 177. B 178. A 179. E 180. E 181. B
182. C 183. D 184. A 185. C 186. C 187. B 188. D
189. A 190. E 191. D 192. A 193. A 194. E 195. D
196. C 197. B 198. A 199. B 200. D 201. A 202. E
203. D 204. C 205. A 206. B 207. D 208. D 209. B
210. A 211. A 212. E 213. E 214. C 215. A 216. A
217. C 218. A 219. C 220. D 221. D 222. A 223. E
224. D 225. C 226. C 227. A 228. B 229. B 230. C
231. A 232. C 233. E 234. C 235. A 236. C 237. D
238. C 239. C 240. C 241. A 242. C 243. B 244. B
245. D 246. C 247. A 248. D 249. B 250. A 251. D
252. C 253. D 254. A 255. B 256. C 257. C 258. A
259. A 260. C 261. C 262. A 263. C 264. C 265. A
266. B 267. A 268. D 269. E 270. C 271. A 272. C
273. A 274. E 275. D 276. A 277. B 278. B 279. C
280. E 281. A 282. C 283. A 284. C 285. C 286. A
287. E 288. C 289. B 290. C 291. B 292. D 293. C
294. C 295. C 296. C 297. C 298. C 299. A 300. B
301. A 302. C 303. C 304. C 305. A 306. C 307. D
308. C 309. C 310. C 311. B 312. D 313. E 314. E
315. C 316. C 317. C 318. C 319. B 320. B 321. D
322. B 323. C 324. C 325. C 326. C 327. C 328. B
329. A 330. C 331. C 332. C 333. B 334. A 335. B
336. A 337. C 338. D 339. C 340. D 341. C 342. C
343. A 344. A 345. C 346. C 347. C 348. C 349. C
350. D 351. C 352. A 353. C 354. C 355. C 356. E
357. C 358. C 359. C 360. C 361. C 362. C 363. C
364. C 365. C 366. C 367. C 368. C 369. E 370. A
371. C 372. C 373. E 374. C 375. B 376. E 377. C
378. D 379. C 380. E 381. C 382. C 383. A 384. D
385. C 386. C 387. B 388. E 389. A

【A3/A4 型题】

1. A   2. C   3. D   4. A   5. B   6. C   7. B   8. C   9. D
10. D   11. A   12. C   13. C   14. A   15. A   16. C   17. A
18. B   19. C   20. D   21. D   22. A   23. B   24. A   25. D
26. A   27. D   28. A   29. D   30. B   31. A   32. A   33. C
34. B   35. D   36. A   37. B   38. D   39. A   40. A   41. A
42. D   43. A   44. E   45. A   46. A   47. A   48. C   49. E
50. E   51. E   52. D   53. D   54. A   55. B   56. E   57. E
58. C   59. B   60. C   61. B   62. C   63. E   64. E   65. B
66. C   67. B   68. E   69. E   70. C   71. C   72. A   73. B
74. A   75. D   76. B   77. B   78. D   79. D   80. B   81. A
82. A   83. C   84. E   85. A   86. E   87. D   88. A   89. A
90. B   91. B   92. C   93. D   94. C   95. D   96. C   97. C
98. D   99. B   100. B   101. B   102. D   103. B   104. D
105. B   106. E   107. D   108. A   109. B   110. D   111. A
112. A   113. B   114. C   115. B   116. D   117. E   118. C
119. D   120. A   121. C   122. C   123. A   124. D   125. E
126. C   127. B   128. B   129. C   130. B   131. B   132. E
133. E   134. D   135. C   136. D   137. C   138. C   139. C

【B 型题】

1. D   2. B   3. E   4. A   5. C   6. B   7. E   8. E   9. C
10. A   11. C   12. E   13. C   14. A   15. E   16. D   17. C
18. A   19. B   20. A   21. C   22. B   23. E   24. D   25. A
26. B   27. D   28. A   29. A   30. B   31. D   32. E   33. A
34. D   35. E   36. C   37. C   38. B   39. D   40. E   41. D
42. C   43. D   44. C   45. C   46. C   47. D   48. B   49. A
50. E   51. A   52. C   53. B   54. B   55. C   56. D   57. E
58. C   59. B   60. A   61. E   62. B   63. E   64. E   65. E
66. C   67. A   68. D   69. B   70. A   71. E   72. D   73. A
74. A   75. D   76. B   77. D   78. E   79. D   80. E   81. E
82. B   83. D   84. E   85. D   86. E   87. A   88. C   89. A
90. B   91. D   92. B   93. E   94. A   95. A   96. D   97. B
98. E   99. C   100. A   101. A   102. C   103. A   104. D
105. B   106. A   107. C   108. D   109. A   110. E   111. B
112. A   113. D   114. C   115. B   116. B   117. D   118. B
119. D   120. C   121. C   122. B   123. A   124. D   125. B
126. D   127. A   128. D   129. E   130. C   131. B   132. A
133. E   134. E   135. D   136. D   137. B   138. B   139. D
140. E   141. D   142. A   143. C   144. B   145. C   146. E
147. C   148. E   149. D   150. E   151. A   152. C   153. B
154. D   155. C   156. A   157. C   158. E   159. D   160. B
161. E   162. C   163. E   164. A   165. C   166. C   167. B
168. A   169. A   170. D   171. E   172. E   173. E   174. E
175. D   176. B   177. A   178. B   179. A   180. D   181. C
182. A   183. B   184. E   185. B   186. A   187. D   188. B

189. A

【案例题】
案例一
提问 1：ABDEIJ   提问 2：CD   提问 3：CGHI
提问 4：ACEFHJ   提问 5：BDEGH   提问 6：ADEJ
提问 7：BCDEFGHI

案例二
提问 1：BDF   提问 2：ADFGI   提问 3：ABCDEFGH
提问 4：CEFG   提问 5：BDG   提问 6：CEFGF

案例三
提问 1：ABE   提问 2：E   提问 3：EF
提问 4：ABCDE   提问 5：ABCEF

案例四
提问 1：A   提问 2：B   提问 3：C
提问 4：ABCEF   提问 5：ACDEF   提问 6：DFGH

案例五
提问 1：BEF   提问 2：BEF   提问 3：D
提问 4：C

__*案例六__
提问 1：D   提问 2：ACD   提问 3：ADE
提问 4：D

__*案例七__
提问 1：E   提问 2：FG   提问 3：EF
提问 4：ACD

__*案例八__
提问 1：ABF   提问 2：C   提问 3：FG

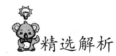
精选解析

【A1/A2 型题】

6. 催乳素瘤占垂体瘤的三分之一以上，尸检中垂体微腺瘤40%应用免疫细胞染色法证明为催乳素瘤，过去认为无功能的垂体大腺瘤中70%实为催乳素瘤。

7. 该病人应考虑催乳素瘤引起的闭经 - 溢乳综合征与不育，故首先应检测催乳素水平。

8. 雌激素为靶腺激素，非垂体激素，主要为卵巢分泌。其余均为垂体分泌激素。

136. 垂体瘤的诊断主要采用先进的影像学技术如 CT、MRI，其优点已超越多方向、多体层 X 线摄片、血管造影和气脑造影等，无创伤性，费用低。一般头颅 X 线检查缺乏特异性和灵敏度已不再作为垂体瘤常规检测方法。

137. 垂体瘤可以是一种细胞演变而成，亦可以是几种细胞演变而来，一种细胞分泌一种激素或几种激素，或几种细胞产生几种激素。无功能垂体瘤不分泌具有生物学活性的激素，催乳素瘤占三分之一以上，促甲状腺激素瘤仅占不到5%。除催乳素瘤外，其余药物治疗效果不佳，均采用手术治疗。故选E。

138. 生长激素瘤分泌GH，同时还可分泌PRL。

139. 垂体瘤以微腺瘤多见，除了大腺瘤已向鞍上和鞍旁伸展，要考虑开颅经额途径切除肿瘤外，一般均采取经蝶显微外科手术切除微腺瘤。

140. 催乳素瘤药物治疗效果好，但容易复发，通常长期维持使用，但若月经已恢复后又出现停经3天以上，即应检查是否怀孕，若是怀孕应考虑停药。

141. 多巴胺抑制催乳素分泌。

142. 患者催乳素升高，要排除催乳素瘤，首选垂体MRI检查。

143. 原发性甲状腺功能减退症可使TRH增加，刺激PRL细胞分泌PRL。需检查甲状腺功能进行鉴别。

144. 多巴胺对PRL细胞起着张力性抑制作用，可抑制PRL分泌。溴隐亭为多巴胺受体激动剂，可减少催乳素分泌，作为催乳素瘤的首选治疗方法。

145. 患者头痛、闭经不育，应考虑垂体瘤的可能性。垂体MRI、眼底、视野检查、垂体激素水平、性激素水平为了解垂体瘤大小、有无压迫及功能状况所必需。故选E。

146. 生长激素瘤可因GHRH过度刺激引起，亦可因GH过度分泌引起。生长激素分泌过多引起骨、软骨、关节和软组织生长过度，成年后起病者，身高不再增长，但鞋帽仍需增大尺码，可出现内脏较大。首选手术治疗。

147. 常于幼年起病，骨骺未闭合前起病，身高持续增长直至骨骺闭合，只有在生长激素瘤引起促性腺激素缺乏时，才出现性腺不发育、骨骺不闭合。

148. 从该病人的临床表现，考虑肢端肥大症，应检查GH帮助诊断。

149. 可因生长激素分泌过多而引起骨、软骨、关节和软组织生长过度。

150. 生长激素具有拮抗胰岛素的作用，分泌过多导致胰岛素分泌增多引起高胰岛素血症，而表现胰岛素抵抗、糖耐量减低乃至糖尿病。

151. 生长激素瘤术后治愈标准为基础血浆GH应 < 5μg/L，葡萄糖负荷后血浆GH应 <2μg/L。

152. 肢端肥大症既有生长激素分泌过多，又可有促性腺激素、促甲状腺激素、促肾上腺皮质素分泌不足，使功能亢进与功能减退相混杂。

153. 生长激素分泌过多引起心血管病变，主要表现为心肌肥厚、间质纤维化、心脏扩大、左心室功能减退、心力衰竭、高血压、冠心病和动脉粥样硬化。

154. 肢端肥大症高血压与钠潴留、细胞外容量增加、肾素－血管紧张素－醛固酮系统活性降低、交感神经系统兴奋性增加有关。左心室功能往往减退。

155. 病人幼年起病，骨骺未闭合，持续生长，较同龄人高大，同时缺乏促性腺激素，以至性腺不发育，软组织增生表现为面部粗糙、手脚增厚增大，心肺、内脏增大。

156. 该病人应考虑垂体生长激素瘤，应尽快做垂体影像学检查以帮助诊断。

157. 手术治疗是垂体瘤的首选治疗方法，尤其是大腺瘤向鞍外扩展者。

158. 病人有口渴、多饮、多尿症状，空腹血糖8.1mmol/L，糖尿病诊断成立。同时空腹胰岛素31mU/L，应考虑生长激素分泌过多，引起胰岛素抵抗、高胰岛素血症，发生继发性糖尿病。

159. 垂体瘤为成人腺垂体功能减退症最常见的原因。

160. 分娩时大出血，可导致垂体缺血坏死引起腺垂体功能减退症（希恩综合征），出现产后无乳，闭经，乳房萎缩，性欲减退，疲倦乏力等症状。

161. 长期糖皮质激素治疗可抑制下丘脑CRH－垂体ACTH，突然停用糖皮质激素后，腺垂体功能处于休眠状态，表现为疲倦乏力，头晕，恶心呕吐，体重减轻，血压下降，低血钠等肾上腺皮质功能减退症状，为医源性腺垂体功能减退。

162. 腺垂体功能减退症临床上主要表现为靶腺功能减退。通常促性腺激素、生长激素和催乳素缺乏最早出现；促甲状腺激素缺乏次之；然后可伴有ACTH缺乏。

163. 兴奋试验是评估腺垂体内分泌细胞的贮备功能的方法，采用GnRH、TRH、CRH、GHRH等下丘脑激素来探测垂体激素的分泌反应。

164. 同时测定垂体促激素和靶腺激素水平，可以判断靶腺功能减退为原发性或继发性。若为原发性靶腺激素水平降低，垂体促激素水平升高；若为继发性垂体促激素和靶腺激素水平均降低。

165. 腺垂体功能减退症胰岛素拮抗激素的水平低下，对胰岛素敏感性增强，可有血糖降低，生长激素缺乏加重低血糖。肾上腺皮质激素缺乏，引起低血钠、血钾正常或升高。

166. 生长激素只应用于儿童垂体性侏儒症，一般不应用于其他生长激素缺乏的情况。

167. 腺垂体功能减退症由于缺乏黑素细胞刺激素，有皮肤色素减退，面色苍白，乳晕色素浅淡的表现，有别于原发性慢性肾上腺功能减退症的皮肤色素沉着。

168. 肾上腺皮质功能低下，检查：24h 尿 – 17 羟皮质类固醇及游离皮质醇排量减少，血浆皮质醇浓度降低，但节律正常。

169. 肾上腺皮质功能低下者通常补充糖皮质激素即可，盐皮质激素不作为常规替代。

170. 患者出现性腺、甲状腺多个内分泌轴功能异常，故选择 C。

171. 病人垂体微腺瘤，血 ACTH 升高，皮质醇升高，昼夜节律消失，符合垂体 ACTH 瘤引起的皮质醇增多症。

172. 分娩时大出血，表现多个内分泌靶腺功能低下，应考虑垂体缺血坏死引起全腺垂体功能低下，即希恩综合征。

173. 生长缓慢，身材矮小，但比例均称是生长激素缺乏性侏儒症躯干生长的特点，其余均非生长激素缺乏性侏儒症的表现。

174. 患者出生时身长、体重往往正常，数月后开始躯体生长迟缓，多在 2～3 岁后与同龄儿童的差别愈见显著，但生长并不完全停止，成年身高一般不超过 130cm。

175. 生长激素缺乏性侏儒症 3 岁以下每年身高增长低于 7cm，3 岁至青春期每年增高不超过 4～5cm。

176. 生长激素释放激素（GHRH）兴奋试验：兴奋后血清 GH 峰值超过 $5\mu g/L$ 者为下丘脑性，低于 $5\mu g/L$ 者为垂体性。

177. 生长激素缺乏使骨骼生长迟缓，表现长骨均短小，骨龄幼稚，骨化中心发育迟缓，骨骺久不融合。

178. 生长激素缺乏骨骼生长迟缓，骨化中心发育迟缓，骨龄常较实际年龄落后 2 年以上。

179. 生长激素缺乏性侏儒症在胰岛素低血糖、精氨酸、左旋多巴、可乐定等兴奋后 GH 峰值常不超过 $5\mu g/L$。

180. 患者身材矮小、性发育不良，可能存在生长激素缺乏、甲状腺素缺乏或性激素缺乏，并应了解是否存在骨骼发育异常，故宜进行各项检查帮助诊断。

181. 病人的表现与生长激素缺乏性侏儒症的临床特点最符合。

182. 约 50% 尿崩症患者为下丘脑 – 神经垂体部位的肿瘤引起。

183. 患者口渴、多饮、多尿、低比重尿，每日尿量 6L，余尿常规正常，应首先考虑尿崩症。

184. 患者口渴、多饮、多尿、低比重尿，但禁水后，尿比重、尿渗透压均恢复达正常，尿崩症病人禁水后尿比重、尿渗透压无明显变化，故可排除。

185. 禁水后，尿比重、尿渗透压无变化，注射加压素后尿比重恢复正常，尿渗透压上升超过 9%。

186. 中枢性尿崩症，首先应考虑排除颅内肿瘤。

187. 禁水后尿液不能浓缩，注射加压素后仍无反应，提示对加压素不敏感。

188. 尿崩症病人尿比重一般都低于 1.005，少数可大于 1.010。

189. 尿崩症者由于抗利尿激素缺乏致水不能保留，过度排出体外，尿比重一般都低于 1.005。

190. 肾性尿崩症，对 ADH 不敏感，因而血中 ADH 升高。

191. 该病人应考虑尿崩症，行禁水 – 加压试验可帮助确诊及鉴别诊断。

192. 正常人禁水后尿量明显减少，尿比重超过 1.020。精神性烦渴者生理正常。

193. 双肾 B 超对诊断中枢性尿崩症无帮助。

194. 尿崩症时由于抗利尿激素缺乏，大量水分丢失，致尿比重下降。原发性醛固酮增多症时由于慢性失钾致肾小管上皮细胞变性，浓缩功能减退，亦有低比重尿。故选 E。

195. 完全性和部分性中枢性尿崩症患者在禁水试验时 A、B、C、E 均会出现，无明显差异，当注射加压素后，完全性中枢性尿崩症患者由于体内抗利尿激素极度缺乏，所以加压素效果会更好，尿渗透压增幅更大。

196. 氯丙嗪非治疗尿崩症药物。其余皆是。

197. 尿量 9L/d，饮水过多，首选考虑尿崩症。

198. 临床上 80% 抗利尿激素分泌失调综合征患者是由肺燕麦细胞癌所引起。

199. 抗利尿激素分泌失调综合征表现血浆抗利尿激素浓度相对于体液渗透压而言呈不适当的高水平，即便血浆渗透压低，血浆 AVP 仍增高，从而导致水潴留、尿排钠增多以及稀释性低钠血症。

200. AVP 释放过多，且不受正常调节机制所控制，肾远曲小管与集合管对水的重吸收增加，血液稀释，血清钠浓度与渗透压下降。当细胞外液容量扩张到一定程度，可抑制近曲小管对钠的重吸收，使尿钠排出增加，

水分不致在体内潴留过多，因此本综合征一般不出现水肿。

201. 抗利尿激素分泌失调综合征患者只要每天限制摄入水量，症状即可好转，体重下降，血清钠与渗透压随之增加，尿钠排出随之减少。只有在严重患者伴有神志错乱、惊厥或昏迷时，才考虑静脉输注3%氯化钠溶液。

202. 一般抗利尿激素分泌失调综合征患者限制摄入水量，症状即可很快好转。

203. 抗利尿激素不恰当分泌增加，肾远曲小管与集合管对水的重吸收增加，血液稀释，血清钠浓度与渗透压下降。同时尿钠排出增加，尿渗透压增加，故尿渗透压高于血渗透压。

204. 补钠时滴速应慢，控制血钠升高速度不超过 $1 \sim 2mmol / (L \cdot h)$ 使血清钠逐步上升，症状改善。

206. 地方性甲状腺肿的主要原因是碘缺乏，多见于山区和远离海洋的地区。

207. 单纯性甲状腺肿临床上一般无明显症状，甲状腺呈轻、中度肿大，质地较软。血清 T_4、T_3 正常，TSH 水平亦多正常。

208. WHO 推荐的成人摄碘量为每日碘摄入量150μg。

209. 单纯性甲状腺肿的特点是血清 T_3、T_4 正常。当血清 T_4、T_3 升高时，为毒性甲状腺肿。

210. 多结节性甲状腺肿只有在甲状腺肿明显、有压迫症状时方采取手术治疗，一般情况下对于无自主功能区域、血清 TSH 增高或者处于正常上限者，可以给予 L-T4，但疗效常不明显。

211. 单纯性甲状腺肿无明显甲状腺肿大者一般不需要治疗，但需定期检测甲状腺功能。T3 抑制试验主要用于鉴别甲状腺肿大是由甲亢抑或单纯性甲状腺肿所致。患者无甲亢指征，无需做此项检查。

212. 该病人为单纯性结节性甲状腺肿，其他均不符合。

213. 甲状腺核素扫描证实有自主功能区域存在者，不能应用 L-T4 治疗。

214. 甲状腺功能减退症的发生是由于各种原因导致的低甲状腺激素血症或甲状腺激素抵抗而引起。其他各项为病因。

215. 血清 TSH 增高，FT_4 减低，即可以诊断原发性甲状腺功能减退症。

216. 该病人考虑甲状腺功能减退症，应检查血清 TSH、FT_3、FT_4 帮助诊断。

217. 甲状腺功能减退症首选左甲状腺素治疗，并应从小剂量开始，逐渐加量。

218. TRH 兴奋试验用于原发性甲状腺功能减退症、垂体性甲状腺功能减退症和下丘脑性甲状腺功能减退症的鉴别。静脉注射 TRH 后，血清 TSH 不增高者提示为垂体性甲状腺功能减退症；延迟增高者为下丘脑性甲状腺功能减退症；血清 TSH 在增高的基值上进一步增高，提示原发性甲状腺功能减退症。

219. 严重的全身性疾病时 5'脱碘酶的活性被抑制，T_4 的内环脱碘酶被激活，在外周组织中 T_4 向 T_3 转换减少，转换为 rT_3 增加，故血清 T_3 减低，血清 rT_3 增高，称低 T_3 综合征。

220. 甲状腺功能减退症的病理特征是黏多糖在组织和皮肤堆积，表现为黏液性水肿，不同于组织液增加引起的凹陷性水肿。

222. 该病人表现甲状腺功能减退症，^{131}碘摄取率不会增高，而是减低。

223. 甲状腺功能减退症的主要病因是自身免疫损伤、甲状腺破坏、碘过量、抗甲状腺药物过量等。

224. 该病人病史已4个月，临床有甲状腺功能减退症表现，且 FT_3、FT_4 低，宜诊断甲状腺功能减退症。亚临床期甲状腺功能减退症、低 T_3 综合征无临床甲状腺功能减退症表现，亚急性甲状腺炎为自限性，且多有上呼吸道感染史，早期表现为甲亢。

225. 本病人临床表现应考虑亚急性甲状腺炎，^{131}I 摄取率和血清 T_3、T_4 水平若出现碘酶分离现象，则诊断成立。

226. 即使是甲状腺功能正常时，TPOAb 和 TgAb 滴度显著增高，也是诊断慢性淋巴细胞性甲状腺炎最有意义的诊断指标。

227. 产后一年之内发生甲状腺功能亢进，甲亢期 ^{131}I 摄取率减低，可诊断为产后甲状腺炎。

228. 亚急性甲状腺炎为自限性病程，预后良好。针对甲状腺毒症表现可给予普萘洛尔治疗即可。

229. 甲状腺中度肿大，质地坚硬是慢性淋巴细胞性甲状腺炎的首发症状，凡是中年妇女有质地坚硬的甲状腺肿，特别是伴峡部锥体叶肿大，不论甲状腺功能有否改变，都应怀疑慢性淋巴细胞性甲状腺炎。

230. 上呼吸道感染后甲状腺功能亢进，甲状腺局部体征，甲状腺放射性碘摄取率降低，同时 TPOAb 和 TgAb 滴度正常，亚急性甲状腺炎诊断可成立。

231. 亚急性甲状腺炎通常表现为痛性甲状腺肿或结节。

232. 除亚急性甲状腺炎外，其他均为自身免疫性甲状腺病。

233. 慢性淋巴细胞性甲状腺炎为自身免疫性甲状腺病，病程可迁延、时好时坏，但为终生性疾病，多最终表现甲状腺功能减退，需终生替代治疗。

234. 亚急性甲状腺炎由于甲状腺细胞的炎症损伤造成摄碘功能降低，随着病情恢复，摄碘功能恢复正常。但不会升高。

235. 产后甲状腺炎是发生在产后的一种亚急性自身免疫性甲状腺炎，但其血清 TRAb 阴性。

236. 亚急性甲状腺炎非自身免疫引起，TPOAb 和 TgAb 滴度不会增高。

237. 上呼吸道感染后甲状腺功能亢进，甲状腺疼痛，甲状腺放射性碘摄取率降低，血清 T_3、T_4 水平升高，亚急性甲状腺炎的诊断可成立。

238. 凡是中年妇女有质地坚硬的甲状腺肿，特别是伴峡部锥体叶肿大，不论甲状腺功能有否改变，都应考虑慢性淋巴细胞性甲状腺炎。

239. 病人临床表现和黏液性水肿提示病人存在甲状腺功能减退症的可能性。

240. 质地坚硬的甲状腺肿大为慢性淋巴细胞性甲状腺炎重要的诊断线索。

241. 该病人慢性淋巴细胞性甲状腺炎并甲状腺功能减退症诊断成立，需进行替代治疗。

242. 感染后甲状腺肿大、疼痛，是亚急性甲状腺炎重要的临床表现。其余均不符。

243. 原醛症病因中最常见的为醛固酮瘤，约占原醛症的 60% ~ 85%。

244. 患者以高血压和低血钾为主要临床表现，首先考虑醛固酮增多症所致。

245. 醛固酮有潴钠、排钾的作用；大量失钾后，细胞内钾离子减少，钠、氢离子增加，细胞内的 pH 下降，细胞外液氢离子减少，pH 上升呈碱血症。

246. 血钾 <3.5mmol/L，尿钾 >25mmol/24h。

247. 原醛症的病人醛固酮升高，肾素、血管紧张素活性多受抑制，而水平降低。

248. 血清素拮抗药可使特醛症患者的醛固酮降低，而醛固酮瘤的病人对此药无反应。

249. 特醛症的病人对血管紧张素敏感性增高，故患者取立位时，血醛固酮明显上升；而醛固酮瘤患者，肾素、血管紧张素系统受抑较明显，立位后也不升高。

250. 原醛症是不依赖肾素 - 血管紧张素的盐皮质激素增多症。

252. 血 17 - 羟孕酮降低见于 17 - 羟化酶缺陷患者。

253. 该患者短期内应用利尿剂发生严重低钾，不排除醛固酮增多症，可给予停用利尿剂，同时补钾及螺内酯试验。

254. 青年患者，血压增高，应用多种降压药后，效果不佳，考虑不排除继发性高血压的可能，患者血钾偏低，原醛症不排除，欲做进一步检查，需进行钠、钾平衡饮食。

255. 患者醛固酮增多症明确，进行原发和继发的鉴别，可测定肾素 - 血管紧张素。

256. 同时补钾和螺内酯治疗，可有效提高血钾浓度。

257. 24h 尿 17 - 酮类固醇及 17 - 羟皮质醇降低对诊断 Addison 病价值较大。

258. 原发性者 ACTH 不能激发血皮质醇增多，而继发性者则可以。

259. ACTH 试验是鉴别继发和原发性肾上腺皮质功能不全的最具价值的实验室检查。

260. Addison 病在严重应激情况如大手术、严重创伤下，每日替代激素氢化可的松不得少于 300mg。

261. Addison 病一般会有体重下降。

262. 原发性和继发性都可出现 17 - 羟的降低。

263. Addison 病会出现糖耐量呈低平曲线。

264. 一般成人氢化可的松用量为：20mg，am；10mg，pm。

266. PTH 使骨钙溶解释放入血、促进肠道钙吸收引起高钙血症，尿钙排泄量随之增加出现高尿钙；同时，肾小管对无机磷再吸收减少，尿磷排出增多，血磷降低。甲旁亢患者表现为高钙血症与低磷血症、高尿钙、高尿磷。

267. 高钙血症、低磷血症是甲状旁腺功能亢进症的主要生化特点，检测血钙、磷可作为本病的筛查手段，并有助于早期发现本病。

268. 外科手术是治疗甲旁亢患者唯一有确切效果的措施，本病原则上手术治疗。如四个腺体均增大提示为增生，则应切除三个腺体，第四个切除 50%。

269. 大量 PTH 作用于肾小管，使尿 cAMP 增加，但注射外源性 PTH 后尿 cAMP 不再进一步增加。

270. 甲状旁腺本身病变包括肿瘤及增生引起的甲状旁腺素（PTH）合成与分泌过多均为原发性。

271. PTH抑制肾小管重吸收苯酚氢盐，使尿呈碱性，并进一步促使肾结石的形成。

272. 脑基底节钙化要高度排除甲状旁腺功能减退症。

273. 病人血钙、血PTH同时升高，应考虑原发性甲状旁腺功能亢进症。

274. 血清PTH增高的同时伴有高钙血症是重要的诊断依据。其他原因所致血钙增高时，PTH分泌被抑制，血清PTH常降低或不能测得。

275. 甲旁亢诊断确定后，需颈部超声、放射性核素检查，或颈部和纵隔CT扫描等进行定位诊断。

277. 临床出现手足与面部肌肉痉挛，手足搐搦，如血钙降低、血磷增高，诊断基本上可以确定，并血清PTH明显降低，甲旁减可确诊。

279. 临床表现手足搐搦反复发作史。血钙降低、血磷增高，滴注外源性PTH后尿磷与尿cAMP显著增加，可以肯定诊断。

280. PTH缺乏，尿cAMP降低，但注射外源性PTH后，尿cAMP立即上升。

281. PTH缺乏，肾小管钙重吸收降低、尿钙排出增加。

282. 轻症甲旁减患者，经补充钙与限制磷的治疗后，血清钙可基本保持正常，症状控制。而较重患者则须加用维生素D制剂。

285. 甲状旁腺功能亢进症为MEN1病变中最常见并最早出现的症状。

286. MEN1患者约25%发生垂体瘤，大多为催乳素瘤，可伴或不伴生长激素分泌增多。

287. 对患MEN1者的家族成员应做全面的病史采集及体检，并进行血离子钙浓度测定。

288. 甲状腺髓样癌为MEN2中最常见并最早出现的病变，而且是决定病程进展的最重要因素。

289. MEN2中的甲状腺髓样癌，由于其病变为多中心性，应做全部甲状腺切除术及中心性淋巴结切除。

290. RET基因突变的部位有限，对患MEN2者的家族成员采用争取做基因检测，远较以往测定降钙素的筛查方法可靠。

291. 美国国家胆固醇教育计划成人治疗专家组的三次指南提出的代谢综合征的定义是：在以下5个成分中，若具备3个或3个以上者即为代谢综合征：①中心性肥胖，腰围：男性>102cm，女性>88cm；②血TG≥1.69mmol/L；③HDLC男性<1.30mmol/L；④空腹血糖≥6.1mmol/L；⑤高血压，血压≥130/85mmHg。中国人BMI超过28

即为肥胖，因此患者为代谢综合征。

292. 代谢综合征中，高密度脂蛋白胆固醇的诊断标准为男性<1.04mmol/L，女性<1.30mmol/L。

293. ATPⅢ指南为美国制定，因人种不同，我国以男性腰围>85cm，女性腰围≥80cm为肥胖的界限，和美国不同，诊断时要注意。

294. 1989年提出中心性肥胖、IGT、高血压、高三酰甘油血症为"死亡四重奏"。1999年WHO代谢综合征工作定义包括微量白蛋白尿。

295. 患者为IGT，格列本脲为磺脲类胰岛素促分泌剂，单用时可出现低血糖，二甲双胍和罗格列酮单用不会出现低血糖。

296. 美国NCEF ATPⅢ对代谢综合征的工作定义：血三酰甘油≥1.7mmol/L为异常。

297. 胰岛素抵抗是代谢综合征的重要中心环节，其他为代谢综合征的表现。

298. 胰岛素瘤胰岛素分泌过多，糖原合成增加，体重增加，血糖降低，导致机体易饥、多食。糖尿病和甲亢为易饥、多食、消瘦；Cushing综合征和甲减为进食减少。

300. 貌似健康而有自发性空腹或运动后低血糖症，其最常见原因为胰岛素瘤。

301. 2型糖尿病患者胰岛素分泌反应缺陷，第一分泌相缺失或减弱，第二个胰岛素高峰延迟，并维持在较高浓度而不能回复到基线水平，因而有些患者在此阶段可出现餐前低血糖。

302. 胰岛素瘤为胰岛素合成分泌增多，不应该有胰岛素抗体产生，可与垂体瘤并存。

303. 格列本脲半衰期长，其降解产物也有降糖作用。另外老年人可无低血糖的症状而直接陷入昏迷。因此救治不合理可以再次低血糖昏迷。

304. 糖尿病病史长可能会出现糖尿病肾病，其延长药物的半衰期，增加低血糖危险性。

305. OGTT空腹血糖>7.0mmol/L，2h血糖>11.1mmol/L，为糖尿病诊断标准。

306. 糖尿病为冠心病等危症，LDLC>3.12mmol/L应使用药物治疗。

307. HDL升高有利于促进外周组织移除胆固醇，从而防止动脉粥样硬化。

308. 烟酸类作用机制不明，但糖尿病患者一般不宜用烟酸。

309. HMGCoA 还原酶抑制药加贝特类或加烟酸的联合用药，可增强毒性不良反应和可能出现严重的毒性反应如横纹肌溶解症。

310. Graves 病行放射碘治疗后易发生甲减，考来烯胺可干扰甲状腺素和叶酸的吸收。

311. 血胆固醇 > 5.72mmol/L 为升高，血三酰甘油 > 1.70mmol/L。

312. CT 或 MRI 可计算内脏脂肪面积以判断内脏脂肪是否增多。

313. 减重膳食是指低能量、低脂肪、合理优质蛋白、复杂碳水化合物、足够新鲜蔬菜和水果。

314. 体重指数（BMI）主要反映全身性超重和肥胖，难以准确反映特殊型的超重和肥胖度。

315. 脂肪组织的肥大可由于脂肪细胞数量增多，或体积增大，或两者兼而有之而引起。

316. 脚气病即维生素 B_1 缺乏病。

317. 因色氨酸转变为烟酸时需要维生素 B_6 参与，而异烟肼是维生素 B_6 的拮抗剂，故可引起烟酸缺乏。

318. 皮炎不是烟酸缺乏病的表现之一。

319. 烟酸缺乏病多发生在以玉米为主食的地区，因玉米中部分烟酸呈结合形式，不易吸收，且其含亮氨酸多，可抑制烟酰胺单核苷酸生成，导致烟酸缺乏。

320. 由于体内缓冲系统及肺、肾的调节作用，早期的酸碱失衡尚为代偿性，此时 pH 维持在正常范围，如不能代偿，pH 则超出其正常范围，与正常值偏差越大，危险性越大。

321. 严重的血小板增多时可使血标本溶血造成"假性高钾血症"。

322. HCO_3^- 为代谢性酸碱平衡指标，正常值为 22 ～ 26mmol/L，小于该值提示代谢性酸中毒或代偿性呼吸性碱中毒。$PaCO_2$ 为呼吸性酸碱指标，正常值为 35 ～ 45mmHg，另该值该患者 pH < 7.35，故提示失代偿性代谢性酸中毒。

323. 体液成分分为细胞外液和细胞内液，细胞外液中又分为血浆和组织间液。

324. 高钠血症多伴血容量不足，应在纠正血容量的基础上缓慢降低血钠，快速降低血钠会引起脑水肿。

325. 代谢性碱中毒治疗原则为扩容，补充酸性盐中和碱及治疗原发病。吲哚美辛为 NSAID 类药，可加重患者原有的消化道溃疡，故不恰当。

326. 患者皮肤黏膜干燥，眼球凹陷，口渴，尿少，低血压，脉搏快，有体液流失情况下，HCT、血钠均升高，失水大于失钠，故低容量性高钠血症诊断明确。

327. 患者有糖尿病史，感染的诱因，血糖明显升高，酮体阳性，pH 低于正常，糖尿病酮症酸中毒诊断明确。

328. 尿酸排泄障碍所致血尿酸增高的一组异质性疾病。

329. 痛风可分为原发性和继发性两大类，由于骨髓增生性疾病致尿酸生成过多，肾疾病致尿酸排泄过少等导致继发性痛风，而嘌呤代谢紊乱所致的原发性高尿酸血症是痛风最常见的原因。

330. 痛风性关节炎为急性反复发作性单关节炎，可被秋水仙碱迅速缓解。

331. 急性痛风性关节炎期应迅速给秋水仙碱，糖皮质激素只是在常规治疗无效或因严重不良反应不能使用秋水仙碱和非甾体抗炎药时，才考虑使用糖皮质激素短程治疗。

332. 患者为突然发作性下肢远端单一关节炎，合并有高尿酸血症，痛风可能性最大。

333. 按照痛风的临床分期，该患者明显属于急性关节炎期。

334. 秋水仙碱是治疗急性痛风性关节炎的特效药，糖皮质激素是在秋水仙碱和 NSAID 失效后方可试用。别嘌醇用于痛风间歇期和慢性期使用，不能迅速缓解症状。利尿剂会抑制尿酸排泄，加重病情，故不可使用。痛风性关节炎非化脓性，无必要使用抗生素。

335. 尿酸性结石是"阴性"结石，普通腹部平片常会漏诊。

343. 诊断骨质疏松症有赖于 X 线照片及骨密度。

344. 骨质疏松病人应给予补充钙剂及维生素 D3，骨折病人同时制动处理。

【B 型题】

（31～32 题）40 岁女性病人因对抗甲状腺药物过敏，故不能用硫脲类制剂；因合并迁延性肝炎，所以不宜手术；而碘制剂仅用作术前准备和治疗甲状腺危象，本病人亦不宜选用；普萘洛尔疗效差不宜首选。该病人年龄已超过 30 岁，中度甲亢是放射性碘治疗的适应证，所以应首选放射性碘治疗。结节性甲状腺肿伴甲亢者是手术的良好适应证，所以首选手术治疗。

（33～34 题）甲亢伴严重哮喘者禁用普萘洛尔（引起支气管痉挛）；甲亢症状缓解，甲状腺继续增大时可加用甲状腺片（抑制 TSH）。

（35～36 题）糖化血红蛋白 A，由血红蛋白中 2 条 β

链N端的缬氨酸与葡萄糖非酶催化结合而成，其量与血糖浓度呈正相关，由于红细胞在血循环中的寿命约为120天，全部红细胞平均寿命60天，半寿期30天，所以其测定可反映取血前4~12周血糖水平；果糖胺是入血浆蛋白（主要是白蛋白）与葡萄糖发生非酶催化的糖基化反应而形成，由于白蛋白半衰期为19天，所以其测定可反映近2~3周内血糖水平。

（37~38题）糖尿病的分型有利于对该病的临床控制。MODY为青年人中的成年发病型糖尿病，是一组高度异质性的单基因遗传病，符合常染色体显性遗传规律。2型糖尿病多见于成年人，其发病是以胰岛素抵抗为主伴胰岛素分泌不足；B细胞胰岛素分泌不足见于1型糖尿病，胰岛素作用遗传性缺陷包括了A型胰岛素抵抗、妖精貌综合征、Rabson - Mendenhall综合征、脂肪萎缩型糖尿病；线粒体基因突变见于线粒体基因突变糖尿病。

（39~40题）中效胰岛素包括慢胰岛素锌悬液和中性鱼精蛋白锌胰岛素；长效胰岛素包括特慢胰岛素锌悬液和鱼精蛋白锌胰岛素。而其余均为速（短）效胰岛素。

（41~42题）格列喹酮的代谢产物由胆汁排入肠道，很少经过肾排泄，所以对合并肾功能不全的糖尿病病人常首选；格列齐特可增加血纤维蛋白溶解活性，降低血小板的过高黏附性和聚集性，有利于减轻或延缓糖尿病病人血管并发症的发生。

（43~44题）胰岛素瘤病人几乎全部在禁食后24~36小时内出现低血糖和胰岛素分泌过多的证据而得以诊断，所以饥饿试验是诊断胰岛素瘤有意义的试验。螺内酯试验有助于证实低血钾和高血压是由于醛固酮过多所致，而失钾性肾病对螺内酯无反应，所以螺内酯试验是鉴别原发性醛固酮增多症与失钾性肾病的试验。

（45~46题）妇女妊娠合并糖尿病的治疗原则是采用胰岛素治疗，不宜选用口服降糖药物，所以只能选用胰岛素。合并糖尿病肾病的糖尿病患者应该用胰岛素治疗，即为胰岛素治疗的适应证之一，应首选胰岛素治疗。

（47~48题）降糖灵可增加葡萄糖无氧酵解，降低血糖，但可产生酮体，所以糖尿病虽不重，但可有尿酮体阳性；当糖尿病酮中毒时，糖不能被利用，不但血糖明显升高使尿糖呈强阳性，而且动用血内脂肪，大量脂肪酸在肝内经β氧化产生大量酮体，使尿酮体亦呈强阳性；而C是饥饿酮症，A和E的尿酮体阴性。

（49~50题）这两道题均为记忆题，其中的速效胰岛素是半慢胰岛素锌混悬液，长效胰岛素是精蛋白锌胰岛素，其余均为中效胰岛素。

（51~53题）甲状腺功能亢进症系由甲状腺功能亢进引起。地方性甲状腺肿系由缺碘引起，而内分泌功能正常。1型糖尿病则是由于内分泌功能减退，患者胰岛素分泌绝对不足导致。

（54~55题）TT_3、TT_4是反映甲状腺功能最基本的指标，尤其在甲亢和甲亢复发的早期，TL上升很快，为诊断甲亢较为敏感的指标。TRAb在甲亢病人中的阳性率在80%以上，对甲亢的诊断、病情活动和复发等均有重要意义，同时是治疗停药的重要指标。FT_3、FT_4不受血清甲状腺结合球蛋白的影响，对妊娠期甲亢等的诊断意义较大，甲状腺摄碘率主要用于鉴别不同原因引起的甲亢。

（56~57题）40岁女性病人因对抗甲状腺药物过敏，所以不能用硫脲类制剂，因合并迁延性肝炎，故不宜手术，而碘制剂仅用作术前准备和治疗甲状腺危象，本病人亦不宜选用，普萘洛尔疗效差不宜首选。该病人年龄已超过30岁，中度甲亢是放射性碘治疗的适应证，因此应首选放射性碘治疗。结节性甲状腺肿伴甲亢者是手术的良好适应证，因而首选手术治疗。

（58~59题）速效胰岛素是半慢胰岛素锌混悬液，长效胰岛素是精蛋白锌胰岛素，其余均为中效胰岛素。

（62~63题）遗传性维生素D依赖性佝偻病和骨软化症的I型是常染色体隐性遗传，表现为1α羟化酶缺陷，25（OH）D_3转变为1，25 -（OH）$_2D_3$障碍，II型遗传方式不明确，可能是靶器官对1，25 -（OH）$_2D_3$反应不敏感。血钙、血磷、尿钙和碱性磷酸酶改变两型无大的区别。

（64~65题）已经发现的MODY基因中除葡萄糖激酶外都是转录因子，葡萄糖激酶基因突变糖尿病病情轻，出现慢性并发症可能很小，仅需要饮食控制即可。

（73~74题）胰岛素分泌第一时相缺失或减弱，第二时相高峰延迟，第一时相对于控制餐后血糖非常重要。

胰岛素分泌第一时相缺失或减弱，第二时相高峰延迟，代偿性增高，可以引起反应性低血糖，常在餐后3~4小时出现。

（84~85题）1型糖尿病最重要的实验室检查是自身抗体测定，尤其是GAD抗体，而母系遗传、家族性神经性耳聋等是线粒体基因突变糖尿病的临床特征。

（86~88题）糖尿病酮症酸中毒阴离子间隙增大，CO_2CP下降，尿糖强阳性，血糖常为16.7~33.3mmol/L，血钠降低。高渗性昏迷阴离子间隙正常，CO_2CP正常或轻度下降，尿糖强阳性，血糖常为33.3mmol/L以上，血钠高达155mmol/L。低血糖昏迷，血糖低于2.8mmol/L，尿糖阴性。

（93~94题）根据1999年WHO糖尿病诊断标准，有糖尿病症状，任何时候血糖≥11.1mmol/L可诊断为糖尿

病，而 OGTT 2 小时血糖 ≥7.8mmol/L 且 <11.1mmol/L，空腹血糖 <6.1mmol/L 诊断为 IGT。

（112～113 题）糖尿病酮症酸中毒常血钾正常或偏低，血钠偏低，CO_2CP 下降，高渗性非酮症糖尿病昏迷，血钠常高达 155mol/L，血钾降低，CO_2CP 正常或轻度降低。

（119～120 题）持续性胃肠减压、幽门梗阻后频繁呕吐、低血钾时肾小管排 H^+ 均使 H^+ 丢失过多，产生代谢性碱中毒。癔症、脑外伤、水杨酸过量、缺氧刺激呼吸中枢过度换气，产生呼吸性碱中毒。

（129～130 题）2 型糖尿病大多存在胰岛素抵抗，伴胰岛素分泌相对不足，自身免疫介导的 1 型糖尿病与 HLA 相关，以 β 细胞功能衰竭胰岛素分泌绝对减少为主。

（144～146 题）鉴别单纯性肥胖与皮质醇增多症的主要根据是尿 17 - 羟皮质类固醇的测定。

（150～151 题）奥利司他为脂肪酶抑制剂，选择性地抑制胃肠道脂肪酶，使三酰甘油的吸收减少 30%，减少能量的摄取而达到减重的目的。

西布曲明是 5 - 羟色胺和 NA 再摄取抑制剂，用药后降低食欲，增加饱腹感，使摄入量减少，体重下降。

（152～154 题）由于种族和地域的差异，欧美及亚太地区对肥胖的诊断标准有所不同。

（155～158 题）空腹血糖高主要由于肝脏对胰岛素不敏感，肝脏葡萄糖输出增多所致。

（162～164 题）妊娠甲亢在妊娠早期及晚期发生早产或流产。放射性碘治疗完全发挥作用需 3 个月，过早进行第二次治疗可促发甲低发生。

（172～173 题）TSAb 是 Graves 病最重要的致病抗体，TBII 也少量存在于该病患者的血中，与 TSAb 共同作用，参与发病；TGI 与该病的甲状腺肿大有关；结肠炎耶尔森菌可能通过 TSH 受体而起致病作用。病毒感染是亚急性甲状腺炎的主要致病因素。

（174～175 题）异位 ACTH 综合征是由于垂体以外的恶性肿瘤产生，ACTH 刺激肾上腺皮质增生，分泌过量的皮质类固醇，其血浆 ACTH 是增高的，而且少数可被大剂量地塞米松抑制试验所抑制。Carney 综合征和 Meador 综合征为不依赖 ACTH 的双侧肾上腺的小结节性增生，与肾上腺皮质腺瘤和腺癌一样，血浆 ACTH 降低或测不出，大剂量地塞米松抑制试验均不被抑制。

（176～177 题）Cushing 综合征为各种病因造成肾上腺分泌过多糖皮质激素所致病症的总称，根据病因分类如下：（1）依赖 ACTH 的 Cushing 综合征：①Cushing 病：指垂体 ACTH 分泌过多，伴肾上腺皮质增生，垂体多有

微腺瘤；②异位 ACTH 综合征，系垂体以外肿瘤分泌大量 ACTH，按其发病率由多到少的顺序为：小细胞性肺癌、支气管类癌、胸腺癌、胰腺癌、嗜铬细胞瘤、神经母细胞瘤、神经节细胞瘤、甲状腺髓样癌等。（2）不依赖 ACTH 的 Cushing 综合征：①肾上腺皮质腺瘤；②肾上腺皮质腺癌；③不依赖 ACTH 性双侧性肾上腺小结节性增生，又称 Meador 综合征；④不依赖 ACTH 性双侧性肾上腺大结节性增生。从以上病因分类可以看出引起异位性 ACTH 综合征的原因是小细胞性肺癌，引起 Cushing 病的原因是垂体 ACTH 微腺瘤。

（178～179 题）小剂量地塞米松抑制试验方法是口服地塞米松 0.5mg，6 小时一次，连服两日共 4mg，用以鉴别单纯性肥胖及皮质醇增多症，前者在服药后第 2 日 24 小时尿 17 - OHCS 排出量较对照日减少 50% 以上，后者常不能抑制。大剂量地塞米松抑制试验方法是口服地塞米松 2mg，6 小时一次，连服两日共 16mg，用以鉴别诊断皮质醇增多症是因垂体肿瘤亦或肾上腺肿瘤引起的试验，前者在服药后尿 17 - OHCS 减少 50% 以上，而后者不受抑制。VMA 是儿茶酚胺的代谢产物，即香草基杏仁酸，测定 24 小时尿 VMA 增高则支持嗜铬细胞瘤的诊断；尿 17 - OHCS、17 - KS 测定增高是诊断皮质醇增多症的指标之一，酚苄明试验是用于诊断嗜铬细胞瘤。

【案例题】
案例一

提问 1：①患者虽因中枢神经系统症状就诊，但血压及有关体征提示不是中枢神经系统的疾病；②患者有"三多"症状，体检有明显脱水症，提示可能有糖尿病及高渗性昏迷；③肺部感染及饮大量甜饮料则可能是糖尿病高渗性昏迷的诱因。根据提问要求围绕糖尿病、肺部感染及高渗性昏迷来选择最必要的几种检查，因此备选答案的 A、B、D、E、I、J 六项是正确的；C、G 两项备选答案是不必进行的；第 F 项是不必急诊进行的。对于一位昏迷来急诊的患者，虽然有昏迷，但无神经定位体征，做头颅 CT 的指征不强，因此第 H 项也应为错误答案。

提问 2：根据病史和目前提示的结果考虑诊断，即患者血糖 >33.3mmol/L，血钠 >145mmol/L，血浆渗透压 >350mmol/L，已达到糖尿病高渗性昏迷的诊断标准，而酮体阴性，又无酸中毒存在，故 C 项备选答案正确。胸片检查结果则提示 D 项也正确。但尚未进行判断患者糖尿病类型的检查（如胰岛素释放试验），故目前还不能肯定患者糖尿病的类型是 1 型或 2 型，因而 I、J 项为无效答案。根据提示，A、B、E、F、G、H 项诊断均不成立。

提问 3：此问要求回答糖尿病高渗性非酮症性昏迷

的抢救原则。因而C、G、H、I四项备选答案正确；A、B、D、E、J五项备选答案错误。而患者于静脉输液及静脉滴注胰岛素前，可先于皮下注射适量胰岛素，但目前不能常规皮下注射胰岛素治疗，故备选答案F为无效答案。

提问4：①目前高血糖及高渗状态仍然存在；②血浆渗透压较此前降低，且血压较前下降；③血钾低于正常。因此本问是要求应试者回答目前情况下糖尿病高渗性非酮症性昏迷的进一步处理原则，故A、C、E、F、H、J六项备选答案正确；B、D、I三项备选答案错误。而目前有关检查并未提示患者出现脑水肿，人体白蛋白可用可不用，故备选答案G作为无效答案。

提问5：此问要回答糖尿病高渗性非酮症性昏迷患者经抢救至血糖降至13～16mmol/L时的处理原则，同时还提示了目前有低热、血钾偏低的情况。因此，B、D、E、G、H五项备选答案正确；A、C、F三项备选答案错误。

提问6：①目前患者已能进半流食；②空腹血糖高；③突出了肺部感染的问题。即表明患者目前适宜皮下注射胰岛素治疗，并摸索调整剂量，同时要加强抗感染。而目前情况不宜口服降糖药。故A、D、E、J四项备选答案正确；B、C、F、G、I五项备选答案错误；备选答案H可作为无效答案。

提问7：①患者体重超过标准体重20%，可诊断为肥胖；②餐后2小时血糖明显高于标准（＞11.1mmol/L），可诊断为糖尿病；③患者有肥胖及糖尿病家族史。故本问的关键是回答对一名初步诊断为糖尿病的肥胖患者应"进一步"进行哪些常规检查，因而B、C、D、E、F、G、H、I八项备选答案正确。而已诊断糖尿病就不宜再行葡萄糖耐量试验，故备选答案A是错误的；心脏M超则不作为常规检查项目，故备选答案J作为无效答案。

案例二

提问1：本问的提示表明患者为2型糖尿病，所提问题均是针对2型糖尿病的有关病理机制，B、D、F三项备选答案正确；A、C、E三项备选答案错误。

提问2：本问主要是了解应试者关于2型糖尿病的一般概况、基础理论、临床特征和流行病学等方面的知识。A、D、F、G、I五项备选答案正确；B、C、E、H、J五项备选答案错误。

提问3：弥漫性胰腺病变可导致胰岛B细胞广泛破坏而引起胰源性糖尿病；肝脏疾病可致肝源性糖尿病；肢端肥大症及库欣综合征可拮抗胰岛素的外周作用而致糖尿病；生长抑素瘤及醛固酮瘤可抑制胰岛素分泌而致糖尿病。

提问4：本问要对一名2型糖尿病肥胖患者拟订合理的治疗方案，即在饮食控制的基础上应用双胍类降糖药，并提倡适当体育活动及积极控制体重，故C、E、F、G四项备选答案正确；A、B、D、H、I五项备选答案错误。

提问5：磺脲类药物是通过作用于胰岛B细胞表面的受体促进胰岛素分泌的；噻嗪类利尿剂、钙拮抗剂等会降低磺脲类药物的降糖作用；双胍类药物主要是通过促进外周组织摄取葡萄糖，加速无氧糖酵等途径改善糖代谢；双胍类药物与磺脲类药物合用可增强降血糖作用，对正常人无降糖作用；葡萄糖苷酶抑制剂可降低餐后血糖；噻唑烷二酮类可增强胰岛素在外周组织的敏感性，减轻胰岛素抵抗，为胰岛素增敏剂。

提问6：本问的关键是要回答2型糖尿病肥胖患者正确的饮食治疗方案，因而C、E、F、G、I五项备选答案正确；A、B、H三项备选答案错误；微量元素摄入问题尚未证实对糖尿病有确切疗效，故备选答案J为无效答案。

案例三

提问1：良性突眼无明显眼睛不适感，轻度突眼，通常不会引起失明。

提问2：甲状腺激素（TH）可促使胃肠蠕动增快，消化吸收不良而排导致便次数增多。

提问3：患者在就诊时虽有中枢神经系统症状，但相关体征并不支持中枢神经系统的疾病；患者有明确的甲亢病史，在有明确的应激状态下，出现典型的甲状腺危象表现。

提问4：此问要回答"应立即采取的治疗措施有"，因此F不选。

提问5：妊娠可以加重甲亢的病情，应在病情控制平稳/治愈后考虑妊娠，同时要注意观察。

案例四

提问1：中年以上男性，有劳累、高嘌呤饮食诱因；有趾及趾跖关节剧烈疼痛，伴红肿、发热、白细胞升高的临床表现；以及既往的发作史特点。

提问2：秋水仙碱是治疗痛风发作的特效药。

提问3：苯溴马隆、丙磺舒、磺吡酮是促进尿酸排泄的药物。

提问4：痛风患者应多饮水，每日饮水量应在2000ml以上以增加尿酸的排泄。

提问5：在急性关节炎期，应该绝对卧床休息，抬高患肢。

提问6：痛风患者应避免进食含嘌呤高的食物，如内脏、虾蟹、肉类、豆制品等，要戒酒，多饮水。

案例五

提问 1：A 应体重减少；C 应脉压增大。D、G 为甲减表现。

提问 2：C 题干中已完善该检查，无需进一步再查。

案例六

提问 2：B、E、F 为甲减表现；G 为皮质功能减退表现。

案例八

提问 1：D 禁用阿司匹林，因为其可与 TBG 结合释放游离甲状腺激素。C 左甲状腺素钠是治疗甲减用药。E 破坏甲状腺组织，可一过性使甲状腺素大量释放，加重甲状腺危象。G 患者低血压，不宜使用利尿剂。

提问 2：心源性哮喘不宜使用 β 受体阻滞剂。

提问 3：锂剂是甲减诱因。

第八章 血液病学

（标注有"＊"的是报考血液病学专业人员要求的试题，报考内科学专业的不须掌握）

【A1/A2 型题】

1. 下列哪项含造血干细胞数最多

  A. 骨髓   B. 动脉血

  C. 动员后外周血   D. 静脉血

  E. 以上都不是

2. 1986 年我国首先应用诱导分化剂治疗急性早幼粒细胞白血病的药物是

  A. 全反式维 A 酸   B. 三氧化二砷

  C. 顺式维 A 酸   D. 高三尖酯碱

  E. 阿糖胞苷

3. 出生后 4 周，下列哪项成为主要的造血器官

  A. 骨髓   B. 胸腺

  C. 脾   D. 淋巴结

  E. 肝脏

4. 下列哪项疾病与造血干细胞异常无关

  A. 再生障碍性贫血

  B. 阵发性睡眠性血红蛋白尿症

  C. 急性白血病

  D. 骨髓增生异常综合征

  E. 缺铁性贫血

5. 环孢素不适用于治疗下列哪种疾病

  A. 难治性自身免疫性溶血性贫血

  B. 再生障碍性贫血

  C. 移植物抗宿主病

  D. 难治性免疫性血小板减少紫癜

  E. MDSRAEB

6. 男性，30 岁。头晕、乏力 2 周。查体：贫血貌、双下肢可见散在出血点，胸骨无压痛，心、肺无异常，肝、脾肋下未触及肿大。血象：WBC 1.8×10^9/L，Hb 65g/L，PLT 16×10^9/L。下述哪项检查最重要

  A. 骨髓细胞形态学   B. 肝、肾功能

  C. 血细胞涂片   D. 免疫蛋白电泳

  E. 各种红细胞酶检测

7. 女性，38 岁。3 年前确诊急性早幼粒细胞白血病，经全反式维 A 酸治疗 30 天取得完全缓解，后 DA、HA 等方案化疗与维 A 酸交替进行巩固治疗 2 年。近一周又出现咽痛、高热。查体：咽充血明显，双肺未闻及干、湿性啰音。血象：WBC 2.0×10^9/L. Hb 105g/L，

PLT 28×10^9/L。骨髓：早幼粒细胞 85％，红系、巨核系受抑制。该患者的诊断为

  A. 急性早幼粒细胞白血病复发

  B. 类白血病反应

  C. 粒细胞缺乏恢复期

  D. 合并再生障碍性贫血

  E. 以上都不是

8. 男性，40 岁。头晕、乏力 1 年，伴舌痛，口腔溃疡，有慢性胃炎史。实验室检查：Hb 70g/L，红细胞 1.5×10^{12}/L，白细胞 4.8×10^9/L，血小板 120×10^9/L，MCV 134fl，MCH 38pg，予以叶酸治疗后，头晕症状改善，但出现手足麻木，考虑采取下列哪项措施

  A. 加用维生素 B_{12} B. 停药观察

  C. 加大叶酸用量   D. 补钙

  E. 加用铁剂

9. 女性，62 岁。头晕、心悸、乏力 1 年伴四肢麻木，步态不稳。查体：重度贫血貌，心率 100 次/分，肝、脾未触及，RBC 1.6×10^{12}/L，Hb 85g/L，白细胞 6.5×10^9/L，血小板 226×10^9/L，MCV128fl，MCH 39pg。拟诊为巨幼细胞贫血。下列哪项是巨幼细胞贫血最常见的原因

  A. 摄入减少   B. 吸收障碍

  C. 利用障碍   D. 需要量增加

  E. 丢失过多

10. 女性，60 岁。头晕、心悸 3 个月。查 Hb 65g/L，RBC 1.4×10^{12}/L，白细胞 4.5×10^9/L，血小板 126×10^9/L，MCV 130fl，MCH 38pg。该患者下列哪种疾病的可能大

  A. 铁粒幼细胞贫血   B. 海洋性贫血

  C. 再生障碍性贫血   D. 肿瘤性贫血

  E. 恶性贫血

11. 女性，60 岁。平时有偏食习惯，近 3 个月头晕、乏力。Hb 72g/L，RBC 1.6×10^{12}/L，白细胞 5.5×10^9/L，血小板 136×10^9/L，MCV 130fl，中性粒细胞有分叶过多现象，疑为巨幼细胞性贫血。下列哪项最有诊断意义

  A. RBC 数减少比 Hb 下降明显

  B. MCV、MCH 增高

  C. 全血细胞减少伴中性粒细胞分叶过多

D. 骨髓幼红细胞巨幼样变

E. 胃酸分泌量减少

C. 内因子缺乏   D. 吸收不良综合征

E. 直肠息肉

12. 男性，60 岁。近一年来常有食欲下降、腹胀、乏力，伴活动后心悸、气短，无黄染，无发热，无酱油样尿。查体：舌面光滑，面色苍白，浅表淋巴结未见肿大，肝可触及，脾不大。白细胞 $2.5 \times 10^9/L$，红细胞 $1.65 \times 10^{12}/L$，Hb 65g/L，MCV 125fl，MCH 38pg，网织红细胞 1.7%，血小板 $67 \times 10^9/L$。骨髓增生活跃，粒、红、巨核细胞系出现巨幼变。最易误诊为下列哪种疾病

A. 再生障碍性贫血

B. 骨髓增生异常综合征 - 难治性贫血

C. 急性红白血病

D. 溶血性贫血

E. PNH - AA 综合征

13. 女性，30 岁。妊娠 32 周，平时有偏食习惯，近日头昏乏力。红细胞 $1.6 \times 10^{12}/L$，血红蛋白 62g/L，叶酸浓度减低，拟诊叶酸缺乏的巨幼细胞贫血，其周围血象的主要特征是

A. 以红细胞数减低为主

B. 以血红蛋白量减低为主

C. 以血小板数降低为主

D. 以白细胞数减低为主

E. 以网织红细胞数增加为主

14. 女性，70 岁。头晕、乏力、活动后心悸、气短半年，既往有冠心病史。确诊为营养性巨幼细胞性贫血。下列哪项临床表现有助于鉴别是叶酸缺乏还是维生素 B_{12} 缺乏所引起

A. 肝、脾轻度肿大

B. 体重减轻

C. 舌面光滑、舌质绛红

D. 深感觉减退、共济失调

E. 食欲不振、腹胀

15. 女性，70 岁。活动后心悸、气急 3 个月。查体：面色苍白，舌乳头萎缩，舌面呈牛肉样舌，心肺无异常，拟诊为巨幼细胞性贫血。关于该病下列哪项叙述不正确

A. 血象可表现为全血细胞减少

B. 血象也可单纯红细胞系减少

C. 呈增生性贫血骨髓象

D. 神经系统症状多见于叶酸缺乏

E. 巨幼改变以红细胞系列最显著

16. 男性，56 岁。贫血半年，经肌注维生素 B_{12} 治疗有效，该患者的病因下列哪项不可能

A. 绝对素食者   B. 慢性萎缩性胃炎

17. 男性，50 岁。头晕、心悸 2 个月。查 Hb 55g/L，RBC $1.1 \times 10^{12}/L$，WBC $3.5 \times 10^9/L$，PLT $66 \times 10^9/L$，MCV 140fl，MCH 39pg。最不可能的诊断是

A. 增生异常综合征   B. 缺铁性贫血

C. 巨幼细胞贫血   D. 红血病

E. 红白血病

18. 男性，40 岁。头晕、乏力 1 年，Hb 72g/L，WBC $6.5 \times 10^9/L$，PLT $236 \times 10^9/L$，MCV 135fl，拟诊巨幼细胞贫血，行骨髓检查。下列哪项不符合该病的骨髓象改变

A. 骨髓增生明显活跃，红系占 40%

B. 红系细胞巨幼样变，幼红细胞浆发育落后于核

C. 骨髓铁染色常增加

D. 巨核细胞体积增大，分叶过多

E. 粒系也有巨幼变，成熟粒细胞多分叶

19. 女性，50 岁。近 2 月活动后心悸、气促，双手指麻木。5 年前曾因胃出血行全胃切除。查体：步态不稳，贫血貌，双手指末端痛觉减退，肝脾未触及。白细胞 $3.4 \times 10^9/L$，红细胞 $1.6 \times 10^{12}/L$，血红蛋白 75g/L，MCV 125ft，MCH 38pg，网织红细胞 1.4%，血小板 $75 \times 10^9/L$。骨髓：红系各阶段幼红细胞巨幼变。叶酸 50nmol/L，血清维生素 B_{12} 8pmol/L（正常值 200~900pmol/L）。该患者应诊断为

A. 叶酸缺乏的巨幼细胞贫血

B. 维生素 B_{12} 缺乏的巨幼细胞贫血

C. 再生障碍性贫血

D. 溶血性贫血

E. 缺铁性贫血

20. 男性，56 岁。食欲下降半年，乏力、面色苍白 2 个月入院。查体：舌面呈"牛肉样舌"，肝脾无肿大。白细胞 $1.8 \times 10^9/L$，红细胞 $1.6 \times 10^{12}/L$，血红蛋白 80g/L，MCV 140fl，MCH 39pg，网织红细胞 1.5%，血小板 $16 \times 10^9/L$，外周血分类未找到幼稚细胞。该患者最可能的诊断是

A. 再生障碍性贫血   B. 巨幼细胞贫血

C. 急性白血病   D. 缺铁性贫血

E. 脾功能亢进

21. 女性，55 岁。高热、咳嗽 3 天，在当地医院诊断为粒细胞缺乏。下列哪项符合粒细胞缺乏

A. WBC $< 2 \times 10^9/L$

B. 中性粒细胞 $< 0.5 \times 10^9/L$

C. 中性粒细胞 $< 0.25 \times 10^9/L$

D. 中性粒细胞 $< 1.0 \times 10^9/L$

E. 中性粒细胞比例 <50%

22. 男性，60 岁。因发热口服阿司匹林，之后出现白细胞 $0.9 \times 10^9/L$，中性粒细胞 $0.3 \times 10^9/L$，红细胞、血小板正常，符合下列哪种情况
 A. 粒细胞缺乏症
 B. 慢性淋巴细胞白血病
 C. 巨幼细胞贫血
 D. 慢性粒细胞白血病
 E. 急性白血病

23. 男性，50 岁。突然畏寒、高热 3 天，咽部疼痛。白细胞 $1.9 \times 10^9/L$，中性粒细胞 20%，红细胞、血小板正常。骨髓中各阶段的粒细胞几乎消失，红系、巨核细胞系正常。最大可能的诊断是
 A. 急性再生障碍性贫血
 B. 白细胞不增多的白血病
 C. 粒细胞缺乏症
 D. 粒细胞减少症
 E. 骨髓增生异常综合征

24. 女性，63 岁。近 3 年易疲倦、乏力。有肝硬化病史，曾用拉咪夫定治疗。脾肋下 3 指。Hb 120g/L，白细胞 $2.1 \times 10^9/L$，中性粒细胞 0.40，淋巴细胞 0.60，血小板 $130 \times 10^9/L$，骨髓增生活跃，有成熟障碍。其白细胞减少的原因与下列哪项最有关
 A. 药物
 B. 脾功能亢进
 C. 原因未明的白细胞减少症
 D. 病毒
 E. 早期再生障碍性贫血

25. 男性，16 岁。因发热，经氯霉素抗感染退热，但查血象 WBC $1.2 \times 10^9/L$，中性粒细胞 0.30，淋巴细胞 0.70，血小板 $230 \times 10^9/L$，需用升白细胞药。下列哪项疗效最为确切
 A. 维生素 B_6
 B. 苯酚锂
 C. 糖皮质激素
 D. 重组人粒细胞集落刺激因子
 E. 利血生

26. 女性，30 岁。急性淋巴细胞白血病化疗后第 10 天出现寒战、高热。白细胞 $0.2 \times 10^9/L$。血细菌培养：阴沟肠杆菌。选用体外药物敏感的抗生素治疗 2 周，体温仍有 37℃ ~ 38℃，需考虑下列哪种可能
 A. 真菌感染　　　　 B. 细菌性败血症未愈
 C. 原发病发热　　　 D. 药物热
 E. 输液反应

27. 女性，30 岁。检查发现 Hb110g/L，白细胞 $1.9 \times$

$10^9/L$，中性粒细胞 0.45，淋巴细胞 0.55，血小板 $120 \times 10^9/L$。下列哪种说法不正确
 A. 可反复上呼吸道感染
 B. 也可无反复感染的表现
 C. 可有食欲减退
 D. 骨髓中各阶段的粒细胞几乎消失
 E. 可有疲乏、乏力、头晕

28. 男性，60 岁。结肠癌术后咳嗽、发热。查体：双肺可闻及湿性啰音。WBC $2.9 \times 10^9/L$，中性粒细胞 0.50，白细胞减少考虑与感染有关。其机制与哪项无关
 A. 粒细胞生成减少　　　 B. 粒细胞破坏过多
 C. 粒细胞分布异常　　　 D. 粒细胞消耗过多
 E. 造血干细胞异常克隆

29. 男性，15 岁。急性淋巴细胞白血病化疗后第 7 天，出现有寒战、高热，达 39℃，无咳嗽、咽痛，无腹痛、尿频、尿急。查体：BP 105/60mmHg，神清，咽无充血，双肺未闻及干、湿啰音。心率 100 次/分，腹软，无压痛，肝、脾肋下未触及肿大。WBC $0.16 \times 10^9/L$，Hb 60g/L，PLT $15 \times 10^9/L$，下列哪项处理是错误的
 A. 血细菌培养
 B. 血真菌培养
 C. 致病菌明确后开始使用抗生素
 D. 经验性选择抗生素
 E. 用粒细胞刺激因子

30. 女性，26 岁。体检发现白细胞减少。下列哪项药物不会引起白细胞减少
 A. 甲巯咪唑　　　　 B. 氯霉素
 C. 磺胺类　　　　　 D. 氨基比林
 E. 苯酚锂

31. 女性，30 岁。急性白血病化疗后出现重度粒细胞缺乏。下列哪项不是严重粒细胞缺乏合并感染的特点
 A. 常表现为高热　　　 B. 易出现败血症
 C. 不易有明确的感染部位　 D. 局部症状较少
 E. 不易出现感染性休克

32. 女性，50 岁。因甲亢服甲巯咪唑 1 个月，近日出现高热、咽痛。查体：咽充血，双肺未闻及干、湿性啰音。Hb 110g/L，白细胞 $0.9 \times 10^9/L$，中性粒细胞 0.40，淋巴细胞 0.6。血小板 $120 \times 10^9/L$。该患者的初步诊断应为
 A. 白细胞减少症
 B. 药物性中性粒细胞缺乏
 C. 淋巴细胞增多症
 D. 感染性中性粒细胞减少症
 E. 以上都不是

33. 男性，30 岁。畏寒、高热 1 天。2 周前因"感冒"服用氨基比林。查体：急性病容，咽部明显充血，双肺底可闻及少许湿性啰音。外周血象：白细胞 $1.0 \times 10^9/L$，中性粒细胞 0.35，淋巴细胞 0.65，血小板 $129 \times 10^9/L$。首先考虑的诊断是
  A. 急性再生障碍性贫血   B. 急性造血功能停滞
  C. 白细胞减少症   D. 急性白血病
  E. 粒细胞缺乏

34. 女性，20 岁。关节痛、皮疹、发热 2 周，服阿司匹林可退热。查体：面部蝶形红斑，脾肋下 1 指。Hb 90g/L，白细胞 $1.9 \times 10^9/L$，中性粒细胞 0.45，淋巴细胞 0.55，血小板 $120 \times 10^9/L$。尿蛋白（＋＋）。抗 ds DNA（＋），抗 ANA（＋）。该患者白细胞减少属于
  A. 免疫性   B. 感染性
  C. 药物性   D. 脾功能亢进
  E. 医源性

35. 男性，40 岁。因尿毒症行肾移植。术后常规使用环孢素防排斥反应，查 CMV－Ag 阳性，用药前白细胞正常，连续使用更昔洛韦 14 天，查白细胞 $0.8 \times 10^9/L$，中性粒细胞 0.30，Hb 80g/L，血小板 $55 \times 10^9/L$。该患者白细胞减少的可能原因是
  A. 环孢素   B. 更昔洛韦
  C. 排斥反应   D. CMV 感染
  E. 再生障碍性贫血

36. 下列哪一项不是引起多发性骨髓瘤患者出血的原因
  A. 血管壁损伤
  B. 血小板数量减少
  C. 纤溶亢进
  D. 凝血因子Ⅷ的活性降低
  E. 纤维蛋白多聚化障碍

37. 女性，50 岁。不规则发热伴腰痛 4 个月就诊。化验：Hb 72g/L，WBC $5.6 \times 10^9/L$，分类中见 4% 浆细胞，尿蛋白（＋＋＋），尿本－周蛋白（＋），白蛋白 35g/L，球蛋白 24g/L，B_2 微球蛋白 6.3g/L，蛋白电泳未见 M 带，IgG 6.0g/L，IgA 1.0g/L，IgM 0.5g/L，IgD 0.01g/L。骨髓涂片原浆细胞加幼浆细胞占 32%。胸腰椎摄片见多发性溶骨性破坏。诊断为多发性骨髓瘤。该例多发性骨髓瘤的免疫分型是哪一种
  A. IgG 型   B. IgA 型
  C. IgD 型   D. 轻链型
  E. 不分泌型

38. 男性，26 岁。高热、衰竭伴腹胀 12 天。肝肋下 4cm，质中，轻度压痛，脾肋下 7cm。血红蛋白 9g/dl，白细胞 $2400/\mu l$，中性 39%，嗜酸性 4%，淋巴 57%，血小板 8.2 万/μl。骨髓红系、粒系和巨核细胞无明显异常，多形性的异常组织细胞及多核巨组织细胞占 15%，并可见吞噬血细胞的组织细胞，NAP 减低。血 AFP 测定阴性，肥达反应阴性。本病例最可能的诊断是下列一种疾病
  A. 粒细胞缺乏症
  B. 恶性组织细胞病
  C. 急性白血病
  D. 反应性组织细胞增多症
  E. 再生障碍性贫血

39. 哪种疾病骨髓穿刺时易发生干抽
  A. 再生障碍性贫血   B. 骨髓纤维化
  C. 巨幼细胞性贫血   D. 脾功能亢进
  E. 急性白血病

40. 患者，男性，40 岁。左下肢肿胀、疼痛伴皮下出血 10 天。为明确诊断，应主要进行哪项检查
  A. 左下肢多普勒血管超声和凝血、血液流变学检查
  B. 心功能检查
  C. 肝脏功能检查
  D. 肾功能检查
  E. 溶血性疾病有关检查

41. 患者，女性，60 岁。高血脂、糖尿病病史。左下肢肿胀、疼痛 1 天，左下肢多普勒超声为股静脉血栓。若使用肝素抗凝治疗，以 APTT 作为监测指标，APTT 延长多少为最佳剂量
  A. 1～2 倍   B. 2～3 倍
  C. 3～4 倍   D. 2～4 倍
  E. 3～5 倍

42. 自体输血适用于
  A. 拟择期手术而预期术中需输血者
  B. 可能表现败血症或正在使用抗生素者
  C. 肝肾功能异常者
  D. 有严重心、肺疾病者
  E. 贫血、出血和血压偏低者

43. 血浆置换在下列哪种疾病的治疗中应作为首选
  A. 多发性骨髓瘤
  B. 急性白血病
  C. 血栓性血小板减少性紫癜
  D. 特发性血小板减少性紫癜
  E. 慢性粒细胞白血病

44. 以下哪一项不属于成分输血
  A. 红细胞输注   B. 血小板输注
  C. 全血输注   D. 血浆输注
  E. 各类血浆成分输注

45. 以下对成分输血的描述，哪一项是不正确的

　　A. 有效成分含量高

　　B. 治疗针对性强、效率高

　　C. 节约血源

　　D. 是被提倡的输血形式

　　E. 主要用来补充红细胞和血浆

46. 患者，男性，32 岁。急性白血病，需输注红细胞悬液。输血过程中患者出现寒战、高热、心悸、气短、腰背痛，解浓茶样小便。患者最可能发生了

　　A. 急性心功能不全

　　B. 急性输血相关性溶血

　　C. 慢性输血相关性溶血

　　D. 急性感染

　　E. 过敏反应

47. 患者，男性，26 岁。输注红细胞悬液过程中出现寒战、发热。予暂停输血，解热镇痛药处理后缓解。患者可能出现了什么情况

　　A. 急性输血相关性溶血

　　B. 慢性输血相关性溶血

　　C. 急性感染

　　D. 过敏反应

　　E. 非溶血性不良反应中发热

48. 以下关于人白细胞抗原（HLA）配型与供体选择的描述，正确的是

　　A. HLA－Ⅱ类和 HLA－Ⅲ类抗原与造血干细胞移植密切相关

　　B. HLA－A、B 和 C 属Ⅱ抗原

　　C. 若 HLA 不合，移植物抗宿主病会增加，而宿主抗移植物反应不会增加

　　D. 供体首选 HLA 相合无血缘供体，次选 HLA 相合同胞

　　E. 若有多个 HLA 相合者，则选年轻男性、巨细胞病毒阴性和红细胞血型相合者

49. 造血干细胞移植在造血重建前成分输血时需要

　　A. 输血量要小、速度要慢

　　B. 需预防使用抗生素以防输血导致感染

　　C. 所有含细胞成分的血制品均需辐照以灭活淋巴细胞

　　D. 只能输注 HLA 相合的血制品

　　E. 只有血小板≤20×10^9/L 时，才需输注血小板

50. 以下哪一项对巨细胞病毒（CMV）感染的描述是错误的

　　A. CMV 感染是最严重的移植后病毒性感染并发症

　　B. 输入 CMV 阳性的血液是 CMV 感染的唯一原因

　　C. CMV 病表现为间质性肺炎、CMV 肠炎、CMV 肝炎和 CMV 视网膜炎

　　D. CMV 间质性肺炎临床起病急、进展快

　　E. 在 CMV 病出现前应对 CMV 阳性患者早期干预治疗

51. 在移植后，以下所采预防感染的措施中不正确的是

　　A. 保护性隔离　　　　　B. 住层流净化室

　　C. 普通饮食　　　　　　D. 胃肠道除菌

　　E. 免疫球蛋白输注

52. 患者，女性，32 岁。慢性粒细胞白血病患者，异基因外周血造血干细胞移植术后。该患者 CMV 阳性，但无 CMV 病，应该

　　A. 密切观察病情变化，暂不需处理

　　B. 应用更昔洛韦 1 周来预防 CMV 病

　　C. 胃肠道除菌

　　D. 免疫抑制剂应用

　　E. 早期干预治疗，予更昔洛韦静滴，用到移植后100 天

53. 患者，男性，30 岁。慢性粒细胞白血病患者，异基因外周血造血干细胞移植 3 周后。患者出现皮肤红斑和斑丘疹、持续性厌食和腹泻、肝功能异常。该患者可能出现哪种移植后并发症

　　A. CMV 肝炎

　　B. 病毒性肝炎

　　C. 肝静脉闭塞病

　　D. 急性移植物抗宿主病

　　E. 细菌感染

54. 贫血是外周血单位体积中

　　A. 红细胞数，血红蛋白量和红细胞压积低于正常

　　B. 红细胞压积低于正常

　　C. 红细胞数及血红蛋白量低于正常

　　D. 红细胞数低于正常

　　E. 循环血量较正常者减少

55. 根据国内标准，血红蛋白测定值下列哪项可诊断为贫血

　　A. 成年男生低于 130g/L　　B. 妊娠期低于 105g/L

　　C. 成年女性低于 110g/L　　D. 哺乳期低于 115g/L

　　E. 初生儿至 3 个月低于 150g/L

56. 根据病因及发病机制，贫血可分为

　　A. 红细胞生成减少、造血功能不良两类

　　B. 红细胞生成减少、造血功能不良及红细胞破坏过多三类

　　C. 红细胞生成减少、溶血、失血、再障及缺铁等五类

　　D. 红细胞生成减少、红细胞破坏过多及失血三类

　　E. 红细胞生成减少、红细胞过度破坏、失血及造血功能不良四类

57. 按贫血的病因机制，下列哪项组合是错误的

    A. 红细胞生成减少 - 再生障碍性贫血

    B. 红细胞破坏过多 - 慢性感染性贫血

    C. 红细胞慢性丢失过多 - 缺铁性贫血

    D. 骨髓红细胞生成被干扰 - 伴随白血病的贫血

    E. 造血原料缺乏 - 巨幼红细胞贫血

58. 关于贫血的病理、生理基础，下列哪项叙述是错误的

    A. 心脏扩大，脉压加大

    B. 红细胞内 2，3 - DPG 含量减少

    C. 性功能减退，月经紊乱

    D. ST 段压低，T 波倒置

    E. 多尿

59. 正常人消化道内铁吸收效率最高的部位是

    A. 胃   B. 空肠

    C. 十二指肠及空肠上部   D. 回肠

    E. 回盲部

60. 血浆中能与铁结合的转铁蛋白称为

    A. 转铁蛋白   B. 未饱和铁结合力

    C. 铁蛋白   D. 转铁蛋白饱和度

    E. 总铁结合力

61. 下列除哪项外，都能抑制铁的吸收

    A. 维生素 C   B. 蛋类

    C. 茶   D. 咖啡

    E. 菠菜

62. 关于贮存铁，下列哪项是错误的

    A. 体内铁主要贮存在肝、脾、骨髓

    B. 铁蛋白主要在细胞浆中

    C. 含铁血黄素可能是变性的铁蛋白

    D. 以铁蛋白和含铁血黄素形式存在

    E. 铁蛋白不溶于水，由皮肤细胞代谢

63. 体内缺铁初期的最早、最可靠的诊断依据是

    A. 骨髓贮存铁减少或缺乏

    B. 血清总铁结合力增高

    C. 血清铁减低

    D. 典型的小细胞低色素性贫血血象

    E. 血清转运铁蛋白饱和度下降

64. 早期缺铁性贫血形态学改变为

    A. 小细胞正色素性贫血

    B. 小细胞低色素性贫血

    C. 大细胞性贫血

    D. 正细胞正色素性贫血

    E. 以上全不是

65. 缺铁性贫血的改变顺序是

    A. 贫血 - 骨髓贮存铁减少 - 低血清铁

    B. 低血清铁 - 贫血 - 骨髓贮存铁减少

    C. 骨髓贮存铁减少 - 贫血 - 低血清铁

    D. 低血清铁 - 骨髓贮存铁减少 - 贫血

    E. 骨髓贮存铁减少 - 低血清铁 - 贫血

66. 下列哪项结果对诊断缺铁性贫血最有意义

    A. 血清铁降低

    B. 红细胞平均血红蛋白浓度降低

    C. 红细胞平均直径变小

    D. 红细胞平均体积降低

    E. 骨髓象幼红细胞增生活跃

67. 血清铁减低，总铁结合力增高及转运铁蛋白饱和度减低见于

    A. 海洋性贫血   B. 感染性贫血

    C. 再生障碍性贫血   D. 缺铁性贫血

    E. 铁粒幼细胞性贫血

68. 慢性骨髓炎患者发现贫血，红细胞为正常细胞型，血清铁 $450\mu g/L$，总铁结合力 $2000\mu g/L$，骨髓细胞外铁（＋＋）。贫血症应诊断为

    A. 缺铁性贫血

    B. 营养性巨幼红细胞性贫血

    C. 失血性贫血

    D. 慢性感染性贫血

    E. 铁粒幼红细胞性贫血

69. 治疗缺铁性贫血的主要目的是

    A. 血红蛋白恢复正常

    B. 血清铁水平恢复正常

    C. 红细胞水平恢复正常

    D. 补足贮存铁

    E. 血清铁和总铁结合力均恢复正常

70. 铁制剂治疗缺铁性贫血，其疗效指标最早出现的是

    A. 红细胞直径增大   B. 红细胞数上升

    C. 红细胞体积上升   D. 血红蛋白上升

    E. 网织红细胞数上升

71. 缺铁性贫血，铁剂治疗 5 至 10 天首先出现的治疗反应是

    A. 网织红细胞数升高   B. 血清铁增加

    C. 骨髓外铁增加   D. 红细胞总数增高

    E. 红细胞平均直径恢复正常

72. 口服铁剂治疗缺铁性贫血的正规治疗应该是

    A. 服至血红蛋白高于正常水平，以免复发

    B. 一直服用到血红蛋白达到正常水平

    C. 到略低于正常血红蛋白值然后待其自然增长到正常水平

    D. 不间断地服 6~8 周

E. 血红蛋白达正常后再继续服一个月，6 个月时还可复治 3～4 周

73. FAB 分类，哪项 POX 反应非特异酯酶均阴性
A. M3b
B. M2a
C. ALL－L3
D. M5
E. M4EO

74. 急性白血病发生贫血的最主要因素是
A. 脾脏大，破坏红细胞过多
B. 骨髓造血受白血病细胞干扰
C. 化疗后胃肠功能紊乱，营养缺乏
D. 严重皮肤黏膜及内脏出血
E. 产生抗红细胞抗体

75. 急性白血病出血的主要原因是
A. DIC
B. 纤维蛋白溶解
C. 血小板减少
D. AT－Ⅲ减少
E. 小血管被白血病细胞浸润破坏

76. 易发生 DIC 的白血病是
A. AML－M3
B. ALL－L2
C. AML－M5
D. AML－M1
E. CML－BC

77. 慢粒患者，WBC $65 \times 10^9/L$，巨脾，出现左上腹剧痛，诊断最可能是
A. 脾梗死，脾周炎
B. 肺梗死
C. 心绞痛
D. 急性胰腺炎
E. 肾结石

78. 关于 M1，叙述正确的是
A. 最易发生 DIC 及 CNS 白血病
B. 骨髓增生活跃，原粒细胞占未分化细胞 >90%
C. Ph1 多阳性
D. NAP 升高
E. CD19（+），CD33（－），HLA－DR（+）

79. 急性白血病浸润所致体征最多见的是
A. 牙龈肿胀，皮肤损害
B. 心脏增大
C. 胸骨压痛
D. 中枢神经系统
E. 淋巴结，肝脾肿大

80. 慢粒病人有哪条染色体改变
A. t（15∶1）
B. t（8∶14）
C. t（9∶22）（q34∶q11）
D. t（11∶8）（q34∶q11）
E. 16 号染色体结构异常

81. 中枢神经系统白血病多见于
A. 慢淋
B. 急单
C. 慢粒
D. 急粒
E. 儿童急淋

82. 下列哪项符合急性淋巴细胞性白血病
A. 中枢神经系统白血病少见
B. 为儿童最多见的急性白血病
C. 化疗效果差
D. 易发生 DIC，出血严重
E. 与 EB 病毒感染有关

83. 下列哪项符合 M3 的特点
A. 过氧化物酶阴性
B. 无 Auer 小体
C. 苏丹黑染色阴性
D. 非特异酯酶阴性
E. 糖原 PAS 反应（+）或成块或颗粒状

84. 慢粒最突出的特征是
A. 乏力，低热，多汗
B. 粒细胞显著增多，脾明显肿大
C. 腹胀，食后饱胀
D. 肝肿大
E. 骨痛明显

85. 急、慢性白血病的鉴别主要依靠
A. 外周血原始细胞的多少
B. 发病急缓，病程长短
C. 骨髓增生程度，粒、红比值
D. 肝、脾淋巴结肿大
E. 骨髓原始细胞的多少

86. 下列组合中哪项是正确的
A. 急性淋巴细胞白血病－儿童病例绿色瘤常见
B. 急粒白血病－特异性皮肤损害多见
C. 慢淋白血病－多见急变
D. M3－多伴 DIC
E. 慢粒白血病－多伴中枢神经系统白血病

87. 关于慢性白血病，下列哪项错误
A. 晚期骨髓内纤维组织增多
B. 骨髓中原始细胞 <10%，而以中晚幼粒细胞为主
C. 中性粒细胞碱性磷酸酶慢性期增多，急性期下降
D. 血清维生素 B_{12} 浓度增高
E. 周围血中性粒细胞百分数增多

88. 中性粒细胞碱性磷酸酶积分降低多见于
A. 类白血病反应
B. 再生障碍性贫血
C. 脾功能亢进
D. 慢粒白血病
E. 骨髓纤维化

89. 关于慢粒白血病急性变，下列哪项不正确
A. 外周血嗜碱粒细胞 >20%
B. 骨髓中原始细胞 >20%
C. 外周血出现有核红细胞
D. 除 Ph 染色体外，出现其他染色体异常

E. 原因不明的血小板进行性减少或增高

90. 脑膜白血病的发病机制是

A. 进入脑组织的白血病细胞对化疗药耐受

B. 化疗方案不彻底，不能杀死白血病细胞

C. 化疗不够早，白血病细胞大量繁殖

D. 多数化疗药物，不能透过血 – 脑屏障

E. 患者个体差异

91. NAP 活性明显增高见于

A. 类白血病反应　　　　B. 急淋白血病缓解期

C. 恶性淋巴瘤Ⅳ期　　　D. 慢粒白血病慢性期

E. 多发性骨髓瘤

92. 下列哪项检查对诊断慢粒白血病急性变有意义

A. 胸骨骨痛剧烈

B. 原化疗方案无效

C. 出血贫血明显

D. 体重下降，脾脏急剧肿大

E. 骨髓中原粒细胞 >30%

93. 类白血病反应的特点是

A. 外周血白细胞 >50×10⁹/L

B. 骨髓中幼稚粒细胞增高

C. 外周血出现幼稚细胞，NAP 活性增高

D. 脾脏显著肿大

E. 外周血嗜碱嗜酸粒细胞增高

94. Auer 小体最常见于

A. 慢粒白血病　　　　　B. 类白血病反应

C. 急粒白血病　　　　　D. 急淋白血病

E. 慢淋白血病

95. 类白病反应不同于慢粒白血病的主要化验是

A. 外周血出现幼稚细胞

B. 白细胞数目增多

C. 血小板和血红蛋白量大多正常

D. NAP 活性增高

E. 白细胞浆中有中毒颗粒和空泡

96. 下列哪项组合不正确

A. 急粒白血病 – 可见 Auer 小体

B. M3 白血病 – t（15∶17）

C. 慢粒白血病 – NAP 下降

D. 急淋白血病 – 过氧化物酶阳性

E. 慢淋白血病 – 以成熟小淋巴细胞为主

97. 慢粒白血病的临床特点是

A. 纵隔淋巴结肿大

B. 脾脏显著肿大为主，并有腹胀、低热、乏力

C. 易出血、贫血

D. 容易并发感染

E. 低热、无汗

98. 急淋血病首选治疗药物是

A. DA 或 HA　　　　　B. VP

C. HOAP　　　　　　　D. 小剂量阿糖胞苷

E. 左旋门冬酰胺

99. 患者，男性，29 岁。高热、咳嗽、咳黄痰 1 周，查白细胞 40×10⁹/L。下述哪项与慢粒白血病不符

A. NAP 活性增高

B. 血小板计数正常或略增多

C. 骨髓中可见大量幼稚细胞及嗜酸、嗜碱粒细胞

D. 外周血有幼稚细胞出现

E. 骨髓增生极度活跃

100. 男性，病史 2 周，贫血伴周身出血点，浅表淋巴结不肿大，胸骨压痛（+），肝脏轻度肿大，外周血白细胞 25×10⁹/L，可见幼稚细胞，血小板 50×10⁹/L，血红蛋白 40g/L。该患者最可能的诊断是

A. 急性白血病　　　　　B. 再生障碍性贫血

C. 过敏性紫癜　　　　　D. 败血症

E. 恶性淋巴瘤

101. 女性，27 岁。发热，鼻出血 7 天，牙龈增生似海绵状，胸骨压痛明显，血红蛋白 60g/L，白细胞 42×10⁹/L，血小板 20×10⁹/L。骨髓：原始细胞 0.9，POX（–），PAS 阳性呈粗颗粒状，非特异性酯酶阴性，血清溶菌酶正常。应诊断为

A. 急性淋巴细胞白血病

B. 急性早幼粒细胞白血病

C. 急性单核细胞白血病

D. 急性粒细胞白血病

E. 急性红白血病

102. 男性，25 岁。发热，牙龈出血，皮肤瘀斑 5 天，胸骨压痛明显，肝脾肋下触及。血红蛋白 70g/L，白细胞 50×10⁹/L，血小板 20×10⁹/L。骨髓：原始细胞 0.90，POX（–），PAS 阳性呈粗颗粒状，非特异性酯酶阴性，血清溶菌酶正常。应诊断为

A. 急性淋巴细胞白血病

B. 急性早幼粒细胞白血病

C. 急性单核细胞白血病

D. 急性粒细胞白细胞

E. 急性红白血病

103. 慢粒患者白细胞计数 200×10⁹/L，服用大量白消安后出现趾指关节肿痛。其原因是

A. 中毒性关节炎　　　　B. 类风湿性关节炎

C. 白血病关节浸润　　　D. 继发性痛风

E. 风湿性关节炎

104. 女性，29 岁。贫血，出血感染，全血细胞减少，外周血未见幼稚细胞。为鉴别非白血性白血病与再生障碍性贫血，应检查

A. 肝脾淋巴结有否肿大

B. 网织红细胞多少

C. 皮肤黏膜有无浸润

D. 骨髓增生程度及原始细胞多少

E. 巨核细胞多少

105. 男性，40 岁。病史 2 周，发热，皮肤有出血点，骨髓原始细胞 >80%，过氧化物酶（++），Auer 小体（+）。最可能的诊断是

A. 急淋白血病

B. 急性单核细胞白血病

C. 急粒白血病

D. 急性红白血病急变

E. 慢粒白血病急变

106. 男性，25 岁。急非淋 M2 型经 DA 方案治疗后部分缓解，近日自觉左下肢疼痛，腰椎 4～5 椎旁压痛（+），直腿抬高试验（+）。应如何治疗

A. 骨科治疗

B. 腰穿脑脊液检查，鞘内注射 MTX

C. 大剂量化疗

D. 放疗

E. 细胞因子，如 IL－2 或 IFN

107. 女性，18 岁。发热、咽痛、鼻出血 10 天，胸骨压痛明显，右下肢皮肤可触及 3cm×3cm 大小肿块，质硬。红细胞 $2\times10^9/L$，血红蛋白 60g/L，白细胞 $2\times10^9/L$，血小板 $20\times10^9/L$。骨髓增生极度活跃，原始细胞 80%，部分胞浆中可见 Auer 小体，POX 染色弱阳性，PAS 染色胞浆淡红色，醋酸萘酚酯酶染色阳性，能被 NaF 抑制。诊断应是

A. 急性粒细胞白血病

B. 急性早幼粒细胞白血病

C. 急性红白血病

D. 急性单核细胞白血病

E. 急性淋巴细胞白血病

108. 女性，20 岁。头昏乏力、鼻出血伴牙龈出血 1 周。Hb 82g/L，WBC $45\times10^9/L$，血小板 $25\times10^9/L$。骨髓增生极度活跃，原始细胞 0.5，早幼粒细胞 0.21，POX 强度阳性，NAP 阴性，非特异性酯酶部分呈阳性反应，不被 NaF 抑制，确诊急性非淋巴细胞白血病。其 FAB 分型是

A. M1   B. M2

C. M4   D. M3

E. M5

109. 男性，30 岁。发热，出血，贫血，齿龈增生，全血细胞减少，骨髓增生极度活跃，原始细胞占 85%，过氧化物酶（+），非特异性酯酶（+++）。应诊断为

A. 急淋 L2 型   B. 急粒 M1 型

C. 急粒 M3 型   D. 急粒 M5 型

E. 急粒 M6 型

110. 男性，16 岁。发热，贫血，出血，肝脾肿大，全血细胞减少，骨髓原始细胞占 90%，POX（－），非特异性酯酶（－）。应诊断为

A. 慢粒白血病   B. 急淋白血病

C. 急粒白血病 M3 型   D. 慢淋白血病

E. 淋巴瘤

111. 女性，30 岁。慢粒病史 1 年，近一周高热，脾大平脐，血红蛋白 5g/L，白细胞 $20\times10^9/L$，分类原粒占 30%，中晚幼粒占 40%，血小板 $50\times10^9/L$。诊断为慢粒白血病

A. 合并感染   B. 急性变

C. 合并类白血病反应   D. 合并骨髓纤维

E. 慢性期

112. 女性，20 岁。病史 10 天，发热，贫血，出血，肝脾轻度肿大，颈部淋巴结肿大，伴关节痛。血红蛋白 60g/L，白细胞 $35\times10^9/L$，血小板 $80\times10^9/L$。首先考虑

A. 风湿热   B. 病毒感染

C. 淋巴病   D. 急性白血病

E. SLE

113. 女性，21 岁。高热 1 周，抗生素治疗无效，胸骨压痛阳性，浅表淋巴结及肝脾不大。白细胞 $3.0\times10^9/L$，Hb 20g/L，血小板 $5\times10^9/L$，骨髓原始细胞增多，以胞浆内有粗大颗粒的幼稚细胞占多数，亦见 Auer 小体。该患者最易见的并发症是

A. 上腔静脉压迫综合征

B. 中枢神经系统白血病

C. 尿酸性肾病

D. 肿瘤溶解综合征

E. 弥散性血管内凝血

114. 男性，30 岁。主诉乏力 3 个月，伴左上腹饱胀感。体检：浅表淋巴结未及，肝未及，脾肋下 5cm，Hb 90g/L，白细胞 $170\times10^9/L$，血小板 $300\times10^9/L$，原粒 0.01，晚幼粒 0.4，杆粒 0.34，分叶粒 0.1，嗜碱粒细胞 0.02，NAP（－）。如需明确诊断，应先做的检查是

A. 肝、脾 B 超   B. 腹部 CT

C. 血沉   D. 骨髓检查和活检

E. 蛋白电泳

115. 类白血病反应可见

　　A. t（9：22）（q34：q11）　　B. NAP 强阳性

　　C. PAS 阳性　　　　　　　　D. 过氧化物酶阳性

　　E. 非特异性酯酶阳性，能被 NaF 抑制

116. 急淋白血病可见

　　A. NAP 强阳性

　　B. t（9：22）（q34：q11）

　　C. 过氧化物酶阳性

　　D. PAS 阳性

　　E. 非特异性酯酶阳性，能被 NaF 抑制

117. 慢性粒细胞白血病可见

　　A. NAP 强阳性　　　　　　　B. PAS 阳性

　　C. t（9：22）（q34：q11）　　D. 过氧化物酶阳性

　　E. 非特异性酯酶阳性，能被 NaF 抑制

118. 急性单核细胞白血病可见

　　A. 过氧化物酶阳性

　　B. t（9：22）（q34：q11）

　　C. PAS 阳性

　　D. NAP 强阳性

　　E. 非特异性酯酶阳性，能被 NaF 抑制

119. 再生障碍性贫血可见

　　A. 骨髓增生低下，造血细胞减少

　　B. 红细胞大小不等，中心淡染区扩大

　　C. 细胞中含粗大嗜青颗粒比例≥30%

　　D. Auer 小体

　　E. 红细胞中有染色质小体

120. 缺铁性贫血可见

　　A. Auer 小体

　　B. 细胞中含粗大嗜青颗粒比例≥30%

　　C. 红细胞大小不等，中心淡染区扩大

　　D. 骨髓增生低下，造血细胞减少

　　E. 红细胞中有染色质小体

121. 急性粒细胞白血病可见

　　A. 红细胞大小不等，中心淡染区扩大

　　B. Auer 小体

　　C. 细胞中含粗大嗜青颗粒比例≥30%

　　D. 骨髓增生低下，造血细胞减少

　　E. 红细胞中有染色质小体

122. 急性早幼粒细胞白血病可见

　　A. Auer 小体

　　B. 红细胞大小不等，中心淡染区扩大

　　C. 骨髓增生低下，造血细胞减少

　　D. 细胞中含粗大嗜青颗粒比例≥30%

E. 红细胞中有染色质小体

*123. 若测定的叶酸的浓度为 1ng/L（正常值 3～7ng/ L），血清维生素 B_{12} 浓度正常。针对本例，下列治疗中哪项错误

　　A. 多食绿叶蔬菜、水果、肉类、肝肾等含叶酸丰富的食品

　　B. 叶酸加多种维生素

　　C. 单用叶酸用至血红蛋白、红细胞完全正常

　　D. 必须终生用叶酸治疗

　　E. 若无原发病，叶酸不需维持治疗

*124. 若患者为叶酸缺乏的巨幼细胞贫血，下列哪项症状在本例中不应该出现

　　A. 心悸、气急

　　B. 舌痛、舌面光

　　C. 四肢麻木、共济失调、行走不稳

　　D. 口角炎、口腔黏膜可见小溃疡

　　E. 腹胀、腹泻或便秘

*125. 男性，55 岁。乏力、纳差、左上腹饱胀感 1 年余来诊。查体：消瘦，胸骨无压痛，肝肋下未扪及，脾肋下 8cm，移动性浊音（－）。化验：Hb 72g/ L，WBC 23×10^9/L，血小板 96×10^9/L，外周血涂片有中、晚幼粒细胞及晚幼红细胞。成熟红细胞大小不一，部分呈泪滴状，骨髓穿刺干抽，中性粒细胞碱性磷酸酶染色阳性率 56%，积分 162 分。本例最可能的诊断是

　　A. 慢性粒细胞白血病

　　B. 骨髓转移癌

　　C. 原发性骨髓纤维化

　　D. 骨髓增生异常综合征

　　E. 急性白血病

*126. 男性，55 岁。纳差、乏力、消瘦半年就诊。查体：面部暗红色，肝肋下 1cm，脾肋下 4.5cm，质硬无压痛。化验：Hb 195g/L，WBC 16.2×10^9/L，血小板 450×10^9/L，红细胞压积 60%。骨髓涂片增生明显活跃。粒、红、巨三系均增生，细胞形态无异常。诊断为骨髓增生性疾病。患者最可能的诊断是

　　A. 慢性粒细胞白血病

　　B. 骨髓增生异常综合征

　　C. 原发性骨髓纤维化

　　D. 真性红细胞增多症

　　E. 原发性血小板增多症

*127. 男性，47 岁。发现脾肿大 3 年，牙龈出血一周。查体：脾肋下 7cm，肝肋下 3cm。入院血象示 WBC 3100/ul，N 0.63，L 0.31，E 0.06，Hb

89g/L，PLT 4.5×10^9/L，网织红细胞 0.21。骨髓穿刺顺利，有核细胞明显增生，粒系及红系增生均活跃，粒系呈核左移，红系以中晚幼阶段为主，可见嗜碱点彩，巨核细胞增多，未见转移癌细胞。自身免疫性抗体阴性。本例最可能的诊断是

A. 慢性粒细胞白血病

B. 特发性血小板减少性紫癜

C. 骨髓纤维化

D. 恶性组织细胞病

E. 脾功能亢进症

*128. 过敏性紫癜是以下哪种原因所导致的出血性疾病

A. 血管壁异常　　　　B. 血小板数量异常

C. 血小板功能异常　　D. 凝血异常

E. 抗凝及纤溶蛋白溶解异常

*129. 过敏性紫癜可能出现以下哪项检查的异常

A. 毛细血管脆性试验阳性　B. PT 时间延长

C. APTT 时间延长　　D. 血小板减少

E. 血小板功能异常

*130. 男性，27 岁。四肢关节游走性肿痛 1 周，以膝、踝等大关节为主；数天前，下肢皮肤曾出现一过性紫癜。2 周前曾有"上感"病史。查体：双膝、踝关节轻度肿胀，压痛，活动轻度受限。化验：ASO 正常，类风湿因子（-），血象正常，ANA（-），ds DNA（-），血尿酸正常。该患者最可能的诊断是

A. 风湿性关节炎　　　B. 类风湿性关节炎

C. 系统性红斑狼疮　　D. 关节型过敏性紫癜

E. 痛风

*131. 女性，13 岁。反复双下肢皮肤皮疹，伴腹痛 3 月。查体：双下肢对称性分布皮疹，略高于皮面，深红色，压之不褪色，腹平软，肝脾肋下未及。血象、APTT、PT 及 TT 正常，大便常规 OB（++）。最可能的诊断为

A. 单纯性紫癜

B. 过敏性紫癜

C. 特发性血小板减少性紫癜

D. 血友病

E. 系统性红斑狼疮

*132. 男性，15 岁。因皮肤紫癜、腹痛、黑便 4 天入院。查体发现双下肢有散在瘀斑，腹部未见阳性体征。血常规：WBC 10×10^9/L，Hb 130g/L，PLT 200×10^9/L；BT、APTT、PT、血小板功能均正常；束臂试验阳性。该患者最适的诊断是

A. 特发性血小板减少性紫癜

B. 血友病

C. DIC

D. 白血病

E. 过敏性紫癜

*133. 女性，32 岁。因反复双下肢皮下出血半年来诊。查体：双下肢见散在针头大小出血点，余无异常。查血象、出血时间、凝血时间均正常。束臂试验阳性。对此患者应采取以下哪种治疗

A. 不需治疗，对患者加以解释

B. 肾上腺皮质激素

C. 大剂量维生素 C

D. 抗组胺类药

E. 免疫抑制剂

*134. 男性，38 岁。反复双下肢皮疹 10 天，尿少、下肢浮肿 5 天。发病前一周曾"感冒"。查体：BP 160/90mmHg，眼睑浮肿，双下肢对称性分布皮疹，略高于皮面，深红色，压之不褪色，双下肢中度凹陷性水肿。化验：血常规正常；尿常规：蛋白（+++），隐血（++）；PT、APTT 正常。该患者最可能的诊断是

A. 慢性肾小球肾炎　　B. ITP

C. 过敏性紫癜　　　　D. 系统性红斑狼疮

E. 单纯性紫癜

*135. 下列哪项不是过敏性紫癜的致敏因素

A. 感染　　　　　　　B. 遗传因素

C. 食物　　　　　　　D. 药物

E. 花粉

*136. 以下哪项不是单纯性紫癜的特点

A. 多见于青年女性

B. 紫癜局限于四肢，有反复发生及自愈倾向

C. 病情多于月经期加重

D. 90% 的患者毛细血管脆性试验阳性

E. 预后差

*137. 过敏性紫癜不可能出现以下哪项检查结果

A. 毛细血管脆性试验阳性　B. BT 延长

C. APTT 正常　　　　D. 血小板减少

E. 骨髓象正常

*138. 以下哪项不是过敏性紫癜的特点

A. 发病前 1～3 周可有上呼吸道感染史

B. 四肢皮肤紫癜

C. 可有肾功能损害

D. 可有 BT 延长

E. 可有血小板计数减少

*139. 女性，11 岁。双下肢皮肤出血，伴腹痛 5 天。查

体：全身皮肤以双下肢为主见广泛出血点，部分融合成片，浅表淋巴结不大，腹平软，肝脾肋下未及。血象：Hb 123g/L，WBC 6.9×10^9/L，PLT 242×10^9/L。大、小便常规正常。诊断考虑为过敏性紫癜

A. 单纯型   B. 腹型

C. 关节型   D. 肾型

E. 混合型

*140. 男性，15岁。自幼反复出现鼻出血。查体：皮肤见多个直径约 1~2mm 大小的毛细血管扩张，高出皮面，按之可褪色，鼻腔黏膜检查亦见类似毛细血管扩张，余未见异常。化验：血小板计数、功能及凝血相关检查均正常。病人最可能的诊断是

A. 遗传性出血性毛细血管扩张症

B. 过敏性紫癜

C. 特发性血小板减少性紫癜

D. 血友病

E. 单纯性紫癜

*141. 女性，14岁。因接触花粉后出现四肢皮肤紫癜1天入院。查体发现四肢有散在的紫癜、荨麻疹，呈对称性分布。化验：血常规正常，尿常规发现RBC（＋＋＋＋），PT、APTT 正常。查体最可能还发现

A. 巩膜黄疸

B. 面色苍白

C. 淋巴结肿大

D. 心尖部三级收缩期杂音

E. 肾区叩痛

*142. 男性，20岁。血友病患者。关节出血、剧痛，宜选用下列何种止痛剂为好

A. 可待因   B. 匹米诺定

C. 阿司匹林   D. 保泰松

E. 布洛芬

*143. 男性，自幼有出血倾向。BT 延长，CT 正常，血小板 150×100/L，血小板粘附率降低，APTT 延长，PT 正常，vWF 抗原降低。父亲也有类似病史。最可能的诊断是

A. 血友病 A   B. 血管性血友病

C. 血小板无力症   D. 过敏性紫癜

E. 维生素 K 缺乏症

*144. 男性，18岁。胆结石手术中出血不易止，血小板计数正常，血小板黏附率正常，PT 正常，APTT 延长，3P 阴性。最有可能的诊断是

A. 血友病   B. 血管性血友病

C. 血小板无力症   D. DIC

E. 维生素 K 缺乏症

*145. 男性，10岁。自幼有出血倾向。BT 正常，CT 缩短。为确定诊断，应做的检查是

A. 阿司匹林耐量试验   B. 纤维蛋白原定量

C. TT   D. PT 纠正试验

E. 凝血活酶生成试验及纠正试验

*146. 男性，55岁。因血吸虫病肝硬化、脾肿大入院行脾切除术。周围血象：血红蛋白、白细胞、血小板计数均正常，PT 35s，纤维蛋白原 2.8g/L。为预防手术中出血，拟采用哪种制品最合适

A. 浓缩血小板   B. 凝血酶原复合物

C. 纤维蛋白原   D. 贮存全血

E. 浓缩红细胞

*147. 男性，16岁。反复膝关节血肿，APTT 延长，CT 延长，给 $BaSO_4$ 吸附血浆不能纠正，能被正常血清纠正。最可能的诊断是

A. 血友病 A   B. 血友病 B

C. 遗传性 FXII缺乏症   D. 血管性血友病

E. 严重肝病

*148. 女性，28岁。长期低脂饮食，近期出现皮肤紫癜、牙龈出血。PT 延长，APTT 延长。为了进一步明确诊断，应选择下列哪项检查最佳

A. FⅧ：C 活性   B. FⅨ抗原及活性

C. FⅪ抗原及活性   D. FⅦ抗原及活性

E. FⅦ、FⅨ、FX 及凝血酶原抗原及活性

*149. 男性，5岁。因反复下肢关节肿痛4年，右膝关节肿胀2天入院。查体发现右膝关节肿胀、压痛，皮肤无瘀斑。血常规：WBC 5.4×10^9/L，Hb 100g/L，PLT 120 × 10^9/L；APTT 70″/35″，PT、血小板功能正常；ASO、ESR 正常。该患者最合适的诊断是

A. 特发性血小板减少性紫癜

B. DIC

C. 过敏性紫癜

D. 血友病

E. 风湿性关节炎

*150. 男性，18岁。因反复肌肉血肿14年入院。查体发现右大腿明显肿胀、压痛。APTT 61″/35″，加正常血清后 APTT 37″/35″，PLT、PT、血小板功能正常。该患者最合适的诊断是

A. Ⅸ因子缺陷   B. Ⅷ因子缺陷

C. Ⅴ因子缺陷   D. ⅩⅢ因子缺陷

E. Ⅰ因子缺陷

151. 男性，10岁。因反复臀部血肿2年入院。实验室检查：血常规、肝功能正常，血小板功能正常，毛细血管脆性实验阴性。PT 50"" /13"，APTT 38"" /40""，能被正常血清纠正。该患者最合适的诊断是

A. 因子 I 缺乏　　　　　B. 因子 II 缺乏

C. 因子 VII 缺乏　　　　D. 因子 XI 缺乏

E. 血友病

152. 男性，17岁。双膝关节肿胀3个月入院。自幼轻度外伤后出血不止，现无发热、头昏。血常规：WBC 4.2×10^9/L，Hb 120g/L，PLT 98×10^9/L，BT正常，CT、APTT延长。该患者最可能的诊断是

A. 风湿性关节炎

B. 白血病

C. 特发性血小板减少性紫癜

D. 血友病

E. 过敏性紫癜

153. 女性，24岁。反复皮下出血、月经过多3年入院，无头晕，发热等伴随症状。查体见皮肤瘀斑。实验室检查：PLT 100×10^9/L，BT延长，血小板黏附功能减低，瑞斯托霉素诱导的血小板聚集试验（RIPA）（-），VIII:C活性降低。该患者最可能的诊断是

A. 特发性血小板减少性紫癜

B. 过敏性紫癜

C. 血友病

D. 血管性血友病

E. 单纯性紫癜

154. 女性，26岁。因反复鼻衄、牙龈渗血20年，月经过多1年入院。患者自幼即有反复自发性出血史，局部压迫等处理可止血。其母有类似病史。查体：四肢皮肤可见散在紫红色圆形斑点，稍隆起皮面，直径约1~2mm，玻片加压可褪色。余无特殊。实验室检查：血象：WBC 5.6×10^9/L，RBC 4.1×10^{12}/L，Hb 126g/L，PLT 230×10^9/L。凝血时间、出血时间正常，以下哪项检查有诊断意义

A. PT　　　　　　　　B. 血块退缩试验

C. 甲皱毛细血管镜检查　　D. 束臂试验

E. APTT

155. 男性，58岁。因皮下瘀斑1天入院。查体：生命体征正常，肥胖，腹部、双下肢见散在出血点、瘀斑，双肺清，心率93次/分，心房纤颤。患者因心房纤颤复律失败，服用华法林4mg/d已一

月。既往有肝炎病史。此患者不会出现下列哪项检查结果

A. 血小板 120×10^9/L　　B. TT正常

C. PT正常　　　　　　D. 纤维蛋白原正常

E. FVIII:C活性80%

156. 女性，18岁。因拔牙后出血不止、面色苍白1月入院。患者幼时受碰撞后易出现皮下瘀斑、鼻衄，但易消退。查体：生命体征正常，左膝、右前臂各一瘀斑，口腔内左上牙槽处有缝线，周围有血痂及渗血，余无异常。血常规：WBC 3.7×10^9/L，Hb 61g/L，PLT 377×10^9/L。该患者不能进行以下哪项检查

A. 骨髓穿刺　　　　　　B. KPTT

C. PT　　　　　　　　D. 3P试验

E. FVIII:C活性测定

157. 关于血管性血友病，下列哪项说法是错误的

A. 血小板计数正常，出血时间延长或阿司匹林耐量试验延长

B. 血小板黏附功能降低

C. 为常染色体显形遗传性疾病

D. 口服吲哚美辛、双嘧达莫均可使出血加重

E. VIII:C/VIIIR:Ag比例降低

158. 男性，16岁。为血友病甲患者，自幼轻微外伤后出血不止，反复发作关节肿痛。查体：右膝肿胀明显、压痛，关节周围见大片瘀斑。此患者的发病机制与下列何者有关

A. 血管功能异常　　　　B. 先天性凝血异常

C. 继发性凝血异常　　　D. 血小板功能异常

E. 血液中抗凝物质增多

159. 男性，10岁。因双膝关节血肿6年，加重并关节畸形2年入院。查体发现双膝关节肿胀、压痛、畸形，活动受限。血小板计数、功能检查均正常。PT 14"" /13"，APTT 56"" /35""，加正常血清后 APTT 54"" /35""，加钡吸附正常血浆后 KPTT 36"" /35""。该患者诊断最可能是

A. 血小板无力症　　　　B. 过敏性紫癜

C. 血友病A　　　　　　D. 维生素K缺乏症

E. 血管性血友病

160. 女性，24岁。因鼻衄、月经增多1个月入院。患者近一年为减肥而自行节食。无出血的家族史。查体发现病人明显消瘦，皮肤可见散在出血点。实验室检查：血常规：WBC 4.1×10^9/L，HB 101g/L，RBC 3.3×10^{12}/L，PLT 124×10^9/L。束臂试验阴性，血块退缩试验正常，APTT

56""''／40"，PT 36""''／15"，TT 17"／16"。患者最可能的诊断是

A. 血小板无力症　　　　B. 过敏性紫癜

C. 血友病　　　　　　　D. 维生素 K 缺乏症

E. 血管性血友病

* 161. 弥散性血管内凝血发生过程中，关键的因素是

A. 血小板消耗增多

B. 促凝血物质产生增多

C. 溶血

D. 凝血酶与纤溶酶的形成

E. 凝血酶消耗过多

* 162. 弥散性血管内凝血最根本的治疗措施是

A. 抗凝治疗　　　　　　B. 及时补充凝血因子

C. 积极抗休克　　　　　D. 消除病因

E. 及时抗纤溶治疗

* 163. 有关弥散性血管内凝血，下列哪项不正确

A. 有高凝状态

B. 小血管中有广泛血栓形成

C. 有消耗性低凝状态

D. 有原发性纤溶存在

E. 有低纤维蛋白血症

* 164. 下列哪项不是弥散性血管内凝血的临床表现

A. 出血　　　　　　　　B. 休克

C. 栓塞症状　　　　　　D. 溶血

E. 阻塞性黄疸

* 165. 一产妇患胎盘早期剥离，阴道流血不止，2 天内共输血 2000ml，止血效果不佳，皮肤黏膜有广泛出血，解柏油样大便。患者出血不止的主要原因可能是

A. 急性血小板减少性紫癜

B. 肝功能受损致凝血功能障碍

C. 并发急性再障

D. 并发弥散性血管内凝血

E. 输血过多致稀释性血小板减少

* 166. 患者，男性，49 岁。畏寒发热 13 天，查体：血压 80/50mmHg，牙龈渗血，全身多处瘀斑。实验室检查：血小板计数 36×10^9/L，纤维蛋白原 0.9g/L。以下哪项指标有助于诊断弥散性血管内凝血

A. Hb 112g/L　　　　　B. WBC 18×10^9/L

C. 3P 阳性　　　　　　D. 直接胆红素升高

E. 血钾 4.1mmol/L

* 167. 以下哪一项是血栓性疾病的发病基础

A. 高凝状态　　　　　　B. 血管内皮损伤

C. 高血压　　　　　　　D. 缺氧

E. 抗凝活性减低

* 168. 目前认为哪一种因素在心肌梗死的发病中有更重要的地位

A. 血管内皮损伤　　　　B. 血小板因素

C. 血液凝固性增高　　　D. 纤溶活性降低

E. 血液流变学异常

* 169. 以下哪一项不是静脉血栓的临床表现

A. 血栓形成的局部肿胀

B. 血栓形成的局部疼痛

C. 血栓远端回流障碍

D. 血栓脱落后栓塞血管引起相关脏器功能障碍

E. 贫血、广泛出血

* 170. 以下哪一项不是引起血液流变学异常的因素

A. 高纤维蛋白原血症　　B. 血小板减少

C. 高脂血症　　　　　　D. 脱水

E. 红细胞增多症

* 171. 再障最主要的诊断依据是

A. 全血细胞减少，有出血或感染表现

B. 网织红细胞减少

C. 肝、脾淋巴结不肿大

D. 骨髓增生不良

E. 铁剂叶酸治疗无效

* 172. 再障的病理改变，哪项是正确的

A. 全身红髓容量增多

B. 呈离心性损害

C. 全身淋巴组织轻度增生

D. 组织切片可见造血细胞每平方毫米的数目减少

E. 超微结构无明显的异常

* 173. 下列哪项不符合再障

A. 无淋巴结肿大

B. 骨髓增生低下

C. 红系、白系血小板有二系以上减少

D. 发热，贫血，出血倾向

E. 偶见局灶巨核细胞增多

* 174. 下列哪种疾病骨髓巨核细胞减少

A. 急慢性再障　　　　　B. 缺铁性贫血

C. ITP　　　　　　　　D. 血友病

E. 巨幼细胞贫血

* 175. 关于再障，下列哪项叙述不正确

A. 巨核细胞数量减少

B. 铁剂、叶酸治疗无效

C. 浆细胞、单核淋巴细胞等非造血细胞增多

D. 骨髓增生低下

E. 慢性病例，贫血感染出血较轻

*176. 雄激素治疗再障的机制是

    A. 改变骨髓微环境

    B. 提高机体抵抗力，减少 TS 细胞数量

    C. 稳定内皮细胞，减少出血

    D. 直接刺激骨髓干细胞增加，提高内源性 EPO 生成

    E. 兴奋中枢神经，改善微环境

*177. 再障与下列哪项难鉴别

    A. PNH 不发作型   B. 缺铁性贫血

    C. 脾功能亢进   D. 非白血性白血病

    E. 巨幼细胞贫血

*178. 再障血象、骨髓象的特点是

    A. 细胞大小不等，中心淡染区扩大

    B. 呈全血细胞减少，少数呈两系细胞或血小板减少

    C. 可见巨核细胞增多，血片中血小板计数减少，可见畸形血小板

    D. 粒细胞停滞于早幼粒阶段，胞浆中颗粒粗大

    E. 骨髓增生活跃，但巨核细胞减少

*179. 男性，19 岁。头晕乏力 3 个月。Hb 58g/L，WBC 3.8×10^9/L，血小板 50×10^9/L。胸骨穿刺有核细胞增生活跃，各系细胞形成正常。需再做哪项检查

    A. 脊髓穿刺   B. 髂骨穿刺

    C. 复查血常规   D. 骨髓染色

    E. 红细胞铁染色

*180. 女性，29 岁。贫血病史一年，浅表淋巴结不肿大，肝脾未触及，血象呈现全血细胞减少。若诊断再障，哪项意义最大

    A. 网织红细胞减少

    B. 骨髓非造血细胞增多，NAP 增加

    C. 骨髓增生低下，造血细胞减少

    D. 铁粒幼血细胞消失

    E. 巨核细胞增多

*181. 女性，32 岁。月经增多伴发热 2 周。Hb 50g/L，WBC 3.2×10^9/L，血小板 30×10^9/L。骨髓象呈成熟红细胞与有核细胞比例 100∶1。该病的诊断是

    A. 急性白血病早期

    B. 急性 ITP 伴缺铁性贫血

    C. 急性再障

    D. 类白血病反应

    E. 粒细胞缺乏症早期

*182. 急性再障感染最多见于

    A. 皮肤黏膜   B. 颅内

    C. 呼吸道   D. 肛周感染

    E. 肠道

*183. 男性，28 岁。头晕乏力一年半，皮肤散在出血点。血象 Hb 65g/L，RBC 2×10^{12}/L，WBC 1.8×10^9/L。白细胞分类：淋巴细胞 80%，中性 20%，骨髓增生低下。诊断为

    A. 骨髓纤维化   B. 急性再障

    C. 慢性再障   D. 脾功能亢进

    E. 白血病

*184. 全血细胞减少，骨髓增生低下，造血细胞减少，这样的血象、骨髓象不见于

    A. 溶血性贫血   B. 再障

    C. 低增生性白血病   D. PNH

    E. 骨髓纤维化

*185. 骨髓中不出现幼红细胞的疾病是

    A. 低增生性的白血病   B. 急性失血后贫血

    C. 骨髓纤维化   D. 溶血性贫血

    E. 再障

*186. 女性，26 岁。头昏乏力 3 个月，偶有牙龈出血。查体时贫血貌，浅表淋巴结及肝脾不大，骨髓增生低下，巨核细胞未见，淋巴细胞相对增多。下列哪项治疗是错误的

    A. 异基因骨髓移植最有效

    B. 雄激素可损害肝功能

    C. 避免使用皮质激素

    D. 脾切除对部分病人可以有效

    E. 反复输血可致铁负荷过重

*187. 关于溶血性贫血的定义，哪一项是正确的

    A. 红细胞破坏增加，骨髓能代偿

    B. 红细胞破坏增加

    C. 骨髓造血功能亢进

    D. 红细胞寿命缩短

    E. 红细胞破坏增加，超过骨髓代偿能力

*188. 原位溶血时红细胞破坏的部位最主要是在

    A. 骨髓   B. 脾脏

    C. 血   D. 肝脏

    E. 以上都不是

*189. 急性溶血的开始症状是

    A. 血红蛋白尿

    B. 腰背及四肢酸痛，头痛，呕吐，寒战，高热等

    C. 休克

    D. 昏迷

    E. 肾功能衰竭

*190. 下述哪项表现不符合急性溶血

    A. 肾功能衰竭休克   B. 急性贫血伴黄疸

C. 棕红色乃至酱油色尿　　D. 寒战、高热、腰痛

E. 肺水肿

*191. 急性溶血或慢性溶血急性发作与慢性溶血的不同之处为

A. 出现高热，休克可伴有血红蛋白尿

B. 出现贫血

C. 出现乏力、头晕

D. 出现黄疸

E. 出现心率快，气短，心前区杂音

*192. 血管内溶血的主要实验室检查为

A. 红细胞及血红蛋白下降

B. 粪胆原排泄增高

C. 网织红细胞数增高

D. 血红蛋白尿及含铁血黄素尿阳性

E. 骨髓中幼红细胞增生明显

*193. 下列哪项结果不符合溶血性贫血

A. 骨髓内幼红细胞明显减少

B. 红细胞减少，网织红细胞数明显增高

C. 红细胞形态可正常，而寿命缩短

D. 尿中胆红素阴性而尿胆原增多

E. 血中胆红素、黄疸指数增高而肝功能正常

*194. 下列哪项结果不符合溶血性贫血

A. 血中非结合性胆红素增加

B. 骨髓幼红细胞增加

C. 尿中尿胆原排泄增加

D. 网织红细胞增加

E. 血清结合珠蛋白增加

*195. 周围血反应骨髓幼红细胞增生程度准确的指标是

A. 血红蛋白和红细胞数　　B. 网织红细胞百分数

C. 出现有核红细胞　　D. 网织红细胞绝对数

E. 出现染色质小体

*196. 诊断溶血性贫血最可靠的指标是

A. 血清结合珠蛋白降低

B. 尿胆原排泄增加

C. 尿含铁血黄素阳性

D. 网织红细胞明显增高

E. 红细胞寿命缩短

*197. 关于溶血性贫血，下列哪一项是不正确的

A. 血清间接胆红素升高

B. 血涂片中出现幼红细胞

C. 血清结合珠蛋白升高

D. 网织红细胞数升高

E. 红细胞寿命缩短

*198. 下列哪种疾病抗人球蛋白试验阳性

A. 阵发性睡眠性血红蛋白尿

B. 海洋性贫血

C. 遗传性球形细胞增多症

D. 6 磷酸葡脱氢酶（G－6－PD）缺乏症

E. 自身免疫性溶血性贫血

*199. 对阵发性睡眠性血红蛋白尿症最具有确诊意义的试验是

A. 热溶血试验　　　　B. 抗人球蛋白试验

C. 蔗糖溶血试验　　　D. 酸化血清溶血试验

E. 菊糖溶血试验

*200. 下列溶血性贫血的检查中哪组是错误的

A. 外周血中出现大量靶形红细胞－海洋性贫血

B. 酸化血清溶血试验－阵发性睡眠性血红蛋白尿症

C. 红细胞渗透性增高－遗传性球形红细胞增多症

D. 抗人球蛋白试验－自身免疫性溶血性贫血

E. 血红蛋白电泳－蚕豆病

*201. 贫血伴轻度黄疸最可能的诊断是

A. 溶血性贫血

B. 脾功能亢进

C. 特发性血小板减少性紫癜

D. 再生障碍性贫血

E. 急性白血病

*202. 诊断慢性血管内溶血的重要依据是

A. 尿含铁血黄素阳性　　B. 脾肿大

C. 血红蛋白尿　　　　　D. 贫血与黄疸

E. 粪胆原增加

*203. 脾切除对以下哪种溶血性贫血疗效最好

A. 遗传性球形红细胞增多症

B. 阵发性睡眠性血红蛋白尿症

C. 海洋性贫血

D. 自身免疫性溶血性贫血

E. 红细胞 6－磷酸葡萄糖脱氢酶缺乏症

*204. 用于胃切除后引起的缺铁性贫血的是

A. 右旋糖酐铁注射　　　B. 糖皮质激素

C. 雄激素　　　　　　　D. 切脾术

E. 输血

*205. 用于治疗再生障碍性贫血的是

A. 切脾术　　　　　　　B. 糖皮质激素

C. 右旋糖酐铁注射　　　D. 雄激素

E. 输血

*206. 30 岁农民，头昏乏力，粪中钩虫卵（＋＋＋），血红蛋白 60g/L，治疗应

A. 驱钩虫

B. 驱钩虫＋注射右旋糖酐铁

C. 驱钩虫 + 口服铁剂

D. 输血 + 注射右旋糖酐铁

E. 口服叶酸或注射维生素 B_{12}

*207. 贫血病人，血红蛋白 50g/L，红细胞比积 20%，白细胞 $4.8 \times 10^9/L$，网织红细胞 2%，红细胞平均体积 76fl，MCHC（红细胞平均血红蛋白浓度）0.24，血小板 $120 \times 10^9/L$。最可能的诊断是

A. 缺铁性贫血

B. 再生障碍性贫血

C. 溶血性贫血

D. 甲状腺功能减退所致贫血

E. 巨幼红细胞性贫血

*208. 贫血病人，化验为小细胞正色素性贫血，伴有慢性下肢溃疡，血清铁 $700\mu g/L$，总铁合力 $1900\mu g/L$，骨髓外铁（++），应诊断为

A. 铁粒幼细胞性贫血

B. 营养性巨幼红细胞性贫血

C. 失血性贫血

D. 缺铁性贫血

E. 慢性感染性贫血

*209. 女性，24岁。贫血一年，血红蛋白 80g/L，红细胞 $3.0 \times 10^{12}/L$，网织红细胞 2.7%，白细胞、血小板正常，经用铁剂治疗 7 天后，血红蛋白不升，网织红细胞 4.3%。最可能的诊断是

A. 营养性巨幼红细胞性贫血

B. 铁粒幼细胞性贫血

C. 缺铁性贫血

D. 溶血性贫血

E. 以上都不是

*210. 一贫血女性，34岁。妊娠 6 个月，既往月经过多。查血红蛋白 75g/L，红细胞 $3.3 \times 10^{12}/L$，网织细胞 2%，血清铁 $460\mu g/L$，总铁结合力 $4600\mu g/L$，血清总胆红素 $2.0\mu mol/L$。最可能的诊断是

A. 失血性贫血

B. 妊娠期巨幼红细胞贫血

C. 溶血性贫血

D. 缺铁性贫血

E. 铁幼粒细胞性贫血

*211. 男性，28岁。贫血病史 3 年，伴有下肢慢性溃疡，化验为正细胞贫血，血清铁 $460\mu g/L$，总铁结合力 $210\mu g/L$，骨髓贮存铁（++）。应诊断为

A. 再生障碍性贫血

B. 营养性巨幼红细胞性贫血

C. 慢性感染性贫血

D. 缺铁性贫血

E. 铁幼粒细胞性贫血

*212. 女性，18岁。一年来逐渐面色苍白，无力。检查：血红蛋白 50g/L，白细胞 $5.0 \times 10^9/L$，血清铁 $400\mu g/L$。最可能的诊断是

A. 感染性贫血

B. 巨幼红细胞性贫血

C. 再生障碍性贫血

D. 缺铁性贫血

E. 溶血性贫血

*213. 男性，35岁。胃区常隐痛 3 年，与饮食有关，间有黑便。检查：血红蛋白 75g/L，红细胞 $3.1 \times 10^{12}/L$，白细胞 $5.9 \times 10^9/L$，血小板 $130 \times 10^9/L$。患者贫血最大可能是以下哪种

A. 营养不良性贫血

B. 慢性肝病贫血

C. 缺铁性贫血

D. 巨幼红细胞性贫血

E. 溶血性贫血

*214. 青年女性，农民，头昏、心悸、颜面苍白 5 年，并感吞咽困难，血红蛋白 45g/L，红细胞 $2.0 \times 10^{12}/L$，白细胞及血小板正常，血片见红细胞大小不均，以小细胞为主，中心染色过浅。首选抗贫血制剂为

A. 维生素 B_{12}

B. 叶酸

C. 雄激素

D. 口服铁剂

E. 泼尼松

*215. 女性，26岁。头晕一年，吞咽困难半年，舌乳头萎缩，血红蛋白 50g/L，血小板 $130 \times 10^9/L$，白细胞 $5.0 \times 10^9/L$，中性 70%，淋巴 30%。应考虑什么病

A. 食管癌并发贫血

B. 巨幼细胞性贫血

C. 铁粒幼细胞性贫血

D. 缺铁性贫血

E. 以上都不是

*216. 男性，25岁。半年来苍白无力。血红蛋白 70g/L，白细胞、血小板正常，血清铁 $300\mu g/L$，骨髓铁阴性，诊断为缺铁性贫血，经口服铁剂治疗 3 周后无效。其原因除哪一项外，均有可能

A. 未按医嘱服药

B. 诊断不正确

C. 胃肠吸收障碍

D. 出血不止

E. 存在干扰铁利用的因素

*217. 女性，30岁。发热寒战，轻度黄疸，脾肋下 3cm，血红蛋白 70g/L，网织红细胞 9%，血清铁 $1200\mu g/L$，肝功能正常，Ham 试验阴性，Coombs 试验阳性。诊断应考虑为

A. 阵发性寒冷性血红蛋白尿症

B. 阵发性睡眠性血红蛋白尿症

C. 肝炎后合并继发性贫血

D. 自身免疫性溶血性贫血

E. Evans 综合征

218. 男性，38 岁。发冷、发热、寒战，头晕 3 天，体温 38℃，巩膜黄染，肝肋下 2.5cm，尿胆原阳性，尿镜下无红细胞，尿隐血阳性，过去有肝炎史。应诊断为

  A. 溶血性贫血　　　　　B. 胆石症

  C. 急性黄疸型肝炎　　　D. 慢性肝炎急性发作

  E. 以上全不是

219. 男性，26 岁。轻度黄疸，肝肋下 1.5cm，Hb 70g/L，Coombs 试验阳性。诊断应先考虑

  A. 肝炎并贫血　　　　　B. 早期肝硬化

  C. 缺铁性贫血　　　　　D. 黄疸性肝炎

  E. 自身免疫性溶血性贫血

220. 男性，35 岁。半年来逐渐贫血，不发热，无出血症状，尿呈浓茶色，巩膜可轻度黄疸，肝、脾不肿大，血红蛋白 82g/L，白细胞 5.6×10^9/L，血小板 93×10^9/L，网织红细胞 5%。为确诊应首选哪项检查

  A. 抗人球蛋白试验　　　B. 血清铁适量

  C. 尿含铁血黄素　　　　D. 骨髓穿刺

  E. 酸化血清溶血试验

221. 女性，24 岁。发热腰痛 3 天，体温 38.0℃，巩膜黄染，肝肋下 1.0cm，脾肋下 4cm，尿胆原（++），血清胆红素 25μmol/L，血红蛋白 80g/L，白细胞 13.0×10^9/L，血象可见晚幼红细胞，骨髓增生明显活跃，中晚幼细胞增多，粒红比 0.8：1。应诊断为

  A. 自身免疫性溶血性贫血

  B. 慢性肝炎急性发作

  C. 急性红白血病

  D. 急性黄疸型肝炎

  E. 巨幼红细胞性贫血

222. 女性，26 岁。发冷发热，轻度黄疸，脾肋下 2cm，血红蛋白 76g/L，白细胞 12×10^9/L，血小板 150×10^9/L，Coombs 试验直接阳性，Ham 试验阴性。应诊断为

  A. 阵发性睡眠性血红蛋白尿症

  B. 阵发性寒冷性血红蛋白尿症

  C. 肝炎后合并继发性贫血

  D. 自身免疫性溶血性贫血

  E. Evans 综合征

223. 男性，自幼常发生黄疸，贫血检查证实为遗传性球形细胞增多症。治疗最好采用

  A. 糖皮质激素　　　　　B. 反复多次少量输血

  C. 酌情应用免疫抑制剂　D. 脾切除

  E. 可不必治疗

224. 自身免疫性溶血贫血患者，长期以来反复发生溶血，近一周上呼吸道感染，其后贫血日渐加速，血红蛋白 50g/L，网织红细胞 0.1%，白细胞 2.8×10^9/L，分类中性 52%，淋巴 48%，骨髓三系细胞增生减低，网状细胞浆细胞多见。最大的可能是

  A. 急性溶血状态　　　　B. 脾功能亢进

  C. 骨髓纤维化　　　　　D. 再障危象

  E. 以上均不是

225. 男性，30 岁。既往有贫血，2 日来突然高热、头痛、呼吸困难，尿量 100ml/d，血压 12/6kPa（90/45mmHg），血红蛋白 40g/L，网织红细胞 12%，CO_2CP 17mmol/L，BUN 14mmol/L。应诊断为

  A. 急性溶血性贫血伴肾功能不全

  B. 慢性肾炎急性发作

  C. 感染中毒性肾功能不全

  D. 感染中毒性休克

  E. 以上均不可能

226. 男性，20 岁。3 年来在冬天或遇冷即出现寒战、腰痛，排酱油色尿，巩膜无黄染，网织红细胞 6.5%，血红蛋白 78g/L，Ham 试验阴性，冷热溶血试验阳性。应诊断为

  A. 自身免疫性溶血性贫血

  B. 运动性血红蛋白尿症

  C. 阵发性寒冷性血红蛋白尿症

  D. 冷凝集素血症

  E. 阵发性睡眠性血红蛋白尿

227. 男性，50 岁。腰痛 2 个月，近一周右下肢活动困难，外院诊断为坐骨神经痛。Hb 85g/L，ESR 90mm/h，尿蛋白（++）。该诊断首先考虑

  A. 慢性肾炎　　　　　　B. 风湿性关节炎

  C. 肾肿瘤骨髓转移　　　D. 类风湿性关节炎

  E. 多发性骨髓瘤

228. 女性，36 岁。主诉头晕乏力，3 年来月经量多，浅表淋巴结及肝、脾未触及，血红蛋白 58g/L，白细胞 8×10^9/L，血小板 185×10^9/L，血片可见红细胞中心淡染区扩大，网织红细胞计数 0.005。对上述治疗效果反应最早的指标是

  A. 白细胞数量　　　　　B. 血红蛋白含量

  C. 叶酸、维生素 B_{12} 含量　　D. 网织红细胞计数

  E. 铁蛋白浓度

229. 女性，18 岁。发热、鼻出血、皮肤紫癜 2 周，舌尖可见血泡，双下肢可见瘀斑，浅表淋巴结及肝脾未及，胸骨压痛阴性。血红蛋白 52g/L，白细胞 2.0×10^9/L，分类中性 0.24，淋巴 0.75，嗜碱

粒 0.01，血小板 22×10⁹/L，网织红细胞 0.001。胸部 X 线检查示右下肺炎。治疗应积极考虑使用

A. 同种异基因骨髓干细胞移植

B. 硫酸亚铁或右旋糖酐铁

C. 维生素 C、激素

D. 叶酸、维生素 B$_{12}$

E. 促红细胞生成素

*230. 女性，35 岁。黄疸贫血伴关节酸痛 3 个月。查体：巩膜黄染，脾肋下 2cm，血红蛋白 58g/L，白细胞 5×10⁹/L，血小板 110×10⁹/L，网织红细胞计数 0.25，外周血涂片成熟红细胞形态正常，尿隐血试验阴性，无家族史。经治疗缓解一年后，又出现上述症状，应采取哪项措施

A. 大剂量丙种球蛋白　　B. α-干扰素

C. 脾切除　　　　　　　D. 6-TG

E. ATG

*231. 男性，29 岁。低热、酱油色尿 2 月。查体：巩膜黄染，贫血面容，肝脾不肿大，血红蛋白 73g/L，血小板 100×10⁹/L，白细胞 4.4×10⁹/L，网织红细胞计数 0.15，尿隐血阴性。除以上治疗外，还可进行的治疗为

A. 化疗

B. 同种异基因骨髓移植或干细胞移植

C. 放疗

D. 放疗+化疗

E. 放血疗法

*232. 男性，40 岁。两月来左颈部淋巴结进行性肿大，无痛，周期性发热，消瘦，近一周上胸部水肿，颈粗，淋巴结活检有里-斯细胞，胸片示纵隔有肿块。选择哪种治疗显效最快

A. 肾上腺皮质激素加长春新碱

B. MOPP

C. 放射治疗

D. 苯丁酸氮芥

E. 阿霉素

*233. 男性，56 岁。左颈淋巴结肿大，伴发热。检查弥漫性混合性细胞淋巴瘤。左腹股沟淋巴结 2cm×2cm 大小，无压痛，脾肋下 2cm，骨髓淋巴瘤细胞 0.12。诊断属何期

A. ⅣA　　　　　　　　B. ⅡA

C. ⅢB　　　　　　　　D. IB

E. ⅣB

*234. 女性，35 岁。2 月来发热、乏力伴消瘦，左颈、两侧腋窝和腹股沟部位可触及数个黄豆和蚕豆大小淋巴结，脾肋下 3cm，血象正常，血沉 80mm/h，胸

部 X 线检查阴性，肝区 B 超正常，淋巴结活检为混合细胞型。淋巴瘤分期为

A. Ⅲ期 B　　　　　　　B. Ⅱ期 B

C. Ⅲ期 A　　　　　　　D. Ⅱ期 A

E. Ⅳ期 A

*235. 女性，22 岁。右颈部肿块 1 个月，无发热，病理检查为大细胞性淋巴瘤，骨髓活检未见淋巴瘤细胞。应选择哪种治疗方案

A. 化疗+局部放疗　　　B. 局部照射

C. 全淋巴结照射　　　　D. CHOP

E. 扩大照射

*236. 男性，35 岁。高热、皮肤瘙痒半月，右颈及锁骨上淋巴结肿大，无压痛，互相粘连，血红蛋白 90g/L，白细胞 10×10⁹/L，中性 66%，淋巴 24%，骨髓涂片找到里-斯细胞。常用的化疗方案是

A. VDP　　　　　　　　B. MOPP

C. 羟基脲　　　　　　　D. 瘤可宁

E. HADA

*237. 治疗霍奇金病用

A. MOPP　　　　　　　B. DA

C. 苯丁酸氮芥　　　　　D. CHOP

E. 羟基脲

*238. 治疗非霍奇金病用

A. DA　　　　　　　　 B. CHOP

C. 苯丁酸氮芥　　　　　D. MOPP

E. 羟基脲

*239. 治疗慢性粒细胞白血病用

A. MOPP　　　　　　　B. DA

C. 苯丁酸氮芥　　　　　D. CHOP

E. 羟基脲

*240. 治疗急性非淋巴细胞白血病用

A. CHOP　　　　　　　B. 苯丁酸氮芥

C. DA　　　　　　　　 D. MOPP

E. 羟基脲

*241. 特发性血小板减少性紫癜（ITP）的主要发病机制是

A. 雌激素抑制血小板生成

B. 骨髓巨核细胞生成减少

C. 骨髓巨核细胞成熟障碍

D. 脾脏吞噬血小板增多

E. 有抗血小板抗体

*242. ITP 做骨髓检查的主要目的是

A. 排除引起血小板减少的其他疾病

B. 证明有无幼稚巨核细胞

C. 证明有无血小板减少

D. 证明有无巨核细胞增生

E. 上述均不是

*243. ITP 的首选治疗是

A. 脾切除　　　　　　　B. 大剂量丙种球蛋白

C. 输浓缩血小板悬液　　D. 糖皮质激素

E. 长春新碱

*244. 关于急性 ITP，下述哪项是正确的

A. 多见于成人

B. 多见于女性

C. 大多数病人可迁延不愈转为慢性型

D. 骨髓巨核细胞以幼稚型为主

E. 血小板寿命正常

*245. 过敏性紫癜哪种类型最常见

A. 腹型　　　　　　　　B. 皮肤型

C. 关节型　　　　　　　D. 肾型

E. 中枢神经系统受累

*246. 关于过敏性紫癜，哪项是不正确的

A. 肾型多出现于紫癜发生前

B. 临床主要表现为皮肤紫癜

C. 儿童及青少年多见

D. 本病是血管变态反应性疾病

E. 关节型多见于膝踝等大关节

*247. 关于过敏性紫癜的治疗，哪项是不正确的

A. 肾上腺皮质激素对肾型有较好疗效

B. 腹痛可用阿托品

C. 肾上腺皮质激素可改善腹痛

D. 应用抗组胺药物作为一般治疗

E. 维生素 C 可降低毛细血管脆性

*248. 男性，19 岁。2 日来出现皮肤紫癜，以下肢为主，两侧对称，颜色鲜红，高出皮肤表面，伴有关节及腹痛，应诊断为

A. 血小板减少性紫癜　　B. 急性白血病

C. 过敏性紫癜　　　　　D. 急性关节炎

E. 急腹症

*249. 男性，34 岁。诊断为急粒白血病 M3，化疗时突发 DIC，并迅速发展到消耗性低凝期。下列检查结果中哪项是不符合的

A. 血小板数明显减少

B. 纤维蛋白原浓度降低

C. 凝血酶原时间缩短

D. 血小板因子 4 水平增高

E. 抗凝血酶Ⅲ水平减低

*250. 女性，42 岁。因皮肤紫癜入院，血小板计数 65 × 10^9/L，血块收缩不良。其血小板减少与下列哪项无关

A. 自身免疫性疾病如 SLE、Evans 综合征等

B. 病毒感染

C. 电离辐射

D. 药物如苯及其衍生物、噻嗪类、雌激素等

E. 大量出血如月经过多、痔疮出血等

*251. 女性，20 岁。肢体紫癜反复发作伴月经过多三年，肝脾不大，血小板计数 100 × 10^9/L，出血时间 3 分钟，凝血时间 7 分钟，束臂试验阳性，血小板聚集功能正常，骨髓象正常。最可能的诊断是

A. 过敏性紫癜　　　　　B. 血小板减少性紫癜

C. 单纯性紫癜　　　　　D. 因子Ⅺ缺乏症

E. 血管性血友病

*252. 女性，12 岁。鼻出血，躯干及四肢瘀点、瘀斑，发病前 2 周有感冒史，脾不肿大，血小板 20 × 10^9/L，出血时间 12 分，凝血时间正常，束臂试验阳性，PT 正常，骨髓象增生，巨核细胞增多，幼稚型巨核细胞 0.40，产血小板型巨核细胞缺少。应诊断为

A. 再生障碍性贫血　　　B. 急性白血病

C. 急性 ITP　　　　　　D. 过敏性紫癜

E. 慢性 ITP

*253. 女性，10 岁。阵发性腹痛、黑便 2 天，双下肢散在出血点，双膝关节肿胀，腹软，右下腹压痛。白细胞 12.5 × 10^9/L，血小板 200 × 10^9/L，血红蛋白 110g/L。尿常规：蛋白质（+），红细胞（+）/HP，颗粒管型 0~3 个/HP。其常见的病因中除了

A. 寒冷因素　　　　　　B. 食物，如鱼、牛奶

C. 某些药物　　　　　　D. 细菌病毒

E. 放射性物质

*254. 女性，22 岁。月经增多 8 个月。2 周来牙龈出血，下肢皮肤散在出血点与瘀斑，血红蛋白 78g/L，白细胞 5.0 × 10^9/L，临床考虑为特发性血小板减少性紫癜。下述哪项检查是 ITP 的直接证据

A. PAIgG 阳性

B. 抗血小板糖蛋白Ⅱb、Ⅲa 自身抗体测定

C. 血小板寿命缩短

D. 骨髓涂片巨核细胞增生

E. 外周血出现巨大血小板，出血时间延长

*255. 女性，26 岁。牙龈出血伴月经过多 1 年，查体：双下肢可见散在出血点及紫癜，肝脾不大。血红

蛋白 90g/L，白细胞 5.5×10^9/L，分类正常，血小板 25×10^9/L。尿常规正常。明确诊断需做

- A. 铁蛋白测定
- B. 骨髓检查
- C. 出血时间
- D. Coombs 试验
- E. 网织红细胞

*256. 男性，68 岁。发热伴咳嗽 1 周，表情淡漠，气急。近 2 天全身散在出血点及瘀斑，血压 8/5.3kPa（60/40mmHg），血红蛋白 120g/L，白细胞 12×10^9/L，血小板 30×10^9/L，血涂片可见少量红细胞碎片，凝血酶原时间 18 秒（对照 13 秒），骨髓穿刺示增生活跃，巨核细胞多。患者最可能的诊断是

- A. DIC
- B. 急性白血病
- C. Evans 综合征
- D. 再生障碍性贫血
- E. 过敏性紫癜

*257. 过敏性紫癜

- A. 消耗性凝血障碍
- B. 某些凝血因子合成减少
- C. 因子Ⅷ缺乏
- D. 血管壁变态反应
- E. 抗凝物质合成增多

*258. 肝病出血倾向

- A. 消耗性凝血障碍
- B. 血管壁变态反应
- C. 某些凝血因子合成减少
- D. 因子Ⅷ缺乏
- E. 抗凝物质合成增多

*259. DIC

- A. 某些凝血因子合成减少
- B. 消耗性凝血障碍
- C. 血管壁变态反应
- D. 因子Ⅷ缺乏
- E. 抗凝物质合成增多

*260. 血友病

- A. 因子Ⅷ缺乏
- B. 某些凝血因子合成减少
- C. 血管壁变态反应
- D. 消耗性凝血障碍
- E. 抗凝物质合成增多

*261. 关于血细胞数量的改变，下列哪项是错误的

- A. 正常人外周血中偶尔可见到异形淋巴细胞，一般 <10%
- B. 真性红细胞增多症可有嗜酸粒细胞增多
- C. 器官移植排斥反应时可有淋巴细胞增多
- D. 分娩时可有一过性中性粒细胞增多

- E. 急性传染病恢复期单核细胞增多

*262. 血小板增多的常见原因不包括

- A. 癌症患者
- B. 急慢性炎症
- C. 缺铁性贫血
- D. 骨髓增殖性疾病
- E. 急性淋巴细胞白血病

*263. 粒细胞缺乏症

- A. 外周血白细胞（1.5～4.0）$\times 10^9$/L
- B. 外周血白细胞 $<2.0 \times 10^9$/L
- C. 中性粒细胞绝对值 $<3.0 \times 10^9$/L
- D. 中性粒细胞绝对值 $<0.5 \times 10^9$/L
- E. 外周血白细胞数（2.5～4.5）$\times 10^9$/L

*264. 白细胞减少症

- A. 外周血白细胞 $<2.0 \times 10^9$/L
- B. 外周血白细胞（1.5～4.0）$\times 10^9$/L
- C. 中性粒细胞绝对值 $<0.5 \times 10^9$/L
- D. 中性粒细胞绝对值 $<3.0 \times 10^9$/L
- E. 外周血白细胞数（2.5～4.5）$\times 10^9$/L

*265. 多克隆免疫球蛋白增高的常见原因不包括

- A. 慢性感染
- B. 肉芽肿病
- C. 自身免疫性疾病
- D. 多发性骨髓瘤
- E. 淋巴组织增殖性疾病

*266. 下列哪项不是单克隆免疫球蛋白增高的常见原因

- A. 慢性活动性肝炎
- B. 原发性巨球蛋白血症
- C. 重链病
- D. 骨孤立性浆细胞瘤
- E. 淋巴瘤

*267. 关于单克隆免疫球蛋白，下列哪项是错误的

- A. 是一种异常的免疫球蛋白或其片段
- B. 是人体受抗原刺激后，由不同浆细胞产生的
- C. 多不能检出抗体活性
- D. 多见于恶性浆细胞疾病
- E. 也可见于淋巴细胞恶性增生性疾病

*268. 男性，70 岁。面色苍白、乏力半年，腰痛 1 个月。查体：肝、脾不大。血红蛋白 80g/L，白细胞 4.0×10^9/L，血小板 70×10^9/L。尿蛋白（+++）。腰椎 X 线检查示骨质疏松和圆形穿凿样骨损害。最可能的诊断为

- A. 淋巴瘤
- B. 类风湿关节炎
- C. 骨髓转移癌
- D. 急性白血病
- E. 多发性骨髓瘤

*269. 男性，56 岁。进行性贫血 1 年，剧烈腰痛 3 个月。血红蛋白 89g/L，白细胞 3.4×10^9/L，血小板 68×10^9/L，ESR 18cm/h，尿蛋白（++），骨髓异常

浆细胞 0.54，血清蛋白电泳出现 M 蛋白。本例最可能的诊断是

 A. 反应性浆细胞增多症 B. 淋巴瘤

 C. 浆细胞白血病 D. 多发性骨髓瘤

 E. 急性溶血性贫血

*270. 男性，56 岁。进行性贫血 1 年，剧烈腰痛 3 个月，血红蛋白 89g/L，白细胞 3.4×10^9/L，血小板 68×10^9/L，ESR 18cm/h，尿蛋白（＋＋），骨髓异常浆细胞 0.54，血清蛋白电泳出现 M 蛋白。与上述诊断不符的血液学改变是

 A. 浆细胞增多

 B. 无幼粒、幼红细胞

 C. 血片中见红细胞排成线串状

 D. 血沉显著增快

 E. 全血细胞减少

*271. 骨髓穿刺常选用的部位不包括

 A. 髂前上棘 B. 髂后上棘

 C. 腰椎棘突 D. 肋骨

 E. 胸骨

*272. 骨髓液吸取时，正确的操作是

 A. 用于细胞检查的骨髓液应在 0.3～0.5ml 之间

 B. 用力适当，不可过猛

 C. 若需进行骨髓培养，应先取培养骨液然后再留髓标本进行细胞检查

 D. 若未能吸出骨髓液，应拔出穿刺针

 E. 骨髓液吸出后，在玻片上混匀后再推片

*273. 骨髓穿刺的禁忌证有

 A. 腰椎骨折

 B. 血友病

 C. 多发性骨髓瘤累及骨盆

 D. 前一次穿刺后局部皮肤感染

 E. 幼儿

*274. 骨髓细胞学检查不包括

 A. 骨髓染色体分析

 B. 巨核细胞计数与分类

 C. 细胞数量分析

 D. 有核细胞增生程度

 E. 细胞形态变化

【A3／A4 型题】

（1～2 题共用题干）

特发性血小板减少性紫癜患者经泼尼松治疗 1 年后，血小板 20×10^9/L，但仍在维持服用泼尼松 30mg/d。

1. 应进一步选择的治疗方法是

 A. 泼尼松加量 B. 脾切除

 C. 服用叶酸 D. 预防性输血小板

 E. 骨髓移植

2. 关于该患者的叙述，正确的是

 A. Ham 试验阳性 B. 骨髓巨核细胞减少

 C. 血块回缩能力降低 D. 血小板寿命正常

 E. 骨髓增生低下

（3～4 题共用题干）

男性，68 岁。发热 1 周。查体：贫血貌，无肝、脾、淋巴结肿大。血红蛋白 80g/L，白细胞 2×10^9/L，血小板 45×10^9/L。

3. 最有确诊价值的检查是

 A. 核素骨扫描 B. 骨髓检查

 C. 腹部 B 超检查 D. 磁共振

 E. 血清碱性磷酸酶

4. 骨髓检查原粒细胞占 50%，治疗应首选

 A. 放射治疗 B. 血浆交换

 C. 联合化疗 D. 干扰素治疗

 E. 造血干细胞移植

（5～7 题共用题干）

男性，46 岁。因头晕、发热、下肢瘀斑一个月入院。查体：中度贫血貌，双下肢有散在瘀斑和出血点，牙龈增生肿胀，胸骨轻压痛，腹平软，肝脾肋下 1cm 均可触及。血象：WBC 27.2×10^9/L，RBC 2.80×10^{12}/L，Hb 67g/L，PLT 10×10^9/L。骨穿结果：骨髓增生极度活跃，早幼粒细胞 80%，红系、巨核细胞系受抑制。

5. 该患者治疗应首选

 A. 维 A 酸 B. DA

 C. VLDP D. HAA

 E. 以上都不对

6. 如果患者化疗过程出现针口穿刺部位出血不止，输注血小板后仍无效，应高度怀疑

 A. 白细胞过高 B. 血小板减少

 C. 红细胞，血红蛋白太低 D. DIC

 E. 感染

7. 该患者经治疗体温恢复正常，出血停止，胸骨压痛消失，脾肋下未触及，血象基本恢复正常。复查骨穿：骨髓增生明显活跃，早幼粒细胞占 7.5%，红系、巨核细胞大致正常。此时患者处于

 A. 部分缓解状态 B. 完全缓解状态

 C. 没有变化 D. 完全治愈

 E. 病情恶化

（8～10 题共用题干）

男性，47 岁。因左上腹饱胀感半年，牙龈、皮肤出血、发热 2 周入院，查体：中度贫血貌，胸骨有压痛，肝肋下 3cm，脾呈巨脾改变。血象：WBC 250×10^9/L，原始粒

细胞 33%，中性杆状核、分叶核及嗜酸、嗜碱粒细胞比例增多，RBC $2.48 \times 10^{12}/L$，Hb 56g/L，PLT $24 \times 10^9/L$。骨髓象：有核细胞增生极度活跃，原始粒细胞 35%，红系、巨核细胞系受抑制。

8. 该患者最可能的诊断是

    A. 慢性粒细胞白血病（慢性期）

    B. 急性粒细胞白血病

    C. 慢性粒细胞白血病（急变期）

    D. 骨髓增生异常综合征

    E. 再生障碍性贫血

9. 该患者宜采用的治疗是

    A. DA 方案　　　　　　　B. VILDP 方案

    C. 干扰素　　　　　　　　D. 羟基脲

    E. 白消安

10. 该患者所患疾病的平均生存期是

    A. 半年　　　　　　　　　B. 3 年

    C. 1 年　　　　　　　　　D. 2 年

    E. 以上均不对

（11 ~ 12 题共用题干）

男性，86 岁。体检发现巨脾，WBC $150 \times 10^9/L$，以中晚幼粒及嗜酸、嗜碱粒细胞增多为主。

11. 治疗首选药为

    A. 马法兰　　　　　　　　B. 柔红霉素

    C. 阿糖胞苷　　　　　　　D. 白消安

    E. 羟基脲

12. 近 2 周出现骨关节疼痛。骨髓象以某类原始细胞增多占 15%，过氧化酶（＋），非特异性酯酶（－）。其治疗应为

    A. α 干扰素　　　　　　　B. 羟基脲治疗

    C. VDP 方案化疗　　　　　D. 6 - 巯基嘌呤

    E. HA 方案化疗

（13 ~ 15 题共用题干）

女性，18 岁。为特发性血小板减少性紫癜，贫血貌，牙龈出血，两下肢紫癜，月经过多，肝脾肋下未及。血红蛋白 100g/L，白细胞 $6.9 \times 10^9/L$，血小板 $12 \times 10^9/L$。

13. 治疗的首选方法是

    A. 卡络磺钠　　　　　　　B. 糖皮质激素

    C. 脾切除术　　　　　　　D. 免疫抑制剂

    E. 输血小板

14. 治疗 8 月后，血小板升为 $32 \times 10^9/L$，仍有出血症状。Cr 标记血小板扫描脾区与肝区的放射指数比值较高。进一步治疗可选用

    A. 糖皮质激素　　　　　　B. 免疫抑制剂

    C. 输血小板　　　　　　　D. 脾切除术

    E. 抗纤溶药物

15. 特发性血小板减少性紫癜的诊断要点不包括下列哪项

    A. 毛细血管脆性试验阳性

    B. 血小板生存时间缩短

    C. 血小板抗体增高

    D. 骨髓巨核细胞成熟障碍

    E. 毛细血管脆性试验阳性

（16 ~ 17 题共用题干）

男性，75 岁。低热、乏力 3 周。查体：贫血貌，肝、脾肋下未触及。实验室检查：Hb 80g/L，WBC $5.6 \times 10^9/L$，PLT $34 \times 10^9/L$，血片中原始细胞占 20%。

16. 考虑诊断为

    A. 急性白血病　　　　　　B. 结缔组织病

    C. 再生障碍性贫血　　　　D. 恶性淋巴瘤

    E. 恶性组织细胞瘤

17. 治疗中不正确的是

    A. 因患者年龄大，宜用小剂量化疗

    B. 诱导缓解期主张用大剂量联合化疗

    C. 加强输血

    D. 加强抗生素

    E. 定期复查骨髓和血常规，定期化疗

（18 ~ 19 题共用题干）

女性，27 岁。鼻出血伴全身不适 10 天。查体：皮肤散在出血点，颈部淋巴结黄豆至蚕豆大小，脾肋下 2cm。血红蛋白 80g/L，白细胞 $12 \times 10^9/L$，血小板 $12 \times 10^9/L$。

18. 下列检查中最重要的是

    A. 白细胞分类　　　　　　B. 骨髓检查

    C. 血小板抗体　　　　　　D. 铁染色

    E. 淋巴结活检

19. 此患者住院后出现头痛伴颈项强直，最佳治疗方案为

    A. 抗生素

    B. 化疗＋鞘内注射 MTX

    C. 免疫抑制剂

    D. 输血

    E. 镇痛

（20 ~ 21 题共用题干）

男性，72 岁。颈部、腋下及腹股沟淋巴结肿大 3 个月，肝肋下 2cm，脾肋下 6cm，血红蛋白 132g/L，白细胞 $122 \times 10^9/L$，血小板 $125 \times 10^9/L$。

20. 目前最应做的检查是

    A. 胸部 X 线检查　　　　　B. 免疫球蛋白测定

    C. 腹部 B 超检查　　　　　D. 淋巴结活检

    E. 白细胞分类

21. 最有可能的诊断是

    A. 霍奇金病　　　　　　　B. 非霍奇金淋巴瘤

C. 慢性淋巴细胞白血病　　　D. 继发感染

E. 骨髓纤维化

（22～24 题共用题干）

女性，25 岁。双下肢皮肤出血点、瘀斑，伴牙龈出血 1 月。无脱发，关节痛及皮疹。查体：浅表淋巴结不大，胸骨无压痛，肝肋下未及，脾左肋下可及。化验：Hb 116g/L，WBC 6.9×10^9/L，PLT 12×10^9/L，ANA（－），ds－DNA（－）。

22. 诊断最可能为

A. 过敏性紫癜

B. 系统性红斑狼疮

C. 特发性血小板减少性紫癜

D. 再生障碍性贫血

E. 急性白血病

23. 进一步做骨髓穿刺涂片检查的目的是

A. 了解巨核细胞的成熟情况

B. 了解巨核细胞数目

C. 了解骨髓中血小板的生长情况

D. 排除引起血小板减少的其他疾病

E. 了解巨核细胞的成熟情况

24. 治疗上应首选

A. 酚磺乙胺　　　　　　B. 糖皮质激素

C. 脾切除术　　　　　　D. 输血小板

E. 免疫抑制剂

（25～27 题共用题干）

女性，26 岁。产后 10 天感头晕、乏力、尿黄。查体：贫血貌，巩膜黄染，脾肋下 1 指。Hb 60g/L，白细胞、血小板正常，网织红细胞 15%。尿胆原（＋＋），尿潜血阴性。血清总胆红素 37μmol/L，间接胆红素 29μmol/L，肝功能正常。骨髓：红系增生明显活跃，中、晚幼红细胞 59%。

25. 该患者为

A. 原位溶血　　　　　　B. 血管内溶血

C. 混合性溶血　　　　　D. 血管外溶血

E. 微血管病性溶血

26. 进一步检查，Coombs 试验 1：20 滴度时强阳性、IgG 型。蛇毒因子溶血试验 8%。该患者的诊断应是

A. 阵发性睡眠性血红蛋白尿症

B. 温抗体型自身免疫性溶血性贫血

C. Evans 综合征

D. 冷抗体型自身免疫性溶血贫血

E. G－6－PD 缺乏

27. 该患者首选的治疗应是

A. 糖皮质激素　　　　　B. 免疫抑制剂

C. 输浓缩红细胞　　　　D. 血浆置换

E. 糖皮质激素

（28～29 题共用题干）

男性，65 岁。颈部淋巴结肿大 4 个月，间歇性发热，肝肋下 4cm，颈部淋巴结活检诊为霍奇金病。

28. 首选的治疗方案是

A. 化疗　　　　　　　　B. 脾切除

C. 干扰素　　　　　　　D. 放疗

E. 骨髓移植

29. 如果该例恶性淋巴瘤累及颈、腹股沟淋巴结、肝和肺，伴有发热、盗汗、体重减轻。临床分期应是

A. ⅢA　　　　　　　　B. ⅢB

C. ⅣA　　　　　　　　D. ⅣB

E. ⅡB

（30～31 题共用题干）

女性，35 岁。月经量增多伴头晕、乏力 3 个月。某医院检查发现贫血而给予硫酸亚铁治疗 6 天，因血红蛋白不升来院就诊。检查：血红蛋白 67g/L，白细胞和血小板正常。红细胞大小不等，中心浅染扩大，网织红细胞 8%。骨髓中铁粒幼红细胞减少。

30. 最可能的诊断是

A. 溶血性贫血　　　　　　　B. 缺铁性贫血

C. 感染性贫血　　　　　　　D. 巨幼红细胞性贫血

E. 海洋性贫血

31. 针对上述病人，治疗应选择

A. 改用叶酸、维生素 B_{12} 治疗

B. 改用泼尼松（强的松）治疗

C. 继续服用铁剂

D. 口服铁剂无效，改用注射铁

E. 以上都不对

（32～33 题共用题干）

女性，68 岁。患萎缩性胃炎及恶性贫血 11 年，每月注射一次维生素 B_{12} 达 10 余年。近 1 个月来感活动后乏力，血红蛋白 90g/L，平均红细胞血红蛋白浓度 26%，平均红细胞体积 67fl，网织红细胞计数 0.6%，血清铁蛋白 13μg/L。

32. 最可能的诊断是

A. 巨幼红细胞性贫血　　　　B. 缺铁性贫血

C. 再生障碍性贫血　　　　　D. 溶血性贫血

E. 慢性炎症引起贫血

33. 下列哪项诊治措施最为恰当

A. 少量输血

B. 立即口服铁剂

C. 进行便潜血、胃镜等项目的检查，诊断明确再行治疗

D. 肌内注射

E. 以上都不对

（34～35题共用题干）

一产妇患胎盘早剥，阴道流血不止，2天内共输血3000ml，止血效果不佳。皮肤黏膜有广泛出血点，柏油样大便，尿镜检可见少量红细胞。

34. 其出血不止的主要原因可能是

A. 急性 ITP

B. 肝功能受损致凝血功能障碍

C. 并发急性再障

D. 并发 DIC

E. 输血过多致稀释性血小板减少

35. 不会出现的化验结果是

A. BT 延长   B. CT 延长

C. PT 延长   D. APTT 延长

E. 血小板计数升高

（36～37题共用题干）

男性，27岁。发热、头晕、视物模糊1周。血常规示 Hb 69g/L，WBC 15×10^9/L，分类中可见原始细胞。

36. 对诊断最有价值的检查是

A. 血涂片碱性磷酸酶染色

B. 骨髓细胞形态学检查

C. 骨髓细胞染色体检查

D. 脑脊液幼稚细胞检查

E. 骨髓细胞化学染色检查

37. 首选治疗为

A. 长春新碱 + 泼尼松

B. 环磷酰胺 + 泼尼松

C. 柔红霉素 + 阿糖胞苷

D. 三尖杉酯碱 + 阿糖胞苷

E. 全反式维 A 酸

（38～39题共用题干）

男性，5岁。活动后右膝关节肿痛2天。查体：右膝关节肿大，压痛明显，肝、脾未触及。化验：血小板 120×10^9/L，BT 32秒，CT（试管法）18分钟。

38. 确诊应做的检查为

A. 血浆凝血酶原试验

B. 类风湿因子

C. 骨髓穿刺

D. 激活的部分凝血活酶时间及纠正试验

E. 血清凝血酶原时间

39. 最可能的诊断为

A. 急性 ITP   B. ⅩⅡ因子缺乏

C. 血友病   D. Von Willebrand 病

E. DIC

（40～41题共用题干）

男性，35岁。发热伴颈部和腹股沟淋巴结肿大1个月余，经右颈部淋巴结活检确诊为中高度恶性 NHL。

40. NHL 与 HD 最大的不同点是

A. 易不规则发热   B. 易发生远处播散

C. 易体重减轻   D. 易发生盗汗

E. 易发生无痛性进行性淋巴结肿大

41. NHL 累及消化道最常见的部位是

A. 回肠   B. 空肠

C. 胃   D. 结肠

E. 直肠

（42～43题共用题干）

男性，33岁。反复高热1个月伴盗汗，浅表淋巴结未触及肿大，肝不大，脾肋下2指，血象正常。腹部 CT 示：脾内见数个 1.5cm × 2.0cm 大小的占位性病变，疑诊淋巴瘤。

42. 若要明确诊断，应做何检查

A. 正电子发射计算机体层显像（PET）

B. 骨髓穿刺

C. B 超引导下脾穿刺病理学检查

D. 血染色体易位检查

E. Bcl - 2 基因检查

43. 若患者 PPD 皮试强阳性，则需排除下列哪种疾病

A. 脾转移癌   B. 脾型淋巴瘤

C. 脾结核   D. 恶性组织细胞病

E. 脾囊肿

（44～45题共用题干）

男性，32岁。因乏力和发热2周，检查发现贫血和血小板减少，骨髓检查确诊为急性白血病。

44. 鉴别急性粒细胞性白血病和急性淋巴细胞性白血病的常用组化检查为

A. 糖原染色和过氧化物酶染色

B. 糖原染色和非特异性酯酶染色

C. 过氧化物酶染色和非特异性酯酶染色

D. 糖原染色和中性粒细胞碱性磷酸酶

E. 非特异性酯酶染色和中性粒细胞碱性磷酸酶

45. 根据目前国际分型要求，需要进行哪些检查

A. 形态学和组织化学

B. 骨髓活检和组化染色

C. 形态学、免疫学、细胞遗传学

D. 骨髓细胞培养

E. 以上都不对

（46～47题共用题干）

男性，14岁。反复呕血、黑便、皮肤瘀斑1周。肝、脾不大，血红蛋白 56g/L，WBC 5×10^9/L，血小板 12×10^9/L。骨髓增生活跃，巨核细胞数增多，幼巨核细胞比例增多。

46. 最可能的诊断是

A. 再生障碍性贫血　　B. 急性白血病

C. 血友病 A　　D. 过敏性紫癜

E. 特发性血小板减少性紫癜伴失血性贫血

47. 如患者发生头痛、呕吐，继而意识模糊，应考虑

A. 贫血致神情淡漠　　B. 颅内出血的可能

C. 低血容量休克　　D. 脑膜炎

E. 癫痫

（48～49 题共用题干）

男性，26 岁。骨关节痛半月伴全血减少，骨髓原始细胞占 70%，POX 阳性，红系、巨核系受抑。

48. 其治疗方案应为

A. 长春新碱 + 泼尼松

B. 长春新碱 + 阿糖胞苷

C. 柔红霉素 + 泼尼松

D. 阿糖胞苷 + 泼尼松

E. 阿糖胞苷 + 柔红霉素

49. 完全缓解后应做何种治疗长期存活的可能性最大

A. 观察，随访

B. 自体外周血干细胞移植

C. 异基因骨髓移植

D. 长期化疗

E. 化疗 + 放疗

（50～51 题共用题干）

男性，57 岁。1 个多月来双颈部淋巴结无痛性进行性肿大，有不规则间断发热达 38℃ 以上。查体见双颈部各一个 3cm×2cm 肿大的淋巴结，左腋下和右腹股沟各一个 2cm×1cm 肿大的淋巴结，均活动，无压痛，临床考虑为霍奇金病。

50. 为了明确诊断，采用的最佳检查方法是

A. 骨髓穿刺　　B. 骨髓活检

C. 淋巴结活检　　D. 胸部 CT

E. 腹部 CT

51. 根据提供的资料，临床分期和分组是

A. Ⅱ期 A 组　　B. Ⅱ期 B 组

C. Ⅲ期 A 组　　D. Ⅲ期 B 组

E. Ⅳ期 B 组

（52～53 题共用题干）

男性，26 岁。5 天来鼻及牙龈出血，皮肤瘀斑。血红蛋白 55g，白细胞 $10.0×10^9$/L，血小板 $16×10^9$/L。骨髓增生活跃，幼稚细胞占 80%，胞浆有大小不等颗粒及成堆棒状小体，过氧化酶染色强阳性。

52. 诊断应考虑

A. 急性早幼粒细胞性白血病

B. 急性淋巴细胞性白血病

C. 急性粒细胞性白血病

D. 慢性粒细胞性白血病急变

E. 急性单核细胞性白血病

53. 本患者治疗应首选

A. DA 方案　　B. 全反式维 A 酸

C. 羟基脲　　D. VP 方案

E. 骨髓移植

（54～55 题共用题干）

男性，20 岁。苍白、乏力 1 周。淋巴结及脾大，白细胞计数 $32.0×10^9$/L，骨髓中原始细胞占 83%，过氧化物酶染色阴性。

54. 最可能的诊断是

A. 急性早幼粒细胞白血病

B. 急性粒细胞白血病

C. 急性红白血病

D. 急性单核细胞白血病

E. 急性淋巴细胞白血病

55. 如果出现头痛，时有呕吐，脑脊液压力增高，脑脊液可见少量幼稚细胞，应加用的治疗是

A. 脾切除术　　B. 输血小板悬液

C. 控制感染　　D. 白细胞去除术

E. 鞘内注射甲氨蝶呤

（56～58 题共用题干）

女性，26 岁。10 天来全身皮肤出血点伴牙龈出血来诊。化验：PLT $35×10^9$/L。临床诊断为慢性特发性血小板减少性紫癜（ITP）。

56. 下列体征中支持 ITP 诊断的是

A. 皮肤有略高出皮面的紫癜

B. 关节出血

C. 口腔溃疡

D. 下肢肌肉血肿

E. 脾脏不大

57. 下列支持 ITP 诊断的实验室检查是

A. 凝血时间延长，凝血酶原时间延长

B. 血块收缩良好，血小板功能正常

C. 抗核抗体阳性，免疫球蛋白增高

D. 骨髓巨核细胞增多，产板型增多

E. 骨髓巨核细胞增多，幼稚、颗粒型增多

58. 该患者的首选治疗是

A. 糖皮质激素　　B. 脾切除

C. 血小板输注　　D. 长春新碱

E. 达那唑

（59～61 题共用题干）

男性，35 岁。发热、双颈部淋巴结进行性肿大 1 个月。

查体：双侧颈部可触及数个1.5cm×1.5cm左右大小的无触痛淋巴结，肝、脾肋下未触及。血象正常。胸部、腹部CT未发现深部淋巴结肿大。

59. 哪项检查对诊断的帮助最大

    A. 淋巴结活检   B. 胸部X线

    C. 骨髓穿刺   D. PPD皮试

    E. 腹部B超

60. 若淋巴结活检示发现R-S细胞，则该患者的临床分期为

    A. ⅡB期   B. ⅠB期

    C. ⅣA期   D. ⅢA期

    E. Ⅴ期

61. 该患者的首选治疗为

    A. ABVD方案   B. CHOP方案

    C. ESHAP方案   D. MOPP方案

    E. COP方案

（62～63题共用题干）

男性，56岁。食欲减退伴上腹部疼痛半年，体重减轻8kg。血红蛋白80g/L，红细胞$3.1×10^{12}$/L，网织红细胞2%。骨髓象示幼红细胞增生活跃，中、晚幼红细胞为主，幼红细胞体积小、胞浆少、边缘不整，粒细胞系及巨核细胞系正常。

62. 该患者最可能的诊断是

    A. 巨幼红细胞性贫血   B. 缺铁性贫血

    C. 溶血性贫血   D. 再生障碍性贫血

    E. 肝病性贫血

63. 首先的处理应是

    A. 输血   B. 铁剂治疗

    C. 胃肠道检查   D. 治疗胃病

    E. 肝功能检查

（64～65题共用题干）

女性，25岁。未婚，半年来乏力、面色苍白，1周来加重。既往有十二指肠溃疡病史5年。化验：血Hb 75g/L，RBC $3.5×10^{12}$/L，WBC $8.5×10^9$/L，PLT $325×10^9$/L。诊断为缺铁性贫血。

64. 下列致病原因中最不可能的是

    A. 月经过多   B. 消化道失血

    C. 偏食   D. 需铁量增加

    E. 以上都不正确

65. 该患者最不适宜的处理是

    A. 口服琥珀酸亚铁

    B. 肌内注射右旋糖酐铁

    C. 口服稀盐酸

    D. 输注浓缩红细胞

    E. 以上都不对

（66～68题共用题干）

男性，23岁。反复高热3个月，经抗生素治疗无效。查体：贫血貌，浅表淋巴结未触及肿大，脾肋下3指。血象：WBC $3.5×10^9$/L，Hb 80g/L，血小板 $32×10^9$/L。骨髓象：分类不明细胞为5%，余未见异常。Hams试验阴性。腹部、胸部CT未发现深部淋巴结肿大。

66. 该患者不能排除下列哪项疾病

    A. 急性白血病

    B. 再生障碍性贫血

    C. 阵发性睡眠性血红蛋白尿症

    D. 淋巴瘤

    E. 脾功能亢进

67. 为明确诊断需先行哪项检查

    A. 骨髓活检   B. 肝穿刺

    C. 剖腹探查   D. 淋巴结活检

    E. 以上都不是

68. 若该患者骨髓活检示发现形态较一致、胞体大、有核仁的细胞，其免疫表型为$CD30^+$、$CD4^+$、$CD8^+$、$CD25^-$、$CD68^-$，核型分析提示存在t（2；5）。则可诊断为

    A. 霍奇金病

    B. 恶性组织细胞病

    C. 外套组织细胞病

    D. 间变性大细胞型淋巴瘤

    E. 急性白血病

（69～71题共用题干）

男性，36岁。5天前发热、咽痛，应用抗生素治疗无效，颈部浅表淋巴结肿大，咽部充血。扁桃体Ⅱ度肿大，下肢少许瘀斑。白细胞 $16.6×10^9$/L，原始细胞0.60，血红蛋白80g/L，血小板 $34×10^9$/L。

69. 最可能的诊断是

    A. 特发性血小板减少性紫癜

    B. 缺铁性贫血

    C. 再生障碍性贫血

    D. 溶血性贫血

    E. 急性白血病

70. 体检中应特别注意的体征是

    A. 睑结膜苍白   B. 胸骨压痛

    C. 浅表淋巴肿大   D. 皮肤出血点

    E. 心脏杂音

71. 为明确诊断应做的检查是

    A. 血小板抗体   B. 血清铁蛋白

    C. 骨髓扫描   D. 淋巴结活检

E. 骨髓涂片细胞学检查

* （72 ~ 73 题共用题干）

男性，60 岁。半年来头晕、乏力。查体：面色暗红，肝肋下 1cm，脾肋下 3cm。化验：Hb 200g/L，WBC 15.5 × 10^9/L，PLT 500 × 10^9/L，HCT 65%。骨髓增生明显活跃，粒系、红系和巨核系均增生，细胞形态无异常。

72. 最可能的诊断是

　　A. 慢性粒细胞白血病

　　B. 原发性血小板增多症

　　C. 真性红细胞增多症

　　D. 骨髓增生异常综合征

　　E. 原发性骨髓纤维化症

73. 下列最有助于诊断的是

　　A. 骨髓干细胞培养　　　　B. 骨髓活检

　　C. 染色体检查　　　　　　D. 红细胞容量测定

　　E. 以上都不对

（74 ~ 75 题共用题干）

男性，55 岁。乏力、消瘦伴上腹胀满半年余。查体：肝肋下 2cm，脾平脐。Hb 100g/L，WBC 110 × 10^9/L，PLT 198 × 10^9/L。血分类：原粒 5%，早幼粒 3%，中幼粒 10%，晚幼粒 12%

74. 此患者不需做哪项检查

　　A. 骨穿　　　　　　　　　B. 骨髓活检

　　C. NAP 积分　　　　　　 D. 骨髓染色体

　　E. 血小板功能

75. 此患者最可能的诊断是

　　A. 骨髓纤维化

　　B. 原发性血小板增多症

　　C. 类白血病反应

　　D. 慢性髓细胞白血病

　　E. 慢性淋巴细胞白血病

（76 ~ 77 题共用题干）

女性，18 岁。头晕、乏力、月经过多 1 个月。白细胞 2.9 × 10^9/L，红细胞 2.1 × 10^{12}/L，Hb 69g/L。血小板 12 × 10^9/L。骨髓符合再生障碍性贫血，予对症治疗，司坦唑醇、环孢菌素 A 治疗。

76. 关于环孢素、司坦唑醇治疗的疗程，正确的是

　　A. 3 个月

　　B. 2 个月

　　C. 半年以上

　　D. 用药 5 个月无效可停用

　　E. 4 个月

77. 该患者治疗过程中下列哪项是正确的

　　A. 不需要检测血环孢素浓度

　　B. 检测血环孢素浓度

　　C. 同时检测血环孢素、雄激素浓度

　　D. 检测雄激素的浓度

　　E. 以上都不是

（78 ~ 80 题共用题干）

女性，18 岁。因乏力、面色苍白、月经增多 1 个月入院。查体：贫血貌，巩膜无黄染，心肺无异常，腹软，肝、脾肋下未触及。白细胞 2.3 × 10^9/L，红细胞 1.8 × 10^{12}/L，Hb 59g/L，血小板 6 × 10^9/L。

78. 诊断不考虑下列哪项疾病

　　A. 再生障碍性贫血

　　B. 慢性粒细胞白血病

　　C. 阵发性睡眠性血红蛋白尿症

　　D. MDS 的难治性贫血

　　E. 急性白血病

79. 为明确诊断，应首选下列哪项检查

　　A. 骨髓穿刺　　　　　　　B. T 细胞亚群

　　C. 溶血检查　　　　　　　D. 腹部 B 超

　　E. 中性粒细胞碱性磷酸酶

80. 该患者 2 次骨髓穿刺结果报告：骨髓取材欠佳，混有外周血。下一步的处理应是

　　A. 换部位骨髓穿刺 + 骨髓活检

　　B. 外周干/祖细胞集落培养

　　C. 换部位骨髓穿刺涂片

　　D. 网织红细胞计数

　　E. 以上都不是

（81 ~ 82 题共用题干）

男性，10 岁。自幼有关节疼痛病史。其兄死于拔牙后出血不止。查血小板、出血时间正常。

81. 应进一步检查

　　A. 凝血酶时间

　　B. 血块退缩试验

　　C. 激活的部分凝血活酶时间及纠正试验

　　D. 血小板黏附、聚集功能

　　E. 纤维蛋白原测定

82. 如果 APTT 延长，而患者吸附血浆加正常血清不能纠正，正常吸附血浆加患者血清能纠正，则诊断可能是

　　A. 血管性血友病

　　B. 遗传性毛细血管扩张症

　　C. 血小板无力症

　　D. 血友病 A

　　E. 血友病 B

（83 ~ 85 题共用题干）

女性，18 岁。因反复低热，伴皮肤出血点 2 周入院。查体：轻度贫血貌，全身皮肤散在出血点，胸骨轻压痛，腹平软，肝肋下 1.5cm，脾于侧位仅可触及。血常规：RBC

$3.8 \times 10^{12}/L$，Hb 89g/L，WBC $12.8 \times 10^9/L$，PLT $45 \times 10^9/L$。骨髓穿刺：骨髓有核细胞增生明显活跃，原淋占80%，原始淋巴细胞以大细胞为主，大小较一致，细胞内有明显空泡，胞浆染色较深，红系、巨核细胞多受抑制。

83. 该患者最可能的诊断是

A. 急性淋巴细胞白血病（L2）

B. 急性淋巴细胞白血病（L1）

C. 急性淋巴细胞白血病（L3）

D. 急性粒细胞白血病，未分化型（M1）

E. 急性粒细胞白血病，部分分化型（M2）

84. 该患者应首选以下哪项化疗方案

A. HAA B. VLDP

C. CHOP D. DA

E. 干扰素 + HU

85. 该患者如用 VLDP 方案化疗过程出现口干、尿多、全身乏力，应及时检查以下哪项

A. 血糖 B. 血肌酐

C. 脑脊液 D. 血常规

E. 血糖

（86～87题共用题干）

女性，30岁、乏力、活动性心慌1年余。查体：眼结膜、口唇苍白，心率110次/分，心尖区可闻及Ⅱ级收缩期杂音。化验检查：血红蛋白60g/L，平均红细胞血红蛋白浓度0.25g/dl，平均红细胞体积70fl。血清铁6.2μmol/L，血清转铁蛋白饱和度10%，总铁结合力3690μg/L。

86. 最可能的诊断是

A. 再生障碍性贫血 B. 溶血性贫血

C. 巨幼红细胞贫血 D. 缺铁性贫血

E. 海洋性贫血

87. 最合适的治疗药物是

A. 雄激素

B. 口服铁剂

C. 口服叶酸，肌注维生素 B_{12}

D. 糖

E. 以上都不对

（88～89题共用题干）

女性，55岁。诊断为特发性血小板减少性紫癜，经泼尼松治疗1年后，血小板 $20 \times 10^9/L$，但仍在维持服用泼尼松30mg/d。

88. 应进一步选择的治疗方法是

A. 泼尼松加量 B. 脾切除

C. 服用叶酸 D. 预防性输血小板

E. 骨髓移植

89. 关于该患者的叙述，正确的是

A. Ham 试验阳性 B. 骨髓巨核细胞减少

C. 血块回缩能力降低 D. 血小板寿命正常

E. 骨髓增生低下

（90～91题共用题干）

男性，20岁。发热两周，体温38℃～39℃。查体：皮肤散在紫癜，颈部及腋下可触及 $0.5cm \times 1.5cm$ 大小淋巴结5～6个，脾肋下3cm。血红蛋白85g/L，白细胞 $10 \times 10^9/L$，血小板 $25 \times 10^9/L$。

90. 对诊断帮助最大的检查是

A. 血细菌培养 B. 白细胞分类

C. 胸部 X 线片 D. 骨髓象检查

E. 血小板抗体测定

91. 此患者在发热、头痛、呕吐第2日做脑脊液检查，最可能的发现为

A. 脑脊液中性粒细胞增高

B. 细菌培养阳性

C. 脑脊液发现结核杆菌

D. 脑脊液蛋白量显著增高、糖定量减低

E. 脑脊液白血病细胞增多

*（92～94题共用题干）

女性，40岁。因反复双下肢出血点1年入院。查体：轻度贫血貌，双下肢有散在瘀点，浅表淋巴结未触及肿大，胸骨无压痛，腹平软，肝脾肋下未触及。白细胞 $3.3 \times 10^9/L$，红细胞 $2.2 \times 10^{12}/L$，血红蛋白70g/L，血小板 $16 \times 10^9/L$，网织红细胞绝对数 $19 \times 10^9/L$。骨髓增生尚活跃，粒系占30%、红系中、晚幼红细胞10%、未见巨核细胞，浆细胞1%、淋巴细胞50%、组织细胞2%，未见病态造血。

92. 该患者的初步诊断为

A. 慢性 ITP

B. 非重型再生障碍性贫血

C. 急性再生障碍性贫血

D. 纯巨核细胞减少、血小板减少性紫癜

E. 骨髓增生异常综合征

93. 该患者的最佳的治疗是

A. 抗淋巴细胞球蛋白 + 造血生长因子

B. 异基因造血干细胞移植

C. 雄激素

D. 雄激素 + 环孢菌素

E. 肾上腺糖皮质激素

94. 如治疗得当，慢性再生障碍性贫血的预后为

A. 多数可缓解甚至治愈 B. 不能治愈

C. 少数可缓解 D. 死亡率达80%

E. 多数发展为重型再生障碍性贫血

（95～96 题共用题干）

男性，50 岁。乏力、腹胀半年。查体：贫血貌，肝肋下 1cm。Hb 70g/L，WBC 250×10⁹/L。分类可见中、晚幼粒为主，PLT400×10⁹/L，NAP 积分降低。

95. 可能的诊断为

    A. 骨髓纤维化　　　　　　B. 慢性粒细胞白血病

    C. 类白血病反应　　　　　D. 脾功能亢进

    E. 黑热病

96. 患者采用羟基脲治疗半月，出现跖趾关节疼痛，夜间为甚。可能的原因是

    A. 类风湿性关节炎　　　　B. 白血病浸润

    C. 继发性痛风　　　　　　D. 关节腔出血

    E. 化脓性关节炎

（97～99 题共用题干）

女性，42 岁。因头痛，牙龈肿胀伴渗血 14 天入院。查体：T 38.3℃，中度贫血貌，皮肤散在出血点，牙龈普遍肿胀，有活动渗血，胸骨轻压痛，腹平软，肝脾肋下未触及。血象：WBC 2.80×10⁹/L，Hb 60g/L，RBC 2.50×10⁹/L，PLT 30×10⁹/L。骨髓：有核细胞增生活跃，原始单核细胞＋幼稚单核细胞占 86%，红系、巨核系受抑制。脑脊液检查：压力偏高，WBC 0.5×10⁹/L，蛋白 1000mg/L，涂片可见数个幼稚细胞。

97. 该患者最佳的诊断是

    A. M5 合并中枢神经系统白血病（CNS－L）

    B. M2 合并中枢神经系统白血病（CNS－L）

    C. M4 合并中枢神经系统白血病（CNS－L）

    D. M3 合并中枢神经系统白血病（CNS－L）

    E. M5 合并中枢神经系统白血病（CNS－L）

98. 该患者治疗应首选

    A. DA＋MTX 鞘内注射

    B. VLDP＋MTX 鞘内注射

    C. VLDP＋头颅放疗

    D. CHOP＋MTX 鞘内注射

    E. MTX 鞘内注射

99. 该患者停止治疗性鞘内注射 MTX 的指标是

    A. 鞘内注射化疗药物 4～6 次

    B. 脑脊液抽不出为止

    C. 鞘内注射化疗药物 12 次

    D. 脑脊液完全恢复正常

    E. 脑脊液涂片见不到幼稚细胞为止

（100～102 题共用题干）

女性，42 岁。月经增多 2 年，乏力、面色苍白 5 个月。查体：贫血貌，巩膜无黄染，肝脾不大。既往体健。血象：白细胞 3.6×10⁹/L，红细胞 3.2×10¹²/L，Hb 55g/L，MCV 65fl，MCH 20pg，血小板 200×10⁹/L。

100. 该患者首先考虑诊断

    A. 缺铁性贫血

    B. 阵发性睡眠性血红蛋白尿症

    C. 恶性贫血

    D. 失血性贫血

    E. 巨幼细胞性贫血

101. 为进一步确诊，哪一项为最佳指标

    A. 血清结合珠蛋白　　　　B. 血清铁蛋白

    C. 血清铁　　　　　　　　D. 血红蛋白电泳

    E. 血清叶酸

102. 为查病因，应行下列哪项检查

    A. 妇科检查　　　　　　　B. Coombs 试验

    C. 尿常规　　　　　　　　D. 大便常规

    E. 血小板功能

（103～104 题共用题干）

男性，36 岁。诊为慢粒 1 年后出现发热、出血，贫血加重，脾肋下 5cm。骨髓检查：原淋占 90%，POX 染色阴性。

103. 最可能的诊断是

    A. 慢粒急粒变

    B. 急性淋巴细胞性白血病

    C. 慢粒并急淋

    D. 慢粒并骨髓纤维化

    E. 慢粒急淋变

104. 正确的治疗是

    A. 治疗缓解后行异基因骨髓移植

    B. 如采用化疗则选用 DA 方案

    C. 1 年前保存病人骨髓，此时做自体移植成功机会很大

    D. 此时化疗效果与急性白血病疗效相似

    E. ph 染色体阳性比阴性治疗效果差

（105～106 题共用题干）

男性，25 岁。活动后心悸气短 3 个月，伴有皮肤黏膜出血，间断发热，诊断为再生障碍性贫血。

105. 下列实验室检查结果中哪项是错误的

    A. 三系减少

    B. 骨髓增生低下，巨核细胞不易找到

    C. 骨髓活检示造血组织容量减少

    D. 网织红细胞绝对计数增加

    E. 体外集落培养 CFU－GM 降低

106. 对上述病例的治疗，哪项是错误的

    A. 应避免使用糖皮质激素

    B. 异基因骨髓移植最有效

    C. 脾切除对部分病人可能有效

    D. 免疫抑制剂主要作用是抑制 T 细胞对造血的抑制作用

E. 反复输血可致铁负荷过量

（107～109 题共用题干）

女性，44 岁。面部、双下肢浮肿 3 个月伴有乏力。食欲正常，无黑便，月经量正常。查体：面色苍白、皮肤粗糙，无反甲，脸部、双下肢非凹陷性浮肿、巩膜无黄染，浅表淋巴结无肿大，胸骨无压痛，心率 60 次/分，肝、脾肋下未触及。血象：WBC $5.5 \times 100/L$，Hb $80g/L$，RBC $2.5 \times 10^{12}/L$，PLT $245 \times 10^9/L$，MCV 93fl，MCH 30pg，MCHC 35%。

107. 不考虑下列哪项诊断

A. 缺铁性贫血

B. 纯红再生障碍性贫血

C. 肝性贫血

D. 肾性贫血

E. 甲状腺功能减退贫血

108. 如果骨髓细胞学检查显示正常骨髓象，则基本可以排除

A. 纯红再生障碍性贫血

B. 肾性贫血

C. 慢性炎症性贫血

D. 甲状腺功能减退贫血

E. 肝性贫血

109. 进一步询问病史及检查：患者怕冷、无慢性感染、类风湿关节炎的病史。肝功能、肾功能正常，抗 ds-DNA 阴性、C3、C4 正常。为明确诊断，下一步最好进行哪项检查

A. T 细胞亚群

B. 维生素 B_{12} 水平测定

C. 骨髓细胞抗体

D. 甲状腺功能检查

E. 叶酸测定

（110～112 题共用题干）

男性，40 岁。痔疮出血 1 年，乏力、面色苍白 3 个月。查体：贫血貌，巩膜无黄染。血象：白细胞 $4.6 \times 10^9/L$，红细胞 $3.9 \times 10^{12}/L$。Hb 65g/L，血小板 $330 \times 10^9/L$。

110. 该患者为何种细胞形态学贫血

A. 大细胞性贫血　　　　　B. 正细胞性贫血

C. 小细胞低色素性贫血　　D. 巨幼细胞贫血

E. 小细胞性贫血

111. 该患者可能的诊断是

A. 失血性贫血　　　　　　B. 缺铁性贫血

C. 溶血性贫血　　　　　　D. 巨幼细胞贫血

E. 慢性疾病性贫血

112. 下列哪项检查的准确性和敏感性最高

A. 血清铁总铁结合力

B. 血清铁

C. 血清铁蛋白

D. 红细胞内游离原卟啉测定

E. 血清铁饱和度

（113～114 题共用题干）

女性，54 岁。因疟疾抗疟治疗后，出现寒战、高热、腰痛、乏力、黄疸、尿色如酱油样。查体：贫血貌，皮肤无出血点，巩膜轻度黄疸，腹软，无压痛，肝、脾肋下未触及。肝功能正常，G－6－PD 活性下降。

113. 初步考虑诊断为

A. 药物诱发的溶血性贫血　　B. 伴发胆道感染

C. 合并弥漫性血管内凝血　　D. 恶性疟疾

E. 药物诱发的溶血性贫血

114. 下列哪项处理不合理

A. 用阿司匹林退热　　　　B. 停用抗疟治疗

C. 大量补液　　　　　　　D. 碱化尿液

E. 用阿司匹林退热

（115～116 题共用题干）

女性，22 岁。3 年来经常出现发作性视物变形、眼前闪光感，几分钟后消失，而后双侧额颞部出现搏动性头痛，伴恶心、呕吐，持续数小时缓解。发作时无抽搐，无意识障碍，发作间期完全正常，神经系统检查无阳性体征，头颅 MRI、DSA 检查未见异常。

115. 其诊断首先应考虑

A. 丛集性头痛　　　　　　B. 紧张性头痛

C. 偏头痛　　　　　　　　D. 痛性眼肌麻痹

E. 颅内动脉瘤

116. 为取得最佳疗效，止痛剂服用的正确方法是

A. 症状起始时立即服药

B. 症状起始后半小时服药

C. 症状起始后一小时服药

D. 症状起始后两小时服药

E. 以上都不对

（117～119 题共用题干）

男性，36 岁。因反复低热，左上腹饱胀感 2 个月入院。查体：中度贫血貌，全身浅表淋巴结无肿大，胸骨有压痛，肝肋下 3cm，脾肋下 8cm。血象：WBC $120 \times 10^9/L$，分类可见中、晚幼中性粒细胞，嗜酸、嗜碱粒细胞增多，RBC $3.08 \times 10^{12}/L$，Hb 85g/L，PLT $58 \times 10^9/L$，原始淋巴细胞 25%。

117. 该患者为明确诊断，最重要的检查是

A. 血沉　　　　　　　　　B. 网织红细胞计数

C. 肝、脾 B 超　　　　　　D. 骨髓检查

E. 淋巴结活检

118. 如果该患者骨髓中原始淋巴细胞占 25%，则提示该患者最可能的诊断是

  A. 慢性粒细胞白血病加速期

  B. 急性淋巴细胞白血病

  C. 慢性粒细胞白血病急淋变

  D. 慢性粒细胞白血病急粒变

  E. 急性粒细胞白血病

119. 该患者首选的化疗方案是

  A. VLDP   B. HAA

  C. 干扰素 + Hu   D. DA

  E. CHOP

＊（120 ~ 122 题共用题干）

男性，22 岁。自幼巩膜黄染，每次感冒后面色苍白。脾肋下 4 指。血清总胆红素 80μmol/L，间接胆红素 66μmol/L。肝功能正常。Hb 80g/L，白细胞、血小板正常。MVC 62fl，MCH 24pg。网织红细胞 16%。

120. 该患者的诊断是

  A. 溶血性贫血   B. 缺铁性贫血

  C. 骨髓增生异常综合征 D. 脾功能亢进

  E. 巨幼细胞贫血

121. 为明确病因，先行下列哪项检查

  A. hams 试验

  B. Coombs 试验

  C. 血红蛋白电泳、HbA2、HbF 检测

  D. 骨髓穿刺

  E. G - 6 - PD 活性检测

122. 若该患者血红蛋白电泳发现快速带，HbA2、HbF 正常。则该患者的诊断是

  A. β - 海洋性贫血 B. 血红蛋白 H 病

  C. 静止型 a - 海洋性贫血 D. 不稳定血红蛋白病

  E. 血红蛋白 M 病

＊（123 ~ 124 题共用题干）

男性，68 岁。乏力、腹胀消瘦 8 个月，查体：脾大平脐。全血细胞减少，骨穿多次干抽。

123. 最不可能的诊断是

  A. 骨髓纤维化

  B. 脾功能亢进

  C. 毛细胞白血病

  D. 慢性淋巴细胞白细胞

  E. 再生障碍性贫血

124. 为明确诊断最需要做的检查是

  A. 腹部 B 超   B. 骨髓活检

  C. 染色体检查   D. 脾穿刺活检

  E. NAP 积分

＊（125 ~ 126 题共用题干）

男性，41 岁。头晕、乏力 1 个月，无发热。查体：面色苍白，浅表淋巴结未触及肿大，心、肺无异常，肝、脾肋下各 2cm。WBC 5.1 × 10⁹/L，RBC 1.7 × 10⁹/L，Hb 55g/L。血小板 33 × 10⁹/L。骨髓象：增生明显活跃，中 + 晚幼红细胞 46%，见有巨幼变，原单 + 幼稚单核细胞 12%。巨核细胞未见。

125. 该患者的初步诊断应是

  A. MDS - RA   B. 急性白血病

  C. MDS - RAEB D. MDS - RAS

  E. CMMI.

126. 该患者的治疗应是

  A. 蒽环类药物 + 阿糖胞苷化疗

  B. 雄激素

  C. 干扰素

  D. 环孢素 A

  E. 维 A 酸

＊（127 ~ 128 题共用题干）

男性，56 岁。头晕、面色苍白 4 月。脾肋下 1 指。血象：白细胞 3.1 × 10⁹/L，Hb 58g/L，血小板 32 × 10⁹/L。骨髓象：增生明显活跃，中 + 晚幼红细胞 66%，见有巨幼变，原始细胞 2%。疑诊 MDS - RA。

127. 最需排除下列哪种疾病

  A. 阵发性睡眠性血红蛋白尿

  B. 慢性再生障碍性贫血

  C. 巨幼细胞贫血

  D. 慢性粒细胞白血病

  E. 急性白血病

128. 试验性叶酸、维生素 B₁₂ 治疗多少天无效可排除巨幼细胞贫血

  A. 10 天   B. 7 天

  C. 3 天   D. 21 天左右

  E. 30 天

＊（129 ~ 130 题共用题干）

女性，20 岁。间断发热 3 周，左颈部淋巴结无痛性肿大。查体：左颈部一 4cm × 3cm 大小淋巴结，不活动，表面无破溃，肝、脾不大。胸片未见异常。骨髓象正常。淋巴结活检：正常淋巴滤泡结构被破坏，可见 R - S 细胞。

129. 患者的临床分期为

  A. Ⅰ A   B. Ⅰ B

  C. Ⅱ B   D. Ⅱ A

  E. Ⅲ B

130. 患者治疗应首选

  A. 放疗，扩大照射

  B. 放疗，全淋巴结照射

C. 化疗，口服丙卡巴肼（丙卡巴肼）

D. 放疗－化疗综合治疗

E. 自体干细胞骨髓移植

* （131～133题共用题干）

女性，42岁。乏力、面色苍白、尿色黄1年。重度贫血貌，巩膜轻度黄染。肝、脾肋下未触及。血清总胆红素27μmol/L，间接胆红素19μmol/L，肝功能正常。尿潜血（＋＋＋）。Hb 55g/L，白细胞3.5×10⁹/L，MCV 70fl，血小板72×9/L。骨髓象：中幼＋晚幼红细胞66%。网织红细胞9%。

131. 最可能的诊断是

A. 缺铁性贫血　　　　　　B. 溶血性贫血

C. 骨髓增生异常综合征　　D. 巨幼细胞性贫血

E. 失血性贫血

132. 该患者进一步检查结果 CD55 红细胞为 33%，CD59 红细胞 28%，铁蛋白 9μg/L。该患者的病因是

A. 阵发性睡眠性血红蛋白尿症

B. 海洋性贫血

C. G－6－PD 缺乏症

D. 微血管病性溶血性贫血

E. 以上都不是

133. 下列哪项处理不合理

A. 糖皮质激素　　　　　　B. 右旋糖酐

C. 输洗涤红细胞　　　　　D. 补充足够的铁剂

E. 雄激素

* （134～135题共用题干）

女性，43岁。诊断为特发性血小板减少性紫癜，查血小板11×10⁹/L。

134. 该患者首选的治疗是

A. 输新鲜血　　　　　　　B. 肾上腺皮质激素

C. 脾切除　　　　　　　　D. 免疫抑制剂

E. 中西医结合治疗

135. 经足量的皮质激素治疗6个月后，查血小板20×10⁹/L，进一步治疗应选择

A. 继续用糖皮质激素治疗　B. 免疫抑制剂

C. 脾切除　　　　　　　　D. 输血小板

E. 抗纤溶药物

* （136～137题共用题干）

男性，20岁。云南籍，因发热自服磺胺嘧啶，3天后血红蛋白降至50g/L，网织红细胞15%，红细胞形态正常。

136. 考虑何种诊断的可能性大

A. 海洋性贫血

B. G－6－PD 缺乏症

C. 骨髓病性贫血

D. 遗传性球形红细胞增多症

E. 阵发性睡眠性血红蛋白尿症

137. 进一步检查示高铁血红蛋白还原试验异常，此时下列哪项治疗不正确

A. 多数有自限倾向，轻者无须特殊治疗

B. 如病情需要可继续服用磺胺类药物

C. 注意水电解质平衡

D. 补足液体保证足够尿量

E. 糖皮质激素治疗

* （138～139题共用题干）

女性，24岁。乏力、面色苍白、尿色黄1年，间有四肢关节痛、低热、皮疹。既往有乙肝病史。重度贫血貌，巩膜黄染。肝、脾肋下2指。血清总胆红素47μmol/L，间接胆红素39μmol/L，肝功能正常。Hb 55g/L，白细胞6.5×10⁹/L，分类正常，血小板17×10⁹/L。网织红细胞19%。Coombs 试验阳性，类风湿因子阴性。

138. 该患者的诊断应为

A. Evans 综合征

B. 自身免疫溶血性贫血

C. 胆道感染

D. 脾功能亢进

E. 以上都不是

139. 该患者的疾病要注意继发下列哪种情况

A. 系统性红斑狼疮　　　　B. 类风湿性关节炎

C. 慢性淋巴细胞白血病　　D. 乙型肝炎

E. 以上都不是

* （140～141题共用题干）

男性，26岁。因反复发作性酱油色尿来诊，发作时伴有发热、乏力、腰腹疼痛，多于晨起时发病。查体：睑结膜及甲床略苍白，肝大肋下2厘米，质中，脾大肋下3厘米

140. 为了明确诊断，进一步应做的实验室检查中最有助于诊断的是

A. 骨髓形态学检查　　　　B. CD59

C. Rous 试验　　　　　　D. Coombs 试验

E. 高铁血红蛋白还原试验

141. 该患者可能出现以下阳性实验室检查结果，除了

A. 血红蛋白电泳异常蛋白　B. 肾功能减退

C. 胆色素结石　　　　　　D. Ham 试验阳性

E. 含铁血黄素尿

* （142～144题共用题干）

男性，60岁。因面色苍白、牙龈出血2个月伴发热一周入院。查体：中度贫血貌，全身皮肤未见出血点，牙龈无肿胀，胸骨无压痛，腹平软，肝脾肋下未触及。血象：WBC 1.3×10⁹/L，RBC 2.80×10¹²/L，Hb 70g/L，PLT 20×10⁹/L。骨髓象：有核细胞增生低下，原始粒细胞占15%，红系、巨核细胞系受抑制。

142. 该患者的诊断为

    A. 慢性粒细胞白血病

    B. 骨髓增生异常综合征（RAEB）

    C. 急性淋巴细胞白血病

    D. 骨髓增生异常综合征（RAEB-T）

    E. 急性粒细胞白血病

143. 该患者应首选以下治疗

    A. 小剂量阿糖胞苷　　　　　B. VLDP

    C. 干扰素　　　　　　　　　D. HU

    E. 小剂量阿糖胞苷

144. 该患者可以向以下疾病转化

    A. 急性粒细胞白血病　　　　B. 淋巴瘤

    C. 特发性血小板减少性紫癜　D. 再生障碍性贫血

    E. 慢性粒细胞白血病

*（145~146 题共用题干）

男性，34 岁。间断发热 38℃ 以上 3 个月，无痛性颈部淋巴结肿大 2 个月。查体：双颈部各触及一个 2cm×2cm 肿大淋巴结，心肺（-），肝肋下未触及，脾肋下 4cm。

145. 如果颈部淋巴结活检为淋巴细胞、浆细胞、中性粒细胞、嗜酸粒细胞及较多的 R-S 细胞混同存在，最可能的诊断为

    A. 淋巴细胞为主型霍奇金病

    B. 淋巴细胞耗竭型霍奇金病

    C. 结节硬化型霍奇金病

    D. 混合细胞型霍奇金病

    E. 免疫细胞淋巴瘤

146. 临床分型为

    A. ⅠB　　　　　　　　　　B. ⅡA

    C. ⅢA　　　　　　　　　　D. ⅢB

    E. ⅣB

*（147~148 题共用题干）

女性，37 岁。1 年前诊断为再生障碍性贫血，经治疗好转。2 个月来乏力、头晕加重，间有酱油色尿。实验室检查：血红蛋白 60g/L，白细胞 4×10⁹/L，血小板 60×10⁹/L，网织红细胞 84%，骨髓增生活跃，细胞外铁阴性。

147. 对该患者下述检查最有意义的是

    A. Coombs 实验

    B. 酸溶血实验

    C. 冷热溶血实验

    D. 高铁血红蛋白还原实验

    E. 异丙醇实验

148. 下述治疗措施中对上述病人的症状无减轻作用的是

    A. 雄性激素　　　　　　　　B. 铁剂

    C. 糖皮质激素　　　　　　　D. 脾切除

    E. 骨髓移植

*（149~150 题共用题干）

男性，52 岁。头晕、乏力伴腰痛 3 个月。化验：Hb 82g/L，WBC 6.2×10⁹/L，PLT 175×10⁹/L，ESR 116mm/h，尿蛋白（+），骨髓浆细胞 52%，血清蛋白电泳见 M 带。X 线检查见 L₂、L₃ 椎体压缩性骨折。

149. 最可能的诊断是

    A. 慢性肾炎

    B. 骨转移瘤

    C. 多发性骨髓瘤

    D. 反应性浆细胞增多症

    E. 华氏巨球蛋白血症

150. 下述化验检查中最不可能出现的是

    A. 高钙血症　　　　　　　　B. 高尿酸血症

    C. 氮质血症　　　　　　　　D. 血黏稠度明显降低

    E. 血 β2 微球蛋白升高

*（151~153 题共用题干）

男性，26 岁。因高热、下肢瘀斑 10 天入院。查体：轻度贫血貌，双下肢有散在瘀斑和出血点，浅表淋巴结未触及肿大，胸骨无压痛，心肺无异常。腹平软，肝、脾肋下未触及。白细胞 0.3×10⁹/L，中性粒细胞 0.03×10⁹/L，红细胞 3.4×10¹²/L，血红蛋白 102g/L，血小板 6×10⁹/L，网织红细胞绝对数 10×10⁹/L。骨髓象：骨髓增生极度低下，粒系、红系、巨核系细胞明显减少，浆细胞 5%、淋巴细胞 90%，组织细胞 4%。

151. 该患者的初步诊断为

    A. 急性淋巴细胞白血病　　　B. 再生障碍性贫血

    C. 恶性组织细胞病　　　　　D. 多发性骨髓瘤

    E. 急性造血功能停滞

152. 该患者属于下列哪种类型

    A. ITP　　　　　　　　　　B. CAA

    C. VSAA　　　　　　　　　D. TTP

    E. CML

153. 下列哪项治疗有可能治愈该病

    A. 异基因造血干细胞移植　　B. 自体骨髓移植

    C. 雄激素　　　　　　　　　D. 造血生长因子

    E. 肾上腺糖皮质激素

【B 型题】

（1~2 题共用备选答案）

    A. B 细胞功能亢进

    B. T 细胞功能亢进

    C. EPO 不足

    D. 造血干细胞异常克隆

    E. 造血原料不足

1. 女性，40 岁。头晕、乏力 2 周。查体：贫血貌，巩膜无黄染，肝、脾肋下未触及。血象：WBC 2.5×10⁹/L，

Hb 60g/L，PLT 45×10^9/L，MCV 90fl，MCH 31pg，MCHC 36%。外周血 Coombs 试验阴性。骨髓红系增生活跃，中幼 + 晚幼红细胞56%，骨髓有核细胞 Coombs 试验阳性。经正规剂量泼尼松治疗1周，白细胞、血小板升至正常，Hb 85g/L。该患者血细胞减少的机制是

2. 男性，30岁。乏力、活动后心悸、气促2个月。查体：双下肢散在瘀斑，巩膜无黄染，浅表淋巴结未触及肿大，肝、脾肋下未触及。WBC 1.5×10^9/L，Hb 62g/L。PLT 14×10^9/L，MCV 91fl，MCHC 36%。骨髓象：增生度低下，粒系、红系减低，巨核细胞未见，淋巴细胞、浆细胞比例增多。经环孢素、雄激素治疗，血象完全恢复正常。该患者发病的机制是

（3~5题共用备选答案）

    A. 血清铁减低、总铁结合力减低

    B. 血清铁减低、总铁结合力增高

    C. 血清铁增高、总铁结合力不增高

    D. 血清铁增高、总铁结合力下降

    E. 血清铁正常、总铁结合力正常

3. 男性，60岁。贫血1年。骨髓铁染色：环形铁粒幼细胞30%。该患者铁代谢情况是

4. 女性，20岁。服减肥茶1年，贫血4个月。骨髓铁染色：铁粒幼细胞为3%，细胞外未见含铁血黄素。该患者铁代谢的情况是

5. 男性，65岁。有类风湿性关节炎病史10年，红细胞 3.9×10^{12}/L，Hb 62g/L，白细胞、血小板正常。骨髓铁染色：铁粒幼细胞为25%，细胞外铁（++）。该患者会出现何种铁代谢的改变

（6~7题共用备选答案）

    A. 过敏反应   B. 肝功能异常

    C. 血糖升高   D. 血钾升高

    E. 血脂升高

6. 男性，36岁。因发热、下肢瘀斑7天入院。白细胞 0.8×10^9/L，血红蛋白65g/L，血小板 9×10^9/L。结合骨髓检查诊断为重型再生障碍性贫血，用抗淋巴细胞球蛋白治疗，其副作用是

7. 女性，58岁。因面色苍白、乏力3个月入院，白细胞 2.3×10^9/L，血红蛋白55g/L，血小板 16×10^9/L，网织红细胞绝对数 19×10^9/L。结合各种检查诊断非重型再生障碍性贫血，用环孢素治疗，有可能出现的副作用是

（8~9题共用备选答案）

    A. 糖皮质激素   B. 脾切除

    C. 红细胞生成素   D. 叶酸

    E. 异基因骨髓移植

8. 男性，25岁。面色苍白、黄疸5年。其父亲有类似病史。查体：贫血貌，巩膜黄染，脾达脐下。血红蛋白70g/L，白细胞、血小板正常。尿胆原（++）。网织红细胞16%，骨髓红系增生活跃，中幼 + 晚幼红细胞占55%。红细胞脆性增加，血片球形红细胞30%。该患者的治疗应

9. 男性，40岁。面色苍白、头晕、排茶色尿2年。Hb 55g/L，白细胞 3×10^9/L、血小板 12×10^9/L 正常。尿潜血（++）。网织红细胞1.6%。骨髓红系增生活跃。Hams 试验阳性，蛇毒因子溶血试验阳性。经雄激素、糖皮质激素等药物治疗无效。下一步可考虑的治疗是

（10~11题共用备选答案）

    A. 再生障碍性贫血

    B. 轻型 β 海洋性贫血

    C. 阵发性睡眠性血红蛋白尿症

    D. G - 6 - PD 酶缺乏症

    E. 缺铁性贫血

10. 男性，食蚕豆后头晕，排酱油样尿。Hb 65g/L，白细胞 4×10^9/L、血小板 212×10^9/L。尿潜血（+++）。网织红细胞4.6%。骨髓红系增生活跃。Hams 试验阴性，G - 6 - PD 酶活性降低。该患者的诊断应是

11. 女性，25岁。婚检时血象示：RBC 5.5×10^{12}/L，Hb 100g/L，白细胞 5×10^9/L，血小板 200×10^9/L。MCV 62fl，MCH 26pg、MCHC 29%。血清铁蛋白 320 μg/L。HbA2 4.5%、HbF 4%。血红蛋白电泳阴性。该患者的诊断应是

（12~13题共用备选答案）

    A. MDS - RA   B. MDS - RAEB

    C. MDDS - RAS   D. CMML

    E. CML

12. 男性，55岁。乏力、头晕3月。脾肋下2指。血象：白细胞 3.7×10^9/L，Hb 55g/L，血小板 42×10^9/L。骨髓象：增生明显活跃，红系比例60%，原红细胞5%，粒系30%，原粒细胞9%，见有小巨核细胞，环形铁粒幼细胞2%。可诊断为

13. 男性，70岁。头晕、活动后心悸、气促半年。脾肋下未触及。血象：白细胞 4×10^9/L，Hb 53g/L，血小板 172×10^9/L，经叶酸、维生素 B_{12}、铁剂治疗3周无效。骨髓象：增生明显活跃，红系比例66%，原始细胞2%，环形铁粒幼细胞25%。粒系、巨核细胞未见异常。可诊断为

（14~15题共用备选答案）

    A. 皮肤苍白   B. 皮肤瘙痒

    C. 脾大   D. 酱油样尿

    E. 吞咽困难

14. 男性，24岁。因左上腹饱胀感2个月入院。血象：

WBC 200 × 10⁹/L，分类可见中、晚幼中性粒细胞，且嗜酸、嗜碱粒细胞增多，RBC 4.2 × 10¹²/L，Hb 128g/L，PLT 105 × 10⁹/L。骨髓象：有核细胞增生极度活跃，粒系分类同外周血片，红系，巨核细胞系大致正常。该患者可能出现

15. 女性，58 岁。一次偶然血常规检查发现 WBC 30 × 10⁹/L，分类以幼稚、成熟淋巴细胞为主，占 70%，RBC 4.0 × 10¹²/L，Hb 110g/L，PLT 95 × 10⁹/L。骨髓象：有核细胞增生极度活跃，分类同外周血涂片，红系，巨核系轻度受抑制，该患者可能出现

（16 ~ 17 题共用备选答案）

A. 骨髓有核细胞增生极度活跃

B. 骨髓有核细胞增生低下

C. 骨髓有核细胞增生极度低下

D. 骨髓有核细胞增生稍活跃

E. 骨髓有核细胞增生活跃

16. 男性，19 岁。因面色苍白，头晕头痛，牙龈渗血 2 周入院。查体：中度贫血貌，浅表淋巴结不大，胸骨有压痛，腹平软，肝肋下 2cm，脾肋下 1.5cm。外周血象：WBC 11.0 × 10⁹/L，分类中见原始细胞占 50%，RBC 3.00 × 10¹²/L，Hb 68g/L，PLT 30 × 10⁹/L。该患者的骨髓检查可能是

17. 男性，45 岁。因左上腹饱胀感伴消瘦两个月入院，查体：胸骨有压痛，肝肋下 2cm，脾肋下 10cm。血象：WBC 270 × 10⁹/L，分类见中晚幼及杆状核粒细胞明显增多，嗜酸、嗜碱粒细胞也增多，RBC 4.00 × 10¹²/L，Hb 100g/L，PLT 210 × 10⁹/L。该患者骨髓检查可能是

（18 ~ 19 题共用备选答案）

A. 碱性磷酸酶（NAP）强阳性

B. 过氧化物酶（POX）强阳性

C. 糖原（PAS）反应阳性

D. 非特异性酯酶阳性，能被 NaF 抑制

E. 苏丹黑脂质反应阳性

18. 男性，65 岁。因反复咳嗽、咳痰 3 年，症状加重伴咯黄痰、发热一周入院。查体：T 38.5℃，双肺可闻及湿性啰音，HR 108 次/分，肝脾不大。血象：WBC 30 × 10⁹/L，其中中性分叶核 90%，Hb 145g/L，RBC 5.3 × 10¹²/L，PLT 170 × 10⁹/L。骨髓检查呈感染性骨髓象。其骨髓细胞化学反应检查结果可能是

19. 男性，36 岁。因牙龈渗血 2 周伴发热 3 天入院。查体：双下肢皮肤散在出血点，牙龈肿胀，未见活动出血，双肺呼吸音增粗，92 次/分，肝不大，脾肋下仅可及。血象：WBC 57 × 10⁹/L，其中淋巴细胞占 70%，Hb 75g/L，RBC 3.05 × 10¹²/L，PLT 30 × 10⁹/L，骨髓

象：有核细胞增生极度活跃，以原始和幼稚淋巴细胞增生为主，占 80%，红系，巨核系细胞受抑制。该患者骨髓细胞化学反应检查结果可能是

（20 ~ 21 题共用备选答案）

A. DA 方案　　　　　　　B. VLDP 方案

C. 小剂量 Ara - C　　　　D. CHOP 方案

E. 大剂量 Ara - C

20. 男性，70 岁。因反复低热三周入院。查体：轻度贫血貌，全身皮肤散在出血点，浅表淋巴结不大，胸骨轻压痛，心肺检查未见异常，肝肋下 1cm，脾肋下未及。血常规：WBC 1.7 × 10⁹/L，RBC 2.8 × 10¹²/L，Hb 70g/L，PLT 32 × 10⁹/L。骨髓象：有核细胞增生低下，分类以原始粒细胞为主，占 36%，红系、巨核细胞系受抑制。该患者最好采用什么化疗方案治疗

21. 男性，60 岁。反复咳嗽、咳痰、不能平卧 3 年逐步加重并发热 3 周入院。查体：中度贫血貌，胸骨有压痛，双肺散在湿啰音，HR 135 次/分，心律不齐，可闻早搏 3 次/分，肝肋下 2cm，脾肋下 1.5cm，双下肢轻度浮肿。WBC 13 × 10⁹/L，RBC 2.40 × 10¹²/L，Hb 65g/L，PLT 40 × 10⁹/L，骨髓有核细胞增生活跃，以原始粒细胞为主，占 40%，红系、巨核系受抑制。胸片示：慢支、肺气肿，肺部感染，肺心病。ECG：心肌劳损，房性早搏。该患者最好采用

（22 ~ 24 题共用备选答案）

A. Ⅱ ES 期　　　　　　　B. Ⅲ S 期

C. Ⅰ E 期　　　　　　　D. Ⅳ 期

E. Ⅱ E 期

22. 男性，53 岁。发现颈部肿块 2 个月，不伴发热、盗汗。既往无扁桃体肿大病史。查体：右颈部可触及数个淋巴结融合呈块，大小约 8cm × 6cm，左颈部 4 个大小约 2cm × 3cm 的淋巴结。双侧扁桃体Ⅲ度肿大。肝、脾不大。血象正常。胸、腹部 CT 示：未见深部淋巴结肿大。淋巴结活检；非霍奇金淋巴瘤。其分期为

23. 男性，68 岁。发现左腋下肿物 1 个月，无发热。查体：左腋下可触及 5cm × 4cm 的淋巴结，双侧腹股沟可触及数个半个拇指大的淋巴结。肝肋下 2 指。骨髓象：淋巴瘤细胞占 15%。诊断为非霍奇金淋巴瘤，其临床分期为

24. 女性，25 岁。上腹部隐痛 2 个月。浅表淋巴结未触及肿大，肝、脾肋下未触及。胃镜：可见 1 个约 2cm ~ 3cm 的溃疡。活检示：B 细胞性淋巴瘤。胸片：纵隔未见肿大。腹部 B 超：未见腹膜后淋巴结肿大。其临床分期为

（25 ~ 26 题共用备选答案）

A. 再生障碍性贫血　　　　B. 海洋性贫血

C. 铁粒幼细胞性贫血　　　　D. 缺铁性贫血

E. 慢性疾病贫血

25. 上述哪一种是溶血性贫血

26. 上述哪一种是正常红细胞性贫血

（27 ~ 28 题共用备选答案）

A. 骨髓细胞外铁升高，铁粒幼细胞数增高，转铁蛋白饱和度升高

B. 骨髓细胞外铁升高，铁粒幼细胞数增高，转铁蛋白饱和度降低

C. 骨髓细胞外铁升高，铁粒幼细胞数降低，转铁蛋白饱和度正常

D. 骨髓细胞外铁降低，铁粒幼细胞数降低，转铁蛋白饱和度降低

E. 骨髓细胞外铁降低，铁粒幼细胞数降低，转铁蛋白饱和度升高

27. 慢性病性贫血可见

28. 缺铁性贫血可见

（29 ~ 30 题共用备选答案）

A. 血清铁蛋白增高，血清铁增高，总铁结合力增高

B. 血清铁蛋白增高，血清铁增高，总铁结合力降低

C. 血清铁蛋白增高，血清铁降低，总铁结合力降低

D. 血清铁蛋白降低，血清铁降低，总铁结合力降低

E. 血清铁蛋白降低，血清铁降低，总铁结合力增高

29. 缺铁性贫血可见

30. 铁粒幼细胞性贫血可见

（31 ~ 32 题共用备选答案）

A. 发热、贫血、出血

B. 出血

C. 贫血

D. 发热、贫血、出血、淋巴结或肝脾肿大

E. 明显的脾肿大

31. 急性白血病的主要临床表现是

32. 再生障碍性贫血的主要临床表现是

（33 ~ 34 题共用备选答案）

A. 胆红素来源过多　　　　B. 胆红素摄取障碍

C. 胆红素结合障碍　　　　D. 胆红素排泄障碍

E. 胆红素摄取、结合与排泄障碍

33. 肝细胞性黄疸

34. 溶血性黄疸

（35 ~ 36 题共用备选答案）

A. Gilbert 综合征

B. 无效造血

C. Dubin – Johnson 综合征

D. Crigler – Najjar 综合征

E. Rotor 综合征

35. 胆红素生成过多见于

36. 肝细胞向毛细胆管排泄结合胆红素障碍，而胆红素的摄取和结合正常见于

（37 ~ 38 题共用备选答案）

A. 口腔及其他黏膜溃疡　　B. 过敏反应

C. 心脏损害　　　　　　　D. 神经炎

E. 脱发

37. 甲氨蝶呤治疗急性白血病时的主要副作用是

38. 左旋门冬酰胺酶治疗急性白血病时的主要副作用是

（39 ~ 40 题共用备选答案）

A. 6 – 巯基嘌呤（6 – MP）　B. 阿糖胞苷

C. 左旋门冬酰胺酶　　　　D. 高三尖杉酯碱

E. 柔红霉素

39. 只用于治疗急性淋巴细胞性白血病的是

40. 只用于治疗急性非淋巴细胞性白血病的是

（41 ~ 42 题共用备选答案）

A. 急性 B 淋巴细胞白血病

B. 急性 T 淋巴细胞白血病

C. 急性粒细胞白血病

D. 急性红血病

E. 急性巨核细胞白血病

41. CD19 阳性见于

42. CD13 阳性见于

（43 ~ 44 题共用备选答案）

A. α 干扰素　　　　　　　B. 羟基脲

C. 马法仑　　　　　　　　D. 白消安

E. 丙卡巴肼

43. 为使慢性粒细胞性白血病达到细胞遗传学缓解，应首选

44. 多发性骨髓瘤治疗应首选

（45 ~ 46 题共用备选答案）

A. 血清总胆红素 15.0μmol/L，直接胆红素 5.2μmol/L，间接胆红素 9.8μmol/L

B. 血清总胆红素 26.3μmol/L，直接胆红素 20.2μmol/L，间接胆红素 6.1μmol/L

C. 血清总胆红素 27.8μmol/L，直接胆红素 10.2μmol/L，间接胆红素 17.6μmol/L

D. 血清总胆红素 22.5μmol/L，直接胆红素 6.4μmol/L，间接胆红素 16.2μmol/L

E. 血清总胆红素 17.1μmol/L，直接胆红素 6.8μmol/L，间接胆红素 10.3μmol/L

45. 溶血性黄疸

46. 梗阻性黄疸

（47 ~ 48 题共用备选答案）

A. 血清铁增高，总铁结合力正常，血清铁蛋白正常

或增高

 B. 血清铁降低，总铁结合力降低，血清铁蛋白增高

 C. 血清铁降低，总铁结合力增高，血清铁蛋白降低

 D. 血清铁降低，总铁结合力降低，血清铁蛋白降低

 E. 血清铁增高，总铁结合力降低，血清铁蛋白降低

47. 慢性病性贫血可见

48. 缺铁性贫血可见

（49～50 题共用备选答案）

 A. 骨髓巨核细胞增多，大多为颗粒型巨核细胞

 B. 骨髓巨核细胞数量显著减少

 C. 骨髓巨核细胞增多，原始巨核细胞显著增多

 D. 骨髓巨核细胞增多，小巨核细胞增多

 E. 骨髓巨核细胞增多，病态巨核细胞增多

49. 符合再生障碍性贫血的表现是

50. 符合特发性血小板减少性紫癜的表现是

（51～53 题共用备选答案）

 A. 急性粒细胞白血病

 B. 急性早幼粒细胞白血病

 C. 急性单核细胞白血病

 D. 红白血病

 E. 急性淋巴细胞白血病

51. 易导致肝、脾、淋巴结明显肿大的是

52. 可导致弥散性血管内凝血（DIC）的是

53. 常可导致牙龈肿胀、口腔溃疡的是

（54～55 题共用备选答案）

 A. VAD 方案   B. CHOP 方案

 C. DA 方案   D. MOPP 方案

 E. VP 方案

54. 急性粒细胞白血病选用

55. 急性淋巴细胞白血病选用

（56～57 题共用备选答案）

 A. 骨髓细胞内可见 Auer 小体

 B. 中性粒细胞碱性磷酸酶积分增高

 C. Ph' 染色体阳性

 D. 糖原染色阳性

 E. 非特异性酯酶（＋），阳性可被氟化钠抑制

56. 慢性粒细胞性白血病

57. 类白血病样反应

（58～59 题共用备选答案）

 A. 阵发性睡眠性血红蛋白尿

 B. 缺铁性贫血

 C. 再生障碍性贫血

 D. 巨幼细胞性贫血

 E. 自身免疫性溶血性贫血

58. 外周血中全血细胞减少，Ham 试验阴性。可诊断为

59. 血红蛋白 50g/L，血小板 100×10^9/L，Coombs 试验阳性。可诊断为

（60～61 题共用备选答案）

 A. 甲氨蝶呤   B. 阿霉素

 C. DA 方案   D. 环磷酰胺

 E. VP 方案

60. 急性粒细胞白血病治疗首选

61. 急性淋巴细胞白血病治疗首选

（62～63 题共用备选答案）

 A. 珠蛋白合成障碍   B. 血红素合成障碍

 C. DNA 合成障碍   D. 铁利用障碍

 E. 干细胞造血障碍

62. 缺铁性贫血是

63. 海洋性贫血是

（64～65 题共用备选答案）

 A. 贫血与出血程度不一致

 B. 贫血与出血程度一致

 C. 有贫血而无出血

 D. 有出血而无贫血

 E. 无贫血亦无出血

64. ITP

65. 急性白血病

（66～67 题共用备选答案）

 A. 急淋白血病确诊时 B. 急淋白血病缓解时

 C. 急粒白血病确诊时 D. 急粒白血病缓解时

 E. 急单白血病确诊时

66. 中枢神经系统白血病最常见于

67. 睾丸白血病多见于

（68～69 题共用备选答案）

 A. 输血   B. 泼尼松

 C. 雄性激素   D. 免疫抑制剂

 E. 切脾

68. 女性，18 岁。苍白、月经过多 2 个月。脾肋下未及。血红蛋白 90g/L，白细胞 3.5×10^9/L，血小板 50×10^9/L。分别在髂前及髂后上棘进行骨髓穿刺，取材不满意，胸骨穿刺增生活跃，粒细胞、红细胞二系成熟停滞于晚期，全片未见巨核细胞。首选治疗手段为

69. 男性，51 岁。全身皮肤黏膜黄染 2 个月。无出血倾向。Hb 60g/L，网织红细胞 15%，抗人球蛋白试验（Coombs 试验）阳性，有少许球形红细胞。首选治疗手段为

（70～72 题共用备选答案）

 A. DA   B. ABVD

 C. VP   D. M2

 E. VAP

70. 急非淋白血病化疗选择

71. 霍奇金病化疗选择

72. 骨髓瘤化疗选择

（73～74题共用备选答案）

    A. 急性单核细胞性白血病

    B. 急性红白血病

    C. 急性早幼粒细胞性白血病

    D. 急性淋巴细胞性白血病

    E. 急性粒细胞性白血病

73. 男性，36岁。发热伴皮肤出血2周。查体：肝、脾轻度肿大，牙龈肿胀。全血细胞减少。骨髓增生明显活跃，原始细胞65%，POX（＋），非特异性酯酶（＋），阳性反应可被NaF抑制。该病例临床诊断为

74. 男性，18岁。发热、咽痛伴齿龈出血1周。查体：浅表淋巴结肿大，肝肋下1cm，脾肋下3cm，胸骨压痛（＋），血红蛋白80g/L。该病例临床诊断为

（75～78题共用备选答案）

    A. 急性早幼粒细胞性白血病

    B. 慢性淋巴细胞性白血病

    C. 急性单核细胞性白血病

    D. 急性淋巴细胞性白血病

    E. 慢性粒细胞性白血病

75. 易侵犯中枢神经系统的是

76. 化疗过程中易发生或加重DIC的是

77. 齿龈肿胀的是

78. 采用诱导分化治疗的是

（79～82题共用备选答案）

    A. VP方案

    B. 蒽环类药物联合阿糖胞苷

    C. 输浓缩红细胞

    D. 口服别嘌醇

    E. 鞘内注射甲氨蝶呤

79. AML化疗应采用

80. ALL基本诱导化疗方案应采用

81. 防治尿酸性肾病应采用

82. 治疗脑膜白血病应采用

（83～85题共用备选答案）

    A. 脾切除   B. 干扰素

    C. 异基因骨髓移植   D. 免疫抑制剂

    E. VDP方案

83. CML的治疗可选择

84. ALL－CR2的治疗可选择

85. ALL诱导治疗可选择

（86～87题共用备选答案）

    A. CLL   B. CML

    C. ALL   D. AML

    E. 淋巴瘤

86. 常并发低丙种球蛋白血症的是

87. 常出现中枢神经系统白血病的是

（88～90题共用备选答案）

    A. 左旋门冬酰胺酶   B. 羟基脲

    C. 苯丁酸氮芥   D. 维A酸

    E. 苯酚锂

88. 慢性淋巴细胞白血病可选用

89. 急性淋巴细胞白血病可选用

90. 慢性髓细胞白血病可选用

（91～94题共用备选答案）

    A. DA方案   B. MP方案

    C. CHOP方案   D. ABVD方案

    E. VDLP方案

91. 治疗多发性骨髓瘤首选

92. 治疗霍奇金病首选

93. 治疗非霍奇金淋巴瘤首选

94. 治疗急性淋巴细胞白血病首选

（95～97题共用备选答案）

    A. $CD34^+$ B. $CD33^+$

    C. $CD19^+$ D. $CD8^+$

    E. $CD4^+$

95. 髓系细胞的表面标志是

96. 造血干细胞的表面标志是

97. B淋巴细胞的表面标志是

（98～101题共用备选答案）

    A. AML－M3   B. 慢性再障

    C. CML   D. 淋巴瘤

    E. CLL

98. 年轻患者优先选择异基因骨髓移植

99. 优先选择诱导分化治疗联合化疗

100. 首选雄性激素为主的综合治疗

101. 疾病早期可不治疗

（102～105题共用备选答案）

    A. 阿糖胞苷   B. 长春新碱

    C. 环磷酰胺   D. 维A酸

    E. 门冬酰胺酶

102. 为细胞周期非特异性药物的是

103. 作用于细胞S期的是

104. 作用于细胞M期的是

105. 属于烷化剂的是

（106～109题共用备选答案）

    A. 贫血伴球形红细胞增多

    B. 贫血伴靶形红细胞增多

C. 贫血伴红细胞碎片增多

D. 贫血伴红细胞 CD55、CD59 降低

E. 贫血伴血肌酐增高

106. 肾性贫血

107. 阵发性睡眠性血红蛋白尿症

108. 地中海性贫血

109. 微血管病性贫血

（110～111 题共用备选答案）

A. 中性粒细胞绝对数 $< 3.0 \times 10^9 / L$

B. 中性粒细胞绝对数 $< 2.0 \times 10^9 / L$

C. 中性粒细胞绝对数 $< 1.5 \times 10^9 / L$

D. 中性粒细胞绝对数 $< 1.0 \times 10^9 / L$

E. 中性粒细胞绝对数 $< 0.5 \times 10^9 / L$

110. 粒细胞减少症是指

111. 粒细胞缺乏症是指

（112～116 题共用备选答案）

A. 正常，正常，正常，延长，正常

B. 正常，正常，正常，正常，延长

C. 延长，正常，不良，正常，正常

D. 延长，减少，不良，延长，延长

E. 延长，减少，不良，正常，正常

以下疾病的出血时间，血小板计数，血块退缩，凝血时间，凝血酶原时间分别是

112. 因子Ⅶ缺乏

113. 血友病

114. 血小板功能不良

115. 血小板减少性紫癜

116. 肝硬化晚期

（117～119 题共用备选答案）

A. 出血时间正常，凝血时间延长

B. 出、凝血时间正常，束臂试验阳性

C. 出血时间延长，凝血时间正常

D. 出、凝血时间均延长，血块收缩不良

E. 出、凝血时间均正常，束臂试验阴性

117. 特发性血小板减少性紫癜可见

118. 过敏性紫癜可见

119. 弥散性血管内凝血可见

（120～124 题共用备选答案）

A. Ⅻ因子　　　　　　　B. Ⅹ因子

C. Ⅷ因子　　　　　　　D. Ⅲ因子

E. Ⅳ因子

120. 外源性凝血系统激活始发因子是

121. 内源性凝血系统激活始发因子是

122. 内外源凝血系统共同激活因子是

123. 非蛋白性凝血因子是

124. 受凝血酶自我催化的凝血因子是

（125～127 题共用备选答案）

A. 贫血和出血程度一致

B. 贫血和出血程度不一致

C. 有贫血而无出血

D. 有出血而无贫血

E. 无出血亦无贫血

125. 特发性血小板减少性紫癜

126. 溶血性贫血

127. 再生障碍性贫血

（128～130 题共用备选答案）

A. 血小板增加　　　　B. 纤维蛋白原降低

C. PT 缩短　　　　　　D. 3P 试验（+）

E. Hb 降低

128. DIC 高凝血期的证据为

129. DIC 消耗性低凝血期的证据为

130. DIC 继发性纤溶亢进的证据为

（131～134 题共用备选答案）

A. VAD 方案　　　　　B. DA 方案

C. CHOP 方案　　　　　D. ABVD 方案

E. VLDP 方案

131. 难治性多发性骨髓瘤首选

132. 霍奇金病首选

133. 非霍奇金淋巴瘤首选

134. 恶性组织细胞病首选

（135～138 题共用备选答案）

A. 局部放疗

B. 免疫治疗

C. 联合化疗

D. 异基因造血干细胞移植

E. 自体造血干细胞移植

135. 清除微小残留病应选择

136. 重症再障首选

137. 霍奇金病 Ⅰ／Ⅱ 期应选择

138. 淋巴瘤诱导缓解后可选择

（139～141 题共用备选答案）

A. 血友病 A

B. 维生素依赖因子缺乏

C. Ⅺ因子缺乏

D. 遗传性出血性毛细血管扩张症

E. 单纯性紫癜

139. 常染色体显性遗传

140. 性染色体隐性遗传

141. 常染色体不完全显性遗传

（142～144 题共用备选答案）

A. 出血性膀胱炎

B. 过敏反应

C. 末梢神经炎

D. 口腔及其他黏膜溃疡

E. 心肌损害

142. 左旋门冬酰胺酶治疗急性白血病时的主要副作用是

143. 甲氨蝶呤治疗急性白血病时的主要副作用是

144. 柔红霉素治疗急性白血病时的主要副作用是

（145～146题共用备选答案）

A. 酸溶血试验阳性

B. 抗人球蛋白试验阳性

C. 红细胞渗透脆性试验阳性

D. 血红蛋白电泳试验异常

E. 高铁血红蛋白还原试验异常

145. 女性，41岁。厌食、恶心、全身皮肤黏膜黄染2个月。无出血倾向。肝脾不大。Hb 60g/L，有少许球形红细胞。尿胆红素阴性，尿中尿胆原阳性，尿潜血阴性。血清间接胆红素45mg/dl，直接胆红素正常。肝功能试验正常。可见

146. 女性，16岁。间断巩膜轻度黄染8年。脾脏肋下2指。Hb 90g/L，网织红细胞20%，小球形红细胞30%。肝功能试验正常。可见

（147～149题共用备选答案）

A. 血清溶菌酶明显升高　　B. 过氧化酶染色阴性

C. 常见Auer小体　　D. 易见ph染色体

E. NAP积分明显增多

147. ALL可见

148. AMI - M3可见

149. 类白血病反应可见

（150～152题共用备选答案）

A. 凝血活酶形成障碍

B. 凝血酶形成障碍

C. 纤维蛋白形成障碍

D. 血小板质或量的异常

E. 血管壁的异常

150. 出血时间延长，血块退缩不良。是由于

151. 凝血时间延长，血浆凝血酶原时间正常，白陶土部分凝血活酶时间延长。是由于

152. 出血时间延长，毛细血管脆性试验阳性，血块退缩良好。是由于

（153～156题共用备选答案）

A. CTX　　B. VCR

C. MTX　　D. ADM

E. L - Asp

153. 易导致口腔溃疡的是

154. 能引起心脏损伤的是

155. 能引起周围神经炎的是

156. 能引起出血性膀胱炎的是

（157～158题共用备选答案）

A. 泪滴样红细胞增多　　B. 靶形红细胞增多

C. 破碎红细胞增多　　D. 棘形红细胞增多

E. 红细胞缗钱状形成

157. 海洋性贫血可见

158. 多发性骨髓瘤可见

（159～160题共用备选答案）

A. 血管内溶血　　B. 血管外溶血

C. 原位溶血　　D. 血管内、外溶血

E. 脾功能亢进

159. 遗传性球性红细胞增多症是

160. 阵发性睡眠性血红蛋白尿症是

（161～162题共用备选答案）

A. 垂体后叶素　　B. 6 - 氨基己酸

C. 维生素K　　D. 去甲肾上腺素

E. 输新鲜血

161. 作用于凝血因子缺乏方面的药物是

162. 降低门静脉压的药物是

（163～165题共用备选答案）

A. 大细胞正色素贫血　　B. 正细胞正色素贫血

C. 小细胞低色素贫血　　D. 小细胞正色素贫血

E. 大细胞低色素贫血

163. 缺乏维生素B_{12}多为

164. 慢性失血所致的贫血多为

165. 再生障碍性贫血多为

（166～168题共用备选答案）

A. 感染性脾肿大　　B. 免疫性脾肿大

C. 淤血性脾肿大　　D. 浸润性脾肿大

E. 原发性脾肿大

166. 传染病单核细胞增多症的脾肿大是

167. 慢性粒细胞性白血病的脾肿大是

168. 肝硬化的脾肿大是

（169～170题共用备选答案）

A. 白蛋白合成减少　　B. 胆固醇合成减少

C. 雌激素过多　　D. 内毒素血症

E. 血氨增高

169. 腹水形成因素为

170. 男性乳房发育因素为

*（171～172题共用备选答案）

A. DNA合成障碍　　B. 珠蛋白合成障碍

C. 血红素合成障碍　　D. 铁利用障碍

E. 多能干细胞受损

171. 再生障碍性贫血的发生机制是

172. 缺铁性贫血的发生机制是

* （173～174 题共用备选答案）

    A. 血间接胆红素增高、贫血、网织红细胞增高

    B. 血间接胆红素增高、贫血、网织红细胞正常或减低

    C. 血间接胆红素增高、无贫血、网织红细胞正常

    D. 血间接胆红素正常、贫血、网织红细胞减低

    E. 血间接胆红素正常、贫血、网织红细胞正常

173. 符合 MDS 的是

174. 符合再生障碍性贫血的是

* （175～176 题共用备选答案）

    A. 急性粒细胞白血病

    B. 急性单核细胞白血病

    C. 红白血病

    D. B 细胞急淋白血病

    E. T 细胞急淋白血病

175. 纵隔淋巴结肿大常见于

176. 牙龈增生、肿胀多见于

* （177～178 题共用备选答案）

    A. 贫血和出血程度一致

    B. 贫血和出血程度不一致

    C. 有贫血而无出血

    D. 有出血而无贫血

    E. 无出血亦无贫血

177. 再生障碍性贫血

178. 特发性血小板减少性紫癜

* （179～181 题共用备选答案）

    A. 抗 CD3 单克隆抗体

    B. 抗肿瘤坏死因子抗体

    C. β 干扰素

    D. γ 干扰素

    E. EPO

179. 治疗多发性硬化症应选用

180. 治疗贫血应选用

181. 治疗类风湿关节炎应选用

* （182～183 题共用备选答案）

    A. MOPP   B. CHOP

    C. DA   D. VLDP

    E. ABVD

182. 治疗 HD 的首选方案是

183. 治疗急性淋巴细胞白血病的首选方案是

* （184～187 题共用备选答案）

    A. AML - M2   B. ALL

    C. AML - M5   D. CML

    E. CLL

184. 晚期骨髓内纤维组织增多的是

185. 非特异性酯酶阳性且被氟化钠抑制的是

186. 过氧化酶染色强阳性的是

187. Ph 染色体阳性的是

* （188～191 题共用备选答案）

    A. 血管炎   B. 出血性膀胱炎

    C. 肺纤维化   D. 过敏性休克

    E. 齿龈增生

188. 环胞菌素 A

189. 蒽环类药物

190. 抗胸腺细胞球蛋白

191. 博莱霉素

* （192～195 题共用备选答案）

    A. 病变累及左颈部淋巴结区

    B. 病变累及右侧颈、腋下和腹股沟淋巴结

    C. 病变累及左腋下淋巴结及肝脏

    D. 病变累及右锁骨上及左颈部淋巴结

    E. 病变累及左颈和纵隔淋巴结及左肺局限浸润

192. I 期淋巴瘤

193. II 期淋巴瘤

194. IV 期淋巴瘤

195. III 期淋巴瘤

* （196～199 题共用备选答案）

    A. 血小板生成减少   B. 血小板消耗过多

    C. 血小板破坏增多   D. 血小板稀释

    E. 以上都不是

196. 系统性红斑狼疮

197. 再生障碍性贫血

198. DIC

199. 血管性血友病

* （200～202 题共用备选答案）

    A. IgG 型多发性骨髓瘤

    B. IgA 型多发性骨髓瘤

    C. IgD 型多发性骨髓瘤

    D. IE 型多发性骨髓瘤

    E. 轻链型多发性骨髓瘤

200. 高黏滞综合征较易见于

201. 淀粉样变性较易见于

202. 发生率最高的是

* （203～204 题共用备选答案）

    A. 血容量减少

    B. 白细胞减少

    C. 血小板减少

    D. 动脉血氧饱和度减低

E. 红细胞生成素减低

203. 真性红细胞增多症

204. 继发性红细胞增多症

* （205～206题共用备选答案）

A. 病变仅限于右侧颈部淋巴结

B. 病变累及右侧颈部、腋下及腹股沟淋巴结

C. 病变累及右侧颈部、腋下淋巴结及肝脏

D. 病变累及右锁骨上及右腋下淋巴结，并伴有高热

E. 病变累及右颈部及纵隔淋巴结

205. Ⅲ期淋巴瘤

206. Ⅳ期淋巴瘤

【案例题】

案例一

患者，男性，36岁。低热伴皮肤紫癜1周就诊。查体：全身浅表淋巴结增大，脾肋下2cm扪及，胸骨压痛。血红蛋白74g/L，白细胞23.6×10⁹/L，血小板45×10⁹/L。外周血见原始细胞（占6%），中、晚幼粒细胞占11%。

提问1：此患者可能的诊断是

A. 慢性粒细胞白血病

B. 慢性粒细胞白血病急变期

C. 急性粒细胞白血病

D. 骨髓增生异常综合征

E. 急性淋巴细胞白血病

F. 慢性淋巴细胞白血病

G. 类白血病反应

H. 骨髓纤维化

提问2：为了确定诊断，需进一步检查的项目是

A. 胸部X线　　　　B. 腹部B超

C. 细胞免疫表型　　D. 骨髓细胞形态学

E. 细胞化学　　　　F. 染色体核型分析

提问3：检查结果：骨髓细胞形态学分类：原始细胞58%；表达CD33、CD117；NAP积分0.12、MPO（++）、αNBE（-）；Ph₁（+）。本病例应诊断为

A. 急性淋巴细胞白血病

B. 急性粒细胞白血病

C. 骨髓增生异常综合征

D. 慢性粒细胞白血病

E. 慢性粒细胞白血病急变期

F. 慢性淋巴细胞白血病

G. 类白血病反应

H. 骨髓纤维化

案例二

女性，45岁。因"头晕、乏力，月经增多1年余"

就诊，患者平素喜素食。查体：贫血貌，皮肤无黄染，无皮疹和出血点，全身浅表淋巴结、肝脾未触及。化验：血常规Hb 60g/L，WBC 4.9×10⁹/L，PLT 125×10⁹/L。

提问1：对该患者的紧急处理中正确的是

A. 立即住院诊疗

B. 紧急配血

C. 骨髓穿刺

D. 调整月经

E. 补铁治疗

F. 输红细胞治疗

G. 头颅CT检查

提问2：若患者确诊为缺铁性贫血，关于缺铁的病因下述正确的是

A. 叶酸、维生素B₁₂缺乏合并缺铁

B. 铁吸收减少

C. 铁利用障碍

D. 铁丢失过多

E. 铁摄入不足

F. 铁需要增加

提问3：若患者经完善相关检查后，明确为子宫肌瘤引起的月经增多从而导致缺铁性贫血，以下措施中正确的是

A. 补充叶酸和维生素B₁₂

B. 定期复查血常规

C. 补充亚铁制剂

D. 手术治疗子宫肌瘤

E. 补充雄性激素

F. 定期骨髓穿刺

G. 定期复查血清铁蛋白

案例三

女性，33岁。因"乏力、面色苍白，排浓茶色尿2周"入院，伴脱发、关节酸痛。查体：贫血貌，皮肤黄染，无皮疹和出血点，全身浅表淋巴结未触及，肝未及，脾肋下1cm。

提问1：为明确诊断，还需完善哪些检查

A. 血常规

B. 类风湿因子

C. Coombs试验

D. 血红蛋白电泳

E. 高铁血红蛋白试验

F. 血胆红素

G. 自身抗体检查，如抗双链DNA抗体、抗核抗体

H. Ham试验

提问2：该患者最可能的诊断是

A. 急性白血病

B. 再生障碍性贫血

C. 自身免疫性溶血性贫血

D. 地中海贫血

E. 类风湿关节炎

F. G－6－PD 缺乏症

G. 系统性红斑狼疮

提问3：首选以下哪种治疗

A. 脾切除　　　　　B. 免疫抑制剂

C. 输血　　　　　　D. 丙酸睾酮

E. 糖皮质激素　　　F. 化疗

案例四

男性，43 岁。因"持续高热、咽喉疼痛 1 周"就诊。查体：体温 39.5℃，贫血貌，咽部充血，双侧扁桃腺 Ⅲ 度肿大，可见脓肿，全身浅表淋巴结及肝脾未触及，胸骨无压痛。化验：血常规 Hb 50g/L，RBC 1.8×10^{12}/L，WBC 1.9×10^9/L，PLT 19×10^9/L。

提问1：患者可能的诊断是

A. 巨幼细胞性贫血

B. 再生障碍性贫血

C. 骨髓增生异常综合征

D. 急性白血病

E. 系统性红斑狼疮

F. 阵发性睡眠性血红蛋白尿症

G. 淋巴瘤

提问2：若患者 WBC 1.9×10^9/L，N 0.13×10^9/L，L 70％，RBC 1.8×10^{12}/L，网织红细胞 0.1％。骨髓提示多部位增生减低。活检显示造血组织均匀减少，脂肪组织增加。患者最可能的诊断是

A. 巨幼细胞性贫血

B. 非重型再生障碍性贫血

C. 骨髓增生异常综合征

D. 急性白血病

E. 系统性红斑狼疮

F. 阵发性睡眠性血红蛋白尿

G. 重型再生障碍性贫血

提问3：为明确诊断，最有价值的检查是

A. 骨髓检查　　　　B. Ham 试验

C. Coombs 试验　　D. 自身抗体检测

E. 红细胞寿命测定　F. 染色体检查

案例五

患者，女性，18 岁。因"反复皮肤瘀点、瘀斑 2 周，高热 2 天"入院。查体：T 39.5℃，胸骨压痛（＋），浅表淋巴结及肝脾未触及。血象：血红蛋白 70g/L，白细胞 2.0×10^9/L，血小板 15×10^9/L；血浆纤维蛋白原 1.2g/L，

D－二聚体阳性。

提问1：为寻找发热病因，下列哪些检查需立即进行且具有诊断意义

A. 心电图　　　　　B. 腹部 CT

C. 头颅 CT　　　　D. 生化检查

E. 血培养　　　　　F. 咽拭子培养

G. 胸片　　　　　　H. 凝血功能检查

提问2：该患者行骨髓检查提示骨髓象有核细胞增生明显活跃，早幼粒细胞占 50％，其胞浆内充满粗大颗粒，可见较多的 Auer 小体。胸片：双下肺弥漫性渗出灶。该患者最可能的诊断为

A. 急性淋巴细胞白血病

B. 急性粒细胞白血病未分化型

C. 急性单核细胞白血病

D. 急性巨核细胞白血病

E. 急性早幼粒细胞白血病

F. 红白血病

G. 急性粒－单核细胞白血病

H. 肺部感染

提问3：若该患者诊断为急性早幼粒细胞白血病，关于其特异的染色体和基因改变，下述正确的是

A. t（15；17）（q22：q21）

B. PML－RARa 融合基因

C. t（8；21）（q22：q22）

D. inv（16）（p13q22）

E. t（9；22）（q34：q11）

F. BCR－ABL 融合基因

提问4：若该患者诊断为急性早幼粒细胞白血病，最易出现下列哪种并发症

A. 中枢神经系统白血病　　B. 淋巴结肿大

C. 肝脾肿大　　　　　　　D. 绿色瘤

E. 黄疸　　　　　　　　　F. DIC

提问5：本患者早期应该给予的治疗有哪些

A. 输注红细胞　　　　　　B. 输注血小板

C. 抗感染　　　　　　　　D. 早期使用肝素治疗

E. 造血干细胞移植　　　　F. DA 方案化疗

案例六

患者，男性，38 岁。因"反复牙龈出血、发热 1 周"入院。查体：T 39.5℃，全身可见散在瘀斑，胸骨压痛（＋），双侧腋窝可扪及数粒肿大浅表淋巴结，双下肺可闻及湿性啰音，肝脾未触及。

提问1：下列哪些检查对原发病最具诊断意义

A. 血常规　　　　　B. 腹部 CT

C. 头颅 CT　　　　D. 生化检查

E. 血培养　　　　　F. 骨髓检查

G. 胸片　　　　　　　　　H. 凝血功能检查

I. 心电图

提问2：患者血象：血红蛋白70g/L，白细胞2.0×10⁹/L，血小板5×10⁹/L；骨髓细胞形态学表明可见40%原始细胞，白血病细胞免疫分型提示该群异常细胞CD19阳性，HLA－DR阳性，TdT阳性。该患者最可能的诊断为

A. 急性淋巴细胞白血病

B. 急性粒细胞白血病未分化型

C. 急性单核细胞白血病

D. 急性巨核细胞白血病

E. 急性早幼粒细胞白血病

F. 红白血病

G. 急性粒－单核细胞白血病

提问3：本患者应该尽早给予的治疗有哪些

A. 输注红细胞　　　　　　B. 输注血小板

C. 输注血浆　　　　　　　D. 绝对卧床

E. 抗感染　　　　　　　　F. 化疗

提问4：患者经治疗后，发热及出血等症状逐渐好转，但晨起时出现嗜睡。患者嗜睡的原因最可能是

A. 颅内出血

B. 颅内感染

C. 药物因素

D. 中枢神经系统白血病

E. DIC

F. 败血症

提问5：急性淋巴细胞白血病最常用的诱导缓解治疗药物有哪些

A. 长春新碱　　　　　　　B. 柔红霉素

C. 泼尼松　　　　　　　　D. 左旋门冬酰胺酶

E. 阿糖胞苷　　　　　　　F. 高三尖杉酯碱

案例七

患者，男性，45岁。因"乏力、左上腹饱胀1个月"入院。查体：轻度贫血貌，皮肤未见瘀点、瘀斑，全身浅表淋巴结不大，肝肋下未及，脾肋下8cm，质硬。

提问1：引起脾肿大的病因可能是

A. 慢性淋巴细胞性白血病

B. 脾功能亢进

C. 晚期血吸虫病

D. 骨髓纤维化

E. 慢性粒细胞白血病

F. 疟疾

提问2：为明确诊断，应进一步补充的病例资料包括以下哪些

A. 传染病的流行病学史

B. 肝功能检查

C. 血常规

D. 消化系B超

E. 询问患者的饮酒史

F. 病毒性肝炎相关标志物检测

提问3：若患者无疫水接触史，未吃鱼生，无嗜酒史等，病毒性肝炎等指标正常。血常规：WBC 50×10⁹/L，Hb 100g/L，PLT 180×10⁹/L。为进一步明确诊断，要做的检查应是

A. 骨髓细胞形态学

B. 腹部CT

C. 染色体核型分析

D. 骨髓细胞免疫组化分析

E. 胃镜检查

F. 白血病细胞免疫分型

G. 消化系肿瘤指标检测

提问4：若患者确诊为慢性粒细胞性白血病，目前最有效的治疗药物是

A. 羟基脲　　　　　　　　B. 干扰素

C. 万珂　　　　　　　　　D. 反应停

E. 氟达拉宾　　　　　　　F. 格列卫

案例八

患者，男性，56岁。2个多月来双侧颈部淋巴结无痛性进行性肿大，有不规则间断发热37～39℃左右，伴盗汗和消瘦。查体见双侧颈部各有一个3cm×3cm大小的淋巴结，左腋下和右腹股沟各有数个1cm×1cm大小的肿大淋巴结，均活动，临床考虑淋巴瘤。

提问1：为了明确诊断，采用的最佳检查方法是

A. 骨髓穿刺　　　　　　　B. 骨髓活检

C. 淋巴结活检　　　　　　D. 胸部CT

E. 腹部CT　　　　　　　F. 血常规

G. 骨髓细胞免疫分型

提问2：如果患者为淋巴瘤且累及骨髓，根据目前提供的病历资料，该患者的临床分期及分组是

A. Ⅱ期A组　　　　　　　B. Ⅱ期B组

C. Ⅲ期A组　　　　　　　D. Ⅲ期B组

E. Ⅳ期B组　　　　　　　F. Ⅰ期B组

提问3：如果患者为NHL，最常用的化疗方案是

A. COPP　　　　　　　　B. ABVD

C. CF　　　　　　　　　D. CHOP

E. MOPP　　　　　　　　F. COP

提问4：如果患者为CD20阳性的NHL，最有效的靶向治疗药物是

A. 达珂　　　　　　　　　B. 干扰素

C. 万珂　　　　　　　　D. 反应停

E. 氟达拉宾　　　　　　F. 格列卫

G. 美罗华（利妥昔单抗）

案例九

女性，40 岁。因"反复皮肤瘀点、瘀斑 1 周"入院，患者伴脱发及关节疼痛。查体：四肢可见散在出血点及瘀斑，全身浅表淋巴结及肝不大，脾肋下 2cm 可及。血常规：Hb 100g/L，WBC 8×10⁹/L，PLT 22×10⁹/L。

提问 1：该患者最可能的诊断是

A. 再生障碍性贫血

B. 急性白血病

C. 血友病

D. 过敏性紫癜

E. 特发性血小板减少性紫癜

F. 系统性红斑狼疮

G. 失血性贫血

H. 血友病

提问 2：为了明确诊断，需完善下列哪些检查

A. 骨髓细胞学检查　　　　B. 狼疮相关检查

C. 腹部 B 超　　　　　　D. 胸片

E. 自身抗体检查　　　　　F. 体液免疫检查

提问 3：该患者典型骨髓象表现可能为以下哪种

A. 骨髓有核细胞增生低下

B. 粒、红、巨三系病态造血

C. 巨核细胞减少

D. 巨核细胞增多

E. 巨核细胞数增多伴成熟障碍

F. 有核细胞增生活跃

提问 4：对该患者，目前可考虑的首选治疗是

A. 血小板输注

B. 静脉注射丙种球蛋白

C. 糖皮质激素治疗

D. 静脉注射长春新碱

E. 输血小板

F. 环孢素

G. 脾切除

＊案例十

患者 1 个月前发现面色白，自服维生素 C、螺旋藻及红葡萄籽片（具体剂量不详）未有明显改善。3 天前发热，最高 37.6℃，为进一步诊治入院。患者发病来有头痛、头晕，无其他不适主诉。查体：神清，贫血貌，结膜苍白，巩膜无黄染。周身皮肤未见出血点，浅表淋巴结可触及多处肿大，最大者 3cm×3cm。胸骨压痛（＋），心肺未查及异常。腹软，无压痛及反跳痛，肝脾肋下未

触及。双下肢无水肿。辅助检查：血常规：WBC 99.4 × 10⁹/L，HGB 64g/L，PLT 72×10⁹/L。

提问 1：该患者初步诊断为急性白血病，为确定该诊断需完善的相关检查为

A. 骨髓象

B. DIC

C. 肝、胆、脾彩超

D. 白血病免疫分型

E. 融合基因

F. 培养细胞染色体分析

G. 抗核抗体

H. 骨髓活组织检查与诊断

提问 2：患者骨髓象回报骨髓增生极度活跃，淋巴系异常增生。印象诊断 ALL－L2。免疫分型：异常淋系表型。可能为 T 淋巴细胞白血病。下一步治疗应为

A. 应用糖皮质激素降白细胞

B. 应用羟基脲降白细胞

C. 口服别嘌醇

D. 水化碱化尿液

E. VDLP 方案化疗

F. DA 方案化疗

G. 预防肿瘤溶解综合征

H. MA 方案化疗

I. 放疗＋化疗

J. 口服伊马替尼

K. 高三尖杉酯碱化疗

L. 口服中药治疗

提问 3：如果患者应用左旋门冬酰胺酶化疗，需监测的指标有

A. 凝血五项　　　　　　B. 肝功能

C. 肾功能　　　　　　　D. 血糖

E. 血清淀粉酶　　　　　F. 尿酸

G. 心肌酶谱

＊案例十一

患者，男性，72 岁。11 个半月前无明显诱因出现后背、胸骨及肋骨疼痛，呈间断性，自服氨酚待因片或布洛芬后疼痛可缓解。行骨髓象检查诊断为多发性骨髓瘤。查体：T 36.6℃，P 84 次/分，R 18 次/分，BP 140/80mmHg，神清，轻度贫血貌，睑结膜略苍白，巩膜无黄染，浅表淋巴结未触及肿大。胸骨无压痛。双肺呼吸音清，未闻及干湿啰音。心音弱，律齐，各瓣膜区未闻及病理性杂音。腹软，无压痛及反跳痛，无肌紧张，肝脾肋下未触及。双下肢无水肿。

提问 1：需完善的生化检查有

A. 免疫球蛋白轻链测定　　B. 免疫固定电泳

C. 免疫球蛋白定量测定   D. CRP

E. 尿和肾功能检查   F. 肝功能

G. 血清淀粉酶   H. 抗核抗体

I. 血清离子   J. 血清 β_2 微球蛋白

K. 血清补体   L 血脂系列

M. 肌钙蛋白   N. DIC

提问2：患者免疫球蛋白定量回报：IgM < 0.18g/L，IgG 72g/L，IgA < 0.25g/L；HGB 110g/L；Ca^{2+} 1.82mmol/L，Crea 101mmol/L，BUN 8.1mmol/L。按 Durie 临床分期分组应为

A. Ⅰ期   B. Ⅱ期

C. A 组   D. B 组

E. Ⅱ期 A 组   F. Ⅲ期 B 组

提问3：可采取的治疗措施有

A. 帕米磷酸盐缓解骨痛

B. 放疗

C. 免疫抑制剂

D. 沙利度胺抑制血管生成

E. 丙种球蛋白

F. 化疗 + 放疗

G. 造血干细胞移植

H. 化疗

*案例十二

患者，女性，30岁。以"咽分泌物带血伴周身瘀斑1月余"为主诉入院。患者1个月前无明显诱因出现晨起咽分泌物带血，刷牙加重，伴有周身瘀斑，患者自用药物牙膏未见明显好转。患者病来鼻出血1次，持续20分钟。无头晕乏力，无发热，无尿血及黑便。饮食睡眠尚可，1个月来体重无明显变化。查体：T 37.0℃，P 74次/分，R 16次/分，BP 110/64mmHg。无贫血貌，周身皮肤散在新鲜及陈旧瘀斑。咽不赤，浅表淋巴结未触及肿大，胸骨无压痛。心、肺、腹未及异常。双下肢无水肿。

提问1：为确定诊断，需完善的相关检查为

A. 血常规   B. 凝血五项

C. 肾功能   D. 心肌酶谱

E. 骨髓象   F. 血清离子

提问2：血常规回报 WBC 7.2 × 10^9/L，HGB 141g/L，PLT 14 × 10^9/L，初步诊断 ITP。可出现的骨髓象改变为

A. 急性型骨髓巨核细胞数量轻度减少或正常

B. 急性型骨髓巨核细胞数量轻度增加或正常

C. 巨核细胞发育成熟障碍

D. 粒单核系增生活跃

E. 红系增生低下

F. 有血小板形成的巨核细胞显著减少

G. 巨核细胞体积小，幼稚巨核细胞减少

H. 红系及粒单核系正常

提问3：此患者可采取的治疗措施有

A. 卧床休息，止血治疗

B. 糖皮质激素

C. 肌注右旋糖酐铁

D. 输注血小板

E. 脾切除

F. 口服己烯雌酚

G. 免疫抑制剂

H. 补充叶酸和维生素 B_{12}

I. 口服华法林

J. 静滴去氨加压素

提问4：患者治疗过程中突发脑出血，应如何处理

A. 营养神经系统   B. 外科手术治疗

C. 血小板输注   D. 静滴维生素 K_1

E. 云南白药   F. 输注免疫球蛋白

G. 大剂量甲泼尼龙   H. 血浆置换

*案例十三

患者，男性，78岁。反复头晕9个月，下肢活动障碍2个月。患者9个月前出现反复头晕，每次持续2～3分钟。自服脑清片，自觉好转，但仍有头晕。2个月前左下肢活动障碍。患者病来无发热，无鼻出血及齿龈出血，咽不赤。食欲差，饮食少。睡眠差。大小便正常。病来体重减轻约8kg。查体：T 36.8℃，P 86次/分，BP 120/80mmHg，R 18次/分。神清，面红如醉酒状，球结膜及巩结膜红，咽不赤。左股外侧大片瘀斑，浅表淋巴结未触及肿大，胸骨无压痛。听诊双肺呼吸音清，未闻及病理性杂音。心律齐，心音钝。腹软，无压痛及反跳痛，肝脾肋下未触及，肝肾区无叩痛。神经系统查体阴性。血常规：白细胞 16.9 × 10^9/L，中性粒细胞 74.5%，血红蛋白 221g/L，血小板 485 × 10^9/L。

提问1：患者可能出现的实验室检查改变为

A. 网织红细胞增高

B. 外周血中性粒细胞碱性磷酸酶 NAP 增高

C. 骨髓增生明显，红系更活跃，粒红比例降低

D. 骨髓增生低下，红系增生相对活跃，粒红比例降低

E. 细胞内外铁均减少

F. 细胞内铁增高，外铁减少

G. JAK2V617

F. 基因阳性

H. 血尿酸减少

I. 血尿酸增加

J. 血液 EPO 增高

K. 血液 EPO 减低

L. 血清铁和铁蛋白降低

M. 血清铁和铁蛋白增高

N. 血清铁和铁蛋白不变

O. 动脉血氧饱和度正常

P. 动脉血氧饱和度降低

Q. 动脉血氧饱和度增加

提问 2：该患者确定诊断为真性红细胞增多症（PV），伴有血小板增高的 PV 可有血栓和梗死，常见部位是

A. 四肢　　　　　　　　B. 肺部

C. 肠系膜　　　　　　　D. 脾脏

E. 脑　　　　　　　　　F. 冠状血管

G. 肾　　　　　　　　　H. 上腔静脉

提问 3：该患者可给予的治疗措施为

A. 静脉放血

B. 口服羟基脲

C. 糖皮质激素

D. 高三尖杉酯碱

E. 血细胞分离机单采红细胞

F. 血细胞分离机单采血小板

G. 免疫抑制剂

H. α 干扰素

I. β 干扰素

J. γ 干扰素

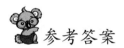 参考答案

【A1/A2 型题】

1. C　2. A　3. A　4. E　5. E　6. A　7. B　8. A　9. B

10. E　11. D　12. B　13. A　14. D　15. D　16. E　17. B

18. B　19. B　20. 题　21. B　22. A　23. C　24. B　25. D

26. A　27. D　28. E　29. C　30. E　31. 题　32. B　33. E

34. A　35. B　36. C　37. D　38. B　39. B　40. A　41. A

42. A　43. C　44. C　45. E　46. B　47. E　48. E　49. C

50. B　51. C　52. E　53. D　54. A　55. C　56. D　57. B

58. A　59. C　60. E　61. A　62. E　63. A　64. D　65. E

66. A　67. D　68. D　69. D　70. E　71. A　72. E　73. C

74. B　75. C　76. A　77. A　78. B　79. E　80. C　81. E

82. A　83. D　84. B　85. E　86. D　87. C　88. D　89. C

90. D　91. A　92. C　93. C　94. C　95. C　96. D　97. B

98. B　99. A　100. A　101. A　102. A　103. D　104. D

105. C　106. B　107. D　108. B　109. D　110. B　111. B

112. D　113. E　114. D　115. B　116. D　117. C　118. E

119. A　120. C　121. B　122. D　123. D　124. C　125. C

126. D　127. C　128. A　129. D　130. E　131. B　132. E

133. A　134. C　135. E　136. E　137. D　138. E　139. B

140. A　141. E　142. A　143. B　144. A　145. D　146. B

147. B　148. E　149. D　150. A　151. C　152. D　153. D

154. C　155. C　156. A　157. E　158. B　159. C　160. D

161. D　162. D　163. D　164. E　165. D　166. C　167. A

168. B　169. E　170. B　171. D　172. D　173. E　174. A

175. E　176. D　177. A　178. B　179. B　180. C　181. C

182. C　183. C　184. C　185. E　186. C　187. E　188. A

189. B　190. E　191. A　192. C　193. A　194. E　195. D

196. E　197. C　198. E　199. D　200. E　201. A　202. C

203. A　204. A　205. D　206. C　207. A　208. E　209. C

210. D　211. C　212. D　213. C　214. D　215. D　216. B

217. D　218. C　219. E　220. E　221. A　222. D　223. C

224. D　225. A　226. C　227. C　228. D　229. A　230. C

231. B　232. B　233. E　234. A　235. A　236. B　237. C

238. B　239. E　240. C　241. E　242. A　243. D

244. D　245. B　246. A　247. C　248. C　249. C　250. E

251. C　252. C　253. C　254. C　255. B　256. A　257. D

258. C　259. B　260. A　261. A　262. E　263. D　264. C

265. D　266. A　267. C　268. E　269. C　270. B　271. D

272. B　273. B　274. A

【A3/A4 型题】

1. B　2. C　3. B　4. A　5. A　6. D　7. A　8. C　9. A

10. A　11. D　12. E　13. B　14. D　15. A　16. A　17. B

18. B　19. B　20. E　21. C　22. C　23. A　24. B　25. D

26. B　27. A　28. A　29. D　30. B　31. C　32. B　33. C

34. D　35. E　36. E　37. C　38. D　39. C　40. B　41. A

42. C　43. C　44. A　45. C　46. E　47. B　48. D　49. C

50. C　51. A　52. C　53. C　54. E　55. D　56. E　57. E

58. A　59. A　60. A　61. A　62. B　63. C　64. D　65. C

66. D　67. A　68. D　69. E　70. B　71. E　72. C　73. B

74. E　75. D　76. C　77. D　78. A　79. A　80. A　81. C

82. E　83. C　84. B　85. C　86. D　87. B　88. B　89. C

90. D　91. C　92. B　93. C　94. A　95. B　96. C　97. A

98. A　99. D　100. A　101. B　102. A　103. E　104. A

105. D　106. A　107. A　108. A　109. D　110. C　111. B

112. C　113. A　114. C　115. C　116. A　117. D　118. C

119. A　120. C　121. C　122. B　123. E　124. B　125. C

126. A　127. C　128. D　129. C　130. D　131. D　132. A

133. D　134. B　135. C　136. C　137. B　138. C　139. C

140. B　141. A　142. B　143. A　144. A　145. D　146. D

147. B　148. D　149. C　150. D

【B 型题】

1. A　2. B　3. C　4. B　5. D　6. A　7. B　8. B　9. E

10. D　11. B　12. B　13. C　14. C　15. C　16. A　17. D

18. A　19. B　20. C　21. C　22. E　23. D　24. C　25. B

26. A　27. C　28. D　29. E　30. B　31. D　32. A　33. E

453

34. A　35. B　36. C　37. A　38. B　39. C　40. D　41. A
42. C　43. A　44. C　45. D　46. B　47. B　48. C　49. B
50. A　51. E　52. B　53. C　54. C　55. E　56. C　57. B
58. C　59. E　60. C　61. E　62. B　63. A　64. A　65. B
66. B　67. B　68. C　69. B　70. A　71. B　72. D　73. D
74. D　75. D　76. A　77. C　78. A　79. B　80. A　81. D
82. E　83. C　84. C　85. E　86. A　87. C　88. C　89. A
90. B　91. B　92. D　93. C　94. E　95. B　96. A　97. C
98. C　99. A　100. B　101. E　102. C　103. A　104. B
105. C　106. E　107. D　108. B　109. C　110. B　111. E
112. B　113. A　114. C　115. E　116. D　117. C　118. B
119. D　120. D　121. A　122. B　123. E　124. C　125. A
126. C　127. B　128. C　129. B　130. D　131. A　132. D
133. C　134. C　135. B　136. C　137. B　138. C　139. D
140. A　141. C　142. B　143. D　144. E　145. B　146. C
147. B　148. C　149. E　150. D　151. I　152. B　153. C
154. D　155. B　156. A　157. B　158. E　159. B　160. A
161. C　162. A　163. A　164. C　165. B　166. A　167. B
168. C　169. A　170. C　171. E　172. C　173. B　174. D
175. E　176. B　177. B　178. A　179. C　180. E　181. B
182. A　183. D　184. D　185. C　186. A　187. D　188. E
189. A　190. D　191. C　192. D　193. D　194. E　195. B
196. C　197. A　198. B　199. E　200. B　201. C　202. A
203. E　204. D　205. B　206. C

【案例题】

案例一

提问 1：ABCDE　　提问 2：CDEF　　提问 3：E

案例二

提问 1：ABF　　提问 2：DEF　　提问 3：BCDG

案例三

提问 1：ABCDEFGH　　提问 2：CEG　　提问 3：E

案例四

提问 1：ABCDEF　　提问 2：G　　提问 3：A

案例五

提问 1：EFG　　提问 2：EH　　提问 3：AB
提问 4：F　　提问 5：BCD

案例六

提问 1：AF　　提问 2：A　　提问 3：BDE
提问 4：A　　提问 5：ABCD

案例七

提问 1：ABCDEF　　提问 2：ABCDEF　　提问 3：ACDF
提问 4：F

案例八

提问 1：C　　提问 2：E　　提问 3：D
提问 4：G

案例九

提问 1：EFG　　提问 2：ABCEF　　提问 3：E
提问 4：C

*案例十

提问 1：ADEF　　提问 2：ACDEG　　提问 3：ABE

*案例十一

提问 1：ABCDEIJ　　提问 2：CD　　提问 3：ADGH

*案例十二

提问 1：ABE　　提问 2：BCFH　　提问 3：ABDEG
提问 4：CFGH

*案例十三

提问 1：BCEGKL　　提问 2：ACEF　　提问 3：ABDEH

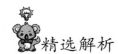精选解析

【A1/A2 型题】

1. 外周血的干细胞约占 0.05%，骨髓占 1%，外周血经 G - CSF 作用后，血中干细胞显著升高。

2. 1986 年我国首先应用诱导分化剂全反式维 A 酸治疗急性早幼粒细胞白血病，缓解率很高。此后，1992 年又发现三氧化二砷治疗急性早幼粒细胞白血病的缓解率也很高。

3. 胚胎成形后胎肝是主要的造血器官，人出生后 4 周骨髓成为主要的造血器官。

4. 缺铁性贫血是红细胞内铁缺乏，血红素合成障碍，血红蛋白生成减少引起贫血。与干细胞的功能损伤无关。

5. 环孢素是免疫抑制剂，可用于与免疫有关的疾病的治疗，如再生障碍性贫血、移植物抗宿主病、难治性自身免疫性溶血性贫血、难治性免疫性血小板减少紫癜。而 MDS RAEB 是干细胞异常克隆性疾病，不用环孢素治疗。

7. 该患者有急性早幼粒细胞白血病病史 3 年，近一周又出现咽痛、高热、全血细胞减少、骨髓早幼粒细胞达 85%、红系、巨核系受抑制，符合急性早幼粒细胞白血

血病复发。

8. 巨幼细胞贫血如果叶酸缺乏同时有维生素 B₁₂ 缺乏，不宜单用叶酸治疗，否则会加用神经系统症状的发生。根据该患者血红蛋白下降，MCV、MCH 升高，属于大细胞性贫血，用叶酸治疗头晕症状改善，神经系统症状发生，要考虑叶酸、维生素 B₁₂ 同时缺乏的巨幼细胞贫血，故要加用维生素 B₁₂ 治疗。

9. 维生素 B₁₂ 缺乏最常见的病因是吸收障碍，见于：①内因子缺乏，如恶性贫血、胃切除、胃黏膜萎缩；②胃酸和胃蛋白酶缺乏；③胰蛋白酶缺乏；④肠道疾病；⑤药物影响；⑥肠道寄生虫。

10. 铁粒幼细胞贫血、海洋性贫血属于小细胞低色素贫血，再生障碍性贫血、肿瘤性贫血为正细胞性贫血。该患者血红蛋白下降，MCV、MCH 升高，属于大细胞性贫血，最常见的疾病是巨幼细胞贫血。恶性贫血是内因子缺乏引起的一种巨幼细胞贫血。故为恶性贫血的可能性大。

11. 该患者为大红细胞性贫血，中性粒细胞核分叶过多，疑为巨幼细胞贫血，确诊主要靠骨髓象和血清叶酸、维生素 B₁₂ 含量测定。巨幼细胞贫血的骨髓象表现为红系增生显著、巨幼变；粒系也有巨幼变，成熟粒细胞多分叶；巨核细胞体积增大，分叶过多。

12. 该患者有贫血、消化道症状、牛肉舌、大细胞性贫血伴白细胞、血小板减少，骨髓呈巨幼变需考虑巨幼细胞性贫血的可能。若无条件检测叶酸、维生素 B₁₂ 浓度，有全血细胞减少的巨幼细胞贫血常易误诊为骨髓增生异常综合征 – 难治性贫血，两者相鉴别的方法可试验性叶酸、维生素 B₁₂ 治疗 3 周，若有效则可排除骨髓增生异常综合征。

13. 叶酸和维生素 B₁₂ 是 DNA 合成过程中重要的辅酶，当缺乏时 DNA 合成缓慢，但胞质内 RNA 合成不受影响，Hb 合成正常，结果形成体积增大的巨幼细胞，因此红细胞数减低比血红蛋白减少更明显。

14. 维生素 B₁₂ 缺乏可引起神经系统症状如深感觉减退或消失、四肢麻木；共济失调，站立或行走不稳；阳性病理体征。单纯叶酸缺乏无此表现。

15. 巨幼细胞贫血血象可单纯红细胞系减少、严重者全血细胞减少，骨髓象呈红系增生，有巨幼变。神经系统症状多见于维生素 B₁₂ 缺乏。故神经系统症状多见于叶酸缺乏是不正确的。

16. 内因子——维生素 B₁₂ 复合物到达回肠末端与该处肠黏膜上皮细胞刷状的受体结合进入肠上皮细胞，经门静脉入肝。摄入的维生素 B₁₂ 不是在直肠吸收，故直肠息肉一般不会引起维生素 B₁₂ 缺乏。

17. 该患者大细胞性贫血伴白细胞、血小板减少，大细胞性贫血的常见病因有巨幼细胞贫血、增生异常综合征、红血病、急性红白血病，而缺铁性贫血属于小细胞低色素性贫血。

18. 由于叶酸和维生素 B₁₂ 是 DNA 合成过程中重要辅酶，当缺乏时 DNA 合成缓慢，但胞质内 RNA 合成不受影响，Hb 合成正常，结果形成体积增大的巨幼细胞，胞质已开始有 Hb 合成，表现为细胞核发育落后于细胞质。

19. 患者有贫血的症状、神经系统症状，大细胞性贫血伴白细胞、血小板减少，骨髓巨幼变，血清维生素 B₁₂ 降低，可诊断为维生素 B₁₂ 缺乏的巨幼细胞贫血。

20. 患者食欲下降、乏力、面色苍白，舌面呈"牛肉样舌"，全血细胞减少，MCV、MCH 升高。要考虑巨幼细胞贫血的可能。

24. 患者外周血中性粒细胞为 $0.38 \times 10^9/L$。骨髓中各阶段的粒细胞几乎消失，红系、巨核细胞系正常，骨髓不支持急性再生障碍性贫血、白细胞不增多的白血病、骨髓增生异常综合征，结合血象及骨髓象考虑粒细胞缺乏症。

25. 根据患者有肝硬化、脾大、外周血白细胞减少、骨髓增生活跃，有成熟障碍，可诊断为脾功能亢进。

26. 患者中性粒细胞为 $0.36 \times 10^9/L$，属于粒细胞缺乏症，重组人粒系集落刺激因子的疗效最为确切，可迅速升高中性粒细胞。

27. 患者化疗后粒细胞缺乏合并败血症，选用体外药物敏感的抗生素治疗 2 周仍发热，需考虑合并有真菌感染。患者为中性粒细胞减少。不同原因导致的粒细胞减少，骨髓象各异，骨髓象不一定各阶段的粒细胞几乎消失。

28. 感染引起的白细胞减少的机制与造血干细胞异常克隆无关。

29. 该患者化疗后出现严重骨髓抑制，处于中性粒细胞严重缺乏状态，已有寒战、高热，要注意败血症，若不及时使用抗生素治疗，可能错过治疗机会，不能等致病菌明确后选用抗生素。

30. 甲巯咪唑、氯霉素、磺胺类、氨基比林、均易引起白细胞减少，苯酚锂有刺激骨髓生成粒细胞的作用，不会引起白细胞减少。

31. 严重粒细胞缺乏合并感染的特点有高热、局部症状较少，不易有明确的感染部位、严重者可出现败血症、感染性休克。

32. 该患者服用甲巯咪唑，该药的副作用之一是引起粒细胞减少。患者服药后中性粒细胞为 $0.36 \times 10^9/L$，少

于 $0.5 \times 10^9/L$，属于药物性中性粒细胞缺乏。

33. 患者的中性粒细胞只有 $0.35 \times 10^9/L$，符合粒细胞缺乏。

34. 患者关节痛、皮疹、发热、面部蝶形红斑、尿蛋白（＋＋）、抗 dsDNA（＋）、抗 ANA（＋）符合系统性红斑狼疮，该患者白细胞减少为免疫性。

35. 更昔洛韦的作用是抑制骨髓易引起白细胞减少。

36. 多发性骨髓瘤引起出血的原因主要有：①血小板减少；因 M 蛋白包裹血小板、结合纤维蛋白单体及因子Ⅷ而影响血小板功能及纤维蛋白多聚化及因子Ⅷ的活性；②高免疫球蛋白血症和淀粉样变性对血管壁的直接损伤。但与纤溶亢进无关。

37. 多发性骨髓瘤根据血、尿免疫电泳可分为 IgG型，IgA 型，IgM 型，IgD 型，IgE 型，不分泌型及轻链型。本例骨髓涂片中原浆及幼浆细胞占 32%，骨骼摄片见多发性溶骨性破坏，故符合多发性骨髓瘤。但本例特点为血清中 IgG、IgA、IgM 和 IgD 均在正常范围内，即血中无 M 蛋白，但尿中本－周蛋白（＋），表示尿中有轻链蛋白，故符合轻链型骨髓瘤诊断。

38. 患者高热、衰竭、肝脾肿大，全血细胞减少；骨髓检查红系、粒系和巨核细胞无明显异常，而见到异常组织细胞及多核巨组织细胞，NAP 减低，较符合恶性组织细胞病。

39. 骨髓纤维化骨髓穿刺时经常出现干抽，故其诊断多依赖骨髓活检加银染色。

40. 临床表现考虑血栓性疾病，左下肢多普勒血管超声和凝血、血液流变学检查有诊断价值。

41. 使用肝素抗凝治疗，以 APTT 作为监测指标，APTT 延长 1～2 倍为最佳剂量。

43. 血浆置换是血栓性血小板减少性紫癜首选的治疗，疗效显著。

45. 全血主要补充红细胞和血浆。

48. 年轻、男性、巨细胞病毒阴性和红细胞血型相合者的供体造血干细胞移植成活率高、巨细胞病毒病发生率低。

123. 叶酸缺乏的巨幼细胞贫血的治疗可嘱患者多食绿叶蔬菜、水果、肉类、肝肾等含叶酸丰富的食品；口服叶酸，每次 5～10mg，每日 2～3 次。若无原发病，叶酸用至血红蛋白、红细胞完全正常即可停药，不需终生治疗。

127. 患者脾大，全血细胞减少，骨髓代偿增生，骨髓穿刺顺利，未见异常组织细胞，无嗜酸粒细胞增多。

故最可能的诊断是脾功能亢进症。

128. 过敏性紫癜是一种血管变态反应性疾病，属于血管性紫癜的一种，故其是因血管壁异常导致的出血性疾病。

129. 过敏性紫癜是血管壁异常导致的出血性疾病，可有毛细血管脆性试验阳性。

130. 据病史及疼痛性质、化验结果，类风湿性关节炎、系统性红斑狼疮及痛风可能性小。诊断主要是关节型过敏性紫癜与风湿性关节炎相鉴别，但该例关节疼痛为非游走性，ASO 正常，故应选择关节型过敏性紫癜。

131. 血小板正常排除 ITP；APTT 及 TT 正常可排除血友病，系统性红斑狼疮诊断条件不足，所以本例应诊断为过敏性紫癜。

132. PLT、BT、APTT、PT、血小板功能均正常，可排除 ITP、血友病及 DIC；血象不支持白血病；束臂试验阳性，提示血管壁功能受损，所以本例应诊断为过敏性紫癜。

133. 本例为女性，患者，反复下肢皮下出血，不伴任何症状，束臂试验阳性，血象、出血时间及凝血时间均正常，符合单纯性紫癜的特点。该病预后良好，一般不需治疗。

134. 本例病前有"上感"史，下肢皮疹 10 天后出现蛋白尿、血尿、浮肿。查体皮疹为较典型的过敏性紫癜的皮损，符合肾型过敏性紫癜的特点。慢性肾小球肾炎难以解释该病人皮疹改变；血小板正常可排除 ITP；系统性红斑狼疮诊断条件尚未充分；单纯性紫癜一般发生于女性。除皮肤紫癜外，不伴任何症状，本例不符合。

135. 过敏性紫癜是机体对某些致敏物质发生的血管变态反应性疾病，感染、食物、药物、花粉均是其致敏因素。

136. 单纯性紫癜多见于青年女性，紫癜局限于四肢，有反复发生及自愈倾向，病情多于月经期加重，90% 的患者毛细血管脆性试验阳性，预后良好，无需治疗。

137. 过敏性紫癜是血管壁异常导致的出血性疾病，可有毛细血管脆性试验阳性，BT 延长；因无凝血机制异常，故 APTT 正常；不影响骨髓造血，骨髓象正常；过敏性紫癜不影响血小板计数。

138. 过敏性紫癜发病前 1～3 周可有上呼吸道感染史，可出现四肢皮肤紫癜，可有肾功能损害，可有 BT 时间延长，但血小板计数正常。

139. 本例患者除皮肤紫癜外伴腹痛，应诊断为腹型过敏性紫癜。过敏性紫癜是变态反应性疾病，糖皮质激素能抑制抗原－抗体反应、减轻炎症渗出、改善血管通

透性，故应首选糖皮质激素治疗。

140. 遗传性出血性毛细血管扩张症是常染色体显性遗传的血管结构异常性疾病。主要表现为固定部位反复出血，未能找到其他原因，皮肤或黏膜有鲜红或暗紫色团状毛细血管扩张，按之可褪色，可有毛细血管脆性试验阳性及 BT 时间延长，有关血小板、凝血的检查均正常。本例患者自幼反复鼻出血，皮肤及鼻腔黏膜见多个毛细血管扩张，化验血小板计数、功能及凝血相关检查均正常，诊断符合遗传性出血性毛细血管扩张症。对反复出血的且出血量较大的病灶，可考虑手术或激光切除局部病灶。

141. 过敏性紫癜肾损害多在 3～4 周内恢复，本例患者经 4 周的药物治疗，无好转，并出现蛋白尿，应考虑可能转为慢性肾炎，需更改治疗方案。

142. 阿司匹林、保泰松、布洛芬等非甾体类抗炎药可影响血小板功能，对此类病人禁用。

143. 自幼有出血倾向，有家族史，提示遗传性疾病的可能，血小板计数正常，血小板黏附率降低，vWF 抗原降低，均符合血管性血友病的特点。与血友病 A 的鉴别点是 vWF 抗原降低。

144. 患者，男性，不易止血，血小板计数正常，APTT 延长，应考虑血友病可能。血小板黏附率正常，可排除血小板无力症；PT 正常，可排除维生素 K 缺乏症；血小板计数正常、PT 正常、3P 阴性，可排除 DIC。

145. 患者，男性，自幼有出血倾向，提示先天性出血性疾病可能，PT 正常，PCT 缩短，应进一步做凝血活酶生成试验及纠正试验排除血友病。

146. 慢性肝病患者，因肝功能损害，肝脏合成多种凝血因子减少，凝血酶原复合物富含 F Ⅱ、F Ⅶ、FⅪ、FX 等凝血因子，可作为替代治疗。贮存全血的凝血因子含量少，不宜应用。

147. 本例为出血性疾病。APTT 延长表明第一阶段内源性凝血途径凝血因子缺乏，包括Ⅷ、Ⅸ、X、Ⅺ、Ⅻ因子。Ⅻ因子缺乏，临床常无出血表现。给 $BaSO_4$ 吸附血浆不能纠正，能被正常血清纠正，表明Ⅸ因子缺乏，即血友病 B。

148. 维生素 K1 为脂溶性，其吸收有赖于适量脂质。长期低脂饮食史，可使维生素 K_1 吸收不足而使致因子Ⅱ、X、Ⅶ、Ⅺ缺乏，导致出血倾向，结合病史，本病例应行 FⅦ、FⅨ、FX 及凝血酶原抗原及活性检查。

149. PLT 计数正常，可排除 ITP；PT、PLT 计数正常可排除 DIC；过敏性紫癜不会出现 APTT 延长；ASO、ESR 正常，不支持风湿性关节炎。APTT 延长表明第一阶段内源性凝血途径凝血因子Ⅷ、Ⅸ、X、Ⅺ、Ⅻ因子缺

乏。结合其关节肿痛病史，根据提供的备选答案，应考虑为血友病。

151. PT 延长，表明有Ⅱ、V、Ⅶ、X 因子减少或缺乏。可通过纠正试验鉴别，正常血清含有Ⅶ、Ⅸ、X、Ⅺ、Ⅻ因子，用正常血清可纠正，说明本例为Ⅶ、X 因子缺乏，根据其提供的备选答案，本例为Ⅷ因子缺乏症。

153. 女性，皮下出血，月经过多，血小板计数正常，血小板黏附功能减低，瑞斯托霉素诱导的血小板聚集试验（RIPA）不聚集，Ⅷ∶C 活性降低，应考虑为血管性血友病。血友病多女性传递，男性发病，以关节腔出血为主。存在血小板功能异常，故可排除 ITP、特发性血小板减少性紫癜及单纯性紫癜。

154. 本例符合遗传性出血性毛细血管扩张症的特点，该病的基本病变是血管变薄，缺乏弹性纤维及平滑肌。故应行甲皱毛细血管镜检查以了解是否存在该病的血管病理改变。

155. 华法林能与维生素 K 竞争性地与肝脏有关的酶蛋白结合，阻碍维生素 K 的应用，引起维生素 K 依赖性的凝血因子抗原合成减少，从而导致 PT 延长。

156. 本例病人有出血倾向，不宜进行创伤性操作。

157. ⅧR∶Ag 即 vWF 抗原，血管性血友病多数 vWF 抗原降低，而Ⅷ∶C 仅轻度降低，故Ⅷ∶C/ⅧR∶Ag 比例应升高。

161. 凝血酶与纤溶酶的形成是血管内微血栓形成、凝血因子减少与纤溶亢进等改变的重要机制。

162. 弥散性血管内凝血的预防和治疗主要是治疗原发病。

163. 弥散性血管内凝血存在继发性纤溶。

164. 弥散性血管内凝血不存在阻塞性黄疸。

165. 弥散性血管内凝血有多发性出血倾向，胎盘早期剥离是它的常见病因。

166. 3P 阳性是弥散性血管内凝血的主要诊断指标。

167. 在多种生理及病理状态下，人体凝血活性可显著增强，表现为某些凝血因子水平升高或活性增加，血液凝固性增高即高凝状态，这是血栓性疾病的发病基础。

168. 血小板数量增加和活性增强是血栓性疾病的重要发病机制，目前认为血小板因素在动脉血栓形成的发病中有更重要的地位。

169. 静脉血栓不会引起贫血及广泛出血。

170. 血小板减少不会引起血液流变学异常。

【B型题】

（25～26题）海洋性贫血是由于遗传性珠蛋白异常使红细胞破坏过多引起的溶血性贫血，而其他几种贫血均为红细胞生成减少引起的贫血；再生障碍性贫血是正常红细胞性贫血，而其他均有血红蛋白合成减少，所以表现为小细胞或低色素小细胞贫血。

（27～28题）慢性病性贫血时是贮存铁增加而用于制造血红蛋白的铁减少，所以代表贮存的骨髓细胞外铁升高，而代表用于制造血红蛋白的铁的铁粒幼细胞和血清铁（S1）均降低，由于此病人的总铁结合力（TIBC）亦降低，故转铁蛋白饱和度正常；缺铁性贫血时体内铁均降低，而TIBC升高，故骨髓细胞外铁降低，铁粒幼细胞数降低，转铁蛋白饱和度降低。

（29～30题）缺铁性贫血时，血清铁蛋白降低，血清铁降低，总铁结合力增高；铁粒幼细胞性贫血时，血清铁蛋白增高，血清铁增高，总铁结合力降低。

（31～32题）急性白血病由于白血病细胞在骨髓中无限制增生并浸润各脏器，使正常造血包括红细胞、白细胞和血小板的制造均受抑制，所以临床同时表现为发热（白细胞低，感染所致）、贫血、血小板减少引起的出血和脏器浸润可能引起的肝脾肿大；再生障碍性贫血是多能造血干细胞受损的疾病，所以红细胞、白细胞和血小板制造均减少，同时表现为发热、贫血和出血，而不像急性白血病有脏器浸润，所以无肝脾肿大。其余几项仅含一个临床表现。

（33～34题）肝细胞性黄疸由于肝细胞损伤，故胆红素摄取、结合与排泄都有障碍；溶血性黄疸主要是红细胞破坏导致胆红素来源过多。

（35～36题）无效造血是骨髓内的原位溶血，由于溶血则可使胆红素生成过多；Dubin-Johnson综合征是肝细胞向毛细胆管排泄结合胆红素障碍，而胆红素的摄取和结合正常；Gilbert综合征是因肝细胞摄取游离胆红素障碍及微粒体内葡萄糖醛酸转移酶不足所致；Crigler-Najjar综合征是由于肝细胞缺乏葡萄糖醛酸转移酶，致不能形成结合胆红素，使血中非结合胆红素浓度增高；Rotor综合征是肝细胞摄取游离胆红素和排泄结合胆红素均有先天性缺陷，致血中结合胆红素增高为主。

（37～38题）甲氨蝶呤治疗急性白血病时的主要副作用是口腔及其他黏膜溃疡；左旋门冬酰胺酶是过敏反应，而其他几个副作用均不见于这两种药物，如心脏损害主要见于阿霉素，神经炎主要见于长春新碱，脱发主要见于环磷酰胺等。

（39～40题）左旋门冬酰胺酶是治疗急性淋巴细胞性白血病最好的药物之一，一般不用于急性非淋巴细胞性白血病；高三尖杉酯碱是治疗急性非淋巴细胞性白血病的常用药物之一，对急性淋巴细胞性白血病无效。而6-巯嘌呤、阿糖胞苷和柔红霉素对两者均可用。

（41～42题）CD19是B淋巴细胞的标志，所以见于B淋巴细胞白血病；CD13是粒细胞和单核细胞的标志，所以见于急性粒细胞白血病。

（43～44题）为使慢性粒细胞性白血病达到细胞遗传学缓解，即Ph染色体转阴，应首选α-干扰素，其余四种药物单独应用均不能使Ph染色体转阴；多发性骨髓瘤治疗应首选马法仑，其他四种药物虽然有效，但均较差。

（45～46题）所有黄疸均是血清胆红素增高，总胆红素正常值为1.7～17.1μmol/L。若达17.1～34.2μmol/L为隐性黄疸，即临床查不出黄疸；34.2～171μmol/L为轻度黄疸；171～342μmmol/L为中度黄疸；>342μmol/L为重度黄疸。总胆红素包括直接和间接两部分，直接胆红素正常值为0～6.8μmol/L，间接胆红素正常值为1.7～10.2μmol/L。若总胆红素和间接胆红素增高为主是溶血性黄疸，如题中的D项；若总胆红素和直接胆红素增高为主是梗阻性黄疸，如题中的B项；若三者同时增高时是肝细胞性黄疸，如题中的C项；而A和E的化验则基本上正常。

（47～48题）这一组题是关于不同贫血时的铁代谢异常，其中总铁结合力一定与血清铁蛋白数呈反比，所以"D"和"E"中描述的铁代谢异常是错误的，不会发生。慢性病性贫血时铁被贮存于有核红细胞内，可利用铁减少，因此血清铁降低，总铁结合力降低，血清铁蛋白增高；缺铁性贫血时体内铁减少或缺乏，所以血清铁降低，总铁结合力增高，血清铁蛋白降低。

（49～50题）再障患者其骨髓中巨核细胞数减少，而在ITP时骨髓巨核细胞增多，且大多为颗粒型巨核细胞。

（51～53题）易导致肝、脾、淋巴结明显肿大的应是急性淋巴细胞白血病，在急性白血病中，以急淋的淋巴结肿大最多见。急性早幼粒细胞白血病（M3）易并发弥散性血管内凝血（DIC）而出现全身广泛性出血，这是诊断本病的特点之一。在急性白血病中常有器官和组织浸润的表现，且往往各有特点。如在口腔组织浸润中，急性单核细胞白血病常可导致牙龈肿胀、口腔溃疡。

（54～55题）这是一组血液病常用的化疗方案：治疗急性粒细胞白血病应用DA方案；治疗急性淋巴细胞白血病应用VP方案。VAD方案用于治疗多发性骨髓瘤；CHOP方案用于治疗非霍奇金淋巴瘤；MOPP方案用于治疗霍奇金淋巴瘤。

（58～59题）（1）再生障碍性贫血（AA）简称再障，是一种获得性骨髓造血功能衰竭症。主要表现为骨髓造血功能低下，全血细胞减少和贫血、出血、感染综合征。免疫抑制治疗有效。

（2）抗人球蛋白（Coombs）试验，自身免疫性溶血性贫血时为阳性。

（60～61题）（1）急性粒细胞白血病属于急性非淋巴细胞白血病的一种。急性非淋巴细胞白血病的标准治疗方案为DA（柔红霉素、阿糖胞苷）。APL患者可使用反式维A酸（ATRA）诱导分化口服治疗直至缓解。ATRA联合其他治疗可提高CR和DFS，同时降低"维A酸综合征"的发生率和死亡率。

（2）急性淋巴细胞白血病首选方案为VP（长春新碱、泼尼松）。对VP无效或白细胞计数很高（>50×10^9/L）、T细胞型者加用柔红霉素（DNR）或门冬酰胺（L—ASP），组成DVP或DV-LP方案。

（62～63题）缺铁性贫血的常见病因是慢性失血、铁需要量增加、铁吸收不良和铁摄入不足。首先储存铁减少至消失，继而血清铁（SI）减少，因血红蛋白合成减少引起贫血；铁缺乏还可引起细胞内含铁酶或铁依赖酶的活性下降而致一系列临床表现。血红蛋白中珠蛋白肽链的异常，如海洋性贫血（珠蛋白肽链量的异常）、异常血红蛋白病（珠蛋白肽链结构的异常）。

（64～65题）因为ITP是出血性疾病，所以贫血与出血不一致；急性白血病（AL）是造血干细胞的恶性克隆性疾病，发病时骨髓中异常的原始细胞及幼稚细胞（白血病细胞）大量增殖并广泛浸润肝、脾、淋巴结等各种脏器，抑制正常造血。主要表现为贫血、出血、感染和浸润等征象。

（66～67题）中枢神经系统白血病（CNSL）可发生在疾病的各个时期，但常发生在治疗后缓解期，这是由于化疗药物难以通过血-脑屏障，隐藏在中枢神经系统的白血病细胞不能被有效杀灭，因而引起CNSL。以ALL（急性淋巴细胞白血病）最常见，儿童尤甚，其次为M4、M5和M2，临床上轻者表现为头痛、头晕，重者有呕吐、颈项强直，甚至抽搐、昏迷。

睾丸出现无痛性肿大，多为一侧性，另一侧虽无肿大，但在活检时往往也发现有白血病细胞浸润。睾丸白血病多见于ALL化疗缓解后的幼儿和青年，是仅次于CNSL的白血病髓外复发的根源。

（73～74题）PAS染色特点及血尿溶菌酶降低符合ALL。

（112～116题）因子Ⅶ参与外源性凝血途径，PT可反映。血友病患者缺乏的凝血因子参与内源性凝血途径，CT可反映。血块退缩反映血小板质量。肝病时血小板质量和凝血因子均有问题。

（153～156题）导致口腔溃疡的是甲氨蝶呤（MTX），引起心脏损伤的是阿霉素（ADM），引起周围神经炎的是长春新碱（VCR），能引起出血性膀胱炎的是环磷酰胺（CTX）。

（157～158题）这是一组红细胞的异常，可分别见于不同疾病，对临床诊断有帮助。海洋性贫血见靶形红细胞增多；多发性骨髓瘤因免疫球蛋白增高而引起红细胞缗钱形成；骨髓纤维化见泪滴样红细胞增多；播散性血管内凝血见破碎红细胞增多。而棘形红细胞增多见于先天性无β脂蛋白血症，也见于乙醇中毒性肝病、尿毒症等。

（159～160题）遗传性球形红细胞增多症是由于红细胞变形性和柔韧性减低而大量潴留在脾内破坏，所以是血管外溶血。阵发性睡眠性血红蛋白尿症是由于红细胞膜缺陷，对补体敏感而在血管内破坏，因而是血管内溶血。

（161～162题）维生素K参与凝血过程，当肝硬化时补充维生素K可纠正凝血因子的缺乏。垂体后叶素可收缩内脏血管，从而减少门静脉血量，减低门静脉压。

（169～170题）腹水发生的原因之一是肝脏合成功能不良，说明有肝脏功能失代偿的可能，雌激素灭活减少，而引起患者，男性，女性化，易发生肝性脑病。

（171～172题）再生障碍性贫血表现为全血细胞减少，所以是多能干细胞受损的疾病；缺铁性贫血患者由于铁的缺乏，原卟啉Ⅲ不能在血红素合成酶的作用下与铁合成血红素，所以由于血红素合成障碍而致贫血。而其他情况分别见于相应类型的贫血，如DNA合成障碍见于巨幼细胞性贫血；珠蛋白合成障碍见于海洋性贫血和血红蛋白病；铁利用障碍主要见于铁粒幼细胞性贫血。

（173～174题）MDS是骨髓增生异常综合征，有骨髓内无效造血和原位溶血，所以出现血间接胆红素增高、贫血和网织红细胞正常或减低；再生障碍性贫血是骨髓造血功能障碍或衰竭，不伴溶血，故血间接胆红素正常、贫血和网织红细胞减低。

（175～176题）T细胞急淋白血病常有纵隔淋巴结肿大；牙龈增生和肿胀常由急性单核细胞白血病的白血病细胞浸润所致。

（177～178题）再生障碍性贫血是由于骨髓造血功能障碍引起的贫血，虽然血小板减少引起的出血也可导致贫血，但贫血和出血程度不一致；特发性血小板减少性紫癜一般没有贫血，但当出血明显时，可有与出血程度一致的贫血。

（182～183题）HD首选MOPP方案（氮芥、长春新

碱、甲基苄肼、泼尼松）或 COPP 方案（MOPP 方案中的氮芥被环磷酰胺代替），无效时换用 AB－VD 方案（阿霉素、博来霉素、长春花碱、甲氮咪胺）或 MOPP 与 ABVD 方案交替治疗。NHL 常用 COP 方案（环磷酰胺、长春新碱、泼尼松）、CHOP 方案（COP 方案加阿霉素）或 B－CHOP 方案（CHOP 方案加博来霉素）。急性淋巴细胞白血病的治疗方法：诱导缓解治疗常以长春新碱和泼尼松（VP 方案）为基础，再加其他化疗药物，最常加柔红霉素和左旋门冬酰胺酶，即 VLDP 方案。急性非淋巴细胞白血病的化疗方法：标准化疗方案为柔红霉素和阿糖胞苷（DA），无效时可换用高三尖杉脂碱、足叶乙甙、米托蒽醌等。

（203～204 题）真性红细胞增多症是一种骨髓增殖性疾病，少量红细胞生成素就能促进骨髓红系明显增殖，所以该患者的血清红细胞生成素水平减低。继发性红细胞增多症是由于缺氧等因素刺激骨髓代偿性造血所致，所以动脉血氧饱和度减低。相对性红细胞增多症是由于脱水等血容量减少致红细胞相对性增多。

（205～206 题）病变累及横膈两侧为Ⅲ期；有结外弥漫性侵犯则为Ⅳ期。

案例二

提问 1：该例患者因经量增多致重度贫血，伴头晕及乏力，应立即住院行紧急配血及输血治疗。

提问 2：缺铁性贫血的病因主要有摄入不足、吸收障碍、丢失过多。本例患者由于月经量过多引起铁丢失过多及铁需要增加，又因以素食为主导致铁摄入不足。

提问 3：缺铁性贫血的治疗包括病因治疗及补铁治疗，治疗期间定期复查血常规及血清铁蛋白了解治疗效果。

案例三

提问 1：此患者考虑溶血性贫血可能，因此需完善相关检查明确是否溶血及病因。

提问 2：患者乏力，排浓茶色尿伴关节痛、黄疸等，考虑因结缔组织病引起的自身免疫性溶血性贫血可能。

提问 3：自身免疫性溶血性贫血首选治疗为糖皮质激素，对糖皮质激素治疗无效或依赖的患者可考虑行脾切除、免疫抑制剂治疗等。

案例四

提问 1：本题主要考点是能引起全血细胞减少的疾病有哪些。选项中除了淋巴瘤外均可能引起全血细胞减少。

提问 2：主要考重型再障的诊断。

提问 3：再障患者行骨髓检查时，多部位骨髓增生减低，粒、红系及巨核细胞明显减少且形态大致正常，淋

巴细胞、网状细胞及浆细胞等非造血细胞比例明显增高。骨髓小粒无造血细胞，呈空虚状，可见较多脂肪滴。骨髓活检显示造血组织均匀减少，脂肪组织增加，因此最佳选项为 A。

案例五

提问 1：患者青年女性，白细胞低伴高热，考虑感染，需完善相关检查明确。

提问 2：在急性白血病的分型中，急性早幼粒细胞白血病（M3 型）为骨髓中以颗粒增多的早幼粒细胞为主，此类细胞占骨髓非红系有核（NEC）（大于）30%，并且可见 Auer 小体。另外，该患者在病程中合并发热及双下肺弥漫性渗出灶。

提问 3：急性早幼粒细胞白血病，其特异的染色体和基因改变为 t（15；17）（q22：q21）及形成 PML－RARa 融合基因，这是急性早幼粒细胞白血病发病及用全反式维 A 酸治疗有效的分子基础。

提问 4：急性早幼粒细胞白血病易并发凝血异常而出现全身广泛性出血、DIC。

提问 5：本例患者血小板低、凝血功能障碍，出血合并感染，因此先予抗感染、止血抗 DIC 等治疗，待感染及出血基本控制后再行化疗治疗。

案例六

提问 1：患者考虑血液系统恶性肿瘤，因此需完善血常规及骨髓检查。

提问 2：本题主要考点为急性淋巴细胞白血病（B 淋）的免疫表型特点。

提问 3：本例患者血小板低、出血合并感染，因此先予卧床休息、抗感染、止血等治疗，待感染及出血基本控制后再行化疗治疗。

提问 4：本例患者血小板低、有瘀斑等出血表现，因此嗜睡与颅内出血关系大。

提问 5：急性淋巴细胞白血病最常用的诱导缓解治疗方案为 VDLP 方案。

案例七

提问 1：引起脾肿大的病因是感染性疾病、免疫性疾病、淤血性疾病、血液系统疾病、脾的疾病及原发性脾大等。

提问 3：根据患者病历资料，考虑慢淋或慢粒可能大，因此需完善骨髓细胞形态学、骨髓细胞免疫组化、白血病细胞免疫分型及染色体等检查以明确诊断及分期。

提问 4：格列卫（甲磺酸伊马替尼）能特异阻断 ATP 在 abl 激酶上的结合位置，使酪氨酸残基不能磷酸化，从

而抑制 BCR－ABL 阳性细胞的增殖，是目前治疗慢粒最有效的药物。

案例八

提问 1：淋巴瘤主要靠病理活检确诊。

提问 2：淋巴瘤分期主要根据淋巴瘤的分布范围，另外根据患者有无发热、盗汗及消瘦等全身症状分为 A、B 二组。

提问 3：非霍奇金淋巴瘤最常用的化疗方案为 CHOP 方案。

提问 4：美罗华（利妥昔单抗）是 CD20 单抗，是 CD20 阳性的 NHL 最有效的靶向治疗药物。

案例九

提问 1：本例中年女性患者血小板低伴出血，有脱发及关节痛表现，血常规提示轻度贫血及血小板减低。

提问 2：本例中年女性患者血小板低伴出血，有脱发及关节痛表现，考虑系统性红斑狼疮引起 ITP 可能，可完善骨髓检查、自身抗体及体液免疫等相关检查明确。

提问 3：巨核细胞数增多伴成熟障碍是特发性血小板减少性紫癜的典型骨髓象表现。

提问 4：一般情况下，ITP 患者首先治疗为糖皮质激素治疗。

案例十

提问 2：ALL 治疗方案选择需要考虑年龄、ALL 亚型、治疗后的 MRI 和耐药性、是否有干细胞供体及靶向治疗的药物等。①诱导缓解治疗：长春新碱（VCR）和泼尼松（P）组成的 VP 方案是急淋诱导缓解的基本方案。DVLP 方案，L－ASP 提高患者 DFS，是大多数 ALL 采用的诱导方案。伴有 t（9；22）的 ALL 可以合用伊马替尼进行靶向治疗。②缓解后治疗：缓解后强化巩固、维持治疗和中枢神经系统白血病防治十分必要。HSCT（造血干细胞移植）对治愈成人 ALL 至关重要。

案例十一

提问 1：多发性骨髓瘤血液生化检查示：（1）单株免疫球蛋白血症的检查：①蛋白电泳；②固定免疫电泳：可确定 M 蛋白的种类并对骨髓瘤进行分型；③血清免疫球蛋白定量测定：显示 M 蛋白增多，正常免疫球蛋白减少。（2）血钙、磷测定：因骨质破坏，出现高钙血症，血磷正常。本病的溶骨不伴成骨过程，通常血清碱性磷酸酶正常。（3）血清 β_2 微球蛋白和血清白蛋白：均可用于评估肿瘤负荷及预后。（4）LDH 与肿瘤细胞活动有关，CRP 和血清 IL－6 呈正相关，故可反映疾病的严重程度。（5）尿和肾功能：90% 患者有蛋白尿，血清尿素氮和肌

酐可增高，约半数患者尿中出现本－周蛋白。

提问 3：①化学治疗：沙利度胺（反应停）有抑制新生血管生长的作用。VAD 方案不含烷化剂，适用于 MPT 无效者。难治性病例，可使用 DT－PACE 方案，也可选用蛋白酶体抑制药硼替佐米（Velcade，万珂）和三氧化二砷。②骨质破坏的治疗：二磷酸盐有抑制破骨细胞的作用。③自身造血干细胞移植：化疗诱导缓解后进行移植，效果较好。疗效与年龄、性别无关。年轻的患者可考虑同种异基因造血干细胞移植。

案例十二

提问 2：ITP 的骨髓象示：①急性型骨髓巨核细胞数量轻度增加或正常，慢性型骨髓象中巨核细胞显著增加；②巨核细胞发育成熟障碍，急性型者尤为明显，表现为巨核细胞体积变小，胞浆内颗粒减少，幼稚巨核细胞增加；③有血小板形成的巨核细胞显著减少（＜30%）；④红系及粒、单核系正常。

提问 3：ITP 治疗：（1）一般治疗：出血严重者应注意休息。血小板低于 $20 \times 10^9/L$ 者，应严格卧床，避免外伤。（2）糖皮质激素：一般情况下为首选治疗，近期有效率约为 80%。（3）脾切除：适应证：①正规糖皮质激素治疗无效，病程迁延 3～6 个月。②糖皮质激素维持量需大于 $30mg/d$；③有糖皮质激素使用禁忌证；脾切除治疗的有效率为 70%～90%，无效者对糖皮质激素的需要量亦可减少。（4）免疫抑制剂治疗：不宜作为首选。适应证：①糖皮质激素或脾切除疗效不佳者；②有使用糖皮质激素或脾切除禁忌证；③与糖皮质激素合用以提高疗效及减少糖皮质激素的用量。

提问 4：（1）ITP 急症的处理适用于：①血小板低于 $20 \times 10^9/L$ 者；②出血严重、广泛者；③疑有或已发生颅内出血者；④近期将实施手术或分娩者。（2）治疗包括：①血小板输注；②静脉注射免疫球蛋白；③大剂量甲泼尼龙；④血浆置换。

案例十三

提问 1：PV 的实验室检查是：①血液：红细胞容量增加，血浆容量正常。红细胞计数 $(6 \sim 10) \times 10^{12}/L$，血红蛋白 170～240g/L。由于缺铁，呈小细胞低色素性红细胞增多。网织红细胞计数正常，可有少数幼红细胞。白细胞增多 ＞$(10 \sim 30) \times 10^9/L$，可见中幼及晚幼粒细胞。中性粒细胞碱性磷酸酶活性显著增高。可有血小板增多，$(300 \sim 1000) \times 10^9/L$。血液黏滞性约为正常的 5～8 倍。②骨髓：各系造血细胞都显著增生，脂肪组织减少。粒、红比例常下降。铁染色显示贮存铁减少。巨核细胞增生常较明显。③血液生化：多数患者血尿酸增加。可有高组胺血症和高组胺尿症。血清维生素 B_{12} 及维生素 B_{12} 结合力增加，血清铁降低。血液和尿中红细胞生成素

（EPO）减少。

提问2：伴血小板增多时，可有血栓形成和梗死。常见于四肢、肠系膜、脑及冠状血管，严重时瘫痪。

提问3：PV的治疗：①静脉放血：每隔2~3天放血200~400ml，直至红细胞数在6.0×10^{12}/L以下，血细胞比容在0.50以下。②化学治疗：羟基脲是一种核糖核酸还原酶抑制剂，每日剂量为10~20mg/kg，维持白细胞$(3.5~5) \times 10^{9}$/L，可长期间歇应用，以保持红细胞在正常水平。环磷酰胺、白消安、左旋苯丙氨酸氮芥（美法仑）及苯丁酸氮芥等不宜长期使用。③α-干扰素：抑制细胞增殖，皮下注射。

第九章　结核病

（标注有"＊"的是报考结核病专业人员要求的试题，报考内科学专业的不须掌握）

【A1/A2 型题】

1. 关于结核菌素试验，下列哪项正确

　　A. 结核病灶吸收则反应增强

　　B. 阳性反应对肺结核诊断提供证据

　　C. 反应强弱与结核病情呈正相关

　　D. 旧结素（OT）是活结核菌的稀释物

　　E. PPD 不产生非特异性反应

2. 关于卡介苗接种，下述哪项是正确的

　　A. 接种前均需做结核菌素试验

　　B. 儿童每隔 5 年复种一次

　　C. 卡介苗效果是绝对肯定的

　　D. 菌苗为无毒人型活结核菌

　　E. 使人产生免疫力同时也产生变态反应

3. 怎样判断肺结核患者有无传染性

　　A. 做结核菌素试验　　　　B. 询问病人有无咯血

　　C. 查痰结核菌　　　　　　D. 检查病人有无发热

　　E. 拍胸片检查有无空洞

4. 结核菌素试验的原理是

　　A. Ⅳ型变态反应　　　　　B. Ⅱ型变态反应

　　C. Ⅲ型变态反应　　　　　D. Ⅰ型变态反应

　　E. 人体对外来物质的非特异性反应

5. 切断肺结核传染链的最有效方法是

　　A. 增强所有公民的免疫力

　　B. 在全民范围内进行科普宣传

　　C. 经常进行集体肺部 X 线检查

　　D. 发现并治愈涂阳病人

　　E. 给所有应种卡介苗者进行预防接种

6. 肺结核患者低热持续不退，多提示

　　A. 精神紧张　　　　　　　B. 咯血吸收

　　C. 支气管感染　　　　　　D. 病变播散

　　E. 肺结核并肺癌

7. 关于肺结核患者激素的应用，下列哪项是错误的

　　A. 不能作为肺结核治疗的常规用药

　　B. 可以胸腔内给药

　　C. 结核毒性症状减轻后，激素用量递减，至 6 周可停药

　　D. 可以与抗结核药一道发挥有效的协同制菌作用

　　E. 干酪性肺炎患者，抗结核治疗高热不退时，可用激素

8. 下列类型中，哪一项为最常见的继发性肺结核

　　A. 原发型肺结核　　　　　B. 血行播散型肺结核

　　C. 慢性纤维空洞型肺结核　D. 浸润型肺结核

　　E. 结核性胸膜炎

9. 化学药物预防肺结核的适应证，下列哪项是错误的

　　A. 开放性肺结核患者家庭中结核菌素试验阳性且与患者密切接触的成员

　　B. 结核菌素试验新近转为阳性的儿童

　　C. 结核病房护士，结核菌素试验（＋），咳嗽，发热一周

　　D. 非活动性结核病，正在接受大剂量皮质激素治疗者

　　E. 右上肺结核稳定一年后，接受免疫抑制治疗的红斑狼疮患者

10. 关于原发性肺结核，下列哪项正确

　　A. 原发灶及淋巴结不会发生干酪坏死

　　B. 多发生明显结核中毒症状

　　C. 极少发生血行播散

　　D. 好发生于双肺锁骨上下

　　E. 肺门或纵隔淋巴结结核较原发综合征更为常见

11. 下列哪项中的病人不需要进行抗结核化疗

　　A. 左结核性胸膜炎系统化疗十月后，胸膜肥厚、粘连

　　B. 胸片示结核病灶正在好转

　　C. 慢纤洞型患者三年中复查 5 次胸片无变化，近一月午后发热、乏力

　　D. 发热咳嗽一周，胸片正常，结核菌素试验 5 单位强阳性

　　E. 女性 28 岁，咯血 20 天，胸片正常，痰结核菌涂片（＋）

12. 浸润型肺结核自然演变过程中，下列哪种情况最常见

　　A. 空洞形成　　　　　　　B. 亚急性血行播散

　　C. 干酪性坏死　　　　　　D. 急性血行播散

　　E. 引起慢性纤维空洞型肺结核

13. 对疑诊支气管内膜结核的病人，首选进行下列哪项检查

　　A. 痰结核菌

　　B. 肺部放射性核素扫描

　　C. 痰脱落细胞

D. 肺部 CT

E. 纤维支气管镜

14. 肺结核的基本病变是

    A. 纤维化、钙化、结核球

    B. 渗出、变质、增生

    C. 浸润性病体，干酪性病变

    D. 干酪样坏死，支气管播散

    E. 结核结节，血行播散性病变

15. 考核抗结核治疗效果的主要指标是

    A. 胸部 X 线检查

    B. 痰菌检查

    C. 结核中毒症状的消失

    D. 咳嗽减轻，痰量减少

    E. 体力明显恢复

16. 肺结核大咯血最危险的合并症是

    A. 窒息   B. 结核支气管播散

    C. 肺不张   D. 休克

    E. 肺部感染

17. 诊断肺结核最可靠的依据是

    A. 痰中找到结核菌

    B. 胸片：锁骨上下浸润性病灶及空洞形成

    C. 5 单位结核菌素试验强阳性

    D. 结核中毒症状及明显的呼吸道局部症状

    E. 血沉明显增快

18. 肺结核大咯血抢救时需特别注意的是

    A. 保持呼吸道通畅

    B. 测出血时，预防 DIC

    C. 慎用镇咳、镇静剂

    D. 血压监测

    E. 患侧卧位

19. 预防肺结核的最主要措施是

    A. 禁止随地吐痰

    B. 健全防结核组织

    C. 加强登记管理

    D. 隔离和有效治疗排菌病人

    E. 接种卡介苗，化疗

20. 下列哪项是肺结核痰菌阳性者短程化疗的最好方案

    A. 异烟肼、链霉素、对氨水杨酸 1 年

    B. 异烟肼、利福平、乙胺丁醇 2 个月，然后异烟肼，利福平 7 个月

    C. 异烟肼、对氨水杨酸、氨硫脲 1 年

    D. 异烟肼、利福平、链霉素 2 月，然后利福平、异烟肼 3 个月

    E. 利福平、乙胺丁醇、对氨水杨酸 1 年

21. 一例新发现的肺结核，胸片示：左上肺云雾状淡片影，其内有透光区，痰涂片（＋）。下列哪种方案较理想

    A. 12HSP   B. HSP/16HP

    C. 12HSE   D. HE

    E. HP

22. 急性粟粒型肺结核治疗方案中可选

    A. 利福平、异烟肼、丙硫异烟胺

    B. 异烟肼、链霉素、卷曲霉素

    C. 氨硫脲、乙胺丁醇、对氨水杨酸

    D. 异烟肼、卡那霉素、吡嗪酰胺

    E. 异烟肼、链霉素、对氨水杨酸

23. 以下哪种抗结核药物应用于儿童和青少年时，应特别注意严密观察其副作用

    A. 吡嗪酰胺   B. 利福平

    C. 乙胺丁醇   D. 异烟肼

    E. 链霉素

24. 肺结核患者大咯血时应采取哪种体位

    A. 健侧卧位   B. 患侧卧位

    C. 坐位   D. 俯卧位

    E. 仰卧位

25. 肺结核患者咳痰带血，最恰当的处理是

    A. 10% 葡萄糖酸钙 10ml

    B. 垂体后叶素 5～10 单位

    C. 6－氨基己酸 4～6g

    D. 可待因 0.03g

    E. 安静休息，避免紧张情绪

26. 关于肺结核治疗效果的评价，以下哪条不正确

    A. 痰菌阴转为考核疗效的主要指标

    B. 临床治愈时，空洞仍可存在

    C. 临床治愈时，病灶内仍可残留结核菌

    D. 结核菌素试验可协助判断病情

    E. 临床治愈则不再有咯血

27. 关于抗结核药物的副作用，下列哪条是错误的

    A. 异烟肼：肝功损害

    B. 利福平：肝功损害

    C. 链霉素：耳鸣、耳聋

    D. 吡嗪酰胺：肝功能损害、肾功能损害

    E. 乙胺丁醇：视神经炎

28. 左上浸润型肺结核患者，痰结核菌阳性，初治应当

    A. 对氨水杨酸、乙胺丁醇、氧氟沙星

    B. 待药物结果试验出来后选用药物

    C. 尽早手术

    D. 异烟肼 300mg/d，顿服

E. 异烟肼、链霉素、对氨水杨酸

29. 肺结核痰菌阳性患者的短期化疗方案最好为

A. 利福平、乙胺丁醇加对氨水杨酸 1 年

B. 异烟肼、对氨水杨酸加氨硫脲 1 年

C. 利福平、异烟肼 3 ~ 5 个月，头两个月用链霉素或乙胺丁醇强化

D. 异烟肼、链霉素加对氨水杨酸 1 年

E. 利福平、异烟肼 6 ~ 9 个月，头两个月用链霉素或吡嗪酰胺强化

30. 某肺结核患者大咯血而致血压突然下降，首选治疗是

A. 立即血压监测

B. 输血、补液

C. 间羟胺 10mg + 多巴胺 20mg + 0.85% NaCl 1500ml，静点

D. 脑垂体后叶素 5 ~ 10 单位 + 25% 葡萄糖 40ml，缓慢静脉注射

E. 止血芳酸 200mg + 25% 葡萄糖 20ml，静脉注射

31. 男性，30 岁。咳嗽 3 个月，偶有咳痰带血，乏力，体重下降，无发热。查体：双侧颈淋巴结蚕豆大，稍硬，无触痛，右上肺少许啰音。最可能的诊断是

A. 肺癌 　　　　　　　B. 肺炎

C. 肺结核 　　　　　　D. 肺脓肿

E. 支气管扩张

32. 某患者在应用异烟肼、链霉素治疗中出现耳鸣、重听，痰菌阳性。治疗方案应改为

A. 异烟肼、利福平、卡那霉素

B. 异烟肼、利福平

C. 利福平、乙胺丁醇

D. 卷曲霉素、氨硫脲

E. 卷曲霉素、异烟肼

33. 男性，50 岁。20 年前咳嗽、低热，当时胸片示右上肺浸润型结核伴空洞，曾长期应用异烟肼、利福平效果不佳，目前右上肺有纤维空洞形成，未见广泛播散病变，痰结核菌阳性。采用哪种治疗方法为好

A. 肺叶切除术

B. 卡那霉素、吡嗪酰胺

C. 异烟肼、利福平、吡嗪酰胺

D. 异烟肼、利福平、乙胺丁醇

E. 异烟肼、氨硫脲

34. 女性，25 岁。突然大咯血，已妊娠 5 个月，胸片示右上浸润型肺结核。下列哪种药不能使用

A. 安络血 　　　　　　B. 垂体后叶素

C. 6 - 氨基己酸 　　　　D. 抗血纤溶芳酸

E. 普鲁卡因

35. 男性，60 岁。既往高血压病史 6 ~ 7 年。2 年前，曾患脑血栓，现仍有左肢体瘫痪，两天前突然大咯血，今日 2 小时内咯血约 500ml。下列哪种药不能使用

A. 止血芳酸 　　　　　B. 安络血

C. 2% 普鲁卡因 　　　　D. 垂体后叶素

E. 鱼精蛋白

36. 女性，26 岁。右上浸润型肺结核治愈后一年半，出现右结核性渗出性胸膜炎，治疗应选

A. 利福平、对氨水杨酸

B. 异烟肼、链霉素、对氨水杨酸

C. 异烟肼、链霉素、青霉素

D. 异烟肼、链霉素

E. 利福平、异烟肼、乙胺丁醇

37. 女性，25 岁。5 年前曾患颈淋巴结结核，5 天前过劳后高热，体温 39℃ ~ 40℃，弛张热，午后明显，盗汗，不能进食，卧床不起，肝脾肋下触及边缘。WBC 11 × 10⁹/L，分类正常。胸片心、肺未见异常。临床诊断最大可能是

A. 败血症 　　　　　　B. 伤寒

C. 急性白血病 　　　　D. 急性粟粒型肺结核

E. 急性胆道感染

38. 女性，25 岁。近 2 月常有低热、乏力、厌食、干咳、少量咯血、消瘦，用抗生素和镇咳药未见明显效果，胸片未见异常。诊断应是

A. 肺结核 　　　　　　B. 肺泡细胞癌

C. 支气管内膜结核 　　D. 过敏性肺炎

E. 慢性支气管炎

39. 女性，发热一周，体温 38.5℃ ~ 39.5℃，周身痛，近两天轻微咳嗽，无痰。胸部查体无异常体征：肝大右肋下 2cm，脾大左肋下 1cm。WBC 7.0 × 10⁹/L，中性 60%，淋巴 40%，ESR 70mm/h。痰结核菌涂片（－），血细菌培养（－），肥达反应（－）。胸片两肺可见细小等大，均匀分布的粟粒样阴影。诊断最可能是

A. 伤寒

B. 败血症

C. 细支气管 - 肺泡细胞癌

D. 急性血行播散型肺结核

E. 以上都不是

40. 男性，48 岁。5 年前曾患肺结核，近两月咳嗽，右胸痛，少量咳痰，间断咳痰带血，痰结核菌三次阴性。胸片无活动性结核病变。进一步检查应首选

A. 支气管碘油造影 　　B. 胸部 CT

C. 血沉 　　　　　　　D. 结核菌素试验

E. 右肺门 X 线断层扫描

41. 女性，34 岁。3 年来胸痛、干咳，有时午后发热，身体逐渐衰弱，从未诊治。胸后前位片见右肺中野浓密片状影，右侧位片见上、中叶间隙呈梭形影，血沉正常。临床诊断应是
    A. 叶间积液
    B. 结核球
    C. 浸润型肺结核
    D. 原发性肺癌
    E. 克雷伯杆菌肺炎

42. 女性，17 岁。近两月胸闷、乏力、咳嗽。查体：颈部淋巴结肿大，心肺（－）。胸片：肺门及纵隔淋巴结肿大。WBC 72×10^9/L，结核菌素试验（1：10000）48 小时观察（＋＋＋）。诊断应首先考虑
    A. 淋巴肉瘤
    B. 支气管肺癌
    C. 胸内淋巴结结核
    D. 淋巴细胞白血病
    E. 肺结节病

43. 男性，25 岁。发热 3 天，体温 38℃，左胸痛。查体：左胸下部可闻及胸膜摩擦音。诊断应为
    A. 干性胸膜炎
    B. 肺炎球菌肺炎
    C. 葡萄球菌肺炎
    D. 结核性渗出性胸膜炎
    E. 癌性胸膜炎

44. 女性，35 岁。过去有肺结核史，近两月咳嗽，无痰，少量间断咯血，乏力。胸片未见活动性结核病变，但痰结核菌两次（＋）。进一步应首先检查
    A. 胸部 CT
    B. 血沉
    C. 结核菌素试验
    D. 纤维支气管镜
    E. 痰脱落细胞

45. 女性，29 岁。咳嗽、咯血伴有发热二周，痰抗酸杆菌涂片（＋＋＋）。首选哪项治疗方案
    A. 异烟肼＋利福平＋乙胺丁醇 9 个月
    B. 对氨基水杨酸＋链霉素＋利福平 2 个月，继续异烟肼＋利福平 4 个月
    C. 异烟肼＋利福平＋吡嗪酰胺 2 个月，继续异烟肼＋利福平 4 个月
    D. 异烟肼＋链霉素＋对氨水杨酸 18 个月
    E. 异烟肼＋利福平＋乙胺丁醇 6 个月

46. 男性，30 岁。3 月前患胸膜炎。经抽液、异烟肼加利福平、吡嗪酰胺治疗 2 个月胸水吸收。2 周来发热、咳嗽、痰血。X 线检查示右上肺浸润性阴影，痰抗酸杆菌阳性。宜用哪种抗结核方案
    A. 异烟肼、利福平、吡嗪酰胺
    B. 异烟肼、利福平、吡嗪酰胺、链霉素、乙胺丁醇
    C. 异烟肼、利福平、乙胺丁醇
    D. 异烟肼、链霉素、乙胺丁醇
    E. 异烟肼、利福平、吡嗪酰胺、氧氟沙星

47. 女性，50 岁。糖尿病病史 10 年，经常咳嗽半年，无发热，昨日突然咯血 2 口，胸片右肺上野斑片状影，内有空洞一个，直径 1cm 左右，最可能是
    A. 支气管扩张继发感染
    B. 肺囊肿
    C. 肺癌
    D. 肺结核
    E. 肺炎

48. 女性，30 岁。咳嗽 2 周，结核菌素试验为 1：2000 阳性，你认为
    A. 可排除结核杆菌感染
    B. 现正患活动性结核病
    C. 曾有结核杆菌感染
    D. 需用抗结核药物治疗
    E. 需做胸 CT

49. 男性，60 岁。咯血 200ml 后突然窒息，应立即采取的关键措施是
    A. 去除呼吸道梗阻
    B. 输血
    C. 静推垂体后叶素
    D. 吸氧
    E. 静点呼吸兴奋剂

50. 一肺结核患者抗结核治疗 3 个月，出现视力减退，视野缩小，应停下列哪种药物
    A. 乙胺丁醇
    B. 利福平
    C. 吡嗪酰胺
    D. 异烟肼
    E. 链霉素

51. 男性，35 岁。低热 2 周，咯血 3 天，疑诊肺结核。最具诊断价值的检查为
    A. 细菌学检查
    B. 肺功能
    C. 胸部 CT
    D. 血沉
    E. 结核菌素试验

52. 女性，40 岁。确诊为浸润型肺结核，最重要的治疗是
    A. 卧床休息
    B. 加强营养
    C. 预防咯血
    D. 合理化疗
    E. 肝脏保护

53. 患者，男性，30 岁。既往健康，胸片示右上浸润型肺结核，痰菌（＋）。应用常规量异烟肼、利福平、乙胺丁醇口服，链霉素肌注。两周后，患者仍有低热、盗汗。该患者需要进行下列哪项处置
    A. 继续目前治疗不变
    B. 加大抗结核药物剂量
    C. 进行其他疾病相关的检查
    D. 加用糖皮质激素
    E. 安宫牛黄丸每日一次口服

54. 男性，50 岁。糖尿病病史 6 年，发热 3 天，咳痰少量带血丝，肺部未闻及啰音。胸片右肺上野及中野密度

较淡浸润影，似有透光区，血 WBC $9.2 \times 10^9/L$。应首先考虑哪项诊断

A. 金葡菌肺炎 　　B. 肺结核

C. 肺癌 　　D. 克雷伯杆菌肺炎

E. 肺囊肿继发感染

55. 女性，40 岁。因 SLE 口服皮质激素近 2 年，发热 2 周伴咳嗽，痰中少量带血。查肺无异常体征，胸片右肺中野多发片状结节状影伴空洞，血沉 45mm/h，PPD（－）。诊断应首先考虑

A. SLE 肺部表现

B. 慢性纤维空洞型肺结核

C. 浸润型肺结核

D. 支气管肺癌

E. 结节病

56. 男性，50 岁。喉结核不规则服异烟肼半年，2 周前突发语言不清，右侧肢体肌力下降。胸片：两肺弥漫性小结节影，上中部较多部分有融合。颅脑 CT 示脑栓塞。病人治疗后出现口周发麻、头晕，应停用

A. 异烟肼 　　B. 利福平

C. 吡嗪酰胺 　　D. 链霉素

E. 顺铂

57. 患者，女性，30 岁。咳嗽 2 月，少量咳痰带血，乏力，无明显低热，无消瘦、无淋巴结肿大。查体：肺部无异常体征。应首先做哪项检查

A. 胸部 CT 　　B. 痰细菌培养加药敏

C. 胸部 X 线检查 　　D. 痰脱落细胞检查

E. 纤维支气管镜检查

58. 肺干酪样坏死破溃入胸腔可引起

A. 喉、肠结核 　　B. 肺心病

C. 脓气胸 　　D. 脑膜结核

E. 支气管扩张症

59. 结核菌进入血循环可引起

A. 脑膜结核 　　B. 脓气胸

C. 肺心病 　　D. 喉、肠结核

E. 支气管扩张症

60. 慢性肺结核纤维组织增生可引起

A. 脑膜结核 　　B. 脓气胸

C. 肺心病 　　D. 喉、肠结核

E. 支气管扩张症

61. 广泛应用抗结核药物以来明显减少的并发症是

A. 脓气胸 　　B. 喉、肠结核

C. 肺心病 　　D. 脑膜结核

E. 支气管扩张症

62. 晚期肺结核可发生

A. 喉、肠结核 　　B. 脓气胸

C. 脑膜结核 　　D. 肺心病

E. 支气管扩张症

63. 卡那霉素为

A. 结核菌全杀菌剂 　　B. 结核菌抑菌剂

C. 结核菌半杀菌剂 　　D. 对结核菌无影响

E. 对末梢神经有损害

64. 吡嗪酰胺为

A. 结核菌抑菌剂 　　B. 结核菌全杀菌剂

C. 对结核菌无影响 　　D. 结核菌半杀菌剂

E. 对末梢神经有损害

65. 乙胺丁醇为

A. 结核菌全杀菌剂 　　B. 结核菌抑菌剂

C. 结核菌半杀菌剂 　　D. 对结核菌无影响

E. 对末梢神经有损害

66. 利福平为

A. 结核菌抑菌剂 　　B. 结核菌半杀菌剂

C. 结核菌全杀菌剂 　　D. 对结核菌无影响

E. 对末梢神经有损害

*67. 人类结核病的主要病原菌是

A. 牛型和鼠型结核菌 　　B. 鼠型结核菌

C. 人型和鼠型结核菌 　　D. 牛型结核菌

E. 人型和牛型结核菌

*68. 结核病的主要社会传染源是

A. 所有活动性肺结核病人

B. 排菌的病人

C. 肺内有空洞性病变的患者

D. 血行播散型肺结核患者

E. 对抗结核化疗效果不明显的患者

*69. 发现早期肺结核的主要方法是

A. 查痰抗酸杆菌 　　B. 胸部 CT

C. 胸部 X 线检查 　　D. 血沉

E. 血清特异性抗体的检查

*70. 关于结核菌，下列哪项是错误的

A. 生长缓慢，4～6 周繁殖成明显菌落

B. 在阴湿处能生存 5 个月以上

C. 抗酸染色镜检为蓝色细长的杆菌

D. 煮沸一分钟能被杀灭

E. 烈日曝晒两小时可被杀灭

*71. 为降低结核病的传播，不提倡病人

A. 将痰吐在纸上直接烧掉

B. 将痰吐在水池中冲净

C. 经常用 5%～10% 的来苏刷洗痰盂

D. 烈日曝晒被褥

E. 尽量不要到公共场所

＊72. 关于结核病，下列哪项是错误的

A. 多糖类引起免疫反应

B. 结核菌菌体蛋白质可引起过敏反应

C. 类脂质能引起结核结节

D. 细核菌分为人型、牛型和鼠型

E. 标准菌株为 R37Hv

【A3/A4 型题】

（1～2 题共用题干）

女性，55 岁。2 年前诊断为系统性红斑狼疮，一直服用泼尼松治疗。近 1 个月来，高热、咳嗽、咳痰伴有呼吸困难。胸片示双肺粟粒性阴影，大小密度分布均匀。

1. 最可能的诊断是系统性红斑狼疮合并

A. 急性血行播散性肺结核 B. 肺癌

C. 肺炎 D. 肺化脓

E. 肺间质纤维化

2. 下列病例特点中，哪项是错误的

A. 结核菌阳性率较继发性肺结核高

B. PPD 可阴性

C. 抗结核抗体（＋）

D. 多合并胸腔积液

E. 可出现肺间质纤维化

（3～4 题共用题干）

男性，60 岁。近 5 年来反复出现咳嗽、咳痰伴胸闷、气短，每次经抗感染治疗后好转。近 2 周又出现咳嗽、咳黄痰，伴发热，经克林霉素抗感染治疗无明显好转。胸片可见双中下肺野弥漫斑片影。双下肺可闻及广泛湿啰音。

3. 该患者考虑诊断为

A. 亚急性血行播散性肺结核

B. 慢支急性感染

C. 肺间质纤维化

D. 肺炎球菌性肺炎

E. 慢支 + 心衰

4. 该患者目前应该做的检查是

A. 痰细菌培养及药敏 B. 痰找癌细胞

C. 胸部 CT 检查 D. PPD 皮试

E. 痰真菌培养

（5～6 题共用题干）

男性，55 岁。3 年来经常反复咯血和咳黏稠痰，低热，较前消瘦，活动后感气短、乏力。胸片：左上肺有片状及条索状阴影，其中并有透光区，胸廓下陷，气管左移。

5. 最可能的诊断为

A. 继发型肺结核左上肺慢性纤维空洞病变

B. 肺癌

C. 机化性肺炎

D. 肺炎支原体肺炎

E. 继发型肺结核左上肺慢性纤维空洞病变

6. 下一步最重要的检查是

A. 肺功能测定 B. 胸部 CT

C. 痰细菌培养 + 药敏 D. 痰找结核菌

E. 纤支镜检查

（7～9 题共用题干）

男性，23 岁。近 1 个月常有低热，两天前咯血数口，胸片显示有模糊阴影伴有空洞。

7. 确诊肺结核的重要依据，哪一项最重要

A. 胸片显示肺部有阴影 B. PPD 阳性

C. 痰结核菌阳性 D. 血沉增快

E. 痰中带血

8. 此患者找到结核菌，应诊断为

A. 原发性肺结核 B. 继发性肺结核

C. 血行播散性肺结核 D. 支气管内膜结核

E. 非结核分枝杆菌病

9. 初治肺结核，病变活动，其疗程最好是

A. 4 个月 B. 6 个月

C. 9 个月 D. 12 个月

E. 18 个月

（10～11 题共用题干）

男性，63 岁。慢性咳嗽、咯痰近 20 年，每年秋冬发作，至翌年春暖季节方有缓解。偶有痰血。8 年前患肺结核，经异烟肼、利福平、链霉素治疗 1 年，以后胸片随访示两肺散在斑片结节影伴少量纤维条索状病灶。5 年前发现高血压病，心电图示左心室高电压。重度吸烟（每日超过 40 支）已经 30 余年。

10. 本病例慢性支气管炎诊断能否成立有下列不同意见，你认为下列哪种意见是正确的

A. 诊断成立，因为符合目前公认诊断标准

B. 不能成立，因为有肺结核，不能确定症状与原来肺结核之间的关系

C. 需要做胸部 X 线检查和肺功能检查方能确定

D. 不能成立，因为有高血压心脏病的可能

E. 需要检查痰结核杆菌，排除活动性肺结核

11. 患者肺功能检查示：肺活量占预计值 94%，第 1 秒用力呼气量占肺活量 56 > 6，残气/肺总量为 48%，最大通气量占预计值 68%。动脉血气分析在正常范围。其诊断应为

A. 阻塞性通气功能损害，通气功能代偿

B. 限制性通气功能损害

C. 换气功能损害

D. 小气道功能损害

E. 阻塞性通气功能损害，通气功能代偿

（12～13 题共用题干）

男性，23 岁。近 1 个月常有低热，胸片显示有模糊阴影伴有空洞，空洞时大时小，为张力性空洞。

12. 张力性空洞的主要形成机制是

 A. 引流支气管半阻塞状态——活瓣机制

 B. 空洞壁有弹性

 C. 空洞合并真菌感染

 D. 空洞周围有胸膜增厚

 E. 空洞周围伴肺不张

13. 以下哪项不是张力性空洞的 X 线特征

 A. 薄壁空洞 B. 大小变化迅速

 C. 厚壁有岛屿性突起 D. 有液平面

 E. 有时有空洞周围压缩性肺不张

（14～15 题共用题干）

男性，15 岁。患肾病综合征 3 年，以激素治疗，近 1 个月出现高热，体温 38.5℃～39.5℃之间，伴有呕吐，抗感染治疗后无明显好转，胸片见双肺弥漫分布的大小、密度均匀一致的粟粒状结节。

14. 该患者高热的病因可能为

 A. 合并军团菌肺炎

 B. 肾病综合征恶化

 C. 合并血行播散性肺结核

 D. 金黄色葡萄球菌性肺炎

 E. 肺炎球菌性肺炎

15. 该患者目前需要做的检查为

 A. 肺穿刺活检 B. PPD 皮试

 C. 腰椎穿刺术 D. 胸部 CT 检查

 E. 肝肾功能检查

（16～17 题共用题干）

男性，60 岁。反复咳嗽 2 年，伴低热、消瘦。查体：气管左移，左上肺可闻及湿性啰音。胸片示左上肺多个厚壁空洞。左肺门上移。

16. 诊断应首先考虑

 A. 肺脓肿

 B. 癌性空洞

 C. 真菌性脓肿

 D. 慢性纤维空洞型肺结核

 E. 阿米巴肺脓肿

17. 确诊的首选检查是

 A. 痰培养＋药敏 B. 胸部 CT 平扫

 C. 结核菌素试验 D. 血沉

 E. 痰找抗酸杆菌

（18～19 题共用题干）

女性，26 岁。刺激性咳嗽，伴间断发热半年余。胸片示双肺中下斑片状密度增高影。气管镜示左主支气管可见大量干酪坏死物覆盖。

18. 该患者最可能的诊断是

 A. 双肺结核，支气管内膜结核

 B. 肺癌，双肺转移

 C. 血行播散性肺结核

 D. 吸入性肺炎

 E. 金黄色葡萄球菌肺炎

19. 为进一步诊断最需要做的检查是

 A. PPD B. 血抗结核抗体检查

 C. 胸部 CT 检查 D. 支气管内膜活检

 E. 痰普通细菌培养

（20～21 题共用题干）

女性，65 岁，有刺激性咳嗽，偶有胸闷，午后低热，37.5℃左右，伴盗汗，乏力等。查体：无明显异常。胸片示纵隔明显增宽。血常规检查正常。血沉 60mm/h。结核菌素试验弱阳性。

20. 可能的诊断是

 A. 肺结核 B. 支气管淋巴结结核

 C. 淋巴瘤 D. 胸腺瘤

 E. 畸胎瘤

21. 能直接确诊的检查是

 A. 胸部 CT B. 骨髓穿刺

 C. B 超 D. 纵隔镜

 E. 气管镜

（22～23 题共用题干）

男性，40 岁。确诊肺结核并行抗结核治疗 5 个月，采用异烟肼、吡嗪酰胺、利福平、乙胺丁醇方案，近日出现关节肿胀、疼痛、强直、活动受限。

22. 出现上述不良反应的原因是

 A. 吡嗪酰胺所致的痛风样关节炎

 B. 乙胺丁醇代谢障碍

 C. 异烟肼的不良反应

 D. 利福平干扰 RNA 合成反应

 E. 未加用利尿剂

23. 应采取的治疗方法是

 A. 停服吡嗪酰胺，加用抑制尿酸合成或促进尿酸排泄的药物

 B. 停服乙胺丁醇，加用利尿药

 C. 停用异烟肼，加用维生素 B

 D. 停用全部药物，加用抗过敏治疗

 E. 停用异烟肼

（24～25 题共用题干）

男性，56 岁。咳嗽、咳痰 1 个月，伴午后低热，体温 37.5℃，乏力、盗汗，2 天前出现咯血，每天约 4～5 口。查体：右上肺可闻及少许湿啰音，余未见异常。胸片示

右上肺斑片影。血常规检查：WBC 11×10^9/L。

24. 最可能的诊断是

    A. 肺炎   B. 肺气肿

    C. 肺脓肿   D. 慢性支气管炎

    E. 继发性肺结核

25. 需采取的治疗措施是

    A. 抗感染治疗 2 周后复查胸片

    B. 抗结核治疗

    C. 抗感染治疗

    D. 密切观察

    E. 单纯止血治疗

(26 ~ 27 题共用题干)

女性，22 岁。咳嗽 2 年余，以干咳为主。偶有发热、咳痰，痰中带血，抗感染治疗虽有效，但仍反复发作，曾从事玉石打磨工作 1 年。

26. 该患者最可能的诊断是

    A. 支气管肺癌   B. 支气管内膜结核

    C. 支气管扩张   D. 慢性支气管炎

    E. 矽肺

27. 为明确病因，检查除胸片外应首选

    A. 胸部 CT   B. 胸部核磁

    C. 纤维支气管镜   D. 支气管碘油造影

    E. PPD 皮试

(28 ~ 30 题共用题干)

女性，23 岁。近两月来轻咳，痰中带血丝，午后手足心发热、盗汗、心悸。胸片右上肺第三前肋以上有云絮状阴影，其中并有圆形透明区。

28. 你认为最可能的诊断是

    A. 继发型肺结核慢性纤维空洞病灶

    B. 右上肺癌空洞形成

    C. 继发型肺结核浸润性病灶

    D. 右肺脓肿

    E. 右上肺炎

29. 以下哪项检查对明确诊断最有意义

    A. 血沉降率加速   B. 痰找抗酸杆菌阳性

    C. 痰细菌培养阴性   D. 血 WBC 5×10^9/L

    E. 胸部 CT 见右上肺片状渗出影

30. 这时如果给患者做 PPD 试验，48h 后皮肤硬结直径 < 5mm。你认为最有可能的是

    A. 可能合并细胞免疫受抑制疾病

    B. 排除结核

    C. 时间过短，机体未形成过敏反应

    D. 可能合并应用免疫增强药物

    E. 可能合并肿瘤

(31 ~ 32 题共用题干)

男性，30 岁。既往健康，胸片示右上浸润型肺结核，痰菌（＋），应用常规量异烟肼、利福平、乙胺丁醇口服，链霉素肌注，两周后，患者仍有低热、盗汗。

31. 你考虑以下哪种情况

    A. 诊断无误

    B. 肺内可能合并感染

    C. 合并肺外结核

    D. 同时患有其他发热性疾病

    E. 抗结核药量相对不足

32. 该患者需要进行下列哪项处置

    A. 加用糖皮质激素

    B. 加大抗结核药物剂量

    C. 进行其他疾病相关的检查

    D. 继续目前治疗不变

    E. 安宫牛黄丸每日一次口服

＊(33 ~ 34 题共用题干)

男性，56 岁。慢性咳嗽 2 年，低热、盗汗、乏力、消瘦，同时伴有多饮、多尿症状。实验室检查：空腹血糖 8.1mmol/L。胸片示左上肺大片密度不均阴影。

33. 最可能的诊断是

    A. 肺结核合并糖尿病   B. 肺炎合并糖尿病

    C. 肺脓肿   D. 肺癌

    E. 肺炎

34. 在确定糖尿病基础上还需做哪些检查

    A. 痰涂片或集菌查结核菌   B. 革兰染色

    C. 痰普通细菌培养   D. 胸部 CT

    E. 血常规

＊(35 ~ 36 题共用题干)

男性，18 岁。发热，体温 38.5℃ ~ 39℃，持续 2 周，伴头痛。胸片见双肺粟粒状均匀分布的密度增高影，双侧肋膈角钝，诊断为急性血行播散性肺结核。

35. 对于该患者为进一步明确诊断尚需要检查

    A. 胸部 CT   B. 头部 CT

    C. 腰椎穿刺   D. PPD

    E. 胸腔 B 超

36. 该患者在咳嗽后，突然出现胸闷、气短，可能出现的情况是

    A. 双侧胸腔积液增多   B. 心衰

    C. 肺梗死   D. 自发性气胸

    E. 肺内病变急剧进展

＊(37 ~ 38 题共用题干)

女性，28 岁。高热 2 周，体温 38.7℃ ~ 39.4℃之间，干咳，伴乏力、体重下降。胸片：双肺上、中、下可见大小、密度和分布均匀的粟粒状结节影，诊断为急性血行

播散性肺结核。

37. 急性血行播散性肺结核最易合并

    A. 淋巴结结核   B. 支气管内膜结核

    C. 肝、脾结核   D. 结核性脑膜炎

    E. 结核性胸膜炎

38. 采用何种检查方法确诊合并结核性脑膜炎

    A. 腰椎穿刺

    B. 有头痛、恶心及喷射性呕吐

    C. 头颅 CT

    D. 头颅 MRI

    E. 应用激素治疗有效

* （39～40 题共用题干）

女性，28 岁。腹胀、腹痛 2 个月，近 1 个月来出现便秘，伴发热、乏力及盗汗。查体：右下腹轻压痛，移动性浊音（＋）。腹水化验为渗出性改变，PPD 强阳性。

39. 最有可能的诊断是

    A. 肠结核   B. 结核性腹膜炎

    C. 肝硬化腹水   D. 卵巢囊肿

    E. 腹膜癌

40. 该患者入院 3 天后出现呕吐，腹痛加重，无排气及排便，病情变化有可能是

    A. 急性胃肠炎   B. 肠梗阻

    C. 肠穿孔   D. 胃溃疡

    E. 克罗恩病

* （41～42 题共用题干）

女性，24 岁。患系统性红斑狼疮 5 年，以激素等免疫抑制剂治疗。近 1 个月出现高热，体温达 39℃，经多种抗生素治疗及加大激素用量后病情无好转，并伴有头痛。

41. 该患者目前高热的原因可能是

    A. 系统性红斑狼疮恶化

    B. 激素用量不足

    C. 合并存在 ESBBL（超广谱 β－内酰胺酶）菌感染

    D. 合并结核病

    E. 合并军团菌感染

42. 为进一步明确病因，检查应首选

    A. 免疫指标检查   B. 胸片

    C. 痰普通培养   D. 腰椎穿刺

    E. 军团菌抗体检查

【B 型题】

（1～2 题共用备选答案）

    A. 环化－磷酸腺苷（cAMP）

    B. 环化－磷酸鸟苷

    C. 腺苷脱氨酶

    D. 慢反应物质（SKS－A）

    E. 前列环素（PGI）

1. 结核性胸膜炎患者胸水中值升高的是

2. 升高可导致支气管平滑肌舒张的是

（3～5 题共用备选答案）

    A. 胸片示片状致密影，呈肺叶或肺段分布

    B. 胸片示薄壁空洞，病灶周围可见卫星灶

    C. 胸片示肺纹理增粗，紊乱，有蜂窝状和卷发样阴影

    D. 侧位胸片示叶间梭形密度增高影

    E. 胸片示肺动脉段突出，右下肺动脉干横径≥5mm

3. 肺结核的 X 线表现是

4. 叶间积液的 X 线表现是

5. 肺动脉高压征的 X 线表现是

（6～8 题共用备选答案）（肺结核病的各种 X 线表现）

    A. 斑点、条索、结节状，边缘清楚，密度较高

    B. 云雾状，密度较淡、或密度不均边缘模糊阴影

    C. 密度较高，浓淡不一，呈小叶或大叶分布片状影

    D. 有环形边界的透光区

    E. 大片均匀致密影，上缘呈弧形向上

6. 干酪性肺炎的 X 线表现是

7. 浸润性病灶的 X 线表现是

8. 硬结病灶的 X 线表现是

（9～10 题共用备选答案）

    A. 上叶前段

    B. 上叶尖后段，下叶背段，后基底段

    C. 中叶及下叶外基底段

    D. 舌叶上段、下段

    E. 全部各叶肺段

9. 肺结核病变的好发部位是

10. 肺结核病变较少见的发病部位是

（11～13 题共用备选答案）

    A. 肠梗阻

    B. 黏液血便

    C. 中毒性结肠扩张

    D. 腹痛常于进食后加重，肛门排气或排便后缓解

    E. 腹泻、便秘交替

11. 结核性腹膜炎常见的并发症是

12. 溃疡型结肠炎的主要并发症是

13. 克罗恩病的腹痛特点是

（14～16 题共用备选答案）

    A. PPD   B. 腰椎穿刺

    C. 头部 CT   D. 胸片

    E. 淋巴结活检

14. 男性，20 岁。发热伴头痛、呕吐两周，胸片示双肺弥漫性粟粒状密度增高影。为进一步明确诊断，要做的检查是

15. 女性，16 岁。间断低热半年余，近 2 周发现左颈部淋巴结肿大约鸽蛋大小，质韧，有轻压痛，胸片（-），首先要行的检查是

16. 女性，45 岁。间断咳嗽 1 年余，胸片见左肺门影增大，左锁骨上可触及一花生米大小的淋巴结，应行的检查是

（17～19 题共用备选答案）

  A. 继发性肺结核   B. 肺炎球菌性肺炎

  C. 支气管扩张   D. 支气管内膜结核

  E. 肺癌

17. 男性，28 岁。自幼反复出现咳嗽、咯黄痰，偶有痰中带血，曾有两次咯血量在 100ml 以上，胸片见双下肺纹理粗乱。应考虑

18. 女性，25 岁。近 1 年反复出现咳嗽、低热，偶有痰中带血，胸片双下肺斑片影，沿支气管走行播散。应考虑

19. 男性，65 岁。1 年内出现右下肺炎 2 次，咳嗽、痰中带血，胸片见右下肺不张。应考虑

（20～22 题共用备选答案）

  A. 原发肺结核   B. 继发性肺结核

  C. 淋巴瘤   D. 肺癌

  E. 结节病

20. 男性，10 岁。低热、咳嗽 2 个月，胸片示右上肺斑片影，右肺门淋巴结肿大。应考虑

21. 男性，25 岁。低热、咳嗽 2 个月，右上肺可见一 2cm×2cm 斑片影，内有可疑空洞。应考虑

22. 男性，45 岁。吸烟 25 年，咳嗽、痰中带血 1 个月，胸片见右肺门 3cm×3cm 大团块影。应考虑

（23～25 题共用备选答案）

  A. 急性血行播散性肺结核 B. 肺泡细胞癌

  C. 肺间质纤维化   D. 肺炎

  E. 支气管扩张

23. 女性，18 岁。发热 38.5℃～39℃两周，抗感染治疗无好转。胸片示双肺弥漫粟粒样结节影，大小、密度均匀一致。应考虑

24. 女性，42 岁。进行性呼吸困难 3 个月，无发热，胸片双肺弥漫结节影。应考虑

25. 男性，58 岁。进行性呼吸困难 10 年，间断加重，抗感染治疗后好转。胸片示双肺中外带可见纤维网状密度增高影。应考虑

（26～28 题共用备选答案）

  A. 以 HRZ 为主，疗程 1 年 B. 2HRZ/4HR

  C. 4HRZ/4HR   D. 2HRZE/HR E

  E. 6HRZ E/12HR E

26. 血性播散性肺结核的化疗方案为

27. 原发性肺结核的化疗方案为

28. 糖尿病合并肺结核时，抗结核治疗方案为

（29～31 题共用备选答案）

  A. 持续中等度发热（38℃～39℃）3 周以上，伴咳嗽、咳痰、气短

  B. 反复咳嗽、咳痰、咯血多年

  C. 自幼反复哮喘发作，近日来加剧

  D. 咳嗽、咳多量白色黏痰伴渐进性呼吸困难，体温正常

  E. 一侧胸痛，呼吸时加剧，伴发热、气短

下列疾病的表现分别是

29. 急性粟粒性肺结核易

30. 弥漫性细支气管肺泡癌

31. 结核性胸膜炎

【案例题】

＊案例一

  男性，24 岁。以"发热伴乏力、盗汗、右侧胸痛半个月，气短 3 天"为主诉入院。查体：最高体温 38.0℃，右下肺叩诊浊音，听诊呼吸音消失。心率 96 次/分，律整。

提问 1：诊断最可能为

  A. 结核性胸膜炎   B. 癌性胸膜炎

  C. 气胸   D. 肝硬化

  E. 冠心病、心衰   F. 肺炎

提问 2：为明确诊断需做的检查是

  A. 胸部 X 线   B. 胸穿抽液送检

  C. 血气分析   D. 肺功能

  E. PPD 试验   F. 血 IgE

  G. 纤维支气管镜

提问 3：符合结核性胸膜炎胸腔积液的是

  A. 中性细胞为主

  B. 间皮细胞 <5%

  C. LDH 低于正常

  D. ADA 增高大于 45U/L

  E. 易于自行凝固或有凝块出现

  F. CEA 明显升高

  G. 比重

提问 4：胸腔积液造成的呼吸困难与下述哪项有关

  A. 患侧膈肌受压

  B. 运动

  C. 胸廓顺应性下降

  D. 咳嗽

  E. 纵隔移位

F. 肺容量下降

G. 支气管痉挛

H. 气道黏膜充血、水肿

I. 毛细血管床大量破坏

提问5：渗出液的常见原因是

A. 结核性胸膜炎

B. 肺炎伴胸腔积液

C. 肝硬化

D. 恶性胸腔积液

E. 肾病综合征

F. 慢性充血性心力衰竭

G. 上腔静脉阻塞

提问6：患者入院后频繁、大量抽胸腔积液，出现剧烈咳嗽、气促、咳大量泡沫状痰。查体：双肺满布湿啰音。血气分析：PaO$_2$为55mmHg。应给予的处理包括

A. 立即吸氧

B. 大量补液

C. 酌情应用糖皮质激素

D. 因胸腔积液过多导致呼吸困难，继续大量抽水

E. 应用利尿剂

F. 静脉应用广谱抗生素

G. 地西泮镇静

H. 控制液体入量

I. 雾化吸入：受体激动剂，解痉平喘

*案例二

女性，25岁。半年前乏力、盗汗、午后低热、咯血，诊断为粟粒性肺结核，经过抗结核治疗，肺部病灶有所好转，但再次出现发热、盗汗、腹痛、腹泻，粪便为糊样，无黏液脓血。查体：T 39.3℃，BP 100/54mmHg，P 99次/分，神志清楚，急性病容，消瘦，巩膜无黄染，结膜苍白，心肺未见异常，腹软，右下腹轻压痛，无反跳痛、肌紧张，未触及包块，移动性浊音阴性。钡剂灌肠显示肠段排空快，充盈不佳，病变肠段呈节段性分布，肠腔狭窄，肠段缩短变形。

提问1：可能的诊断为

A. 急性粟粒性肺结核

B. 急性粟粒性肺结核合并结肠癌

C. 溃疡性肠结核

D. 增生性肠结核

E. 急性粟粒性肺结核合并肠结核

提问2：下列与上述疾病相关的检查中错误的是

A. 白细胞可以正常或偏低

B. 有贫血

C. ESR明显加快

D. 结核菌素试验呈强阳性

E. 粪便中找到结核杆菌

F. 行肿瘤指标检查CEA升高

提问3：关于治疗，下列说法中正确的是

A. 异烟肼＋利福平，疗程1～1.5年

B. 异烟肼＋利福平，疗程6～9个月

C. 异烟肼＋利福平＋吡嗪酰胺，疗程2个月；之后继续用异烟肼＋利福平，疗程7个月

D. 异烟肼＋利福平＋链霉素，疗程6～9个月

E. 异烟肼＋利福平＋乙胺丁醇，疗程2个月；之后继续用异烟肼＋利福平，疗程9个月

F. 若患者在治疗过程中突然出现剧烈腹痛，立位腹平片可见膈下游离气体，则需急诊手术治疗

G. 患者若出现完全肠梗阻、肠穿孔瘘管形成经治疗未闭合的，均为手术的适应证

*案例三

男性，28岁。既往有肺结核病史6年，经规律抗结核治疗，复查胸片结核病灶已好转。1个月前患者出现低热、盗汗、乏力，右下腹隐痛，进食后加重，每天排3～4次糊样便，无黏液脓血。查体：消瘦，睑结膜苍白，心肺未见异常，腹软，右下腹有压痛，无反跳痛、肌紧张，未触及包块。

提问1：则该患者可能的诊断为

A. 增生性肠结核 　　B. 细菌性痢疾

C. 肠伤寒 　　D. 溃疡性结肠炎

E. 溃疡性肠结核

提问2：对明确该患者所患疾病有意义的检查是

A. 便常规＋菌群 　　B. 结核菌素试验

C. 结肠镜检查 　　D. 钡剂灌肠

E. 腹腔诊断性穿刺 　　F. 肿瘤标记物检查

G. 血常规

提问3：患者行化验回报：血红蛋白94g/L，血沉58mm/h，PPD皮试强阳性，且移动性浊音阴性。则不必进行下列检查中的

A. 胸部X线检查检查 　　B. 钡剂灌肠

C. 结肠镜 　　D. 肺组织活检

E. 肿瘤标记物 　　F. 胃肠钡餐造影

G. 腹腔镜检查

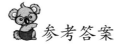

参考答案

【A1/A2型题】

1. E	2. E	3. C	4. A	5. D	6. D	7. D	8. D	9. C
10. E	11. A	12. A	13. A	14. B	15. B	16. A	17. A
18. A	19. D	20. B	21. B	22. E	23. E	24. B	25. E
26. E	27. D	28. E	29. E	30. D	31. C	32. B	33. A

34. B 35. D 36. E 37. D 38. C 39. D 40. B 41. A
42. C 43. A 44. D 45. C 46. A 47. D 48. C 49. A
50. A 51. A 52. D 53. A 54. B 55. C 56. D 57. C
58. C 59. A 60. E 61. B 62. D 63. B 64. D 65. B
66. C 67. E 68. B 69. C 70. C 71. B 72. E

【A3/A4 型题】

1. A 2. E 3. B 4. A 5. A 6. D 7. C 8. B 9. B
10. A 11. A 12. A 13. C 14. C 15. C 16. D 17. E
18. A 19. D 20. B 21. D 22. A 23. A 24. E 25. A
26. B 27. C 28. C 29. B 30. A 31. A 32. D 33. A
34. A 35. C 36. D 37. D 38. A 39. B 40. B 41. D
42. B

【B 型题】

1. C 2. A 3. B 4. D 5. E 6. C 7. B 8. A 9. B
10. C 11. A 12. C 13. D 14. B 15. A 16. E 17. C
18. D 19. E 20. A 21. B 22. D 23. A 24. B 25. C
26. A 27. B 28. A 29. A 30. D 31. E

【案例题】

*案例一

提问1：A 提问2：ABE 提问3：BDEH
提问4：ACEF 提问5：ABD 提问6：ACEH

*案例二

提问1：CE 提问2：EF 提问3：CFG

*案例三

提问1：AE 提问2：BCD 提问3：DEG

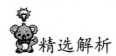

精选解析

【B 型题】

（11～13 题）结核性腹膜炎多发生在暴发型或重症患者，结肠病变广泛而严重，累及肌层与肠肌神经丛，肠壁张力减退，结肠蠕动消失，肠内容物与气体大量聚集，引起急性肠扩大，一般以横结肠最为严重。

腹痛为克罗恩病最常见的症状，间歇发作，常于进餐后加重，排便或肛门排气后缓解。腹痛的发生可能与肠内容物通过炎症、狭窄肠段，引起局部肠痉挛有关。

（14～16 题）血性播散性肺结核患者中约有一半合并有结核性脑膜炎。该患者有头痛的症状应该行腰椎穿刺检查，在结核性脑膜炎早期头部 CT 可无明显变化。

该患具有结核中毒症状，PPD、抗结核抗体检查方法简单易行，对患者无损伤，可作为首选检查。

该患应考虑是否为肺癌淋巴结转移，故应行淋巴结活检。

（29～31 题）大量白色泡沫痰是肺泡癌的典型症状。患者可以有肺部浸润影，但非感染，故无发热。

【案例题】

案例一

提问1：患者为青年男性，有低热、乏力、盗汗等结核中毒症状。查体：右下肺叩诊浊音，听诊呼吸音消失，可能出现胸腔积液，最可能为结核性胸膜炎。

提问2：胸部 X 线检查明确有无胸腔积液及其量的多少；胸穿抽液明确胸腔积液性质，有助于作出诊断；PPD 试验对判断结核活动有一定意义。

提问3：结核性胸膜炎的胸腔积液首先符合渗出液：易于自行凝固或有凝块出现，比重 > 1.018，LDH > 200U/L，蛋白质含量大于30g/L。结核性胸膜炎特征性表现：胸腔积液以淋巴细胞为主。

提问4：胸腔积液造成呼吸困难与胸廓顺应性下降，患侧膈肌受压，纵隔移位，肺容量下降刺激神经反射。

提问5：渗出液的常见病因：结核性胸膜炎，肺炎伴胸腔积液，恶性胸腔积液。漏出液的常见病因：充血性心力衰竭，肝硬化胸腔积液，肾病综合征胸腔积液，低蛋白血症的胸腔积液。

提问6：过快、过多抽液可使胸腔压力骤降，发生复张后肺水肿或循环衰竭。应立即吸氧，酌情应用糖皮质激素及利尿剂，控制液体入量，严密监测病情与酸碱平衡，有时需气管插管，机械通气。

案例二

提问3：患者在粟粒型肺结核好转的情况下，结核中毒症状反而加重，并出现腹痛、腹泻、右下腹压痛，结合钡剂灌肠结果支持溃疡性肠结核的诊断。只有在痰查结核菌阴性的前提下，粪便中找到结核菌的阳性结果才有意义。对一般的患者可选择异烟肼 + 利福平，联合治疗6～9个月；对严重的肠结核或伴有肠外结核者，一般选用异烟肼 + 利福平 + 吡嗪酰胺（或链霉素或乙胺丁醇），三种药物联合应用2个月，以后继续用异烟肼 + 利福平治疗7个月。

案例三

提问3：患者既往有结核病史，近1个月再次出现结核中毒症状，伴腹泻、腹痛、右下腹有压痛，应考虑肠结核。溃疡性结肠炎往往伴有黏液脓血便，且患者不存在低热、盗汗、乏力等改变。伤寒、细菌性痢疾往往伴

有相应病史及大便性状的改变。患者为年轻男性，低热、盗汗、乏力、贫血、血沉加快、PPD 强阳性，可以判断患者有腹腔结核病；胸片可以判断是否有肺部结核病灶；腹腔镜适用于有游离腹水的患者，可以见到腹膜、内脏表面黏膜的情况，也可以进行活组织检查；钡剂灌肠及结肠镜检查可以确诊是否存在肠结核。综上所述，不考虑肿瘤的可能。

第十章　传染病学

（标注有"＊"的是报考传染病学专业人员要求的试题，报考内科学专业的不须掌握）

【A1/A2 型题】

1. 甲型肝炎病毒具有哪项特点
A. 在细胞培养中 HAV 引起细胞病变
B. 黑猩猩和绒猴易感，但不能传代
C. 甲型肝炎病毒感染后易成慢性携带者
D. 是脱氧核糖核酸（DNA）病毒
E. 只有一个血清型和一个抗原抗体系统

2. 乙肝疫苗主要成分是哪种
A. HBcAg
B. HBsAg
C. HBeAg
D. HBV – DNA 聚合酶
E. Dane 颗粒

3. 对乙肝病毒感染具有保护作用的是
A. 抗 HBe
B. DNA 聚合酶
C. 抗 HBs
D. 抗核抗体
E. 抗 HBc

4. 测定乙型肝炎病毒表面抗原的亚型有助于
A. 病原学诊断
B. 评定传染性大小
C. 流行病学调查
D. 确定抗病毒治疗措施
E. 判断预后

5. 下列检验中对重型肝炎诊断价值最小的是
A. 血清胆碱酯酶活性明显降低
B. 血清 ALT
C. 血清胆固醇明显降低
D. 凝血酶原时间及活动度明显异常
E. 血清胆红素明显升高

6. 乙型肝炎可以采用下列哪种生物制品人工被动免疫
A. 特异性高效价免疫球蛋白
B. 丙种球蛋白
C. 胎盘球蛋白
D. 抗毒素
E. 乙型肝炎疫苗

7. 近年来输血后肝炎主要由哪种病毒引起
A. 甲型肝炎病毒
B. 乙型肝炎病毒
C. 戊型肝炎病毒
D. 丙型肝炎病毒
E. 丁型肝炎病毒

8. 重型病毒性肝炎出血的最主要原因是
A. 血小板减少
B. 毛细血管脆性增加
C. 肝素样物质增多
D. 凝血因子合成减少
E. 骨髓造血功能受抑制

9. 急性重型病毒性肝炎的病理变化是
A. 纤维组织增生
B. 肝细胞灶性坏死
C. 毛细胆管淤胆
D. 肝细胞发生碎屑状坏死
E. 大量肝细胞坏死

10. 血清酶检测对病毒性肝炎的诊断哪项最为敏感和有意义
A. AST
B. AKP
C. ALT
D. γ – 各氨酰转肽酶
E. 乳酸脱氢酶

11. 慢性活动性肝炎确诊的依据是
A. 自身免疫抗体阳性
B. 肝功能异常
C. 血清球蛋白增高
D. 病程超过半年
E. 肝穿组织可见碎屑状及桥状坏死

12. 急性重型肝炎最有诊断意义的临床表现是
A. 腹水出现
B. 肾功能障碍
C. 出血倾向明显
D. 黄疸加深
E. 中枢神经系统症状（肝性脑病）

13. 急性重型肝炎与急性妊娠脂肪肝鉴别的主要依据是
A. 血糖不降低
B. 有无抗生素应用史
C. 肝脏有无明显缩小
D. 孕妇年龄较大
E. 虽有严重黄疸但尿中胆红素阴性

14. 重型肝炎应用乳果糖的目的是
A. 维持氨基酸的平衡
B. 增加肝脏营养
C. 减少氨从肠道吸收
D. 促进肝细胞再生
E. 恢复正常神经递质

15. 关于妊娠期肝炎特点，下列哪项是不正确的
A. 病死率高
B. 产后大出血多见
C. 重症肝炎比例高
D. 消化道症状明显
E. 对胎儿无影响

16. 下列哪项是乙肝病毒复制的指标
A. HBeAg
B. 抗 HBe
C. 抗 HBs
D. HBsAg

E. 抗 HBcIgG

17. 慢性肝病时血清球蛋白升高的原因是

A. 白蛋白合成减少

B. 氨基酸吸收障碍

C. 体液免疫能力增强

D. 肝脏清除来自门脉抗原物的能力下降

E. 球蛋白破坏减少

18. 急性重型肝炎防治肝性脑病措施中，哪项是不正确的

A. 口服乳果糖　　　　　B. 高蛋白饮食

C. 给予六合氨基酸　　　D. 脱水治疗

E. 给予左旋多巴治疗

19. 急性病毒性肝炎病程一般为

A. <2 个月　　　　　　B. <5 个月

C. 2 ~ 4 个月　　　　　D. <半年

E. >半年

20. 关于重型肝炎和肝硬化时腹水产生的原因，下列哪项是不正确的

A. 低钠

B. 淋巴液回流障碍

C. 醛固酮增高

D. 肝细胞合成白蛋白减少

E. 门脉高压

21. 关于病毒性肝炎，下列哪项是正确的

A. 慢性迁延型肝炎多发展为肝硬化

B. 慢性活动性肝炎均由乙型肝炎病毒引起

C. 甲型肝炎无慢性带毒状态

D. 丙型肝炎不会发展成肝硬化

E. 肝细胞癌与慢性乙型肝炎病毒感染无关

22. 急性重型肝炎的主要病理变化是

A. 汇管区单核细胞浸润　　B. 肝细胞局灶性坏死

C. 汇管区纤维组织增生　　D. 肝内淤胆

E. 肝细胞广泛坏死

23. 下列哪项是戊型肝炎病毒的主要传播途径

A. 垂直传播　　　　　　B. 蚊虫叮咬传播

C. 唾液传播　　　　　　D. 注射、输血

E. 粪 – 口传播

24. 被乙型肝炎病人血液污染针头刺破皮肤后应采取

A. 注射胎盘球蛋白

B. 注射干扰素

C. 注射干扰素诱生剂

D. 局部碘酒、乙醇消毒

E. 注射高效价免疫血清

25. 关于丙型肝炎，下列哪项是不正确的

A. HCV 感染主要通过输血获得

B. 黄疸型患者仅占 25%

C. 易转为慢性肝炎

D. 急性丙型肝炎症状较轻

E. 肝细胞癌和丙肝病毒感染无关

26. 关于慢性丙型肝炎的治疗，下列哪项不是应用干扰素治疗的目的

A. 改善肝脏组织学病变

B. 使血清 ALT 恢复正常

C. 中止或减缓病程，防止肝硬化

D. 抑制或清除血清和组织中 HCV

E. 消除血清中抗 HCV

27. 关于慢性乙型肝炎，下列哪项不是干扰素治疗的适应证

A. 有自身免疫性疾病　　B. HBeAg 阳性

C. HBV – DNA 阳性　　　D. 血清 ALT 升高

E. 血清胆红素正常

28. 关于急性戊型肝炎，下列哪项不是其特点

A. 易发展成慢性肝炎

B. 病情较重，尤其重叠感染乙肝病毒

C. 妊娠合并戊型肝炎者死亡率高

D. 肝内淤胆现象常见

E. 经粪 – 口途径感染

29. 肾综合征出血热属于

A. 蚊传性出血热

B. 蜱传性出血热

C. 动物源性出血热不伴肾综合征

D. 动物源性出血热伴肾综合征

E. 传播途径不明的出血热

30. 肾综合征出血热的传染源是

A. 猪　　　　　　　　　B. 野生鼠类

C. 病毒携带者　　　　　D. 犬

E. 急性期病人

31. 我国肾综合征出血热的主要传染源是

A. 棕背鼠　　　　　　　B. 小家鼠

C. 黑家鼠　　　　　　　D. 东方田鼠

E. 黑线姬鼠

32. 关于肾综合征出血热，下列哪项是错误的

A. 可经呼吸道传播

B. 野生鼠类是主要传染源

C. 病原体是 RNA 病毒

D. 是自然疫源性疾病

E. 每年 7 ~ 9 月份为流行高峰

33. 肾综合征出血热早期休克的主要原因是

A. 病毒血症　　　　　　B. 心肌损害

C. 血浆外渗   D. 微血管痉挛

E. 电解质紊乱

34. 肾综合征出血热潜伏期一般为

A. 3~5天   B. 1周

C. 2~3周   D. 1~2周

E. 一个月

35. 脑水肿多产生在肾综合征出血热的哪一病期

A. 发热期   B. 低血压休克期

C. 多尿期   D. 少尿期

E. 恢复期

36. 下列哪项不是肾综合征出血热早期外周血象的改变

A. 白细胞计数增高

B. 类白血病样反应

C. 异常淋巴细胞增多

D. 嗜酸性粒细胞减少以至消失

E. 血小板减少

37. 肾综合征出血热休克期，下列哪种药物不宜首先使用

A. 碳酸氢钠   B. 血管活性药物

C. 低分子右旋醣酐   D. 平衡盐

E. 高渗葡萄糖

38. 预防肾综合征出血热，下列哪项是关键性措施

A. 防螨，灭螨   B. 防鼠，灭鼠

C. 预防接种   D. 注射球蛋白

E. 防止皮肤破损

39. 下列哪项不是肾综合征出血热的出血原因

A. 凝血机制障碍   B. 毛细血管损伤

C. 血小板减少   D. 毛细血管脆性增加

E. 血液浓缩

40. 肾综合征出血热治疗原则"三早一就"是

A. 早发现，早休息，早期就近治疗

B. 早发现，早诊断，早休息就近治疗

C. 早休息，早治疗，早期就近治疗

D. 早诊断，早休息，早期就近治疗

E. 早治疗，早控制，早期就近治疗

41. 关于肾综合征出血热少尿期的治疗原则，错误的是

A. 稳定内环境   B. 促进利尿

C. 高蛋白饮食   D. 导泻和放血

E. 透析

42. 肾综合征出血热的"三大"主征是

A. 发烧，休克，少尿

B. 出血，休克，肾损害

C. 发烧，出血，"三痛"

D. 发烧，出血，肾损害

E. 休克，少尿，"三痛"

43. 肾综合征出血热早期出血的原因主要为

A. 血管脆性增加及血小板减少

B. 尿毒症所致凝血障碍

C. 肝素类物质增加

D. 弥散性血管内凝血

E. 凝血因子不足

44. 肾综合征出血热少尿的主要原因是

A. 肾动脉受压   B. 醛固酮增多

C. 肾小管重吸收亢进   D. 血管内弥散性凝血

E. 肾小球滤过率下降

45. 艾滋病的英文缩写是

A. ARDS   B. HIV

C. AIDS   D. HBV

E. HAV

46. 艾滋病病毒主要侵害人体细胞中的

A. 辅助性T细胞   B. B淋巴细胞

C. 抑制性T细胞   D. T淋巴细胞

E. 巨噬细胞

47. 首例艾滋病是由哪一国报告的

A. 苏格兰   B. 南非

C. 印度   D. 海地

E. 美国

48. 首例艾滋病的报告时间是

A. 1990年   B. 1975年

C. 1981年   D. 1988年

E. 1978年

49. 霍乱病严重腓肠肌和腹肌痉挛的最主要的治疗是

A. 补钠   B. 补氯

C. 补镁   D. 补磷

E. 补钾

50. 艾滋病的传染源是

A. 人   B. 蚊

C. 鼠   D. 猪

E. 螨

51. 下列传播途径中哪一项与艾滋病无关

A. 性接触   B. 注射

C. 母婴   D. 虫媒

E. 器官移植

52. 关于艾滋病高危人群，下述错误的是

A. 男性同性恋   B. 50岁以上的人

C. 性乱者   D. 静脉药瘾者

E. 多次输血者

53. 下列哪种情况不属艾滋病4期的内容

A. 急性感染

B. 无症状感染

C. 前驱期

D. 持续性全身淋巴结肿大综合征

E. 艾滋病

54. 关于艾滋病的表现，哪项是错误的

A. 免疫缺陷所致肿瘤　　B. 神经系统症状

C. 免疫缺陷所致感染　　D. 体质性疾病

E. 顽固休克

55. 女性，35 岁。手术后两个月出现腹胀、乏力，ALT 200U/L，手术时输血 800ml，化验甲肝抗体（−），HBsAg（−），抗 HBc（＋），抗 HBs（＋），抗 HCV（＋），诊断应考虑

A. 输血后肝炎

B. 甲型肝炎

C. 乙型肝炎

D. 术后引起中毒性肝炎

E. 急性丙型肝炎，输血所致

56. 男性，发现乙肝 2 年，出现乏力、腹胀、食欲不振、病情不稳定。查体：慢性肝病容，肝肋下触及 1.0cm，质中等，脾肋扩大。血清 ALT 200U/L，白蛋白 3.5g/L，球蛋白 3.6g/L。应诊断为

A. 慢性迁延性肝炎　　B. 慢性重型肝炎

C. 慢性活动性肝炎　　D. 肝硬化

E. 淤胆型肝炎

57. 男性，40 岁。有早期肝硬化病史，胆囊炎，因劳累，近一周发热，体温 39℃，右季肋区不适，腹胀，下肢浮肿，巩膜，皮肤深度黄疸，腹水征（＋），凝血酶等时间延长。应诊断为

A. 肝硬化失代偿　　B. 肝硬化自发腹膜炎

C. 淤胆型肝炎　　D. 慢性重型肝炎

E. 亚急性重型肝炎

58. 患者妊娠 6 个月，乏力、食欲不振、腹胀半个月，黄疸进行性加深。查体：皮肤、巩膜深度黄疸，肝界不缩小，移动浊音（＋）。凝血酶原时间 29 秒（对照 11 秒）。最可能的诊断是

A. 急性重型肝炎　　B. 淤胆型肝炎

C. 亚急性重型肝炎　　D. 急性黄疸型肝炎

E. 妊娠急性脂肪肝

59. 男性，35 岁。病程 2 个月，轻度乏力，腹胀，皮肤瘙痒，粪便颜色变浅，肝肋下触 2cm，梗阻性黄疸化验结果，肝胆 B 超未见肿瘤、结石，肝外胆管无扩张。应诊断为

A. 淤胆性肝炎　　B. 胆汁性肝硬化

C. 慢性活动性肝炎　　D. 梗阻性黄疸

E. 慢性肝囊炎

60. 患者有肝硬化病史，因劳累病情复发，黄疸进行性加深，乏力、腹胀，出现腹水，下肢浮肿。化验 ALT 200U/L，血清白蛋白 28g/L，总胆红素 300μmol/L，凝血酶原时间 24 秒。应诊断为

A. 慢性重型肝炎　　B. 急性重型肝炎

C. 亚急性重型肝炎　　D. 肝硬化失代偿

E. 胆汁性肝硬化

61. 亚急性重型肝炎患者，近 2 日出现上腹部不适、烧灼感、反酸，突然出现神志不清，躁动，扑翼样震颤（＋），测血氨增高，最可能的原因是

A. 静点氨基酸所致

B. 离子紊乱所致

C. 药物引起精神异常

D. 胃黏膜病，引起消化道出血，诱致肝性脑病

E. 继发感染，导致病情加重

62. 患者，男性，一个月前因外伤手术输血 800ml，近一周出现乏力、食欲不振、尿色加深。化验：肝功 ALT 500U/L，抗 HCV（＋），HCVPCR（＋），抗 HBc（＋）。诊断应考虑

A. 慢性丙型肝炎

B. 急性丙型肝炎，既往有乙肝病毒感染史

C. 乙、丙型肝炎病毒合并感染

D. 急性乙、丙型肝炎

E. 急性乙型肝炎

63. 患者，女性，60 岁。发热 4 天，38℃，自动缓解，伴恶心、呕吐、乏力。起病一周发现尿色加深，如豆油样，粪便颜色变浅。化验：ALT 800U/L，胆红素 100μmol/L。诊断最可能是

A. 急性胆囊炎

B. 梗阻性黄疸

C. 急性黄疸型肝炎甲型

D. 急性黄疸型肝炎戊型

E. 急性黄疸型肝炎丙型

64. 一中年女性，近 20 天感周身乏力，腹胀，食欲不振，尿色深如浓茶样。化验：ALT 300U/L，胆红素定量 40nmol/L，血清球蛋白 45g/L，肝炎病原学阴性，抗核抗体（＋），类风湿因子（＋）。诊断为

A. 急性黄疸型肝炎　　B. 慢性肝炎活动

C. 胆囊炎　　D. 自身免疫性肝炎

E. 淤胆型肝炎

65. 男性，20 岁。发热起病 3 天后，自行缓解，高度乏力、腹胀，黄疸进行加深，病程第 9 天出现躁动、神志不清，重度黄疸，肝界缩小。应诊断为

A. 急性黄疸型肝炎　　B. 亚急性重型肝炎

C. 急性重型肝炎　　D. 慢性重型肝炎

E. 中毒性肝炎

66. 患者，诊为慢性重型肝炎伴腹水，2天以来发热、腹痛、腹泻，全腹有压痛及反跳痛，腹水量增加。患者最可能并发
   A. 肠道感染　　　　　　B. 胆道感染
   C. 自发性腹膜炎　　　　D. 阑尾炎
   E. 门静脉炎

67. 患者，诊为肝炎后肝硬化失代偿，3天前开始发热、腹痛、腹泻，全腹有压痛，腹水量增加。应尽快做哪项检查
   A. 血培养
   B. 便常规及便培养
   C. 腹部B超检查
   D. 腹水常规及细菌培养
   E. 肝、胆、脾CT检查

68. 男性，17岁。发热38℃，伴乏力、食欲不振、恶心、呕吐，3天后体温正常并发现尿色加深，如深茶样，巩膜皮肤中等度黄染。诊断应考虑
   A. 急性胆囊炎　　　　　B. 急性黄疸型肝炎
   C. 胆石症　　　　　　　D. 慢性肝炎活动
   E. 淤胆型肝炎

69. 患者，20岁。发热37.5℃，伴周身乏力，食欲不振，尿色加深如深茶样。化验：肝功能ALT 500U/L，胆红素80μmol/L，抗HAVIgM（＋），HBsAg（＋），抗HBcIgG（＋）。应诊断为
   A. 急性乙型肝炎，既往感染甲肝病毒
   B. 急性甲型黄疸型肝炎
   C. 急性乙型黄疸型肝炎
   D. 急性甲型黄疸型肝炎
   E. 急性甲型黄疸型肝炎，乙肝病毒携带

70. 患者，18岁。发热起病3天后下降，伴恶心、呕吐、尿色深如豆油样，病程第8天出现嗜睡，继之神志不清，巩膜皮肤深度黄疸，肝界缩小。诊断应考虑
   A. 急性黄疸型肝炎　　　B. 感染中毒性脑病
   C. 亚急性重型肝炎　　　D. 急性重型肝炎
   E. 淤胆型肝炎

71. 患者妊娠6个月，乏力食欲不振，腹胀上腹部疼痛半个月，巩膜、皮肤黄染进行性加深，肝界不缩小。血胆红素200μmol/L，ALT 80U/L，尿胆红素阴性。诊断应考虑
   A. 急性黄疸型肝炎　　　B. 亚急性重型肝炎
   C. 妊娠性黄疸　　　　　D. 急性重型肝炎
   E. 妊娠急性脂肪肝

72. 男性，15岁。轻度乏力、腹胀，ALT 350U/L，抗

HAVIgM（＋），抗HBs（＋），胆红素定量正常。应诊断为
   A. 急性乙型肝炎
   B. 急性黄疸型肝炎，甲型
   C. 甲肝病毒携带者
   D. 急性无黄疸型肝炎，甲型
   E. 急性戊型肝炎

73. 慢性乙型肝炎患者，病情稳定，近10天突然出现乏力、腹胀、食欲不振。化验：肝功能ALT 300U/L，胆红素56μmol/L，HBsAg（＋），抗Hbe（＋），抗HDVIgM（＋）。应诊断为
   A. 慢性乙、丁型肝炎重叠感染
   B. 慢性迁延性肝炎
   C. 肝炎后肝硬化
   D. 慢性乙型肝炎（活动期）
   E. 慢性乙、戊型肝炎重叠感染

74. 慢性乙肝患者，发热4天，体温38℃，伴恶心、呕吐，尿色加深。化验：ALT 800U/L，胆红素定量120μmoL/L，抗HEVIgM（＋）。诊断应考虑
   A. 慢性乙型肝炎活动
   B. 慢性乙型肝炎，急性戊型肝炎
   C. 慢性乙型肝炎，急性丁型肝炎
   D. 慢性重型肝炎
   E. 亚急性重型肝炎

75. 肝硬化病人，近2天发热38℃，伴腹痛、腹泻、腹胀。查体：肝肋下未及，脾界大，肋下触3cm，腹水征（＋），下腹部有压痛及反跳痛。首先应做何项检查
   A. 血常规、便常规　　　B. 肝功化验
   C. 凝血酶原时间　　　　D. 血常规、腹水常规
   E. 便培养

76. 7月初，6岁小儿突发高热、抽搐、昏迷，脑膜刺激征（±），初步诊断为乙脑。首先要和哪种疾病鉴别
   A. 流行性脑脊髓膜炎　　B. 中毒性菌痢
   C. 散发性脑炎　　　　　D. 感染中毒性脑病
   E. 结核性脑膜炎

77. 慢性乙型肝炎患者，因过劳出现乏力、腹胀、尿色加深，肝肋下1.0cm，质中等，脾侧触0.5cm。ALT 300U/L，BIL 80μmol/L。诊断应考虑
   A. 慢性迁延性肝炎乙型　　B. 肝炎后肝硬化
   C. 慢性活动性肝炎乙型　　D. 慢性重型肝炎
   E. 淤胆型肝炎

78. 女患者，35岁。确诊为自身免疫性肝炎，ALT 200U/L，肝炎病毒指标（－）。治疗应首先考虑应用
   A. 保肝药物　　　　　　B. 胸腺肽

C. 综合治疗　　　　　　D. 皮质激素

E. 对症治疗

79. 男性，39 岁。发热起病，轻度乏力，腹胀，巩膜皮肤黄染逐渐加深，持续不退已两个月，皮肤瘙痒，粪便颜色变浅，化验呈肝阻黄疸表现，CT 检查未见肝外梗阻征象。诊断应考虑

A. 淤胆型肝炎　　　　　B. 亚急性重症肝炎

C. 胆汁性肝硬化　　　　D. 急性黄疸型肝炎

E. 硬化性胆管炎

80. 慢性乙肝患者，化验乙肝五项指标：HBsAg（＋），抗 HBc（＋），HBeAg（＋），ALP 120U/L。其意义是

A. 肝脏有损伤，无传染性

B. 病毒无复制，无传染性

C. 有传染性

D. 病毒有复制，肝脏有损伤

E. 病毒有复制，有传染性，肝脏有损害

81. 慢性丙型肝炎，抗 HCV（＋），HCV PCR（＋），ALT 120U/L，肝肋下触及 1.0cm，脾界不大，侧卧未触及，此患者的根本治疗是

A. 调节免疫治疗　　　　B. 应用甘利欣降酶

C. 应用促肝细胞生长因子　D. 护肝治疗

E. 抗病毒应用干扰素治疗

82. 男性，30 岁。自 10 月 30 日起出现发烧，头痛，并皮肤黏膜出血，3 天后出现少尿，此时血常规白细胞 35×10^9/L，尿常规，尿蛋白（＋＋＋）。此时最可能的诊断是

A. 肾综合征出血热　　　B. 尿毒症

C. 白血病　　　　　　　D. 肾小球肾炎

E. 重感冒

83. 已确诊为肾综合征出血热的病人，突然出现右侧腹部剧痛，并有心率加快，血压下降的趋势，其原因最可能是

A. 肾破裂　　　　　　　B. 胆囊炎

C. 阑尾炎　　　　　　　D. 肠出血

E. 腹膜炎

84. 患者肾综合征，少尿 5 天，近日无尿，晨起活动后，腹右侧及腰部剧痛，医生高度怀疑其可能肾破裂。下列哪项检查不合适

A. 肾脏 B 超　　　　　　B. 肾脏盂造影

C. 肾脏 CT　　　　　　　D. 局部穿刺

E. 测血象

85. 患者经临床血象检查和 B 超已确定为肾综合征出血热

肾破裂，采取下列什么措施不恰当

A. 根据失血情况输血

B. 适当止血药物

C. 严密观察病情变化

D. 立即送省城大医院手术

E. 绝对卧床，减少活动

86. 肾综合征出血热少尿期，并高血容量，脉搏洪大，心率增快，明显呼吸困难，继而咯血，其原因是

A. 肺感染　　　　　　　B. 支气管扩张

C. 心衰肺水肿　　　　　D. DIC

E. 尿毒症酸中毒

87. 肾综合征出血热少尿期，突然出现呼吸困难，心率快，并咯血，临床诊断为心衰、肺水肿。下列原因哪项是主要的

A. 肾功能衰竭　　　　　B. 酸中毒

C. 凝血障碍　　　　　　D. 肺感染

E. 高血容量

88. 患者已诊断为肾综合征出血热合并心衰、肺水肿，此时治疗的首选药物是

A. 毛花苷丙　　　　　　B. 呋塞米

C. 多巴胺　　　　　　　D. 硝普钠

E. 氨茶碱

89. 男性，40 岁。5 天前入院，诊为肾综合征出血热，近日尿量增多 3000ml/d，今晨自述乏力、腹胀、心慌。此种情况同下列哪种原因关系最大

A. 低血糖　　　　　　　B. 肾功能不全

C. 脱水　　　　　　　　D. 低血钾

E. 高钠血症

90. 患者肾综合征出血热多尿期，近日表现为乏力、腹胀、心悸，经诊察，确诊为低钾血症，其主要原因是

A. 进食不足　　　　　　B. 过量输注葡萄糖

C. 多尿　　　　　　　　D. 肾上腺坏死

E. 甲亢

91. 确诊肾综合征出血热多尿期低血钾，此时病人补钾，下列哪项措施是危险的

A. 等比例静脉输液　　　B. 静脉推注

C. 大量口服　　　　　　D. 适当静点

E. 停用利尿剂

92. 临床上对肾综合征出血热多尿期低血钾的监测有很多方法，下列哪一项是错误的

A. 心电图　　　　　　　B. 血钾

C. 胸透　　　　　　　　D. 入量

E. 尿量

93. 10 月上旬，门诊病人，30 岁，男性，来自农村，3 天

前出现高热、全身痛，近两日少尿。查体可见醉酒貌，猫抓样出血，肾区叩痛。此时应首先考虑的疾病是

A. 重感冒   B. 急性肾炎

C. 紫癜   D. 肾综合征出血热

E. 血液病

94. 男性，30 岁，来自农村，发病 4 天，主要表现为发烧、出血、少尿。如果怀疑肾综合征出血热，最应做的化验是

A. 出凝血时间   B. 尿常规

C. 便常规   D. 血常规

E. 血、尿常规

95. 诊断明确的肾综合征出血热病人，其发热期尿常规检查中特征性的变化是

A. 大量蛋白   B. 大量盐类

C. 大量管型   D. 大量白细胞

E. 大量凝血块

96. 男性，农民，42 岁。于 1 月初发病，头痛、发热、恶心、呕吐，2 天后来我院门诊，此时可见颜面潮红，咽部充血，腹肌紧张，全腹压痛，皮下瘀血，自昨晚起无尿，其诊断应是

A. 病毒性肝炎   B. 急腹症

C. 过敏性疾病   D. 肾综合征出血热

E. 风湿症

97. 患者刘某，因发烧、恶心、呕吐、全身痛入院。查体时发现全腹压痛，肌紧张，反跳痛。以急腹症剖腹，术中未见腹腔明显异常，后出现少尿，诊断为肾综合征出血热。其误诊的原因是

A. 肠道黏膜、腹膜充血、出血

B. 恶心、呕吐

C. 全身疼痛

D. 发烧

E. 查体不准确

98. 男性，30 岁。1 月初发病，头痛、发热、恶心呕吐，腰痛 4 天。查体：面色潮红，结膜充血，腋下见有点状抓痕样出血点。化验：白细胞 15×10^9/L，中性 72%，淋巴 20%，异形淋巴细胞 8%，尿蛋白（＋＋）。应首先考虑的诊断是

A. 流行性脑脊髓膜炎 B. 钩端螺旋体病

C. 肾综合征出血热 D. 流行性感冒

E. 伤寒

99. 男性，农民，30 岁。5 月中旬发病，起病急，发冷，发热，全身肌痛，五天后在某地医院诊断为败血症休克，经静脉补液及氨苄青霉素静点，次日血压正常，但病情加重，呃逆，呕吐，尿少入院。体检：体温 37.3℃，血压 150/100mmHg，皮肤黏膜有瘀点，球结膜充血，水肿，心肺未见异常，肝大肋下 1.0cm，腰部有叩击痛。化验：白细胞 50×10^9/L，中性 85%，淋巴 15%，血小板 3×10^9/L，尿蛋白（＋＋＋＋）。最可能的诊断是

A. 急性粒细胞性白血病

B. 败血症合并感染性休克

C. 伤寒合并溶血性尿毒综合征

D. 钩端螺旋体病

E. 肾综合征出血热

100. 男性，20 岁。发热，腰痛 6 天，少尿 4 天，近 3 天无尿，皮肤多处有出血点，面色潮红，烦躁不安，眼睑浮肿，体表静脉充盈，血压 180/120mmHg，脉洪大，尿蛋白（＋＋＋），尿中有膜样物。应诊断为肾综合征出血热合并

A. 高血压脑病   B. 尿毒症脑病

C. 高血容量综合征 D. 心力衰竭

E. 弥散性血管内凝血

101. 男性，30 岁。发烧，腰痛，皮下出血，少尿伴烦躁不安，眼睑浮肿，脉洪大，高血压，蛋白尿（＋＋＋），诊断为肾综合征出血热合并高血容量综合征。关于此病的原因，下述哪项是不对的

A. 肾滤过率下降   B. 重吸收增加

C. 肾素分泌亢进   D. 少尿

E. 低蛋白血症

102. 诊断为流行性出血热的患者，病程第 6 天尿量 80ml/d，血压 186/110mmHg，脉洪大，面浮肿，体表静脉充盈，双肺底有散在湿啰音。此时在治疗上应采取下列哪组措施为好

A. 采用平衡盐液，降压，促进利尿，导泻

B. 严格控制输液量，高效利尿剂，早期导泻

C. 采用高渗葡萄糖液，降压，利尿

D. 采用利尿合剂，纠正酸中毒，扩血管药

E. 纠正酸中毒，降压，激素，利尿

103. 患者诊断为肾综合征出血热少尿期，并发高血容量综合征，经控制输液、利尿、导泻仍不见改善并出现呼吸困难、肺水肿，尿素氮 40mmol/L，此时最好的治疗方法是

A. 停止补液   B. 大量护肾药的应用

C. 透析疗法   D. 放血

E. 导尿

104. 一例肾综合征出血热少尿期第 5 天的患者出现肌张力下降，手足蚁走感，刺痛感反射迟钝。心电图：心率 68 次/分，T 波高尖，QRS 波群增宽。应首先考虑

A. 低钠   B. 低钙

C. 低钾　　　　　　　　D. 高钾

E. 高镁

105. 患者诊断为肾综合征出血热，持续少尿 6 天，近 3 天无尿，并伴呼吸困难、咯血、心慌心悸。试问该患者应为肾综合征出血热临床分型中的哪一型

A. 危重型　　　　　　　B. 重型

C. 普通型　　　　　　　D. 轻型

E. 非典型

106. 肾综合征出血热少尿期 6 天，BUN 38mmol/L，尿量100ml/d，血压 180/115mmHg，脉洪大，体表静脉充盈，呼吸快，双肺底有散在水泡音。下面的治疗哪项最有效

A. 透析疗法（血液透析）　B. 充分降压治疗

C. 纠酸强心　　　　　　D. 大量利尿剂

E. 控制液体入量

107. 肾综合征出血热休克，因病人渗出严重，血容量不足，经扩容治疗效果不佳，此时应根据哪项化验指标来确定扩容治疗

A. 白细胞数　　　　　　B. 血小板数

C. 血红蛋白量　　　　　D. 尿常规

E. 离子测定

108. 肾综合征出血热患者少尿 7 天，BUN 32mmol/L，脉洪大，黑便。化验结果显示：血小板明显减少。此时首先要考虑病人合并

A. 高血容量综合征

B. 尿毒症

C. DIC

D. 电解质紊乱，酸中毒

E. 消化道出血

109. 男性，31 岁。不规则发热、咳嗽半年，间断腹泻，大便无脓血，病后体重由 71kg 降到 70kg。3 年前曾到非洲工作，一年前回国。诊断该病的实验检查是

A. 大便培养　　　　　　B. 检测抗 HIV

C. 胸部 X 线片　　　　　D. 取血分离 HIV

E. 查血疟原虫

110. 男性，40 岁。不规则发热，半年余，反复抗菌无效，明显消瘦。侨居国外多年，临床考虑是否同艾滋病有关，下列哪项检查更有价值

A. HIV 分离　　　　　　B. 胸部 CT

C. 血清抗 - HIV　　　　D. 痰培养

E. CD4/CD8 比值，CD4 计数

111. 一男性，临床症状：发烧，咳嗽，腹泻，消瘦。血清 HIV 抗体阳性，考虑为艾滋病。最终经哪一项检查确定艾滋病的诊断

A. 便培养　　　　　　　B. 气管镜活检病原体

C. 痰培养　　　　　　　D. 胸部 X 线检查

E. 以上皆不是

112. 男性，39 岁。商人，有冶游史。1 周来发热、头痛，全身不适，无食欲，全身淋巴结均肿大，无痛。白细胞 $3.5 \times 10^9/L$，CD4/CD8 1.0，其他无特殊。此例哪种疾病可能性大

A. 传染性单核细胞增多症　B. 急性淋巴结炎

C. 霍奇金病　　　　　　D. 艾滋病

E. 钩体病

113. 患者，男性，40 岁。不否认有性乱行为，近月来发烧、食少、消瘦，全身淋巴结肿大，更有白细胞减少，疑其感染 HIV 病毒。首选下列哪项有助于初诊

A. 酶免测抗体　　　　　B. CD4 细胞计数

C. 免疫印染法查抗体　　D. 血常规

E. 放免测抗体

114. 患者，40 岁。是同性恋者，近日出现腹泻、消瘦、低热，经多方检查，最后诊为艾滋病。请问下列哪组药物对艾滋病病毒有抑制作用

A. α - 干扰素　　　　　B. 喷他脒

C. 叠氮脱氧胸苷　　　　D. 胸腺肽

E. 核糖核酸

115. 患者已确诊为艾滋病，为了防止其感染其他人，应采取哪项措施预防更合理

A. 严格管理病人的排泄物、医用器械

B. 呼吸道隔离

C. 避免探视

D. 饮食隔离

E. 注射疫苗

116. 男性，20 岁。发热起病，体温 38℃，三天后体温下降伴周身乏力，食欲不振，恶心呕吐，近 2 天发现尿色深如豆油样，胆红素定量 80μmol/L，抗 HBs（+），抗 HAV - IgM（+），巩膜及皮肤中等度黄疸，肝区轻度叩痛，肝肋下触及 1.0cm，质软，脾侧卧未及，胆囊区无压痛。此患者的临床诊断应考虑

A. 急性重型肝炎　　　　B. 急性黄疸型肝炎

C. 亚急性重型肝炎　　　D. 淤胆型肝炎

E. 胆囊炎伴肝损害

117. 35 岁患者，巩膜皮肤黄染 20 余天，伴恶心、腹胀、食欲不振，尿如浓茶样。查体：神志清，深度黄疸，注射部位可见瘀斑，慢性肝病征（-），鼓肠，腹水征（+），肝右肋触及 1.0cm，脾侧未触及。ALT 300U/L，胆红素定量 300μmol/L，白蛋白 29g/L，

凝血酶时间 24 秒（对照 12 秒），AFP 80ng/ml。此患者最终易发展为

A. 胆汁性肝硬化　　　　B. 原发性肝癌

C. 淤胆型肝炎　　　　　D. 慢性肝炎

E. 坏死后肝硬化

118. 女性，发热起病，乏力腹胀，食欲不振，发病第 9 天出现躁动不安，神志不清，巩膜及皮肤深度黄染，肝界缩小，注射部位可见瘀斑。血胆红素定量 300μmol/L，ALT 150U/L，血清白蛋白 29g/L。此患者的临床诊断应考虑

A. 急性黄疸型肝炎　　　B. 亚急性重型肝炎

C. 急性重型肝炎　　　　D. 淤胆型肝炎

E. 中毒性肝炎

119. 男性，40 岁。有明显黄疸，皮肤瘙痒 1 个月，粪便颜色变浅，伴轻度乏力，腹胀，肝肋下触及 2cm，脾侧未触及。ALT 120U/L，胆红素定量 230μmol/L，碱性磷酸酶、γ-GT、胆固醇增高。此患者主要需和哪种疾病鉴别

A. 肝吸虫病　　　　　　B. 胆囊炎

C. 胆汁性肝硬化　　　　D. 急性黄疸型肝炎

E. 肝外梗阻性黄疸

120. 患者，31 岁。12 月末发病，头痛、发热、恶心、呕吐、腰痛 4 天。查体：面色潮红，结膜充血，腋下可见点状出血。化验：白细胞 15×10^9/L，中性粒 72%，淋巴 20%，异形淋巴细胞 8%，尿蛋白（+++）。已确诊为肾综合征出血热。如果分期，此时应为何期更准确

A. 发热期　　　　　　　B. 休克期

C. 少尿初期　　　　　　D. 发热末期

E. 移行期

121. 患者，30 岁。11 月中旬发病，发烧、全身痛、尿少，入院时发病 5 天。查体可见面部充血，结膜出血，皮下可见瘀点、瘀斑。经化验检查，最后确诊为肾综合征出血热。下述哪一脏器的出血危险性最大

A. 肺　　　　　　　　　B. 脑

C. 肠　　　　　　　　　D. 肾

E. 心房

122. 男性，40 岁。曾在国外居住多年，3 年前回国，近半年持续低热，伴乏力，周身淋巴结肿大，口腔黏膜反复感染，大量抗生素治疗效果不佳，近来体重减轻。血常规示：白细胞低和贫血。此时应注意哪种疾病更合适

A. 艾滋病　　　　　　　B. 白塞病

C. 传染性单核细胞增多症　D. 结核病

E. 亚急性变应性败血症

123. 属 DNA 病毒的是

A. 甲型肝炎病毒　　　　B. 丙型肝炎病毒

C. 乙型肝炎病毒　　　　D. 丁型肝炎病毒

E. 戊型肝炎病毒

124. 哪型肝炎病毒属缺陷病毒

A. 甲型肝炎病毒　　　　B. 丙型肝炎病毒

C. 乙型肝炎病毒　　　　D. 丁型肝炎病毒

E. 戊型肝炎病毒

125. 常见输血后肝炎是由哪型病毒引起

A. 丁型肝炎病毒　　　　B. 乙型肝炎病毒

C. 丙型肝炎病毒　　　　D. 甲型肝炎病毒

E. 戊型肝炎病毒

126. 我国慢性肝炎患者主要由哪型肝炎病毒引起

A. 甲型肝炎病毒　　　　B. 乙型肝炎病毒

C. 丁型肝炎病毒　　　　D. 丙型肝炎病毒

E. 戊型肝炎病毒

127. 最易变异的是哪型肝炎病毒

A. 甲型肝炎病毒　　　　B. 丙型肝炎病毒

C. 乙型肝炎病毒　　　　D. 丁型肝炎病毒

E. 戊型肝炎病毒

128. 转为慢性肝炎比例最高的是

A. 甲型肝炎　　　　　　B. 乙型肝炎

C. 丁型肝炎　　　　　　D. 丙型肝炎

E. 戊型肝炎

129. 哪型肝炎病毒感染后，临床淤胆型肝炎常见

A. 甲型肝炎病毒　　　　B. 乙型肝炎病毒

C. 丁型肝炎病毒　　　　D. 丙型肝炎病毒

E. 戊型肝炎病毒

130. 乙肝疫苗的主要成分是

A. 抗 HBe　　　　　　　B. 抗 HBs

C. HBeAg　　　　　　　D. HBsAg

E. 抗 HBc

131. 保护性抗体是

A. 抗 HBs　　　　　　　B. HBsAg

C. HBeAg　　　　　　　D. 抗 HBe

E. 抗 HBc

132. 乙肝病毒复制的指标是

A. HBsAg　　　　　　　B. HBeAg

C. 抗 HBs　　　　　　　D. 抗 HBe

E. 抗 HBc

133. 表示有传染性的指标是

A. HBsAg　　　　　　　B. 抗 HBs

C. 抗 HBe
D. HBeAg

E. 抗 HBc

134. 曾经感染乙肝病毒的指标是

A. HBsAg
B. 抗 HBs

C. 抗 HBe
D. HBeAg

E. 抗 HBc

135. 肾综合征出血热少尿期，肺感染治疗的首选药物是

A. 大环内酯类
B. 头孢类

C. 氨基糖苷类
D. 喹诺酮类

E. 甲硝唑类

136. 肾综合征出血热少尿期忌用的抗生素是

A. 头孢类
B. 大环内酯类

C. 喹诺酮类
D. 氨基糖苷类

E. 甲硝唑类

137. 合并厌氧菌感染时需选用

A. 喹诺酮类
B. 大环内酯类

C. 氨基糖苷类
D. 头孢类

E. 甲硝唑类

138. 休克期同少尿期的鉴别点是

A. 发烧
B. 少尿

C. 低血压
D. 无尿

E. 意识改变

139. 发烧末期少尿的常见原因是

A. 发烧
B. 少尿

C. 低血压
D. 无尿

E. 意识改变

140. 多尿移行期很少见的合并症为

A. 发烧
B. 少尿

C. 低血压
D. 无尿

E. 意识改变

141. 低钾表现为

A. 肾脏缺血
B. 倦怠无力

C. 恶心呕吐
D. 低渗性脑水肿

E. 肌肉僵硬

142. 低钠表现为

A. 低渗性脑水肿
B. 肾脏缺血

C. 恶心呕吐
D. 倦怠无力

E. 肌肉僵硬

143. 低血压表现为

A. 倦怠无力
B. 恶心呕吐

C. 肾脏缺血
D. 低渗性脑水肿

E. 肌肉僵硬

144. 抑制 HIV 可选用

A. α - 干扰素
B. 叠氮脱氧胸苷

C. 喷他脒
D. 病毒灵

E. 麻疹疫苗

145. 常用乙肝抗病毒的是

A. 叠氮脱氧胸苷
B. 喷他脒

C. α - 干扰素
D. 病毒灵

E. 麻疹疫苗

146. 卡氏肺孢子虫肺炎可选用

A. 叠氮脱氧胸苷
B. α - 干扰素

C. 病毒灵
D. 喷他脒

E. 麻疹疫苗

147. 传染性单核细胞增多症可见

A. 抗 HIV 阳性
B. 抗 HAV 阳性

C. 抗 HBc 阳性
D. 抗 EBV 阳性

E. 抗"O"阳性

148. 甲肝感染可见

A. 抗 HIV 阳性
B. 抗 EBV 阳性

C. 抗 HAV 阳性
D. 抗 HBc 阳性

E. 抗"O"阳性

149. 艾滋病可见

A. 抗 HAV 阳性
B. 抗 HIV 阳性

C. 抗 EBV 阳性
D. 抗 HBc 阳性

E. 抗"O"阳性

150. 鼠为

A. 艾滋病的传染源

B. 肾综合征出血热的传染源

C. 布病的传染源

D. 乙脑的传染源

E. 狂犬病的传染源

151. 猪为

A. 乙脑的传染源

B. 艾滋病的传染源

C. 布病的传染源

D. 肾综合征出血热的传染源

E. 狂犬病的传染源

152. 人为

A. 肾综合征出血热的传染源

B. 布病的传染源

C. 艾滋病的传染源

D. 乙脑的传染源

E. 狂犬病的传染源

153. 确诊伤寒最可靠的依据是

A. 发热、中毒症状、白细胞减少

B. 粪便培养阳性

C. 血培养阳性

485

D. 胆汁培养阳性

E. 肥达反应阳性

154. 伤寒病理学的主要特点是

A. 全身单核 – 吞噬细胞系统的增生性反应

B. 心肌坏死

C. 骨髓受抑制

D. 小血管内皮细胞肿胀

E. 肝细胞广泛坏死

155. 伤寒最具特征性的病变部位在

A. 回肠下段集合淋巴结与孤立淋巴滤泡

B. 肠系膜淋巴结

C. 结肠

D. 肝、胆囊

E. 乙状结肠

156. 关于伤寒杆菌的特点，下列哪项是错的

A. 消毒饮水余氯每升达 0.2 ~ 0.4mg 时，可迅速致死

B. 在水中存活 2 ~ 3 周，在粪便中存活 1 个月

C. 煮沸立即被杀死

D. 沙门菌病 D 族，G – 带鞭毛杆菌

E. 有菌体和鞭毛二种抗原，且均产生相应的抗体

157. 伤寒最严重的并发症

A. 肠出血   B. 中毒性心肌炎

C. 肠穿孔   D. 血栓性静脉炎

E. 肺炎

158. 对曾应用环丙沙星短期治疗疑诊伤寒的患者，用哪种培养为优

A. 血培养   B. 粪便培养

C. 骨髓培养   D. 尿培养

E. 胆汁培养

159. 最适于治疗伤寒胆囊炎的药物是

A. 复方新诺明   B. 氯霉素

C. 氨苄青霉素   D. 甲砜霉素

E. 庆大霉素

160. 治疗伤寒高热不宜采用下列哪项处置

A. 乙醇擦浴   B. 大量退热药

C. 温水擦身   D. 头放冰袋

E. 降低室温

161. 预防和控制伤寒的主要措施是

A. 疫区消毒

B. 检出带菌者，接触者进行医学观察

C. 伤寒菌苗预防接种

D. 早期隔离和治疗病人

E. 切断传播途径

162. 能使伤寒不断传播或流行的传染源是

A. 缓解期带菌者   B. 潜伏期末的病人

C. 恢复期带菌者   D. 伤寒的极期病人

E. 慢性带菌者

163. 细菌性痢疾的传播途径是

A. 呼吸道   B. 虫媒传播

C. 消化道   D. 血液

E. 接触传播

164. 关于细菌性痢疾，下述正确的是

A. 近年来在临床上很少见

B. 潜伏期 1 ~ 2 天

C. 粪便中有大量单核细胞

D. 通常结肠与小肠均有炎症

E. 治疗菌痢，首选氯霉素

165. 痢疾杆菌的致病性主要取决于

A. 对肠黏膜上皮细胞具有侵袭力

B. 外毒素

C. 能对抗肠黏膜局部免疫力，分泌性 IgA

D. 内毒素

E. 有对抗肠黏膜正常菌群的能力

166. 中毒型细菌痢疾的发病原理可能是

A. 特异性体质对细菌毒素呈强烈过敏反应

B. 细菌毒力强

C. 细菌侵入数量多且毒力强

D. 细菌侵入数量多

E. 特异性体质对细菌的强烈过敏反应

167. 细菌性痢疾的病变部位主要是

A. 空肠   B. 乙状结肠、直肠

C. 回肠   D. 十二指肠

E. 以上都不是

168. 菌痢流行间歇期间的重要传染源是

A. 急性恢复期病人   B. 轻症病人

C. 重症病人   D. 急性期病人

E. 慢性病人和带菌者

169. 慢性菌痢的病程应该超过的时间是

A. 1 个月   B. 3 个月

C. 2 个月   D. 半年

E. 1 年

170. 在治疗菌痢时，不宜应用

A. 次苯酚铋   B. 呋喃唑酮

C. 氯霉素   D. 复方磺胺甲基异唑

E. 庆大霉素

171. 关于脑膜炎双球菌，叙述错误的是

A. 革兰阳性菌

B. 仅存在于人体的细菌

C. 严格的需氧菌

D. 奈瑟菌属

E. 在普通培养基上不能生长

172. 关于流脑的流行病学特点，下述正确的是

A. 人不是唯一的传染源

B. 人群带菌率超过 10% 提示有发生流行的可能

C. 发病常无明显的季节性

D. 流行期的带菌群以 A 群为主

E. 经消化道传播

173. 确诊流行性脑脊髓膜炎最可靠的根据是

A. 脑脊液符合化脓性脑膜炎改变

B. 皮肤有瘀点及瘀斑

C. 脑膜刺激征（＋）

D. 高热、头痛、呕吐

E. 以上都不是

174. 流脑的流行病学特点是

A. 9 个月～2 岁的婴幼儿发病率最高

B. 病菌由飞沫直接经空气传播

C. 冬春季流行

D. 带菌者是主要传染源

E. 以上均是

175. 关于流行性脑脊髓膜炎的综合性预防措施，正确的是

A. 流行期间儿童可以到拥挤的公共场所

B. 早期发现和隔离治疗病人

C. 对接触者不必给予处置

D. 密切接触者需观察 3 天

E. 脑膜炎球菌 A 群多糖体菌苗保护率为 50%

176. 关于暴发型流脑休克型的治疗，下述错误的是

A. 冬眠疗法　　　　B. 控制 DIC

C. 纠正休克　　　　D. 控制感染

E. 禁用肾上腺皮质激素

177. 典型流脑脑膜炎期，脑脊液改变的特点是

A. 糖正常或略低

B. 细胞数常达数千/mm³，分类中性粒细胞和淋巴细胞各半

C. 蛋白质中度升高

D. 外观呈黄白色脓样

E. 脑脊液沉淀涂片检菌阳性率比培养高

178. 在暴发型流脑休克型的治疗中，经充分扩容、纠酸治疗无效时，血管活性药物可首选

A. 间羟胺　　　　B. 多巴胺

C. 苄胺唑啉　　　　D. 645－2

E. 异丙基肾上腺素

179. 下列哪项不是暴发型流脑（休克型）的典型表现

A. 高热，中毒症状重

B. 迅速扩大的全身瘀点、瘀斑

C. 脑膜刺激征

D. 脑脊液"米汤样"，糖、氯减少

E. 血培养脑膜类双球菌阳性

180. 流脑发生皮肤瘀点的病理基础是

A. 细菌及内毒素引起小血管栓塞性炎症

B. 血小板减少，凝血因子消耗

C. 广泛血管内凝血

D. 血管脆性增加

E. 细菌外毒素引起小血管栓塞性炎症

181. 在感染性休克的治疗中，哪项是最基本的

A. 纠正酸中毒

B. 补充血容量

C. 血管活性药物的应用

D. 维护重要脏器的功能

E. 肾上腺皮质激素的应用

182. 关于判断组织器官灌流不足，下列哪项是错误的

A. 中心静脉压 6～8cmH₂O（0.59～0.78kPa）

B. 皮肤苍白

C. 收缩压 <90mmHg

D. 神志淡漠

E. 尿量 <30ml/h

183. 败血症常见的病原体是

A. 病毒　　　　　　B. 支原体

C. 真菌　　　　　　D. 细菌

E. 螺旋体

184. 耐甲氧西林金葡菌（MRSA）对哪种药物敏感

A. 万古霉素　　　　B. 红霉素

C. 林可霉素　　　　D. 苯唑西林

E. 青霉素

185. 伤寒病程第 3～4 周，体温波动下降，食欲好转时要特别注意

A. 加强营养　　　　B. 增加活动量

C. 继用足量抗生素　　D. 限制饮食

E. 口服多种维生素

186. 10 岁女孩，持续发热 12 天，体温在 38℃～39℃，每日腹泻 3～4 次，稀便，肝肋下 1.0cm，脾肋下 2.0cm。血象：白细胞 5.0×10⁹/L。肥达反应"O"1：160，"H"1：160。肝功能检查：ALT80 单位（正常 <40 单位）。尿胆原阳性，尿胆素阴性，抗 HBs 阳性。最可能的诊断是

A. 病毒性的肝炎　　　　B. 疟疾

C. 伤寒　　　　　　　　　D. 钩端螺旋体病

E. 粟粒型肺结核

187. 7岁男孩，持续发热两周，体温39℃，腹泻3~5次/日，稀便，肝大肋下2.0cm，脾大1.0cm。血白细胞1.5×10⁹/L，中性60%，杆状10%，淋巴30%。肥达反应"O"1:80，"H"1:160。ALT 210单位（正常<40单位）。最可能的诊断为

A. 乙型肝炎　　　　　　　B. 疟疾

C. 钩体病　　　　　　　　D. 伤寒

E. 肾综合征出血热

188. 男性，30岁。突然不规则发热20余日，于5月8日急诊入院。查体：巩膜黄染，肝脾在肋下1.0cm。白细胞总数在6.0×10⁹/L，总胆红素定量98μmol/L（正常<17.1μmol/L），ALT 85单位，尿蛋白（+），肥达反应"O"1:80，"H"1:160，抗HBs（+）。下列哪项检查最有利于确定诊断

A. 血涂片检疟原虫　　　　B. 粪便细菌培养

C. 骨髓细菌培养　　　　　D. 凝溶试验

E. 肝活检

189. 男性，30岁。患病4周，以高热为主，曾确诊伤寒，日前体温开始下降，食欲好转，体力渐增。脾肿大开始回缩时，要特别重视

A. 加强营养　　　　　　　B. 增加活动

C. 继用足量抗生素　　　　D. 限制饮食

E. 充足睡眠

190. 男性，25岁。患伤寒3周，近2天出现巩膜及皮肤黄疸，尿呈暗红色或棕色。ALT 25U/L，AST 18U/L，TBIL 80μmol/L。应考虑发生了

A. 合并中毒性肝炎　　　　B. 继发感染败血症

C. 中毒性肺炎　　　　　　D. 急性胆囊炎

E. 溶血性尿毒综合征

191. 某男，生吃水果后出现腹痛、腹泻，伴里急后重。体温38.5℃。化验：血常规：白细胞10×10⁹/L，N 90%，L 10%。便常规：脓液（++），红细胞6个/HP，白细胞10个/HP。最可能的诊断是

A. 病毒性肠炎　　　　　　B. 细菌性痢疾

C. 肠伤寒　　　　　　　　D. 霍乱

E. 食物中毒

192. 某女，突发寒战、高热，伴腹痛、腹泻，腹泻十余次，粪便质少，为黏液脓血便。便细菌培养：痢疾杆菌阳性。便常规：脓液（++），便红细胞6个/HP，便白细胞满视野。该患者首选治疗为

A. 先锋霉素　　　　　　　B. 红霉素

C. 氯霉素　　　　　　　　D. 诺氟沙星

E. 利巴韦林

193. 某男，60岁。慢性起病，病程3月，腹痛、腹泻数次，伴里急后重，为黏液脓血便。病人消瘦明显，被诊断为菌痢。尚需与哪种疾病鉴别

A. 伤寒　　　　　　　　　B. 结肠癌

C. 霍乱　　　　　　　　　D. 病毒性肠炎

E. 血吸虫病

194. 男性，48岁。9周前开始腹泻、腹痛，脓血便，一日10余次，经当地用黄连素、呋喃唑酮治疗无效。病后一个月，因右踝关节肿痛，行走不便入院。体检：轻度贫血，黄疸阴性，肝脾未触及，左下腹轻压痛，双侧踝关节、膝关节肿胀，压痛阳性。便常规：红细胞50个/HP，白细胞30个/HP，血沉80mm/1h末。最可能的诊断是

A. 慢性溃疡性结肠炎伴类风湿关节炎

B. 急性阿米巴痢疾

C. 急性菌痢合并多发性渗出性关节炎

D. 慢性菌痢合并多发性渗出性关节炎

E. 慢性肝炎伴肝外多系统损害

195. 男性，20岁。因着凉后出现畏寒发冷、发热、咳嗽、咽痛、腹痛、腹泻，为稀便。查体：T 38.6℃，P 100次/分，BP 100/60mmHg，腹部压痛不明显。便常规：WBC 0~2个/HP，RBC 0~1个/HP。血常规：WBC 4.5×10⁹/L。最可能的诊断是

A. 急性菌痢　　　　　　　B. 急性上呼吸道感染

C. 病毒性肠炎　　　　　　D. 阿米巴痢疾

E. 以上都不是

196. 男性，30岁。2天前曾与剧烈腹泻米泔水样物病人共同进餐。1天前突然剧烈腹泻、呕吐，清水样，无腹痛。检查：BP 12/8kPa（90/60mmHg），P 100次/分，体温36.8℃，脱水外观，腓肠肌痉挛性痛。化验：血液浓缩。便常规：少量黏液和白细胞。最可能的诊断是

A. 食物中毒　　　　　　　B. 菌痢

C. 霍乱　　　　　　　　　D. 病毒性胃肠炎

E. 以上都不是

197. 男性，28岁。因江水泛滥，饮用江水，突然出现剧烈腹泻，随后呕吐，由水样物转为"米泔水"样物。最可能的诊断是

A. 病毒性肠炎

B. 急性细菌性痢疾

C. 大肠埃希菌性肠炎

D. 金黄色葡萄球菌胃肠炎

E. 霍乱

198. 女性，35岁。因剧烈的呕吐和腹泻水样物1天入院。查体：BP 12/8kPa（90/60mmHg），P 100次/分，

腹部无压痛，心、肺正常。首先需要处置的是

A. 补充液体

B. 应用血管收缩剂

C. 抗生素应用

D. 做血、便常规检查，以明确诊断

E. 以上都不可以

199. 流脑疑诊病人，发热 3 天，同时伴有咳嗽、咳痰、头痛、关节痛、周身乏力、曾抽搐 3 次。查体：T 39℃，P 100 次/分，无皮肤瘀点，颈强（＋），血 WBC 20×10⁹/L。需要鉴别的疾病有

A. 流行性乙型脑炎　　　B. 肺炎链球菌脑膜炎

C. 结核性脑膜炎　　　　D. 金葡菌脑膜炎

E. 以上均是

200. 男性，36 岁。突然高热、寒战、头痛、呕吐、烦躁不安、意识障碍。查体：T 37.6℃，P 100 次/分，BP 10/8kPa（75/60mmHg），心肺未见异常，皮肤可见瘀点和瘀斑。需要首先处置的是

A. 抗生素

B. 肾上腺皮质激素

C. 补充血容量及纠正酸中毒

D. 升压药

E. 脱水治疗

201. 男性，6 岁。突然寒战、高热，一天后全身出现多数紫斑。查体：面色苍白，皮肤发花，多数皮肤瘀斑。血压 10/5kPa（75/38mmHg），P 120 次/分，颈软，心肺无异常，克氏征（－）。血 WBC 28×10⁹/L，中性粒细胞 90%，血小板 60×10⁹/L。最可能的诊断是

A. 败血症休克　　　　B. 血小板减少性紫癜

C. 中毒型菌痢　　　　D. 暴发型流脑

E. 休克型肺炎

202. 3 岁小儿，发热 3 天，有头痛、呕吐。查体：皮肤有瘀点，瘀斑，及脑膜刺激症状（＋）。腰穿脑压升高，外观混浊，细胞数 2000×10⁶/L，糖和氯化物明显降低，蛋白含量明显升高。脑脊液直接涂片检菌阳性。临床诊断应是

A. 肺炎双球菌性脑膜炎　　B. 结核性脑膜炎

C. 普通型流脑　　　　　　D. 脑膜脑炎型流脑

E. 病毒性脑膜炎

203. 男性，25 岁。因食不洁食物后出现剧烈的呕吐和腹泻，同时伴有头晕、四肢湿冷。血压 12/9kPa（90/68mmHg），P 100 次/分。最主要的处置是

A. 升压剂　　　　　　B. 补液

C. 强心　　　　　　　D. 利尿

E. 抗生素

204. 男性，36 岁。6 天来高烧、寒战，伴呼吸困难及心慌，排稀便。查体：神清，血压 12/8kPa（90/60mmHg），P 100 次/分，双肺散在水泡音，心律整，肝脾未触及，左下腹压痛阳性。下列哪项处置是不正确的

A. 禁用激素　　　　　　B. 补充血容量

C. 吸氧　　　　　　　　D. 抗生素

E. 血管活性药

205. 菌痢病人，腹泻 2 天，每日 10 次，脓血便伴发热。查体：BP 11/9kPa（83/68mmHg），P 100 次/分。皮肤凉，苍白。应诊断为

A. 未发生休克　　　　　B. 休克发展期

C. 休克早期　　　　　　D. 休克晚期

E. 虚脱

206. 男性，72 岁。突然出现高烧（＞39℃）、寒战，头痛，心慌气短、查体：T 39℃，P 110 次/分，BP 12/8kPa（90/60mmHg），四肢湿冷，心肺未见异常，肛门周围红肿。白细胞 20×10⁹/L。最确切的诊断是

A. 痔疮　　　　　　　　B. 化脓性脑膜炎

C. 感染性休克　　　　　D. 心脏病

E. 以上均不是

207. 男性，30 岁。以感染性休克入院。入院后，咳粉红色痰，气短。血动脉氧分压降至 60mmHg 以下，应首先考虑

A. 急性左心衰竭

B. 肺泡毛细血管广泛破裂

C. ARDS

D. 肺内继发性炎症

E. 缺血性肺组织坏死

208. 男性，7 岁。突然发热一天，同时伴有头痛、腹痛、腹泻、脓血便、里急后重，每日腹泻 10 余次。便常规：WBC 10~15/HP，WBC 20~30 个/HP 病原治疗不宜用

A. 氨苄西林　　　　　　B. 呋喃唑酮

C. 环丙沙星　　　　　　D. 盐酸小檗碱

E. 庆大霉素

209. 男性，40 岁。因发热、便秘、食欲不振 10 天入院。查体：T 39.8℃，P 98 次/分，肝大肋下 1.0cm，软，脾肋下及边。血常规：WBC 2.7×10⁹/L，中性粒细胞 52%，淋巴细胞 44%，血清 ALT 100U/L，肥达反应 "O" 1:160，"H" 1:160。在治疗过程中哪项是不正确

A. 低压灌肠　　　　　　B. 高压灌肠

C. 缓泻药应用　　　　　D. 禁用新斯的明

E. 抗生素

210. 男性，突发寒战，体温39℃左右，腹泻十余次，伴里急后重，便为稀便，很快转化为脓血便。便常规：红细胞5个/HP，白细胞10个/P，脓液（++）。该患者如确诊，还需何种检查
   A. 血常规　　　　　　　　B. 便细菌培养
   C. 尿常规　　　　　　　　D. 腹部平片
   E. 血细菌培养

211. 一男性突然泻吐"米泔水"样物二天，入院经补液治疗，三天后泻吐停止，脱水纠正，但病人体温升到38℃~39℃，未经治疗二天后自行退热。此患者可能的诊断是
   A. 病毒性肠炎　　　　　　B. 急性细菌性痢疾
   C. 大肠埃希菌性肠炎　　　D. 食物中毒性胃肠炎
   E. 霍乱

212. 男性，20岁。二月初发病，主诉寒战、高烧、剧烈头痛一天，曾呕吐三次。体检：神志清，体温39.8℃，颈强（±），皮肤有瘀点，咽部略充血，心、肺、腹无异常，克氏征（－）。血白细胞 20×10^9/L，中性粒85%。腰穿脑脊液：米汤样，Pandy（+++），细胞数 3000×10^6/L，中性80%，糖1.12mmol/L（20mg%）。可能出现的并发症有
   A. 肺炎　　　　　　　　　B. 化脓性关节炎
   C. 心内膜炎　　　　　　　D. 中耳炎
   E. 以上均是

213. 儿童伤寒的特点是
   A. 起病急，严重毒血症，并有谵妄、昏迷、循环衰竭
   B. 发热持续不退，病程达5周以上至数月
   C. 体温38℃左右，病情轻，1~3周可恢复
   D. 毒血症较轻，无明显自觉症状，有些病例直至发生肠并发症时才被发现
   E. 起病较急，多为弛张热，呕吐、腹泻明显，肠道并发症少见

214. 逍遥型伤寒的特点是
   A. 发热持续不退，病程达5周以上至数月
   B. 毒血症较轻，无明显自觉症状，有些病例直至发生肠并发症时才被发现
   C. 体温38℃左右，病情轻1~3周可恢复
   D. 起病急，严重毒血症，并有谵妄、昏迷、循环衰竭
   E. 起病较急，多为弛张热，呕吐、腹泻明显，肠道并发症少见

215. 我国近年来引起菌痢最常见的病原菌是
   A. 志贺痢疾杆菌　　　　　B. 舒密次痢疾杆菌
   C. 福氏痢疾杆菌　　　　　D. 鲍氏痢疾杆菌

   E. 宋内痢疾杆菌

216. 所引起菌痢多数症状轻，非典型病例较多者是
   A. 鲍氏痢疾杆菌　　　　　B. 福氏痢疾杆菌
   C. 舒密次痢疾杆菌　　　　D. 志贺痢疾杆菌
   E. 宋内痢疾杆菌

217. 能产生神经毒素的痢疾杆菌是
   A. 福氏痢疾杆菌　　　　　B. 志贺痢疾杆菌
   C. 舒密次痢疾杆菌　　　　D. 鲍氏痢疾杆菌
   E. 宋内痢疾杆菌

218. 能够分泌肠毒素，激活环磷酸腺苷介质系统，引起小肠过度分泌，造成剧烈水泻的是
   A. 痢疾杆菌　　　　　　　B. 伤寒杆菌
   C. 大肠埃希菌　　　　　　D. 霍乱弧菌
   E. 副伤寒甲杆菌

219. 具有侵袭力的菌株进入肠黏膜固有层，并在其中繁殖，引起炎症与溃疡的是
   A. 伤寒杆菌　　　　　　　B. 痢疾杆菌
   C. 霍乱弧菌　　　　　　　D. 大肠埃希菌
   E. 副伤寒甲杆菌

220. 流脑败血症期的病理变化是
   A. 皮肤及内脏血管损害更严重和广泛血管腔内有血栓
   B. 血管内皮损害，血管壁有炎症、坏死和血栓形成
   C. 病变以脑组织为主，有明显的充血和水肿颅内压升高，可形成脑疝
   D. 病变主要在大脑两半球表面和颅底
   E. 以上都不是

221. 流脑脑膜炎期的病理变化是
   A. 病变主要在大脑两半球表面和颅底
   B. 皮肤及内脏血管损害更严重和广泛血管腔内有血栓
   C. 病变以脑组织为主，有明显的充血和水肿颅内压升高，可形成脑疝
   D. 血管内皮损害，血管壁有炎症、坏死和血栓形成
   E. 以上都不是

222. 钩端螺旋体是
   A. 微需氧菌　　　　　　　B. 厌氧菌
   C. 兼性需氧菌　　　　　　D. 需氧菌
   E. 真菌

223. 钩端螺旋体病的主要传染源是
   A. 犬、猫、羊　　　　　　B. 猫、鼠、兔
   C. 鸡、鸭、鹅　　　　　　D. 猪、牛、马
   E. 猪、鼠、犬

224. 在我国，钩端螺旋体菌群毒力最强的是

A. 波库那群
B. 犬群
C. 黄疸出血群（赖群）
D. 流感伤寒群
E. 七日热群

225. 钩端螺旋体病在我国常见的血清型有

A. 7个血清型
B. 9个血清型
C. 15个血清型
D. 5个血清型
E. 18个血清型

226. 钩端螺旋体病稻田型的传染源是

A. 猪
B. 鼠
C. 牛
D. 犬
E. 羊

227. 钩端螺旋体病洪水型的传染源是

A. 鼠
B. 牛
C. 猪
D. 犬
E. 兔

228. 钩端螺旋体病雨水型的传染源是

A. 鼠、牛
B. 鼠、猪
C. 猪、羊
D. 猪、犬
E. 犬、牛

229. 钩端螺旋体病的主要流行季节是

A. 6~10月
B. 2~5月
C. 3~6月
D. 1~3月
E. 10~12月

230. 钩端螺旋体病黄疸出血型的储存宿主主要是

A. 鼠
B. 牛
C. 犬
D. 猪
E. 羊

231. 钩端螺旋体的基本病理变化是

A. 小血管及血管周围炎、细胞浸润
B. 全身毛细血管的感染、中毒性损伤
C. 肺毛细血管出血
D. 急性肾功能不全
E. 弥散性血管内凝血

232. 钩端螺旋体病犬型的主要储存宿主是

A. 狗
B. 牛
C. 狼
D. 猪
E. 鼠

233. 钩端螺旋体可自储存宿主的

A. 尿液排出
B. 飞沫排出
C. 呕吐物中排出
D. 粪便排出
E. 鼻咽部分泌物排出

234. 钩端螺旋体病的临床表现是

A. 长期持续高热
B. 发热、咳嗽、咯白色黏痰
C. 发热、恶心、呕吐、腹痛
D. 发热、头痛、结膜充血、腓肠肌痛
E. 发热、咳嗽

235. 钩端螺旋体病的肺出血型，其出血症状一般常在病程的第几天

A. 第1~2天
B. 第2~3天
C. 第5~7天
D. 第3~4天
E. 7天以上

236. 无黄疸型的钩端螺旋体病人常见的死亡原因是

A. 中毒性休克
B. 急性肺水肿
C. 急性肾功衰竭
D. 肺大出血
E. 急性心肌损伤

237. 急性肾功能不全是哪型钩端螺旋体病的常见死亡原因

A. 单纯型（流感伤寒型）
B. 肺出血型
C. 胸膜炎型
D. 黄疸出血型
E. 以上都不是

238. 钩端螺旋体病最常见的临床类型是

A. 肺大出血型
B. 单纯型（流感伤寒型）
C. 黄疸出血型
D. 胸膜炎型
E. 肾功能衰竭型

239. 下列哪一项不属于钩端螺旋体病后的并发症

A. 反应性胸膜炎
B. 虹膜睫状体炎
C. 闭塞性脑动脉炎
D. 后发热
E. 肾损害

240. 在我国长江流域，以黑线姬鼠为主要传染源的疾病有

A. 钩端螺旋体病
B. 出血热
C. 森林脑炎
D. 地方性斑疹伤寒
E. 疟疾

241. 钩端螺旋体病患者什么时候在外周血中可找到钩端螺旋体

A. 发病第二周内
B. 发病第一周内
C. 发病第三周内
D. 发病第四周内
E. 发病第五周内

242. 钩端螺旋体病实验室血清学试验中，哪种有较高的特异性和敏感性

A. 红细胞凝集试验
B. 凝集溶解试验

C. 补体结合试验   D. 乳胶凝集试验

E. 红细胞溶解试验

243. 钩端螺旋体病凝集溶解试验阳性效价是

    A. 1：400   B. 1：200

    C. 1：300   D. 1：100

    E. 1：800

244. 钩端螺旋体病的病原治疗应首选的药物是

    A. 四环素   B. 庆大霉素

    C. 青霉素   D. 链霉素

    E. 氯霉素

245. 注射青霉素40万单位2小时后，突发寒战、高热、头痛、身痛、低血压时，哪种病的可能性大

    A. 回归热   B. 败血症

    C. 猩红热   D. 流行性脑脊髓膜炎

    E. 钩端螺旋体病

246. 控制钩端螺旋体病暴发流行的关键性措施是

    A. 隔离病人，管理牲畜

    B. 保护水源和饮食，防止感染

    C. 消灭鼠类，注射钩端螺旋体菌苗

    D. 避免用河沟和池塘的污水洗澡

    E. 用石灰水改变农田水质后消灭钩端螺旋体

247. 钩端螺旋体多价疫苗接种后其免疫力可维持

    A. 终生免疫   B. 有效1～2年

    C. 有效1年以内   D. 有效2～5年

    E. 有效5～10年

248. 钩端螺旋体病的确诊依据是

    A. 血培养   B. 典型临床表现

    C. 血清学检查   D. 流行病学资料

    E. 便培养

249. 男性，24岁。农民，8月5日畏寒发热起病，剧烈头痛，全身性肌肉痛，咳嗽。查体：体温39.5℃，血压10.9/6.6kPa（83/50mmHg），重病容，球结膜充血，巩膜轻度黄染，颈强（±），心肺（−），肝肋下1.5cm，脾未及，背区感叩击痛，腓肠肌压痛明显，克氏征（±），布氏征（−）。实验室检查：血象（±），WBC 5.4×10^9，N 0.78，血沉90mm/h，总胆红素27μmol，尿蛋白（＋）。脑脊液：蛋白定性（±），细胞计数 4.4×10^6/L，单核0.52，淋巴细胞0.42，糖、氯化物正常。诊断应首先考虑

    A. 出血热   B. 流行性感冒

    C. 病毒性胸膜炎   D. 败血症

    E. 钩端螺旋体病

250. 男性，18岁。农民，夏天在河塘游泳后出现稽留高热4天，伴畏寒、发热，头痛，身痛乏力。体检：体温39.8℃，巩膜及皮肤黄染，结膜充血，皮肤可见出血点，肝肋下1.0cm，脾未及，腹下淋巴结如蚕豆大4个。血象：WBC 10.5×10^9/L，N 80％。肝功能：ALT 280U/L，血清总胆红素110μmol/L，尿胆红素（＋），尿中可见 WBC 3～5个/HP。应诊断为

    A. 急性黄疸型肝炎   B. 流行性出血热

    C. 伤寒   D. 钩端螺旋体病

    E. 疟疾

251. 45岁农民，8月初发病，畏寒、发热起病，伴头痛、周身痛，皮肤黏膜有少许出血点，4天后出现黄疸并进行性加重。查体：体温38.9℃，结膜充血，巩膜及皮肤黄染轻度，肝肋下0.8cm，脾未触及。血清总胆红素82μmol/L，ALT 300μ/L，尿蛋白（＋）。每高倍镜视野RBC及WBC各为10～20个。诊断应考虑为

    A. 出血热   B. 伤寒

    C. 副伤寒病   D. 病毒性肝炎

    E. 钩端螺旋体病

252. 男性，28岁。下水道工人，发热3天，伴头痛、乏力，全身肌肉酸痛，轻咳，8月初就诊。体检：体温40℃，脉搏120次/分，呼吸40次/分，血压13.3/9.3kPa，急性病容，结膜充血，咽充血，皮肤少量出血点，肺部啰音少许，肝肋下1.5cm，肾区叩击痛（＋），腹股沟淋巴结蚕豆大数个，有压痛。血象 WBC 14×10^9/L，RBC 4.3×10^{12}，N 60％，尿蛋白（＋），每高倍镜下RBC 2～5个，WBC 1～2个。诊断应考虑为

    A. 钩端螺旋体病   B. 无黄疸型肝炎

    C. 伤寒   D. 流行性出血热

    E. 流行性脑脊髓膜炎

253. 农民，23岁。因高热、全身肌肉酸痛7天，黄疸2天，于7月29日入院。查体：结膜充血，巩膜轻度黄疸，肝肋下1.0cm，脾不大。血象 WBC 8.3×10^9/L，N 72％，L 28％。尿蛋白（＋），总胆红素60μmol/L，ALT 350U/L，肥达反应"O" 1：40，H：1：320，凝集、溶解试验1：400，外斐氏及反应 OX 1：80。根据以上资料考虑是以下哪种疾病

    A. 伤寒   B. 斑疹伤寒

    C. 急性黄疸型肝炎   D. 钩端螺旋体病

    E. 流行性出血热

254. 青年农民，9月1日入院，4天来发热、头痛，全身酸痛，乏力，今日起心慌、气短、咳嗽、痰带血。查体：体温40℃，面色苍白，心率124次/分，呼吸

36次/分，肺部散在湿性啰音。血象：WBC 9.6 × 10^9/L，N 80%，L 20%。胸部 X 线检查：肺纹理增多，有散在点片状阴影。最可能的诊断是

A. 急性血吸虫病　　　　B. 支气管肺炎

C. 支气管扩张合并感染　D. 粟粒性肺结核

E. 钩端螺旋体病

255. 男性，18岁。8月29日发病，发冷发热，头痛、呕吐2次，3天后体温达39.5℃，精神不振，嗜睡。查体：嗜睡状态，颜面及结膜充血，腮腺不大，颈强，浅反射消失，深反射正常。尿蛋白（++++），每高倍镜视野 WBC 0~5个。脑脊液压力正常，细胞数 0.1 × 10^9/L，糖 2.77mmol/L，蛋白 450mg/L，氯化钠 124mmol/L。哪种诊断的可能性大

A. 钩端螺旋体病（脑膜脑炎型）

B. 腮腺性脑炎

C. 结核性脑膜炎

D. 乙型肝炎

E. 流行性感冒

256. 男性，25岁。务农，畏寒、发热起病，伴全身酸痛5天，出现黄疸1天，入院后黄疸进行加重，继而出现少尿。查体：神志清，血压 16.6/10.6kPa，巩膜及皮肤明显黄染，注射部位可见瘀斑，结膜轻度充血，肝肋下 1.0cm，压痛（+），脾肋下未触及，肾区叩击痛轻度，腓肠肌压痛轻。血常规：Hb 120g/L，WBC 4.7 × 10^9/L，N 78%，L 32%。尿蛋白（++），每高倍镜下 WBC（－），RBC 20个，颗粒管型 1~2个。BUN 32mmol/L。最可能的诊断是

A. 伤寒并发溶血性尿毒综合征

B. 流行性出血热

C. 钩端螺旋体病，黄疸出血型

D. 疟疾并发肾小球肾炎

E. 疟疾型黑原病

257. 27岁农民，左侧上、下肢体运动障碍，伴有语言发音困难1周，无头痛，无意识障碍或精神异常，左侧上、下肢肌力重度，左侧鼻唇沟较右侧浅，伸舌偏右侧，未发现腹膜刺激征，巴氏征（+）。血象：WBC 15.4 × 10^9/L，核左移。患者一个月前曾发热，肌肉痛6天。最可能的诊断是

A. 散发性病毒性脑炎　　B. 脑栓塞

C. 脑动脉瘤　　　　　　D. 结核性脑膜炎

E. 钩端螺旋体病，并发闭塞性脑动脉炎

258. 20岁农民，9月1日入院，发热、全身软、腿痛1周，右侧腹股沟淋巴结肿大，血象正常，凝集溶解试验 1：400，印象诊断钩端螺旋体病流感伤寒型，用青霉素治疗3天后退热，又持续用药5天，又出现畏冷，发热，精神不振。引起发热的原因是

A. 钩端螺旋体病复发

B. 治疗后加重反应

C. 疟疾

D. 钩端螺旋体病的后发热

E. 上呼吸道感染

259. 男性，24岁。发热3天，诊断为钩端螺旋体病后，用青霉素80万U肌注，3小时后寒战，热度更高，脉搏加快，呼吸急促。首先应考虑

A. 并发肺炎　　　　　　B. 合并败血症

C. 并发肺炎和心肌炎　　D. 过敏性休克

E. 赫氏反应

260. 钩端螺旋体病人肌注80万U青霉素及链霉素 0.5g 后，3小时出现明显寒战、高热、头痛、全身痛、脉快、呼吸急促，肺有少许音，血压 17.6/8kPa。此种情况可考虑

A. 链霉素过敏反应

B. 青霉素过敏反应

C. 重症钩端螺旋体病表现

D. 青霉素的"治疗后加重反应"

E. 钩端螺旋体病并发肺炎

261. 某山村于8月上旬暴发流行一种疫病，在6天内相继有近50人发病，患者均为 4~14 岁儿童。起病急，发热、头痛、全身酸痛、呕吐、眼红。查体：意识清，结膜充血，部分病人颈轻度抵抗，浅表淋巴结肿大。脑脊液呈无菌性脑膜炎改变，外周血象白细胞轻度升高。最大可能的诊断是

A. 流行性感冒　　　　　B. 流行性乙型脑炎

C. 流行性斑疹伤寒　　　D. 肠伤寒

E. 钩端螺旋体病

262. 男性，21岁。下水道工人，因发热、全身酸痛、乏力5天于8月2日入院。查体：结膜充血，皮肤有出血疹，腹股沟淋巴结蚕豆大，伴有压痛，腓肠肌压痛（+）。血象：WBC 13.2 × 10^9/L，N 80%，L 20%。钩端螺旋体凝集溶解试验阳性（1：400）。应首选下列何种药物

A. 青霉素每次80万U肌内注射，每天240万U~320万U

B. 青霉素每次40万U肌内注射，每天120万U~160万U

C. 青霉素每次80万U加链霉素 0.5g 肌注，每天2次

D. 复方新诺明1g，每天分2次口服

E. 螺旋霉素 0.2g，每天4次口服

263. 男性，24岁。农民，因畏寒发热起病，伴全身肌肉酸痛、头痛4天于8月10日入院。入院1天后发现皮肤有黄染，尿量减少，尿色深黄。查体：结膜充血，巩膜及皮肤中度黄染，皮肤有出血点，浅表淋巴结肿大，肝肋下1.0cm，压痛（+），脾（-）。实验室检查WBC 15.4×10⁹/L，N 80%，L 20%。尿检：尿蛋白（+），颗粒管型1~2，WBC 8~15/HP，RBC 20~30/HP。BUN 24mmol/L，凝集溶解试验阳性。下列哪项检查有诊断意义

A. 凝集溶解试验　　　　B. 尿常规

C. X线检查　　　　　　D. 血常规

E. 肾功能

264. 患者，18岁。务农，于8月5日以发冷发热起病2天入院，伴有头痛、肌肉酸痛、乏力，皮肤有出血点。入院1天后突然出现心慌气短，心率快，咯血痰。胸部X线检查：双肺广泛片状阴影。钩端螺旋体病治疗早期最可能出现的症状是

A. 过敏反应　　　　　　B. 溶血反应

C. 中毒反应　　　　　　D. 赫氏反应

E. 二重感染

265. 钩端螺旋体病的传染源为

A. 猪、鼠和狗　　　　　B. 狗

C. 鼠　　　　　　　　　D. 羊

E. 猫

266. 包虫病的传染源为

A. 羊　　　　　　　　　B. 鼠

C. 狗　　　　　　　　　D. 猪、鼠和狗

E. 猫

267. 鲁氏病的传染源为

A. 狗　　　　　　　　　B. 羊

C. 鼠　　　　　　　　　D. 猪、鼠和狗

E. 猫

268. 肾综合征出血热的传染源为

A. 羊　　　　　　　　　B. 狗

C. 猪、鼠和狗　　　　　D. 鼠

E. 猫

269. 弓形虫病的传染源为

A. 猪、鼠和狗　　　　　B. 狗

C. 鼠　　　　　　　　　D. 羊

E. 猫

270. 钩端螺旋体病四个临床类型共有的早期症状是

A. 明显内脏器官损害　　B. 中毒症候群

C. 迟发变态反应　　　　D. 青霉素治疗加重

E. 肾损害

271. 钩端螺旋体血症极期和后期阶段

A. 中毒症候群　　　　　B. 迟发变态反应

C. 明显内脏器官损害　　D. 青霉素治疗加重

E. 肾损害

272. 可迅速转为肺大出血型的是

A. 青霉素治疗加重　　　B. 明显内脏器官损害

C. 迟发变态反应　　　　D. 中毒症候群

E. 肾损害

273. 阿米巴痢疾的发病是由于经口感染

A. 结肠阿米巴包囊　　　B. 结肠阿米巴滋养体

C. 溶组织阿米巴滋养体　D. 微小阿米巴滋养体

E. 溶组织阿米巴包囊

274. 肠阿米巴病的病理特点是

A. 口小底大烧瓶样溃疡　B. 黏膜呈颗粒状

C. 黏膜糜烂　　　　　　D. 黏膜表浅溃疡

E. 肠黏膜弥漫性充血水肿

275. 最常见的阿米巴病的肠外并发症是

A. 肝脓肿　　　　　　　B. 腹膜炎

C. 肺脓肿　　　　　　　D. 心包炎

E. 脑脓肿

276. 关于肠阿米巴病的特点，下述哪项是错误的

A. 易变为慢性

B. 结肠壁中原虫可经血行引起其他脏器的继发性脓肿

C. 结肠壁中原虫可直接造成邻近部位病变

D. 原发病在结肠黏膜

E. 临床表现与各种并发症的发生与肠道病变的严重程度呈平行关系

277. 蚊虫叮咬人体时，随蚊唾液进入人体的是

A. 动合子　　　　　　　B. 裂殖子

C. 配子体　　　　　　　D. 裂殖体

E. 子孢子

278. 传播疟疾的主要媒介是

A. 淡色蚊　　　　　　　B. 三带喙蚊

C. 中华按蚊　　　　　　D. 刺挠伊蚊

E. 白蛉子

279. 能引起较严重贫血的疟疾是

A. 恶性疟　　　　　　　B. 三日疟

C. 卵形疟　　　　　　　D. 间日疟

E. 输血后疟症

280. 在疟疾的表现中（典型），下列哪项是错误的

A. 白细胞增多，中性粒细胞升高

B. 有完全缓解间歇

C. 脾肿大

D. 定时性，周期性寒热、大汗发作

E. 贫血

281. 女性，20 岁。腹泻 2 个月，每日 4 ~ 5 次，粪便呈暗红色，有粪质带血或黏液，有腥臭味。最可能的诊断是

　A. 细菌性痢疾　　　　B. 细菌性食物中毒

　C. 霍乱　　　　　　　D. 溃疡性结肠炎

　E. 肠阿米巴病

282. 女性，30 岁。发热 3 天，肝脏肿大，肝区压痛。既往曾有间断性排暗红色、腥臭味的黏液血便。最可能的诊断是

　A. 细菌性肝脓肿　　　B. 急性胆囊炎

　C. 原发性肝炎　　　　D. 急性肝炎

　E. 阿米巴性肝脓肿

283. 女性，25 岁。慢性腹泻 2 年，粪便为黏液血便，量中等，消瘦，贫血。下列哪项能确定诊断

　A. 便中可查到红、白细胞　B. 血白细胞升高

　C. 便中可见阿米巴滋养体　D. 肠镜可见溃疡

　E. 肠镜可见息肉

284. 间日疟患者经奎宁治疗 3 天，临床症状消失，2 个月后又出现疟疾，并在血中查到疟原虫，此种情况应考虑

　A. 疟疾再感染　　　　B. 疟疾复发

　C. 不同疟原虫混合感染　D. 疟疾复燃

　E. 疟原虫重复感染

285. 女性，25 岁。妊娠 6 周，因寒战、高烧、大汗，在当地医院诊断为恶性疟疾。应选用哪种治疗方案

　A. 奎宁口服　　　　　B. 氯喹口服

　C. 氯喹 + 伯氨喹　　　D. 奎宁 + 伯氨喹

　E. 乙胺嘧啶

286. 男性，78 岁。既往患冠心病 30 余年，因寒战、大汗，在当地医院诊断疟疾。下列哪种药慎用

　A. 奎宁　　　　　　　B. 氯喹

　C. 伯氨喹　　　　　　D. 磺胺类

　E. 青霉素

287. 女性，30 岁。半年来间断性腹泻，每日 5 ~ 6 次，量中等，黏液血便，腥臭味。查体：生命体征平稳，心肺未见异常，肝脾未触及，腹软，右下腹压痛。为确定诊断，需做

　A. 便常规　　　　　　B. 肠镜

　C. 便原虫检查　　　　D. 腹部 B 超

　E. 血生化检查

288. 男性，30 岁。两周前曾去南方出差，2 天前突然寒战高烧，体温最高达 39.5℃，4 小时后大汗淋漓，

热退。为确定诊断应做哪项检查

　A. 血常规　　　　　　B. 骨髓象检查

　C. 血液涂片查疟原虫　D. 疟原虫抗体检查

　E. 血细菌培养

289. 能够杀灭各型阿米巴原虫，适用于肠内、外急慢性阿米巴病的是

　A. 甲硝咪唑　　　　　B. 卡巴肿

　C. 呋喃唑酮　　　　　D. 氯喹

　E. 依米丁

290. 服药后在肠壁组织中含量甚低，而在肺、肝组织中浓度极高，因此对肠阿米巴病疗效差，而对阿米巴脓肿有良效的是

　A. 卡巴肿　　　　　　B. 氯喹

　C. 呋喃唑酮　　　　　D. 甲硝咪唑

　E. 依米丁

291. 日本血吸虫的中间宿主是

　A. 川卷螺　　　　　　B. 豆螺

　C. 沼螺　　　　　　　D. 钉螺

　E. 扁卷螺

292. 日本血吸虫病早期的病理变化主要由下列哪种因素引起

　A. 毛蚴　　　　　　　B. 虫卵

　C. 田胞蚴　　　　　　D. 子孢虫

　E. 尾虫蚴

293. 临床常用驱虫药物中最常用的是

　A. 甲苯达唑　　　　　B. 吡喹酮

　C. 阿苯达唑　　　　　D. 双硫氯酚

　E. 喹诺酮类

294. 囊虫寄生于人体的哪个部位

　A. 皮下　　　　　　　B. 眼

　C. 脑　　　　　　　　D. 肌肉

　E. 以上都可

295. 男性，30 岁。洗澡中无意发现左侧前臂皮下 2 枚结节，无压痛，活动好，黄豆大小。为确定诊断，应做哪项检查

　A. 血嗜酸粒细胞计数　B. 囊虫皮试

　C. 脑 CT　　　　　　　D. 活体组织学检查

　E. 以上都不是

296. 男性，35 岁。浙江人，一月前因捕鱼着凉，近日发热，体温 38.5℃，腹泻稀便。查体：无欲外观，周身可见荨麻疹，无黄疸，肝肋下 1.0cm，脾肋下 2.0cm，脾轻压痛。实验室检查：血细胞 15×10^9/L，嗜酸粒细胞 0.40%。其最可能的诊断是

　A. 急性血吸虫病　　　B. 副伤寒

C. 阿米巴肝脓肿　　　　　D. 伤寒

E. 粟粒性结核

297. 男性，40 岁。农民，江苏人，一月前，因下稻田着凉，发热 2 周，畏寒，体温在 38℃上下，自觉腹痛，有腹泻，稀便。查体：表情淡漠，腹部有轻压痛，肝肋下 1.0cm，剑下 2.5cm，周身可见荨麻疹。以下检查中最可能出现异常的是

A. 血白细胞在正常范围　　B. 血小板减少

C. 血嗜酸粒细胞升高　　　D. 血嗜酸粒细胞减少

E. 血液浓缩

*298. 感染的含义是

A. 病原体侵入人体的过程

B. 病原体侵入人体的一种方式

C. 又称传染，是病原体对人体的一种寄生过程

D. 人对病原体缺乏抵抗力而发病

E. 病原体与人体相互作用的过程

*299. 病原体进入人体后，是否引起疾病，主要取决于

A. 病原体的数量

B. 病原体的毒力

C. 病原体的侵袭力

D. 病原体的致病能力和机体的免疫功能

E. 机体的抵抗能力

*300. 潜伏性感染是指

A. 病原体侵入人体后，只引起轻微症状

B. 病原体与人体保持永久平衡，不引起症状

C. 病原体与人体相互作用，保持暂时性平衡，当人体防御功能减弱时，可引起疾病

D. 病原体侵入人体发生免疫反应，不出现症状

E. 病原体侵入人体，引起免疫反应，不出现症状

*301. 病原体侵袭人体后，不出现或仅出现不明显的临床表现，但通过免疫学检查可发现对入侵病原体产生了特异性免疫反应，应称为

A. 健康携带者　　　　　　B. 潜在性感染

C. 显性感染　　　　　　　D. 隐性感染

E. 不典型病例

*302. 传染病流行过程的基本条件是

A. 病原体、人体和它们所处的环境

B. 病原体、感菌动物、易感人群

C. 传染源、传播途径

D. 传染源、传播途径、易感人群

E. 社会环节、自然环节

*303. 影响传染病流行过程的因素有

A. 社会因素、自然因素

B. 病原体、感菌动物

C. 传染源、传播途径、易感人群

D. 病原体、人体和环境

E. 病原体和环境

*304. 感染过程的五种表现在不同传染病中各有侧重，一般最常见的是

A. 病原体被清除　　　　　B. 显性感染

C. 隐性感染　　　　　　　D. 潜伏性感染

E. 病原携带状态

*305. 传染病的基本特征为

A. 有传染源、传播途径、免疫性

B. 有传染源、传染性、易感人群

C. 有病原体、流行性、易感性

D. 有病原体、有传染性、有流行病学特征、有感染后免疫

E. 有传染性、流行性、免疫性

*306. 传染病的诊断依据是

A. 临床症状、体检及生化检查

B. 临床资料、疫苗注射情况、实验室检查

C. 临床资料、流行病学资料、实验室检查

D. 临床病状、流行病学资料、病原学检查

E. 流行病学的检查、病原学检查

*307. 传染病的治疗原则是

A. 一般治疗和特效治疗

B. 病原治疗和消毒隔离

C. 治疗、护理和消毒隔离

D. 对症治疗、康复治疗和中药治疗

E. 病原治疗、康复治疗和中药治疗

*308. 传染病的防治原则是

A. 切断社会因素和自然因素

B. 管理传染源、切断传播途径、保护易感人群

C. 管理食物、水源、粪便、消灭蚊蝇

D. 管理水、管理饮食、卫生管理、灭蝇

E. 环境卫生管理、水源食物管理、灭蝇

*309. 男性，30 岁。结核菌素试验 1：2000，弱阳性，而无结核症状、体征及 X 线发现，为

A. 显性感染　　　　　　　B. 重复感染

C. 潜在性感染　　　　　　D. 病原携带状态

E. 既往有过感染

*310. 男性，28 岁。持续发热 17 天，伴纳差、腹泻。脉搏 80 次/分，肝肋下 2cm。血象：白细胞 5×10^9/L，中性粒细胞 70%。肥达反应 "O" 1：160，"H" 1：320，"A" 1：80，"B" 1：40。6 月前有血吸虫疫水接触史。最可能是

A. 伤寒合并血吸虫病　　　B. 急性血吸虫病

C. 慢性血吸虫病　　　　D. 败血症

E. 副伤寒

311. 女性，29 岁。发病一周，巩膜重度黄染，肝界缩
小，神志不清，躁动不安。血清总胆红素
310μmol/L，ALT 200 单位，凝血酶原活动变为
19%。最可能的诊断是

A. 急性黄疸型肝炎　　　B. 亚急性重型肝炎

C. 淤胆型肝炎　　　　　D. 急性重型肝炎

E. 中毒性肝炎

312. 6 岁患儿，8 月 2 日突然高热，发病 5 小时后反复
抽搐，四肢凉，血压下降，项强（±），血白细胞
21×10^9/L。最可能的诊断为

A. 病毒性脑膜炎　　　　B. 恶性疟疾

C. 流行性乙型脑炎　　　D. 流行性脑脊髓膜炎

E. 中毒性菌痢

313. 男性，20 岁。无任何不良反应，体检时发现血清
HBsAg 阳性，转氨酶等其他肝功能检查均正
常，为

A. 病原体携带　　　　　B. 显性感染

C. 潜在性感染　　　　　D. 既往感染过

E. 重复感染

314. 男性，36 岁。11 月份来诊，发热 4 天，头痛、腰
痛、恶心、呕吐，皮膜黏膜可见条状出血，神志
清，颜面潮红，结膜充血。颈软，心肺未见异常，
腹软，肝未及，肾区有叩痛，血压 14/10kPa。最
有效的治疗措施是

A. 控制输液量，早期利尿

B. 应用低分子右旋糖酐

C. 应用平衡盐液、维生素 C、抗病毒治疗

D. 应用高渗葡萄糖液

E. 应用高效利尿剂

315. 男性，30 岁。持续发热 20 天，伴有周身不适，巩
膜轻度黄染，体温 39℃，神志清，表情淡漠，肝
肋下 2.0cm，脾肋下 1.0cm。白细胞 3.0×10^9/L，
中性 80%，淋巴 20%。在腔道内（呼吸道、消化
道、泌尿道）起保护作用的是

A. IgG　　　　　　　　B. IgM

C. IgE　　　　　　　　D. IgA

E. IgD

316. 地方性斑疹伤寒的病原体是

A. 恙虫病立克次体　　　B. 伤寒杆菌

C. 副伤寒杆菌　　　　　D. 莫氏立克次体

E. 普氏立克次体

317. 地方性斑疹伤寒的主要传染源是

A. 野鼠　　　　　　　　B. 家鼠

C. 鼠蚤　　　　　　　　D. 蚊

E. 人

318. 恙虫病的主要传染源是

A. 猪　　　　　　　　　B. 螨

C. 鼠　　　　　　　　　D. 蚤

E. 蚊

319. 恙虫病的传播途径

A. 蚤　　　　　　　　　B. 消化道

C. 蚊　　　　　　　　　D. 呼吸道

E. 螨

320. 男性，20 岁，农民，4 天前突然发冷、发热，最
高体温达 39℃以上，伴头痛，查体：T 39℃，结
膜充血，皮肤散在充血性斑丘疹。肝脾外斐变形
杆菌 OX19 凝集试验阳性，出血热抗体试验阴性。
最可能的诊断是

A. 流行性生血热　　　　B. 伤寒

C. 地方性斑疹伤寒　　　D. 钩螺旋体病

E. 恙虫病

321. 男性，30 岁。4 天前突然高热达 39℃，结膜充血，
皮肤散在充血性斑丘疹，变形杆菌 OX19 凝集试
验阳性，初步诊断为地方性斑疹伤寒，应首选
何药

A. 四环素　　　　　　　B. 氯霉素

C. 磺胺类　　　　　　　D. 青霉素

E. 喹诺酮

322. 男性，25 岁。5 天前突然高烧，最高达 40℃，颜面
潮红，结膜充血并有焦痂，淋巴结肿大，肝脾均大，
血 WBC 正常，变形杆菌 OXK 凝集反应 1:320，最
可能的诊断是

A. 恙虫病　　　　　　　B. 伤寒

C. 流行性出血热　　　　D. 斑疹伤寒

E. 钩端螺旋体病

323. 男性，20 岁。于 4 天前突然发冷、发热，体温高
峰为 39.5℃。查体可见颜面潮红，结膜充血，腹
股沟可见焦痂形成，腹股沟淋巴结肿大。变形杆
菌 OXK 凝集的反应 1:320。下述哪项是需要进
行鉴别的

A. 疟疾　　　　　　　　B. 伤寒

C. 钩端螺旋体病　　　　D. 斑疹伤寒

E. 以上均是

324. 染有霍乱弧菌食具的最佳消毒措施是

A. 紫外线　　　　　　　B. 2% 漂白粉

C. 煮沸　　　　　　　　D. 3% 的来苏儿

E. 3% 的石炭酸

*325. 霍乱最重要的传播途径是
    A. 水型传播   B. 食物传播
    C. 苍蝇媒介   D. 生活接触
    E. 带菌动物传播

*326. 霍乱吐泻"米泔水"样物质是因为泻吐物中
    A. 缺乏胆汁
    B. 含大量黏液
    C. 含大量胃肠黏膜
    D. 含大量脱落上皮细胞
    E. 缺乏胃酸

*327. 关于霍乱的临床表现，下列哪项是错误的
    A. 先泻后吐
    B. 寒战、高热、急性起病
    C. 无痛性腹泻
    D. "米泔水"样吐泻物
    E. 严重者有痛性肌肉痉挛

*328. 确诊霍乱的主要依据是
    A. 霍乱血清凝集反应
    B. "米泔水"样泻吐物
    C. 痛性肌肉痉挛
    D. 无痛性腹泻
    E. 吐泻物检查霍乱弧菌

*329. 霍乱与其他细菌引起的腹泻最主要的鉴别点是
    A. 有无严重的脱水表现
    B. 有无腹痛及里急后重
    C. 有无"米泔水"样粪便
    D. 流行病学史
    E. 细菌学检查结果

*330. 霍乱的古典生物型和 EL – Tor 生物型细菌的鉴别是通过
    A. 悬滴镜检   B. 涂片染色
    C. 霍乱红试验   D. 羊血细胞溶血试验
    E. 霍乱血清凝集反应

【A3/A4 型题】

(1~2 题共用题干)
男性，50 岁。因高热 3 天，休克 1 天于 12 月 15 日入院。BP 40/0mmHg，眼结膜充血水肿。血 WBC 24×10^9/L，HB 180g/L，尿蛋白（＋＋＋）。

1. 诊断应首先考虑
    A. 流感   B. 钩端螺旋体病
    C. 伤寒   D. 肾综合征出血热
    E. 斑疹伤寒

2. 下列治疗中哪项不正确
    A. 补充血容量

    B. 纠正酸中毒
    C. 可应用血管活性药物
    D. 可用肾上腺皮质激素
    E. 大量输血

(3~5 题共用题干)
男性，26 岁。畏寒，继之发热，体温最高达 39℃，伴头痛，3 小时后退热，退热后体力、食欲好，每 2 天发热一次，查 WBC 6.2×10^9/L，中性粒细胞 70%。

3. 可能的诊断是
    A. 中枢神经系统感染   B. 败血症
    C. 间日疟   D. 三日疟
    E. 病毒感染

4. 哪项检查有助于确诊
    A. 脑脊液检查   B. 血培养
    C. 血涂片   D. 病毒抗体检查
    E. 动物接种

5. 首选下列哪项治疗方案
    A. 大剂量青霉素   B. 氯喹
    C. 利巴韦林   D. 伯氨喹林
    E. 磺胺类药物

(6~7 题共用题干)
男性，38 岁。农民。3 天来发热，伴畏寒、头痛、眼痛、腰痛于 2 月 1 日入院。T 38.6℃，眼结膜充血水肿，面颈潮红，两胁部有小出血点。血 WBC 16×10^9/L，尿蛋白（＋＋＋）。

6. 最可能的诊断是
    A. 流脑   B. 败血症
    C. 钩端螺旋体病   D. 急性肾炎
    E. 肾综合征出血热

7. 为确诊应检测
    A. 脑脊液检查
    B. 血培养
    C. 钩端螺旋体病凝溶试验
    D. 尿培养
    E. 肾综合征出血热特异性 IgM 抗体

(8~9 题共用题干)
男性，49 岁。乙肝肝硬化失代偿期患者，近 3 天发热腹痛，腹水明显增加。腹水检查：淡黄，比重 1.020，蛋白 25g/L，细胞总数 800/ml，白细胞 680/ml，中性多核 80%。

8. 最可能并发
    A. 结核性腹膜炎   B. 原发性腹膜炎
    C. 门静脉血栓形成   D. 原发性肝癌
    E. 肝肾综合征

9. 治疗上应

　　A. 抗乙型肝炎病毒治疗　　　B. 抗结核治疗

　　C. 抗感染治疗　　　　　　　　D. 增加血容量

　　E. 降低血氨治疗

（10～11 题共用题干）

男性，28 岁。农民。发热、头痛 5 天，血尿伴少尿 1 天。

10. 最可能的诊断是

　　A. 细菌性痢疾　　　　　　　　B. 乙型脑炎

　　C. 艾滋病　　　　　　　　　　D. 肾综合征出血热

　　E. 病毒性肝炎

11. 临床属于该病的哪一期

　　A. 发热期　　　　　　　　　　B. 低血压休克期

　　C. 少尿期　　　　　　　　　　D. 多尿期

　　E. 恢复期

（12～13 题共用题干）

5 岁患儿，突起高热 10 小时，抽痉 2 小时，呕吐 1 次来院急诊。查体：体温 40℃，血压 40/20mmHg，昏睡状，四肢冷，心肺（－）。血 WBC 18.2×10^9/L，中性 88%。便常规：白细胞 2～8 个/HP。脑脊液正常。

12. 诊断应首先考虑为

　　A. 乙型脑炎　　　　　　　　　B. 败血症

　　C. 脑型疟疾　　　　　　　　　D. 流行性脑脊髓膜炎

　　E. 中毒性菌痢

13. 应首先采取的治疗措施是

　　A. 脱水剂治疗　　　　　　　　B. 抗生素治疗

　　C. 退热剂治疗　　　　　　　　D. 扩充血容量

　　E. 止痉剂治疗

（14～15 题共用题干）

男性，42 岁。饮酒史 15 年，平均每天 50 度白酒 5 两。ALT 78IU/L、AST 120IU/L、ALP 254IU/L、GGT 324IU/L。B 超提示：肝脏弥漫性损害伴肿大、重度脂肪肝，肝炎病毒标志物阴性。

14. 患者脂肪肝的原因为

　　A. 乙醇性　　　　　　　　　　B. 营养不良性

　　C. 糖尿病　　　　　　　　　　D. 病毒因素

　　E. 高血脂

15. 各种病毒性肝炎中，易产生肝细胞脂肪变性的是

　　A. 甲型肝炎　　　　　　　　　B. 乙型肝炎

　　C. 丙型肝炎　　　　　　　　　D. 丁型肝炎

　　E. 戊型肝炎

（16～17 题共用题干）

男性，43 岁。便中排节片，头皮可及数个圆形结节，无压痛，无粘连，2～3 天癫痫发作一次，已用阿苯达唑治疗 10 天，近 3 天无癫痫发作。

16. 下列叙述哪项正确

　　A. 已治愈，不需再治

　　B. 有癫痫发作时，再治疗

　　C. 14～21 天后再用阿苯达唑治疗

　　D. 2～3 个月再用阿苯达唑治疗

　　E. 马上用吡喹酮治疗

17. 治疗过程中，下列哪项无必要

　　A. 甘露醇　　　　　　　　　　B. 地塞米松

　　C. 苯妥英钠　　　　　　　　　D. 手术减压

　　E. 眼科检查

（18～19 题共用题干）

4 岁患儿，突起高热，体温 40℃，昏睡，4 小时后呕吐 1 次，抽搐 3 次，于 8 月 20 日急诊入院。查体：两瞳孔不等大，叹息样呼吸。血 WBC 20×10^9/L，中性 85%。

18. 首先考虑的诊断是

　　A. 乙型脑炎　　　　　　　　　B. 细菌性痢疾

　　C. 流行性脑脊髓膜炎　　　　　D. 脑型疟疾

　　E. 脑囊虫病

19. 此病例的快速诊断方法是

　　A. 脑脊液检查

　　B. 血培养

　　C. 便培养

　　D. 生理盐水灌肠液检查

　　E. 钡剂灌肠 X 线检查

（20～21 题共用题干）

男性，31 岁。因高热、咳嗽 5 天于 8 月 16 日住院。入院前 12 天曾回湖北老家，在河中游泳，体温 39.6℃，球结膜充血，双侧腓肠肌压痛，腹股沟淋巴结肿大伴压痛，拒按，两肺可闻及少许湿啰音。胸部 X 线检查示双肺小片状影。血 WBC 11.2×10^9/L，中性 80%。

20. 最可能的诊断是

　　A. 伤寒　　　　　　　　　　　B. 钩端螺旋体病

　　C. 大叶性肺炎　　　　　　　　D. 过敏性反应

　　E. 急性血吸虫病

21. 本病的传播途径是

　　A. 粪－口传播　　　　　　　　B. 血液传播

　　C. 母婴垂直传播　　　　　　　D. 直接接触传播

　　E. 呼吸道传播

（22～23 题共用题干）

患者，男性，40 岁。做销售员 10 年。有不洁性生活史。近 2 周来感乏力，低热，咳嗽，全身不适，食欲差且体重下降。查体：T 37.3℃，颌下及腋下有多个淋巴结肿大，质软，无压痛，无粘连。

22. 入院诊断下列哪种疾病的可能性最大

　　A. 艾滋病　　　　　　　　　　B. 肺结核

C. 淋巴结核   D. 结节病

E. 流行性斑疹伤寒

23. 首先应做什么检查

A. $CD4^+T$ 细胞和总淋巴细胞计数

B. 外斐反应

C. CT 检查

D. 结核菌素试验

E. 抗 – HIV 检测

（24～25 题共用题干）

某男，35 岁。于 11 月 28 日因发热就诊，曾于 10 天前捕鼠时被鼠咬伤，并接触鼠类的排泄物，诉头痛、腰痛、眼眶痛。

24. 下列哪种疾病的可能性最大

A. 疟疾   B. 狂犬病

C. 登革热   D. 乙型脑炎

E. 肾病综合征出血热

25. 其病原体属于

A. 原虫   B. 细菌

C. 布尼亚病毒科   D. 逆转录病毒科

E. 钩端螺旋体

（26～27 题共用题干）

男性，68 岁。慢性乙型肝炎病史 30 年，近 3 个月来右上腹隐痛伴低热，1 小时前突感右上腹剧痛，继而全腹痛。查体：体温 38℃，巩膜微黄，全腹有抵抗感、压痛及反跳痛，肝、脾大，移动性浊音可疑。诊断性腹腔穿刺抽出血性液体。化验血 AFP 840ng/ml。

26. 最可能的诊断是

A. 肝硬化合并门静脉血栓形成

B. 原发性肝癌破裂

C. 急性胰腺炎

D. 消化性溃疡急性穿孔

E. 肝硬化并原发性腹膜炎

27. 下列治疗措施中不对的是

A. 补充血容量   B. 补充凝血因子

C. 预防感染治疗   D. 外科手术

E. 以上都不对

（28～29 题共用题干）

男性，30 岁。农民，腹泻 40 天，每日解便 5～8 次，伴轻度腹胀，疲乏，大便暗红色，有腥臭，粪质多，无发热及里急后重。便检：暗红色黏液血便，高倍镜下红细胞（＋＋＋），白细胞（＋），可见夏科雷登晶。

28. 该病最可能的诊断是

A. 肠阿米巴病   B. 细菌性痢疾

C. 慢性溃疡性结肠炎   D. 结肠癌

E. 肠结核

29. 该病结肠镜检查结果最可能为

A. 弥漫性纤维蛋白渗出性炎症

B. 正常黏膜上散在孤立小脓肿，破溃后形成边缘不整、口小底大的烧瓶样溃疡

C. 黏膜广泛充血、水肿，触之易出血

D. 铺路石样改变

E. 以上都不正确

（30～31 题共用题干）

某男，15 岁。HBsAg 阳性，HBeAg 阳性，ALT 15IU/L，无自觉症状，其母亲为慢性乙型肝炎患者。患者体检及 B 超均无异常发现。

30. 该人的 HBV 感染状态为

A. 病原体被清除   B. 隐性感染

C. 显性感染   D. 病原携带状态

E. 潜伏性感染

31. 治疗上应

A. 立即进行干扰素治疗

B. 暂不予任何治疗，动态观察，监测 ALT

C. 不予任何治疗，也不用监测

D. 长期保肝治疗

E. 立即给予贺普丁治疗

（32～33 题共用题干）

女性，18 岁。8 月 3 日入院，10 天前由云南来京，2 天后开始发冷、发热，头痛，出汗，开始发热无明显规律，现 2 天高热一次，退热后精神好，可以进食。血白细胞 4.2×10^9/L，中性粒细胞 72%，淋巴细胞 24%，嗜酸粒细胞 3%，单核细胞 1%，血红蛋白 9.8g/L。

32. 简便、可靠的辅助检查是

A. 骨髓涂片   B. 血涂片

C. 嗜酸性粒细胞绝对计数   D. 血清抗体的检测

E. 血培养

33. 抗复发治疗采用的药物是

A. 三代头孢菌素   B. 乙胺嘧啶

C. 伯氨喹   D. 奎宁

E. 磺胺

（34～35 题共用题干）

女性，18 岁。持续发热 10 天，体温逐日升高，伴乏力、纳差。查体：T 39.8℃，P 80 次/分，精神萎靡，胸部可见 6 个充血性皮疹，腹部胀气，脾肋下可及。化验：血 WBC 3.7×10^9/L。

34. 此病人最可能的诊断是

A. 流感   B. 伤寒

C. 斑疹伤寒   D. 肾综合征出血热

E. 钩端螺旋体病

35. 下列哪项检查对诊断没有帮助

    A. 肥达反应   B. 血细菌培养

    C. 尿细菌培养   D. 大便细菌培养

    E. 皮疹穿刺涂片镜检

(36～37 题共用题干)

男性，16 岁。于 12 月 6 日因发热 4 天入院，病初低热，伴咽痛。近 2 天来寒战高热、精神萎靡，皮肤黏膜广泛瘀点和瘀斑，今日早晨开始出现频繁呕吐和抽搐。颈抵抗，克氏征（＋）。

36. 该病人所处的病期是

    A. 前驱期

    B. 败血症期

    C. 脑膜炎期

    D. 败血症期与脑膜炎期重叠

    E. 恢复期

37. 该病人症状消失后还应该隔离几天

    A. 可以解除隔离   B. 3 天

    C. 7 天   D. 10 天

    E. 症状消失后再做 1 次脑脊液培养，阴性可以解除隔离

(38～39 题共用题干)

男性，28 岁。农民，畏寒发热，全身乏力酸痛 4 天入院。体温 39.3℃，球结膜充血，双侧腓肠肌压痛拒按，腹股沟淋巴结蚕豆大伴压痛。血 WBC 14×10^9/L，中性 82%。

38. 诊断应考虑为

    A. 莱姆病   B. 伤寒

    C. 钩端螺旋体病   D. 斑疹伤寒

    E. 急性囊虫病

39. 为了确诊，进一步的检查是

    A. 肥达反应   B. 外斐反应

    C. 白细胞分类计数   D. 淋巴结活检

    E. 钩端螺旋体血清凝集试验

(40～41 题共用题干)

男性，12 岁。发热头痛 2 天于 3 月 18 日入院。体温 39.5℃，血压 13.3/9.3kPa（100/70mmHg），神志恍惚，全身散在瘀点，颈抵抗（＋），克氏征（＋）。

40. 该病人的诊断应首先考虑

    A. 脑型疟疾   B. 中毒性菌痢

    C. 流行性脑脊髓膜炎   D. 流行性乙型脑炎

    E. 钩端螺旋体病脑膜脑炎型

41. 确诊的首选检查是

    A. 脑脊液常规

    B. 脑脊液涂片查病原体

    C. 脑脊液培养

    D. 血清特异性 IgM 抗体测定

    E. 血涂片查病原体

(42～43 题共用题干)

某男，28 岁。11 月 29 日因发热、头痛、腰痛入院，2 周前有野外宿营史，该病的基本病理变化是全身小血管、毛细血管的损害。

42. 应诊断为下列哪种疾病

    A. 病毒性肝炎   B. 流行性脑脊髓膜炎

    C. 伤寒   D. 肾综合征出血热

    E. 乙型脑炎

43. 下列哪种病理改变不是该病的特点

    A. 肾小管上皮细胞变性、坏死，管腔内有较多红细胞和管型

    B. 肉眼可见右心房内膜下广泛出血

    C. 肝细胞肿胀、变性伴坏死

    D. 回肠下段集合淋巴结病变

    E. 腺垂体显著充血、出血和凝固性坏死

(44～45 题共用题干)

男性，农民，11 月份因发热、头痛、呕吐 3 天为主诉入院。查体：面颈部潮红，双腋下少许出血点。尿常规：蛋白（＋）红细胞 3～10 个/HP。末梢血象：WBC 23×10^9/L，异型淋巴 10%，PLT 48×10^9/L。

44. 该患者的诊断可能为

    A. 流行性脑脊髓膜炎   B. 斑疹伤寒

    C. 流行性出血热   D. 钩端螺旋体病

    E. 败血症

45. 住院两天后，热退但症状加重，出血点增加，四肢厥冷，脉搏细弱，BP 80/60mmHg。此时对该患者的治疗原则是

    A. 以扩容为主

    B. 以应用血管活性药物为主

    C. 以应用激素为主

    D. 以纠正酸中毒为主

    E. 以输入胶体液为主

＊（46～47 题共用题干）

患者，男性，30 岁。吐泻、排水样便 10 小时入院，平素喜食生冷食物，无腹痛及发热。血压 80/50mmHg，便常规白细胞 0～2 个/Hp，红细胞 1～2 个/Hp，大便涂片染色见革兰阴性弯曲且排列成鱼群状细菌，悬滴法见动力强。

46. 诊断应首先考虑为

    A. 细菌性痢疾   B. 阿米巴痢疾

    C. 霍乱   D. 病毒性急性胃肠炎

    E. 沙门菌食物中毒

47. 经输液血压恢复正常，但出现腓肠肌和腹直肌痉挛是因为

   A. 低氯　　　　　　　　　B. 低钙

   C. 低钾　　　　　　　　　D. 低钠

   E. 碱中毒

＊（48～49 题共用题干）

女性，20 岁。大学生，发病前两周曾到云南旅游并有草丛休息史，发热 8 日伴畏寒、头痛、结膜充血。查体：左侧腹股沟可及一蚕豆大小淋巴结并查见一直径约 4mm 圆形溃疡，肝、脾肋下未及。血象：WBC $4.0 \times 10^9/L$，可见核左移。

48. 首先考虑的诊断是

   A. 伤寒　　　　　　　　　B. 地方性斑疹伤寒

   C. 恙虫病　　　　　　　　D. 鼠疫

   E. 肾综合征出血热

49. 为明确病因，检查应首选

   A. 血培养

   B. 淋巴结活检

   C. 肥达反应

   D. 变形杆菌 OXD 凝集反应

   E. 变形杆菌 OX19 凝集反应

＊（50～51 题共用题干）

男性，40 岁。干部，几天来发热、头痛，口服感冒药无效。T 39℃，面红，腹股沟淋巴结黄豆大，后腰部一直径 0.5cm 焦痂，周围稍红肿。

50. 此病人最可能的诊断是

   A. 伤寒　　　　　　　　　B. 斑疹伤寒

   C. 恙虫病　　　　　　　　D. 炭疽

   E. 钩端螺旋体病

51. 有助于此病人诊断的检测是

   A. 血常规　　　　　　　　B. 血沉

   C. 血培养　　　　　　　　D. 血涂片查病原

   E. 特异性血清凝集反应

＊（52～53 题共用题干）

患者，男性，31 岁。发冷、发热、肝区不适 5 天入院。1 个月前，回湖南探亲，曾遇洪水，曾有下肢皮肤小丘疹，发痒。查体：肝肋下 2cm，脾未及。实验室检查：WBC $12.4 \times 10^9/L$，中性粒细胞 20%，嗜酸性粒细胞 58%，淋巴细胞 22%。

52. 可能的诊断是

   A. 钩端螺旋体病　　　　　B. 肾综合征出血热

   C. 斑疹伤寒　　　　　　　D. 疟疾

   E. 日本血吸虫病

53. 哪项实验室检查有助于诊断

   A. 皮内试验　　　　　　　B. 外斐试验

   C. 骨髓涂片　　　　　　　D. 凝溶试验

   E. 尿蛋白定量

＊（54～55 题共用题干）

患者，男性，40 岁。继往体健。发热 4 天，伴有头痛、畏寒、肌肉酸痛、乏力，轻微干咳，胸痛。2 天前突然高热 T 39.6℃，伴咳嗽明显，胸闷，有呼吸困难。胸片示炎症阴影迅速扩大。其居住地报告有 SARS 流行。

54. 为确诊最需做的检查是

   A. 痰的细菌学检查

   B. 红细胞冷凝集试验或链球菌 MG 凝集试验

   C. 检测 SARS 病毒特异性抗体

   D. 血常规、血液生化及血气分析

   E. CT 检查

55. 本患者最可能的诊断是

   A. 支原体肺炎　　　　　　B. 肺炎链球菌肺炎

   C. SARS　　　　　　　　　D. 流感

   E. 真菌性肺炎

＊（56～57 题共用题干）

男性，33 岁。护林员，发热 4 天伴周身酸痛、食欲不振、颜面充血，胸腹部可见数枚散在暗红色斑丘疹。查体：双侧下颌下、颈部、腹股沟可触及花生米大小淋巴结，活动度好，压痛阳性，右胸部可见 3mm×4mm 椭圆形焦痂，肝肋下 2cm，质软，脾肋下 2cm。

56. 首先考虑的诊断是

   A. 麻疹　　　　　　　　　B. 伤寒

   C. 斑疹伤寒　　　　　　　D. 恙虫病

   E. 钩端螺旋体病

57. 该病最具特征性的表现是

   A. 发热　　　　　　　　　B. 焦痂

   C. 结膜充血　　　　　　　D. 淋巴结肿大

   E. 皮疹

＊（58～59 题共用题干）

患者，女性，17 岁。6 月 20 日因腹泻、呕吐 1 天入院。解稀水样便 15 次，呕吐 2 次，不伴发热，感口渴。查体：血压 90/70mmHg，口唇干燥。大便常规：白细胞 1～3 个/HP。

58. 诊断首先考虑为

   A. 菌性痢疾　　　　　　　B. 阿米巴痢疾

   C. 细菌性食物中毒　　　　D. 霍乱

   E. 副溶血弧菌肠炎

59. 为确诊需进一步检查

   A. 大便培养　　　　　　　B. 大便悬滴 + 常规

   C. 血常规　　　　　　　　D. 大便常规

   E. 血电解质及肾功能

＊（60~61题共用题干）

女性，44岁。早晨起床时突然出现头痛、呕吐。脑脊液压力190cmH₂O，头颅MRI见脑室中有一1.2cm×1.2cm占位，有排节片史。

60. 最可能的诊断是

  A. 脑肿瘤   B. 脑室绦虫病

  C. 脑室型囊尾蚴病   D. 软脑膜型囊尾蚴病

  E. 脑实质型囊尾蚴病

61. 应采取的治疗是

  A. 放疗   B. 手术摘除

  C. 阿苯达唑   D. 吡喹酮

  E. 鞘内注射杀虫药物

＊（62~63题共用题干）

男性，39岁。水利工作者，1个月前赴南方考察水利工作，回京后发热、腹泻、皮肤黄染，抗菌治疗无效。实验室检查：WBC 11.2×10⁹/L，中性粒细胞24%，嗜酸性粒细胞58%，淋巴细胞18%。

62. 可能的诊断是

  A. 病毒性肝炎   B. 日本血吸虫病

  C. 疟疾   D. 伤寒

  E. 急性细菌性痢疾

63. 下列哪项检查最有助于诊断

  A. 血清转氨酶ALT及AST   B. 粪便毛蚴孵化试验

  C. 血涂片   D. 肥达、外斐试验

  E. 便培养

＊（64~65题共用题干）

患者，男性，25岁。因腹泻、呕吐1天于7月20日入院，水样便，无法计数，无腹痛及发热，无尿，病前1天曾吃海鲜。查体：神志淡漠，眼眶深陷，血压测不到。

64. 最可能的诊断是

  A. 细菌性痢疾   B. 阿米巴痢疾

  C. 细菌性食物中毒   D. 霍乱

  E. 副溶血弧菌肠炎

65. 对该患者最要紧的治疗措施是

  A. 立即使用呋塞米利尿

  B. 立即以右旋糖酐扩充血容量

  C. 立即使用升压药尽快提升血压

  D. 快速静脉输注生理盐水

  E. 大剂量抗生素

【B型题】

（1~2题共用备选答案）

  A. 干性胸膜炎   B. 胸膜间皮瘤

  C. 金黄色葡萄球菌肺炎   D. 肺癌胸膜转移

  E. 肺炎支原体肺炎

1. 男性，60岁。间断痰中带血4个月，加重伴胸闷、气短1个月，体重下降，伴双膝关节疼痛。胸片：右肺中野团块影，边缘呈分叶状，右侧第五前肋以下呈致密影，右侧肋膈角消失。B超示右侧胸腔少量积液。最可能的诊断是

2. 女性，40岁。10天前左下肢曾有疖肿，3天前始发热39℃，伴寒战，咳嗽明显，咳脓痰。查体双肺可闻及湿性啰音。胸片双肺散在片状影，内有多个小空洞伴液平

（3~5题共用备选答案）

  A. 痢疾志贺菌   B. 福氏志贺菌

  C. 鲍氏志贺菌   D. 宋内志贺菌

  E. 舒密志贺菌

3. 感染后临床表现较重，但预后多良好的是

4. 感染后临床表现较轻，非典型病例多，易误诊的是

5. 感染后排菌时间较长，易转成慢性的是

（6~8题共用备选答案）

  A. 与频繁泻吐导致脱水和电解质紊乱有关

  B. 与剧烈泻吐导致脱水，补液不及时有关

  C. 与快速补液未同时纠正酸中毒有关

  D. 与快速补液未及时补钾有关

  E. 与未及时改用口服补液来纠正累积丢失量、全部继续丢失量和生理需要量有关

6. 霍乱患者，24小时尿量260ml、尿比重1.032

7. 霍乱患者，出现气促、端坐呼吸、肺部湿啰音

8. 霍乱患者，出现Kussmaul呼吸

（9~10题共用备选答案）

  A. 静点541液（以第一个24小时计）2000~3000ml

  B. 静点541液（以第一个24小时计）3000~4000ml

  C. 静点541液（以第一个24小时计）4000~8000ml

  D. 静点541液（以第一个24小时计）6000~8000ml

  E. 静点541液（以第一个24小时计）8000~1200ml

9. 霍乱病人急诊入院，口唇干燥，血压90/60mmHg，应立刻给予

10. 霍乱病人急诊入院，烦躁、眼窝深陷，血压60/30mmHg，应立刻给予

（11~12题共用备选答案）

  A. 肠黏膜大多正常，有散在溃疡边缘隆起，周围有红晕

  B. 肠道病变轻微，仅见黏膜充血水肿

  C. 全身多脏器的微血管痉挛及通透性增加

  D. 肠黏膜水肿和肠壁增厚

  E. 肠黏膜弥漫性纤维蛋白渗出性炎症

11. 急性菌痢最突出的病变是

12. 中毒性菌痢最突出的病变是

（13～14 题共用备选答案）

  A. 肠毒素   B. 内毒素

  C. 外毒素   D. 神经毒素

  E. 细胞毒素

13. 弧菌的主要致病因素是

14. 伤寒杆菌的主要致病因素是

（15～18 题共用备选答案）

  A. 肠出血   B. 肠穿孔

  C. 中毒性心肌炎   D. 支气管肺炎

  E. 中毒性肝炎

15. 属于伤寒最严重的并发症，多见于病程的 2～4 周，好发于回肠末段的是

16. 属于伤寒较常见的并发症，多见于病程的 2～4 周，严重者可导致血压下降的是

17. 属于伤寒常见的并发症，可有黄疸的是

18. 伤寒多发生于疾病的极期和后期，常是继发感染所致的是

（19～21 题共用备选答案）

  A. 氯霉素   B. 红霉素

  C. 四环素   D. 喹诺酮类

  E. 链霉素

19. 地方性斑疹伤寒的首选药物是

20. 伤寒的首选药物是

21. 恙虫病的首选药物是

（22～24 题共用备选答案）

  A. 喷他脒   B. 螺旋霉素

  C. 更昔洛韦   D. 氟康唑

  E. 拉米夫定

22. 治疗 AIDS 并发的卡氏肺孢子虫肺炎的是

23. 治疗 AIDS 并发的弓形虫病的是

24. 治疗 AIDS 并发的巨细胞病毒感染的是

（25～26 题共用备选答案）

  A. 慢性菌痢迁延型

  B. 慢性菌痢急性发作型

  C. 急性菌痢重型

  D. 阿米巴痢疾

  E. 急性菌痢普通型

25. 青年男性，半月前发热、腹痛、腹泻、脓血便，诊断为急性菌痢，治疗 5 天好转，近 2 天又腹痛、腹泻，大便每日达 10 次。便常规：脓细胞（＋＋）、红细胞（＋）、吞噬细胞 1～2/HP。应诊断为

26. 男性，31 岁。3 个月前腹泻 3 天，大便 4～5 次/日，少量黏液血便，伴腹痛及轻度里急后重，自服黄连素 2 天好转，但数日后出现腹痛，解稀便，时有便秘交替。查体：贫血貌，左下腹压痛，可扪及乙状

结肠。应诊断为

（27～29 题共用备选答案）

  A. 丙种球蛋白   B. 乙肝疫苗

  C. 乙肝疫苗和 HBIG   D. 甲肝疫苗

  E. HBIG

27. 与甲型肝炎患者密切接触后 7～10 日内注射

28. 意外受乙型肝炎病毒感染者应立即注射

29. 母亲为 HBsAg（＋）、HBeAg（＋）的新生儿应注射

（30～32 题共用备选答案）

  A. 乙型肝炎   B. 肾综合征出血热

  C. 伤寒   D. 乙型脑炎

  E. 麻疹

30. 在发病 4 天开始出现皮疹的是

31. 主要病变在回盲部的是

32. 基本病理变化是小血管毛细血管的损害的是

（33～34 题共用备选答案）

  A. 抗－HAV IgG   B. 抗－HEV

  C. 抗－HCV   D. 抗－HAV IgM

  E. HCV RNA

33. 甲型肝炎近期感染的标志是

34. 丙型肝炎的确诊指标是

（35～38 题共用备选答案）

  A. 12 小时   B. 24 小时

  C. 48 小时   D. 72 小时

  E. 36～48 小时

35. 间日疟原虫的发育周期为

36. 三日疟原虫的发育周期为

37. 卵形疟原虫的发育周期为

38. 恶性疟原虫的发育周期为

（39～40 题共用备选答案）

  A. 有无不洁饮食史

  B. 是否在林区工作或被蚊虫叮咬

  C. 家中是否有老鼠

  D. 家中是否有跳蚤

  E. 是否有输血史

39. 男性，38 岁。因发热、头痛 2 天来诊，怀疑自己患了肾综合征出血热，询问病史哪项和本病有关

40. 腹痛，腹泻，黏液脓血便，伴里急后重 3 天。该患者应注意询问上面哪项病史

（41～42 题共用备选答案）

  A. 流行性脑脊髓膜炎   B. 肾综合征出血热

  C. 细菌性痢疾   D. 霍乱

  E. 莱姆病

41. 以发热、肾脏损害和出血为主要临床表现的是

42. 以剧烈的腹泻、呕吐以及由此而致的脱水、循环衰竭

为主要临床表现的是

（43～45 题共用备选答案）

    A. HBV DNA   B. 抗－HBe

    C. 抗－Hbs   D. 抗－HBc

    E. HBsAg

43. 乙型肝炎病毒的复制指标是

44. 乙型肝炎的保护性抗体是

45. 注射乙肝疫苗后出现的抗体是

（46～49 题共用备选答案）

    A. 总量 40mg/kg   B. 总量 60mg/kg

    C. 总量 90mg/kg   D. 总量 120mg/kg

    E. 总量 20mg/kg

46. 急性血吸虫病的吡喹酮剂量是

47. 慢性血吸虫病的吡喹酮剂量是

48. 晚期血吸虫病的吡喹酮剂量是

49. 预防性服药的剂量是

（50～51 题共用备选答案）

    A. 呼吸困难，呼吸频率大于 30 次/分

    B. 高热持续 3 天不退

    C. 体温 > 38.5℃

    D. $CD4^+$、$CD8^+$ 淋巴细胞明显减少

    E. 并发细菌感染

50. 属于重症传染性非典型肺炎的诊断标准的是

51. 属于糖皮质激素治疗指征的是

（52～53 题共用备选答案）

    A. 虫卵   B. 毛蚴

    C. 尾蚴   D. 童虫

    E. 成虫

52. 当人接触疫水时，钻入皮肤、黏膜的是

53. 寄生于人体的门脉系统的是

（54～56 题共用备选答案）

    A. 氯喹   B. 青蒿素及衍生物

    C. 伯氨喹   D. 乙胺嘧啶

    E. 多西环素

54. 控制疟疾发作的是

55. 预防疟疾复发的是

56. 耐氯喹疟疾首选

（57～60 题共用备选答案）

    A. 中华按蚊   B. 微小按蚊

    C. 雷氏按蚊   D. 大劣按蚊

    E. 三带喙库蚊

57. 山区传播疟疾的主要媒介是

58. 平原地区间日疟传播的主要媒介是

59. 海南岛山林地区传播疟疾的主要媒介是

60. 丘陵地区传播疟疾的主要媒介是

（61～62 题共用备选答案）

    A. 急性胃肠炎   B. 急性细菌性痢疾

    C. 急性阿米巴肠病   D. 霍乱

    E. 慢性阿米巴肠病

61. 男性，20 岁。畏寒、发热、腹泻 1 天入院，昨日晚餐食田螺，大便初为水样，继为黏液脓血便，泻前腹痛，便后缓解。体温 39.4℃，便检红、白细胞满视野。应诊断为

62. 男性，38 岁。菜农，腹泻半月，受凉、饮食不当时症状明显，发作时每日解便 4 至 6 次，暗红色，粪质多，有腥臭，无发热及里急后重。便检：高倍镜下红细胞满视野，白细胞 10 个，可见夏科雷登结晶。应诊断为

（63～65 题共用备选答案）

    A. 依米丁   B. 双碘喹啉

    C. 甲硝唑   D. 大蒜

    E. 奎宁

63. 肠内抗阿米巴药是

64. 对肠内和组织内阿米巴滋养体均有杀灭作用的是

65. 组织内杀阿米巴药是

（66～68 题共用备选答案）

    A. 变态反应

    B. 赫氏反应

    C. 钩体对组织器官的直接损害

    D. 过敏反应

    E. 钩体败血症

66. 钩体病首剂青霉素治疗后 2～4 小时突起发冷、寒战、高热、全身痛及头痛，心率、呼吸加快，严重者发生休克的机制是

67. 钩体病患者早期出现高热、全身酸痛的机制是

68. 钩体病患者后期出现脑动脉炎的机制是

（69～70 题共用备选答案）

    A. 黄疸出血型钩体病

    B. 肺弥漫性出血型钩体病

    C. 急性黄疸型肝炎

    D. 大叶性肺炎（中毒型）

    E. 肾损害型钩体病

69. 男性，20 岁。乏力、尿黄 1 周，病初 3 天曾发热 38.5℃左右。查体：巩膜轻度黄染，肝肋下可及。ALT 780IU/L，TBIL 62μmol/L。最可能的诊断为

70. 男性，25 岁。1 周来发热、尿黄。查体：巩膜轻度黄染，球结膜充血，肝肋下可及。ALT 280IU/L，TBIL 58μmol/L，尿蛋白（＋＋）。最可能的诊断为

（71～73 题共用备选答案）

    A. 山莨菪碱   B. 酚妥拉明

C. 异丙肾上腺素　　D. 多巴胺

E. 去甲肾上腺素

71. 感染性休克时，应用后可解除微血管痉挛和微循环淤滞，促进肺循环内血流流向体循环而防止肺水肿，不宜用于心肌梗死、心力衰竭的是

72. 感染性休克时，6~15μg/（kg·min）时主要兴奋β受体，有强扩血管作用；>20μg（kg·min）时主要兴奋α受体。常用剂量为2~5μg/（kg·min）。为目前应用较多的血管活性药物的是

73. 感染性休克时，可在应用扩血管药的同时应用于冷休克伴有心力衰竭的是

（74~75题共用备选答案）

A. 微血管强烈痉挛

B. 微血管完全开放

C. 毛细血管开放，微静脉端收缩

D. 毛细血管收缩，微静脉端开放

E. 毛细血管网血流停滞

74. 休克早期可见

75. 微循环衰竭期可见

（76~79题共用备选答案）

A. 药物治疗　　B. 手术治疗

C. 药物及手术　　D. 不需治疗

E. 脑室引流

76. 皮下组织囊尾蚴病应选用

77. 眼囊尾蚴病应选用

78. 脑室囊尾蚴病应选用

79. 脑实质囊尾蚴病应选用

（80~81题共用备选答案）

A. 菌血症　　B. 败血症

C. 脓毒败血症　　D. 病毒血症

E. 毒血症

80. 流行性脑脊髓膜炎普通型

81. 流行性脑脊髓膜炎暴发型

（82~84题共用备选答案）

A. S区　　B. C区

C. P区　　D. X区

E. 前S区

82. HBsAg的编码区为

83. DNAP的编码区为

84. HBeAg的编码区为

（85~87题共用备选答案）

A. 钩端螺旋体病　　B. 肾综合征出血热

C. 狂犬病　　D. 伤寒

E. 流行性乙型脑炎

85. 男性，20岁。西安人，因发热3天，少尿1天入院。查体可见球结膜充血、水肿，双腋下出血点。尿蛋白（+++）。血 WBC 25×10⁹/L，PLT 50×10⁹/L。应诊断为

86. 病人自觉周身不适，咽喉有紧缩感。2个月前被狗咬伤小腿。应诊断为

87. 男性，32岁。农民。已发热、肌肉酸痛和乏力3天。查体可见结膜充血，腹股沟淋巴结肿大伴明显压痛。应诊断为

（88~90题共用备选答案）

A. 抗-HIV（ELISA法）　　B. 抗-HIV（WB法）

C. p24抗原　　D. p17抗体

E. HIV RNA定量

88. 疑有HIV感染初筛检查应查

89. 确诊HIV感染应查

90. 可作为HIV抗病毒治疗的疗效考核应查

（91~93题共用备选答案）

A. 甲型流感病毒　　B. 乙型流感病毒

C. 丙型流感病毒　　D. 丁型流感病毒

E. 戊型流感病毒

91. 极易变异，能够引起暴发、大范围流行的是

92. 变异较少，一般引起局部小流行的是

93. 不易变异，常呈散发感染的是

（94~96题共用备选答案）

A. 菌血症　　B. 败血症

C. 脓毒败血症　　D. 病毒血症

E. 毒血症

94. 细菌性痢疾

95. 流脑普通型

96. 流脑休克型

（97~100题共用备选答案）

A. 潜伏期　　B. 初期

C. 极期　　D. 缓解期

E. 恢复期

97. 伤寒第一次菌血症

98. 伤寒第二次菌血症

99. 伤寒后再燃

100. 伤寒后复发

（101~103题共用备选答案）

A. 斑丘疹　　B. 玫瑰疹

C. 瘀点　　D. 红点疹

E. 荨麻疹

101. 流脑皮疹是

102. 伤寒皮疹是

103. 恙虫病皮疹是

（104～106 题共用备选答案）

　　A. 轻型、中型、重型、危重型

　　B. 急性、慢性、重型

　　C. 泻吐期、脱水虚脱期、反应期、恢复期

　　D. 轻型、普通型、暴发型、慢性脓血症型

　　E. 发热期、低血压休克期、少尿期、多尿期、恢复期

104. 流脑分型分期有

105. 霍乱分期有

106. 流行性出血热分期有

（107～110 题共用备选答案）

　　A. 皮肤瘀点、瘀斑

　　B. 大片淤斑伴中央坏死

　　C. 充血性皮疹

　　D. 皮肤溃疡及焦痂

　　E. 疱疹

107. 普通型流脑可见

108. 暴发型流脑休克型可见

109. 伤寒可见

110. 恙虫病可见

（111～112 题共用备选答案）

　　A. FT－207 有效　　　　　　B. 甲硝唑有效

　　C. 放疗效果极佳　　　　　　D. 全身化疗效果好

　　E. 随访观察

111. 阿米巴肝脓肿

112. 原发性肝癌

＊（113～114 题共用备选答案）

　　A. 霍乱原入血　　　　　　　B. 代谢性酸中毒

　　C. 低钠血症　　　　　　　　D. 低钾血症

　　E. 二重感染

113. 霍乱患者，经治疗泻吐症状消失，血压恢复正常，出现发热，是由于

114. 霍乱患者，出现腓肠肌和腹直肌部位疼痛，是由于

【案例题】

案例一

　　患者，男性，43 岁。因发热 1 月余、加重伴咳嗽、血痰 2 周而入院。近 1 月来出现不规则发热，以下午低热为多，有盗汗；近 2 周出现高热，渐出现咳嗽、咳血痰，经规律抗菌药物治疗无效。曾为长途车司机，有治游史。近 3 年有静脉吸毒史，而后逐渐消瘦，体重下降约 10kg。入院查体：T 39.0℃，R 32 次/分，BP 100/65mmHg。无皮疹，皮肤无黄染，颈部、腋下、腹股沟可扪及多个 1cm×1cm 至 1cm×1.5cm 淋巴结。右上肺叩诊实音，右肺底可闻及湿啰音。心律齐，腹平软。

提问 1：首先应进行哪些检查

　　A. 胸片

　　B. 痰液培养

　　C. 痰找抗酸杆菌

　　D. 血常规

　　E. HIV 特异性病原学检查

　　F. 血气分析

　　G. 骨髓穿刺

　　H. 痰找癌细胞

提问 2：考虑可能为哪些疾病

　　A. 艾滋病　　　　　　　　　B. 肺炎

　　C. 传染性单核细胞增多症　　D. 肺结核

　　E. 肺癌　　　　　　　　　　F. 食管癌

提问 3：HIV 抗体阳性，痰未找到癌细胞，痰涂片发现抗酸杆菌，考虑需进行哪些治疗

　　A. 异烟肼

　　B. 予抗病毒治疗

　　C. 利福平

　　D. 给予糖皮质激素治疗

　　E. 祛痰止咳治疗

　　F. 链霉素

提问 4：其可能感染 HIV 的途径是

　　A. 粪－口传播　　　　　　　B. 飞沫传播

　　C. 性接触传播　　　　　　　D. 母婴传播

　　E. 血液传播　　　　　　　　F. 皮肤接触传播

提问 5：应进行下列哪些防护措施

　　A. 对患者的血液、分泌物、排泄物等进行消毒

　　B. 隔离患者

　　C. 杜绝不洁注射

　　D. 医务人员应实行标准防护

　　E. 加强 AIDS 的宣传教育

　　F. 隔离密切接触患者的人员

案例二

　　患者，男性，65 岁。腹痛、腹泻 1 周，发热、尿少 3 天而入院。30 年前被确诊为乙肝。近 1 年来自感易疲乏，体力下降，时感腹胀，消瘦。1 周前因进食不洁饮料出现腹泻、腹痛，服药后腹泻好转。近 3 天出现发热，明显腹痛、腹胀，尿黄，尿量明显减少。有轻度性格和行为异常。入院后查体：意识尚清，但烦躁多语。慢性肝病面容，巩膜轻度黄染，肝掌明显，颈部及上胸部可见蜘蛛痣数枚。心肺无明显异常。腹部膨隆，脐下有压痛，轻度反跳痛，腹水征阳性。急诊化验：血常规：WBC 10.8×10^9/L，N 0.89；电解质 K$^+$ 3.1mmol/L，Na$^+$ 134mmol/L，Cr 98μmol/L，血氨 96μmol/L。

提问 1：该患者的诊断包括

　　A. 急性腹膜炎　　　　　　　B. 感染性腹泻

　　C. 慢性乙型肝炎　　　　　　D. 肝炎肝硬化

E. 肝性脑病　　　　　　　　F. 食物中毒

提问 2：肝性脑病前驱期的主要表现为

A. 意识模糊　　　　　　　　B. 精神失常

C. 性格行为改变　　　　　　D. 呼吸时有肝臭

E. 腱反射亢进

提问 3：入院后应尽快完成的检查包括

A. 肝、肾功能，凝血酶原活动度

B. 胃镜了解食管静脉情况

C. 腹腔穿刺，化验腹水性质

D. 血气分析

E. B 超了解腹部情况

F. 大便常规

提问 4：该患者治疗成败的关键在于

A. 能否进行肝移植

B. 广谱、足量、联合抗感染的效果

C. 放腹水治疗

D. 保肝、退黄和支持治疗措施的得当

E. 人工肝支持治疗的时机

F. 利尿消肿治疗

提问 5：治疗措施包括

A. 联合抗感染

B. 利尿，改善肾血液循环，保护肾功能

C. 保肝、退黄

D. 人工肝治疗

E. 稳定内环境，腹水浓缩回输

F. 维持水、电解质平衡

案例三

患者，女性，32 岁。因纳差 3 天、发热伴咳嗽 2 天、意识模糊、烦躁半天急诊入院。妊娠 36 周。有慢性乙肝病史 10 年。查体：R 28 次/分，P 88 次/分，BP 120/75mmHg。神志恍惚，巩膜中度黄染，有肝掌，颈部可见散在分布的蜘蛛痣；右下肺可闻及湿啰音，心脏听诊无明显异常，腹软。血红蛋白 90g/L，白细胞 11×10⁹/L，N 0.80，血糖 7.0mmol/L，尿糖（+），尿镜检（−），血气分析正常。

提问 1：可能的诊断是

A. 尿毒症

B. 肺部感染

C. 肝性脑病

D. 糖尿病酮症酸中毒

E. 高渗性非酮症糖尿病昏迷

F. 缺铁性贫血

G. 慢性乙型肝炎

提问 2：应尽快行哪些辅助检查 ［提示：化验检查：肝功

能：ALT 870U/L，AST 680U/L，TBILl 156.5μmol/L，抗−HAv IgG 阳性，抗−HAV IgM 阴性，HBsAg 阳性，HBeAg 阳性，抗−HBc IM 阳性，凝血酶原活动度（PTA）<40%，ANA（−），血氨高。B 超示：肝脏及脾脏肿大。］

A. 胸片检查　　　　　　　　B. 腹部 CT

C. 腹部 B 超　　　　　　　　D. 血氨测定

E. 肝功能检查　　　　　　　F. 电解质检查

G. 头颅 CT

提问 3：对此患者应进行哪些处置

A. 禁食蛋白质

B. 口服乳果糖

C. 补充支链氨基酸

D. 精氨酸静滴

E. 肥皂水灌肠

F. 确诊 2 天后报传染病卡

G. 待病情稍稳定后尽快娩出胎儿

提问 4：患者于病情稳定后经剖宫产娩出一女婴。此婴儿 HBsAg 阴性。应尽快对此婴儿做哪些处理

A. 出生 24 小时内尽早注射乙肝免疫球蛋白（HBIG），剂量应≤100IU

B. 出生 12 小时内尽早注射乙肝免疫球蛋白（HBIG），剂量应≥100IU

C. 出生 24 小时内免费接种重组乙肝疫苗 10ug，需缴纳注射费

D. 出生 24 小时内免费接种重组乙肝疫苗 10ug，不需缴纳注射费

E. 间隔 1 个月和 6 个月分别接种第 2 针和第 3 针乙肝疫苗

F. 绝对禁止母乳喂养

G. 禁止母亲接触婴儿

提问 5：患者的丈夫检验乙肝五项：抗−HBs 阳性，余阴性，则其可能为

A. 乙肝恢复期

B. HBV 既往感染

C. 乙肝疫苗接种后

D. HBV 复制期

E. HBV 感染早期

F. HBV 复制减少期

G. HBV 患者

提问 6：患者的母亲为"慢性病毒性肝炎"，但分型不详。化验检查可能出现的结果为

A. 抗−HAV IgG 阳性，抗−HAV IgM 阴性

B. 抗−HEV IgG 阳性，抗−HEV IgM 阳性

C. HEV IgG 阳性，抗−HEV IgM 阴性

D. HBeAg 阳性，HBeAg 阳性

E. HBsAg 阳性，抗 – HBcIgM 阳性，抗 – HBe 阳性

F. 抗 – HCV 阳性

G. 抗 – HDV 阳性

案例四

某医院护士，23 岁。因发热伴咽痛、轻微干咳 2 天就诊。发病时间是传染性非典型肺炎（SARS）流行期间。查体：T 39.5℃，R 27 次/分，BP 110/65mmHg，P 87 次/分，无皮疹，皮肤无黄染，双肺呼吸音粗，未闻及啰音，余未见异常，心律齐。

提问 1：首先要为该患者进行哪些检查（提示：当日血常规：WBC 4×10⁹/L，N 0.55，L 0.45。胸部 X 线检查检查：双肺纹理增粗，余未见异常。）

A. 咽拭子培养   B. 血常规

C. 心电图   D. 心肌酶、肝肾功能

E. 血气分析   F. 胸部 X 线检查

提问 2：应进行哪些处置

A. 按医学观察病例处理

B. 2 小时内进行网络直报

C. 暂不用网络直报

D. 6 小时内对患者居所采取消毒措施

E. 12 小时内对患者居所采取消毒措施

F. 隔 1～2 天复查胸片

提问 3：应进行哪些防控措施

A. 对患者住过的房间应及时进行空气消毒和物体表面的消毒

B. 对患者住过的楼层走道的墙壁、地面和所有公共电梯、楼梯用有效氯为 1000～2000mg/L 的含氯消毒剂擦拭

C. 对患者使用过的会议室、娱乐室及大厅、走道等场所应尽可能长时间地开窗通风换气。必要时可用过氧乙酸进行空气和物体表面消毒

D. 对可能受污染的床上用品、毛巾可用有效氯为 250～500mg/L 的含氯消毒剂溶液浸泡 30 分钟

E. 对家具、日常用品等物体的表面可用有效氯为 1000～2000mg/L 的含氯消毒剂溶液擦拭消毒

F. 对患者穿过的衣服全部焚烧处理

提问 4：对患者所在医院的职工应进行哪些健康教育

A. 养成良好的个人卫生习惯，勤洗手，提高个人卫生素质

B. 搞好环境、室内卫生，特别是保持良好的通风

C. 经常到户外活动，呼吸新鲜空气，增强体质

D. 应重视个人防护，预防上呼吸道感染，少到人群聚集场所

E. 注意手的清洁和消毒

F. 注意平衡膳食

案例五

患者，女性，30 岁。因低热、乏力、盗汗、干咳两月前来就诊。胸部 X 线检查检查示：右肺片状阴影伴空洞。痰涂片可找到抗酸杆菌。

提问 1：下列哪些是肺结核的常见症状

A. 午后低热

B. 胸痛

C. 咯血

D. 大量脓臭痰

E. 消瘦

F. 咳嗽 2～3 周以上

G. 盗汗

H. 食欲减退

提问 2：该病例应诊断为哪种类型的肺结核

A. Ⅰ 型肺结核

B. Ⅱ 型肺结核

C. Ⅲ 型肺结核

D. Ⅳ 型肺结核

E. Ⅴ 型肺结核

F. 其他类型

G. 成人肺结核

H. 晚期肺结核

提问 3：初治最佳短程化疗方案是

A. 2HSR

B. 3HSR/9HR

C. 2HRS/4HR

D. 2HRZ/4HR

E. 2HRSE/4HRE

F. 2HRZS/4HRE

G. 2HRSE/7HRE

H. 2HRZE/7HRE

提问 4：治疗 2 个月后检查肝功：ALT 340U/L，AST 200U/L、TBIL 83.5μmol/L，肝炎分型检查均为阴性。应考虑为

A. 乙型肝炎

B. 乙醇性肝炎

C. 丙型肝炎

D. 药物性肝损害

E. 急性黄疸型肝炎

F. 丁型肝炎

G. 甲型肝炎

H. 慢性肝炎

提问5：患者家中还有一4岁女儿。对其应采取下列哪些处理措施

A. 结核菌素试验

B. 血常规

C. 胸部 CT

D. 血沉

E. 痰普通培养

F. 口服 INH 预防结核病

G. 暂时避免与其母亲密切接触

H. 胸部 X 线检查

案例六

男孩，8岁。午餐与祖父在街边进食海鲜饭。晚上两人先后出现呕吐腹泻，大便初为黄色稀水便，量多，进而变为水样便、米泔样便。无里急后重。近5小时无尿。查体：T 36.7℃，P 125 次/分，BP 70/50mmHg，R 26 次/分，嗜睡，脉搏细速，皮肤干燥，双肺未闻及啰音，心律齐，腹平软，肝脾未触及。

提问1：患者入院应首先进行哪些检查

A. 大便常规

B. 血常规

C. 大便弧菌培养

D. 大便找寄生虫（卵）

E. 化验电解质

F. 尿常规

提问2：大便找到霍乱弧菌，此时应进行哪些处理

A. 隔离至症状消失6日后，大便连续培养，每日1次，连续2次阴性

B. 对患者的排泄物、呕吐物用干漂白粉按排泄量的1：5比例进行消毒

C. 补充液体和电解质

D. 对密切接触者应进行医学观察

E. 可用 SMZ－TMP 治疗

F. 不用隔离，对症处理

提问3：消毒染有霍乱弧菌的衣物、食具可用下列哪些方法

A. 0.5%过氧乙酸

B. 煮沸

C. 0.5%的漂白粉

D. 1%的漂白粉

E. 3%的漂白粉

F. 2%的漂白粉

提问4：霍乱最典型的临床表现包括

A. 畏寒发热

B. 腹泻

C. 剧烈无痛性呕吐

D. 呕吐物呈水样

E. 腹痛

F. 里急后重感

提问5：其临床分期应是

A. 泻吐期

B. 脱水虚脱期

C. 少尿期

D. 多尿期

E. 恢复期

F. 休克期

提问6：需要与下列哪些疾病相鉴别

A. 食物中毒性胃肠炎

B. 急性细菌性痢疾

C. 大肠埃希菌性肠炎

D. 病毒性肠炎

E. 伤寒

F. 阿米巴痢疾

案例七

患者，男性，38岁。因发热、咽痛、头痛，伴腰痛、眼眶痛4天入院。体温在39℃～39.8℃之间波动。入院查体：T 39.5℃，R 30 次/分，P 110 次/分，BP 80/45mmHg；面部潮红，颈部、上胸部皮肤潮红，球结膜水肿，软腭有出血点，腋下和胸背部、腹股沟皮肤见出血点、瘀点；双肺未闻及啰音，心律齐；腹平软；双肾区轻叩击痛；肝脾未触及。

提问1：首要的处理是

A. 尿培养

B. 请相关科室会诊明确诊断

C. 骨穿检查排除血液系统疾病

D. 大便培养

E. 静脉穿刺、补液、纠正休克

F. 退热

提问2：需做哪些必要的检查

A. 化验血常规、血型

B. 肾功能

C. 检查尿常规、大便常规

D. 电解质

E. 血气分析

F. 凝血常规

提问3：需要考虑以下哪几种病的可能 ［提示：血常规：WBC $5×10^9$/L，中性90%，血小板 $65×10^9$/L。BUN 9.8mmol/L，Cr360μmol/L。尿常规：蛋白（＋＋），余无异常。］

A. 霍乱

B. 急性上呼吸道感染

C. 急性肾炎

D. 肾综合征出血热

E. 钩端螺旋体病

F. 伤寒

提问4：最可能的诊断为

A. 霍乱

B. 急性上呼吸道感染

C. 急性肾炎

D. 肾综合征出血热

E. 钩端螺旋体病

F. 伤寒

提问5：属于肾综合征出血热的哪一阶段

A. 发热期

B. 低血压休克期

C. 少尿期

D. 多尿期

E. 恢复期

F. 无尿期

提问6：治疗原则是

A. 抗病毒治疗，如利巴韦林

B. 补充血容量

C. 稳定内环境

D. 改善微循环

E. 利尿

F. 纠正酸中毒

案例八

男性，30 岁。有静脉吸毒史 5 年。近 3 月余发现颈部腹股沟多个肿物，近 1 周高热、咳嗽、咯血痰，有盗汗。近年来逐渐出现消瘦，体重下降明显。查体：T 39.2℃，R 28 次/分，BP 100/65mmHg，无皮疹，皮肤无黄染，全身浅表淋巴结可扪及多个 1cm×1cm 至 1cm×1.5cm 淋巴结肿大，右上肺叩诊实音，双肺底可闻及湿啰音。血常规：白细胞 $5×10^9$/L，N 70%，L 30%。CIM 值低，CD14/CD8 比例倒置。

提问 1：首先需考虑哪种疾病的可能

　　A. 艾滋病　　　　　　　　B. 淋巴结炎

　　C. 传染性单核细胞增多症　　D. 淋巴结结核

　　E. 以上疾病均有可能

提问 2：除了下列哪项检查外，均对诊断有帮助

　　A. 胸部 X 线检查　　　　　B. 痰液培养

　　C. 痰找抗酸杆菌　　　　　D. 骨髓穿刺

　　E. HIV 特异性病原学检查

提问 3：下列治疗措施中哪项不正确

　　A. 治疗肺部感染

　　B. 予抗病毒治疗

　　C. 综合治疗

　　D. 给予糖皮质激素治疗

　　E. 祛痰止咳治疗

案例九

患者，男性，25 岁。因头痛、低热而口服"泰诺感冒片"好转，在第 4 天四肢突然出现水肿性红斑，发展迅速波及全身，部分皮损表面出现水疱、糜烂、疼痛。既往无同样病史。查体：T 38℃，颜面、躯干、四肢广泛豌豆至蚕豆大小、圆形或椭圆形水肿性红斑、中心呈紫色，部分中央有水疱、糜烂，尼氏征（-），口腔黏膜糜烂。

提问 1：此病人的诊断是

　　A. 天疱疮　　　　　　　　B. 大疱性类天疱疮

　　C. 多形红斑型药疹　　　　D. 丘疹性荨麻疹

　　E. 固定型药疹

提问 2：关于药疹处理的原则是

　　A. 停用致敏药"泰诺感冒片"

　　B. 皮质类固醇激素抗过敏治疗

　　C. 加强皮肤黏膜护理

　　D. 口服红霉素预防继发感染

　　E. 对症处理，可予"百服宁片"

提问 3：该患者皮肤黏膜损害应如何处理

　　A. 糜烂渗出损害外用红霉素软膏

　　B. 糜烂、表面有少许渗出给予 3% 硼酸溶液湿敷

　　C. 红斑无渗出，外用氧化锌油剂

　　D. 大疱性皮损可剪除疱壁

　　E. 无渗出、糜烂皮肤损害可外涂炉甘石洗剂

案例十

某男性，25 岁。尿道口轻度尿痛、有少量分泌物流出 2 天来诊。发病前 7 天曾有冶游史。查体：尿道口稍红，可见少量无色稀薄分泌物，余皮肤黏膜未见异常。

提问 1：根据临床表现应考虑为

　　A. 衣原体性尿道炎　　　　B. 淋菌性尿道炎

　　C. 支原体性尿道炎　　　　D. 念珠菌性尿道炎

　　E. 滴虫性尿道炎

提问 2：为明确诊断，应做以下哪几项检查

　　A. 血常规

　　B. 衣原体检测

　　C. 尿道分泌物支原体培养

　　D. 尿道分泌物淋球菌培养

　　E. 尿道分泌物涂片检查

提问 3：尿道分泌物衣原体检测阳性，尿道分泌物涂片革兰阴性双球菌（-），每高倍镜下白细胞＞5 个。其余检查未见异常。患者诊断为

　　A. 衣原体性尿道炎　　　　B. 淋菌性尿道炎

　　C. 滴虫性尿道炎　　　　　D. 衣原体感染

　　E. 支原体性尿道炎

提问 4：患者应选用下列哪种治疗方案

　　A. 阿莫西林胶囊，250mg，4 次/日，共 10 天

　　B. 米诺环素胶囊，100mg，3 次/日，共 10 天

　　C. 头孢氨苄胶囊，250mg，4 次/日，共 7 天

　　D. 甲硝唑片，400mg，3 次/日，共 7 天

　　E. 多西环素片，100mg，2 次/日，共 7 天

提问 5：患者同时做血清学检查，RPR（-），TPPA（-），HIV（-）。根据患者的临床表现和实验室检查，下面哪几种说法正确

　　A. 可以排除梅毒

　　B. 可以排除艾滋病

　　C. 不可以排除梅毒

　　D. 不可以排除尖锐湿疣

　　E. 不能排除艾滋病

案例十一

某男，42 岁，个体户。全身发红疹伴瘙痒 2 周。曾用抗组胺药治疗无效。平素体健。专科检查：躯干、四肢多发红色丘疹，表面无鳞屑。掌跖部有类似皮疹。肛

周皮肤见数颗红褐色丘疹或结节样赘生物，直径约0.5～1.0cm，表面湿润。

提问1：此病人的可疑诊断为

A. 糠疹　　　　　　　　B. 疥疮

C. 扁平湿疣　　　　　　D. 尖锐湿疣

E. 毛囊性梅毒疹

提问2：当血清学检查TPHA反应阳性时，下列治疗中错误的是

A. 注射青霉素

B. 青霉素过敏者改用红霉素或多西环素

C. 青霉素耐药者改用红霉素或多西环素

D. 用糖皮质激素

E. 炉甘石洗剂止痒

*案例十二

5岁患儿，家住沈阳，无外地居留史。8月15日开始发热，精神不振，头痛，呕吐1次，次日排稀便2次，并反复抽搐2次，神志不清。查体：体温40.1℃，神志不清，压眶无反应，脉充实有力，周身皮肤未见瘀点、瘀斑，颈项强直（＋），克氏征（＋），肢体肌张力增强。血常规：WBC 15×10^9/L。

提问1：该患者在诊疗过程中应该考虑下列哪些疾病

A. 中毒性菌痢　　　　　B. 流行性脑脊髓膜炎

C. 钩体病（脑膜脑炎型）　D. 结核性脑膜炎

E. 流行性乙型脑炎　　　F. 脑型疟疾

提问2：该患者诊断过程中为明确诊断应做哪些检查

A. 血常规

B. 便悬滴检查

C. 脑脊液检查

D. 肛拭子取便行便常规

E. 血气分析

F. 血涂片查找疟原虫

提问3：该患者脑脊液细胞数250～106个/L，糖2.5mmol/L，氯化物115mmol/L，蛋白0.45g/L。便常规未见异常。下列哪种诊断的可能性最大

A. 中毒性菌痢　　　　　B. 流行性脑脊髓膜炎

C. 钩体病（脑膜脑炎型）　D. 结核性脑膜炎

E. 流行性乙型脑炎　　　F. 脑型疟疾

*案例十三

患儿，4岁。发烧、头痛12小时，频繁抽搐、昏迷2小时于2月1日入院。查体：T 38.5℃，BP 45/20mmHg，脉搏细弱，数不清，R 30次/分，神志不清，压眶无反应，周身皮肤可见大量瘀点、瘀斑，双下肢皮肤瘀斑融合成片，中心颜色发黑，右侧瞳孔散大，光反应消失。

提问1：从以上情况分析，该患儿可能的诊断有

A. 化脓性脑膜炎　　　　B. 流行性脑脊髓膜炎

C. 结核性脑膜炎　　　　D. 中毒性菌痢

E. 流行性乙型脑炎　　　F. 感染性休克、DIC

G. 败血症

提问2：为快速协助诊断，应做下列检查中的

A. 立即瘀点涂片

B. 立即腰穿，行脑脊液常规、涂片、培养检查

C. 急验血常规

D. 血培养

E. 头部CT

F. 血气分析

提问3：患儿血常规回报：WBC 16.5×10^9/L，N 85%，L 15%，PLT 152×10^9/L，皮肤瘀斑涂片查到G^-球菌。该患儿的诊断是

A. 化脓性脑膜炎

B. 流行性脑脊髓膜炎，暴发型

C. 结核性脑膜炎

D. DIC

E. 流行性乙型脑炎

F. 中毒性菌痢

*案例十四

女性，28岁。因颜面部皮疹、双下肢水肿半年，尿少1周来诊。既往体健。查体：BP 160/100mmHg，贫血貌，颜面部蝶形红斑，双下肢凹陷性水肿。

提问1：门诊应完善的相关检查不包括

A. HBV DNA定量　　　　B. 尿常规

C. 血常规　　　　　　　D. 肝肾功能

E. 过敏原检测　　　　　F. 抗核抗体系列

G. 血清补体　　　　　　H. 24小时尿蛋白定量

提问2：检查回报示：血红蛋白85g/L，尿红细胞20～30个/HP，尿蛋白定量4.8g/d。肾功能示：Scr 356μmol/L，BUN 19.26mmol/L，血白蛋白21.5g/L，血C3、C4明显下降，ANA（＋），抗dsDNA（＋）。彩超示左肾11.5cm×5.6cm，右肾11.3cm×5.4cm。最可能的诊断是

A. 系统性红斑狼疮，伴慢性肾小球肾炎

B. 系统性红斑狼疮

C. 系统性红斑狼疮，狼疮肾炎，急性肾功能不全

D. 系统性红斑狼疮，狼疮肾炎，慢性肾功能不全

E. 系统性红斑狼疮，伴急进性肾小球肾炎

F. 系统性红斑狼疮，伴肾病综合征

提问3：下列不是狼疮活动指标的是

A. 明显血尿　　　　　　B. 急性肾功能不全

C. 大量蛋白尿　　　　　D. 抽搐

E. 血压高　　　　　　F. 血糖升高

提问 4：下列不是病理活动指标的是

A. 核碎裂

B. 细胞性新月体

C. 白金耳

D. 纤维性新月体

E. 肾小球内炎症细胞浸润

F. 肾小管间质单核细胞浸润

G. 肾小球基底膜弥漫增厚

提问 5：肾脏病理回报示新月体肾炎，最合适的治疗方案为

A. 甲强龙冲击一个疗程

B. 激素口服联合吗替麦考酚酯（骁悉）口服治疗

C. ACEI 或 ARB 口服

D. 甲强龙冲击后激素口服联合环磷酰胺治疗

E. 激素口服联合环磷酰胺治疗

F. 环磷酰胺冲击治疗

提问 6：若应用环磷酰胺冲击治疗，应该注意下列不良反应中的

A. 出血性膀胱炎　　　　B. 骨髓抑制

C. 血糖升高　　　　　　D. 严重腹泻

E. 肺间质纤维化　　　　F. 脱发

G. 诱发精神病

提问 7：患者已婚，若拟妊娠，下列描述中不正确的是

A. 该患者目前不适合妊娠

B. 若抗磷脂抗体阳性，以后妊娠时应服用小剂量阿司匹林

C. 该患者若妊娠，可加重 SLE 病情

D. 该患者拟妊娠，故治疗不应该选用环磷酰胺

E. 该患者若妊娠，易于流产、早产或死胎，故应避孕

F. 若治疗后病情处于缓解期三个月后可安全妊娠

提问 8：下列因素中提示预后差的是

A. 高血压　　　　　　　B. 肉眼血尿

C. 心肌损害伴心功能不全　D. 出现溶血性贫血

E. 大量蛋白尿　　　　　F. 血肌酐升高

G. 严重狼疮脑病　　　　H. 继发干燥综合征

I. 多浆膜腔积液

*案例十五

女性，35 岁。从海南岛探亲回家后，因持续高热 3 天，伴寒战、头痛、大汗、抽搐于 8 月 12 日入院。入院前 1 天出现昏迷。查体：意识不清，血压正常，球结膜轻度水肿，颈强（＋），周身无皮疹，心肺及腹部查体未见明显异常。实验室检查：血常规：WBC 12×10^9/L，NE 75%，Hb 101g/L，PLT 210×10^9/L。脑脊液：外观清亮，压力稍高，细胞数、蛋白、葡萄糖及氯化物均正常。

提问 1：为明确诊断，该患者应最先检查的项目是

A. 便常规检查　　　　　B. 肥达反应

C. 血涂片找疟原虫　　　D. 肝功能试验

E. 乙脑特异 IgM 抗体检测　F. 血细菌培养

提问 2：引起该患者发病的病原体可能是

A. 三日疟原虫　　　　　B. 乙脑病毒

C. 间日疟原虫　　　　　D. 脑膜炎球菌

E. 痢疾志贺菌　　　　　F. 恶性疟原虫

G. 结核杆菌

提问 3：患者血涂片找到疟原虫，在病原治疗方面可以应用的药物有

A. 青霉素　　　　　　　B. 头孢曲松

C. 氯喹　　　　　　　　D. 环丙沙星

E. 蒿甲醚　　　　　　　F. 伯氨喹

G. 阿奇霉素

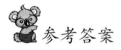 参考答案

【A1/A2 型题】

1. E	2. B	3. C	4. C	5. B	6. A	7. D	8. D	9. E
10. C	11. E	12. E	13. E	14. C	15. E	16. A	17. D
18. B	19. C	20. A	21. C	22. E	23. E	24. E	25. E
26. E	27. A	28. A	29. D	30. B	31. E	32. E	33. C
34. D	35. D	36. D	37. E	38. B	39. E	40. A	41. C
42. D	43. A	44. E	45. C	46. A	47. E	48. C	49. A
50. A	51. D	52. E	53. C	54. E	55. C	56. C	57. D
58. C	59. E	60. A	61. D	62. E	63. D	64. D	65. C
66. C	67. D	68. D	69. E	70. D	71. C	72. D	73. A
74. B	75. D	76. B	77. C	78. D	79. A	80. E	81. E
82. A	83. E	84. B	85. E	86. C	87. E	88. D	89. D
90. C	91. B	92. C	93. D	94. E	95. A	96. D	97. A
98. C	99. E	100. C	101. E	102. B	103. C	104. D
105. A	106. A	107. C	108. E	109. B	110. E	111. B
112. D	113. A	114. C	115. A	116. B	117. E	118. C
119. E	120. D	121. B	122. A	123. C	124. C	125. C
126. C	127. C	128. C	129. D	130. E	131. B	132. C
133. D	134. C	135. C	136. C	137. E	138. C	139. C
140. C	141. B	142. A	143. C	144. B	145. C	146. D
147. C	148. D	149. B	150. D	151. A	152. C	153. C
154. A	155. C	156. C	157. C	158. C	159. C	160. B
161. E	162. E	163. C	164. D	165. A	166. A	167. B
168. E	169. C	170. A	171. D	172. C	173. D	174. E
175. B	176. E	177. E	178. D	179. D	180. A	181. B
182. A	183. D	184. A	185. D	186. C	187. D	188. C

189. D　190. E　191. B　192. D　193. B　194. D　195. C
196. C　197. E　198. A　199. E　200. C　201. D　202. C
203. B　204. A　205. C　206. C　207. C　208. C　209. B
210. B　211. E　212. E　213. E　214. B　215. C　216. E
217. B　218. D　219. B　220. B　221. A　222. A　223. E
224. C　225. D　226. B　227. C　228. D　229. A　230. A
231. B　232. A　233. A　234. D　235. D　236. D　237. D
238. B　239. E　240. A　241. B　242. B　243. A　244. C
245. E　246. C　247. C　248. A　249. E　250. D　251. E
252. A　253. D　254. E　255. E　256. C　257. E　258. D
259. E　260. D　261. E　262. B　263. A　264. D　265. A
266. C　267. B　268. D　269. E　270. B　271. C　272. A
273. E　274. A　275. A　276. E　277. E　278. C　279. A
280. A　281. E　282. E　283. C　284. D　285. B　286. B
287. C　288. C　289. A　290. B　291. C　292. C　293. B
294. E　295. D　296. A　297. C　298. C　299. D　300. C
301. D　302. D　303. A　304. C　305. D　306. C　307. C
308. B　309. E　310. A　311. D　312. E　313. A　314. C
315. D　316. D　317. B　318. C　319. E　320. C　321. A
322. A　323. E　324. C　325. A　326. A　327. B　328. E
329. E　330. D

【A3/A4 型题】

1. D　2. E　3. C　4. C　5. B　6. E　7. E　8. B　9. C
10. D　11. C　12. E　13. D　14. A　15. C　16. C　17. D
18. B　19. D　20. B　21. D　22. A　23. E　24. E　25. C
26. B　27. E　28. A　29. B　30. D　31. B　32. B　33. C
34. B　35. E　36. D　37. B　38. D　39. E　40. C　41. C
42. D　43. D　44. A　45. B　46. C　47. D　48. C　49. D
50. C　51. E　52. E　53. A　54. C　55. C　56. D　57. B
58. D　59. A　60. C　61. B　62. D　63. B　64. D　65. D

【B 型题】

1. D　2. C　3. A　4. D　5. B　6. B　7. C　8. A　9. C
10. E　11. E　12. C　13. A　14. B　15. B　16. A　17. E
18. D　19. C　20. D　21. A　22. A　23. B　24. C　25. E
26. A　27. A　28. E　29. C　30. E　31. C　32. B　33. D
34. E　35. C　36. D　37. C　38. E　39. C　40. A　41. B
42. D　43. A　44. C　45. C　46. D　47. B　48. E　49. A
50. A　51. B　52. C　53. E　54. C　55. C　56. B　57. C
58. A　59. D　60. C　61. B　62. C　63. B　64. C　65. A
66. B　67. E　68. A　69. C　70. A　71. C　72. D　73. E
74. A　75. E　76. A　77. B　78. B　79. A　80. A　81. B
82. A　83. C　84. B　85. B　86. C　87. A　88. A　89. B
90. E　91. A　92. C　93. C　94. E　95. A　96. C　97. A
98. B　99. D　100. E　101. C　102. B　103. A　104. D
105. C　106. E　107. A　108. B　109. C　110. D　111. B

112. A　113. A　114. C

【案例题】

案例一

提问1：ABCDEFH　　提问2：ABDE　　提问3：ABCEF
提问4：CE　　提问5：ABCDE

案例二

提问1 该患者的诊断包括 ABCDE　　提问2：C
提问3：ACDE　　提问4：B　　提问5：ABCDF

案例三

提问1：BCG　　提问2：ACDEF　　提问3：ABCDG
提问4：BDE　　提问5：ABC　　提问6：DEFG

案例四

提问1：BF　　提问2：BDF　　提问3：ABCDE
提问4：ABCDE

案例五

提问1：ABCEFGH　　提问2：C　　提问3：F
提问4：D　　提问5：AG

案例六

提问1：ABCE　　提问2：ABCDE　　提问3：ABE
提问4：BCD　　提问5：ABE　　提问6：ABCDF

案例七

提问1：E　　提问2：ABCDEF　　提问3：BCDEF
提问4：D　　提问5：AB　　提问6：ABDF

案例八

提问1：A　　提问2：D　　提问3：D

案例九

提问1：C　　提问2：ABCD　　提问3：E

案例十

提问1：ABC　　提问2：BCDE　　提问3：A
提问4：E　　提问5：CDE

案例十一

提问1：CE　　提问2：DE

*案例十二

提问1：AE　　提问2：ACD　　提问3：E

*案例十三

提问1：BFG 提问2：AC 提问3：B

*案例十四

提问1：AE 提问2：C 提问3：EF
提问4：DG 提问5：D 提问6：ABF
提问7：F 提问8：ACFG

*案例十五

提问1：C 提问2：CF 提问3：CEF

精选解析

【B型题】

（1~2题）患者为老年男性，以痰中带血为主要症状，伴胸闷、气短，体重下降，多由于肿瘤毒素和消耗的原因。关节痛为其肺外表现。胸片见团块状阴影，边缘呈分叶状，支持肺癌诊断。

（6~8题）霍乱患者剧烈泻吐导致体内脱水和电解质紊乱，此时快速补液未及时纠正酸中毒，易导致急性肺水肿。

霍乱患者剧烈泻吐导致体内脱水和电解质紊乱，严重的代谢性酸中毒可引起Kussmaul呼吸。

（11~12题）中毒性菌痢最突出的病理改变是全身多脏器的微血管痉挛及通透性增加，而肠道病变轻微。

（27~29题）与甲型肝炎患者密切接触后7~10日内应注射丙种球蛋白，产生被动免疫。

意外受乙型肝炎病毒感染者应注射HBIG产生被动免疫。

母亲为HBSAg（＋）、HBeAg（＋）的新生儿应注射乙肝疫苗和HBIG，预防乙型肝炎的感染。

（33~34题）甲肝近期感染的指标为抗-HAVIgM，而抗-HAVIgG表示为既往感染，因为抗-HAVIgG可以长期存在。

丙型肝炎的确诊需要依靠HCV RNA，而抗-HCV在病毒清除后可长期存在，且在一些免疫性疾病中也会有阳性。

（35~38题）裂殖子侵犯红细胞，在红细胞内发育，红细胞被胀大破裂，再释放出裂殖子及其代谢产物的时间为48小时。

疟原虫的裂殖子侵犯红细胞后，发育，胀破红细胞，再释放出裂殖子及其代谢产物的时间为72小时。

与间日疟原虫相同。

发育时间不规则，为36~48小时。

（39~40题）鼠类携带和传播出血热病毒。

痢疾杆菌经食物、水等消化道感染。

（43~45题）提示乙型肝炎病毒的复制指标有HBeAg、HBV DNA、DNAP等。

乙型肝炎的保护性抗体为抗-HBs，而其他抗体均为非保护性。

注射乙肝疫苗后出现的抗体是保护性抗体抗-HBs。

（54~56题）在非耐药地区，氯喹仍为控制发作的首选物。

伯氨喹可控制间日疟和卵形疟复发。

在耐氯喹的地区，以青蒿素为基本药物的联合治疗方法，已被推荐为首选的治疗方案。

（61~62题）可疑不洁饮食史，急性起病，腹痛、腹泻，里急后重，便检WBC＞15个，有RBC，符合急性细菌性痢疾，故61题选B。

（66~68题）钩体病后期的各种变态反应后发症是其特点。

（69~70题）钩体病好发于夏秋季节，发热中毒症状突出，诊断主要依靠流行病学资料。

（76~79题）皮下及肌肉组织囊尾蚴病对抗寄生虫药物效果较好。

眼囊尾蚴病禁止用药物杀虫，只能手术摘除。

疑有囊尾蚴堵塞脑室孔者，应手术治疗。

宜用抗寄生虫药物治疗。

皮下及肌肉组织囊尾蚴病对抗寄生虫药物效果较好。

（85~87题）西安为肾综合征出血热疫区。有发热，充血水肿，出血点，少尿，尿蛋白，WBC高，血小板下降等。

农民，有发热，肌肉酸痛和乏力，可见结膜充血，腹股沟淋巴结肿大伴明显压痛等为特点。

（94~96题）菌痢很少发生菌血症或败血症，而多是内毒素引起的毒血症。普通型流脑有一过性菌血症。暴发型流脑休克型即脑膜炎球菌败血症。

（97~100题）伤寒第一次菌血症是在潜伏期。伤寒第二次菌血症是在发病初期。再燃是在缓解期，体温尚未恢复正常而再次发热。复发是在体温正常后再次发热。

（101~103题）流脑的皮疹是瘀点。玫瑰疹是伤寒的皮疹。斑丘疹是恙虫病皮疹的特点。

（111~112题）阿米巴肝脓肿的病原甲硝唑治疗有效。

【案例题】

案例一

提问1：患者有不洁性交史兼有静脉吸毒史，属于

HIV感染高危人群。有发热、淋巴结肿大、消瘦，需考虑艾滋病可能，需进行HIV特异性病原学检查；咳嗽、咯血丝痰、右上肺叩诊实音，双肺底可闻及湿啰音，可知有肺部感染症状，故需进行血常规、胸片、痰液培养、痰找抗酸杆菌、血气分析等检查。

提问2：患者有不洁性交史兼见静脉吸毒史，属HIV感染高危人群。有发热、淋巴结肿大、消瘦，需考虑艾滋病可能，需进行HIV特异性病原学检查。咳嗽、咯血丝痰、右上肺叩诊实音，双肺底可闻及湿啰音，可知有肺部感染症状，需考虑合并肺炎、肺结核、肺癌的可能。

提问3：诊断为艾滋病合并肺结核。给予糖皮质激素治疗不恰当。

提问4：患者有不洁性交史、静脉吸毒史，故可能为性接触传播，亦可能为血液传播。

提问5：预防艾滋病应控制传染源：对HIV/AIDS感染者和患者的血液、分泌物、排泄物等进行消毒。适当隔离进展期患者。切断传播途径：严禁吸毒，杜绝不洁注射。严格血及血制品管理。加强AIDS的宣传教育，提倡并鼓励使用安全套。切断母婴传播。控制医源性感染。保护易感人群：对高危人群要定期进行HIV感染检测，医务人员实施有创性操作或手术要常规筛查HIV抗体。

案例二

提问1：该患者的诊断包括：65岁男性患者，有乙肝病史35年，明显肝掌，可见蜘蛛痣，腹胀，考虑有肝硬化的可能；患者有轻度性格和行为异常，烦躁多语，考虑肝性脑病；1周前因进食不洁饮料出现腹泻、腹痛，考虑为感染性腹泻；随后出现发热、腹痛、腹部有反跳痛，应考虑有急性腹膜炎。

提问2：肝性脑病根据意识障碍程度、神经系统表现和脑电图改变可分为前驱期、昏迷前期、昏睡期和昏迷期。前驱期的主要特征是轻度性格改变和行为失常。

提问3：胃镜检查了解食管静脉情况可暂缓做。

提问4：控制了感染，病情才能好转，故治疗成败的关键在于广谱、足量、联合抗感染的效果。

提问5：现考虑有急性腹膜炎，不宜腹水浓缩回输。

案例三

提问1：有慢性乙肝病史10年，巩膜中度黄染，有肝掌，颈部可见散在分布的蜘蛛痣，考虑肝脏疾病；右下肺有湿啰音考虑肺部感染；意识模糊、烦躁不安，血气分析正常可排除因肺病缺氧引起的神经症状，考虑为肝性脑病的可能性大。

提问2：暂无指征进行头颅及腹部CT检查。

提问3：患者为既往感染甲肝，且妊娠合并乙型肝

炎、重症肝炎。血氨高，不宜用肥皂水灌肠；乙型肝炎应于确诊后24小时报传染病卡。

提问4：HBsAg阳性母亲的新生儿应在出生24小时内尽早注射乙肝免疫球蛋白（HBIG），最好在出生后12小时内，剂量应≥100IU，同时在不同部位接种重组乙肝疫苗10μg；也可于出生12小时内先注射1针HBIG，1个月后再注射第2针HBIG，并同时在不同部位接种第1针重组乙肝疫苗10μg，间隔1个月和6个月分别接种第2针和第3针乙肝疫苗。新生儿在出生12小时内注射HBIG和乙肝疫苗后，可接受HBsAg阳性母亲的哺乳。乙肝疫苗自2002年起正式纳入计划免疫，对所有新生儿免费接种，但需缴纳注射费；自2005年6月1日起改为全部免费。

提问5：抗－HBs阳性可能为乙肝恢复期、HBV既往感染、乙肝疫苗接种后。

提问6：丙肝、乙肝、丁肝可发展为慢性肝炎。HBsAg阳性，HBeAg阳性和HBsAg阳性，抗－HBc－IgM阳性，抗－HBe阳性为感染乙肝标记，抗－HCV阳性为感染丙肝标记。丁肝为条件致病菌，抗－HDV阳性为感染丁肝标记。

案例四

提问1：在传染性非典型肺炎（SARS）流行期间，患者为医务人员，属SARS高危人群。有上呼吸道感染症状，应首先为患者进行血常规和胸部X线检查。

提问2：在传染性非典型肺炎（SARS）流行期间，患者为医务人员，属SARS高危人群，有上呼吸道感染症状，应属SARS疑似病例，故应2小时内进行网络直报，6小时内对患者居所采取消毒措施，隔1～2天复查胸片。

提问3：接到非典型肺炎疫情报告后，城镇6小时内，农村应在12小时内采取消毒措施，对疫点（包括患者住所、工作场所等）进行消毒处理。患者住所及公共场所的消毒方法如下：①对患者住过的房间应及时进行空气消毒和物体表面的消毒。可用15%过氧乙酸7ml（1g/m³）熏蒸2小时，或用2%过氧乙酸按8ml/m³气溶胶喷雾消毒1小时。消毒结束后进行通风换气。②对患者住过的楼层走道的墙壁、地面和所有公共电梯、楼梯用有效氯为1000～2000mg/L含氯消毒剂溶液按100ml/m³喷雾2遍，作用30分钟后对易腐蚀、褪色的部位可用清水清洗或擦拭。③对患者曾进入过的会议室、娱乐室及大厅、走道等场所应尽可能长时间地开窗通风换气。必要时可用过氧乙酸进行空气和物体表面消毒（方法同房间消毒）。④对可能受污染的床上用品、毛巾可用有效氯为250～500mg/L的含氯消毒剂溶液浸泡30分钟。⑤对家具、日常用品等物体的表面可用有效氯为1000～

2000mg/L 的含氯消毒剂溶液擦拭消毒，30 分钟后用清水清洗或擦拭。

提问 4：健康指导包括：①养成良好的个人卫生习惯，勤洗手，提高个人卫生素质。②搞好环境、室内卫生，特别是保持良好的通风。经常到户外活动，呼吸新鲜空气，增强体质。③注意防寒保暖，预防流感，高危人群接种流感疫苗。④有基础病者冬春季节应重视个人防护，预防上呼吸道感染，少到人群聚集场所。⑤与呼吸道传染病人接触戴口罩，注意手的清洁和消毒。⑥避免接触可疑的动物、禽鸟类。

案例五

提问 1：肺结核常见临床表现：咳嗽 2~3 周以上，可伴有胸痛、午后低热、咯血、消瘦、盗汗、食欲减退等。而大量脓臭痰见于支气管扩张。故答案为：A、B、C、E、F、G、H。

提问 2：肺结核临床分型：Ⅰ 型，原发性肺结核；Ⅱ 型，血行播散性肺结核；Ⅲ 型，继发性肺结核；Ⅳ 型，结核性胸膜炎；Ⅴ 型，肺外结核。该患者符合 Ⅲ 型，继发性肺结核的表现，故选 C。

提问 3：初治方案：强化期 2 个月，巩固期 4 个月。初治最佳短程化疗方案仅答案 F 符合。

提问 4：患者用药治疗后出现肝功能损害，故选 D。

提问 5：开放性肺结核患者家族中有结核菌素试验阳性，且与患者密切接触者应口服 INH 预防结核病，故对其女儿先进行结核菌素试验。尽快与患者隔离，避免密切接触。

案例六

提问 1：有进食海产品史，有腹泻、呕吐，腹泻次数多，大便初为黄色稀水便，量多，进而变为水样便，无黏液脓血便，无发热，无腹痛，无里急后重，有脱水表现，考虑为霍乱。应首先进行大便常规、血常规、大便弧菌培养、化验电解质等检查。

提问 2：确诊霍乱，隔离至症状消失 6 日后，大便连续培养，每日 1 次，连续 2 次阴性。对患者的排泄物、呕吐物用干漂白粉按排泄量的 1：5 比例进行消毒。补充液体和电解质。对密切接触者应进行医学观察。抗菌药物治疗作为液体疗法的辅助治疗，能减少腹泻量和缩短排菌期，常用的有诺氟沙星、多西环素、SMZ~TMP 等。由于患者为儿童，故尽量不用诺氟沙星，以免影响骨骼生长。

提问 3：霍乱弧菌对热、干燥、直射日光、酸及一般消毒剂均敏感，可用 0.5% 过氧乙酸消毒，漂白粉的浓度应为 3% 以上。

提问 4：典型病例突起剧烈腹泻，继而呕吐；腹泻为无痛性，亦无里急后重。每日大便可自数次至十数次，甚至频频不可计数。大便初为黄色稀水便，量多，进而变为水样便或米泔水样便。呕吐为喷射状，次数不多，也渐成米泔水样。一般无发热。

提问 5：霍乱临床分期应是泻吐期、脱水虚脱期和恢复期。

案例七

提问 1：患者入院时有低血压等休克表现，故首先要静脉穿刺、补液、纠正休克。

提问 2：有发热、咽痛、头痛、腰痛、眼眶痛，考虑感染性疾病，需行血、尿、大便常规检查；有低血压等休克表现，应行血气分析、电解质检查；有出血点、出血倾向，应行凝血常规等检查；有"三痛"、"三红"症状，考虑肾综合征出血热。该病有肾损害，故行肾功能检查。

提问 3：有高热、咽痛、头痛、腰痛，考虑感染性疾病，如急性上呼吸道感染、急性肾炎、钩端螺旋体病、伤寒等的可能；有"三痛"、"三红"症状，考虑肾综合征出血热的可能。

提问 4：有发热、出血和肾脏损害三大主要特征，有全身中毒症状（三痛：头痛、腰痛、眼眶痛），毛细血管损害（三红：颜面、颈、上胸部潮红），肾损害（蛋白尿），有典型发热期特征，符合肾综合征出血热的临床表现。

提问 5：根据临床表现，患者属于肾综合征出血热的发热期与低血压休克期重叠。

提问 6：患者发热期与低血压休克期重叠，发热期治疗原则是控制感染、减轻外渗、改善中毒症状和预防 DIC；低血压休克期要积极补充血容量、纠正酸中毒和改善微循环障碍。

案例八

提问 3：有吸毒史属 HIV 感染高危人群，高热、淋巴结肿大、消瘦，需考虑艾滋病可能，需进行 HIV 特异性病原学检查；咳嗽、咯血丝痰、右上肺叩诊实音，双肺底闻及湿啰音提示有肺部感染症状，故需进行胸片、痰液培养、痰找抗酸杆菌检查。骨髓穿刺为暂不需要的检查。因考虑为艾滋病，给予糖皮质激素治疗不恰当。

案例九

提问 1：根据患者发病前服用解热镇痛药史，有一定潜伏期，以及其临床表现，考虑为药疹。固定型药疹初次发作一般为局限性圆形或类圆形红斑，严重者可形成水疱，以皮肤黏膜交界处多见，少数病例四肢可见，但

数目不多可排除。依据"虹膜现象"，泛发对称，符合多形红斑型药疹。

提问2：药疹治疗原则为首先停用致敏药物。皮质类固醇激素抗过敏起效快、作用强，部分皮损糜烂，有可能继发感染，应使用抗生素。红霉素过敏发生率极低，可选用，皮肤黏膜损害通过有效护理对早日康复十分重要。泰诺感冒片与百服宁片均含有同一化学成分"对乙酰氨基酚"，故不宜选用。

提问3：根据急性、亚急性、慢性皮炎的外用药物治疗原则，应选E。

案例十

提问1：根据临床表现考虑为尿道炎，因念珠菌、滴虫感染多伴有龟头包皮黏膜损害，尿道症状以瘙痒为主。

提问2：根据患者病史和临床表现，做尿道分泌物涂片既可了解尿道是否有炎症，又可初步排除淋球菌感染。进一步排除淋菌感染可做培养，衣原体、支原体是非淋菌性尿道炎的常见致病菌。而血常规对该病诊断帮助不大。

提问3：患者尿道分泌物衣原体检测阳性，尿道分泌物涂片每高倍镜下白细胞（大于）5个，且淋球菌涂片、培养均（-），符合衣原体性尿道炎诊断。衣原体感染是指衣原体检测阳性，但尿道无炎症，故不宜选D，其余诊断均不正确，故选A。

提问4：衣原体对阿莫西林、头孢氨苄、甲硝唑不敏感，故除外A、C、D；米诺环素可选用，但每天用量应是100mg，bid，不应是tid，过量易引起不良反应，故除外B。多西环素可治疗衣原体，且用量、疗程正确，故选E。

提问5：患者从感染到就诊仅9天，梅毒血清学、抗HIV检测阴性不能排除感染可能（在窗口期检测阴性）；同样尖锐湿疣潜伏期为1~8个月，平均3个月，不能除外，故选C、D、E。

案例十一

提问1：患者可能是二期梅毒。

提问2：TPHA试验又称梅毒螺旋体血凝试验，是直接检测梅毒螺旋体抗体的试验。针对梅毒螺旋体的抗生素首选青霉素，当青霉素过敏或耐药时，可选择的抗生素还有红霉素或多西环素。

案例十二

提问1：该患者起病急，迅速出现抽搐，意识障碍，夏秋季发病，诊断应该考虑中毒性菌痢及流行性乙型脑炎。患者无异地居留史，不支持疟疾及钩体病。

提问2：便常规有助于中毒性菌痢的诊断，血常规及脑脊液检查有助于乙脑的诊断。

案例十三

提问3：该患儿疾病特点为冬季发病，急骤发病，发热、头痛、抽搐、昏迷，查体皮肤见瘀点及瘀斑，有休克、脑水肿表现，由以上特点可判断出患儿可能的诊断为流行性脑脊髓膜炎、败血症、感染性休克、DIC，其他选项不同时具备以上特点。快速协助诊断应采取的措施为血常规及瘀点、瘀斑涂片检查，其他选项不具备快速诊断的特点。患儿血常规白细胞及中性粒细胞明显升高，瘀斑涂片查到G⁻球菌，故该患儿的诊断是流行性脑脊髓膜炎，患儿同时具有休克及脑水肿表现，故为暴发型混合型。

案例十四

提问2：育龄女性，有颜面蝶形红斑，肾脏和血液系统受累，且ANA（+）及抗dsDNA（+），血补体明显下降，支持SLE诊断。尿少一周，肾脏偏大，支持急性肾功能不全诊断。

提问5：新月体肾炎需行甲强龙冲击治疗，继之激素口服并联合应用免疫抑制剂治疗。

提问7：如果没有中枢神经系统、肾脏或心脏严重损害，病情处于缓解期达半年以上，一般能安全妊娠。

提问8：高血压、心肌损害伴心功能不全，血肌酐升高及严重狼疮脑病提示预后差。

案例十五

提问1：结合患者流行病学史及临床表现，最可能的诊断为脑型疟，因此首先要进行的检查项目是通过血涂片查疟原虫。

提问2：脑型疟是恶性疟的严重临床类型，亦可偶见于间日疟。其他选项均不是。

提问3：若患者血涂片查到疟原虫，那么最初的诊断成立，在治疗上就要选择有效的抗疟药物。

第十一章　风湿与临床免疫学

（标注有"＊"的是报考风湿与临床免疫学专业人员要求的试题，报考内科学专业的不须掌握）

【A1/A2 型题】

1. SLE 病人最典型的面部表现

A. 痤疮　　　　　　　　　　B. 湿疹

C. 色素沉着　　　　　　　　D. 蝶形红斑

E. 紫癜

2. 关于 SLE 关节病变，下述哪项是错误的

A. 关节软骨破坏，关节畸形

B. 呈多关节对称性损害

C. 近端指间关节多受累

D. 关节肿痛

E. 大关节很少受累

3. 免疫病理检查几乎所有 SLE 病人均可出现病变的脏器是

A. 心脏　　　　　　　　　　B. 肺

C. 肾　　　　　　　　　　　D. 肝

E. 胰腺

4. 下列哪项不符合 SLE 的血液系统改变

A. 正色素细胞性贫血

B. 血小板减少

C. 自身免疫性溶血性贫血

D. 白细胞减少

E. 类白血病样改变

5. 关于 SLE 病人妊娠问题，哪项不正确

A. 妊娠时可使 SLE 病情恶化

B. 病情稳定，心肾功能正常，方可妊娠

C. 可出现新生儿狼疮

D. 易发生流产、早产

E. 妊娠头 3 个月内可应用免疫抑制剂

6. SLE 可出现

A. 手关节天鹅颈样畸形

B. 面部皮肤对称性红斑

C. 口腔、阴部溃疡

D. 眼睑、面部阳性皮疹

E. 面容刻板、张口困难

7. 类风湿性关节炎时可出现

A. 面部皮肤对称性红斑

B. 口腔、阴部溃疡

C. 手关节天鹅颈样畸形

D. 眼睑、面部阳性皮疹

E. 面容刻板、张口困难

8. 系统性硬化症时可出现

A. 眼睑、面部阳性皮疹

B. 手关节天鹅颈样畸形

C. 口腔、阴部溃疡

D. 面部皮肤对称性红斑

E. 面容刻板、张口困难

9. 特异性高，但与 SLE 活动性无关的是

A. 抗核抗体　　　　　　　　B. 抗双链 DNA 抗体

C. 抗 Sm 抗体　　　　　　　D. 抗磷脂抗体

E. 类风湿因子

10. 特异性高，效价随 SLE 病情缓解而下降的是

A. 抗核抗体　　　　　　　　B. 抗 Sm 抗体

C. 抗磷脂抗体　　　　　　　D. 抗双链 DNA 抗体

E. 类风湿因子

11. 哪种抗体阳性的 SLE 患者易形成动、静脉血栓

A. 抗磷脂抗体　　　　　　　B. 抗 Sm 抗体

C. 抗双链 DNA 抗体　　　　D. 抗核抗体

E. 类风湿因子

12. 是 SLE 的标准筛选试验，但特异性小的是

A. 抗 Sm 抗体　　　　　　　B. 抗核抗体

C. 抗双链 DNA 抗体　　　　D. 抗磷脂抗体

E. 类风湿因子

＊13. 男性，21 岁。下腰部痛半年余，左侧跟腱痛 3 个月，右踝关节肿痛 1 个月。ESR 69mm/h，RF（－）。血常规：WBC 7.6×10^9/L，Hb 120g/L。尿常规（－）。双侧 4 字试验（＋），HLA - B27（＋）。该患者最可能的诊断是

A. 强直性脊柱炎　　　　　　B. 骨关节炎

C. 风湿热　　　　　　　　　D. 类风湿关节炎

E. 系统性红斑狼疮

＊14. 男性，16 岁。因右膝关节、双踝关节肿痛 6 个月，被诊断为血清阴性脊柱关节病。"血清阴性"是指

A. 类风湿因子阴性　　　　　B. 抗 ds - DNA 阴性

C. HLA - B27 阴性　　　　　D. C - 反应蛋白阴性

E. 抗"O"阴性

＊15. 男性，20 岁。腰痛、右膝关节肿痛、足跟痛 2 年。

X 线检查见双侧骶髂关节炎 II 度，诊断为强直性脊柱炎。下列哪项是其特征性的病理改变

A. 滑膜炎 　　　　　B. 类风湿结节

C. 洋葱皮样改变 　　D. 肌腱骨附着点炎

E. 苏木紫小体

*16. 男性，20 岁。持续性腰痛 1 年余，伴有活动受限及晨僵，活动后减轻，因近半年膝关节疼痛就诊。查体：病人身体前弯、后仰、侧弯均受限。化验：类风湿因子（－）。首先考虑的诊断是

A. 系统性红斑狼疮

B. 类风湿关节炎

C. 骨关节炎

D. 幼年性类风湿关节炎

E. 强直性脊柱炎

*17. 男性，16 岁。腰痛 1 年。查体：身体前弯、后仰、侧弯均受限。为明确诊断，最重要的辅助检查是

A. 骶髂关节 X 线摄片 　　B. HLA － B27 测定

C. 类风湿因子 　　　　　D. 腰椎 X 线摄片

E. 血沉及 C － 反应蛋白测定

*18. 男性，34 岁。腰痛 1 年余，近半年膝踝关节疼痛，伴尿频、尿急。查体：结膜充血，双肾无叩击痛，膝踝关节肿胀有压痛。化验：HLA － B27 （＋），尿 WBC 20 ～ 30/HP，管型（－）。此病人最可能的诊断是

A. 白塞病 　　　　　B. Reiter 综合征

C. 干燥综合征 　　　D. Felty 综合征

E. 重叠综合征

*19. 男性，45 岁。腰骶部隐痛伴右手中指远端指间关节肿胀疼痛半年，近 2 月出现双下肢钱币样皮疹伴脱屑，查 HLA － B27 （＋）。该患者最可能的诊断是

A. 强直性脊柱炎 　　　B. 银屑病性关节炎

C. Reiter 综合征 　　　D. 炎症性肠病关节炎

E. 未分化脊柱关节病

*20. 男性，28 岁。腰骶部疼痛 2 年，伴晨僵，查 HLA － B27 （－），X － ray 示骶髂关节面模糊。下列说法中哪项正确

A. 柳氮磺吡啶对患者的中轴关节病变有效

B. 可予 MTX ＋羟氯喹联合治疗

C. 对急性发作、NSAID 或小剂量激素均不能控制症状者，可短期使用较大剂量激素

D. 非甾体抗炎药可减轻疼痛和晨僵，如阿司匹林等

E. 该病的治疗主要依靠药物

*21. 男性，36 岁。腰痛 12 年，伴弯腰、下蹲受限，有晨僵，活动后好转，近半年来颈部活动受限。查体：患者身体前弯、后仰、侧弯、转颈、扩胸运动受限，RF （－）。下列检查对诊断无帮助的是

A. X 线检查示骶髂关节间隙狭窄，腰椎竹节样改变

B. HLA － B27 （＋）

C. HLA － DR4 （＋）

D. "4" 字试验 （＋）

E. Schober 试验 （＋）

*22. 男性，24 岁。腰骶部疼痛 3 年，伴晨僵，并逐渐出现弯腰困难，查血 HLA － B27 （＋），骶髂关节 X 片示 "双骶髂关节模糊、密度增高，关节间隙变窄"，拟诊强直性脊柱炎（AS）。以下说法中不正确的是

A. AS 的基本病变是骨附着点炎症以及骨化

B. AS 典型病例 X 线检查示骶髂关节和脊柱关节明显破坏，后期脊柱呈竹节样

C. AS 患者 90% HLA － B27 阳性

D. AS 与 Reiter 综合征、反应性关节炎、银屑病性关节炎等合称为血清阴性脊柱关节病

E. 18 岁以前发病者称为幼年型强直性脊柱炎

*23. 男性，19 岁。持续性腰背部酸痛 1 年余，伴活动受限及晨僵，近 3 月来出现右膝关节和左踝关节疼痛而就诊。查体：患者右膝关节肿胀，4 字征阳性。X 线检查示：骶髂关节炎 II 度（双侧）。化验检查：ESR 42mm/h，CRP 24.0mg/L。治疗时一般不选用的药物为

A. 小剂量泼尼松 　　　B. MTX

C. 双氯芬酸 　　　　　D. SASP

E. CSA

*24. 男性，38 岁。腰骶部疼痛 8 年，伴晨僵，弯腰下蹲困难。下列哪项检查对脊柱关节病的诊断无帮助

A. "4" 字试验 （＋）

B. Schober 试验 （＋）

C. 胸廓活动度小于 5cm

D. 髋关节屈曲角度大于 60°

E. 枕墙距 ＞0

*25. 男性，20 岁。腰痛半年，HLA － B27 （＋），骶髂关节 X 线检查未见明显异常。下列药物中不宜选用的是

A. 硫唑嘌呤 　　　　　B. MTX

C. 雷公藤总苷 　　　　D. 抗 TNF 抗体

E. 沙利度胺

*26. Reiter 综合征的特点不包括下列哪项

A. Reiter 综合征发生于尿道炎、宫颈炎和（或）腹泻后

B. 可伴有结膜炎、虹膜炎

C. 可表现为腊肠样指（趾）

D. 为对称性多关节炎

E. 多数患者 HLA－B27（＋）

*27. 某男，27 岁。反复腰背部疼痛伴晨僵 8 年，逐渐发展到腰部活动受限，半年来发生右髋、膝关节疼痛而就诊。查体：脊柱前弯、侧弯、后弯均受限，膝关节肿胀、压痛（＋）、"4" 字试验（＋）。实验室检查 RF（－），ESR 49mm/h，CRP 升高，C3 升高。该病人最可能的诊断是

A. 强直性脊柱炎　　　　B. 类风湿性关节炎

C. 系统性红斑狼疮　　　D. 腰椎间盘突出症

E. 骨关节炎

*28. 若病人 X 线检查示骶髂关节侵蚀硬化，关节间隙狭窄，髋关节间隙正常。则下列治疗方法中正确的是

A. 应早期积极锻炼

B. 现在宜避免过度负重和剧烈运动

C. 此病人应尽早手术，解除骶髂关节畸形

D. 脊柱严重畸形者不宜手术

E. 糖皮质激素应大剂量

*29. 女性，31 岁。四肢大小关节肿痛 4 年，伴口干、眼干 3 年，反复腮腺肿大。ESR：90mm/h，IgG 升高。ANA1：40（＋），ds－DNA（－），Sm 抗体（－），SS－A（＋），SS－B（＋）。该病人最可能的诊断是

A. 类风湿关节炎

B. 类风湿关节炎和系统性红斑狼疮重叠

C. 系统性红斑狼疮

D. 干燥综合征

E. 类风湿关节炎继发干燥综合征

*30. 女性，55 岁。口干、眼干 10 年，猖獗性龋齿。实验室检查：WBC 2.3×10^9/L，抗 SSA 抗体（＋）。下列哪项指标有助于干燥综合征的诊断

A. Schirmer 试验 6mm/5min

B. ANA（＋）

C. RF（＋）

D. 低钾血症

E. 唾液流率 1ml/15min

*31. 女性，35 岁。不规则低热、关节痛 1 年余，近半年来出现口干，吞咽固体食物困难，需用水送服，并有眼干、少泪。查体：舌干燥，见数个龋齿，双下肢见多个米粒大小红色丘疹，边界清，压之不褪色。GLB 40g/L，ESR 55mm/h，抗 SSA（＋），ANA（＋），RF（＋）。裂隙灯检查 "浅层角膜

炎"。诊断为原发性干燥综合征。下列说法中错误的是

A. 干燥综合征是一个主要累及内分泌腺体的慢性炎性全身免疫病

B. 该患者出现的双下肢皮疹是血管受损的表现

C. 继发性干燥综合征是指与另一诊断明确的弥漫性结缔组织病并存

D. 干燥综合征可有肾损害，主要累及远端肾小管，表现为肾小管性酸中毒

E. 病变局限于唾液腺、泪腺、皮肤黏膜者预后良好

*32. 女性，48 岁。口干、眼干 3 年，口腔内多个义齿。下列检查中较少见的是

A. 低补体血症　　　　B. 抗 SSA 抗体（＋）

C. 腮腺造影阳性　　　D. RF（＋）

E. Schirmer 试验阳性

*33. 女性，38 岁。口干、眼干 6 年，间有伴双手关节肿痛，一直未治疗，近一年出现低热，伴活动后气促，进行性加重，轻咳少痰。查体：口腔内见数个龋齿，双肺呼吸音稍粗，未闻及啰音。WBC 6.4×10^9/L，ESR 36mm/h，ANA（＋），抗 SSA（＋），抗 SSB（－）。患者气促最可能的原因是

A. 肺部细菌感染　　　B. 肺部真菌感染

C. 肺间质病变　　　　D. 胸腔积液

E. 肺支原体感染

*34. 男性，28 岁。反复口腔溃疡发作 1 年余，常发生在舌、颊黏膜和硬腭等处，疼痛影响进食但可自愈。近半年感到视力下降，伴膝、踝关节疼痛，近 1 月出现阴囊、阴茎处溃疡就诊。查体：眼底检查视网膜有出血及渗出性白斑，心、肺（－），肝、脾未及。在臀部肌内注射处可见小脓疱疹。此病最可能的诊断是

A. 白塞病　　　　　　B. Reiter 综合征

C. 干燥综合征　　　　D. Felty 综合征

E. 重叠综合征

*35. 女性，33 岁。反复头晕 3 个月，伴发作性晕厥。查体：血压 110/70mmHg；双侧桡动脉波动正常，右侧颈部可及条索样物，轻微搏动，颈部闻及血管杂音。彩超示右颈动脉重度狭窄。该患者最可能的诊断是

A. 结节性多动脉炎　　　B. 大动脉炎

C. 动脉粥样硬化　　　　D. 血栓闭塞性脉管炎

E. 白塞病

*36. 女性，57 岁。低热、乏力 4 个月，伴关节疼痛，左侧头痛，左侧颞浅动脉增粗、变硬，有压痛，搏动

减弱。若行颞浅动脉活检，其特征性改变为

A. 动脉内膜节段行增生和纤维化

B. 见中性粒细胞浸润和核破碎

C. 局灶性血管全层坏死性炎（纤维素样坏死和多种细胞浸润）

D. 坏死性微小肉芽肿，常伴有嗜酸性粒细胞浸润

E. 活检示血管炎，肉芽肿性炎症

*37. 男性，42岁。反复发作口腔溃疡3年，左下肢皮肤溃疡伴视力下降3个月就诊。曾于当地予抗生素治疗效果欠佳。入院查体：外阴见数个溃疡，椭圆形3mm×5mm；硬腭、颊黏膜亦见小溃疡；左下肢皮肤见约10cm×15cm溃疡面，表面覆盖灰黄苔。手背静脉注射处见一小脓疱，拟诊白塞病。下列说法中错误的是

A. 复发性口腔溃疡是诊断白塞病的必要条件

B. 针刺反应是本病目前唯一的特异性较强的试验

C. 下肢结节性红斑是白塞病较特异的皮肤表现

D. 白塞病血管型是指微血管受累

E. 有内脏损害者治疗主要是应用糖皮质激素和细胞毒药物

*38. 男性，45岁。全身不适、低热3个月，伴反复鼻塞、脓性分泌物，并有咳嗽、咯血丝痰，多种抗生素无效。血 ESR 48mm/h，GLB 38g/L，RF 40kU/L。为明确诊断，需做哪项之外的检查

A. 胸部X线检查　　　　B. CT

C. 尿沉渣检查　　　　D. 肺功能测定

E. 鼻病变组织活检

*39. 女性，64岁。低热、乏力3个月，右眼视力下降伴眼球逐渐突出，流脓臭涕。尿 BLD（++），Pro（+）。如果检查该患者的自身抗体，哪项特异性最高

A. 抗 ds-DNA 抗体　　　B. pANCA

C. cANCA　　　　D. 抗SSA、抗体

E. 抗心磷脂抗体

*40. 男性，38岁。近半年四肢关节、肌肉酸痛、乏力，双手抬高困难，下蹲或起立困难。同时在眼睑、鼻梁及面颊部出现红色皮疹，吞咽困难。查体：眼睑周围水肿，眼睑、鼻梁、面颊、手指及甲周皮肤有暗紫色红斑。病人最可能的诊断是

A. 系统性红斑狼疮

B. 进行性系统性硬化症

C. 多发性肌炎

D. 皮肌炎

E. 干燥综合征

*41. 男性，40岁。四肢乏力1年，疑为多发性肌炎。下

列哪项是确诊多发性肌炎所必须的

A. 血清 ANA、抗 Jo-1 抗体和肌电图检查

B. 血清 ANA、抗 Jo-1 抗体和肌肉活检

C. 血清抗 Jo-1 抗体、肌酶检查和肌电图检查

D. 血清抗 Jo-1 抗体、肌电图检查和肌肉活检

E. 肌酶检查、肌电图检查和肌肉活检

*42. 男性，35岁。诊断为多发性肌炎，首选药物是

A. 非甾体抗炎药　　　　B. 糖皮质激素

C. SASP　　　　D. 氯喹

E. 青霉胺

*43. 女性，42岁。四肢无力进行性加重2年，关节肌肉痛，伴低热，Raynaud现象半年余，最近有吞咽困难就诊。查体：病人下蹲起立困难，大腿肌群有压痛。化验：ESR 80mm/h，AST 200U/L，CPK 1260U/L。食管吞钡摄片示食管蠕动差。此病人所患疾病的特异性抗体是

A. 高滴度抗 RNP 抗体　　B. 抗 Sm 抗体

C. 抗 SCL-70 抗体　　　D. 抗 Jo-1 抗体

E. 抗着丝点抗体

*44. 男性，35岁。进行性乏力1年，伴低热。梳头时手臂难上举，上楼及下蹲起立困难，近半年出现眼睑、鼻梁及面颊部红色皮疹，吞咽硬食困难。下列哪项检查对鉴别诊断无帮助

A. 抗核抗体检查　　　　B. 肌电图检查

C. 肌肉、病变皮肤活检　　D. 血 AST 和 CPK 检查

E. 抗 Jo-1 抗体和抗 SRP 抗体检测

*45. 女性，44岁。乏力、消瘦5个月，下列哪项描述不利于皮肌炎的诊断

A. 四肢远端肌群无力

B. 肌酸激酶升高

C. 肌电图示炎症性肌炎改变

D. 上眼睑见紫红色皮疹

E. 血肌酐下降，肌酸升高，尿肌酸排泄增多

*46. 男性，36岁。进行性四肢无力2个月，活动后气促2周。血 CK 2368U/L，肌电图示肌源性损害。若患者抗 Jo-1 抗体阳性，该抗体与哪个器官受损有关

A. 心脏　　　　B. 肾脏

C. 胃肠道　　　　D. 肺脏

E. 皮肤病变

*47. 女性，40岁。雷诺现象、伴指、膝关节疼痛。血清抗核抗体（+），RF（+），抗 SCL-70 抗体（+）。此病人最可能的诊断是

A. 类风湿关节炎　　　　B. 风湿热

C. 多发性硬化　　　　D. 系统性红斑狼疮

E. 系统性硬化病

48. 与 CREST 综合征相关的抗体是

A. 抗 SCL – 70 抗体

B. 抗 ds – DNA 抗体

C. 抗 Jo – 1 抗体

D. 抗着丝点抗体（ACA）

E. 抗 RNP 抗体

49. 女性，44 岁。四肢关节遇冷时苍白、疼痛 2 年余，双手指对称性肿胀、僵硬 1 年余。近 3 月来常有进食时阻噎感，进干食时较明显，伴张口困难。检查：双手指皮肤增厚。食管吞钡见食管蠕动减弱。诊断为系统性硬化症。下列说法中错误的是

A. 系统性硬化症是以皮肤和某些内脏器官的纤维化为主要特点的

B. 70% 患者 ANA（+）

C. 抗 SCL – 70 抗体为该病的标记性抗体

D. 硬皮病肾危象是本病的重要死亡原因

E. 系统性硬化症多以内脏损害为首发表现

50. 男性，56 岁。四肢皮肤变硬 3 年，伴苍白、怕冷，近半年来出现活动后气促并进行性加重。下列说法中不正确的是

A. 患者最可能的诊断是系统性硬化症合并肺间质损害

B. 肺功能检查以肺弥散功能受损为主

C. 患者为局限型系统性硬化病

D. 可给予 D 青霉胺、秋水仙碱等抗纤维化治疗

E. 尽快给予糖皮质激素和环磷酰胺联合治疗

51. 女性，38 岁。面部，双前臂皮肤变硬伴瘙痒 9 个月，双手雷诺现象。查体：面纹消失，嘴唇变薄，前臂皮肤色素沉着，间以脱色白斑，双手指端指垫丧失，伴下陷、瘢痕。该病的标记性抗体是

A. ANA

B. 抗 Jo – 1 抗体

C. 抗 ds – DNA 抗体

D. 抗 SCL – 70 抗体

E. 抗 cCP 抗体

52. 女性，62 岁。双手怕冷、苍白 6 个月，不伴面部皮疹、关节肿痛等。查 ANA、抗 ds – DNA 及 ENA 抗体谱均阴性，考虑雷诺病。高血压病史 10 年，长期服用降压药。下列哪种药物可能与雷诺病的发病有关

A. 卡托普利

B. 螺内酯

C. 硝苯地平

D. 倍他洛克

E. 阿司匹林

53. 女性，28 岁。双手、双足怕冷、疼痛伴苍白 2 年，浸泡冷水和冬天时明显。查体：双手发绀，末梢循环较差。该现象较少见于以下哪种结缔组织病中

A. 系统性硬化病

B. Reiter 综合征

C. 类风湿关节炎

D. 系统性红斑狼疮

E. 皮肌炎

54. 关于雷诺现象和雷诺病，以下哪种说法是错误的

A. 血管内皮细胞的功能异常是本病的病理、生理基础

B. 患者可出现指腹萎缩，远端指骨吸收。严重者出现指尖溃疡、坏疽

C. 雷诺现象的典型发作可分 3 期：缺血期、缺氧期、充血期

D. 雷诺现象是原发的，其出现不伴其他疾病，而雷诺病是继发于其他明确疾病者

E. 严重患者可出现指尖溃疡、坏疽

55. 女性，56 岁。双手远端指间关节肿痛，关节背侧形成结节，对称。ESR 15mm/h，RF（–）。该患者最可能的诊断是

A. 强直性脊柱炎

B. 骨关节炎

C. 风湿热

D. 类风湿关节炎

E. 系统性红斑狼疮

56. 男性，60 岁。右膝关节肿痛 1 年，上下楼梯时明显，伴晨僵，余关节无异常。X 线检查示双膝关节退行性变。治疗上应首选哪种药物

A. 对乙酰氨基酚

B. 布洛芬

C. MTX

D. 小剂量激素

E. 透明质酸钠关节内注射

57. 女性，65 岁。反复双膝关节肿痛 8 年。久行或上下楼梯时加重，伴晨僵，活动十几分钟后可缓解。查体：双手远端指间关节背面外侧见肿大结节，质硬，双膝关节肿胀，压痛（+）。查血：ESR、RF 正常。以下说法中错误的是

A. 患者最可能的诊断是骨关节炎

B. 该病的特征性病理改变为软骨变性

C. 患者双手远端指间关节结节亦称 Bouchard 结节

D. 若行 X 线检查可能出现的表现为关节边缘骨赘形成，软骨下骨质硬化及囊性变

E. 该病患者一般应避免使用糖皮质激素

58. 男性，65 岁。肥胖。反复双膝关节肿痛 5 年余，四肢小关节无异常。双膝 X 线表现较少出现的是

A. 双膝关节间隙狭窄

B. 关节边缘骨赘形成

C. 软骨下骨质硬化

D. 软骨下骨囊性变

E. 关节周围软组织肿胀，关节见虫蚀样骨质破坏

59. 男性，60 岁。双膝骨关节炎 10 年，一周前爬山后疼痛加重，伴关节肿胀明显。若患者有高血压、冠心病史，不应选择哪种 NSAID 类药物

A. 美洛昔康

B. 布洛芬

523

C. 双氯芬酸钠   D. 罗非昔布

E. 吲哚美辛

*60. 风湿性疾病是指

A. 过敏性疾病

B. 累及关节及周围软组织的一大类疾病

C. 嗜酸粒细胞增多的一类疾病

D. 病毒感染的一类疾病

E. 血尿酸增高的一组疾病

*61. 晨僵在哪类关节炎中表现最为突出

A. 骨性关节炎（OA）

B. 强直性脊柱炎（AS）

C. 类风湿性关节炎（RA）

D. 感染性关节炎

E. 风湿性关节炎

*62. 关于治疗风湿性疾病的药物，下列哪项是错误的

A. 泼尼松   B. 青霉胺

C. 环磷酰胺   D. 布洛芬

E. PGE（前列腺素）

*63. 风湿性疾病的关节表现下列哪项不常见

A. 膝关节不能完全伸直   B. 关节肿胀

C. 关节压痛   D. 晨僵

E. 手的掌指关节有桡侧偏斜

*64. 干燥综合征（SS）可见

A. 第一趾较剧烈疼痛

B. 腕、掌指、近指关节受累

C. 膝关节受累

D. 颊部蝶形皮疹及蛋白尿

E. 大量龋齿

*65. 系统性红斑狼疮（SLE）可见

A. 腕、掌指、近指关节受累

B. 颊部蝶形皮疹及蛋白尿

C. 膝关节受累

D. 第一趾较剧烈疼痛

E. 大量龋齿

*66. 类风湿性关节炎（RA）可见

A. 颊部蝶形皮疹及蛋白尿

B. 膝关节受累

C. 腕、掌指、近指关节受累

D. 第一趾较剧烈疼痛

E. 大量龋齿

*67. 痛风可见

A. 第一趾较剧烈疼痛

B. 腕、掌指、近指关节受累

C. 膝关节受累

D. 颊部蝶形皮疹及蛋白尿

E. 大量龋齿

*68. 真正结缔组织病包括

A. SLE、RA、PSS

B. SLE、RA、进行性全身性硬皮病（PSS）、多发性肌炎（PM）、结节性多动脉炎（PN）

C. SLE、RA、PSS、混合性结缔组织病（MCTD）

D. SLE、RA、贝切特综合征、干燥综合征

E. SLE、PSS、RA、韦格纳肉芽肿、脂膜炎

*69. 关于风湿性疾病的概念，下列哪种说法是对的

A. 风湿病、结缔组织病、胶原病均是同范畴的疾病

B. 风湿病就是结缔组织病

C. 风湿病只包括风湿热和类风湿性关节炎

D. 风湿病就是胶原性疾病

E. 结缔组织病、胶原病仅是风湿病的一部分，不能互相等同

*70. 在风湿性疾病中，下列哪一种肾脏受累较少见

A. SLE

B. 干燥综合征

C. 皮肌炎（DM）

D. 结节性多动脉炎（PN）

E. 血管炎

*71. 女性，22岁。持续高热6天，颜面出现水肿性皮肤损害，伴膝、踝关节肿痛，下肢浮肿，有散在瘀点。化验：ESR 98mm/h，Hb 76g/L，网织红细胞 0.10（10%），Coombs 试验（+），PLT 40×10^9/L。尿检：蛋白（+++），RBC 6~8 个/HP。本例最可能的诊断是

A. 风湿热   B. 慢性肾炎

C. 自身免疫性溶血性贫血   D. SLE

E. 特发性血小板减少性紫癜（ITP）

*72. SLE 的标记性抗体是

A. 抗组蛋白抗体   B. 抗 SS－B 抗体

C. 抗 Sm 抗体   D. 抗 SCL－70 抗体

E. 抗 Jo－1 抗体

*73. 干燥综合征的标记性抗体是

A. 抗组蛋白抗体   B. 抗 Sm 抗体

C. 抗 SCL－70 抗体   D. 抗 SS－B 抗体

E. 抗 Jo－1 抗体

*74. 多发性皮肌炎的特异性抗体是

A. 抗 SCL－70 抗体   B. 抗 Sm 抗体

C. 抗 SS－B 抗体   D. 抗组蛋白抗体

E. 抗 Jo－1 抗体

【A3/A4 型题】

（1～2 题共用题干）

男性，30 岁。发热 10 天，高达 39.6℃，伴头痛，无咳嗽，无呕吐、腹泻，曾按感冒治疗，无好转。查体：贫血貌，表情淡漠，脉搏 64 次/分，心肺未见异常，肝肋下未及，脾肋下刚触及。白细胞计数 3.2×10^9/L，中性粒细胞 0.67，淋巴细胞 0.33。胸片未见异常。

1. 最可能的诊断是

 A. 系统性红斑狼疮   B. 淋巴瘤

 C. 恶性组织细胞病   D. 伤寒

 E. 败血症

2. 上述病例的首选治疗药物是

 A. 青霉素   B. 利福平

 C. 喹诺酮类药物   D. 头孢菌素类药物

 E. 磺胺类药物

（3～4 题共用题干）

女性，40 岁。反复多关节肿痛 10 余年，伴有明显的晨僵，活动后症状可有所减轻，怀疑为类风湿关节炎。

3. 关于类风湿关节炎的说法，不正确的是

 A. 发病和免疫反应有关

 B. RA 最基本病理变化是滑膜炎

 C. 类风湿因子阴性可以除外 RA 的诊断

 D. 类风湿因子阳性具有诊断价值

 E. 高滴度 RF 提示预后较差

4. 下列关于类风湿关节炎的临床表现，正确的是

 A. 可累及全身所有关节，呈游走性

 B. 受累以双手小关节、腕关节多见

 C. 发作时关节有肿胀、疼痛、压痛并伴有晨僵

 D. 关节周围组织常同时受累

 E. 以上都不对

（5～6 题共用题干）

患者，女性，48 岁。近 2 个月来自觉双肩发沉，举臂无力，行走困难。化验：血沉 47mm/第一小时末。

5. 下列哪项检查有助于鉴别多发性肌炎和风湿性多肌痛

 A. 血沉   B. 抗链球菌抗体

 C. 抗中性粒细胞胞浆抗体 D. 肌酶谱

 E. 免疫球蛋白

6. 多发性肌炎的典型临床表现是

 A. 四肢近端及远端肌肉进行性肌力下降

 B. 四肢近端肌肉进行性肌力下降

 C. 四肢远端肌肉进行性肌力下降

 D. 四肢无力伴有视力障碍

 E. 四肢无力伴有体重明显下降

（7～9 题共用题干）

女性，25 岁。有低热、乏力、四肢关节肌肉疼痛 2 月。

查体：T 38℃，颧部红色片状斑疹，肝肋下一指、脾肋下二指，双手掌指关节、各指间关节、双膝关节肿胀、压痛，双下肢凹陷性水肿。化验：ESR 110mm/h、C3 降低尿蛋白（＋＋）、血压 150/90mmHg。

7. 该病人最可能的诊断是

 A. 慢性肾炎   B. 急性肾炎

 C. 系统性红斑狼疮   D. 类风湿关节炎

 E. 风湿热

8. 若要确诊应查

 A. 类风湿因子   B. 抗核抗体谱

 C. 抗链球菌   D. 抗 "O"

 E. DNA 酶 B

9. 如果抗 ds－DNA 抗体（＋），首选哪一种治疗

 A. 糖皮质激素

 B. 适当运动，日光浴，以增强体质

 C. 柳氮磺胺吡啶

 D. 非甾类抗炎药

 E. 甲氨蝶呤

（10～11 题共用题干）

女性，40 岁。反复手关节痛 1 年，曾诊断为类风湿关节炎，间断使用理疗和非甾体抗炎药，症状有缓解。近 1 个月来低热，关节痛加重，肘后出现多个皮下结节。检查：ESR 40mm/h，心脏彩超发现小量心包积液。考虑为类风湿关节炎活动期。

10. 对疾病活动诊断最有意义的检查

 A. C－反应蛋白   B. 心包积液病理

 C. 类风湿因子滴度   D. 关节影像学

 E. 补体

11. 最适宜的治疗措施是

 A. 维持原治疗方案

 B. 改用皮质激素

 C. 加用青霉素

 D. 选用慢作用抗风湿药

 E. 应用皮质激素加慢作用抗风湿药

（12～13 题共用题干）

女性，23 岁。间断发热、关节痛 1 年，半月来高热、皮疹、下肢浮肿。血压 120/80mmHg，皮肤无紫癜，肝脾不大。尿蛋白（＋＋＋），尿红细胞 5～10/HP，颗粒管型偶见。Hb 98g/L，网织红细胞 5%，血 BUN 7mmol/L。

12. 本例最可能的诊断是

 A. 急性肾炎   B. 慢性肾炎急性发作

 C. 慢性肾盂肾炎   D. 过敏性紫癜肾炎

 E. 系统性红斑狼疮继发狼疮性肾炎

13. 为进一步明确诊断，最重要的血液学化验是

 A. ESR   B. RF

C. 血浆蛋白　　　　　　D. 血清免疫球蛋白

E. 以上都不对

(14~15题共用题干)

女性，60岁。确诊 RA 30 年，长期服用泼尼松 15mg/d，双手手指尺侧偏斜，屈曲畸形，右髋关节疼痛伴活动障碍。X-ray 示双手关节间隙狭窄，关节强直伴半脱位，右股骨头密度不均，见骨质吸收破坏。

14. 患者 X 线表现为第几期

　　A. Ⅱ期　　　　　　　　B. Ⅰ期

　　C. Ⅲ期　　　　　　　　D. Ⅳ期

　　E. V 期

15. 其右髋关节病变的最可能诊断是

　　A. 股骨头缺血性坏死

　　B. 类风湿关节炎侵犯至髋关节

　　C. 类风湿关节炎侵犯至髋关节合并骨质疏松

　　D. 髋关节结核杆菌感染

　　E. 股骨头缺血性坏死

(16~17题共用题干)

患者，中年女性，因双手近端指间关节、掌指关节、腕关节肿痛伴僵硬半年，查血尿酸 410μmol/L，抗 CCP 抗体（＋）。X 线检查示腕关节骨质疏松，可见个别关节间隙狭窄。

16. 该患者最可能的诊断

　　A. 血清阴性脊柱关节病　　B. 痛风

　　C. 类风湿关节炎　　　　　D. 系统性红斑狼疮

　　E. 骨关节炎

17. 该患者的 X 线检查分期为

　　A. Ⅰ期　　　　　　　　B. Ⅱ期

　　C. Ⅲ期　　　　　　　　D. Ⅳ期

　　E. V 期

(18~19题共用题干)

男性，19岁。腰背部疼 3 年，间断发作，未予治疗。近半年出现夜间翻身困难，左髋关节疼痛，行走时加重。查体：左髋外展受限，双骶髂关节压痛（＋），双下肢"4"字试验阳性。

18. 此患者首先应做的检查是

　　A. ESR　　　　　　　　B. CRP

　　C. HLA-B27＋X 线片　　D. 肝、肾功能

　　E. 血常规

19. 最可能的诊断是

　　A. 腰肌劳损　　　　　　B. 类风湿关节炎

　　C. 强直性脊柱炎　　　　D. 股骨头坏死

　　E. Reiter's 综合征

(20~21题共用题干)

女性，32岁。发热、多关节肿痛、双侧胸腔积液、尿蛋白（＋）半年。实验室检查发现 ANA（＋），抗 SSA（＋），抗 Sm（＋）。

20. 最可能的诊断是

　　A. 原发性干燥综合征　　　B. 系统性红斑狼疮

　　C. 原发性血管炎　　　　　D. 类风湿关节炎

　　E. 结核性胸膜炎

21. 首选的治疗药物是

　　A. 非甾体抗炎药

　　B. 镇痛剂，如：扑热息痛

　　C. 小剂量糖皮质激素

　　D. 免疫抑制剂

　　E. 糖皮质激素联合免疫抑制剂

(22~24题共用题干)

女性，30岁。脱发伴日晒后面部红斑半年，近日出现双睑浮肿。查体：面部不规则圆形皮疹，口腔溃疡。ESR 150mm/h，抗 ds-DNA 抗体（＋），抗 Sm 抗体（＋），尿蛋白（＋＋＋）。

22. 关于本病的病理变化，叙述不正确的是

　　A. 小血管增生

　　B. 结缔组织基质黏液性水肿

　　C. "洋葱皮"样病变

　　D. 坏死性血管炎

　　E. 以上都不是

23. 下列说法中正确的是

　　A. 若体温高于 39℃则肯定有感染

　　B. SLE 骨关节病多为侵蚀性病变

　　C. 几乎所有患者的肾组织均有病理变化

　　D. 心衰是最常见死因

　　E. 若并发咳嗽则一定要积极用抗生素治疗

24. 下列哪项不是激素的副作用

　　A. 高血压　　　　　　　　B. 高血钾

　　C. 精神失常　　　　　　　D. 股骨头无菌性坏死

　　E. 骨质疏松

(25~26题共用题干)

女性，45岁。间断关节疼痛半年，加重 1 周，伴关节肿胀、活动受限。

25. 为明确诊断，收集病史时，应特别询问以下内容，除了

　　A. 关节疼痛的部位、性质、伴随症状

　　B. 有无晨僵

　　C. 使关节疼痛加重或缓解的因素

　　D. 受累关节是否对称

　　E. 配偶是否健康

26. 查体时的重点应是

  A. 关节局部有无肿胀、压痛，注意关节的活动度

  B. 体温、脉搏、血压

  C. 有无皮下结节

  D. 下肢有无浮肿

  E. 全身有无皮疹、形态如何

（27～28 题共用题干）

女性，55 岁。双手指关节疼痛 2 年，间断发作，逐渐加重，近半年出现膝关节疼痛，上、下楼时明显。1 个月来右膝关节肿胀明显，活动受限，行走困难。查体：双手远指关节骨性肥大，可见 Heberden 结节，右膝关节肿胀，浮髌试验阳性，左膝摩擦感明显。

27. 此患者首选的检查是

  A. CT

  B. 血常规

  C. B 超

  D. 双手、双膝 X 线

  E. ESR、CRP

28. 此患者应考虑诊断为

  A. 类风湿关节炎

  B. 骨关节炎

  C. 强直性脊柱炎

  D. Reiter's 综合征

  E. 反应性关节炎

（29～30 题共用题干）

女性，45 岁。双手和膝关节肿痛伴晨僵 1 年。查体：肘部可及皮下结节，质硬，无触痛。

29. 诊断首先考虑

  A. 系统性硬化症

  B. 骨关节炎

  C. 痛风

  D. 类风湿关节炎

  E. 风湿性关节炎

30. 最有助于确定诊断的是

  A. 关节影像检查

  B. 滑液检查

  C. 抗核抗体

  D. ESR

  E. CRP

（31～33 题共用题干）

某女，40 岁。低热，双手腕、掌指、近端指间关节肿痛，伴晨僵每天 2 小时以上，病史 5 年，加重 2 月。查体示双手腕关节、掌指关节肿胀，双手手指尺侧偏斜，屈曲畸形。

31. 最可能的诊断是

  A. 类风湿关节炎

  B. 系统性红斑狼疮

  C. 风湿热

  D. 强直性脊柱炎

  E. 痛风性关节炎

32. 如明确诊断，最有意义的检查是

  A. RF

  B. 抗 ds－DNA 抗体

  C. 血尿酸

  D. HLA－B27

  E. CEA

33. 治疗该病的一线药物是

  A. 布洛芬

  B. 柳氮磺胺吡啶

  C. 雷公藤

  D. 泼尼松

  E. 环磷酰胺

（34～35 题共用题干）

男性，70 岁，体型肥胖。右膝关节疼痛 2 年，下楼时明显，近 1 周出现右膝关节肿胀，活动明显受限，休息后疼痛有所好转。查体：右膝关节浮髌试验（－）。

34. 下列哪项检查对诊断最有价值

  A. X 线检查

  B. HLA－B27

  C. 类风湿因子测定

  D. 血尿酸水平测定

  E. 骨密度测定

35. 患者最可能的诊断是

  A. 银屑病关节炎

  B. 强直性脊柱炎

  C. 痛风性关节炎

  D. 骨质疏松症

  E. 骨关节炎

（36～38 题共用题干）

某女，26 岁。2 周前发生抽搐，性格改变，双手关节及双踝关节肿痛，双手上举及双腿下蹲后起立无力。查体示：双下肢浮肿，记忆力下降。血 WBC 2.0×10^9/L，尿 PRO（＋＋＋），RBC（＋＋），AST 452U/L、ALT 238U/L、CK 826U/L。肾穿检查示：弥漫性系膜细胞增生。

36. 该病人最可能的诊断是

  A. 精神分裂症

  B. 原发性肾病综合

  C. 系统性红斑狼疮

  D. 类风湿性关节炎

  E. 肝性脑病

37. 进一步确诊，主要应做哪方面检查

  A. 免疫学检查

  B. 血氨水平测定

  C. 骨穿

  D. 类风湿因子和抗"O"检测

  E. 关节 X 线检查

38. 如何评价本例转氨酶升高的临床意义

  A. 合并肌炎

  B. 合并病毒性肝炎

  C. 合并心肌炎

  D. 合并急性心肌梗死

  E. 合并肌炎

（39～40 题共用题干）

女性，40 岁。反复手关节痛 1 年，曾诊断为类风湿关节炎，间断使用理疗和非甾体抗炎药，症状有缓解。近月来低热，关节痛加重，肘后出现多个皮下结节。检查：ESR 40mm/h，心脏彩超发现小量心包积液。考虑为类风湿关节炎活动。

39. 对疾病活动诊断最有意义的检查

  A. C－反应蛋白

  B. 心包积液病理

  C. 类风湿因子滴度

  D. 关节影像

E. 补体

40. 最适宜的治疗措施是

A. 维持原治疗方案

B. 改用皮质激素

C. 加用青霉素

D. 选用慢作用抗风湿药

E. 应用皮质激素加慢作用抗风湿药

(41～42 题共用题干)

女性，23 岁。间断发热、关节痛 1 年，半月来高热、皮疹、下肢浮肿。血压 120/80mmHg，皮肤无紫癜，肝脾不大。尿蛋白（＋＋＋），尿红细胞 5～10 个/HP，颗粒管型偶见。Hb 98g/L，网织红细胞 5%，血 BUN 7mmol/L。

41. 本例肾脏病变最可能的诊断是

A. 急性肾炎　　　　　　　　B. 慢性肾炎急性发作

C. 慢性肾盂肾炎　　　　　　D. 过敏性紫癜肾炎

E. 系统性红斑狼疮继发狼疮性肾炎

42. 本例病人的贫血是

A. 溶血性贫血　　　　　　　B. 再生障碍性贫血

C. 肾性贫血　　　　　　　　D. 缺铁性贫血

E. 以上都不对

(43～44 题共用题干)

女性，32 岁。双手近端指间关节疼痛、轻度肿胀 2 个月，伴不规则低热，体温波动在 37.8℃～38.5℃ 之间。有光过敏 1 年。化验：血 PLT 56×10^9/L、WBC 2.9×10^9/L。尿蛋白（＋＋）。ANA 1：80。

43. 此患者最可能的诊断是

A. 类风湿关节炎　　　　　　B. 系统性红斑狼疮

C. 急性白血病　　　　　　　D. 反应性关节炎

E. 皮肌炎

44. 为明确诊断首选的检查是

A. 双手 X 线片　　　　　　　B. 抗 ds－DNA 抗体

C. HLA－B27　　　　　　　　D. RF

E. 骨髓涂片

(45～46 题共用题干)

女性，33 岁。平素健康，2 年前于分娩后感疲劳，未就诊，近 1 个月劳累后症状加重。化验：血常规正常，尿常规提示红细胞管型，血沉 35mm/h，ANA 1：320，胸片提示双侧肋膈角变钝。

45. 本患者最可能的诊断是

A. 慢性肾炎　　　　　　　　B. 未分化结缔组织病

C. 混合结缔组织病　　　　　D. 急性肾炎

E. 系统性红斑狼疮

46. 下列检查中对明确诊断最有帮助的是

A. 24 小时尿蛋白定量检测，了解肾脏受累情况

B. 胸部 CT 平扫

C. 抗 ds－DNA

D. 血清补体水平检测

E. 免疫球蛋白

(47～48 题共用题干)

女性，20 岁。近 1 个月眼睑及双下肢可凹性水肿，伴有少尿。化验：血清白蛋白 27g/L，A/G 0.8，CRE 133μmol/L，尿蛋白（＋＋＋＋），24 小时尿蛋白定量 5g，ANA 1:640，RNP（＋）。

47. 患者最可能的诊断是

A. 混合结缔组织病

B. 急性肾小球肾炎、肾功能不全

C. 原发性肾病综合征

D. 系统性红斑狼疮

E. 重叠综合征

48. 对判断病情活动性最有意义的检查是

A. 血脂测定

B. 血、尿 β_2 微球蛋白定量

C. ANA 滴度

D. 抗 dsDNA 抗体

E. 抗 S

(49～50 题共用题干)

女性，38 岁。日晒后出现面部红斑，无痛痒感觉，无发热。化验：血常规提示：WBC 3.0×10^9/L，PLT 65×10^9/L，血沉 55mm/h。尿蛋白 0.3g/L。

49. 为明确诊断，下一步首选的检查是

A. 抗核抗体　　　　　　　　B. 血清补体

C. 骨髓穿刺　　　　　　　　D. 肾穿刺活检

E. 胸片检查

50. 最可能的诊断是

A. 白血病　　　　　　　　　B. 系统性红斑狼疮

C. 肾小球肾炎　　　　　　　D. 过敏性紫癜

E. 盘状狼疮

＊（51～52 题共用题干）

男性，62 岁。饮酒后夜间突发左足背、第一跖趾关节剧烈疼痛 1 天，无发热。查体：关节局部红肿、皮温高。化验：血尿酸 470μmol/L。既往高血压病 5 年，近 3 年服用吲达帕胺、蒙诺等控制血压。

51. 该患者最可能的诊断是

A. 痛风急性发作　　　　　　B. 化脓性关节炎

C. 类风湿关节炎　　　　　　D. 银屑病关节炎

E. Reiter 综合征

52. 下列最有助于肯定诊断的检查结果是

A. X 线检查示左足背、第一跖趾关节周围软组织肿胀

B. 血 WBC $11 \times 10^9 / L$

C. 血细菌培养阴性

D. 24 小时尿尿酸排出量 70

E. 以上都不对

* （53 ~ 54 题共用题干）

患者，男性，21 岁。间断腰背疼痛 1 年，夜间及晨起明显，近 1 周无诱因出现左膝关节肿痛。

53. 该患者应高度怀疑

    A. 类风湿关节炎　　　　B. 强直性脊柱炎

    C. 痛风关节炎　　　　　D. 骨关节炎

    E. 结核性关节炎

54. 为明确诊断，应做下列哪项检查

    A. 血沉和血常规

    B. 结核菌素试验

    C. 膝关节 X 线片

    D. 类风湿因子及 HLA - B27

    E. 抗核抗体及抗角蛋白抗体

* （55 ~ 56 题共用题干）

患者，男性，21 岁。2 周前出现尿频、尿急和排尿时疼痛，1 周来出现左踝及足跟部肿痛，3 天前出现双眼烧灼感，伴眼分泌物增多。

55. 最可能的诊断是

    A. 系统性红斑狼疮　　　B. 骨关节炎

    C. 强直性脊柱炎　　　　D. 白塞病

    E. 赖特综合征

56. 下列哪项检查有助于诊断

    A. 尿培养为大肠埃希菌

    B. RF （+）

    C. 皮肤针刺反应阳性

    D. ANA 阳性

    E. ESR 增快

* （57 ~ 58 题共用题干）

女性，45 岁。皮疹半年，加重伴高热 1 周，伴活动后轻度的呼吸困难。辅助检查提示：尿蛋白 1.0g/L。超声心动检查提示肺动脉高压。患者 1 日前无明显诱因突发抽搐，10 分钟后自行缓解。头颅 CT 检查未见异常表现。

57. 为进一步明确诊断，首选的化验是

    A. 脑脊液及血清中自身抗体检测

    B. 胸部 X 线检查

    C. 冠状动脉造影

    D. 血常规检查

    E. 心肌显像

58. 患者最可能的诊断是

    A. 中枢神经系统感染

    B. 结核性脑膜脑炎

    C. 系统性红斑狼疮伴中枢神经受累

    D. 肥厚型心肌病伴心功能不全

    E. 原发性癫痫

* （59 ~ 60 题共用题干）

患者，女性，35 岁。四肢近端肌肉疼痛、乏力伴眼睑部皮疹 3 个月。CK 及 CK - MM 均明显升高。肌电图提示肌源性损害。肌肉活检：肌横纹消失，肌纤维间可见炎症细胞。

59. 该患者最可能的诊断是

    A. 系统性硬化症　　　　B. 皮肌炎

    C. 干燥综合征　　　　　D. 类风湿关节炎

    E. 系统性血管炎

60. 该患者治疗的首选药物是

    A. 糖皮质激素　　　　　B. 氯喹

    C. 非甾体抗炎药　　　　D. 硫唑嘌呤

    E. 青霉胺

* （61 ~ 62 题共用题干）

患者，女性，58 岁。近 1 年口干、乏力日益加重而就诊。查体：口腔多发龋齿，多个残留黑色牙根，全身多个淋巴结肿大。化验：ESR 89mm/h，血清 γ 球蛋白 28.5%，ANA 1：80 阳性，抗 SSA 抗体阳性。

61. 该患者最可能的诊断为

    A. 系统性红斑狼疮　　　B. 干燥综合征

    C. 多发性骨髓瘤　　　　D. 多发性肌炎

    E. 糖尿病

62. 下列哪项检查对诊断本病没有价值

    A. 唇腺病理检查　　　　B. 唾液流率

    C. 角膜荧光染色　　　　D. 脑血流图

    E. Schirmer 试验

* （63 ~ 64 题共用题干）

患者，女性，70 岁。头痛 3 个月伴视力下降 1 个月。同时有低热、乏力、全身不适等流感样症状。无高血压病史。查体：颞部皮肤扪及结节，左侧颞部动脉处明显触痛，搏动减弱。头颅 CT 无异常发现。

63. 该患者最可能的诊断是

    A. 巨细胞动脉炎　　　　B. 结节性多动脉炎

    C. 结节红斑　　　　　　D. 韦格纳肉芽肿

    E. 类风湿结节

64. 该病的典型病理表现为

    A. 动脉肉芽肿增生性炎症，多形核细胞浸润为主

    B. 血管壁嗜酸性粒细胞浸润

    C. 坏死性血管炎

    D. 大、中、小血管均累及

    E. 可见血管周围有免疫复合物沉着

* (65 ~ 66 题共用题干)

女性，20 岁。反复高热伴游走性关节痛、口腔干燥、溃疡，脱发月余。化验：尿蛋白（＋＋），颗粒管型 5 个/HP，间断有血尿，类风湿因子 1∶20（＋），抗 SSA 抗体阳性，抗双链 DNA 抗体阳性。

65. 诊断应首先考虑

    A. 风湿性关节炎

    B. 类风湿关节炎

    C. 系统性红斑狼疮

    D. 慢性肾小球肾炎急性发作

    E. 干燥综合征

66. 首选治疗药物的最佳组合为

    A. 抗疟药 + 双氯芬酸

    B. 非甾类抗炎药 + 小剂量糖皮质激素

    C. 糖皮质激素 + 甲氨蝶呤

    D. 雷公藤 + 柳氮磺吡啶

    E. 糖皮质激素 + 环磷酰胺

* (67 ~ 68 题共用题干)

男性，42 岁。乏力 1 年，近 3 个月四肢关节、肌肉酸痛，同时出现上眼睑红色皮疹，吞咽硬食困难。查体发现眼睑周围水肿，上眼睑暗紫色红斑。

67. 最可能的诊断是

    A. 硬皮病　　　　　　　B. 系统性红斑狼疮

    C. 混合性结缔组织病　　D. 皮肌炎

    E. 多发性肌炎

68. 为明确诊断，最佳的辅助检查是

    A. 胃镜检查　　　　　　B. 肌酶谱检测

    C. ANCA 检测　　　　　D. ANA 检测

    E. 上消化道造影

* (69 ~ 70 题共用题干)

患者，女性，45 岁。出现双手遇冷变紫、变白及疼痛 3 年，2 年来颜面水肿、张口受限。查体：血压 180/130mmHg，双肺 Velcro 啰音。化验：尿蛋白（＋＋），尿 RBC 10 ~ 20 个/HP，血 BUN 20.8mmol/L，ANA 阳性。

69. 该患者最可能的诊断是

    A. 系统性红斑狼疮　　　B. IgA 肾炎

    C. 系统性硬化病　　　　D. 急性肾小球肾炎

    E. 系统性血管炎

70. 对该病诊断较特异的抗体是

    A. 抗 Jo - 1 抗体　　　　B. 抗 RNP 抗体

    C. 抗 SCL - 70 抗体　　 D. 抗 Sm 抗体

    E. 以上都不对

* (71 ~ 72 题共用题干)

女性，35 岁。人工流产后出现双手指关节疼痛 3 个月，伴晨僵约 1 小时左右，对症用中药治疗效果不佳。查体：

双手第 1、2 掌指关节（MCP）、2 ~ 4 近端指间关节（PIP）肿胀，压痛明显。X 线检查示关节间隙正常，双手骨质疏松，可见小囊性破坏样改变。

71. 此病人最可能的诊断是

    A. 骨关节炎　　　　　　B. 类风湿关节炎

    C. 系统性红斑狼疮　　　D. 多发性肌炎

    E. 强直性脊柱炎

72. 下列哪项指标最有利于判断病情的活动性

    A. 抗核抗体　　　　　　B. ASO

    C. C3、C4　　　　　　 D. 类风湿因子

    E. WBC

* (73 ~ 74 题共用题干)

女性，65 岁。间断发作双手小关节疼痛 2 年，无肿胀，伴晨僵约 20 分钟，其余关节未受累。血、尿常规正常，血沉正常，RF（－）。

73. 患者最可能出现的体征是

    A. 关节梭形变

    B. Heberden、Bouchard 结节

    C. 双手尺偏

    D. 类风湿结节

    E. 关节骨擦感

74. 以下各项中，对诊断最有帮助的辅助检查是

    A. 抗 CCP 抗体　　　　 B. AKA

    C. 双手关节 X 线检查　 D. 抗核抗体

    E. 免疫球蛋白及血清补体水平

* (75 ~ 76 题共用题干)

患者，女性，38 岁。反复口腔溃疡 7 年，伴间断四肢大关节游走性肿痛，近 1 周自觉左眼视物不清，并出现间断腹痛。

75. 最可能的诊断是

    A. 系统性红斑狼疮　　　B. 痛风

    C. 消化道肿瘤　　　　　D. 白塞病

    E. 赖特综合征

76. 该病的临床表现中很少出现的是

    A. 结节红斑　　　　　　B. 盘状红斑

    C. 假性毛囊炎　　　　　D. 脓性丘疹

    E. 消化道溃疡

* (77 ~ 78 题共用题干)

患者，男性，36 岁。间断下腰背痛 10 年。查体：枕墙距 15cm，ESR 35mm/h，RF（－）。脊柱 X 线检查示骨质疏松，椎体方形变，椎小关节模糊。

77. 最可能的诊断是

    A. 类风湿关节炎　　　　B. 骨关节炎

    C. 强直性脊柱炎　　　　D. 痛风

    E. 脊柱结核

78. 为明确诊断应做下列哪项检查

  A. 蛋白电泳   B. 免疫球蛋白

  C. ANA   D. HLA－B27

  E. ANCA

【B 型题】

（1～4 题共用备选答案）

  A. 甲氨碟呤   B. 雷公藤制剂

  C. CSA   D. 布洛芬

  E. 泼尼松

1. 女性，28 岁。RA 患者，未育，经 MTX＋雷公藤＋布洛芬联合治疗后症状缓解，但出现停经。哪种药物不宜继续使用

2. 女性，65 岁。确诊 RA 20 年，现有左侧股骨头缺血性坏死。哪种药物不宜继续使用

3. 男性，58 岁。RA 合并高血压、肾损害。哪种药物不宜使用

4. 男性，32 岁。RA 史 3 年，近一周出现排黑便、贫血，哪种药物不宜继续使用

（5～7 题共用备选答案）

  A. ANA   B. 抗 ds－DNA 抗体

  C. 抗 Sm 抗体   D. 抗 rRNP 抗体

  E. 抗 CCP 抗体

5. SLE 的特异性抗体是

6. 与 SLE 的活动性相关的抗体是

7. 与神经精神性狼疮相关的抗体是

（8～10 题共用备选答案）

  A. 血糖增高   B. 高血压

  C. 肾损害   D. 视网膜病变

  E. 肝功能损害

8. 糖皮质激素可出现的副作用为

9. 羟氯喹的主要副作用为

10. CTX 可导致的副作用为

（11～13 题共用备选答案）

  A. CTX 冲击治疗＋MTX 冲击治疗

  B. 泼尼松 10mg/d＋MTX

  C. 羟氯喹＋NSAID 类药物

  D. 泼尼松 0.5mg/（kg·d）＋羟氯喹＋NSAID 类药物

  E. CTX 冲击治疗＋泼尼松 1mg/（kg·d）

11. 女性，26 岁。面部皮疹伴浮肿，间有四肢抽搐。抗 ds－DNA 抗体 4.32（＋），C3 0.20。应选择的治疗方案为

12. 男性，36 岁。四肢关节肿痛伴颜面双下肢浮肿，ANA（＋），尿 PRO（＋＋），C3 0.45。应选择的治疗方案为

13. 女性，20 岁。面部皮疹伴四肢关节肿痛，尿 Pro

（－），C3 0.65，抗 ds－DNA 1.20（＋）。应选择的治疗方案为

（14～16 题共用备选答案）

  A. 秋水仙碱   B. 糖皮质激素

  C. 别嘌呤醇   D. 柳氮磺吡啶

  E. 青霉素

14. 可迅速缓解急性痛风性关节炎症状的药物是

15. 最常用于治疗多发性肌炎/皮肌炎的药物是

16. 最常用于治疗强直性脊柱炎的药物是

（17～18 题共用备选答案）

  A. 化脓性关节炎   B. 银屑病性关节炎

  C. 痛风   D. 骨关节炎

  E. 类风湿关节炎

17. 男性，40 岁。右膝关节肿痛 2 个月，伴双足底疼痛，双肘关节伸侧有小片不规则形皮损，表面有银白色鳞屑，指甲增厚有顶针样改变。血尿酸 470μmol/L，类风湿因子（－）。最可能的诊断是

18. 男性，48 岁。进食海鲜后突发右膝关节红肿剧痛 1 天，不能负重行走。体温 37.6℃，血尿酸 470μmol/L，类风湿因子（－）。最可能的诊断是

（19～22 题共用备选答案）

  A. 肺间质病变

  B. 右下肺动脉干≥15cm

  C. 尖端指向肺门的楔形阴影

  D. 升主动脉扩张、膨隆

  E. 多发性中下肺野结节及浸润

19. Wegener 肉芽肿患者胸部 X 线检查的常见表现为

20. 干燥综合征患者胸部 X 线检查的常见表现为

21. 系统性硬化病合并肺动脉高压患者的胸部 X 线表现为

22. 大动脉炎患者胸部 X 线检查的常见表现为

（23～26 题共用备选答案）

  A. 结节红斑   B. 皮革样皮肤改变

  C. 双下肢紫癜样皮疹 D. 网状青斑

  E. 眶周水肿性紫红色斑

23. 皮肌炎的典型皮疹为

24. 白塞病的特征性皮疹为

25. 系统性硬化病的特征性皮疹为

26. 干燥综合征的特征性皮疹为

（27～30 题共用备选答案）

  A. 大、中、小、微血管炎细胞浸润

  B. 小、微血管坏死性肉芽肿血管炎

  C. 中、小动脉局灶性全层坏死性血管炎

  D. 弹力动脉节段性增生和纤维化

  E. 坏死性血管炎伴嗜酸性细胞浸润

27. 大动脉炎的基本病理改变为

28. 结节性多动脉炎的基本病理改变为

29. 白塞病的基本病理改变为

30. 变应性肉芽肿血管炎的基本病理改变为

（31～33 题共用备选答案）

    A. HLA－B27   B. 关节液检查

    C. 双手 X 线检查   D. 唇黏膜活检

    E. 腹部超声

31. 男性，62 岁。双手 DIP、PIP 疼痛，偶有肿胀，晨僵 10～20 分钟，RF 阴性。为协助诊断，应做的检查是

32. 男性，45 岁。右膝关节间断红肿、疼痛 2 天，查浮髌试验阳性，化验 RF 阴性，X 线未见异常。哪项检查有助于诊断

33. 男性，22 岁。双踝、双膝关节肿痛 2 年，腰痛 1 年，化验 RF 阴性，ESR 轻度升高。为明确诊断应做的检查是

（34～35 题共用备选答案）

    A. 强直性脊柱炎   B. 银屑病关节炎

    C. 类风湿性关节炎   D. 反应性关节炎

    E. 骨关节炎

34. 男性，18 岁。下腰痛 3 个月。骨盆正位片示骶髂关节间隙增宽，部分髂骨侧关节面模糊，可疑骨侵蚀。此患者可能的诊断是

35. 男性，20 岁。右膝关节肿痛 1 周，1 个月前患有尿痛、排尿不畅。查体：双眼结膜充血。化验：尿中WBC 增多。右膝关节 X 片示关节周围软组织肿胀。此患者应高度怀疑

（36～37 题共用备选答案）

    A. 类风湿关节炎   B. 干燥综合征

    C. 系统性红斑狼疮   D. 系统性硬化病

    E. 成人 Still 病

36. 女性，55 岁。双手关节疼痛 2 个月，伴口眼干燥。化验：ANA（＋），RF（＋），抗 SSA（＋），抗 SSB（＋）。最可能的诊断是

37. 女性，40 岁。双手指肿胀疼痛 3 年，伴雷诺现象。查体：手指呈爪样畸形，皮肤增厚变硬。化验：ANA（＋），抗 SCL－70（＋）。最可能的诊断是

（38～40 题共用备选答案）

    A. ANA   B. 抗 Sm 抗体

    C. 抗 U1RNP 抗体   D. 抗 ds－DNA 抗体

    E. 抗 PCNA

38. 对 SLE 诊断敏感性最高的抗体是

39. 对 SLE 诊断特异性最强的抗体是

40. 与 SLE 疾病活动性相关的抗体是

（41～43 题共用备选答案）

    A. 颊部蝶形红斑

    B. 口、眼干燥，猖獗龋齿

    C. 雷诺现象

    D. Gottron 皮疹

    E. 关节肿痛

41. 系统性红斑狼疮典型的皮疹是

42. 原发性干燥综合征的常见表现为

43. 皮肌炎典型的皮疹是

（44～46 题共用备选答案）

    A. 滑膜炎   B. 肌腱附着点炎

    C. 关节软骨变性   D. 中、小血管炎

    E. 关节腔炎症

44. 类风湿关节炎的病理特点是

45. 系统性红斑狼疮的病理特征是

46. 骨关节炎最基本的病理改变是

（47～49 题共用备选答案）

    A. 双手关节骨质破坏为主，伴明显骨质疏松

    B. 关节面硬化、骨赘形成

    C. 关节穿刺液中可见尿酸盐结晶

    D. 骶髂关节间隙模糊，关节边缘硬化

    E. 关节半脱位

47. 类风湿关节炎 X 线的典型表现为

48. 强直性脊柱炎 X 线的典型表现

49. 骨关节炎的 X 线特征性表现为

（50～52 题共用备选答案）

    A. 视网膜病变   B. 肺间质病变

    C. 胃肠道刺激   D. 肾毒性

    E. 骨髓抑制

50. 甲氨蝶呤最严重的不良反应是

51. 环孢素（环孢菌素）最突出的不良反应是

52. 羟氯喹最严重的不良反应是

（53～54 题共用备选答案）

    A. 干燥综合征   B. 系统性硬化症

    C. 多发性肌炎   D. 纤维肌痛综合征

    E. 重叠综合征

53. 男性，58 岁。3 年来四肢渐进性无力，双上肢上举无力。查体发现四肢肌力 IV 级。生化检查发现 CK、LDH、HBDH 等均升高。肌肉活检发现肌纤维变性，伴有炎细胞浸润。可能的诊断为

54. 女性，47 岁。双手遇冷变白、变紫 1 年，1 个月来发热、全身肌肉关节痛。查体：双手指伸侧皮肤紧绷、发亮、皮纹消失。肺功能检查及胸部高分辨率 CT 提示肺间质纤维化。最有可能的诊断是

（55～58 题共用备选答案）

    A. 外分泌腺体炎   B. 附着点炎

    C. 滑膜炎   D. 关节软骨退行性变

E. 皮下结缔组织增生

55. 类风湿关节炎的基本病理是

56. 骨关节炎的基本病理是

57. 干燥综合征的基本病理是

58. 强直性脊柱炎的基本病理是

（59～60 题共用备选答案）

  A. 骨端骨质疏松边缘骨侵蚀

  B. 关节边缘骨质增生及软骨下囊性变

  C. 局限性骨质疏松，关节旁偏心性、虫蚀状骨质缺损

  D. 关节边缘骨侵蚀，骨质溶解增生，间隙狭窄及铅笔套样改变

  E. 椎体方形变，椎体前缘软组织骨化呈竹节样改变

59. 类风湿关节炎关节 X 线检查可见

60. 痛风性关节炎关节 X 线检查可见

＊（61～64 题共用备选答案）

  A. 肾小球基膜多种免疫复合物沉积

  B. 肾脏淀粉样变性

  C. 肾小管酸中毒

  D. 局灶节段坏死性肾小球肾炎

  E. 小动脉内皮细胞增生

61. Wegener 肉芽肿的主要肾脏病变为

62. 干燥综合征的主要肾脏病变为

63. 系统性硬化病的主要肾脏病变为

64. 类风湿关节炎最终导致的主要肾脏病变为

＊（65～68 题共用备选答案）

  A. 外分泌腺体萎缩，炎细胞浸润

  B. 附着点炎

  C. 滑膜炎

  D. 小血管炎

  E. 肌纤维变性，炎细胞浸润

65. 强直性脊柱炎的基本病理改变是

66. 多发性肌炎/皮肌炎的基本病理改变是

67. 白塞病的基本病理改变是

68. 类风湿关节炎的基本病理改变是

＊（69～71 题共用备选答案）

  A. HLA－B27 阳性   B. RF 阳性

  C. ANA 阳性   D. CK 及 LDH 升高

  E. 针刺反应阳性

69. 对白塞病的诊断有参考价值的项目是

70. 对强直性脊柱炎的诊断有参考意义的检查结果是

71. 对多发性肌炎/皮肌炎的诊断有参考价值的是

＊（72～74 题共用备选答案）

  A. 强直性脊柱炎   B. 反应性关节炎

  C. 类风湿关节炎   D. 银屑病关节炎

  E. 白塞病

72. 患者，男性，20 岁。左踝关节肿痛 2 个月，X 线检查示骶髂关节面模糊，可疑侵蚀。最可能的诊断是

73. 患者，男性，23 岁。左膝关节肿痛 1 周，1 个月前曾出现脓血便伴发热，膝关节 X 线检查示关节周围软组织肿，骨质疏松。可能的诊断是

74. 患者，女性，22 岁。反复口腔溃疡 3 年，左膝关节肿痛 1 周，膝关节 X 线检查示关节周围软组织肿，可能的诊断是

＊（75～76 题共用备选答案）

  A. 强直性脊柱炎   B. 赖特综合征

  C. 银屑病关节炎   D. 白塞病

  E. 多发性肌炎

75. 患者，男性，20 岁。左膝关节肿痛 1 周。查体：浮髌实验阳性。ESR 70mm/h，HLA－B27（+），尿 RBC 7～8 个/h，WBC 10～12 个/h。最可能的诊断是

76. 患者，女性，46 岁。反复发作颈后部及头皮内皮疹 5 年，近 1 年反复出现双手关节痛，查体：双手远端指间关节肿。化验：RF（－），HLA－B27（+），ESR45mm/h。可能的诊断是

＊（77～80 题共用备选答案）

  A. 位于关节隆突部及受压部位的皮下结节

  B. 双下肢皮肤环形红斑

  C. 近端指间关节背面内外侧骨样肿大结节

  D. 双下肢的皮下结节、压痛（+），伴色素沉着

  E. 双下肢皮肤的点、片状瘀斑，压之不褪色

77. Bouchard 结节是

78. 结节红斑常见于

79. 类风湿结节是

80. 高球蛋白血症引起的皮肤紫癜是

＊（81～83 题共用备选答案）

  A. 双手远端指间关节 B. 膝关节

  C. 骶髂关节   D. 双手近端指间关节

  E. 第一跖趾关节

81. 银屑病性关节炎常累及

82. 强直性脊柱炎常首先累及

83. 痛风性关节炎常首发于

＊（84～87 题共用备选答案）

  A. c－ANCA   B. p－ANCA

  C. 抗 SCL－70 抗体 D. 抗 Jo－1 抗体

  E. 抗 SSB 抗体

84. Wegener 肉芽肿患者的常见自身抗体为

85. 对干燥综合征诊断较特异的自身抗体为

86. 系统性硬化病患者的常见自身抗体为

87. 显微镜下多血管炎患者的常见自身抗体为

* （88 ~ 92 题共用备选答案）

    A. 反复口腔溃疡

    B. 四肢近端肌肉无力、疼痛伴吞咽困难

    C. 颈部及前胸部暗红色皮疹，眼睑周围的暗紫色皮疹

    D. 腰骶部隐痛，HLA – B27 阳性

    E. 尿路感染，关节疼及眼色素膜炎

88. 强直性脊柱炎常出现

89. 白塞病常出现

90. 多发性肌炎常出现

91. 赖特综合征常出现

92. 皮肌炎常出现

* （93 ~ 97 题共用备选答案）

    A. 吲哚美辛   B. 强的松

    C. 氯喹   D. 甲氨蝶呤

    E. 环磷酰胺

下述分别是哪种药物的主要不良反应

93. 骨质疏松

94. 胃出血

95. 视网膜病变

96. 肺间质纤维化

97. 血尿

* （98 ~ 100 题共用备选答案）

    A. 结核性关节炎   B. 银屑病关节炎

    C. 类风湿关节炎   D. 痛风性关节炎

    E. 骨关节炎

98. 属于血清阴性脊柱关节病的是

99. 属于感染性关节炎的是

100. 属于退行性关节病变的是

* （101 ~ 103 题共用备选答案）

    A. 抗 Sm 抗体   B. 类风湿因子

    C. 抗 SSA 抗体   D. 抗磷脂抗体

    E. 抗 PR3 抗体

101. 对诊断 Wegener 肉芽肿有意义的抗体是

102. 常见于类风湿关节炎的抗体是

103. 对系统性红斑狼疮诊断具有标记意义的抗体是

* （104 ~ 106 题共用备选答案）

    A. 抗 Sm 抗体   B. 抗 CCP 抗体

    C. ANA   D. 抗着丝点抗体

    E. 抗心磷脂抗体

104. 与 CREST 综合征有关的抗体是

105. 与自然流产相关的抗体是

106. 对 RA 诊断有更好的敏感性和特异性的抗体是

* （107 ~ 109 题共用备选答案）

    A. 起病急骤的单侧足趾关节炎

    B. 膝关节的交替性疼痛

    C. 下肢不对称性大关节炎

    D. 手指对称性多关节炎

    E. 手指不对称性少关节炎

107. 骨关节炎可出现

108. 银屑病可出现

109. 痛风可出现

【案例题】

案例一

    患者，男性，18 岁。因反复发作腰背痛 4 个月，加重 1 月伴晨僵，来门诊看病。家族成员中无驼背患者。查体：骶髂关节压痛阳性，腰椎活动度检查 Schober 试验阴性，枕墙距为 0，胸廓活动度可。

提问 1： 为明确诊断，门诊辅助检查主要包括哪些项目

    A. 血常规   B. 尿常规

    C. 骶髂关节 X 线检查   D. 生化检查

    E. HLA – B27

提问 2： 为明确诊断，应进一步完善哪项检查

    A. 风湿抗体   B. 血沉

    C. 免疫球蛋白   D. 骶髂关节磁共振

    E. C – 反应蛋白

提问 3：提示：HLA – B27 阳性，骶髂关节 X 线片正常。 根据检查结果，该患者应诊断为

    A. 类风湿关节炎   B. 系统性红斑狼疮

    C. 皮肌炎   D. 干燥综合征

    E. 风湿热   F. 强直性脊柱炎

案例二

    患者，女性，36 岁。诊断为风湿热 8 年。门诊坚持每月肌注长效青霉素 120 万 U。近日因受凉后感冒，出现发热、咽痛、流涕、心悸症状，来社区门诊看病。查体：T：38.2℃，咽红，扁桃体 Ⅱ 度大，心率 109 次/分，无杂音，双肺音清，未闻及啰音。

提问 1： 门诊初步诊断应是

    A. 上呼吸道感染   B. 肺炎

    C. 支气管炎   D. 系统性红斑狼疮

    E. 风湿热

提问 2： 门诊按照上呼吸道感染治疗 2 天后，患者心悸、胸闷加重，伴气短。查体：心率 116 次/分，律不齐，心前区可闻及收缩期杂音 3/6 级。进一步检查应包括

    A. ASO   B. 血沉

    C. 心电图   D. 血常规

    E. C – 反应蛋白

提问 3：心电图示室性早搏。ASO：800 单位，血沉 38mm/h，C – 反应蛋白 24mg/L。血常规：WBC 111.5 × 10⁹/L。 最可能的诊断是

    A. 上呼吸道感染   B. 肺炎

C. 支气管炎　　　　　　　D. 系统性红斑狼疮

E. 风湿性心脏炎

提问 4：社区医院医生进一步处理应包括

A. 给予青霉素静滴

B. 给予改善心脏循环的药物

C. 转诊至上一级医院诊治

D. 给予左氧氟沙星静滴

E. 以上都不正确

案例三

患者，女性，28 岁。因反复发作双手小关节肿痛，近日在某三甲医院风湿专科诊断为类风湿关节炎。目前正在服用西乐葆、来氟米特治疗。现来社区医院看病、咨询。

提问 1：西乐葆主要有哪些副作用

A. 胃肠道反应　　　　　　B. 肾脏毒性

C. 肝脏毒性　　　　　　　D. 骨髓抑制

E. 胎儿毒性

提问 2：来氟米特的副作用有哪些

A. 腹泻　　　　　　　　　B. 瘙痒

C. 可逆性肝酶升高　　　　D. 脱发

E. 皮疹

提问 3：关于类风湿关节炎的叙述，正确的是

A. 类风湿关节炎在最初的 1~2 年间进展很快

B. 可采用非甾类抗炎药和慢作用抗炎药联合治疗

C. 糖皮质激素长期足量应用

D. 在类风湿性关节炎治疗过程强调早期、联合及目标治疗策略

E. 生物制剂是一种新的类风湿关节炎的治疗手段，目前国内主要应用的是肿瘤坏死因子（TNF）拮抗剂

案例四

患者，女性，23 岁。因反复发作贫血 1 年，加重 1 月，伴肌肉酸痛和食欲缺乏，来门诊看病。1 年多前无明显诱因出现乏力，伴双大腿肌肉酸痛和活动障碍，并逐渐出现双肩胛区肌肉、双上肢肌肉疼痛和乏力，双手不能上抬。在当地医院查血常规等检查后诊断为自身免疫性贫血，给予激素治疗后好转，但患者不规则服用激素治疗 1 个月后停药。半年前上述症状再发，且较前加重，伴有发热，最高达 38℃。发热时，肌肉疼痛加剧，在当地医院给予鱼腥草、氨苄青霉素治疗后，体温可下降至正常，但 1 至 2 天后体温又再上升，症状反复。因经济困难，中断治疗。近来胃口差，进食少，体重下降约 20 斤。患病以来，月经停止。查体：慢性病容，精神较差，体态消瘦，头发稀疏，面部水肿，面部可见大片状红斑，双眼无神，分泌物较多，眼睑较苍白。心、肺、腹正常。四肢肌肉萎缩，活动受限，压痛阳性，以双大腿肌肉明

显，无红肿，无皮温升高，双上肢不能上抬。四肢多个大小关节均有压痛，活动受限，无明显红肿。

提问 1：门诊辅助检查主要包括哪些项目

A. 血常规　　　　　　　　B. 尿常规

C. 胸部 X 线检查　　　　　D. 生化检查

E. 肌电图检查　　　　　　F. 风湿病抗体检查

提问 2：患者最可能的诊断是（提示：给予合理治疗方案 10 天后，患者症状明显好转，带药出院。此后，患者每个月都定时来院复查，随访半年后，其实验室检查结果为血常规示 WBC 7.96×10^9/L，RBC 3.93×10^{12}/L，Hb 129g/L，尿常规正常，ESR 5mm/h，IgG 8.80g/L，IgA 1.52g/L，IgM 1.5lg/L，补体 C3 50mg/L，白蛋白 38.4g/L。）

A. 类风湿关节炎　　　　　B. 系统性红斑狼疮

C. 皮肌炎　　　　　　　　D. 干燥综合征

E. 风湿热　　　　　　　　F. 自身免疫性贫血

提问 3：患者治疗方案应是

A. 泼尼松 1mg/kg + NSAID

B. 泼尼松 2mg/kg 以上

C. 泼尼松 1mg/kg + CTX

D. 泼尼松 1mg/kg + NSAID + CTX

E. 泼尼松 1mg/kg + NSAID + 抗生素

F. 泼尼松 1mg/kg

提问 4：患者生活中有哪些注意事项

A. 避免受凉感冒，及早治疗感染

B. 避免强阳光暴晒和紫外线照射

C. 缓解期可做防疫注射

D. 避免使用避孕药

E. 保持乐观情绪

F. 可适当工作，但避免过劳

＊案例五

男性，36 岁。间断腰背部疼痛 10 余年，以夜间及晨起明显，活动后可减轻，近 1 年出现脊柱活动受限，未系统诊治。查体：腰椎活动受限，颈椎活动受限，指地试验阳性，双侧"4"字试验阳性。

提问 1：该患者最可能的诊断是

A. 反应性关节炎　　　　　B. 强直性脊柱炎

C. 痛风　　　　　　　　　D. 骨关节炎

E. 风湿性关节炎　　　　　F. 类风湿关节炎

提问 2：下列哪项检查对诊断最有价值

A. 血沉　　　　　　　　　B. ASO

C. 血常规　　　　　　　　D. HLA – B27

E. 眼科检查　　　　　　　F. 骶髂关节 CT

提问 3：询问病史时，下列哪项表现与此病关系不大

A. 有无眼炎

B. 有无腹痛、腹泻

C. 有无突发第一跖趾关节红、肿、热、痛

D. 有无尿频、尿急、尿痛

E. 有无双手关节对称性肿痛

F. 有无皮疹

G. 有无下肢大关节非对称性肿痛

提问4：该患者适合的治疗方案是

A. 非甾体抗炎药

B. 非甾体抗炎药＋改善病情抗风湿药

C. 非甾体抗炎药＋糖皮质激素

D. 糖皮质激素

E. 改善病情抗风湿药

F. 手术治疗

提问5：该病出现下列哪种情况时考虑手术治疗

A. 颈椎活动受限

B. 胸椎活动度减低

C. 腰椎活动受限

D. 脊柱呈"竹节样"改变

E. 双眼不能平视

F. 下肢关节肿胀

提问6：该患者在治疗过程中出现左眼急性虹膜炎，恰当的治疗包括

A. 非甾体抗炎药

B. 非甾体抗炎药＋改善病情抗风湿药

C. 手术治疗

D. 糖皮质激素

E. 改善病情抗风湿药

F. 球后注射糖皮质激素

＊案例六

男性，38岁。周身脱屑性皮疹6年，近年逐渐出现远端指间关节、近端指间关节和右膝关节肿痛，伴活动受限。查体：指甲可见顶针样凹陷，头皮发迹及四肢躯干皮肤可见小片状鳞屑样皮疹。

提问1：最可能的诊断是

A. 反应性关节炎   B. 类风湿关节炎

C. 银屑病关节炎   D. 痛风

E. 骨关节炎   F. 类风湿关节炎

提问2：下列哪项是该病典型的手部X线改变

A. 天鹅颈样畸形   B. 纽扣花样畸形

C. 桡侧偏移   D. 尺侧偏移

E. 笔帽征   F. 蛇样畸形

提问3：下列哪些药物可以延缓或阻止病情进展

A. 阿司匹林   B. 沙利度胺

C. 塞来昔布（西乐葆）   D. 糖皮质激素

E. 柳氮磺吡啶   F. 来氟米特

G. 尼美舒利

提问4：本病的特征不包括

A. 皮肤改变   B. 指甲病变

C. 骶髂关节炎或脊柱炎   D. HLA – B27 阳性

E. 类风湿因子阳性   F. 抗核抗体阳性

＊案例七

女性，20岁。高热伴双手关节肿痛1个月，水肿10天。查体：T 39.2℃，双手掌指关节、近端指间关节肿胀，有压痛，活动受限。双下肢水肿。化验示：尿蛋白（＋＋＋）、尿RBC 20个/HP。血清白蛋白23g/L。ANA阳性，抗ds – DNA抗体阳性。

提问1：该患者初步诊断是

A. 类风湿关节炎   B. 干燥综合征

C. 急性肾炎   D. 风湿性关节炎

E. 系统性红斑狼疮   F. 混合性结缔组织病

提问2：除外抗ds – DNA抗体，下列也是该病特异性抗体的是

A. ANA   B. 抗U1 – RNP抗体

C. 抗Sm抗体   D. 抗J0 – 1抗体

E. 抗SSA抗体   F. 抗SSB抗体

提问3：关于该病，下述不正确的是

A. ESR 增快

B. CRP 增高

C. 血清补体增高

D. 血清补体降低

E. 抗ds – DNA抗体代表疾病活动性

F. 抗Sm抗体代表疾病活动性

提问4：根据病情，下列恰当的治疗措施是

A. 血浆置换

B. 非甾体抗炎药

C. 糖皮质激素

D. 糖皮质激素＋环磷酰胺

E. 甲泼尼龙冲击疗法

F. 糖皮质激素＋羟基氯喹

G. 糖皮质激素＋霉酚酸酯

＊案例八

女性，45岁。周身关节对称性肿痛8年，加重半年。晨僵明显，持续时间大于1小时，未系统诊治，已出现多处关节畸形。近2年来口干明显，吞咽干食困难，牙齿有片状脱落，伴眼干。无肝炎、结核病史。查体：牛肉舌，多枚牙齿有片状缺损，双手掌指关节尺侧偏移，双肘屈曲畸形。

提问1：该患者最可能的诊断是

A. 风湿热   B. 骨关节炎

C. 反应性关节炎   D. 强直性脊柱炎

E. 类风湿关节炎　　　　F. 纤维肌痛综合征

提问 2：为明确该项诊断，应完善的检查是

A. RF　　　　　　　　B. 血常规

C. 肝功能　　　　　　D. 双膝 B 超检查

E. 双手 X 线检查　　　F. 免疫球蛋白测定

G. 血清补体测定

提问 3：该病不累及的部位有

A. 颈椎　　　　　　　B. 胸椎

C. 腰椎　　　　　　　D. 膝关节

E. 颞颌关节　　　　　F. 踝关节

提问 4：患者有口干、眼干的表现，最可能的诊断是

A. 继发干燥综合征　　B. 单纯口干症

C. 白塞病　　　　　　D. 系统性红斑狼疮

E. 系统性硬化　　　　F. 干眼症

提问 5：为明确上述诊断，应做的检查有

A. 唇黏膜活检

B. 双眼泪腺分泌测试（Schirmer test）

C. 肺部 CT

D. 尿常规检查

E. 抗核抗体谱

F. 血沉

G. CRP

提问 6：为控制病情进展，宜首选的治疗是

A. 非甾体抗炎药

B. 糖皮质激素

C. 硫唑嘌呤

D. 环磷酰胺

E. 生物制剂

F. 生物制剂 + 甲氨蝶呤

G. 氯喹

*案例九

患者，女性，25 岁。因颧部红斑，关节痛 2 年，颜面及下肢水肿 2 个月来诊。检查：尿蛋白（+++），红细胞 40 ~ 50 个/HP，血肌酐 256μmol/L，血尿素氮 12.15mmol/L。

提问 1：为进一步明确诊断，应该完善下列相关检查中的

A. 抗核 – 抗体系列

B. 关节 X 线片

C. 血清补体

D. 肝炎病毒

E. 双肾彩超

F. 食物及呼吸过敏原检查

G. 心脏彩超

提问 2：假设检查结果示：血常规：Hb 85g/L，WBC 2.3×10⁹/L，PLT 64×10⁹/L。补体 C3，C4 降低，

ANA（+），ds – DNA（+）。彩超示左肾 10.5cm × 5.6cm，右肾 10.4cm×5.2cm。患者最有可能的临床诊断是

A. 慢性肾小球肾炎急性发作

B. 急进性肾炎

C. 狼疮性肾炎，急性肾功能不全

D. 狼疮性肾炎，慢性肾功能不全

E. 肾病综合征

F. 紫癜性肾炎

G. 急性肾小球肾炎

提问 3：下列有创性检查中，该患者最应该做的是

A. 肾穿刺活检　　　　B. 骨髓穿刺

C. 腰椎穿刺查脑脊液　D. 关节滑膜活检

E. 骨髓查狼疮细胞　　F. 狼疮带试验

G. 颧部皮肤活检

提问 4：若患者肾穿刺检查结果为狼疮性肾炎Ⅳ型，60% 肾小球可见大新月体形成，且伴有毛细血管袢坏死及纤维素血栓形成，则最主要的治疗是

A. 口服足量泼尼松 + 环磷酰胺

B. 口服半量泼尼松 + 吗替麦考酚酯（骁悉）

C. 单用环磷酰胺

D. 甲强龙冲击 + 环磷酰胺

E. 中药治疗

F. 口服半量泼尼松 + 来氟米特

G. 血液透析

提问 5：在应用激素的过程中，不需要注意观察下列指标中的

A. 血常规

B. 有无皮肤痤疮感染

C. 血压

D. 有无脱发

E. 血糖

F. 有无出血性膀胱炎的表现

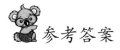
参考答案

【A1/A2 型题】

1. D　2. A　3. C　4. E　5. E　6. B　7. C　8. E　9. C

10. D　11. A　12. B　13. A　14. A　15. D　16. E　17. A

18. B　19. B　20. C　21. C　22. E　23. E　24. D　25. A

26. D　27. A　28. B　29. E　30. E　31. A　32. A　33. C

34. A　35. B　36. E　37. D　38. D　39. C　40. D　41. E

42. B　43. D　44. A　45. A　46. D　47. E　48. D　49. E

50. C　51. D　52. D　53. B　54. D　55. B　56. A　57. C

58. E　59. D　60. B　61. C　62. E　63. D　64. E　65. B

66. C　67. A　68. B　69. E　70. C　71. D　72. C　73. D

74. E

【A3/A4 型题】

1. D 2. C 3. C 4. A 5. D 6. B 7. C 8. B 9. A
10. C 11. E 12. E 13. E 14. D 15. A 16. C 17. B
18. B 19. D 20. B 21. E 22. A 23. C 24. B 25. E
26. A 27. D 28. B 29. D 30. A 31. A 32. A 33. A
34. A 35. E 36. C 37. A 38. A 39. C 40. E 41. E
42. A 43. B 44. B 45. E 46. C 47. D 48. D 49. A
50. B 51. A 52. E 53. B 54. D 55. E 56. A 57. A
58. C 59. B 60. A 61. B 62. C 63. A 64. A 65. E
66. E 67. D 68. E 69. C 70. C 71. D 72. E 73. B
74. C 75. D 76. B 77. C 78. D

【B 型题】

1. B 2. E 3. C 4. D 5. C 6. B 7. D 8. A 9. D
10. E 11. A 12. E 13. D 14. A 15. B 16. D 17. B
18. C 19. E 20. A 21. B 22. C 23. E 24. A 25. B
26. C 27. D 28. C 29. A 30. E 31. C 32. B 33. A
34. A 35. D 36. F 37. D 38. A 39. D 40. D 41. A
42. B 43. D 44. A 45. C 46. E 47. A 48. D 49. B
50. B 51. D 52. A 53. C 54. B 55. C 56. D 57. A
58. B 59. A 60. C 61. D 62. C 63. E 64. C 65. B
66. E 67. D 68. C 69. E 70. F 71. D 72. A 73. B
74. E 75. B 76. C 77. C 78. D 79. A 80. E 81. A
82. C 83. E 84. A 85. E 86. C 87. B 88. D 89. A
90. B 91. E 92. C 93. B 94. A 95. C 96. E 97. A
98. B 99. A 100. E 101. E 102. B 103. A 104. D
105. E 106. B 107. B 108. E 109. A

【案例题】

案例一

提问 1：CE 提问 2：D 提问 3：F

案例二

提问 1：AE 提问 2：ABCDE 提问 3：E
提问 4：C

案例三

提问 1：ABE 提问 2：ABCDE 提问 3：ABDE

案例四

提问 1：ABCDEF 提问 2：B 提问 3：C
提问 4：ABCDEF

＊案例五

提问 1：B 提问 2：F 提问 3：CE
提问 4：B 提问 5：E 提问 6：DF

＊案例六

提问 1：C 提问 2：E 提问 3：BEF
提问 4：EF

＊案例七

提问 1：E 提问 2：C 提问 3：CF
提问 4：DG

＊案例八

提问 1：E 提问 2：AE 提问 3：BC
提问 4：A 提问 5：ABE 提问 6：F

＊案例九

提问 1：ACE 提问 2：C 提问 3：A
提问 4：D 提问 5：DF

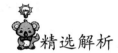 精选解析

【A1/A2 型题】

13. 强直性脊柱炎多见于青壮年男性，以非对称性的下肢大关节疼痛为主，极少累及手关节；骨关节炎多累及负重关节，如膝、髋为主，手指则以远端指关节出现骨性增生和结节为特点；风湿性关节炎是风湿热的临床表现之一，多见于青少年，其关节炎的特点是四肢大关节游走性肿痛；系统性红斑狼疮的关节病变较类风湿关节炎的关节炎症为轻，而以关节外的系统症状较为突出；类风湿关节炎的关节肿痛多见于腕、掌指、近端指间关节。

14. 血清阴性脊柱关节病指以中轴、周围关节以及关节周围组织慢性进展性炎症为主要表现的一组疾病。其临床特点为：①血清类风湿因子阴性；②无类风湿结节；③伴或不伴脊柱炎的骶髂关节炎；④非对称性周围关节炎；⑤附着点病；⑥不同程度的家族聚集倾向；⑦与HLA-B27 明显相关；⑧临床表现常相互重叠。

15. 附着点病指肌腱、韧带、关节囊等肌附着部位炎症、纤维化以至骨化，为强直性脊柱炎基本病变。

17. 骶髂关节摄片对强直性脊柱炎有重要诊断价值。

18. 符合 Reiter 综合征诊断。该病属于血清阴性脊柱关节病。

19. 银屑病性关节炎表现为非对称性远端指间关节炎，也可表现为多关节炎，以及中轴或脊柱关节炎等，伴银屑病样皮疹，HLA-B27 可阳性。

20. 已证明阿司匹林对 AS 疗效不佳，而抗疟药、金制剂、青霉胺和硫唑嘌呤等对本病无效。柳氮磺吡啶一般认为对轻型病例，尤其外周关节受累为主者有效，对急性发作、NSAID 或小剂量激素均不能控制症状者，可

短期使用较大剂量，如泼尼松 20～30mg/d，待发挥作用后尽快减量。AS 患者在药物治疗的同时，坚持关节功能锻炼，保持良好姿势也非常重要。

21. HLA－DR4 多见于类风湿性关节炎，HLA－B27 多见于血清阴性脊柱关节病。

22. 幼年型强直性脊柱炎多见于小于 16 岁的患者。

23. CSA 主要用于移植术后抗排斥反应及难治型狼疮和类风湿性关节炎，不用于治疗 AS。

24. "4" 字试验、Schober 试验、胸廓活动度和枕墙距是了解骶髂关节和脊柱病变的常用检查方法。

25. 已证明抗疟药、金制剂、青霉胺和硫唑嘌呤等对本病无效。

26. Reiter 综合征的关节病变多为非对称性小关节炎。

27. ESR 49mm/h，CRP↑，C3↑首先考虑强直性脊柱炎。有强直性脊柱炎的临床症状和放射学标准对确诊有重要价值。纽约标准：腰痛 3 月↑，伴晨僵，腰椎额、矢状面活动受限，胸廓活动度下降，结合 X 线改变即确诊，治疗首选非甾体类抗炎药，激素主要用于眼急性葡萄膜炎，小剂量也用于非甾体类抗炎药不耐受者。关节急性炎症期应避免剧烈运动。手术主要用于髋关节僵直和脊柱严重畸形者，骶髂关节活动关系不大，故单纯骶髂关节狭窄不需手术。

29. ds－DNA（－），抗 Sm 抗体（－），可以排除系统性红斑狼疮；关节肿痛，RF（＋），同时伴有口干、眼干，SS－A（＋），SS－B（＋），最大可能是类风湿关节炎继发干燥综合征。约 30%～40% 类风湿关节炎患者可出现干燥综合征。

30. 干燥综合征的实验室检查包括：Schirmer 试验 ≤5mm/5min 为阳性，唾液流率≤1.5ml/15min 为阳性。

31. 干燥综合征主要累及外分泌腺体。

32. 低补体血症多见于 SLE，少见于干燥综合征。

33. 患者未用过免疫抑制剂，无明确感染的证据，最多见的是病情进展累及肺间质。

34. 白塞病是一种以口腔溃疡、外阴溃疡、眼炎及皮肤损害为特征的、累及多个系统的自身免疫性疾病。本例主要表现为复发性、疼痛性口腔溃疡。眼部病变表现为视网膜葡萄膜炎，加上有阴部溃疡及肌内注射部位小脓疱疹，四项均符合白塞病的主要诊断标准。

36. 动脉内膜节段行增生和纤维化见于大动脉炎；中性粒细胞浸润和核破碎见于超敏性血管炎；局灶性血管全层坏死性炎（纤维素样坏死和多种细胞浸润）见于结节性多动脉炎；坏死性微小肉芽肿，伴嗜酸性粒细胞浸润见于变应性肉芽肿血管炎；而巨细胞动脉炎（颞动脉炎）活检示肉芽肿性炎症。

37. 白塞病血管型是指大、中动静脉受累。

38. 根据病史患者的可能诊断为 Wegener 肉芽肿，为明确诊断可行胸部 X 线、尿沉渣、病变部位病理检查。cANCA 见于约 90% 患者，而其他血管炎或结缔组织病 cANCA 阳性率甚低，所以排除其他几项。肺功能测定不是诊断所必需的。

39. Wegener 肉芽肿的特异性抗体是 cANCA。

41. 患者有四肢近端肌无力表现和皮肌炎的皮肤特征性表现，所以最可能的诊断是皮肌炎。进一步明确诊断可行血清肌酶谱、肌电图、肌活检检查。

42. 多发性肌炎治疗用药首选糖皮质激素。

43. 患者有四肢对称性近端肌无力表现及肌酶谱升高，最可能的诊断是多发性肌炎。抗菌素 Jo－1 抗体是多发性肌炎的特异性抗体，阳性率约为 30%。

44. 根据病史，患者可能是皮肌炎或 SLE，ANA 对于两者都可能阳性，无鉴别诊断意义。

45. 皮肌炎是四肢对称性近端肌无力。

46. 抗 Jo－1 抗体阳性者的突出表现为肺间质病变。

47. 是一种原因不明的弥漫性结缔组织病，其主要表现是：雷诺现象、对称性手指及掌指或跖趾近端皮肤增厚、变硬。抗 SCL－70 抗体是其标记性抗体。

48. CREST 综合征是系统性硬化病的一种特殊类型，抗着丝点抗体（ACA）阳性率高。

49. 系统性硬化症起病隐匿，常有雷诺氏现象，以内脏损害为首发表现者少见。

50. 患者应为弥漫型系统性硬化病。

51. 抗 SCL－70 抗体为系统性硬化病的标记性抗体，抗 SCL－70 阳性者较阴性者肺损害多见，指骨末端骨吸收也多。

52. 某些药物如麦角衍化物、β 受体阻断药、铅、铊、砷中毒，避孕药等可引起雷诺病，倍他洛克属于 β 受体阻断剂。

53. 常见出现雷诺现象的结缔组织病有：系统性硬化病、类风湿关节炎、系统性红斑狼疮、皮肌炎、多发性肌炎等。

54. 雷诺病是原发的，其出现不伴其他疾病；而雷诺现象是继发于其他明确疾病者。

55. 手骨性关节炎以远端指间关节最常累及，位于远端指间关节者称 Heberden 结节。

56. 患者年长，症状较轻，可首选对乙酰氨基酚镇痛，该药无明显胃肠道副反应。

57. 骨关节炎远端指间关节结节为 Heberden 结节，近端指间关节结节为 Bouchard 结节。

58. 典型 X 线表现为受累关节间隙狭窄，软骨下骨质硬化及囊性变，关节边缘骨赘形成，虫蚀样改变较少见。

59. 对于合并心血管疾病的患者，罗非昔布可能增加心血管事件的死亡率。

【B 型题】

（17～18 题）约 20% 的银屑病患者可伴有血尿酸增高，本例病人有不对称下肢大关节炎及肌腱端炎，典型的银屑病皮肤及指甲损害，均符合银屑病性关节炎。

（19～22 题）Wegener 肉芽肿的典型胸部 X 线检查表现为结节、固定浸润灶或空洞，可见中下肺野结节及浸润，有的呈空洞。20% 可见胸腔渗液。

干燥综合征患者胸部 X 线检查的常见表现为肺间质病变，病变广泛者多易继发感染。

系统性硬化病合并肺动脉高压患者的胸部 X 线表现为右下肺动脉干扩张，横径≥15mm，与气管横径比值≥1.07，肺动脉段明显突出或其高度≥3mm 等。

大动脉炎患者胸部 X 线检查的常见表现为左心室扩大。

（27～30 题）大动脉炎主要累及弹力动脉，如主动脉及其主要分支，基本病理改变为全层动脉壁的节段性而不规则的增生和纤维化。

结节性多动脉炎主要累及中、小动脉，其基本病理改变为局灶性全层坏死性血管炎。

（31～33 题）患者为青年男性，首发为下肢大关节肿痛，后出现腰痛，应首先考虑强直性脊柱炎可能。化验提示 RF 阴性更加支持诊断，应进一步行 HLA－B27 及影像学检查以明确诊断。

（41～43 题）皮肌炎典型皮疹是以上眼睑为中心的眶周水肿性紫红色斑；四肢肘、膝关节伸侧面和内踝附近、掌指关节、指间关节伸面紫红色丘疹，逐渐融合成斑片，伴有毛细血管扩张，色素减退和上覆细小鳞屑，称 Gottron 征。

（44～46 题）系统性红斑狼疮的主要病理改变为炎症反应和血管异常，可以出现在身体任何器官，中、小血管因免疫复合物的沉积或抗体直接的侵袭而出现管壁的炎症和坏死。

软骨变性为骨关节炎的特征性病理改变，也是骨关节炎的最基本病理改变。

（53～54 题）纤维肌痛综合征是一种非关节性风湿病，临床表现主要为身体多处肌肉疼痛与发僵，伴有疲乏无力，并在不同部位有很多压痛点。肌力、肌酶、肌电图及肌活检的均无异常。

（55～58 题）类风湿关节炎的基本病理是滑膜炎。骨关节炎的基本病理是关节软骨退行性变。干燥综合征的基本病理是外分泌腺体炎。

（59～60 题）类风湿关节炎 X 线检查表现为骨端骨质疏松，边缘骨侵蚀。痛风性关节炎 X 线检查表现为局限性骨质疏松，关节旁偏。

（61～64 题）Wegener 肉芽肿的主要病理改变为节段性、坏死性血管炎。相应地，肾脏病变表现为局灶节段坏死性肾小球肾炎。

干燥综合征主要累及肾间质的远端肾小管，肾脏病变多数表现为 I 型肾小管酸中毒。

系统性硬化病的主要病理特点为血管壁内皮细胞和成纤维细胞增生，肾脏病变为小动脉内皮细胞增生，以致管腔狭窄、血流淤滞。

类风湿关节炎肾脏受累并不常见，但长期病变控制不好的患者可导致肾脏淀粉样变。

（65～68 题）多发性肌炎/皮肌炎的基本病理是肌纤维变性，炎细胞浸润。

（72～74 题）反应性关节炎的特点是肠道或泌尿系统感染后出现的外周非对称性大关节肿痛，常好发于青年男性。

（75～76 题）银屑病关节炎常出现于银屑病后数年，常累及双手远端指间关节，HLA－B27 常呈阳性。

（84～87 题）ANCA 是血管炎相关的自身抗体，约 84.6% 的显微镜下多血管炎患者 ANCA 阳性，且绝大多数为 p－ANCA。

（93～97 题）氯喹长期服用可在视网膜色素细胞层蓄积，引起视物盲点，眼底呈牛眼样改变，这是其最主要的副作用。

（101～103 题）大约 90% 的 Wegener 肉芽肿患者 c－ANCA（胞浆型抗中性粒细胞胞浆抗体）阳性，其滴度的高低与病情活动有关。c－ANCA 的抗原成分为丝氨酸蛋白酶（PR3），因此，c－ANCA 也称为抗 PR3 抗体，可作为 Wegener 肉芽肿的诊断和观察疗效的重要参考指标。

（104～106 题）CREST 综合征是系统性硬化病的一种类型，属于局限性硬皮病，主要包括手指软组织钙化、雷诺现象、食管运动功能障碍、硬皮指及毛细血管扩张。同时抗着丝点抗体（ACA）的阳性率较高，预后相对较好。

抗心磷脂抗体可以出现于抗磷脂综合征。抗磷脂综合征的主要临床表现为反复的血管性血栓形成、自发性流产和血小板减少症，并伴有血清狼疮抗凝因子阳性和

（或）抗心磷脂抗体高或高滴度阳性。

抗环状瓜氨酸多肽（CCP）抗体是以人工合成的CCP为抗原所测到的抗体。

（107～109题）骨关节炎可出现膝关节交替性疼痛。银屑病可出现手指不对称性少关节炎。痛风病可出现起病急骤的单侧足趾关节炎。

【案例题】

案例一

提问2：该患者高度怀疑强直性脊柱炎。强直性脊柱炎的诊断标准就是临床症状＋放射学诊断。因磁共振在关节面软组织炎症诊断上更优于普通X线，所以在X线为阴性的早期强直患者，可进一步做MRI以确诊。提示：骶髂关节磁共振提示，双侧骶髂关节炎。

案例三

提问2：来氟米特不仅有免疫抑制作用，还有明显的消炎镇痛作用，目前最主要用于治疗类风湿关节炎。来氟米特的作用机制包括：抑制细胞内DNA和RNA的合成；抑制中性粒细胞的趋化和表达，减慢粒细胞进入关节和减少局部巨噬细胞的数量；抑制自身抗体的产生和分泌。其不良反应主要有腹泻、瘙痒、可逆性肝脏酶（ALT和AST）升高、脱发、皮疹等。

案例四

提问2：结合患者的临床体征：脱发、面部红斑、关节炎、贫血貌以及实验室检查结果：贫血、抗核抗体阳性可明确诊断系统性红斑狼疮。

提问3：重型系统性红斑狼疮治疗用泼尼松每日1mg/kg，晨起顿服。连续服用8周，然后逐渐减量，每1～2周减少10%，减至小剂量（0.5mg/kg），做维持治疗。环磷酰胺冲击疗法，每次10～16mg/kg，通常4周冲击一次，冲击6次后，改为每3个月冲击1次，至活动静止后1年，才停止冲击。

案例五

提问2：强直性脊柱炎（AS）的分类标准：（1）临床标准：①腰痛、晨僵3个月以上，活动改善，休息无改善；②腰椎额状面和矢状面活动受限；③胸廓活动度低于相应年龄、性别正常人。（2）放射学标准：双侧≥Ⅱ级或单侧Ⅱ～Ⅲ级骶髂关节炎。诊断：①肯定AS：符合放射学标准和1项（及以上）临床标准者。②可能AS：符合3项临床标准，或符合放射学标准而不伴任何临床症状者。所以骶髂关节影像学检查对诊断最有帮助。

提问3：AS的关节受累包括中轴关节和外周关节。中轴关节通常表现为腰骶痛或不适、晨僵等，少数患者可以颈、胸痛为首发表现，晚期出现脊柱活动受限。外周关节受累以下肢大关节非对称性反复发作与缓解为特

点。AS的关节外表现包括结膜炎、肺上叶纤维化、升主动脉根和主动脉瓣病变以及心传导系统失常、IgA肾病等。故采集病史时应对这些情况进行询问，以便对病情有全面的了解。此外，应注意和银屑病关节炎、炎性肠病性关节炎、反应性关节炎相鉴别，故应询问大、小便及皮疹情况。突发第一跖趾关节红肿热痛是痛风的典型表现，双手关节对称性肿痛通常见于类风湿关节炎，均不是本病的关节受累特点。

提问5：在AS疾病晚期，当双眼不能平视时，可以考虑手术治疗。

提问6：AS的治疗包括功能锻炼、非甾体抗炎药、改善病情抗风湿药、生物制剂。当有明显的全身症状或虹膜炎等脏器受累及关节症状特别严重时，可予糖皮质激素治疗。生物制剂对本病有疗效，但因其价格昂贵，很多患者不能承受。本病的治疗强调功能锻炼，非甾体抗炎药疗程要长，可持续2个月。可以加用改善病情抗风湿药，但大多数对中轴关节疗效差，对外周关节炎效果好。

案例六

提问2：银屑病关节炎外周关节的典型改变是"笔帽"征，表现为近端指节远端的溶解和远端指节近侧端的重塑。

提问4：银屑病关节炎（PsA）的关节外表现：少数有发热、体重减轻和贫血等。多数PsA患者有典型的银屑病鳞屑型皮肤损害。指甲损害包括小坑、纵嵴和甲碎裂。有炎症的远端指间关节出现顶针样凹陷是PsA的特征性变化。其他表现有指甲脱离、甲下角化过度、增厚、横嵴及变色。该病类风湿因子和抗核抗体均阴性。

案例七

提问2：抗ds-DNA抗体和抗Sm抗体都是诊断SLE的标记性抗体。

提问3：SLE患者通常都有持续低补体血症，而且，血清补体水平代表疾病活动性。抗ds-DNA抗体和抗Sm抗体都是诊断SLE的标记性抗体，两者的区别是抗ds-DNA抗体与疾病的活动性密切相关，而抗Sm抗体不代表疾病活动性。在疾病的活动期，ESR和CRP都可增快。

提问4：该患者肾脏有改变，糖皮质激素＋环磷酰胺及糖皮质激素＋霉酚酸酯是治疗狼疮肾炎的有效方案。

案例八

提问2：类风湿关节炎的分类标准为：①晨僵至少1小时≥6周。②对称性关节肿≥6周。③3个或3个以上关节肿≥6周。④腕、掌指关节或近端指间关节肿≥6周。⑤类风湿皮下结节。⑥手X线片改变（至少有骨质疏松和关节间隙的狭窄）。⑦类风湿因子阳性（滴度＞1：32）。故为明确该项诊断，应完善A、E两项检查。

提问3：类风湿关节炎的病理基础是滑膜炎，颈椎由于存在滑膜衬里而受累，胸、腰、骶椎由于没有滑膜组织而常不受累。

提问4：约30%~40%的RA患者有继发性干燥性角膜炎及口干燥症。

提问5：干燥综合征的诊断标准：（1）口腔症状（3项中有一项或以上）：①每日感到口干，持续3个月以上；②成人后腮腺反复或持续肿大；③吞咽干性食物时需水帮助。（2）眼部症状（3项中有一项或以上）：①每日感到不能忍受的眼干持续3个月以上；②反复感到砂子进眼或砂磨感；③每日需用人工泪液3次或3次以上。（3）眼部体征（下述检查任1项或以上阳性）：①Schirmer试验（＋）（≤5mm/min）；②角膜染色（＋）。（4）组织学检查：唇腺活检淋巴细胞灶≥1。（5）唾液腺受损（下述检查任1项或以上阳性）：①唾液流率（＋）（≤1.5ml/15min）；②腮腺造影（＋）；③唾液腺同位素检查（＋）。（6）自身抗体抗SSA和（或）抗SSB（＋）。

原发性干燥综合征的诊断：无任何潜在疾病情况下，符合下述两条：①具有上述条目中4条或4条以上者，但必须包括条目4和条目6或其中之一；②条目3、4、5、6条的4条中任3条阳性。

继发性干燥综合征的诊断：患者有潜在的疾病（如任一结缔组织病），符合上述条目1和2中任1条，同时符合条目3、4、5中任2条。

提问6：在无禁忌及经济条件允许情况下，生物制剂＋甲氨蝶呤是最好的治疗方案。

案例九

提问1：育龄女性，有血尿、蛋白尿伴肾功损伤，且有颧部红斑及关节受累，通常最先需考虑SLE诊断，需完善免疫学相关检查进一步验证，完善肾脏彩超检查鉴别急、慢性肾功能不全。

提问2：符合SLE诊断标准，且肾脏彩超示肾脏偏大，支持急性肾功能不全诊断。

提问3：SLE已累及肾脏，合并急性肾衰，最应该完善肾穿刺活检以明确肾脏病理类型，指导下一步治疗。

提问4：患者为活动性狼疮性肾炎，且肾脏病理示新月体肾炎表现，需强化免疫炎症治疗。

提问5：脱发和出血性膀胱炎为环磷酰胺常见的不良反应，在应用激素过程中一般不会出现。

第十二章 职业病学

（标注有"＊"的是报考职业病学专业人员要求的试题，报考内科学专业的不须掌握）

【A1/A2 型题】

1. 中暑中最严重的一种为

  A. 热痉挛   B. 热衰竭

  C. 热射病   D. 儿童中暑

  E. 老年人中暑

2. 男性，32 岁，某工厂锅炉工。炎热夏季工作后感头晕，双下肢痉挛性疼痛，体温正常，神志清楚。其诊断首先考虑

  A. 热晕厥   B. 热痉挛

  C. 热休克   D. 热衰竭

  E. 热射病

3. 男性，30 岁。在气温达 38℃、湿度为 93% 且通风不良的生产车间内劳动 2 小时后出现大汗、心慌、胸闷、严重呼吸困难。查体：T 40.5℃，P 146 次/分，R 40 次/分，BP 180/85mmHg，口唇发绀，双肺呼吸音粗，可闻及较多量干、湿啰音，心界不大，心脏听诊呈奔马律，各瓣膜听诊区未闻及杂音。其诊断应首先考虑

  A. 急性左心衰竭   B. 支气管哮喘

  C. 重症肺炎   D. 劳力性热射病

  E. 热衰竭

4. 关于中暑患者的降温处理，下述哪项不正确

  A. 将患者移到通风良好的低温环境

  B. 肌注复方氨基比林

  C. 冰盐水进行胃或直肠灌洗

  D. 自体血体外冷却后回输

  E. 腹膜透析

5. 关于中暑，下列哪项说法不正确

  A. 脑细胞对高热敏感

  B. 皮肤血管扩张，同时心脏负荷加重

  C. 肺血管内皮损伤，但不会发生 ARDS

  D. 可发生急性肾衰

  E. 严重中暑者可发生 DIC

6. 男性，82 岁。中风后偏瘫卧床，居于通风不良的卧室内，某日气温达 38℃ 的午后，家人发现老人昏迷不醒，于是将其送到医院急诊。查体：T 41.6℃，P 150 次/分，R 38 次/分，BP 80/50mmHg，浅昏迷，呼吸急促，皮肤干、热，发红，双瞳孔直径 2mm，双肺呼吸音粗，可闻及多量干、湿啰音，心脏听诊呈奔马律。

对本例病人首要的处理措施是

  A. 进行颅脑 CT 检查，排除脑血管病

  B. 进行腰椎穿刺，做脑脊液检查以排除中枢神经系统感染

  C. 快速静脉滴注 20% 甘露醇

  D. 足量、联合应用强效抗生素

  E. 降温治疗

7. 对冻僵患者进行复温治疗，下列哪项措施最快

  A. 应用电热毯

  B. 输注加热液体

  C. 加热液体进行胃、直肠灌洗

  D. 血液透析

  E. 体外循环

8. 对冻僵患者进行复温治疗，下列哪项不正确

  A. 迅速将患者移至温暖环境

  B. 将患者用棉被或毛毯裹好

  C. 输注加温液体

  D. 可应用腹膜透析或血液透析

  E. 体温低于 28℃ 伴心律失常者在复温的同时进行电复律治疗

9. 急性高原病的基本病理学特征是

  A. 细胞肿胀   B. 细胞变性

  C. 细胞坏死   D. 细胞肥大

  E. 结缔组织增生

10. 急性高原反应持续多少时间即为慢性高原反应

  A. 1 周   B. 2 周

  C. 1 月   D. 2 月

  E. 3 月

11. 下列哪一器官对缺氧的耐受性最低

  A. 心脏   B. 大脑皮质

  C. 肺   D. 肾上腺

  E. 骨髓

12. 高原心脏病多见于

  A. 高原出生的婴幼儿

  B. 移居高原 3 个月的成年人

  C. 长期高原居住者

  D. 短期高原逗留者

  E. 急性高原反应持续 3 个月以上者

13. 关于高原病，下列哪项错误
A. 大脑皮质对缺氧的耐受性最低
B. 可出现呼吸性碱中毒
C. 引起肺源性心脏病
D. 患者血压均会上升
E. 红细胞增多，血红蛋白增高

14. 关于高原病，下列哪项错误
A. 急性高原病可有白细胞增多
B. 慢性高原病出现红细胞增多
C. 慢性高原病心电图检查可表现为右心室肥大图形
D. 高原肺水肿患者血气分析可表现为低氧血症和高苯酚血症
E. 高原心脏病患者胸部X线检查表现为肺动脉突出

15. 关于高原病的治疗，下列哪一项不正确
A. 急性高原反应经吸氧治疗几乎全部病例症状缓解
B. 出现急性高原反应后可边治疗边登高
C. 高原病治疗效果不满意或出现高原脑水肿应转到低海拔区
D. 高原肺水肿恢复者，再次进入相同的高原环境时容易复发
E. 乙酰唑胺能改善氧饱和度

16. 男性，25岁。广州人，乘飞机到青海旅游，次日上午登上海拔3500m高山时出现头晕、头痛、心慌、胸闷、恶心、呕吐、乏力。对本例病人，下列哪种诊断的可能性较大
A. 急性胃炎
B. 急性高原反应
C. 脑动脉供血不足
D. 高原脑水肿
E. 梅尼埃综合征

17. 女性，34岁。4天前从河南到西藏某高山哨所探亲；2天前始出现头痛、胸闷、咳嗽、乏力，症状逐渐加重，并出现严重呼吸困难而到医院急诊。既往身体健康。查体：端坐呼吸，口唇和肢端发绀，气管居中，双肺呼吸音粗，可闻及大量干、湿性啰音，心率160次/分，节律基本规整，未闻及杂音。本例病人最可能的诊断是
A. 急性心力衰竭
B. 重症肺炎
C. 急性高原反应
D. 高原肺水肿
E. 支气管哮喘

18. 大多数淹溺者猝死的原因是
A. 肺水肿
B. 严重低氧血症
C. 代谢性酸中毒
D. 脑水肿
E. 严重心律失常

19. 淡水吸入最重要的临床意义是
A. 肺损伤
B. 溶血
C. 高钾血症
D. 血红蛋白尿
E. 酸中毒

20. 关于淹溺的叙述，下列哪项不正确
A. 湿性淹溺约占淹溺者的90%
B. 淹溺患者的肾脏呈急性肾小管坏死性病变
C. 可出现高钾血症
D. 可出现高钠血症
E. 常出现致命性电解质紊乱

21. 哪一种频率的交流电危害性最大
A. 50~60Hz
B. 60~100Hz
C. 100~150Hz
D. 150~200Hz
E. >20Hz

22. 关于电击伤的特点，下述哪一项正确
A. 闪电一瞬间的温度极高，可迅速将组织"碳化"
B. 闪电是一种直流电，因此直流电的危害较交流电大
C. 交流电的频率越高危害性越大
D. 皮肤、骨骼的电阻较小，极易被电热灼伤
E. 直流电有持续抽搐作用，能"牵引住"接触者

23. 关于电击的发病机制，哪一项不正确
A. 交流电低频较高频危害性大
B. 电能可转化为热能，使局部组织温度升高，引起灼伤
C. 人体肌肉、脂肪、肌腱等深部组织电阻大，易被电热灼伤
D. 频率为50~60Hz的交流电易致心室颤动
E. 高压电击，特别是雷击时，常发生神志丧失、心脏、呼吸骤停

24. 关于电击的并发症和后遗症，下列哪一项不常在24~48小时内出现
A. 严重室性心律失常
B. 神经源性肺水肿
C. 胃肠道出血
D. 烧伤处细菌感染
E. 视力障碍

25. 晕动病的主要发病原因是
A. 运动对听神经的过度刺激
B. 运动对前庭器的过度刺激
C. 运动对前庭神经的过度刺激
D. 运动对动眼神经的过度刺激
E. 运动对小脑的过度刺激

26. 晕动病的个体易感性变化较大，下列哪个年龄段易感性最高
A. 0~2岁
B. 2~12岁
C. 12~24岁
D. 24~50岁
E. 50~70岁

27. 关于晕动病的叙述，下列哪一项不正确
A. 发病主要是运动对前庭器的过度刺激所致

B. 当第 8 对脑神经和小脑前庭束完整无损时才能发生晕动病

C. 晕动病可引起血压下降、心率减慢

D. 晕动病与视觉刺激无关

E. 晕动病也可能是其他疾病的严重并发症

28. 下列哪一项不是晕动病的临床特点

A. 个体易感性差异大

B. 视觉刺激、通风不良可促使发病

C. 2~12 岁易感性高

D. 饱食可促使发病，饥饿可预防发病

E. 治疗的主要药物是抗组胺药、抗胆碱能药

29. 下列哪一项不是晕动病的促发因素

A. 视觉刺激
B. 环境安静

C. 不悦气味
D. 惊恐和忧郁

E. 睡眠不足

30. 急性 CO 中毒，下列哪项治疗是错误的

A. 控制高热

B. 鼻管吸氧，严重者高压氧舱疗法

C. 防治肺水肿

D. 脱离现场，转移到空气新鲜的地方

E. 首先注射苏醒剂

31. CO 中毒时下列哪项是不正确的

A. 应立即原地抢救

B. 老人应与脑血管意外鉴别

C. 严重中毒血液 COHb 浓度可高于 50%

D. 老人和孩子易患

E. 迟发脑病恢复较慢

32. CO 中毒的症状与下列哪项无关

A. 中毒时体力活动情况

B. 与 CO 接触时间长短

C. 患者中毒前的健康状况

D. 空气中 CO 的浓度

E. 以上都不是

33. 确诊 CO 中毒最主要的依据是

A. 空气中 CO 的浓度

B. 与 CO 接触的时间

C. 昏迷的深度

D. 血液中碳氧血红蛋白的有无

E. 缺氧的程度

34. 重度有机磷中毒时，全血胆碱酯酶活力应为

A. 40% 以下
B. 60% 以下

C. 50% 以下
D. 70% 以下

E. 30% 以下

35. 有机磷中毒所致急性肺水肿，抢救首选

A. 呋塞米
B. 毛花苷丙

C. 解磷定
D. 阿托品

E. 吗啡

36. 有机磷杀虫药中毒的原理

A. 磷酰化胆碱酯酶减少
B. 胆碱酯酶失活

C. 胆碱酯酶活性增强
D. 交感神经兴奋

E. 肝功能受损

37. 急性有机磷农药中毒最主要的死因是

A. 中毒性休克
B. 急性肾功能衰竭

C. 中毒性心肌炎
D. 呼吸衰竭

E. 脑水肿

38. 关于重度有机磷农药中毒的表现，下述哪项是正确的

A. 瞳孔明显缩小、大汗、流涎、神志模糊、血压升高

B. 瞳孔明显缩小、大汗、流涎、神志模糊、心动过速

C. 瞳孔明显缩小、大汗、流涎、神志不清、发绀

D. 瞳孔明显缩小、大汗、流涎、视力模糊、肌无力

E. 以上都不正确

39. 下列哪种有机磷农药中毒，从尿中可检出三氯乙醇

A. 对硫磷
B. 内吸磷

C. 美曲膦酯
D. 马拉硫磷

E. 甲拌磷

40. 下列哪种有机磷农药中毒，从尿中可检测出硝基酚

A. 美曲膦酯
B. 内服磷

C. 对硫磷
D. 马拉硫磷

E. 甲拌磷

41. 诊断有机磷中毒最重要的指标是

A. 确切的接触史

B. 出现毒蕈碱和烟碱样症状

C. 阿托品试验诊断阳性

D. 血胆碱酯酶活性降低

E. 呕吐物和衣服有大蒜味

42. 与有机磷中毒无关的症状是

A. 呕吐物有酸酵味
B. 多汗

C. 瞳孔缩小
D. 肌肉颤动

E. 唾液多

43. 有机磷中毒引起的毒蕈碱样症状是

A. 肌束颤动
B. 血压升高

C. 流涎
D. 瞳孔缩小

E. 休克

44. 病人突然昏迷、抽搐、瞳孔缩小、皮肤湿冷、多汗、呼吸困难，应考虑下列哪种疾病的可能性大

A. 阿托品中毒
B. 巴比妥类药物中毒

C. 中暑
D. CO 中毒

E. 有机磷农药中毒

45. 急性有机磷农药中毒抢救治疗后，哪种农药可再发生昏迷或突然死亡
 A. 内硫磷　　　　　　B. 对硫磷
 C. 敌敌畏　　　　　　D. 乐果
 E. 以上都不是

46. 关于有机磷的代谢和排泄，叙述正确的是
 A. 在体内蓄积，毒性持久
 B. 肝内氧化产物不如原来毒性强
 C. 经肾排泄
 D. 肝内水样产物比原来毒性强
 E. 经皮肤、呼吸道吸收，不经胃肠道排泄

47. 下列哪个症状属于交感神经节后纤维的兴奋症状
 A. 肌束颤动　　　　　B. 流涎
 C. 呼吸肌麻痹　　　　D. 多汗
 E. 支气管痉挛

48. 有机磷中毒出现毒蕈碱样症状的主要机制是
 A. 腺体分泌亢进、运动神经兴奋
 B. 腺体分泌减退、平滑肌痉挛
 C. 腺体分泌亢进、平滑肌松弛
 D. 腺体分泌亢进、平滑肌痉挛
 E. 运动神经兴奋、平滑肌痉挛

49. 有机磷中毒，烟碱样症状是
 A. 肌纤维颤动　　　　B. 多汗
 C. 恶心、呕吐　　　　D. 流涎
 E. 肺水肿

50. 急性有机磷中毒患者应用阿托品过量引起中毒时，解毒剂是
 A. 依地酸钠钙　　　　B. 青霉胺
 C. 毛果芸香碱　　　　D. 亚甲蓝
 E. 二巯丙醇

51. 治疗有机磷中毒时，下列哪一项是错误的
 A. 阿托品用量应根据中毒的程度适当掌握
 B. 出现阿托品化应减量，延长给药间隔时间
 C. 阿托品与复活剂合用时，减少阿托品的用量
 D. 中度以上中毒，阿托品疗效差，可合用胆碱酯酶复活剂
 E. 各种复活剂只选用一种即可

52. 关于中度美曲膦酯中毒患者，下述哪项不正确
 A. 立即静脉滴注阿托品
 B. 及早用阿托品和双复磷
 C. 立即用2% $NaHCO_3$ 水彻底洗胃
 D. 根据病情和治疗反应调整药物剂量
 E. 缓解后观察3~5天，注意病情变化

53. 有机磷中毒时应用阿托品，下列哪项是错误的
 A. 重度中毒时应静脉给药
 B. 达到阿托品化后减少阿托品的剂量或停用
 C. 与胆碱酯酶复活剂合用时，阿托品的剂量应减少
 D. 用量应根据病情适当使用
 E. 当出现阿托品中毒时应立即间隔给药

54. 急性有机磷农药中毒发生肺水肿，首要措施是
 A. 彻底洗胃　　　　　B. 强心苷静脉滴注
 C. 吗啡静推　　　　　D. 静脉滴注阿托品
 E. 解磷胺静脉滴注

55. 解磷定和氯解磷定对哪种有机磷中毒疗效差
 A. 甲拌磷　　　　　　B. 对硫磷
 C. 甲胺磷　　　　　　D. 内吸磷
 E. 美曲膦酯

56. 有机磷农药中毒所致的呼吸肌麻痹用
 A. 苯酚氢钠　　　　　B. 阿托品
 C. 尼可刹米　　　　　D. 新斯的明
 E. 解磷定

57. 解磷定治疗有机磷中毒的机制是
 A. 解除有机磷中毒的毒蕈碱样症状
 B. 使胆碱酯酶恢复活性，消除或减轻烟碱样症状
 C. 与有机磷结合排出体外
 D. 使有机磷氧化还原成无毒物质
 E. 以上都不是

58. 女性，26岁。病史不清，昏迷不醒、抽搐来就诊。查体：呼吸困难、皮肤湿冷、瞳孔明显缩小。下列哪种疾病的可能性大
 A. 有机磷中毒　　　　B. 阿托品中毒
 C. 巴比妥类药物中毒　D. CO中毒
 E. 脑血管意外

59. 男性，20岁。误服有机磷农药，瞳孔缩小、面肌颤动、呼吸有大蒜味。最好选用哪种溶液来洗胃
 A. 1∶5000高锰酸钾液　B. 硫酸铜溶液
 C. 生理盐水　　　　　D. $NaHCO_3$ 水
 E. 清水

60. 某患者因有机磷中毒住院治疗，在应用阿托品治疗时，下列哪项指标不是阿托品治疗的有效指标
 A. 瞳孔较前缩小　　　B. 颜面潮红
 C. 心率加快　　　　　D. 口干、皮肤干燥
 E. 肺部音减少或消失

61. 女性，28岁。被人发现昏迷且休克，屋内有火炉，且发现有敌敌畏空瓶。查体：体温36℃，BP12/8kPa（90/60mmHg），四肢厥冷，腱反射消失。心电图示

I 度房室传导阻滞。尿糖（＋），尿蛋白（＋），血液的 COHb 为 60％。该患者最可能的疾病诊断是

  A. 急性巴比妥类中毒

  B. 急性有机磷农药中毒

  C. 糖尿病酸中毒

  D. 急性 CO 中毒

  E. 急性亚硝酸盐中毒

62. 某患者，因欲自杀服有机磷农药，被发现后急送医院。查体：昏迷状态、呼吸困难、皮肤湿冷、双瞳孔如针尖大小本病。最主要的死因是

  A. 中毒性休克   B. 急性肾功能衰竭

  C. 中毒性心肌炎   D. 呼吸衰竭

  E. 脑水肿

63. CO 中毒时首选

  A. 细胞色素 C   B. 甘露醇及利尿剂

  C. 给氧   D. 中枢兴奋剂

  E. 抗生素

64. 巴比妥类中毒，深度昏迷伴呼吸衰竭时首选

  A. 中枢兴奋剂   B. 给氧

  C. 甘露醇及利尿剂   D. 细胞色素 C

  E. 抗生素

65. 抢救急性 CO 中毒时防止肺水肿的方法是

  A. 吸氧、高压氧舱疗法

  B. 静脉注射甘露醇、葡萄糖、呋塞米

  C. 药物冬眠，给予 ATP 及细胞色素 C

  D. 保持呼吸道通畅，翻身及抗生素的应用

  E. 立即将病人移到空气新鲜的地方

66. 抢救 CO 中毒时纠正缺氧的方法是

  A. 静脉注射甘露醇、葡萄糖、呋塞米

  B. 药物冬眠，给予 ATP 及细胞色素 C

  C. 吸氧、高压氧舱疗法

  D. 保持呼吸道通畅，翻身及抗生素的应用

  E. 立即将病人移到空气新鲜的地方

【A3/A4 型题】

（1～2 题共用题干）

女性，4 岁。急诊入院，半小时前突然意识不清，瞳孔缩小，流涎，心（－），两肺痰鸣音，不发烧，血压正常。

1. 考虑此患儿最大可能性为

  A. 有机磷中毒   B. 敌鼠钠盐中毒

  C. 氟乙酰胺中毒   D. 脑炎

  E. 中毒性痢疾

2. 此患儿的主要治疗药物为

  A. 解氟灵（乙酰胺）   B. 维生素 K1

  C. 阿托品＋酶复能剂   D. 糖皮质激素

  E. 甘露醇

（3～4 题共用题干）

女性，28 岁。被人发现昏迷且休克，屋内有火炉，且发现有敌敌畏空瓶。查体：体温 36℃，BP 90/60mmHg，四肢厥冷，腱反射消失。心电图示 I 度房室传导阻滞，尿糖（＋），尿蛋白（＋），血液的 COHb 为 60％。

3. 该患者最可能的诊断是

  A. 急性巴比妥类中毒

  B. 急性有机磷农药中毒

  C. 急性 CO 中毒

  D. 糖尿病酮症酸中毒

  E. 急性亚硝酸盐中毒

4. 诊断该病后，首要的治疗方法是

  A. 20％ 甘露醇 250ml 快速静点

  B. 冬眠疗法

  C. 血液透析

  D. 能量合剂

  E. 氧气疗法

（5～6 题共用题干）

男性，20 岁。平素健康，淋雨后突发寒战、高热、头痛，第 2 天出现右侧胸痛、咳嗽、咳痰。胸片示右上肺大片实变影。

5. 查体中不会出现的体征是

  A. 右上肺叩诊浊音   B. 气管向左侧偏移

  C. 右上肺语颤增强   D. 急性病容

  E. 脉率增快

6. 最可能的诊断为

  A. 胸膜增厚   B. 肺脓肿

  C. 肺结核   D. 大叶性肺炎

  E. 肺梗死

（7～8 题共用题干）

男性，30 岁，农民。早餐后在稻田喷洒杀虫剂"乐果" 4 小时后出现头晕、乏力、恶心、呕吐、腹痛、腹泻、多汗。查体：血压 90/60mmHg，皮肤潮湿，双瞳孔直径 1.5mm，躯干和四肢可见多处肌束颤动，腹肌软，脐周压痛，肠鸣音亢进。

7. 该患者应首选下列哪项检查

  A. 大便和呕吐物常规加细菌培养

  B. 血胆碱酯酶

  C. 血清淀粉酶

  D. 血液生化检查

  E. 颅脑 CT

8. 针对该患者，下列哪种治疗最重要

  A. 给予阿托品和氯碘解磷定

B. 给予禁食、抑制胃酸分泌、抑制胰酶分泌

C. 给予针对胃肠道感染的抗生素

D. 输液，维持水、电解质和酸碱平衡

E. 给予多潘立酮、地芬诺酯、曲马朵等止呕、止泻、止痛治疗

（9～10题共用题干）

女性，30岁。突然出现恶心、呕吐、呕血，四肢皮肤有瘀斑，身边有杀鼠药。

9. 该杀鼠药最可能是

    A. 毒鼠强　　　　　　　　B. 氟乙酰胺

    C. 氟乙酸钠　　　　　　　D. 溴鼠隆

    E. 磷化锌

10. 特效的药物是

    A. 亚甲蓝　　　　　　　　B. 阿托品

    C. 维生素 K_1　　　　　　D. 纳洛酮

    E. 乙酰胺

（11～12题共用题干）

女性，28岁。因服敌敌畏约30ml后出现呕吐、出汗、流涎、呼吸困难、意识不清2小时被人送医院急诊。

11. 本例如作全血胆碱酯酶活力测定，则全血胆碱酯酶活力值为多少时可诊断为中毒

    A. <80%　　　　　　　　B. <100%

    C. <70%　　　　　　　　D. <60%

    E. <50%

12. 本例病人如果有肺水肿，则首要的措施是

    A. 静脉注射毛花苷丙　　　B. 静脉注射呋塞米

    C. 静脉注射碘解磷定　　　D. 静脉注射阿托品

    E. 静脉应用抗生素

（13～15题共用题干）

男性，30岁。突然昏迷、大汗、瞳孔缩小，呼气有大蒜味，肌束震颤，双肺可闻及水泡音。

13. 该患者最可能的诊断是

    A. 肝昏迷　　　　　　　　B. 一氧化碳中毒

    C. 中暑　　　　　　　　　D. 有机磷农药中毒

    E. 肺性脑病

14. 为明确诊断，最有意义的检查是

    A. 头颅CT　　　　　　　B. 胆碱酯酶活力测定

    C. 凝血分析　　　　　　　D. 血气分析

    E. 碳氧血红蛋白

15. 治疗最有效的药物是

    A. 亚甲蓝

    B. 维生素 K_1

    C. 胆碱酯酶复活剂与阿托品

    D. 纳洛酮

E. 乙酰胺

（16～17题共用题干）

女性，25岁。因家庭矛盾自服不知名农药后昏睡在家，被人送到医院急诊。查体：深昏迷状态，大汗淋漓，瞳孔缩小，口中有蒜臭味，双肺部有湿啰音，面颈部有肌束颤动。

16. 该患者应首选下列哪项检查

    A. 全血胆碱酯酶活力测定

    B. 胃内容物毒物分析

    C. 胸部X线检查

    D. 血、尿、粪三大常规

    E. 颅脑CT

17. 该患者要排除西维因中毒要做何检查

    A. 尿三氯乙醇测定

    B. 尿硝基酚测定

    C. 尿萘酚测定

    D. 尿4-氯-邻甲苯胺测定

    E. 尿香草基杏仁酸测定

（18～19题共用题干）

某患者，因欲自杀服有机磷农药，被发现后急送医院，查体：昏迷状态，呼吸困难，皮肤湿冷，双瞳孔如针尖大小。

18. 该患者入院给予洗胃，最好选用哪种洗胃液

    A. 1∶5000高锰酸钾液　　　B. 硫酸铜溶液

    C. $NaHCO_3$ 溶液　　　　　D. 生理盐水

    E. 清水

19. 在治疗本病时应用阿托品，下列哪一项不是阿托品治疗的有效指标

    A. 口干、皮肤干燥　　　　B. 颜面潮红

    C. 心率加快　　　　　　　D. 瞳孔较前缩小

    E. 肺部啰音减少或消失

（20～21题共用题干）

男性，30岁。因发热、右侧胸痛、咳嗽3天入院。3天来每日体温最低为39.2℃，最高39.8℃。入院后查体T 39.5℃，右锁骨下可闻及支气管呼吸音。

20. 最可能的诊断是

    A. 肺结核　　　　　　　　B. 肺癌

    C. 胸膜炎　　　　　　　　D. 大叶性肺炎

    E. 自发性气胸合并感染

21. 该患者右上肺叩诊音可能出现

    A. 清音　　　　　　　　　B. 浊音

    C. 实音　　　　　　　　　D. 鼓音

    E. 过清音

（22～24题共用题干）

女性，20岁。晨起时发现神志不清，呼之不应，唇呈樱

桃红色，呼吸浅慢，脉搏细数，发现室内煤气管道泄漏。

22. 该患者最可能的诊断是

    A. 有机磷农药中毒   B. 脑出血

    C. 脑梗死   D. 阿托品中毒

    E. 一氧化碳中毒

23. 对于诊断最有意义的辅助检查是

    A. 头颅 CT   B. 血 COHb 浓度

    C. 脑电图   D. 心电图

    E. 头颅核磁

24. 下列治疗中不正确的是

    A. 立即转移病人脱离现场

    B. 吸氧，保持呼吸道通畅

    C. 防治脑水肿

    D. 促进脑细胞代谢

    E. 应用阿托品

（25～26 题共用题干）

一农村妇女，误服"农药"一瓶后，出现恶心、呕吐、腹痛、多汗、流涎、大小便失禁，面、眼睑、舌、四肢和全身横纹肌肌纤维颤动，查体：心跳减慢、瞳孔缩小。

25. 最可能的诊断是

    A. CO 中毒   B. 糖尿病酮症酸中毒

    C. 低血糖昏迷   D. 有机磷中毒

    E. 亚硝酸盐中毒

26. 恶心、呕吐、腹痛、多汗、流涎、大小便失禁、心跳减慢、瞳孔缩小是由于

    A. M 样症状   B. N 样症状

    C. 一氧化碳中毒   D. 阿托品中毒

    E. 阿托品化

（27～28 题共用题干）

一工地宿舍 6 名工人晚间生炉取暖，次日上午被人发现全部昏睡于床上。查体：都处于浅昏迷状态，呼吸急促，无发绀，其中一例病人口唇呈樱桃红色。

27. 这些患者应首选下列哪项检查

    A. 脑脊液检查   B. 颅脑 CT

    C. 脑电图检查   D. 血液 COHb 测定

    E. 颅脑 MRI 检查

28. 对这些患者最有效的治疗措施是

    A. 氧疗   B. 防治脑水肿

    C. 血液透析   D. 亚冬眠疗法

    E. 促进脑细胞代谢药物

（29～30 题共用题干）

一建筑工地 20 位民工晚餐后集体发病，陆续出现恶心、

呕吐、呼吸困难而入急诊室。查体发现患者口唇均中－重度发绀。

29. 最可能的诊断是

    A. CO 中毒   B. 有机磷中毒

    C. 亚硝酸盐中毒   D. 工业乙醇中毒

    E. 安定中毒

30. 最合理的处理是

    A. 大量补液

    B. 尽快静脉注射亚甲蓝

    C. 小剂量应用维生素 C

    D. 大剂量吸氧

    E. 洗胃

（31～32 题共用题干）

男性，50 岁。筑路工人，有大量的粉尘接触史。吸烟多年，慢性咳嗽 3 年。近 3 个月上述症状加重伴低热，体重下降。其父死于肺结核。

31. 最可能的诊断是

    A. 肺结核   B. 慢性支气管炎

    C. 肺癌   D. 矽肺

    E. 支气管哮喘

32. 最需进行的检查是

    A. 痰结核菌   B. 痰癌细胞

    C. 支气管肺泡灌洗   D. 心电图

    E. 血气分析

【B 型题】

（1～2 题共用备选答案）

    A. 心、肺、脑复苏   B. 氧疗

    C. 强心药物   D. 呼吸兴奋剂

    E. 升压药物

1. 女性，30 岁。平素身体健康，渡河时溺于水中，被救出时已昏迷、呼吸停止，测血压为 0。此时最有效的治疗是

2. 男性，25 岁。平素身体健康，到西藏旅游时出现四肢乏力和呼吸困难。此时应给予何种治疗措施

（3～7 题共用备选答案）

    A. 乙醇   B. 纳洛酮

    C. 乙酰胺   D. 维生素 K_1

    E. 阿托品

3. 男性，56 岁。饮工业用乙醇勾兑的白酒 600ml 后出现呕吐、头痛、视物不清。可用来解毒的是

4. 女性，3 岁。误食拌有鼠药敌蚜胺的苹果干后惊厥 30 分钟被家长送来急诊。可用来解毒的是

5. 男性，65 岁。服鼠药溴鼠隆 1 包，1 小时后被人送来医院急诊。可用来解毒的是

6. 女性，24 岁。吸食二醋吗啡后昏迷不醒。查体：呼吸浅慢，瞳孔缩小。可用来解毒的是

7. 女性，30 岁。因服呋喃丹若干后呕吐、出汗、流涎半小时被人送医院急诊。可用来解毒的是

（8～9 题共用备选答案）

　　A. 短效巴比妥类　　　　　　B. 苯巴比妥

　　C. 水杨酸类　　　　　　　　D. 甲醇

　　E. 锂

8. 血液灌流可清除的脂溶化合物是

9. 透析疗法不能很好清除的是

（10～11 题共用备选答案）

　　A. 依地酸二钠钙　　　　　　B. 亚甲蓝

　　C. 二巯基丁二酸　　　　　　D. 氟马西尼

　　E. 纳洛酮

10. 阿片类麻醉药的解毒药是

11. 亚硝酸盐中毒的解毒药是

（12～13 题共用备选答案）

　　A. 生物毒类中毒　　　　　　B. 乙二醇中毒

　　C. 氯酸盐中毒　　　　　　　D. 导眠能中毒

　　E. 短效巴比妥类中毒

12. 血液透析治疗急性中毒的首选指征是

13. 最适于血浆置换治疗的中毒是

（14～15 题共用备选答案）

　　A. 阿托品　　　　　　　　　B. 解磷定

　　C. 贝美格　　　　　　　　　D. 尼可刹米

　　E. 甘露醇

14. 解除有机磷中毒时烟碱样毒性作用，首选

15. 解除有机磷中毒时毒蕈碱样毒性作用，首选

（16～17 题共用备选答案）

　　A. 1:5000 高锰酸钾　　　　　B. 2% 苯酚氢钠

　　C. 0.3% H_2O_2　　　　　　D. 0.3% 氧化镁

　　E. 5% 硫酸钠

16. 有机磷（对硫磷）农药中毒的洗胃液是

17. 镇静药物中毒的洗胃液是

（18～19 题共用备选答案）

　　A. 烂苹果味　　　　　　　　B. 蒜臭味

　　C. 腥臭味　　　　　　　　　D. 酒味

　　E. 苦杏仁味

18. 氰化物中毒时，病人的呼吸气味可呈

19. 有机磷农药中毒时，病人的呼吸气味可呈

【案例题】

*案例一

　　赵某，男性，40 岁。职业为化肥厂工人。一日工厂氨气泄漏，引起赵某及 5 个工人流泪、咳嗽、胸闷、流涕、口部有辛辣感、咽痛、头晕、乏力等症状，厂领导送 5 人来院检查。

提问 1：需做什么检查以明确诊断

　　A. 胸片　　　　　　　　　　B. 心电图

　　C. 头部 CT　　　　　　　　　D. 血气分析

　　E. 脑电图

提问 2：治疗时应注意的事项是

　　A. 保持呼吸道通畅，必要时可气管切开

　　B. 早期、足量、长期应用激素治疗

　　C. 可不需要控制液体入量

　　D. 预防感染等对症支持治疗

　　E. 早期、足量、短期应用激素治疗

　　F. 高压氧治疗

　　G. 保肝治疗

*案例二

　　王某，女性，40 岁。为生产聚丙烯酰胺的工人，每日与聚丙烯酰胺接触，1 个月前患者出现头晕、头痛、食欲减退、疲乏、走路不稳、失眠症状等，未予注意。昨日患者症状加重，并出现四肢远端麻木、刺痛、肢端感觉异常、跟腱反射消失、下肢乏力、走路腿软、精细动作困难等症状，遂来医院就诊。

提问 1：该患者首先考虑的疾病是

　　A. 丙烯酰胺中毒　　　　　　B. 二硫化碳中毒

　　C. 砷中毒　　　　　　　　　D. 糖尿病

　　E. 感染性多发神经炎

提问 2：需要做哪些化验检查以明确诊断

　　A. 头颅 CT

　　B. 脊髓及大脑诱发电位测定

　　C. 尿中代谢产物测定、查巯基尿酸 – 乙酰丙基胺半胱氨酸的量

　　D. 心电图

　　E. 胸部 X 线检查

　　F. 神经 – 肌电图

　　G. 血糖

*案例三

　　孙某，男性，29 岁。职业是钢铁工人，负责钢铁氰化淬火。一日自感口中有苦杏仁味，口唇及咽部麻痹，有恶心、呕吐、乏力、眩晕、耳鸣、胸闷、心悸、头痛症状，呼气带有明显的苦杏仁味。急来医院就诊。

提问 1：初步判断患者为

　　A. 氰化物中毒，前驱期

　　B. 氰化物中毒，呼吸困难期

　　C. 氰化物中毒，痉挛期

D. 氰化物中毒, 麻痹期

E. 一氧化碳中毒

提问 2: 若为氰化物中毒, 需要检查的化验指标有

A. 血酮体   B. 血浆硫氰酸盐含量

C. 尿硫氰酸盐含量   D. 血浆氰含量

E. 血气分析   F. 血清硫氰酸盐含量

G. 血清氰含量

提问 3: 治疗中, 特效的解毒剂为

A. 苯酚氢钠   B. 硫酸钠

C. 亚硝酸钠   D. 硝酸钠

E. 硫代硫酸钠

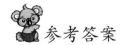 参考答案

【A1/A2 型题】

1. C	2. B	3. D	4. B	5. C	6. E	7. E	8. E	9. A
10. E	11. B	12. A	13. D	14. D	15. B	16. B	17. D
18. E	19. A	20. E	21. A	22. A	23. C	24. E	25. B
26. B	27. D	28. D	29. B	30. E	31. A	32. E	33. D
34. E	35. D	36. B	37. D	38. A	39. C	40. C	41. D
42. A	43. C	44. E	45. D	46. C	47. D	48. D	49. A
50. C	51. D	52. C	53. E	54. D	55. E	56. E	57. B
58. A	59. D	60. A	61. D	62. D	63. C	64. A	65. B
66. C

【A3/A4 型题】

1. A	2. C	3. C	4. E	5. B	6. D	7. B	8. A	9. D
10. C	11. C	12. D	13. D	14. B	15. C	16. A	17. C
18. E	19. D	20. D	21. D	22. E	23. B	24. C	25. D
26. A	27. D	28. A	29. C	30. B	31. D	32. C

【B 型题】

1. A	2. B	3. A	4. C	5. D	6. B	7. E	8. A	9. A
10. E	11. B	12. C	13. A	14. D	15. A	16. B	17. A
18. E	19. B

【案例题】

案例一

提问 1: AD   提问 2: ADE

*案例二

提问 1: A   提问 2: BCF

*案例三

提问 1: A   提问 2: BCD   提问 3: CE

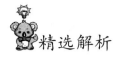 精选解析

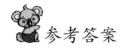 参考答案

【A1/A2 型题】

1. 热射病可引发神志障碍, 重症患者可发生急性肾衰竭、DIC, 甚至死亡。

2. 高温下工作后出现肌肉痉挛, 且无体温升高, 神志清楚, 符合热痉挛的临床表现。

3. 本例病人为年轻男性, 在高温、高湿且通风不良环境下劳动数小时后出现高热、脉率增快、脉压增大、出汗、呼衰、心衰表现, 符合劳力性热射病的临床表现。

4. 中暑时药物降温无效。

5. 肺血管内皮由于热损伤会发生 ARDS。

6. 本例病人应想到中暑的可能, 且为超高热, 首要的措施是降温, 然后再做进一步的检查治疗。

8. 体温低于 28℃ 时出现心律失常, 应先进行复温, 然后再行药物或电复律治疗, 否则无效。室上性心律失常通常在复温期间或 24 小时内可自行转复。

9. 高原病的基本病理学特征是细胞肿胀。

10. 急性高原反应持续 3 个月以上不消退者, 称为慢性高原反应。表现为头痛、头晕、失眠、记忆力减退、注意力不集中、心悸、气短、食欲不振、手足麻木, 有时可有心律失常或短暂性昏厥。

11. 由于大脑代谢旺盛, 耗氧量大, 因此大脑皮质对缺氧的耐受性最低。

12. 高原心脏病多见于高原出生的婴幼儿。成年人移居高原 6 ~ 12 个月发病。主要表现为心悸、气短、胸闷、咳嗽、右心衰竭。

13. 世居或久居高原者通常血压偏低, 血压低于 90/60mmHg 时, 常伴有头痛、头晕、疲倦、失眠等神经衰弱症状。如果血压升高即可诊断高原高血压。临床表现与原发性高血压相似, 但很少引起心、肾损害。少数高原高血压患者可转变为高原低血压。

14. 高原肺水肿患者, 动脉血气分析显示低氧血症、低苯酚血症和呼吸性碱中毒。

15. 一旦诊断为急性高原反应, 症状未改善前不应继续登高, 应卧床休息、补充液体。

18. 大多数淹溺者猝死的原因是严重心律失常。

19. 淡水吸入最重要的临床意义是肺损伤。

21. 15～150Hz 的低频交流电危害性较高频交流电为大，尤其是频率达 50～60Hz 时，易落在心肌易损期，从而引起心室颤动。

22. 闪电为一种直流电，电压为 300 万～20000 万 V，电流在 2000～3000V，在闪电一瞬间的温度极高，可迅速使组织"碳化"。人体肌肉、脂肪和肌腱等深部软组织的电阻较皮肤和骨骼为小，极易被电热灼伤，且常伴有小营养血管闭塞，引起组织缺血。交流电有使肌肉持续抽搐的作用，能"牵引住"接触者，使其不能脱离开电流，故交流电的危害性较直流电为大。

24. 电击后 24～48 小时常出现严重窒息性心律失常、神经源性肺水肿、胃肠道出血、弥散性血管内凝血、烧伤处继发细菌感染。大约半数电击者有单侧或双侧鼓膜破裂。电击后数天到数月可出现神经系统病变（上升性或横断性脊髓炎、多发性神经炎）；视力障碍；单侧或双侧白内障。孕妇电击后常发生死胎和流产。

25. 晕动病发病的主要原因是运动对前庭器的过度刺激所致。只有第 8 对脑神经和小脑前庭束完整无损时才可能发生晕动病。

26. 晕动病的个体易感性较大，2～12 岁易感性最高。

27. 晕动病可能与视觉刺激也有一定关系。

28. 通风不良、不悦气味、情绪因素（惊恐和忧郁）、睡眠不足、过度疲劳、饥饿或饱餐等可促使晕动病发病。对晕动病主要应用抗组胺类和抗胆碱能类药物治疗，可单独或联合用药。

【B 型题】

（8～9 题）短效巴比妥类是脂溶性化学物质，故透析效果不好，而血液灌流能吸附脂溶性或与蛋白质结合的化学物质，故可以清除。其余各项都非脂溶性。

（10～11 题）这是关于中毒时特殊解毒药的应用问题。纳洛酮是阿片类麻醉药的解毒药，对麻醉镇痛药引起的呼吸抑制有特异的拮抗作用；亚硝酸盐中毒时引起高铁血红蛋白血症，亚甲蓝可使高铁血红蛋白还原为正常血红蛋白。而依地酸二钠钙和二巯基丁二酸是金属中毒的解毒剂；氟马西尼是苯二氮草类中毒的拮抗剂。

（12～13 题）血液透析可适用于清除血液中分子量较小、非脂溶性的毒物。氯酸盐和重铬酸盐能损害肾引起急性肾衰竭，因此是血液透析的首选指征。短效巴比妥类、导眠能和有机磷杀虫药因具有脂溶性，透析效果不好。血浆置换无论是对溶液或与蛋白结合的毒物，特别是生物毒如蛇毒、蕈中毒及砷化氢等溶血毒物中毒，疗效更佳。

（14～15 题）有机磷中毒时，烟碱样毒性作用是由于胆碱酯酶失活后乙酰胆碱过度蓄积和刺激所致。解磷定是胆碱酯酶复能剂，可恢复胆碱酯酶活力，从而分解乙酰胆碱而发挥治疗作用；阿托品可阻断副交感神经的毒蕈碱样作用，而对烟碱样作用无效。

（16～17 题）中毒洗胃时所用的洗胃液应依毒物的种类不同而异。一般有机磷农药中毒的洗胃液可用 1∶5000 高锰酸钾或 2% 苯酚氢钠，但对硫磷中毒时若用前者，会使其氧化为毒性更强的对氧磷，所以只能用后者。镇静药中毒的洗胃液是 1∶5000 高锰酸钾，可有氧化解毒作用。而 0.3% H_2O_2 常用于阿片类等中毒；0.3% 氧化镁作为中和剂用于阿司匹林、草酸中毒；5% 硫酸钠作为沉淀剂用于氯化钡和苯酚钡中毒。

（18～19 题）氰化物中毒时，病人呼吸气味呈苦杏仁味；有机磷农药中毒时，病人的呼吸气味呈蒜臭味。